全国医学教育发展中心医学教育译丛

丛书翻译委员会顾问　　韩启德　林蕙青
丛书翻译委员会主任　　詹启敏

理解医学教育
证据、理论与实践　　　第3版

Understanding Medical Education
Evidence, Theory, and Practice

原　著　Tim Swanwick　Kirsty Forrest　Bridget C. O'Brien

主　译　詹启敏　王维民

副主译　谢阿娜　吴红斌

译　者　(以姓氏笔画为序)

马璇璇　王　丹　王一诺　王维民　毕天爽　仲彧欣　李　斐
杨　萌　吴红斌　汪　颖　张巍瀚　陆远梅　陈心仪　陈心航
周文静　赵　悦　胡金彪　侯晓丽　贾娜丽　徐　杭　黄祥瑞
黄镜谕　鲁中天　谢阿娜　詹启敏　蔡　婷　臧　悦　霍子辰

审　校　(以姓氏笔画为序)

于　晨　王　妍　王维民　王媛媛　由　由　付　瑶　兰学立
刘　珵　刘　婧　刘　璐　齐建光　江哲涵　安海燕　李　曼
吴红斌　谷士贤　胡金彪　侯建林　程化琴　曾庆奇　谢阿娜

秘　书　王一诺

人民卫生出版社

·北　京·

图书在版编目（CIP）数据

理解医学教育：证据、理论与实践 /（英）蒂姆·斯旺威克（Tim Swanwick）原著；詹启敏，王维民主译 . —北京：人民卫生出版社，2022.10
ISBN 978-7-117-33669-7

Ⅰ.①理… Ⅱ.①蒂…②詹…③王… Ⅲ.①医学教育 – 研究 Ⅳ.①R-4

中国版本图书馆 CIP 数据核字（2022）第 193112 号

人卫智网	www.ipmph.com	医学教育、学术、考试、健康，购书智慧智能综合服务平台
人卫官网	www.pmph.com	人卫官方资讯发布平台

图字:01-2021-3188 号

理解医学教育:证据、理论与实践
Lijie Yixue Jiaoyu：Zhengju、Lilun yu Shijian

主　　译：詹启敏　　王维民
出版发行：人民卫生出版社（中继线 010-59780011）
地　　址：北京市朝阳区潘家园南里 19 号
邮　　编：100021
E - mail：pmph @ pmph.com
购书热线：010-59787592　010-59787584　010-65264830
印　　刷：北京华联印刷有限公司
经　　销：新华书店
开　　本：889×1194　1/16　　印张：34.5
字　　数：1069 千字
版　　次：2022 年 10 月第 1 版
印　　次：2022 年 11 月第 1 次印刷
标准书号：ISBN 978-7-117-33669-7
定　　价：268.00 元

打击盗版举报电话：010-59787491　E-mail：WQ @ pmph.com
质量问题联系电话：010-59787234　E-mail：zhiliang @ pmph.com
数字融合服务电话：4001118166　E-mail：zengzhi @ pmph.com

以医学教育科学研究推进医学教育改革与发展。本套译丛的出版对于我国医学教育研究的科学化和专业化具有重要作用。

韩启德

医学教育研究要研究真问题，密切联系实际；要努力发现规律，促进医学教育高质量发展。

林蕙青

译 丛 序 言

医学教育是卫生健康事业发展的重要基石,也是我国建设高质量教育体系的重要组成部分。2020年9月,国务院办公厅印发《关于加快医学教育创新发展的指导意见》,明确指出要把医学教育摆在关系教育和卫生健康事业优先发展的重要地位,要全面提高人才培养质量,为推进健康中国建设、保障人民健康提供强有力的人才保障。医学教育科学研究是医学教育改革与发展的重要支撑,发挥着引领作用。当前,我国已经建立起全球最大的医学教育体系,但在医学教育科学研究上还较为薄弱,在医学教育的最新理念和医学教育模式创新上还相对落后。引进和翻译国际权威、经典的医学教育专业书籍有助于拓宽我们的视野,是提升医学教育科学研究水平和掌握国际医学教育新理念行之有效的方法,对我国医学教育事业改革发展有重要的意义。

北京大学全国医学教育发展中心自2018年5月成立以来,始终以推动我国医学教育改革与发展为己任,以医学教育学科建设为核心推进医学教育科学研究。2019年5月,中心联合全国20所知名高等医学院校联合发起成立全国高等院校医学教育研究联盟,旨在凝聚各高等院校医学教育研究力量,推动中国医学教育研究的专业化、科学化和可持续发展,促进医学教育研究成果的生成、转化和实践推广,引领和推动医学教育发展。2020年7~10月全国医学教育发展中心携手人民卫生出版社,依托全国高等院校医学教育研究联盟,牵头组织研究联盟中的国内知名院校和知名医学教育专家,组织开展了国际经典或前沿的医学教育著作的甄选工作,共同建设"全国医学教育发展中心医学教育译丛",期望出版一套高质量、高水平、可读性和指导性强的医学教育译作丛书,为国内医学教育工作者和医学教育研究人员提供参考借鉴。2020年11月,"全国医学教育发展中心医学教育译丛"启动仪式在中国高等教育学会医学教育专业委员会、全国医学教育发展中心和人民卫生出版社共同主办的"全国高等医药教材建设与医学教育研究暨人民卫生出版社专家咨询2020年年会"上隆重举行。

"全国医学教育发展中心医学教育译丛"最终共甄选11本医学教育著作,包括国际医学教育研究协会(Association for the Study of Medical Education, ASME)最新组织全球知名医学教育专家编写的 *Understanding Medical Education:Evidence,Theory and Practice*;译丛既有医学教育中教与学的理论性著作,如 *ABC of Learning and Teaching in Medicine*、*Comprehensive Healthcare Simulation:Mastery Learning in Health Professions Education*,又有医学教育教与学中的实践指南,如 *Principles and Practice of Case-based Clinical Reasoning Education*、*Developing Reflective Practice*。译丛还围绕特定专题,如教师发展、临床教育、叙事医学、外科教育等选择了相关代表性著作。*Medical Education for the Future:Identity,Power and Location* 和 *Professional Responsibility:the Fundamental Issue in Education and Health Care Reform* 则帮助读者从社会学、政治学、哲学等多学科视角理解医学职业和医学教育。

这些医学教育著作在甄选时充分注意学术性与实践性的统一,注意著作对我国医学教育实施和研究的针对性和引领性。为充分开展"全国医学教育发展中心医学教育译丛"工作,全国医学教育发展中心专门组织成立丛书翻译委员会,并邀请第十届及第十一届全国人民代表大会常务委员会副委员长,中国人民政治协商会议第十二届全国委员会副主席,中国科学技术协会名誉主席、中国科学院院士韩启德与教育部原副部长、教育部医学教育专家委员会主任委员、中国高等教育学会副会长、全国医学教育发展中心名誉主任林蕙青担任顾问。邀请国内11位医学教育知名专家担任委员,11所知名医学院校分别担任各书主译单位,秘书处设立在全国医学教育发展中心,具体工作由全国高等院校医学教育研究联盟工作组推进实施。

"全国医学教育发展中心医学教育译丛"是一项大工程,在我国医学教育史上实属首次。译丛的整体完成会历时相对较长,但我们坚信,这套译丛中的各著作的陆续出版将会形成我国医学教育中的一道亮丽风景线,对我国医学教育事业具有重要作用,也必将对我国医学教育学科和医学教育的科学化研究的推进提供强大助力。

感谢北京大学全国医学教育发展中心和全国高等院校医学教育研究联盟为此付出辛勤努力的各位老师,感谢人民卫生出版社的大力支持!

詹启敏

中国工程院院士

北京大学全国医学教育发展中心主任

全国高等院校医学教育研究联盟理事长

2021 年 10 月

全国医学教育发展中心医学教育译丛
丛书翻译委员会

译者前言

进入 21 世纪,全球本科医学教育形成共识:本科医学教育发生明显变化,主要表现为医学教育方向终身化、功能社会化、课程综合化、方法多样化、技术现代化、标准国际化。一流大学正在回归本科教育。胜任力导向的医学教育成为新世纪医学教育方法的方向,由此引发了新一轮的全球医学教育改革。

围绕医学教育发展趋势,高水平大学加大医学教育投入,从医学教育学科建设、医学教育研究、医学教育评价、医学教育培养模式等方面进行系统科学的研究,具体可以表现为:整合及融合的课程体系、学科间知识融合加强、基础与临床融合加强;实施的小班授课、讨论式教学等呈现出以学生为中心的特色;独立建设的教育评价机构得以建立,教育评价越来越受到重视;模拟技术越来越多地应用于医学教育;教师发展中心作为教师成长的助力机构,受到普遍重视;医学教育研究所的建立标志着医学教育从朴素模式向科学模式的转变;教学管理从行政模式向科学模式和研究带管理的方向转变,等等。

2018 年成立的全国医学教育发展中心旨在致力于中国医学教育的发展,搭建中国医学教育交流的平台。中心在随后发起建立的全国高等院校医学教育研究联盟组织全国的部分院校和专家选择部分优秀的国外医学教育参考书,在学习的过程中进行翻译,以此推荐给我们的同行,共同借鉴国外医学教育的先进经验和理念,推进我国的医学教育质量和水平。

2006 年 9 月,《理解医学教育》由英国医学教育研究协会作为系列专著推出,本册《理解医学教育》是第 3 版,提供了现代医学教育实践中权威、全面的资源,是现代医学教育实践独特而全面的理论和学术指导,适用于整个医学教育领域。它一经问世就引起了轰动,迅速被五大洲的医学教育者采用,被翻译成多种语言。

对于我国的临床医生、教师、医学教育管理者和研究人员,《理解医学教育》具有很好的指导意义,而对于我国日渐增加的医学教育领域的研究生们也是一本从理论到实践的重要参考书。

我国的医学教育和世界先进国家相比还有很长的路要走,让我们面向未来,内存定力,做好当下,共同为我国的医学教育事业的发展、为健康中国战略实施培养出高水平的医药卫生人才而努力。

参与《理解医学教育》翻译的各位老师来自医学教育的第一线,对医学教育有实际的理解,翻译的过程也是学习的过程。参与的同学们是全国医学教育发展中心医学教育领域的研究生,翻译工作对他们也是很好的学习机会。作为本书的主译,我特别感谢他们的付出,感谢这个团队忘我的工作。文中所涉及的相关数据,均为原著作者在其视角和研究下进行的统计和分析。

由于译者水平有限,翻译中难免有不足,甚至错误,请广大读者朋友谅解并提出,我们共同完善和讨论。

王维民

2022.2.22

第 3 版序言

一本 10 年内修订到第 3 版的书,该如何评价? 读者的需求说明了《理解医学教育》提供了现代医学教育实践中权威、全面的资源。借用 Parmenides 的话,"事出有因"。因此,反思《理解医学教育》起源以及它如何通过各种迭代演变是很有意义的。21 世纪初的 10 年,医学教育研究协会(ASME)与医学教育领域的领先专家接洽,围绕他们各自专业撰写了一系列独立的专著。这些内容非常受欢迎,很明显,在一个核心教科书中第一次需要一个明确的医学教育指南。在得到委托并编辑了最初系列文稿之后,Tim Swanwick 受邀承担将内容汇总的艰巨任务,目的是根据原作者的研究证据和思想来呈现原作者的贡献,同时寻找其他知名学者和后起之秀丰富内容。《理解医学教育》呈现一个先进的"一站式服务"模式,语言简洁,适用于整个健康专业教育领域。它一经问世就引起了轰动,迅速被五大洲的医学教育者采用,并被翻译成多种语言。

没有什么是一成不变的。经过几个世纪小变化的积累,近年来,医学教育和医学学科发生了巨大变化。医疗实践、社会、医疗保健系统和病人的期望都在发生变化,医学教育也必须随之改变以适应这些变化。例如,与病人和同事工作的方式是不同的,以及随着医疗保健实践的改变,我们提供教育和培训的方式也发生了变化,特别是由于制度的改变,如对初级医生的工作时间的规定,在工作场所学习的机会越来越少。医学课程、教学方法、评估等方面的做法必须改变和发展,以反映当代医疗实践的需要。在研究和治疗方面取得了重大进展,因此对什么是好的临床实践也有了新的看法。这些迅速的变化意味着医学教育必须让今天的医学生和正在接受培训的医生以与过去截然不同的方式工作。对于教育者来说,阅读最新的文献、期刊文章和书籍章节是极具挑战性的。医学教育中最新、最相关、最重要信息的综合是本次修订比第 1 版出版时更重要的变化。

《理解医学教育》第 2 版和第 1 版仅相隔 4 年,第 3 版紧跟医学教育持续而繁忙的发展步伐,其内容说明了近年来医学教育的发展历程,并预示了未来的挑战,也反映了《理解医学教育》项目的响应能力。这一特点将帮助那些提供医学教育和培训的教育者反思他们在课堂和诊所中的变化,并帮助他们摆脱 Whitehead 及其同事称为"旋转木马中的小马"(译者注:看上去很美好,可时刻追逐中,无论怎么加速,旋转木马中的小马总是保持着同样的距离)的困扰。这个生动的类比表明,医学教育中有一些回归的主题在不断重新发现话语"真理"的过程中循环往复,走出这个旋转木马模式需要知识和反思。《理解医学教育》的五个部分——基础、教与学、评价与选拔、研究与评估以及教育者与学习者,表面上是以知识为重点,然而贯穿全书的是对医学教育过程进行深思熟虑和学术反思的必要性的强烈认可。我的意思是,不仅仅需要思考是"什么"或"如何"(在工作场所进行评估、引入档案袋、设计课程等),还需要思考"为什么"(我们是否在引入新事物,我们能从教学方法转变中学到什么,等等)。《理解医学教育》将帮助教育工作者反思医学教育的复杂性,以一种有助于其发展为专业人士,并推动医学教育不断向前发展的方式来论述和从事实践。

读者也会注意到,《理解医学教育》扩充了编辑团队。作为医学教育研究协会(Association for the Study of Medical Education,ASME)的现任主席和第 3 版的负责人,我认为确保本书明确反映 ASME "以英国为基地,面向国际"的使命是至关重要的。这一使命体现在 ASME 的期刊的编辑、撰稿人和读者身上,这些杂志包括《医学教育》(*Medical Education*)、《临床教师》(*The Clinical Teacher*),以及其他可依赖的医学教育资源,如书籍《医学教育研究概论》(*Researching Medical Education*)。为了实现这一目标,我很高兴邀请来自美国的 Bridget C. O'Brien 和来自澳大利亚的 Kirsty Forrest 与 Tim Swanwick 一起共同参与编写。他们在此版中的国际合作说明了共同分享知识和网络的巨大好处。

《理解医学教育》综合了该领域最新的知识、证据和最佳实践。它提供了我们作为一个领域所取得成就的缩影。它是本领域教育工作者和新手的必备资源。这本经过广泛修订和扩展的第 3 版《理解医学教育》应该成为每个医学教育者的手边书。

Jennifer Cleland 教授

医学教育研究与创新中心

英国阿伯丁大学

医学教育研究协会主席

（翻译：王一诺；审校：王维民）

前　　言

2006年9月，《理解医学教育》由医学教育研究协会作为系列专著推出。2010年，这些专著合编为一本教材，为现代医学教育实践提供了独特而全面的理论和学术指导。

除了为临床医生、教师和研究人员提供实践指导外，《理解医学教育》旨在满足所有医学教育新人的需求，包括正在申请资格证书、文凭或硕士学位的人。《理解医学教育》旨在让读者易于理解和使用。本书的目的是让读者在读完其中一章后，不仅能更好地了解自己感兴趣的领域，而且能将新知识运用到他们的临床教学或学术活动中。

经过严格的专家同行评审，第3版对所有现有章节进行了重大更新，并对一些全新章节进行了更新，内容包括学习科学、知识综合、学习者支持以及健康福祉等。第3版还附有英国阿伯丁大学医学教育研究协会主席兼医学教育研究协会理事会主席 Jennifer Cleland 教授的全新序言。

《理解医学教育》是医学教育从业人员的首选。该书具有的独特资源，对于全球涉及医疗卫生专业发展的各学科人士都具有重要价值。

作者

Tim Swanwick，文学硕士，英国皇家全科医师学院院士，教育硕士，医学教育者学会院士，在医疗保健教育方面拥有丰富的经验。他在英国伦敦担任英国健康教育和领导力发展学院和英国国家医疗服务体系（NHS）领导学院院长。Tim 学术兴趣广泛，涉及基于工作的学习、教师发展、专业支持、学术生涯和临床领导力等内容，并长期从事教学、研究和出版工作。

Kirsty Forrest，内外全科医学学士，荣誉理学学士，英国皇家麻醉师学院院士，医学硕士，医学教育工作者学会院士，澳大利亚和新西兰麻醉师学院院士。现居澳大利亚昆士兰黄金海岸，担任邦德大学医学院院长。她是多本医学教科书的合著者和编者，多年来一直从事本科和研究生层面的教育研究和管理工作，并且在临床上一直担任麻醉会诊医师。

Bridget C. O'Brien，哲学博士，是加州大学旧金山分校的副教授和教育研究员，她也是加州大学旧金山分校——乌得勒支大学博士项目的博士生导师，并负责旧金山退伍军人事务部医学教育评估与研究项目。她与人合著《培养医生：对医学院与住院医师制度改革的呼吁》（2010年），并发表了许多同行评议的研究论文和文章。她的研究聚焦于医学教育过程中基于工作场所的学习。

医学教育研究协会

1957年，英国医学总会（GMC）推动成立医学教育研究协会（ASME），旨在促进和开展医学教育研究。ASME 的目标是：

- 促进医学教育的高质量研究
- 为培养医学教育者提供机会
- 宣传以循证为基础的教育实践
- 向政府和其他组织提供医学教育的信息和建议

- 在医疗保健教育方面与其他组织和团体建立关系

ASME 的使命是,在医学教育连续统一体模式下,通过支持基于研究的最佳实践,来满足医学教育研究中教师、培训人员和学习者的需求。

致谢

编写教科书需要团队合作,感谢 ASME 执行委员会和《理解医学教育》编委会的建议和指导,感谢 ASME 团队的行政支持,感谢 James Watson 和 Wiley 期刊的编辑团队帮助完成了第 3 版《理解医学教育》,这本书令人印象深刻且引人入胜。

编委员会成员包括:

Jennifer Cleland	William Reid
Steven J. Durning	Charlotte Ringsted
Rachel H. Ellaway	Trudie E. Roberts
Deborah Gill	Jonathan Sherbino
Marjan Govaerts	Linda Snell
Larry Gruppen	Olle ten Cate
Brian Jolly	Pim Teunissen
Karen Mattick	Steve Trumble
Lynn Monrouxe	Sebastian Uijtdehaage
John J. Norcini	Tim Wilkinson

(翻译:杨萌;审校:王维民)

著 者 名 单

Lindsay Baker
Scientist
Li K Shing Knowledge Institute
Researcher
Centre for Faculty Development
St. Michael's Hospital
Assistant Professor
Faculty of Medicine
University of Toronto
Toronto, Ontario, Canada

Alexis Battista
Assistant Professor of Medicine
Department of Medicine & F. Edward Hébert School of Medicine
Uniformed Services University of the Health Sciences
Bethesda, MD, USA

Jo Bishop
Associate Dean
Student Affairs and Service Quality
Faculty of Health Sciences and Medicine
Bond University
Gold Coast, Queensland, Australia

Nicole J. Borges
Professor of Neurobiology and Anatomical Sciences
University of Mississippi Medical Center
Jackson, MS, USA

Katharine A. M. Boursicot
Director
Health Professional Assessment Consultancy, Singapore
Singapore

William P. Burdick
Associate Vice President for Education
Foundation for Advancement of International Medical Education and
Research (FAIMER)
Clinical Professor of Department of Emergency Medicine
Drexel University College of Medicine
Philadelphia, PA, USA

Craig Campbell
Principal Senior Advisor, Competency-based Continuing Professional
Development
Office of Specialty Education
Royal College of Physicians and Surgeons of Canada
Ottawa, Ontario, Canada

Madeline Carter
Senior Lecturer
Department of Psychology, Faculty of Health and Life Sciences
Northumbria University
Newcastle, UK

Olivia Carter-Pokras
Professor of Epidemiology and Associate Dean for Diversity and Inclusion
Department of Epidemiology and Biostatistics
School of Public Health
University of Maryland, College Park
College Park, MD, USA

Neville Chiavaroli
Senior Lecturer
Department of Medical Education
Melbourne Medical School
University of Melbourne
Melbourne, Australia

Jennifer Cleland
Professor of Medical Education Research
Centre for Health care Education Research and Innovation
University of Aberdeen
King's College
Aberdeen, UK

Deborah Cohen
Professor and Director
Student Support
Centre for Psychosocial Research, Occupational and Physician Health
School of Medicine
Cardiff University
Cardiff, UK

Ian Cooper
Language and Communications Specialist
School of Medicine
Cardiff University
Cardiff, UK

Sayra Cristancho
Scientist
Centre for Education Research & Innovation
Assistant Professor
Departments of Surgery and Faculty of Education
Schulich School of Medicine & Dentistry
Western University,
London, Ontario, Canada

Richard L. Cruess
Professor of Surgery
The Centre for Medical Education
McGill University
Montreal, Quebec, Canada

Sylvia R. Cruess
Professor of Medicine
The Centre for Medical Education
McGill University
Montreal, Quebec, Canada

Mary Jane Dalton
Senior Lecturer
School of Medicine and Public Health
University of Newcastle
Callaghan, New South Wales, Australia

Anique B. H. de Bruin
Associate Professor
School of Health Professions Education
Maastricht University
Maastricht, The Netherlands

André F. De Champlain
Chief Research Psychometrician
Research and Development, Medical Council of Canada
Ottawa, Ontario, Canada

Nisha Dogra
Emeritus Professor of Psychiatry Education
Greenwood Institute of Child Health, Department of Neuroscience,
Psychology and Behaviour, College of Life Sciences
University of Leicester
Leicester, UK

Erik Driessen
Associate Professor of Medical Education
Department of Educational Development and Research
Faculty of Health, Medicine and Life Sciences
Maastricht University
Maastricht, The Netherlands

Steven J. Durning
Professor and Director
Division of Health Professions Education, Department of Medicine
Uniformed Services University of the Health Sciences
Bethesda, MD, USA

Rachel H. Ellaway
Professor of Medical Education
Department of Community Health Sciences
Co-Director
Office of Health and Medical Education Scholarship
Cumming School of Medicine
University of Calgary
Calgary, Alberta, Canada

Caroline Elton
Director
Career Planning for Doctors and Dentists
London, UK

Kevin W. Eva
Senior Scientist
Centre for Health Education Scholarship
Professor
Director of Education Research & Scholarship
Department of Medicine
University of British Columbia
Vancouver, British Columbia, Canada

Eamonn Ferguson
Professor of Health Psychology
University of Nottingham
Nottingham, UK

Kirsty Forrest
Dean of Medicine
Faculty of Health Sciences and Medicine
Bond University
Gold Coast, QLD, Australia

Della Freeth
Executive Director of Education
Royal College of Physicians
London, UK

Janet Grant
Emerita Professor
The Open University
Honorary Professor
University College London Medical School
Director
CenMEDIC (Centre for Medical Education in Context)
London, UK
Special adviser to the President, World Federation for Medical Education
Ferney-Voltaire, France

Matthew C. E. Gwee
Medical Educationalist and Chairman
International and Education Programs
Centre for Medical Education, Yong Lo Lin School of Medicine
National University of Singapore, Singapore
Singapore

Graeme Horton
Senior Lecturer
School of Medicine and Public Health
University of Newcastle
Newcastle, New South Wales, Australia

Wendy Hu
Associate Dean
Academic (learning & innovation)
Chair of Medical Education
School of Medicine
Western Sydney University
Penrith, New South Wales, Australia

Chien-Da Huang
Physician Educator
Chang Gung Medical Education Research
Centre (CG-MERC)
Chang Gung Memorial Hospital
Linkou, Taiwan (ROC)
Deputy Director
Department of Internal Medicine
Associate Professor
Department of Thoracic Medicine and Medical Education
Chang Gung Memorial Hospital
Chang Gung University College of Medicine
Taipei, Taiwan (ROC)

Jan Illing
Professor of Medical Education Research
School of Medical Education
Newcastle University, Newcastle, UK

Dahn Jeong
Research Associate
Office of Continuing Professional Development
Department of Innovation in Medical Education
Faculty of Medicine, University of Ottawa
Ottawa, Ontario, Canada

Brian Jolly
Professor
School of Medicine and Public Health
University of Newcastle
Callaghan, New South Wales, Australia
School of Rural Medicine
University of New England
Armidale, Australia

David M. Kaufman
Professor
Faculty of Education
Associate Member
Faculty of Health Sciences
Associate Member
Department of Gerontology
Simon Fraser University
Burnaby, British Columbia, Canada

Tara J. Kennedy
Developmental Pediatrician and Clinical Leader
Pediatric Autism Rehabilitation Services
Stan Cassidy Centre for Rehabilitation
Fredericton, New Brunswick, Canada

Diane N. Kenwright
Head of Department
Department of Pathology and Molecular Medicine,
University of Otago
Wellington, New Zealand

Simon Kitto
Full Professor
Department of Innovation in Medical Education
Director of Research
Office of Continuing Professional Development
Faculty of Medicine, University of Ottawa
Ottawa, Ontario, Canada
Assistant Professor
Department of Surgery, University of Toronto
Toronto, Ontario, Canada

John Launer
Programme Director for Educational Innovation in Primary Care
(North Central and East London)
Health Education England
London, UK

Lorelei Lingard
Director and Senior Scientist
Centre for Education Research & Innovation
Professor
Department of Medicine
Schulich School of Medicine & Dentistry
Faculty of Education
Western University
London, Ontario, Canada

Bridget Lock
Associate Director of Medical Education
South London Health care NHS Trust
London, UK

Andrew Long
Vice President (Education)
Royal College of Paediatrics and Child Health
Honorary Senior Lecturer
University College London
Consultant Paediatrician
Great Ormond Street Hospital
London, UK

Chris Lovato
Professor
School of Population & Public Health
Director
Evaluation Studies Unit, Faculty of Medicine
University of British Columbia
Vancouver, British Columbia, Canada

Lauren A. Maggio
Associate Professor and Associate Director
Division of Health Professions Education, Department of Medicine
Uniformed Services University of the Health Sciences
Bethesda, MD, USA

Peter McCrorie
Professor of Medical Education
Institute of Medical and Biomedical Education
St George's University of London
London, UK
Founding Chair and Professor of Medical Education
Department of Medical Education, University of Nicosia Medical School
Nicosia, Cyprus

Judy McKimm
Professor and Director of Strategic Educational Development
College of Medicine
Swansea University Medical School
Swansea, UK

Lynn Monrouxe
Director
Chang Gung Medical Education Research Centre (CG-MERC)
Chang Gung Memorial Hospital
Linkou, Taiwan (ROC)

Sandra Monteiro
Assistant Professor
Department of Health Research Methods, Evidence and Impact
McMaster University
Hamilton, Ontario, Canada

Clare Morris
Reader in Medical Education Research and Development
Institute of Health Sciences Education,
Barts and the London School of Medicine and Dentistry
Queen Mary University of London
London, UK

Debra Nestel
Professor of Simulation Education in Health care
Monash University
Clayton, Victoria, Australia
Professor of Surgical Education
Department of Surgery
University of Melbourne
Melbourne, Victoria, Australia

Stella L. Ng
Scientist
The Wilson Centre
Director of Research
Centre for Faculty Development
Arrell Family Chair in Health Professions Teaching
St. Michael's Hospital
Assistant Professor
Faculty of Medicine
University of Toronto
Toronto, Ontario, Canada

John J. Norcini
President and CEO
Foundation for Advancement of International Medical
Education and Research (FAIMER)
Philadelphia, PA, USA

Geoff Norman
Professor Emeritus
Clinical Epidemiology and Biostatistics
McMaster University
Hamilton, Ontario, Canada

Bridget C. O'Brien
Associate Professor
Department of Medicine
Education Researcher
Center for Faculty Educators
University of California
San Francisco, CA, USA

Hirotaka Onishi
Assistant Professor
Department of International Cooperation for Medical Education
International Research Centre for Medical Education
University of Tokyo
Tokyo, Japan

Fiona Patterson
Founding Director
Work Psychology Group
London, UK
Principal Researcher
University of Cambridge
Cambridge, UK

Linda Peterson
Professor and Senior Evaluation Adviser
Retired, Faculty of Medicine
University of British Columbia
Vancouver, British Columbia, Canada

David Price
Senior Vice President
ABMS Research and Education Foundation
American Board of Medical Specialties
Chicago, IL, USA
Professor
Department of Family Medicine,
University of Colorado School of Medicine
Denver, CO, USA

Scott Reeves
Professor
Faculty of Health, Social Care and Education
Kingston University and St. George's University of London
London, UK

Trudie E. Roberts
Director of Leeds Institute of Medical Education
University of Leeds
Leeds, UK

Melody Rhydderch
GP Training Academic Development Lead
Wales Deanery
Cardiff, UK

Dujeepa D. Samarasekera
Director
Centre for Medical Education, Yong Lo Lin School of Medicine
National University of Singapore, Singapore
Singapore

Maggi Savin-Baden
Professor of Education
Institute of Education
University of Worcester
Worcester, UK

Lambert W.T. Schuwirth
Strategic Professor for Medical Education
Flinders University
Adelaide, Australia
Professor for Innovative Assessment
Maastricht University, Maastricht
The Netherlands
Professor of Medical Education
Chang Gung University
Taoyuan, Taiwan
Professor of Medicine (Education),
Uniformed Services University for the Health Professions
Bethesda, MD, USA

Matthew Sibbald
Assistant Professor
Department of Medicine
Director
Centre for Simulation-Based Learning
McMaster University
Hamilton, Ontario, Canada

Linda Snell
Professor of Medicine
Centre for Medical Education and Department of Medicine
McGill University
Montréal, Quebec, Canada

Daisuke Son
Assistant Professor
Department of Medical Education Studies
International Research Centre for Medical Education,
University of Tokyo
Tokyo, Japan

John Spencer
Emeritus Professor of Primary Care and Clinical Education
Newcastle University
Newcastle, UK

Yvonne Steinert
Professor of Family Medicine
Richard and Sylvia Cruess Chair in Medical Education
Director
Centre for Medical Education
Faculty of Medicine
McGill University
Montreal, Quebec, Canada

Tim Swanwick
Dean of Education and Leadership Development
NHS Leadership Academy
Health Education England
London, UK

Jools Symons
Patient & Public Involvement Manager
Faculty of Medicine and Health
Leeds University
Leeds, UK

Olle ten Cate
Professor
Directorate of Education and Training
Utrecht University
Utrecht, The Netherlands
Adjunct Professor of Medicine
University of California
San Francisco, CA, USA

Jill Thistlethwaite
Adjunct Professor
School of Communication
University of Technology
Sydney, Australia

Aliki Thomas
Associate Professor and Research Scientist
Centre for Medical Education
School of Physical and Occupational Therapy
Faculty of Medicine, McGill University
Montreal, Quebec, Canada

Cees P. M. van der Vleuten
Scientific Director
School of Health Professions Education
University of Maastricht
Maastricht, The Netherlands

Jan van Tartwijk
Professor of Education
Department of Education
Utrecht University
Utrecht, The Netherlands

Claire Vogan
Associate Professor
Swansea University Medical School
Swansea, Wales, UK

著 者 名 单　　19

Marjo Wijnen-Meijer
Associate Professor
TUM Medical Education Center
Technical University of Munich
Munich, Germany

Tim Wilkinson
Professor of Medicine and Director of the MB ChB programme
Otago Medical School
University of Otago
Christchurch, New Zealand

Diana F. Wood
Director of Medical Education and Clinical Dean
University of Cambridge School of Clinical Medicine
Cambridge, UK

Zareen Zaidi
Associate Professor
Department of Medicine
University of Florida College of Medicine
Gainesville, FL, USA

Lara Zibarras
Associate Director for Research, Development and Dissemination
Work Psychology Group
Senior Lecturer in Organisational Psychology
City, University of London
London, UK

图 标 说 明

图标

    在《理解医学教育》系列中,读者会在页边空白处看到一些图标。这些图形设置的作用是突出某些插入框,作者希望在这些插入框中带领读者更详细地了解某个特定领域(聚焦),探索某一特定概念背后的证据(寻找证据),提供实用建议(实用建议)或总结要点(关键信息)。

聚焦

寻找证据

实用建议

关键信息

目　　录

第一部分
基　础

1 理解医学教育

Tim Swanwick

Dean of Education and Leadership Development, NHS Leadership Academy, Health Education England, London, UK

核物理学家、氢弹之父 Edmund Teller 曾写道(相当令人警醒):困惑不是坏事,它是迈向理解的第一步[1]。新进入医学教育领域的人感到困惑是可以被理解的。医学教育是一个繁忙、喧嚣的领域,大量教学实践、教育理念和概念框架在此发生碰撞,学术期刊竞相获取关注,机构和专业团体为了获得政治影响力而互相竞争。该领域改革和"改进"的车轮较评价和研究的周期运转得更快,且常常独立于评价和研究的周期。同时它也是一个日益被强化问责和监管的领域,因为它是接近政府最主要的社会政治关切之一,即民众的健康。

1957 年,源于在这一复杂领域发展循证政策和实践的愿望,医学教育研究协会(the Association for the Study of Medical Education, ASME)正式成立。在过去的 60 年里,该领域的文献数量快速增长,这对于承担教学、评价和带教责任的临床医生来说既是一种帮助,也是一种挑战。医学教育相关理论研究范围之广、内容之丰富势不可当,2006 年 ASME 认识到有必要对目前支撑医学教育最佳实践的大量文献,编写一份简明而全面的指南。《理解医学教育》的目标就是成为这一指南。

什么是医学教育?

我们知道,当今的医学教育包括三个阶段:院校教育、毕业后教育和(临床医生的)继续职业发展。然而,医学教育并非一直是这样的模式,Abraham Flexner——在 21 世纪初,人们对他的美国医学院体系转型的开创性报告进行了百年纪念[2]——不会意识到目前需要的毕业后教育阶段结构化培训的设计、管理和质量保证,也不会意识到需要加强监管制度,以确保执业临床医生持续的个人和专业发展。

医学教育的最终目标是为社会提供一批知识渊博、技能熟练、与时俱进的医疗卫生人员,他们将病人照护置于自身利益之上,并承诺在一生的职业生涯中保持和发展自己的专业知识。医学在社会中具有特殊地位,因此,在许多国家医学教育本身就与高等教育主体相分离,医学教育享受着独立的资金来源和更高的临床教师薪酬;它是特殊地位和医学院校、学术机构和行业机构获得资助的受益者。

医学教育学科存在于在这种学术和制度与文化保护的范围内;尽管有人可能会质疑医学教育就其本身来说是否是一门学科,或者认为它是从其他教育领域引用的特殊概念的集合,并注入了源自在医学中占主导地位的生物科学的技术理性[3,4]。当然有一些主要的教育假设,如体验式学习和反思性实践,以及从其他领域借鉴的受欢迎的课程方法——见证了从职业教育中引入的胜任力导向教育的成功移植[5]。但医学教育不仅仅是一个"收藏者",收集任何可以得到的思想,而且已经并将继续为更广泛的教育文献做出自己的重要贡献。许多独特和主要的发展都将在这本书中进行阐述:基于问题的学习、模拟、临床胜任力的结构化评估、监督,以及使用技术来加强学习,在此仅举几例。

挑战与关注

医学教育的另一个特点,正如 Cooke 和她的同事所提出的那样,是"永远处于不稳定状态"[6]。来自监管机构、委员会、调查组和工作组源源不断的报告都在敦促改革。这可能只是反映了该行业及其教育机构对变化的迟缓反应和固有的保守。事实上,这并不是一个新现象。在英国,George Pickering 最早在 1956 年就提出了一个极具讽刺性的观点:"没有哪个国家像英国那样,对目前医学教育的不足进行了出色的分析,也没有哪个国家为改变其不足做得比英国少"[7]。在这方面英国并不是个例,大西洋的另一边,Warren Anderson 在《医学教育》期刊的 Flexner 报告百年纪念特别版中,质疑当前关于医学教育改革的文献激增是否能带来真正的改变,或者它是否构成了一种自我参照,总的来说,没有什么希望[8]。尽管有这样的保留意见,但此类报道的频率仍在增加,要求采取行动的呼声也越来越大。那么,当前医学教育的当务之急和社会的期望究竟是什么?

"从头开始",找到合适的学生,然后让合适的受训者在合适的专业进行培训是至关重要的。在一个充满竞争的环境中,拥有公平遴选程序的重要性是无可争辩的。人和工作较好的匹配对于生产力、质量和工作满意度是非常关键的。在第 26 章,Fiona Patterson 和她的同事们发现,把这一切做好是多么困难。预测谁会成为一名好医生,关键要看未来 10~15 年医生扮演的角色,而这一点变得越来越不确定。所以有通用的属性可以供我们选择吗?我们应该使用什么样的选择方法呢?另外,为了鼓励招聘全面发展的从业者,是否只有本科毕业生才能进入医学院?

在选择了合适的学员,并幸运地为合适的学员匹配了毕业后培训项目后,他们如何学习,学习什么,以及如何确保他们的教育和培训质量?本书的主要部分描述了一系列的教学方法,其中包括 Janet Grant 对课程设置方法的讨论(第 5 章)和 Linda Snell 及其同事对良好教学设计的重要性的讨论(第 6 章)。David Kaufman 在第 4 章中对相关的、有指导意义的教育理论进行了简明扼要的总结。在此之前,他总结了最近认知神经科学领域对医学教育的新见解(第 3 章)。在第 7 章中,Diane Kenwright 和 Tim Wilkinson 提出棘手的"质量"概念——我们如何知道自己所做的是好的?

医学教育不断发展的"特殊兴趣"之一是考核评价。事实上无论是形成性评价还是终结性评价,通常都和职业能力考核相关,考核评价是将临床医生拉入医学教育领域的首要原因。第 20~25 章讲述了医学教育中评价考核工具的日益复杂化,如何制定评价标准并确保评价的效度,越来越多的人接受了程序性评价方法以及专业教育考核评价中平衡学业评价和问责性评价的长期挑战。

正是 Flexner 的导师 William Osler,通过他的教育理念以及引入住院医师培训项目,拉近了学生和病人之间的距离,医学是"在床边而不是在教室里学"[9],如今,对病人安全的关注、医学院学生人数的增加、对医生工作时间的监管要求以及病人的快速周转都不利于床旁教学和学生与病人接触。在 Osler 时代,接受胆囊手术的病人要住院数周,而现在的程序是在日间手术的基础上进行的。几乎在训练的每个阶段,学习者看到的病人更少,操作的也更少,结果发现自己越来越没有做好从业的准备[10]。正如 Clare Morris 在第 12 章和 John Launer 在第 13 章所指出的那样,这需要用新的方式来思考基于工作的学习,调整培训师或导师的角色。

一个相关的问题是病人安全。医学不仅发展节奏更快,而且风险更大。正如 Cyril Chantler 扼要指出的那样:"医学过去是简单、无效、相对安全的,现在它是复杂、有效的和具有潜在危险的"[11]。面对接触病人的机会减少和使用风险更大的干预措施,应对措施之一是在医学教育的所有领域和阶段广泛采用模拟技术。现在,先进技术的使用使得复杂的医疗场景能够高保真再现。接受培训的学生和医生第一次不再需要对真正的病人进行手术——检眼镜检查、静脉穿刺和插管的技能都可以在技能实验室学习。完全沉浸式情境也提供了在非技术领域工作的机会,如团队合作、领导能力和情境感知能力。然而,关于转移到真实环境的问题仍然存在——Alexis Battista 和 Debra Nestel 在第 11 章中深入探讨了这个问题。

随着协议、检查和审计的广泛引入,对病人安全日益关注不仅影响了医疗实践的方式,也影响了医生现在对公众负责的程度。例如,在英国,引人注目的案例(如 Bristol[12],Alder Hey[13],Shipman[14] 以及最近的 Francis Inquiry[15])引领了一个公共问责的新时代,2013 年随着监管机构面临越来越大的压力[16],英国引入了对所有医疗从业人员资质的再许可。病人安全问题也渗透到医学本科生中,在教学和学习环境中保护病人,同时培养出能保持自身的知识、态度和技能方面胜任的医生,这对那些设计本科课程的人来说是一个重大挑战。

增加问责只是与病人签订新的社会契约的一个方面:一个不再是建立在盲目和无条件的信任之上,而是建立在真正的伙伴关系之上的契约[17]。正如 John Spencer、Judy McKimm 和 Jools Symons 在第 15 章中所强调的那样,我们看到,在教与学方面,以及医学教育如何组织、管理和资源分配的决策方面,病人的参与度全面提高。现在,病人也密切参与了本科生和住院医师的选拔和评价,来自病人的反馈是继续职业发展和重新认证过程的一个常规指标。

上述结论的一个必然结果是,人们越来越认识到将临床教学专业化的必要性[18]。这方面的压力是通过专业机构传递的,但也来自医学生和受训医生对他们获得的学习机会质量期望值的增加。临床教师和其他负责医学教育的人越来越多地寻求学术支持和对其专业知识的认证,《理解医学教育》的目标群体之一是医学教育的新加入者,无论是本科生还是住院医师,包括那些为获得证书、文凭和硕士生水平在读的学习者。正如 Yvonne Steinert 在第 36 章(关于教师发展)所描述的那样,医学教育工作者在欧洲和北美是一个新兴行业,反映了医学教育"专业化"的更普遍趋势。专业化造就了一批新型的学术教育者,他们有着生物科学背景,渴望有证据支持的医学教育实践。医学教育者的职业资格认证在欧洲和北美是一个蓬勃发展的产业,反映了"医学教育职业化"的普遍趋势。职业化产生了一批拥有生物科学背景、渴望进行循证医学教育实践的新型教育工作者。

这就再次提出了关于医学教育研究的性质问题,正如关于研究和评价的五章(第 27~31 章)所强调的那样,我们看到了观念的碰撞。在 ASME 的学术期刊《医学教育》最近的一次交流中,有一系列文章探讨了将医学教育理解为医学科学或社会科学是否会有所帮助[19,20]。Monrouxe 和 Rees 抓住了这场辩论的本质。

医学教育研究因其与"实证"医学科学的联系而受益,因为这鼓励了临床医生参与研究活动。然而,这种益处被一种特殊的损失所抵消,这种损失是由于(一些人)未能理解医学教育是关于人和人们的思考、行动和互动方式。医学教育研究并非医学研究的一个弱小的分支,它是属于一个完全不同的范畴[20]。

本科阶段的课程继续在发展。医学毕业后教育也处在课程改革的阵痛中,许多专业以前都是按照隐性和非正式的课程进行教学,现在第一次提出了明确的、公开的课程意向。课程的实施也受到了新兴技术的挑战,Rachel Ellaway 在新的一章中探讨了技术和学习之间的关系(第 10 章)。

围绕医学教育对社会需求的反映,也存在着宏观政治问题[21]。在第 35 章中,Nisha Dogra 和 Olivia Carter-Pokras 考虑了医学教育在应对社会需求方面日益多样化的作用,为已经经历了人口老龄化和复杂卫生保健需求影响的发达国家提供了一个平台。在日益相互依存的世界中,我们看到健康不平等的差距没有缩小的迹象,新兴和发达的医疗保健系统都在努力应对[22]。病人期望值的提高和信息获取的便利不仅给医疗服务提供带来了挑战,而且在哪里和由谁提供护理方面提出了挑战。人们对未来全球卫生保健人员的短缺做出了预测[23]——到 2035 年,全球卫生保健人员将短缺 1 800 万——几乎没有迹象表明,医生远离偏远和农村地区,而选择大都市的不均衡的分布

趋势会得到扭转,教育和培训产出的不平衡导致全科医生和基于社区的医生的短缺[24]。所有医疗保健系统的管理者都意识到,他们未来的大部分员工已经在其卫生服务部门工作,因此,需要大量的投资从培训新的和缺少经验的从业者转向发展和支持他们现有的员工。第 19 章探讨了围绕继续职业发展的复杂问题,第 32~34 章承认有必要留住并且支持学习者和员工,同时为他们的职业决策提供支持。

在本版新增加的第 17 章中,Sylvia 和 Richard Cruess 探讨了医学教育中的一个核心问题——职业认同的发展。但是,什么是"医生"(或任何其他医疗卫生人员)?随着知识和技能的发展有明显的重叠,医生在病人床边或办公室各自具有什么独特的特点? 在 21 世纪,我们所说的专业人员是什么意思? Friedson 认为行业,及建立在专业知识、利他主义和自我监督基础上的行业社会团体,永远不会消失,只是规模会逐渐缩小,因为他们大部分的工作都是由医疗技术员组成的非专业化操作核心承担的[25]。而另一些人,如 Donald Berwick 则持不同意见,认为这是"在新的参与条件下,专业精神在世界上的重塑;复杂性、相互依赖性、遍布危险、不断变化的权力和控制的分配,以及技术、分布式、民主化的能力……"[26]。

可以肯定的是,在过去任何时候,医学界都没有如此积极地参与这些辩论,"我们的教育是为了什么? "的问题从未如此重要,我的合作编辑 Bridget C. O'Brien 和 Kirsty Forrest 以及他们的同事在第 2 章中探讨了这一点。

学术研究与追求卓越

《理解医学教育》开始于一系列独立的专著。其目的是提供一个权威的、最新的和全面的总结现代医学教育实践的理论和学术基础的资源。它现在是全球最畅销的教科书,尽管其大部分专家作者来自欧洲、澳大利亚和北美,但它为当代医学教育实践和学术研究提供了一个全球视角。

Boyer 对"学术"的扩展定义使我们走出了研究的狭窄范围,不仅需要认可和奖励"发现"的学术,还需要认可和奖励新知识的整合,将其应用于社会实践,以及教和学[27]。这对医学教育来说是一个非常重要的特征,因为绝大多数的医学教育工作者都不是研究人员,他们也没有机会跨越学科界限,整合新知识。他们可以成为而且往往是成为优秀的教师、医学教育变革和改进的学术推动者(见第 37 章)。这凸显

了医学教育中一个长期存在的问题,即学术机构的资助——尽管最近试图纠正这一问题[28]——与科研成果紧密相连。同样的,临床教学通常是处于临床生产力的"次要地位",从而导致了学术和服务机构重视员工参与其他活动,而不是教学,使教学在很大程度上得不到奖励和认可。这是一个挑战,英国医学教育家协会等专业机构已经着手解决这个问题[29]。

医学教育是复杂的、有争议的和具有政治性的。在一个复杂的、不确定的和网络化的世界里,我们需要对教育、培训和发展作出最好的决策,正如我们最后一章所概述的,以一种明智的方式参与领导变革和改进。为此,我们需要学术的医学教育者和教育学者。我们希望这本书能继续为他们的发展作出贡献。

参考文献

1 Teller, E., Teller, W., and Talley, W. (1991). Hypotheses non fingo. In: *Conversations on the Dark Secrets of Physics*, 69–80 chapter 5. Cambridge, MA: Perseus Publishing.

2 Lexner, A. (1910). *Medical Education in the United States and Canada: A Report to the Carnegie Foundation for the Advancement of Teaching*. New York: Carnegie Foundation for the Advancement of Teaching.

3 Swanwick, T. (2013). Doctors, science and society. *Medical Education* 47: 7–9.

4 Whitehead, C. (2013). Scientist or science-stuffed? Discourses of science in North American medical education. *Medical Education* 47: 26–32.

5 Royal College of Physicians and Surgeons of Canada (2014). Competence by Design: Reshaping Canadian Medical Education. http://www.royalcollege.ca/rcsite/documents/educational-strategy-accreditation/royal-college-competency-by-design-ebook-e.pdf (accessed 31 May 2018).

6 Cooke, M., Irby, D.M., Sullivan, W., and Ludmerer, K.M. (2006). American medical education 100 years after the Flexner report. *The New England Journal of Medicine* 355: 1339–1344.

7 Pickering, G.W. (1956). The purpose of medical education. *British Medical Journal* 2 (4968): 113–116.

8 Anderson, W. (2011). Outside looking in: observations on medical education since the Flexner report. *Medical Education* 45: 29–35.

9 Osler, W. (2003). *The Quotable Osler* (ed. M.E. Silverman, T.J. Murray, and C.S. Bryan). Philadelphia, PA: American College of Physicians – American Society for Internal Medicine.

10 Illing, J., Davies, C., and Bauldauf, B. (2008). *How Prepared Are Medical Graduates to Begin Practice. A Comparison of Three Diverse Medical Schools. Report to Education Committee of the General Medical Council*. London: General Medical Council.

11 Chantler, C. (1999). The role and education of doctors in the delivery of healthcare. *Lancet* 353: 1178–1181.

12 Bristol Royal Infirmary Enquiry (2001). Learning from Bristol: The Report of the Public Inquiry into Children's Heart Surgery at the Bristol Royal Infirmary 1984–1995. http://webarchive.nationalarchives.gov.uk/20090811143822/http://www.bristol-inquiry.org.uk/final_report/the_report.pdf (accessed 31 May 2018).

13 Redfern, M. (2001). The Royal Liverpool Children's Inquiry Report (The Alder Hey Report). https://assets.publishing.service.gov.uk/government/uploads/system/uploads/attachment_data/file/250934/0012_ii.pdf (accessed 31 May 2018).

14 Smith, J. (2004). Shipman Fifth Report. Safeguarding Patients: Lessons from the Past – Proposals for the Future. http://webarchive.nationalarchives.gov.uk/20090808160144/http://www.the-shipman-inquiry.org.uk/fifthreport.asp (accessed 31 May 2018).

15 Francis, R. (2013). *Report of the Mid Staffordshire NHS Foundation Trust Public Inquiry*. London: Stationery Office. https://www.gov.uk/government/publications/report-of-the-mid-staffordshire-nhs-foundation-trust-public-inquiry (accessed 4 August 2017).

16 Professional Standards Authority (2015). Rethinking Regulation. www.professionalstandards.org.uk/publications/detail/rethinking-regulation (accessed 4 August 2017).

17 Karazivan, P., Dumez, V., Flora, L. et al. (2015). The patient-as-partner approach in health care: a conceptual framework for a necessary transition. *Academic Medicine* 90 (4): 437–441.

18 Swanwick, T. (2009). Teaching the teachers – no longer an optional extra. *British Journal of Hospital Medicine* 70: 176–177.

19 Bligh, J. and Brice, J. (2008). What is the value of good medical education research? *Medical Education* 42 (7): 652–653.

20 Monrouxe, L.V. and Rees, C.E. (2009). Picking up the gauntlet: constructing medical education as a social science. *Medical Education* 43: 196–198.

21 Boelen, C. (2016). Why should social accountability be a benchmark for excellence in medical education? *Educación Médica* 17 (3): 101–105.

22 Frenk, J., Chen, L., Bhutta, Z.A. et al. (2010). Health professionals for a new century: transforming education to strengthen health systems in an interdependent world. *Lancet* 376: 1923–1958.

23 World Health Organization (2016). Working for Health and Growth: Investing in the Health Workforce. Report of the High-Level Commission on Health Employment and Economic Growth. http://www.who.int/hrh/com-heeg/reports/en (accessed 4 August 2017).

24 Specialty and Geographic Distribution of the Physician Workforce: What Influences Medical Student & Resident Choices? http://www.graham-center.org/dam/rgc/documents/publications-reports/monographs-books/Specialty-geography-compressed.pdf (accessed 4 August 2017).

25 Friedson, E. (1988). *Profession of Medicine: A Study of the Sociology of Applied Knowledge*. Chicago, IL: University of Chicago Press.

26 Berwick, D. (2009). The epitaph of profession. *British Journal of General Practice* 59: 128–131.

27 Boyer, E.L. (1997). *Scholarship Reconsidered: Priorities of the Professoriate*. San Francisco, CA: Jossey-Bass.

28 Higher Education Funding Council for England (2016). The Teaching Excellence Framework. www.hefce.ac.uk/lt/tef (accessed 4 August 2017).

29 Bligh, J. and Brice, J. (2007). The academy of medical educators: a professional home for medical educators in the UK. *Medical Education* 41: 625–627.

（翻译:陈心仪,詹启敏;审校:王维民）

2 全球视野下医学教育结构和发展趋势

Bridget C. O'Brien[1], Kirsty Forrest[2], Marjo Wijnen-Meijer[3], and Olle ten Cate[1,4]
[1]Department of Medicine, Center for Faculty Educators, University of California, San Francisco, CA, USA
[2]Faculty of Health Sciences and Medicine, Bond University, Gold Coast, QLD, Australia
[3]TUM Medical Education Center, Technical University of Munich, Munich, Germany
[4]Center for Research and Development of Education, University Medical Center, Utrecht University, Utrecht, The Netherlands

 本章要点

- 在全球范围内,从中学教育到独立行医大致有六种不同的教育路径。
- 所有路径都可能受到教育系统创新、全球化、医疗保健系统、社会和文化价值观以及技术的影响。
- 这些问题从不同角度影响医学教育,导致对医学教育目的的不同看法和不确定性。
- 不断变化是我们可以预见的医学教育的一个永恒特征。医疗保健和教育的快速发展要求培养方案、学习者和教育工作者在整个培训和实践过程中进行变化调整和适应,这是一项核心素质。

引言

本书是《理解医学教育》的第 3 版,旨在为医学教育提供一个更加全球化的视角。本章为后面的章节提供了背景。在第一部分中,我们描述了世界各地的六种医学教育模式。在第二部分,我们探讨了医学教育的目的,以及在一个日益全球化的世界中界定和努力实现共同社会责任感的复杂性。在第三部分,我们讨论了由该领域的教育家确定的当前医学教育的趋势。我们推测这些趋势在未来 10 年可能会把我们带向何方,然后就本章中提出的主题和需要进一步考虑的问题作为结束。

世界各地的医学教育模式

对医生的培训在全球几乎每个国家都有良好的基础;对公众来说,医生就是医生,不管他们在哪里接受培训。然而,仔细观察,学生获得执照所必经的路径似乎有很大差异。在许多工业化社会中,目前的医学教育体系是在 100~150 年前建立的,当时大学医学教学与理发师 - 外科医生培训的协会模式相结合。在 20 世纪上半叶,理论学习阶段和实践学徒阶段成为主导模式。第二次世界大战后,出现了大规模的医学专业毕业后 / 研究生培养,同时也引入了新的本科教育模式,给出了从理论到实践,从本科教育到毕业后 / 研究生培养,从培训到独立行医等几个转换问题的解决方案。但由于这些医学教育路径的创新并非在所有国家同时发生,国际上甚至国家内部不同地区差异变得明显,结果可能存在差异[1,2]。

此外,各个国家或者区域对如何更好地培养医生以满足民众的需求有自己的看法。有影响力的模式主要有:英国模式,主要影响英联邦国家;北美模式,影响了几个新兴国家;欧洲大陆模式。在欧洲,所有欧盟国家必须遵守欧盟规范内部市场的规则,包括根据规定医疗培训的要求,相互承认医师执照[3]。

尽管通过专门的医学教育期刊、会议、协会,世界医学教育联合会(WFME)[4]和致力于国际教育发展的组织,如美国国际医学教育研究和促进基金会(FAIMER)[5-7],倡议增加关于医学教育的国际交流,但医学实践的路径在不同国家之间仍然存在着明显的差异。关于这些差异的信息很重要,因为学生和毕业生的流动性越来越大,相应需要了解不同国家毕业证和执医资格证书意味着什么水平的表现和经验[8-10]。

为了提供这些急需的信息,Wijnen-Meijer 和他的同事在几个国家的资深医学教育工作者中进行了一项质性问卷调查。2013 年发表了一份 40 个国家的医学教育模式和术语的综述[11]。本章在 2013 年的数据集上又增加了 10 个国家,总共 50 个国家。大多数问卷的回复是通过电子邮件收集的,并补充了在国际会议上获得的信息。知识丰富、消息灵通的受访者回答了关于他们国家医学教育的不同阶段、这些阶段的长度、允许独立行医的时间以及其他相关信息,如考试等一系列问题。

Wijnen-Meijer 和他的同事发现了六种主要的医学教育模式,他们称之为"路径"(图 2.1)。在大多数国家,学生在完成中学学业后直接进入医学院(路径Ⅰ至Ⅳ)。路径Ⅴ和Ⅵ描述了学士学位后进入的路径。在许多国家,毕业生在完成医学院学业后可以直接进入住院医师培训阶段(路径Ⅰ和Ⅴ),而其他国家,毕业生必须首先完成实习或强制性社会服务,或两者兼有。值得注意的是,六种路径在其总体结构上有很大的差异,在国家内部可能存在多种路径。例如,如图 2.2 所示,每个国家的不同专业住院医师培训的时长不同,同样的专业也因国家而异。此外,对独立行医的要求也不相同,从获得医学博士学位到完成一年的专业培训,或到完成整个专业培训和住院总医师训练。

与结构相似,不同国家的术语也不尽相同,这可能给跨国界的医学教育程度和水平翻译或国际课程、教学和成果的比较带来挑战。知识点 2.1 描述了世界范围内医学教育中常用的一些术语。这些术语在整本书中被反复使用,反映了各个章节作者的国际视角。知识点 2.2 列出了在医学教育方面授予的学位。

尽管在许多层面上都很有吸引力,但各国协调医学教育的努力收效有限。例如,在 1999 年,所有欧盟国家和一些周边国家政府同意将所有高等教育分为三个阶段:学士、硕士和博士学位[12]。除了 7 个国家的医学教育外,这一博洛尼亚进程已被 48 个国家的所有高等教育接受,这七个国家将医学"本科"教育分为两个阶段(学士和硕士),而协议中的其他国家都没有按照此种分类。这种努力在医学教育中造成的弊大于利[13,14]。WFME 采取了不同方法,WFME 没有试图统一医学教育的学制,而是提供了一份基于共识的医学教育 106 项基本标准和 90 项质量改进标准,为医学院和其他医学教育提供者以及认证机构制定国家和地区医学教育标准提供了模板,并以此作为质量改进的办法[15]。这种方法旨在促进医学教育多样性,使贯穿整个医学教育过程的教育项目可以适应经济、政治、社会和文化背景,同时有一个国际认可的框架来指导课程开发、学业测试、教师发展和项目评估。

因为无法确定哪种医学教育模式更好,也就没有令人信服的理由或任何成功的机会要求各国采用统一的模式。但是,在下面的全球化部分中我们将会清楚地看到,关于医学教育的国际互动自然会变得更加频繁。可以预见,学校和国家通过出版物、会议、学生和教师交流学习,通过课程体系自然的发展过程,并参考其他国家的做法,医学教育将逐渐趋同于更相似的模式。

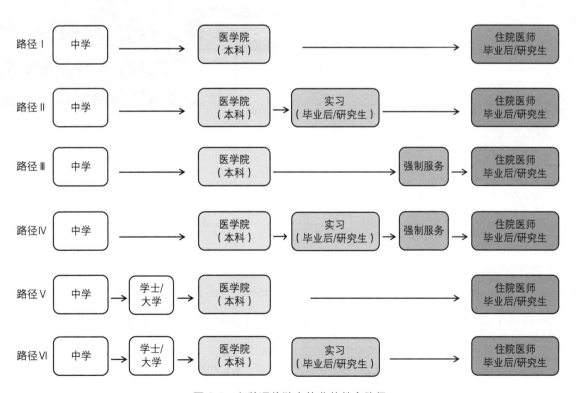

图 2.1 六种通往独立执业的教育路径

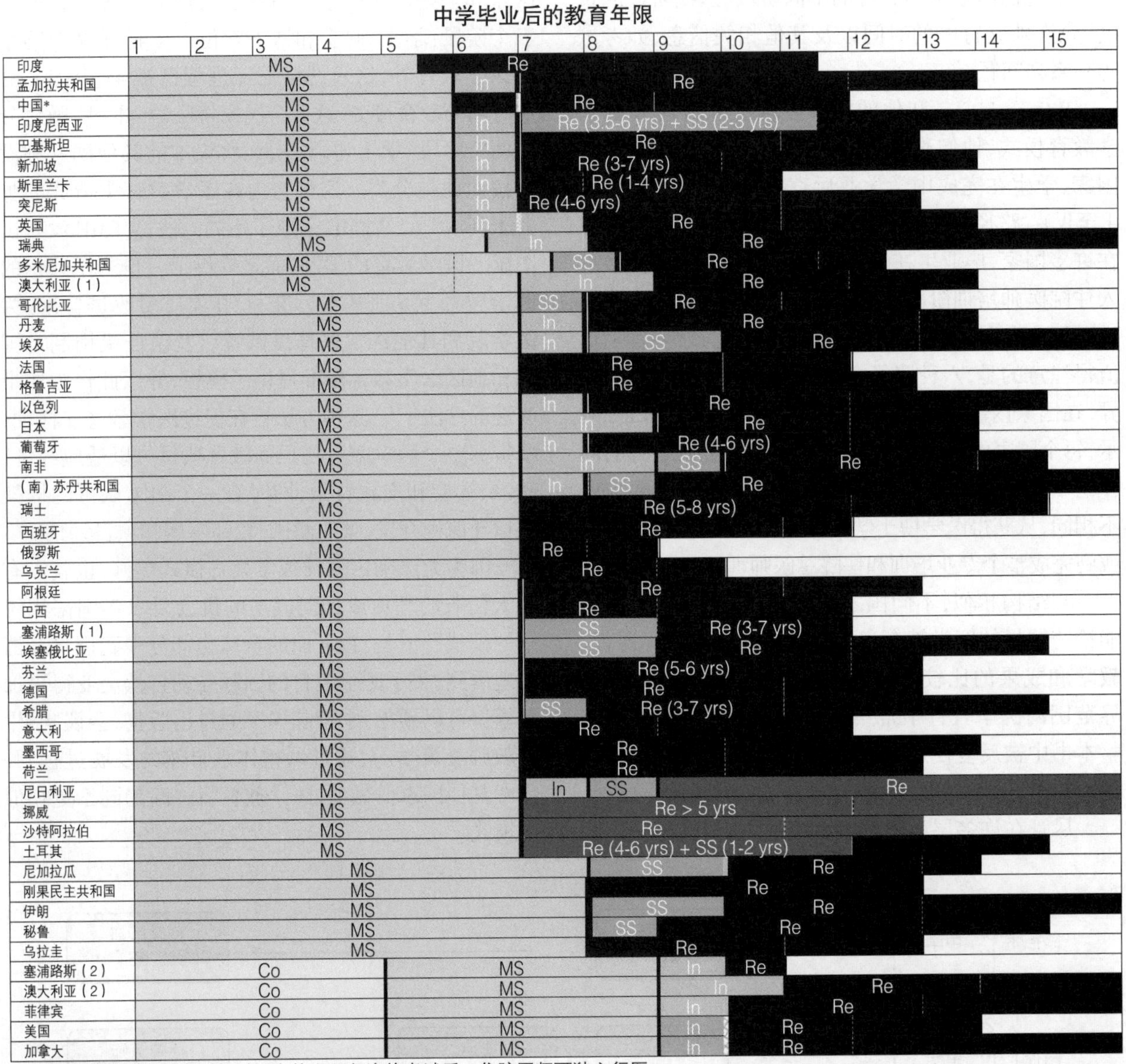
中学毕业后的教育年限
1 2 3 4 5 6 7 8 9 10 11 12 13 14 15
印度 MS Re
孟加拉共和国 MS In Re
中国* MS Re
印度尼西亚 MS In Re (3.5-6 yrs) + SS (2-3 yrs)
巴基斯坦 MS In Re
新加坡 MS In Re (3-7 yrs)
斯里兰卡 MS In Re (1-4 yrs)
突尼斯 MS In Re (4-6 yrs)
英国 MS In Re
瑞典 MS In Re
多米尼加共和国 MS SS Re
澳大利亚（1） MS In Re
哥伦比亚 MS SS Re
丹麦 MS In Re
埃及 MS In SS Re
法国 MS Re
格鲁吉亚 MS Re
以色列 MS In Re
日本 MS In Re
葡萄牙 MS In Re (4-6 yrs)
南非 MS In SS Re
（南）苏丹共和国 MS In SS Re
瑞士 MS Re (5-8 yrs)
西班牙 MS Re
俄罗斯 MS Re
乌克兰 MS Re
阿根廷 MS Re
巴西 MS Re
塞浦路斯（1） MS SS Re (3-7 yrs)
埃塞俄比亚 MS SS Re
芬兰 MS Re (5-6 yrs)
德国 MS Re
希腊 MS SS Re (3-7 yrs)
意大利 MS Re
墨西哥 MS Re
荷兰 MS Re
尼日利亚 MS In SS Re
挪威 MS Re > 5 yrs
沙特阿拉伯 MS Re
土耳其 MS Re (4-6 yrs) + SS (1-2 yrs)
尼加拉瓜 MS SS Re
刚果民主共和国 MS Re
伊朗 MS SS Re
秘鲁 MS SS Re
乌拉圭 MS Re
塞浦路斯（2） Co MS In Re
澳大利亚（2） Co MS In Re
菲律宾 Co MS In Re
美国 Co MS In Re
加拿大 Co MS In Re

*住院医师培训满1年并通过国家执业医师资格考试后，住院医师可独立行医

线条示意图

- 最低年限（例如住院医师培训阶段）
- 阶段性结束（例如医学院或住院医师培训）
- 阶段性结束，此时允许学员独立行医
- 学员在完成本阶段后可以独立行医，+/– 额外要求（例如考试）
- 学员在此时（阶段结束时除外）可以独立行医

缩略语

Co: College，学院

MS: Medical School，医学院

In: Internship，实习，也称作“Foundation programme”，“Medical officer”，“House officer training period”或“Housemanship”

SS: Social Service，社会服务，也称作“National Service”，“Service in rural areas”或“Mandatory service”

Re: Residency，住院医师

图 2.2　各国医学教育的比较：阶段和期限

知识点 2.1 聚焦：医学教育中的常用术语

术语	含义
基础(院校)医学教育	在医学院进行的医学教育的部分，又称本科医学教育或者院校教育。
住院总医师	负责初级学员行政和教学工作的住院总医师。
实习生	在临床轮转或见实习阶段的医学生。
临床见习	在医学院期间，在临床环境下一个或多个星期的(临床)实践期。
高级住院医师	已经完成住院医师培训的高级住院医师。
专科培训期	在完成一般住院医师规范化培训后一年或一年以上的医学亚专科培训期。
初级住院医师	参加实习的学员(英国)。
临床基础培训计划	英国医学院本科毕业后，在进行住院医师培训之前的两年的临床培训计划。
毕业后医学教育	在北美使用，与毕业后医学教育同义。
住院医师	在一些国家，对从医学院毕业后，正在进行正式注册前实践的准医师的称呼。也称医务官、住院生或毕业后医学学员。
住院医师	医学院毕业后直接参加临床训练的学员，通常与第一年的住院医师培训相同。
医学学士	签署了欧盟博洛尼亚协议并将医学教育纳入该框架的国家，在医学院完成第一个三年的医学生，可获得医学学士学位。
医学硕士	在签署了欧盟博洛尼亚协议并将医学教育纳入该框架的国家，在医学院完成第二个三年的医学生，可获得医学硕士学位。
医学院校	提供本科医学教育课程的机构组织，通常与大学的医学院重叠；有时被用作院校医学教育阶段。
医学生	就读于本科/院校医学教育课程的人。
医生	从医学院毕业并获得行医执照的人。
住院医师轮转	"轮转"的同义词。
毕业后医学教育	通常是住院医师培训的同义词，但在澳大利亚和新西兰是院校教育之后，住院医师规范化培训之前的阶段。
住院医师	在获得 MBBS 或 MBchB 学位后参加毕业后住院医师培训的医学学员。
住院医师规范化培训	为成为医学专家而进行的毕业后培训。
住院医师	毕业后医学教育项目中的学员。
住院医师轮转	在医学院或住院医师培训的一段时间或一个、多个星期的医学专业实践经历。
高级住院医师	在接受专科训练前，已完成一年(或两年)实习的学员。
社会服务	从医学院毕业后的一段强制性临床服务，通常是为了适应国家或者地区的需求，与学校或资助机构签订协议的一部分(也称为国家服务)。
专科医生	已完成住院医师培训，并且在医学某一特定专科完成培训的医师。
学员	正在接受任何一级医学教育的正式教育或培训的个人；通常限于临床教育阶段。
本科医学教育	高中毕业后起点的本科医学教育，或者院校教育。

知识点 2.2　聚焦：医学教育中的学位

学位	
BSc	理学学士（医学）
MSc	医学硕士，通常等同于 MBBS/MBChB 或者 MD
MD	医学博士，医学院毕业后授予的学位，在英联邦国家，医学博士是可选的，需要额外的博士培训
MBBS	医学学士和外科学士，可获得执业许可证（英联邦国家）
MBChB	医学学士和外科学士，可获得执业许可证（英联邦国家）

医学教育的目的和重点

上一节中描述的路径和术语反映了旨在满足社会对医疗保健需求的教育体系。这些体系深受文化、历史、政治和经济方面的影响，许多体系和最初建立时相比已经发生了很大的变化。尽管地方和国家都做出了大量的改革，医学教育的基本体系依然保持不变[16]。有些人认为这些体系已经不再"适用"了[6]。

根据社会责任的要求，医学教育应该以社会需求和优先发展的事项为驱动力[17-19]。但这一看似简单的任务实际上相当复杂，2011 年 *Medical Teacher* 有一期的主题就证明了这一点。从医学院和附属卫生保健系统所服务的地方社区到国家和国际区域，社会需求各不相同。从历史上看，当地的需求是被优先考虑的，但在日益国际化的世界里，我们需要重新考虑哪一种需求是优先的以及如何在这三者之间实现最佳平衡[20]。此外，学生需要至少 6 年的时间来完成医学培训并进入实践，这一漫长的过程造成了供需之间的滞后，很难在过程中及时纠正。课程计划也面临着类似的难题，内容和进程难以跟上新发现、技术和流行病学模式的步伐。现有的教育系统是否可以变得更加灵活和更具适应性，或者还是我们需要重新进行重大设计，将多个专业整合在一起？此外，社会由多个利益相关方组成（如病人、医疗卫生人员、政府官员），他们每个人对社会需求和优先事项的定义可能不同。如何协调这些问题呢？

一些国家和国际组织试图建立一个医学教育目的的共同愿景[6,21-25]。从理论上讲，这一愿景可以为认证标准、劳动力和教育政策、课程开发以及获得行医执照或自由行医所需的能力提供必要的基础。在实践中，实施医学教育目标的全球共同愿景以及必要

的模式和课程改革可能被描述为一个"令人不快的问题"，它缺乏"清晰的定义，因为在不断变化的社会环境中，多个利益相关者有不同的解释，寻求不同的结果"[26,27]。在接下来的章节中，我们将深入了解医学教育家们认为的可能会影响未来 10 年医学教育优先考虑的问题。

展望未来

"从长远来看，我们既不需要也不希望医疗卫生人员以他们 20 世纪之前的方式工作"（Susskind and Susskind）[28]。

为了准备一节讨论医学教育的未来，我们（本节的作者）从全球各地的专家那里寻求帮助。2017 年 6 月，我们询问了本书各章节的作者、编委会成员和一组来自不同地域、学科教育家与机构的观点，"确定至少 3 个你认为会影响未来 10 年医学教育的因素，并描述为什么这些因素会如此有影响力"。

我们联系了来自 6 大洲 18 个国家和地区的 91 个人，其中 51 人分享了他们的想法（知识点 2.3）。受访者确定了 150 多个可能影响医学教育未来的因素。我们将这些因素归结为五个主题。总的来说，这些回答可能被描述为"谨慎乐观"，但正如一位受访者敏锐指出的那样，"答案取决于一个人对未来的看法是乐观还是悲观"。

诚然，对社会现象的预测常常是错误的[29]，但"千里眼"并不是这种努力的目标。确切地说，这是一个全球的掠影，足以捕捉当前关注的焦点，或许，这是一个对后面各章内容进行背景分析的重要方式。我们建议读者将这些主题视为对医学教育现状的评论，以及反思和展望的机会。

在撰写回应的主题时，我们试图捕捉我们收到的许多有思想和有见地的回复。尽管如此，我们承认最

知识点 2.3 受访者的地点和人数	
大洲	国家或地区（受访者人数）
非洲	埃塞俄比亚(1)，坦桑尼亚(1)，南非(2)
亚洲	日本(1)，中国台湾(1)，新加坡(2)
大洋洲	澳大利亚(4)，新西兰(1)
欧洲	丹麦(1)，德国(1)，荷兰(2)，西班牙(1)，瑞典(1)，英国(12)
北美洲	加拿大(9)，美国(7)
南美洲	阿根廷(1)，委内瑞拉(1)

终图文不能完全准确地反映所有被调查人的情况。我们将自己的一些观点与调查中受访者的观点和相关联的参考文献结合起来（在引用中注明）。我们意识到，5 年后我们回过头来重新阅读这一节可能会让我们感到尴尬[30]，但如果这一节激励读者思考可能的未来，并指导读者作出当前关于教育和课程设计，那么它的目的就实现了。

我们将回答分为五个主题，每个主题都有几个副主题：

a）强调课程发展的教育系统因素，如胜任力导向、时变课程、模拟、教师发展以及市场因素，如财务和医学生选拔程序。

b）全球化，包括关注移民、分享教育工具和理念、加强国际合作以及制定全球标准。

c）医疗卫生系统因素，包括更加重视预防医学、以团队为基础的照护以及卫生人力资源短缺。

d）文化和社会因素，包括进一步阐述和澄清职业精神的核心原则，改变对病人以及病人自身的价值观和期望，改变对学习者以及学习者自身的价值观和期望。

e）技术因素，包括技术支持的临床推理、改变与病人的关系、信息获取和知识获取的作用，以及医学教育中的教学方法。

教育系统因素

哈佛大学前校长 Derek Bok 曾说过一句话：改变本科课程比迁移墓地还难。然而，医学课程随着时间的推移已经发生了变化，在这个变化过程中，国家倡导作出了重大贡献，如一个世纪前的 Flexner 调研[31]。但是，由于学生、教师、医学院校的数量和外部规定、要求之多，医学课程的改变并不容易[32]。尽管本章一开始时就强调了国际差异，但很少有其他高等教育项目能像医学院和毕业后 / 研究生教育这样，培养具有明确的全球共识的专业人员。因此，在社会对医生和医学专家的期望范围内，变化是有限的。然而，20 世纪下半叶已经显示出重大的创新，1984 年，"SPICE"一词很好地进行了归纳[33]：S—以学生为中心的方法，P—基于问题的方法，I—基于社区的学习，C—选修课，E—系统的临床教育。这些创新至今仍反映着医学课程的变化。21 世纪开始，尽管医学教育界仍存在争议[35,36]，医学教育改革出现了新的呼声[6,34]，胜任力导向的医学教育主导了毕业后教育的创新。基于胜任力的模型将沟通、协作、职业精神、倡导、学术和领导力作为医生的重要素质和培训目标，但医生是什么或应该是什么的定义还没有十分清晰[37]。此外，医学院课程和研究生培养方案的变化似乎有所增加，现在很少有人将改变这些方案比作迁移墓地。相反，西方国家的医学院课程计划现在似乎只有 10 年的半衰期，改变的愿望很强烈，正如一位受访者的评论所述，"如果我们必须从零开始设计教育体系，我们绝不会用我们现有的体系来设计它"。事实上，教育方案的变化和不断适应需求可能成为医学教育的常态，而不是例外或偶然。

我们调查的受访者大量讨论了他们预计在未来 12 个月将发生的教育系统变化。我们将其分为五个主题。

基于胜任力，时变课程、跨越连续体的个性化路径

固定的标准和灵活的途径，这是 2010 年卡耐基报告[24]的一项建议，与基于胜任力的教育宗旨一致，在这种教育中，决定是否拥有医疗保健系统执照的不是时间，而是获得的能力[38]。一些受访者认为，透明度和问责制是基于胜任力教育的关键。虽然时变的培训给服务协调带来了巨大的挑战[39]，但一些受访者预测，未来的医学教育模式将更多地关注结果，并应用里程碑和置信职业行为（EPAs）[40]来实现时间的灵活性。将 EPAs（医疗从业者必须被信任去做的事情）作为专业实践的单元元素可能会为学习者铺平更为个性化的发展道路。个性化的、动态的 EPAs 组合，而不是一个静态的普通证书，可以界定学习者是否有资格独立行医。核心的 EPAs 可能构成传统的专业范围，而没有实施的 EPAs 可能会从医生权限清单中删除，其他可选的 EPAs 可能会在正式培训期间甚至之后增加。这种方法将构成真正的基于胜任力的

医疗实践，但可能是非常有远见的。正如一位受访者所建议的那样，缩小核心课程，扩大选修课，将导致更加个性化、情境化和多样化的教育，从而高度适应当地需求。另一个受访者设想了一个教育的连续统一体，不再将本科、毕业后教育和继续教育分开进行。

模拟

模拟医学教育最早由 Barrows 在 1964 年提出[41]，现在已经逐渐成熟起来，并已经达到了一定的水平，不仅可以对模拟病人进行标准化，而且可以对技术流程甚至是真实的临床场景进行标准化[42-44]。一些受访者认为，这将提高基于工作场所培训的质量，提高病人安全。与此同时，其他人强调恢复床旁教学的重要性，并不是否认模拟的价值和复杂的诊断程序中对质量的需求，而是强调以病人为中心的教育原则[45-47]，并重视医生的存在[48]。

教师发展和教育生涯

一位受访者表示担心重要的基础科学教育生存面临困境，因为解剖学、生理学和药理学不提供有吸引力的职业前景，这可能随后会威胁到这些专业的教学。一些受访者强调，如果要维持高质量的教育，教师的学术生涯必须包括教育作为核心晋升途径。另一位受访者建议，转化型学术不仅应适用于硬科学，也应适用于教育科学。

教育经费、学生和住院医师的选择

在市场驱动的医疗保健系统的国家，医学教育的资金问题已经变得如此严重，以至于改变似乎是不可避免的。高昂的学费、培训后的高额债务和过高的医生薪水似乎相互制约，代价是精英学生的录取和医疗保健劳动力的差异。一些受访者认为当前的录取制度——对于那些能够负担得起上医学院的人——仅仅保持对知识和学术成就的强烈关注是不恰当的，"如果我们想要有思维缜密、体贴入微的、擅长团队合作等素质的医生，也许我们需要完全改变选择方式，将个人特质作为第一关。同样，Aagaard 和 Abaza 认为，美国的住院医师匹配和选择过程已经成为一个挫折的主要来源，它消耗了医学生最后一年的大部分精力，这种状况需要改变[49]。

课程内容

鉴于知识的快速发展、流行病学趋势的转变和信息获取的便捷，预测哪些基础和临床科学的主题和专业技能将与未来的临床实践最相关似乎是徒劳的。相反，一些受访者认为课程需要更多地重视反思、人文主义、自我调节和适应性学习、沟通、团队合作（尤其是跨专业的）、伦理决策、有效和高效地使用技术以及领导力。尽管科学（遗传学、基因组学、药理学、干细胞治疗、个性化癌症治疗等）取得了重大进展，但很少有受访者强调这些影响着医学教育的未来。有几条评论指出了有必要建立管理结构和"必要时改变课程的机制"。另一位受访者指出，"课程需要快速响应全球变化，不要期望持续 10 年不变！"，该主张倡导不仅学习者，而且教育者和课程开发人员，都应有适应性的专业知识。

全球化

毫无疑问，全球化将影响健康教育的未来。我们的受访者指出了一些值得特别注意的具体问题。

移民的影响

国家之间的社会经济差异、人口密度差异、战争、气候变化、劳动力需求的差异以及旅行的便利都刺激了移民。健康专业教育的意义在于，所有的医生必须准备好面对日益国际化的人口混杂，无论是作为病人还是作为同事。学习者还必须准备好在医学院、住院医师培训或研究生教育中与越来越多的外国同行一起工作。人类有一种为自己创造更好生活的基本需求，这对医学生和医生来说，与其他人没有什么不同。在社会经济条件较差的国家，这可能会产生严重的影响，因为用于培养医生，满足当地医疗需求的资源稀缺，往往导致毕业生去更发达的国家寻求更好的生活[50]。我们的一名受访者指出，"在像撒哈拉以南非洲的坦桑尼亚这样的最不发达国家，一名医生服务于 2 万~3 万人，而在发达国家，一名医生服务于几百人。"在未来十年，我们必须面对挑战，即在最需要服务的地方留住医生。为了刺激当地教育的改善和阻止人才流失而建立的 FAIMER 学院提供了一个范例[5]。

全球共享教育理念

一位受访者生动地写道，"当邻居的健康状况不佳时，没有个人、社区、国家甚至是大洲可以吹嘘自己的健康状况。"在一个已成为"地球村"的世界里，这一点比以往任何时候都更加真切。因此，为了全世界健康的利益，世界需要对医学教育采取更加全球化的视角。

自 21 世纪初以来，在互联网信息迅速全球化的刺激下，健康专业教育变得更加面向全球。健康专业教育理念在大量的期刊中被分享，日益开放的获取方式，以及随着国际会议数量的增加，参与者的数量和超越当地或国家边界的扩展思想、方法和技术的机会也在增加。产生于一个国家的概念很快就会被其他国家采用；包括问题导向学习、课程整合、胜任力导向教育、模拟和客观结构化临床考试（OSCE）[33,51-53] 等都是很好的例子。然而，一些受访者提醒我们，在资源匮乏的国家采用这些方法存在成本问题。

教学方法是交流的另一个领域。便携式教育技术可能有助于在师资和病人很少的国家支持培训。在设备简陋的医院，大量学生的培养面临着（相对）病人短缺的问题。临床技能实验室的设置是应对这一挑战的一种方法。虽然这涉及预算问题，但如果要达到和保持可接受的培训标准，这是一个非常必要的发展领域。另一位受访者解释说，"我们倾向于认为健康专业教育大同小异（表明不同国家的发展相同）；然而，这种教育也发生在比我们自己更不稳定的地区，课程需要适应当地环境和全球环境。"

机构间的国际合作

发展医学教育及其研究的国际课程和合作正在迅速扩大[54,55]。"比如邓迪（Dundee）的学生通过 14 所医学院提供的项目学习心血管系统，给我留下了深刻印象。一些学生在网上得到了来自佛罗里达州而不是邓迪当地的心脏病专家的帮助。"

塑造未来医学教育的真正全球性企业的一个例子是 Hilliard Jason 博士的倡议，即建立一个信托基金，通过一种"适应性医学教育"模式来支持发展中国家的医学教育，该模式由英国伦敦的一所学校指导，将在未来几年内建成，为全世界的教育工作者和机构服务。适应性教育模式旨在满足学习者的个性化需求[56]。

国际化标准和本土实施

教育目标可以导致教育标准的全球化，但一些受访者表达了稍有不同的观点。"我们现在站在全球化的一边，但有些人（包括我自己）开始主张本地优先。"为什么？"存在过多的沟通、职业精神和伦理方面的困难——所有这些在不同的文化群体中都存在根本差异。"在亚洲国家和充满竞争的西方国家，关于什么是好的医学教育，显然有不同的看法。这反映了一种

并不新奇的争论[57,58]，但对于文化与西方社会截然不同的新兴经济体来说，它将变得更加重要。

医疗保健系统因素

我们的许多受访者强调了影响医疗保健系统可持续性的因素。这些因素包括不断上涨的医疗费用，日益专业化／技术性和孤岛式的医疗方法，以及具有多种疾病的老龄化人口。未来的挑战是找到医学教育能够在帮助缓解这些因素方面发挥作用的方法。

讨论的解决方案并不新鲜，包括发展更好的跨专业合作关系，增加基于社区的医疗，以及改进卫生人力资源规划。这些可以被广泛地分类为：改变医学教育模式（从基于疾病的教育到包括预防在内的全健康教育），匹配医疗和护理的关系（从医院的三级机构到基于社区的护理模式），改变医生之间和跨专业合作的工作方式（劳动力发展，团队中的新角色，更好的跨学科诊疗过程）。

医学教育特点是大部分的学习都发生在实践中，通过在现有系统中的医疗卫生服务来提供。与此相对应的是，医生接受了良好培训，"现在就提供医疗，而不是在 10 年后"。这种状况有利有弊，如何让学习者为一个不确定的、不断变化的实践环境做好准备，这在目前的学习状况下是一个挑战，如何最好地做到这一点仍不清楚。

从基于疾病的教育到全健康教育

由于对技术和复杂医护需求以及伴随疾病的老年人口比例不断增加，导致医疗保健费用也在不断增加。在这种背景下，受访者认为可利用的医疗保健资源（资金／人力／基础设施）无法跟上。因此，"……治未病将成为成本驱动的必然。医生们将受到压力，要求降低传染病、心血管疾病、吸烟、肥胖、药物和精神疾病的成本……""公共卫生和初级保健应成为课程的推动力"。

目前，医学教育主要侧重于疾病模式，对公共卫生和行为／社会心理对健康的影响关注有限。当毕业生进入基于医院的教育系统进行毕业后教育时，这种缺陷就会更加明显。一些人认为，除非过度检测和过度治疗得到解决，否则将医疗保健转向预防模式不会节省资金。事实上，一些医学院和毕业后医学教育课程已经开始关注这些话题了[59]。无论持哪种观点，要想建立一个成本效益高、提供优质医疗服务的体系，都需要在多个方面进行重大变革，但是，正如一

位受访者所指出的,维持现状不是一个选项:"任何未来的医学教育如果不纳入疾病预防和健康促进,都注定是不可持续的,也注定会培养出不适合临床实践的医生。"

从医院到基于社区的教育

现在有相当广泛的共识,即医疗保健需要被组织成社区护理网络,服务应尽可能围绕病人并以社区为基础。这种护理模式要求医生和其他医疗卫生人员与病人长期合作,而不是提供单一、不相关的治疗"片断"[60]。医学教育需要培养医生们利用网络进行协调和合作。一位受访者解释说:"我们需要重新思考我们的课程,并在培训环境中提供更好的平衡(基于医院的培训仍然占主导地位)……我们常常在学科孤岛中培训,却期望我们的毕业生以跨学科的方式工作。"

纵向实习为学习者提供了持续的病人和带教者,学习者有机会成为医疗团队的正式成员[61]。有证据表明,参加这些见习工作的学员能够更好地理解健康和疾病对病人和社区的影响,并有利于同情心和关爱心的养成。

随着医疗从医院转向门诊和社区,病人将需要在自我照护和自我管理方面得到支持。一位受访者认为有必要重新定义医生的角色,以及如何"教育我们的学生在面对变化时处理这些问题"。

基于团队的医疗服务

在调查中有一个很大的共识,人们日益增长的技术和复杂的医疗保健需求需要团队开展治疗。越来越多的人意识到,沟通障碍和糟糕的团队合作是许多医疗事故的主要原因,这进一步推动了对有效团队合作的呼吁,从而推动了跨专业教育(IPE)[62,63]。

为了使基于跨专业团队的医疗服务有效,需要更多跨专业的培训和工作经验;然而,"我们似乎仍在寻找有效的方式,让各个职业能够'相互学习、相互了解、相互交流'"。虽然许多课程包括跨专业教育,但在实践中对医疗卫生人员的行为和沟通产生持久影响的证据很少[64]。

在教育中,团队合作需要进一步探索的一个方面是"集体"能力。在前文中,我们将病人医疗服务描述为一个网络,这种网络是个人在一个复杂的系统中以团队的形式一起工作。然而,我们目前的教育和培训一般还是针对个人能力进行教育和评价,而不会考虑个人如何影响团队的因素。目前已经有一些围绕"团队"绩效开展评价的尝试,但将其转化为医学本科和毕业后/研究生教育还有待时日[65]。

尽管学生/住院医师们已经在团队中工作,但大多数都不是跨专业团队。虽然这样的"部落"(团队)有利于提供道德和专业支持,但当"部落"(团队)捍卫其"领地"时,可能会对病人医疗产生有害影响[66,67]。一位医生受访者嘲讽地表达了他的担心,"当其他职业意识到他们拥有和医生一样多的实际或潜在专业知识时,医疗行业对自己领域的守护是否会变得更加困难,因为越来越多的团队合作使医生意识到,他们的非医同事拥有很多高级技能,而且其他专业人士也会意识到医生的技能可能没有什么特别之处。"另一位受访者解释说:"随着病人使用最新医疗技术的数量和复杂性不断增加,医疗保健系统的医生团队将更加多元化。"这些新的"团队成员"将增加"额外"的技术,以便能够有效地合作,提供病人医疗服务。

变化的劳动力市场

"没有健康卫生系统教育根本性的改变,我们将不会引导学生为未来做好准备,而是把他们带到过去。我们是否培养了足以胜任未来挑战的医疗卫生人才?"

到2030年,全球预计将新增约4 000万个卫生行业就业岗位,主要集中在中高收入国家。尽管有这样的增长,但预计在低收入和中低收入国家实现联合国可持续发展目标所需的医疗卫生人力资源仍将短缺1 800万[68]。如本章全球化一节所述,医疗卫生人员招聘方面的危机意味着世界各国将"从同一个(小)人力资源池中捕鱼"。

许多国家,尤其是发展中国家,正在通过引入新角色(如助理医生)或角色替代(如高级临床从业者)来解决劳动力短缺问题。其基本的原因是培训时间和成本比医生少,毕业生的工资也更低。这一发展引起了许多人的担忧,一些医生把助理医师称为"穷人的"医生,并暗示这些角色是欠考虑的"速成疗法"。然而,随着未来几年实践范围的扩大,助理医师们(或其他角色)的作用似乎可能会继续存在[69,70]。

受访者一致认为,未来的医生应该是可塑的,能够在跨专业团队中工作,提供高质量的医疗卫生服务。此外,未来医生的教育必须改变,尽管改变的方向还不明确。一些人认为医生应更广泛地以社区为中心,另一些人却建议医生应该更专业化,因为其他专业人士可以履行社区卫生服务的角色。下面的两句话说明了这种对立的观点:

"我们需要更多的全科医生而不是专家,也需要能够合作而不是等级分明的健康专业人员。"

"许多常规药物可以由医师助理、专科护士、助产士等健康专业人员开方。也许医学教育应该让学生为更专业、更复杂的医学做准备。"

目前,本科医学教育"培养"实习生或住院医师,他们是通科医生,但在医疗团队中缺乏经验。实习生经过多年的毕业后医学教育,把他们的技能集中在一个专科甚至是一个亚专科。这一过程体现了一种的价值取向,即"通科医生"不如"专科医生"有价值,特别是医生越专业化,报酬越高。作为一种激进的替代方案,未来的医学院教育可能会转向胜任力导向的模式培养专科医生,毕业后医学教育可以培养全科医生。这将需要医学教育的重大范式转变。

受访者还强调了在培训选择和卫生人力需求之间保持一致的必要性,这可能导致更多的职业路径"工业化"[71]。这种做法会减少学员选择专业和地点的自由。一位受访者建议,医学教育领导必须指明方向:"在未来10年里,医学教育必须在培养毕业生方面发挥领导作用,使他们以符合伦理和负责任的方式管理卫生资源。"

文化和社会因素

文化和社会是医学教育普遍存在的、多面性背景的一部分[72,73]。医疗卫生和医学教育都与更广泛的社会、文化、政治、法律和经济力量相互作用——有时适应这些力量,有时则对它们作出抵抗反应。社会契约的隐喻通常用来描述医生(或整个医疗行业)与社会之间的复杂关系[74]。这种社会契约的基础在于,作为医疗专业的成员,医生拥有自我调节(制定和维持教育和实践标准)的权力,以换取提供满足病人和社会需求的医疗服务[73,75]。然而,医学界和整个社会越来越多的异质性也引发了有关该契约的重要问题。2002年,美国内科委员会、美国医师学会基金会和欧洲内科联合会发布了《医师宪章》,旨在明确医师的原则和专业责任。利他主义、诚实、尊重和信任与"病人福利至上、病人自主和社会公正"三项专业原则相关。当病人、组织、政府和市场对医生提出新的、通常是相互竞争的要求时,这些原则被认为可以为医生提供伦理指导[74]。这些新的、相互竞争的需求可能会挑战医生个人或医疗团体所持有的价值观,从而引发人们对医疗行业作为一个集体实体试图在不断变化的期望中维护契约的质疑[76-78]。

我们的调查显示,许多人都在思考病人和医疗卫生系统中文化价值和期望的变化会如何影响医疗实践和医学教育的未来。调查结果强调了从进入该行业、从事继续职业发展和终身学习的人的价值观和期望的变化[79]。许多人认为,医生和教育工作者需要应对和适应这些变化。

职业精神的核心原则

如上所述,《医师宪章》的核心原则之一是"病人至上"[74]。根据这一原则,一位受访者写道:"最好的医生都有利他精神,这体现在他们对待病人、社区和医疗职业的态度上。"随后,受访者确定了目前医学培训中可能会削弱利他精神的几个方面,并强调了加强利他精神培训的必要性,比如长期的团队合作和发展纵向临床关系。其他受访者预计,随着医生对"更平衡的生活"和"更少的自我牺牲"的需求日益增长,社会契约将发生变化,这可能需要新的方式来践行利他主义[80]。

受访者还提到,病人需要信任医生,相信他们能提供安全、称职的医疗。未来对于医生能力和行为的调控主要依靠社会问责和外部监管,而不是仅仅靠医生的自我调节。越来越多的人开始关注医生在团队和系统中的角色,以及胜任力作为一个群体或系统水平的概念,而很少人将其作为个体层次的概念。一位受访者说:"未来病人会要求以人为本的照护,并且必须能够相信病人周围的团队可以安全第一提供这种照护服务。"人们期望未来的医生更多地参与到系统完善中,并对公共卫生和整体干预有更强的导向。

变化的病人价值观和期望

几位受访者称,病人"赋权""参与",并越来越"参与自我照护"——这在很大程度上是通过技术和越来越多的信息获取渠道实现的。他们预计,人们不仅需要以人为本的照护,而且需要个性化医疗和及时就医。受访者还指出,病人将以新方式与医生和医疗卫生团队互动,这可能会减少个人接触和"不太满意的关系"。其他受访者认为,这些不断变化的关系可能需要更多富有同情心的医生和"新的沟通技能,以接受这种医患关系的演变,同时又促进长期关系的发展"。

变化的学习者价值观和期望

一些受访者描述了病人和学习者期望之间的相似之处,这或许代表了总体的文化变化。"我们正在从以提供者为中心的医疗卫生模式和以教师为中心的教育模式迅速演变为以病人为中心和以学习者为中心的模式"。另一位受访者表示:"我们有个性化的医学——我们也应该有个性化的教育。"实现上述变化的想法包括在线、移动、自适应的学习模式取代面对面的校园教学;越来越多的使用模拟教学;新的学习动机(由感知到的需求和兴趣驱动,而不是由规定的课程驱动);更多地利用国际合作以及新的评价方式。

受访者还描述了教育的"民主化",与几十年前相比,教师和学习者之间的关系变得不那么正式,也不那么等级森严。正如下一节要讨论的,不断增加的信息获取渠道和快速变化的医疗实践使越来越少的知识成为临床专家教师的专有财产,结果,教师可能会越来越多地与学生一起学习,或者仅仅是在他们之前学习。

应对艰苦的工作环境,增强学生的适应力

有几位受访者提到了学习者渴望"工作-生活平衡和能得到支持、功能良好的工作和学习环境"。一位受访者强调说:"如果我们不想失去一代人,我们需要更加关注工作和学习环境的特点。"鉴于医学生、住院医师和医生倦怠与抑郁的发病率这一令人担忧的数字[81,82],教育和制度的变化可以帮助学习者为艰难的工作环境做好准备。一位受访者表示,医生将需要"应对和适应的能力,以便在这新的实践中成长"。

学习者渴望对工作-生活平衡的评论呼应了在医生工作时间背景下关于职业精神的说法。许多人担心随着"轮班"心态的兴起,利他主义和病人优先的做法会退化,而其他人则认为这是在不损害病人福利的首要地位和过度依赖个人利他主义以及尊重自我照护的情况下,重新设计医疗卫生系统的机会[83]。事实是,欧洲住院医师的工作时间设置与北美有很大的不同,但也并没有关于职业精神差异的报告。然而,毫无疑问,这些关于医生的心理困扰、倦怠和幸福的话题[84-87]在未来的许多年里将继续在世界各国受到重视。

技术因素

纵观历史,人们一直认为技术是社会变革的主要来源。计算机和机器人的出现和快速发展促使许多人开始思考对未来人们工作方式的影响以及对这类工作的教育要求[88]。医学和医疗卫生人员教育也不

例外[28,89,90],使用计算机进行辅助教学与决策出现在20世纪60年代末和70年代初[91]。这一令人兴奋的前景激发了认知科学家、医生和计算机科学家数十年的研究,其目的是理解临床推理和专家决策过程,进而在计算机程序中进行[92]。虽然有些人可能会说,这些努力在实际应用层面仅显示出有限的成功,但近年数据处理能力的改善,加上医疗卫生系统和病历数字化所获得数据量的指数级增长,正在迅速改变临床实践中实施和接受的速度。伴随这些变化,医学教育必须跟上步伐,并将技术纳入胜任力领域、学习目标和教学方法。

无论是文献还是我们的受访者,有关技术的讨论,其核心似乎都是关于信息,以及如何使用技术来收集、分析、合成信息,并最终将信息转化为对人有价值的"智能"判断、行动或解决方案。诸如"人工智能"和"机器学习"这些被反复提及的术语,都是通过"大数据"而成为可能的。人工智能通常指的是机器能够执行复杂认知活动,其水平相当或超过知识渊博和熟练(即"智能")的人类。机器学习指的是这些机器能够访问和处理数据,从而提高性能——本质上是学习或变得更聪明[93]。大数据指的是通过数据库、照片、视频、音频、文本和生物识别技术等以数字方式获得的海量信息。机器学习使用分析技术在所有这些信息资源中检索特征,理想情况下,提供被证明有价值或智能的见解和预测[93]。技术还依赖信息支持工具的开发,这些工具可以实现自动功能或体力任务(如发药的机器人),以及支持人类获取用于决策的信息(如智能手机和应用程序)。

我们收集被调查者的回复(这些回复把技术作为影响医疗卫生人员教育未来的关键因素),确定了四个概括性主题。两个主题关注医学实践的变化对临床培训内容的影响;两个主题直接关注教育的变化对教育过程的影响。几位受访者还强调,技术的影响存在显著差异。他们预测,对于获取技术和其他资源有限的病人、人口、社区和国家,与资源充足的相比,差距将进一步加剧。

变化的临床推理

许多受访者描述了医生诊断和决策方式的变化,提到人工智能(AI)结合大数据与机器学习,识别模式和算法的能力日益增长。虽然这并不一定会减少医生参与临床推理的需要,但此类技术有望提供决策支持系统,帮助和增强医生决策能力。一位受访者写道:"医生将很少需要依靠记忆来回忆信息,将使用

专家系统来避免治疗偏见。"一些人预计，人工智能最终会"提供一种诊断和治疗的另一种选择"，从而满足日益增长的对即时咨询和治疗方案的需求和期望。另一些人则期望实现日常工作的自动化，用机器人取代程序化工作。随着这些技术的到位，一些受访者预测，医生的角色将变成病人主诉的翻译者和信息与证据的评价者。一名受访者称这是"教练的崛起，技术员的常规化"。这一变化表明医生所需能力的转变，较少强调依赖于诊断和治疗所需医学知识的"技术能力"，更多地强调创新和"人文能力"，如病人教育和引导。事实上，有些人已经在放射学和病理学等领域描述了这些趋势[94]。虽然专家系统和人工智能超越人类专家的能力是在20世纪70年代建立的（例如MYCIN）[95]，但此类系统从未成为常规医疗实践的一部分，因为它们需要手动输入数据，需要相当长的时间来形成解决方案，并在担心被机器超越的用户中产生了恐惧和不信任[96]。今天，这些系统可以集成到现有的卫生信息系统中，并且几乎可以即时处理信息。虽然对技术替代的担忧仍然存在，但此类系统已被重新定义为"决策支持系统"和指南，目的是提高人类专家的能力，而不是与之竞争[97]。

一位受访者在总结了很多观点，给出了一个预测："毫无疑问，人工智能系统的实现作为医学实践的一部分，将对'医生的涵义'和期望未来医生具备何种胜任力产生重大影响……技术的使用将让医生们能够更加专注病人的治疗和创新，而更多的自动任务将交给机器以更高的精度来完成。"

改变的医患关系

受访者强调了技术在为病人和医生交流提供新方法方面的作用，包括远程医疗、电子邮件和社交媒体。一些预约的当面就医将变得过时，或者显著减少。相应地他们看到，需要进行医学教育使医生能够通过各种新技术与病人互动，并将技术作为一种工具用来参与、监控、治疗和教育病人。

受访者还指出，技术在为病人提供信息方面发挥了作用，这些信息以前几乎只属于医生，而非医生较难获得。这包括关于个人健康的信息（来自数字记录和基因组检测）和关于疾病、诊断以及治疗的信息（通过声誉不同的网站）。虽然一些受访者认为这是一种有益的方式，可以增强病人的自主权，并促进预防措施，从而减少对医生的依赖，另一些人则期待医生在"病人关注的问题和技术之间的接口"扮演一个更为重要的角色，作为病人关注问题的解释者和证据质量的评估者，以及指导病人作出合理的循证决策。

改变的医学教育的重点和内容

被访者的答复提出了技术将影响医学教育核心课程的两种主要方式。首先，考虑到学习者可以即时获取快速变化和增长的知识库，受访者预计对记忆性知识的教学需求将大大降低，而对发现、批判性评估、综合和整合信息的教学需求将大大增加。这一观点提出了有关知识和推理关系的有趣问题，其中许多问题并不新鲜[98,99]，但是，当我们考虑医生需要什么样的知识储备和理解能力，来评估"智能机器"推荐的决策和/或从查询中得到的信息的质量时，这也许有新的意义。然而，这些观点假定人们可以无所不在地获得可靠的信息。对于资源有限的国家，这将要求医院和教育机构开放对知名期刊的访问。

这些变化对学业评价有影响，正如一位受访者指出的："每个医学教育者都知道，医生不可能把所有用于临床推理和决策的知识都记在脑子里。然而，我们仍然在继续评估我们的学生，看他们能回忆起哪些事实，而不是他们能发现什么。未来10年的评价不仅需要衡量学生对概念的理解程度，还需要看他们如何找到理解和应用这种信息方面变得更智慧。"

其次，用于支持和增强医疗卫生系统中人工智能的分析程序可以为教育工作者和教育系统提供信息，使课程更好地与实践相结合。举个例子，Baker和他的同事描述了在基于案例的课程，如何利用来自美国国家卫生统计中心的数据来指导和设计情境化的案例。作者描述了在特定区域内因发热就诊的急诊科病人最常见的诊断、检测、程序和药物相关的汇总数据的使用办法[100]。获得这些信息的同时也提出了一些问题，即如何设计当前的教育体系，以支持未来相当不同的实践。重点应该放在常见的诊断上，还是放在经常被忽略的具有挑战性或不常见的诊断上？

改变教学和评价方法

"新技术不仅改变了我们的生活方式，也改变了我们与学生的关系和学习/教学模式"，这个受访者回应抓住了关于技术对医学教育的教学和考核方法的影响这一主题的本质。一些受访者预计，随着科技越来越多地调节教师与学习者的互动，教师的角色将发生变化。目前在线课程的兴起催生了一种被受访者称为"无国界教育"的现象，其中许多课程在全球范围内都是免费的（只要你会说英语，有足够的带宽和设备）。教师还在虚拟的"教室"或学习空间与学习者互动,通常是异步的。在临床环境中,受访者对教师的角色的期待也发生了变化,教师不再是医学知识的主要来源,而是在临床技能、态度、价值观和职业精神方面提供交流、指导和榜样的专家。随着可用于促进教与学的技术资源不断增加,教育工作者将需要更加灵活,并"能够以创新的方式应对,将学习者的信息技术技能与教学方法相匹配",并"以积极的方式引导"学习者挑战现状的意愿。教育工作者和学习者都需要留心对技术的使用,以确保它能增强而不是削弱学习[101-103]。

多位受访者指出,"大数据"与学习分析和人工智能的结合将改变评价考核流程,并为真正以学习者为中心的个性化学习方法创造机会。例如,他们预测这些技术将允许我们"分析学生行为""使用教师和学习者行为数据来产生反馈""快速而有效地筛选评估数据,以确定处于风险或优秀的学习者",并通过"创建潜在学员的档案……不仅包括正式的教育表现(学生作业上交),还包括通过个人档案袋内的信息和通过互联网(如社交媒体、视频或播客)收集的信息"来改进遴选过程。信息和学习技术通常与程序性评价和胜任力导向的医学教育有关,这些话题在教育系统因素部分进行了更深入的讨论。目前,这些系统大规模应用的实例不多,但设计和开发正在进行中[104,105]。当然,管理、保护、解释和共享这些信息存在相关的成本和风险。受访者对数字时代的数据安全以及对隐私和信息进行符合伦理地使用表示担忧。

讨论

展望未来需要人类的想象力。或许我们被这样一种愿景所吸引:做好计划,胸有成竹,证明我们的假设,或者反思过去并从中吸取教训;或许我们希望通过这样的思考来改善未来。无论情况如何,我们调查的每个受访者传达了重要的信息。尽管每个人勾画出了不同的背景和医学教育模式,制定他们未来10年的愿景,但我们发现他们的观点有相当多的重叠。一些回应是真正的前瞻性,另一些则反映了对当前环境的焦虑,并敦促人们认识到"问题正在恶化,必须找到解决方案"。一些预测,尤其是关于技术发展的预测,类似于40年前就可能作出的预测,当时人工智能、诊断支持系统和基于计算机的教育开始引起医学教育者的注意。

医生的培养是为了给满足人们改善健康的需要做准备。健康与疾病多年来一直是个谜,在某种程度

上现在仍然如此。然而,世界已经发生了变化,大多数教育工作者都同意,在21世纪,这些人群的需求已经发生了变化。疾病的许多奥秘已经被解开,病人通过许多来源而不是仅仅从医生这里获得信息,许多医疗决策在医生和病人之间共享。所有这些都表明人们的依赖性降低了。另一方面,与过去相比,更多的健康状况可以得到改善,世界许多地区人的预期寿命增加了,慢性病更加普遍。通过推断,这些发展可能会改变对决策者和治疗者的需求,即成为病人的支持者,在复杂的医疗卫生系统和无数选项中对其指导。教育必须让学习者为这些转变的角色做好准备。印刷出现以后,人们对长文本资料(想想荷马所做的古希腊史诗《伊利亚特》和《奥德赛》)机械性记忆能力减退,与此类似,医生在培训的时候最好不要花大量时间死记硬背事实和详细的体检技能,因为这些可能会被更准确的机器诊断所替代。这不仅是课程内容的转变,而且可能影响医疗卫生人员的角色定位及其与社会的关系。

这篇综述阐明了领导者、教育者和研究人员在回答我们的问题时所面临的最突出的机遇和关切。他们的回答描述了根据个人能力和学习需求量身定制的教育机会;整合了技术,提高病人照护的精细精度、效率和安全性;重新设计工作和学习环境,使临床医生、学习者和病人更为满意;以及关于教育材料和资源(如课程、教学技术、评价考核的工具和程序)的国际合作与共享。它们还描绘了目前存在的问题,包括劳动力短缺、资源差距、教育和病人照护机会不平等、对教育工作者的要求越来越高,但对他们的努力缺乏支持和认可,以及工作环境的挑战性。显然,如果不加以解决,许多机会将受到限制。例如,创建和实施个性化的学习途径需要经过培训和投资的教育者。在教育工作者已经感到力不从心的环境中,支持将是至关重要的,在支持的同时要让教育工作者意识到,这些努力将有利于(和改变)他们作为教育者的角色而不是取代他们。

那么现在我们该如何利用这些对未来的医学教育展望呢?这些受访者也是医学教育的实施和发展的领导者,这些回应表明了他们计划的方向。后续的问题是他们正在做什么来解决这些问题,如果他们不做,那么谁来做呢?本章的第一部分向我们展示了医学教育是如何通过适应或演化成不同的路径/路线来应对医学教育的演变。我们可能会看到更多不同,而不是趋同的模式和个性化的路径,来适应新的因素和驱动力。

在本章的末尾,我们不提出对未来的建议,我们更愿意提出让教育工作者和领导者在制定或修订课程和教育项目、倡导教育政策、建立机构内部和跨机构的伙伴关系、起草五年或十年计划时可以记住的一些问题作为结尾。

1. 我们现在需要做什么来让学习者为将来的医生职业做好准备?因为医生的工作可能与现在的工作有很大的不同。

2. 医生对医疗卫生人力资源的独特价值是什么?这对教育和培训有什么影响?

3. 医学教育和培训如何使个人愿望与学校和方案的社会目的相协调?

4. 我们如何创造更令人满意、更可持续的工作和学习环境?

5. 我们如何在国家内部和全球范围内朝着更公平地分配医疗卫生资源的方向前进?

致谢

作者想要感谢所有分享了见解的人的贡献,他们的贡献可能影响未来医学教育:William Burdick, Angel Centeno, Fremen Chou, Jen Cleland, Debra Cohen, Richard Cruess, Sylvia Cruess, Andre de Champlain, Erik Driessen, Rachel Ellaway, Kevin Eva, Martin Fischer, Shiv Gaglani, Deborah Gill, Marja Govaerts, Janet Grant, Larry Gruppen, Ronald Harden, Ken Harris, Brian Jolly, Robert K. Kamei, Manuel Kassaye Sebhatu, David Kaufmann, Athol Kent, John Launer, Peter McCrorie, Judy McKimm, Charles Mkony, Lynn Monrouxe, Clare Morris, John Norcini, Hirotaka Onishi, José Peinado, Sari Ponzer, Pablo Pulida, Bill Reid, Richard Reznick, Charlotte Ringsted, Trudie Roberts, Dujeepa Samarasekera, Lambert Schuwirth, Jonathan Sherbino, Tim Swanwick, George Thibault, Jill Thistlethwaite, Aliki Thomas, Steve Trumble, Sebastian Uijtdehaage, Tim Wilkinson, Zareen Zaidi, 和 Gert van Zyl。

参考文献

1 Jonker, G., Manders, L.A., Marty, A.P. et al. (2017). Variations in assessment and certification in postgraduate anaesthesia training: a European survey. *British Journal of Anaesthesia* 119 (5): 1009–1014.

2 Weller, J.M., Sullivan, M., and Boland, J. (2017). Does variable training lead to variable care? *British Journal of Anaesthesia* 119 (5): 866–869.

3 European Parliament (2013). Directive 2013/55/EU of the European Parliament and of the Council of 20 November 2013 amending Directive 2005/36/EC on the Recognition of Professional Qualifications and Regulations. Available from: http://eur-lex.europa.eu/LexUriServ/LexUriServ.do?uri=OJ:L:2013:354:0132:0170:en:PDF (accessed 9 December 2017).

4 Karle, H. (2006). Global standards and accreditation in medical education: a view from the WFME. *Academic Medicine* 81 (12 Suppl): S43–S48.

5 Burdick, W.P., Morahan, P.S., and Norcini, J.J. (2006). Slowing the brain drain: FAIMER education programs. *Medical Teacher* 28 (7): 631–634.

6 Frenk, J., Chen, L., Bhutta, Z. et al. (2010). Health professionals for a new century: transforming education to strengthen health systems in an interdependent world. *Lancet* 376 (9756): 1923–1958.

7 Frank, J.R., Snell, L.S., and Sherbino, J.D. ed. (2015). *CanMEDS 2015 Physician Competency Framework*. Ottawa, Ontario, Canada: Royal College of Physicians and Surgeons of Canada.

8 Boulet, J.R., Norcini, J.J., Whelan, G.P. et al. (2006). The international medical graduate pipeline; recent trends in certification and residency training. *Health Affairs* 25: 469–477.

9 Hallock, J.A., McKinley, D.W., and Boulet, J.R. (2007). Migration of doctors for undergraduate medical education. *Medical Teacher* 29: 98–105.

10 Teichler, U. (2003). Mutual recognition and credit transfer in Europe: experiences and problems. *Journal of Studies in International Education* 7: 312.

11 Wijnen-Meijer, M., Burdick, W., Alofs, L. et al. (2013). Stages and transitions in medical education around the world: clarifying structures and terminology. *Medical Teacher* 35 (4): 301–307.

12 Bologna Working Group on Qualifications Frameworks (2005). Available from: http://ecahe.eu/w/images/7/76/A_Framework_for_Qualifications_for_the_European_Higher_Education_Area.pdf). *A Framework for Qualifications of the European Higher Education Area [Internet]*. Copenhagen, Denmark: Bologna Working Group on Qualifications Frameworks (accessed 9 December 2017).

13 Patrício, M., den Engelsen, C., Tseng, D., and Ten Cate, O. (2008). Implementation of the Bologna two-cycle system in medical education: where do we stand in 2007? – results of an AMEE-MEDINE survey. *Medical Teacher* 30(6):597–605.

14 Patrício, M., de Burbure, C., Costa, M.J. et al. (2012). Bologna in Medicine Anno 2012: experiences of European medical schools that implemented a Bologna two-cycle curriculum – an AMEE-MEDINE2 survey. *Medical Teacher* 34 (10): 821–832.

15 World Federation for Medical Education (WFME). http://wfme.org/standards/bme (accessed 9 December 2017).

16 Whitehead, C.R., Hodges, B.D., and Austin, Z. (2013). Captive on a carousel: discourses of 'new' in medical education 1910–2010. *Advances in Health Sciences Education* 18: 755–768.

17 Green-Thompson, L.P., McInerney, P., and Woollard, B. (2017). The social accountability of doctors: a relationship based framework for understanding emergent community concepts of caring. *BMC Health Services Research* 17: 269.

18 Lindgren, S. and Karle, H. (2011). Social accountability of medical education: aspects on global accreditation. *Medical Teacher* 33: 667–672.

19 World Health Organization (WHO) (1995). *Defining and Measuring the Social Accountability of Medical Schools*. Geneva: World Health Organization.

20 McKimm, J. and McLean, M. (2011). Developing a global health practitioner: time to act? *Medical Teacher* 33 (8): 626–631.

21 Global Consensus for Social Accountability of Medical Schools 2011. Available at www.healthsocialaccountability.org (accessed 3 December 2017).

22 Larkins, S.L., Preston, R., Matte, M.C., Lindemann, I.C., Samson, R., Tandinco, F.D., Buso, D., Ross, S.J., Pálsdóttir, B., Neusy, A.J. on behalf of the Training for Health Equity Network (THEnet). Measuring social accountability in health professional education: development and international pilot testing of an evaluation framework. *Medical Teacher* 2013;35(1): 32–45.

23 THEnet. Training for Health Equity Network. https://thenetcommunity.org/our-work (accessed 2 December 2017).

24 Cooke, M., Irby, D.M., and O'Brien, B.C. (2010). *Educating Physicians: A Call for Reform of Medical School and Residency*. San Francisco: Jossey-Bass.

25 Association of Faculties of Medicine in Canada (AFMC) (2010). The Future of Medical Education in Canada (FMEC): A Collective Vision for MD Education, Final project report. https://afmc.ca/future-of-medical-education-in-canada/medical-doctor-project/index.php (accessed 9 December 2017).

26 Hawick, L., Cleland, J., and Kitto, S. (2017). Getting off the carousel: exploring the wicked problem of curriculum reform. *Perspectives on Medical Education* 6: 337–343.

27 Carter, L. (2011). Gathering threads in the insensible global world: the wicked problem of globalization and science education. *Cultural Studies of Science Education* 6: 1–12.

28 Susskind, R. and Susskind, D. (2015). *The Future of the Professions: How Technology Will Transform the Work of Human Experts*. Oxford, UK: Oxford University Press.

29 Tetlock, P.E. and Gardner, D. (2015). *Superforecasting: The Art and Science of Prediction*. New York: Crown Publishers.

30 Eva, K. (2008). Covering up the crystal ball. *Medical Education* 42: 330–332.

31 Flexner, A. (1910). Medical Education in the United States and Canada. A Report to the Carnegie Foundation for the Advancement of Teaching.

32 Gale, R. and Grant, J. (1997). AMEE medical education guide no. 10: managing change in a medical context: guidelines for action. *Medical Teacher* 19 (4): 239–249.

33 Harden, R.M., Sowden, S., and Dunn, W. (1984). Educational strategies in curriculum development: the SPICES model. *Medical Education* 18: 284–297.

34 Irby, D.M., Cooke, M., and O'Brien, B.C. (2010). Calls for reform of medical education by The Carnegie Foundation for the Advancement of Teaching: 1910 and 2010. *Acad. Med.* 85: 220–227.

35 ten Cate, O. (2017). Competency-based medical education and its competency frameworks. In: *Competence-Based Vocational and Professional Education: Bridging the Worlds of Work and Education* (ed. M. Mulder), 903–929. Dordrecht, the Netherlands: Springer International Publishing Switzerland.

36 ten Cate, O., Hart, D., Ankel, F. et al. (2016). Entrustment decision making in clinical training. *Academic Medicine* 91 (2): 191–198.

37 ten Cate, O. (2014). What is a 21st-century doctor? Rethinking the significance of the medical degree. *Academic Medicine* 89 (7): 966–969.

38 Carraccio, C., Englander, R., Van Melle, E., ten Cate, O., Lockyer, J., Chan, M.-K. et al. Advancing competency-based medical education: a charter for clinician-educators. *Academic Medicine* 2016;91(5):645–9.

39 Kogan, J.R., Whelan, A.J., Gruppen, L.D. et al. (2018). What regulatory requirements and existing infrastructures must change if competency based time-variable training is introduced in the continuum of medical education in the United States? *Academic Medicine* 93 (3S): S27–S31.

40 Carraccio, C., Englander, R., Gilhooly, J. et al. (2017). Building a framework of entrustable professional activities, supported by competencies and milestones, to bridge the educational continuum. *Academic Medicine* 92 (3): 324–330.

41 Barrows, H. and Abrahamson, S. (1964). The programmed patient: a technique for appraising student performance in clinical neurology. *Journal of Medical Education* 39: 802–805.

42 Motola, I., Devine, L.A., Chung, H.S. et al. (2013). Simulation in healthcare education: a best evidence practical guide. AMEE Guide No. 82. *Medical Teacher* 35 (10): e1511–e1530.

43 Wijnen-Meijer, M., Van der Schaaf, M., Booij, M., Harendza, S., Boscardin, C., Wijngaarden, V. et al. An argument-based approach to the validation of UHTRUST: can we measure how recent graduates can be trusted with unfamiliar tasks? *Advances in Health Sciences Education* 2013; 18(5):1009–27.

44 Kalet, A., Zabar, S., Szyld, D. et al. (2017). A simulated "Night-onCall" to assess and address the readiness-for-internship of transitioning medical students. *Advances in Simulation* 2 (13): 1–9.

45 Peters, M. and ten Cate, O. (2014). Bedside teaching in medical education: a literature review. *Perspectives on Medical Education* 3 (3): 76–88.

46 Elder, A., Chi, J., Ozdalga, E. et al. (2013). The road back to the bedside. *Journal of the American Medical Association* 310 (8): 799–800.

47 Frenkel, J., Chen, H.C., and ten Cate, O. (2016). Patient-centered teaching in a technology-dominated era. *Southern Medical Journal* 109 (12): 743–746.

48 Rosenthal, D. and Verghese, A. (2016). Meaning and the nature of physician's work. *New England Journal of Medicine* 375 (19): 1813–1820.

49 Aagaard, E.M. and Abaza, M. (2016). The residency application process – burden and consequences. *New England Journal of Medicine* 374 (4): 301–303.

50 Burch, V.C. (2007). *Medical Education in South Africa – Assessment Practices in a Developing Country [doctoral dissertation]*, 1–266. Rotterdam: Erasmus University.

51 Barrows, H.S. (1983). Problem-based, self-directed learning. *Journal of the American Medical Association* 250 (22): 3077.

52 Harden, R. and Gleeson, F. (1979). Assessment of clinical competence using an objective structured clinical examination. *Medical Education* 13 (1): 41–54.

53 Frank, J.R., Snell, L.S., ten Cate, O. et al. (2010). Competency-based medical education: theory to practice. *BMC Health Serv. Res.* 32 (8): 638–645.

54 Armstrong, E.G., Doyle, J., and Bennett, N.L. (2003). Transformative professional development of physicians as educators: assessment of a model. *Academic Medicine* 78 (7): 702–708.

55 ten Cate, O., Mann, K., McCrorie, P. et al. (2014). Faculty development through international exchange: the IMEX initiative. *Medical Teacher* 36 (7): 591–595.

56 iMedtrust: a global solution for population health. http://imedtrust.org (accessed 9 December 2017).

57 ten Cate, O. (2002). Global standards in medical education – what are the objectives? *Medical Education* 36 (7): 602–604.

58 Karle, H. (2002). Global standards in medical education – an instrument in quality improvement. *Medical Education* 36 (7): 604–605.

59 Stammen, L.A., Stalmeijer, R.E., Paternotte, E. et al. (2015). Training physicians to provide high-value, cost-conscious care: a systematic review. *Journal of the American Medical Association* 314 (22): 2384–2400.

60 National Health Service (NHS) (2014). Five Year Forward View. https://www.england.nhs.uk/wp-content/uploads/2014/10/5yfv-web.pdf (accessed 9 December 2017).

61 Thistlethwaite, J.E., Bartle, E., Chong, A.A. et al. (2013). A review of longitudinal community and hospital placements in medical education: BEME Guide No. 26. *Medical Teacher* 35 (8): e1340–e1364.

62 Salas, E. and Rosen, M.A. (2013). Building high reliability teams: progress and some reflections on teamwork training. *BMJ Quality and Safety* 22 (5): 369–373.

63 Epstein, N.E. (2014). Multidisciplinary in-hospital teams improve patient outcomes: a review. *Surgical Neurology International* 5 (Suppl 7): S295–S303.

64 Reeves, S., Palaganas, J., and Zierler, B. (2017). An updated synthesis of review evidence of interprofessional education. *Journal of Allied Health* 46 (1): 56–61.

65 Lingard, L. (2012). Rethinking competence in the context of teamwork. In: *The Question of Competence: Reconsidering Medical Education in the Twenty-First Century* (ed. B.D. Hodges and L. Leingard), 42–70. Ithaca, NY: Cornell University Press.

66 Weller, J. (2012). Shedding new light on tribalism in health care. *Medical Education* 46: 134–136.

67 Weller, J., Boyd, M., and Cumin, D. (2014). Teams, tribes and patient safety: overcoming barriers to effective teamwork in healthcare. *Postgraduate Medical Journal* 90: 149–154.

68 World Health Organization (2016). Final Report of the Expert Group to the High-Level Commission on Health Employment and Economic Growth. Geneva: WHO. http://apps.who.int/iris/bitstream/10665/250040/1/9789241511285-eng.pdf?ua=1 (accessed 9 December 2017).

69 Ostler, J., Vassilas, C., and Parle, J. (2012). Physician Assistants: Friends or Foes to Doctors? *BMJ Careers*, 18 July 2012. http://careers.bmj.com/careers/advice/view-article.html?id=20008022 (accessed 9 December 2017).

70 de Graff, M. (2017). Britain is offering US physician assistants cash

and long vacations in Europe if they relocate to fill desperate staff shortage. *Daily Mail*, 18 Sept 2017. www.dailymail.co.uk/health/article-4896782/Britain-begging-qualified-doctors-staff.html (accessed 9 December 2017).

71 Addicott, R., Maguire, D., Honeyman, M., and Jabbal, J. (2015). Available at: www.kingsfund.org.uk/sites/default/files/field/field_publication_file/Workforce-planning-NHS-Kings-Fund-Apr-15.pdf). *Workforce planning in the NHS*. London: The King's Fund (accessed 9 December 2017).

72 Bates, J. and Ellaway, R.H. (2016). Mapping the dark matter of context: a conceptual scoping review. *Medical EducationAnnals of Internal Medicine* 50: 807–816.

73 Cruess, S.R., Cruess, R.L., and Steinert, Y. (2010). Linking the teaching of professionalism to the social contract: a call for cultural humility. *Medical Teacher* 32 (5): 357–359.

74 ABIM Foundation 2002. Medical Professionalism in the New Millennium: A Physician Charter. http://abimfoundation.org/what-we-do/physician-charter (accessed 9 December 2017).

75 Cruess, S.R. and Cruess, R.L. (2004). Professionalism and medicine's social contract with society. *AMA Virtual Mentor* 6 (4): 1–4.

76 Hafferty, F.W. and Castellani, B. (2010). The increasing complexities of professionalism. *Academic Medicine* 85 (2): 288–301.

77 Hafferty, F.W. and Tilburt, J.C. (2015). Fear, regulations, and the fragile exoskeleton of medical professionalism. *Journal of Graduate Medical Education* 7 (3): 344–348.

78 Harris, J.M. (2017). It is time to cancel medicine's social contract metaphor. *Academic Medicine* 92: 1236–1240.

79 Twenge, J.M. (2009). Generational changes and their impact in the classroom: teaching generation me. *Medical Education* 43: 398–405.

80 Cruess, S.R., Cruess, R.L., and Steinert, Y. (2016). Entitlement in medical education: an ongoing discourse. *Canadian Medical Education Journal* 7 (2): e142–e143.

81 Mata, D.A., Ramos, M.A., Bansai, N. et al. (2015). Prevalence of depression and depressive symptoms among resident physicians: systematic review and meta-analysis. *Journal of the American Medical Association* 2115 (22): 2373–2383.

82 Rotenstein, L.S., Ramos, M.A., Torre, M. et al. (2016). Prevalence of depression, depressive symptoms, and suicidal ideation among medical students: a systematic review and meta-analysis. *Journal of the American Medical Association* 2115 (21): 2214–2236.

83 Coverdill, J.E., Alseidi, A., Borgstrom, D.C. et al. (2016). Professionalism in the twilight zone: a multicenter, mixed-methods study of shift transition dynamics in surgical residencies. *Academic Medicine* 91 (11): S31–S36.

84 Dyrbye, L.N., Trockel, M., Frank, E. et al. (2017). Development of an agenda to identify evidence-based strategies to improve physician wellness and reduce burnout. *Annals of Internal Medicine* 166 (10): 743–744.

85 Hayes, B., Prihodova, L., Walsh, G. et al. (2017). What's up doc? A national study of psychological wellbeing of hospital doctors in Ireland. *BMJ Open* 7 (10): e018023.

86 Salyers, M.P., Bonfils, K.A., Luther, L. et al. (2017). The relationship between professional burnout and quality and safety in healthcare: a meta-analysis. *Journal of General Internal Medicine* 32 (4): 475–482.

87 Shanafelt, T.D., Hasan, O., Dyrbye, L.N. et al. (2015). Changes in burnout and satisfaction with work-life balance in physicians and the general US working population between 2011 and 2014. *Clinic Proceedings* 90 (12): 1600–1613.

88 Zuboff, S. (1988). *In the Age of the Smart Machine: The Future of Work and Power*. New York, NY: Basic Books, Inc.

89 Hodges, B.D. (2018 (ePub ahead of print)). Learning from Dorothy Vaughan: artificial intelligence and the health professions. *Medical Education* doi: 10.1111/medu.13350.

90 Wachter, R. (2015). *The Digital Doctor: Hope, Hype and Harm at the Dawn of Medicine's Computer Age*. New York: McGraw Hill.

91 Schwartz, W.B. (1970). Medicine and the computer: the promise and problems of change. *New England Journal of Medicine* 283: 1257–1264.

92 Szolovits, P., Patil, R.S., and Schwartz, W.B. (1988). Artificial intelligence in medical diagnosis. *Annals of Internal Medicine* 108: 80–87.

93 Marr, B. (2016). What is the Difference Between Artificial Intelligence and Machine Learning. *Forbes*, December 6 2016. https://www.forbes.com/sites/bernardmarr/2016/12/06/what-is-the-difference-between-artificial-intelligence-and-machine-learning/#2129859c2742 (accessed 9 December 2017).

94 Jha, S. and Topol, E.J. (2016). Adapting to artificial intelligence: radiologists and pathologists as information specialists. *Journal of the American Medical Association* 316 (22): 2353–2354.

95 Shortliffe, E.H. (1976). *Computer-Based Medical Consultation: MYCIN*. New York, NY: American Elsevier.

96 Lillehaug, S.I. and Lajoie, S.P. (1998). AI in medical education – another grand challenge for medical informatics. *Artificial Intelligence in Medicine* 12: 197–225.

97 Mukherjee, S. (2017). AI versus MD: What Happens when Diagnosis is Automated. *The New Yorker*, April 3 2017. https://www.newyorker.com/magazine/2017/04/03/ai-versus-md?current Page=all (accessed 9 December 2017).

98 Woods, N.N. (2007). Science is fundamental: the role of biomedical knowledge in clinical reasoning. *Medical Education* 41 (12): 1173–1177.

99 Woods, N.N., Brooks, L.R., and Norman, G.R. (2007). The role of biomedical knowledge in diagnosis of difficult clinical cases. *Advances in Health Sciences Education: Theory and Practice* 12 (4): 417–426.

100 Baker, A.J., Raymond, M.R., Haist, S.A., and Boulet, J. (2017). Using national health care databases and problem-based practice analysis to inform integrated curriculum development. *Academic Medicine* 92: 448–454.

101 Ellaway, R.H., Pusic, M., Yavner, S., and Kalet, A. (2014). Context matters: emergent variability in an effectiveness trial of online teaching modules. *Medical Education* 48 (4): 386–396.

102 Cook, D.A. and Triola, M.M. (2014). What is the role of e-learning? Looking past the hype. *Medical Education* 48 (9): 930–937.

103 Woodham, L.A., Ellaway, R.H., Round, J. et al. (2015). Medical student and tutor perceptions of video versus text in an interactive online virtual patient for problem-based learning: a pilot study. *Journal of Medical Internet Research* 17 (6): e151.

104 Chan, T. and Sherbino, J. (2015). The McMaster Modular Assessment Program (McMAP): a theoretically grounded work-based assessment system for an emergency medicine residency program. *Academic Medicine* 90: 900–905.

105 Schuwirth, L., van der Vleuten, C., and Durning, S.J. (2017). What programmatic assessment in medical education can learn from healthcare. *Perspectives in Medical Education* 6: 211–215.

（翻译：陈心仪，王维民；审校：谢阿娜）

3 学习的科学

Anique B. H. de Bruin[1], Matthew Sibbald[2,3], and Sandra Monteiro[4]
[1]School of Health Professions Education, Maastricht University, Maastricht, The Netherlands
[2]Department of Medicine, McMaster University, Hamilton, Ontario, Canada
[3]Centre for Simulation-Based Learning, McMaster University, Hamilton, Ontario, Canada
[4]Department of Health Research Methods, Evidence and Impact, McMaster University, Hamilton, Ontario, Canada

---

 本章要点

- 学习是将习得的长久变化保存在记忆中，并可以用于解决新问题的能力。
- 为了提高学习效果，记忆和注意力过程以复杂的方式相互作用。
- 面对初学者，教育者应该考虑如何降低认知负荷，创建联接，来促进学习。
- 面对有经验的学习者，教育者应该认识到他们已有的认知模式的优点和缺点，以及反思在学习和推理中的作用。
- 应用学习和记忆的原理都离不开学习理论。在应用学习理论时，要仔细考虑该理论如何与学习内容、学习者的专业知识和学习环境相适应。
- 专家经过长期的实践才形成了一套自己解决问题的方法和策略。初学者则必须花时间形成自己的认知策略，而不能只是对专家进行模仿。

引言

人类与其他动物的区别在于我们拥有无限的学习能力和大脑不断适应的潜力。然而其他动物生来就有复杂的行为模式——比如鸟类天生就知道如何筑巢和南飞——我们则需要通过大量的练习来获得复杂的技能。但这也带来了一些好处，人类可以发展个性化的能力、终生学习的能力和适应环境变化的能力。早期的研究人员认为人的认知能力形成于产前，从 25 岁开始逐渐衰退。然而，我们现在了解到，人类的认知发展甚至会持续到老年，一个 80 岁的人也可以学习新的技能，获得新的知识[1]。在这一章中，我将探讨"人们是如何学习的"。

Ormrod 将学习定义为"经由经验而引起的持久性心理表征或大脑神经元联结的变化"[2]。然而，考虑到我们现在对继续学习能力的研究，如何定义"持久"是一个挑战；在医学院里的学习成果，可能会在以后的生活中被新的经历所改变。利用学习科学，我们将探索整个生命周期中支持学习的策略，以建立可靠的心理表征的变化，即使这种变化不是持久的。

学习科学的研究可以追溯到 19 世纪末，Wilhelm Wundt 在当时创建了第一个心理学实验室。内省法是人们通过头脑观察来了解自己思维的过程，也是当时常用的研究方法，后来则被更客观的行为研究法（刺激 - 反应研究）和对心理现象的更深入的研究所取代。在 20 世纪 40 年代，人类从观察中学习的能力（社会学习）得到了证实。大约在同一时期的欧洲，人们普遍发现：刺激 - 反应研究无法捕捉到人类思维的复杂性，显得过于局限，从而产生了认知心理学。最近的技术创新使行为和认知过程中神经关联的研究成为可能，从而产生了一个迅速扩展的领域，称为"认知神经科学"。

本章我们将首先挖掘如何科学地研究"学习"，我们将对科学研究中所研究和测量的内容进行分析。随后，我们将对与初学者和有经验的学习者相关的研究进行综述，并试图将科学研究的结果与医学教育的实践联系起来。

对学习的研究和测量

研究学习科学的最终目的是了解、影响和预测现实生活中的学习，科学研究中使用的测量方法与教育实践中的测量方法有很大的相关性。我们记录了对陈述性知识（即事实和概念的知识）、程序性知识（即技能的表现）和知识迁移（即在新任务中应用知识）的测量。

陈述性知识通常通过回忆或识别性任务来进行

测量。回忆任务可以是"自由的"（例如"写下你所知道的关于循环系统的所有知识"），也可以是"给予提示的"，即伴随着一个提示或具体的问题来指导知识的再现（例如"心血管系统和淋巴系统的区别是什么？"）。识别性任务要求学习者确定他们是否拥有可在记忆中获取的特定知识，但不需要重现这些知识。多项选择题就属于这种情况。大多数学生面临的挑战是如何把学习内容学得更扎实，以便能够更好地回忆或识别。相反，由于时间压力和不良的学习习惯，许多学生常常仅对知识获得一种熟悉感，即以前经历过或者见过的一种模糊感觉，这对考试而言是远远不够的。

在学习非陈述性的、程序性的技能时，其特点是反复练习该技能或其子技能，直到它能够自动地、完全无误地完成。具有传奇色彩的健忘症病人 Henry Molaison（HM）间接地证明了这一点。他在没有意识到的情况下，能够获得新的技能，如练习镜描（一种眼手协调任务）而不记得曾经练习过该技能[3]。程序性技能通常是通过标准化的任务来测量的，这些任务与现实生活中执行该技能的情况类似，然后对技能的各个步骤或完整的技能执行情况进行测量（如 OSCE 或速读测试）。

教育的目标是帮助学习者获得知识和技能，并且以后面临新问题时能够运用它们。在研究中，对学习中知识的近迁移和远迁移的测量进行了区分。近迁移与学习任务既有表面上的相似性，也有结构上的相似性，而远迁移有结构上的相似性，但有不同的特征[4]。例如，学习拉普拉斯定律作为对新生儿呼吸障碍的解释，可能更容易联想到病人人工通气的困难（近迁移），而不是应用于解释主动脉瓣反流的心脏重塑（远迁移）。医学生面临的挑战是如何认识到原理应用的相似性，因为他们的学习只发生在一个情境中。同样，即使是有经验的麻醉师，如果手术团队和设备有某种程度的不同，他们也会觉得将自己的技能迁移到新的操作或手术室是一个挑战；在某些情况下，要求使用不同设备执行相同的操作也可能是一个远迁移任务。

不幸的是，在设计教育方法时，知识迁移的概念常常被忽视。例如，临床推理通常被认为是一种技能[5]。这意味着受训者应该能够以非连续的可观察的步骤来学习临床推理，就像他们学习插管的程序一样。从某个角度来说确实如此，因为可以教给受训者了解病史、安排检查或者记录结果的方法。然而，如果没有足够的知识或经验，临床医生将很难理解甚至

无法完全记录病人的病史和体检结果。教育者并没有把重点放在提高知识迁移的能力上，而是更关注那些可归纳、可观察的解决病人问题的方法，以便更好地解决病人的问题。然而，几十年来对临床推理的研究表明，临床专家的一个特点是他们在组织信息之前有能力解释信息[5]。掌握临床推理的能力不仅仅需要学习病史采集的方法。虽然有可能观察到临床医生通过一个病人案例进行"推理"，但对每个临床医生来说，"推理"背后的认知过程是无法轻易获得的，并且都是独一无二的。因此，临床推理不能仅仅通过观察他人来学习。虽然为受训者提供与病人互动和记录信息的技能可能是合理的，但最有效的学习是他们将知识运用到实践之后。

高质量的病人照护需要临床知识的迁移，这意味着学生需要在新的情境中应用他们的知识[5,6]。这样一来，学生们就会参与到学习的迁移之中。因此，学习的重点不在于完善病史采集的技术，而在于确保学员有机会对各种病例进行诊断和管理。实际上，支持知识迁移的策略和只关注可观察行为的策略是很难区分的，其区别往往是微妙的。在当今复杂的医学教育环境下，理解哪些策略能够真正促进知识迁移变得越来越困难。在本章的后面，我们将人类学习和知识迁移的机制与被证明有效的策略联系起来，特别关注到医学背景。我们首先描述了一些支持学习的神经机制，然后再介绍三个关键的神经功能：记忆、注意和认知加工。

神经解剖学和神经机制

成人的大脑由大约 1 600g 细胞组成，拥有超过 10^{24} 个连接，由两个大脑半球组成——分为若干解剖和功能上不同的脑叶——它们又由粗大的纤维束连接，其中最大的纤维束是胼胝体[7]，见图 3.1。在本章我们将讨论大脑半球、神经元（一种以电活动形式传递和储存信息的脑细胞）和神经递质（大脑中有助于调节某些认知功能和情感的化学物质）的作用[7]。许多读者可能熟悉脑成像技术，如功能性磁共振成像（fMRI），它使我们能够直观地看到和绘制两个大脑半球在不同任务中被激活的位置（见知识点 3.1）。通常，结合 fMRI 成像的神经科学研究会报告一个描述神经激活模式的单一代表性图像。由此可能产生的一个误解是，这些激活模式在个体之间是相同的。事实上，每个人的激活区域都有所不同，只有通过对来自不同个体的多幅图像进行总结，我们才可以定义一个与任

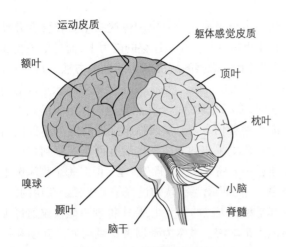

运动皮质

躯体感觉皮质

额叶

顶叶

枕叶

嗅球

小脑

颞叶

脊髓

脑干

图 3.1　人体大脑解剖图

务执行表现最相关的区域。与神经成像的个体差异一样，个人理解信息的方式也不同，对相同的信息会产生不同的表现。因此，在课堂上的相同体验也会导致不同学生学习质量的不同。稍后我们在讨论学习策略时将再次涉及这个概念。

与此相反，某些任务出现侧向化的趋向——它们只在一个大脑半脑启动激活——与"左脑"和"右脑"等术语有关[8]。例如，人们经常说，识别面部是一项右脑任务[9,10]；左脑处理与逻辑和方法相关的任务，而右脑则与创造力和直觉相关[8]。还有一种流行的观点认为，可以根据个体差异，将人们区分为左脑或右脑人格类型，或者说逻辑型与直觉型[8]。关于我们对大脑的有限使用（根据一些研究，大脑开发不到

10%），也存在类似的误解。就像这基本上是一个民间故事一样，越来越多的证据表明，大脑侧向假设是不正确的。研究表明：即使是以前被认为是大脑一侧的任务，大脑区域之间也有广泛的相互关联[8,11,12]。

一些神经元专门用于处理某些信息的输入，一些神经元则支持神经的连接。例如，初级感觉区和运动处理区的作用是接收传入的信息，如光或触摸，并发送信号以控制肌肉反应[7]。然而，这些区域只占人类大脑皮层的 25%，其余的区域致力于将输入和简单的想法连接起来，形成更复杂的思想和行为[7]。为了理解记忆，神经解剖学的主要功能是寻找感官输入之间的连接[7]。这些连接的形成会启动类似的激活模式[7]。在这些激活模式中发生信息传递涉及神经递质交换[7]。一些神经递质，如 5- 羟色胺等神经递质与记忆的形成有关，而另一些则与学习的动机有关。这些神经递质水平的波动可以影响学习的欲望和学习策略的效度。例如，多巴胺与寻求新奇体验的需要有关。这种内在需求可以解释学生在教育中寻求新奇感的动力，因为这种体验本身就是一种奖励，但值得注意的是，寻求新奇感本身并不是一种最佳的学习形式[13]。教育者对将新奇感融入教学法应该保持谨慎，不能纯粹为了让学生享受，因为这样可能不利于长期的学习。

记忆是由一系列并联或同时发生的特定神经元激活来表现的[7]。换句话说，记忆是通过由多个神经元细胞同时激活的模式来表现的。记忆包含关于环

知识点 3.1　聚焦：教育神经科学

教育神经科学领域兴起于 20 世纪末，目的是在大脑研究的基础上制定教育原则。这一领域经常使用的一种科学方法是功能性磁共振成像（fMRI）。磁共振成像（MRI）是一种广泛使用的大脑成像技术，在研究和临床决策中都有应用。它利用了氢原子的磁特性。在磁共振成像扫描仪中，参与者躺在一个强磁场中，使氢原子中的质子与磁场对齐。然后，这些质子的排列被射频（RF）脉冲干扰，利用射频脉冲的发射时间构建大脑的三维图像。fMRI 使用相同的 MRI 仪器，但使用不同的射频脉冲和测量时间。这样，它可以测量大脑中血流和氧合的变化（测量与血氧水平有关的信号），提供有关大脑活动的信息。因此，fMRI 可以用来测量活动中与任务有关的变化，这对于研究大脑中随着运动技能的增加而发生的功能变化是必要的。教育神经科学最初承诺它将直接引领课堂教学的改善，然而事实已证明，这个承诺过于雄心勃勃了[59]。大多数研究都需要对行为现象进行复制，但由于方法学上的限制，场景变化的空间较小，目前对于教育实践几乎没有任何贡献。但是，如果我们放弃原来的主张，教育神经科学仍然可以通过解决其他教育研究方法中出现的神经生物学问题来证明其益处。这是有可能的，但需要注意以下几点[60]：

- 教育神经科学方法对于研究稳健的现象是有用的，而不是用于探索性的研究问题。如果我们在行为层面上对某一现象知之甚少，那么神经科学方法就没有什么可补充的。如果没有神经科学上合适的现象测量方法（目前还没有），那么任何试图设计这种方法的尝试都很可能是徒劳的。事先对该措施进行广泛的行为试验可以减少风险。
- 当认知过程太快而无法进行行为研究时，或者当它们大多是隐性的时候，教育神经科学（fMRI，但也包括脑电图）措施可以证明是有益的。然而，这需要一个明确的神经生物学研究问题。

境特征的信息,如颜色、形状甚至语言和情感,以及关于特征之间关系的信息。人类记忆的关联性是相当强大的,因为我们能够回忆起由其他刺激物提示的重要信息。作为一个类比,线索就像一个搜索词,使我们能够连接到(或"检索")与线索有关的经历。我们可以有意识地选择帮助我们记忆的线索,或者我们环境中的线索可以自动激活与记忆有关的联想。例如,听到病人报告"胸痛"可能会自动提示医生作出肺炎、支气管炎或心衰的诊断。此外,临床医生可能会有意识地通过检查来寻找线索,以确定可能的诊断。

如果反复接触我们周围环境中信息的线索和模式,同时往往伴以反馈和指导,可以帮助我们理解定义我们所处环境中的物体类别,以及具体和抽象的概念[14-20]。让儿童学会区分狗和猫的概念的神经机制也支持他们学习人类的行为和抽象的概念,如情感。同样的机制也能让住院医师学会区分,例如,在影像学中,肺炎和肺栓塞(PE)在视觉成像上的不同特征,或者与心力衰竭有关的肺部爆裂音和与哮喘有关的喘息声的听觉特征。支持这些概念学习的机制最好用分类研究的术语来描述。通过以上例子,住院医师可能首先从一些典型病例中了解肺炎,或从肺炎病人的个人 X 线片中获得具体经验。

然而,这并不足以理解在广泛类别中呈现的变化。最终,通过充分接触,医生不仅能了解到肺炎类别的多变,而且还能了解到肺炎和 PE 分类之间的概念差异和相似性。我们将在本章后面探讨支持这种学习方式的具体策略。

记忆

在功能上,有不同的记忆类型:工作记忆、感觉记忆和长期记忆[7]。前面我们把记忆的过程定性地分为回忆、熟悉和识别。对于遗忘的行为,也被定性地划分为衰减和干扰[21-25]。这里我们讨论与基于线索的检索有关的记忆和遗忘。我们将首先定义不同类型的记忆,见图3.2。

工作记忆就是短期记忆[5],一般指以有意或有意识的方式维护、使用和重复信息的能力[7]。工作记忆可能依赖于感官记忆,以保留足够长的时间来决定如何处理输入的信息[7]。工作记忆可能并不总是活跃的,而且往往预留给出现压力、挑战或不确定的时候[7]。从本质上讲,感官记忆是有意识地复制输入的瞬间尝试;是体验图像、声音或触摸的神经元的最初激活。神经科学研究者理论上认为,"视觉空间素描

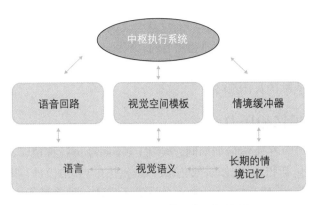

图 3.2　Baddeley 的工作记忆模型

板"(视觉图像的瞬间拷贝)和"语音回路"(听觉刺激的瞬间拷贝)能在非常短暂的时间内保留最初的输入:大约一秒[7]。顾名思义,长期记忆指的是我们整个生命中积累的大量经验[7]。尽管从理论上讲,长期记忆应该代表我们曾经有过的每一次经历或想法,但我们检索特定信息的能力部分取决于它对我们的意义有多大,我们使用它的频率有多高,以及与可能检索记忆的线索的关联有多强。

牢记

在某些情况下,我们会以刻意的方式记住一些东西,比如回忆多项选择题考试的答案。如果我们准备好了,考试本身就会有很多强有力的线索,我们可能会依靠问题中的线索来获取相关信息。在其他情况下,我们会无意地记住一些事情,比如不情愿地回忆和重温紧张的经历,因为周围环境中的线索会自动激活我们的记忆。如果我们经历了一场车祸,那么任何与该事件有关的线索,如汽车、道路、交通信号等,都可能在任何时候引发对该事故的记忆。当线索或关联很弱时,我们可能会把记忆当作一种弱的熟悉感来体验[26]。当线索和关联很强时,我们可能会把记忆体验为明确的回忆[14]。如果我们有一种强烈的感觉见过一些东西,但没有明确的回忆在哪里或什么时候,识别力就介于两者之间[14]。

遗忘

记忆的持久性还取决于它有多少种关联,以及它们与线索的关系。与多个不同记忆相关的单一线索可能会引起混淆,不知道哪一个记忆是正确的或最相关的。这种经验可能被解释为遗忘,原因在于当其他记忆也被激活时,却无法获得正确的记忆。当有多个记忆被访问时,这些记忆可能相互冲突,这被称为干扰[23]。另外,如果一个线索和一个记忆之间的联系很

弱,因为它很少被使用,它就会衰减[22]。教师和学生了解遗忘的机制是很重要的,因为学习可能会受到衰减或干扰的阻碍。我们会特别强调可以对抗干扰和衰减的具体策略。

记忆和压力

在医学培训期间,学生们会不断经历各种情绪,包括积极的(如骄傲、感激、兴奋、快乐)和消极的(如压力、恐惧、不确定性)[27]。除了表达一种典型的人类能力外,这些情绪在培训中起到了一定的作用。例如,向学生提供预警信号,说明需要采取行动以防止伤害,或者指出知识和技能的积极发展方向。但是消极的情绪和伴随的身体反应可能会阻碍学习和技能发展。特别需要指出的是,压力会影响工作记忆的表现,尤其是当压力被体验为构成一种威胁(即交感神经系统和激素系统都有反应)而不是一种挑战(即只有交感神经系统有反应)时。尤其是在压力环境下评估表现时会发生这种情况。有趣的是,适度的压力会改善记忆的巩固。当在学习单词之前给予适量的皮质醇时,两天后的单词记忆会得到改善[28]。然而,在医学培训中,只有当压力是由临床病例本身所引起,而不是由外部因素引起时,记忆(例如关于如何进行外科手术的记忆)才能得到更好的巩固[29]。最后,众所周知,压力会对记忆的恢复产生损害作用。如果有经验的医护人员在不久之前经历了一些高度紧张的模拟场景,他们对于药物剂量的计算就会受到影响[30]。总之,与其说是压力本身,不如说是压力水平和学习者对压力的评估决定了它对记忆的影响。

注意力和选择

在本节中,我们将探讨有选择地关注重要信息、忽略或抑制不相关的信息意味着什么,以及这与记忆是如何配合的[7]。注意力不是一种单一的或具体的能力[31]。注意力是针对与当前任务目标相关的对象或人的多个认知过程的最终结果。因此,注意力常常被认为是一种需要付出努力的有意识的觉察。让事情变得更复杂的是,有意识的觉察或注意力对学习来说并不关键[32,33]。在某些情况下,学习可以隐性发生,不需要直接的注意力。教师需要意识到学生可能会隐性地学习一些内容(例如,隐性课程)。注意力有两种支持学习的潜在机制:选择性注意和主动抑制。

选择性注意指的是将注意力集中在相关信息上的过程。选择性注意可以通过有意识或无意识的方式进行[33]。例如,肺部影像图中癌症病变的突出特征可能会自动吸引注意力,而不需要放射科医生主观的努力。在许多实验和应用研究中都记录了这种跳出效应[31-38]。这可能是因为放射科医生已经看到了多个癌症的例子,她的视觉系统和长期记忆自动识别了这种模式。因此,一个图案的相对突出性取决于经验;随着经验的增加,不同的图案变得更加突出。另外,如果没有突出的特征,而放射科医生正在寻找癌症的证据,她可以选择以下两种策略之一。放射科医生可以采用串行搜索策略,依次检查图像的较小部分,这很像检查网格[39]。这个过程可能包括使用主动抑制;阻断无关信息的处理,以突出较小的部分。医师能在多大程度上进行主动抑制以忽略分散注意力的信息取决于多个因素,包括工作记忆能力、经验和动机[40]。放射科医生在整体处理图像中,通过使用不同方式进行的模式识别,使得不显著的模式得以出现。在认知心理学中,这些策略并不相互排斥,都是有效的,并且已经被证明与任务的要求相互作用[32,40-43]。

学习需要有选择性的注意力或主动抑制,同时学习可能有助于强化关联,提升记忆力。例如,选择性注意和记忆之间的相互作用可能是造成必要的难度效果的原因[44,45]。也就是说,要求额外的认知努力来应用选择性注意,有时可能会改善对目标的记忆[44,45]。因此,学生通过积极寻找问题的解决方案可能会更有效地学习。然而,目前造成必要的难度效果的确切机制还不太清楚。因此,教师和学习者可能需要一起努力,以确定这些原则是否适用于他们的学习环境。

认知加工

与注意力和记忆有关的认知加工有两种主要类型——自动的和受控制的。自动的过程相对较快,是在无意识中进行的,而受控制的过程相对较慢,是有意识地进行的。在通常情况下,受控制的过程依赖于工作记忆,而自动的过程则直接访问长期记忆,不涉及工作记忆[46,47]。通常,在学习新任务的过程中,学生开始时依赖受控制的过程,随着时间的推移和练习,他们会更多地依赖自动的过程[48,49]。虽然,受控制的过程和自动的过程经常被相互对比,但它们可以平行发生并相互补充[46-49]。在医学教育中,这些过程通常被称为类型1和类型2(或系统1和系统2)。类型1反映了自动的、默认的但强有力的处理模式,它利用了长期记忆中的终生经验[48,49]。类型2反映了资源密集型的执行功能的组合,包括工作记忆和注意力[48,49]。

一个常见的误解是,一个特定过程或系统会比其他过程或系统更适合承担一些任务。例如,在医学上,人们普遍认为类型2对医疗诊断的任务更有优势,这反映在对循证医学指南、算法和去伪存真的推动上[50-53]。然而,指导老师和学生们应该明白,自动的和受控的过程都很重要,可以根据需要使用,以满足完成任务的要求[54-58]。在知识点3.1中,对教育神经科学进行了更详细的阐述。

初学者的学习策略

Dunlosky和他的同事描述了高等教育中流行的若干学习策略,并广泛回顾了关于其相对有效性的研究[58]。不幸的是,根据大学生的自我报告,最受欢迎的策略并不一定是基于教育研究证据的最有效策略。例如,学生常见的学习方法是重新阅读教科书或书面笔记中的材料。然而,重复接触相同的材料而不去尝试构建有意义的关联,可能只会导致一种熟悉感。如果在重新阅读时只获得一种熟悉感,会导致对内容的错误自信,并错误地认为重新阅读是有效的。众所周知,即使有证据表明仅仅进行重新阅读是无效的,学生也会坚持这种信念。这表明,在典型意义上学习者并不能意识到他们的学习习惯和结果之间的关系。因此,初学者可能需要有指导的练习和更结构化的学习策略,以帮助他们更好地发现适合的学习模式、构建关系,从而将他们的正式知识转移到各种环境中[61,62]。在本节中,我们概述了几个在高等教育环境中被证明是成功的策略。许多策略也在卫生职业环境中得到了检验。这些策略并不相互排斥,尽管它们在指导教师的引导下最为有效,但也可以由受训者实施。

管理认知负荷

在指导初学者时,一个有用的框架是认知负荷理论。该理论区分了对工作记忆构成负荷的任务的不同方面,即内在负荷,或学习任务难度中固有的负荷,相关负荷,或伴随着模式构建的负荷,以及外在负荷,或由于学习任务设计方式而产生的负荷[63,64]。例如,当检查一个患有急性病的儿童时,需要管理其中一名带来扰乱的家长,管理这名家长可能与学习诊断和治疗儿童的技能无关。然而,在另一种情况下,管理家庭成员的扰乱性行为可能是正在学习的关键技能。

出于这个原因,学习任务的目标决定了什么是内在和外在的负荷。教师可能需要探索各种方法来确定减少认知负荷的最有效策略。在多媒体演示的背景下(如幻灯片),外在负荷可能更明显。例如,与较简单的演示技术(即纯文本或静态图像)相比,大量使用图形、技术或动画和声音覆盖文本会大大降低学习效果[63]。另一个外来负荷的例子是使用增强现实技术进行解剖学教学。相比于使用学生们可控的、多种多样的静态图,工作记忆能力较低的学生在使用可旋转、计算机控制且增强现实的动画来学习解剖学时,可能会处于不利地位[65]。

识别减少内在负荷的组成部分可能会是更大的挑战,但也有一些策略来管理它。例如,理论上讲,使用工作实例可以减少学习统计学中问题解决机制的内在负荷[66]。类似的策略可能适用于教医学生计算高钠血症病人的总缺水量,以便有针对性地进行液体补充治疗。一些研究表明,与让学生们独自解决同样问题的做法相比,如果在教学中使用已解决或已做过的问题进行解释,学生们的成绩确实有所提高[67]。但是,这种好处可能会根据学习者的内容或水平而有所调整;使用工作实例会导致中级或专家级学习者的成绩下降[68,69]。

建立关联

以下策略是建立线索和先验知识之间联系或关联的理论:测试、整合、单元和交叉练习。

作为一种学习策略,测验已与可提高测验成绩的学习联系在一起,即在初次(形成性)测验后,在后续测验中的表现有所提高[70,71]。测验可能有助于加强简单线索(如题干中的关键临床特征)与问题选项中更复杂的诊断类别之间的联系[70,71]。有人提出支持测验强化学习的一种机制是回忆练习或反复接触有助于获取重要信息的线索。然而,测验最有效的方法是对正确的答案进行反馈[70]。测验的另一个重要特征是使用不同的线索来改变问题的形式,从而提高学习效果。例如,教师可以创建同一问题的多个版本,以便将相同的内容应用到不同的环境中。通过这种方式,教师可以帮助促进近期和远期的知识迁移。

将基础科学原理的教学与医学概念融合也可以加强基础生物医学原理与临床症状表现之间的关联[62,72,73]。医学科学的这种教学方法可能具有挑战性,因为基础科学主题(如细胞发育)与临床概念(如癌症)往往是分离的。然而,有证据表明,当材料被成功整合时,学生对材料的理解会更深刻[62,72,73]。成功的整合不仅是需要将讲课与知识内容相匹配,而是需要在概念之间建立具体和明确的联系[73]。Baghdady 和他的同事证明,与将相同内容分成两张幻灯片学习的学生相比,使用图像和文字在一张幻灯片上整合了解剖学、基础科学和临床表现知识的学生在诊断测试中的成绩有所提高[74]。随着时间的推移,材料的简单划分足以对学生不利。教师可能需要合作,才能成功整合之前单独授课的内容。

交叉和单元练习可以让学习者练习识别问题的性质,或对其进行分类,然后再应用解决方案[74-77]。例如,医学生经常以讲座的形式学习心电图(ECG)的原理,然后在介绍个别临床诊断时,向他们提供一些范例。相反,学生需要每种诊断的多个示例,以识别相关的模式和不同的表现形式[77]。这被称为单元练习;目标不是识别诊断,而是识别同一类别中项目的相似性和差异性。即使每种诊断都有明确的指标(如 ST 段抬高提示急性心肌梗死),其表现形式也会因病人而异。然后,一旦充分掌握了材料,学生应该接受交叉练习的挑战,将不同类别的示例混合在一起,目标是确定诊断。交叉练习将使学生学会区分看起来相似但实际上属于不同类别的心电图;例如,比较急性心肌梗死引起的 ST 段抬高和急性心包炎引起的 ST 段抬高。这种学习形式也符合实际操作的要求,使学生们能够发展作为独立从业者所需的技能。

刻意练习

虽然刻意练习对于专业学者的作用已经明确,但它也可以帮助初学者在专业知识发展中迈出第一步。它包含了一系列有计划的练习课程、有针对性的反馈和深入的分析[78]。它通常与学习操作技能有关,与学习乐器或运动的方法相类似[79]。其关键因素是教练、反馈、评估和掌握学习。除了这些要素,练习课也可以按照最大化地提升学习效率的时间表来组织。支持这一策略的机制包括通过反馈和纠正对正确的动作进行反复和集中学习。然而,在医学领域,采用刻意练习的模式有很多挑战。受训者可能没有机会使用设备,或者操作手术可能很少,或者他们可能没有机会接触专业的教练。以下的策略可以减少这些挑战。

受训者可以利用每个月短暂的时间通过重温一项技能来进行间隔性练习,以确保他们能够保持该技能操作的一致性。与只在一个半天的学习时间内安排练习相比,以间隔的方式安排指导性练习已被证明能使技能得到更好的保持[80]。这些较短的练习课程

可以被记录下来,并在以后与教练一起检验。同伴反馈也被证明能有效地帮助受训者提高技能水平[81,82]。有效利用配对学习可以减少工作人员或资深医生的负担。在培训或练习的间隙,受训者也可以采用精神彩排来保持一定的技能水平[83,84]。教师可以指导学生在实际操作前想象一个程序的步骤,以帮助弥补练习的不足[83,84]。

最后,可能通过采用一种掌握学习方法,让学生们对自己的学习负责[85]。例如,他们可以独立进行简单的缝合练习,使用廉价的资源来提高速度和打结技巧。然后,一个更有经验的教练可以介入,帮助受训者使用更先进的技术微调整他们的动作。事实证明,在医学院中使用进程测验也有助于帮助学生自我识别对进一步辅导的需求。例如,马斯特里赫特和麦克马斯特大学医学院已经使用了进程测验[86]。因为进程测验的目的是评估毕业生的知识水平,所以学生可以将自己目前的知识水平与即将毕业的学生的知识水平进行比较。他们还可以将自己与同学进行比较[87,88]。事实证明,此种形式的指导性自我评估在识别需要补修的学生方面比较成功。

专家型学习者的学习策略

如果说初学者的学习特点是通过挑战工作记忆能力的极限来实现的,那么专家型学习者则可以从疾病类型、概述和脚本中获益[101]。虽然疾病的脚本、概述和类型的多种构成经常被单独讨论,但它们都与记忆的关联模式有关。也就是说,在一个疾病类型、概述和脚本中,独立的信息片段由于重复、联合检索而变得相互关联,并在工作记忆中作为一个单元被访问,从而大大降低了认知负荷,最大限度地提高了处理能力。一个疾病类型[102]反映了信息链接,当通过有助于鉴别诊断的方式把它归纳起来,它被称为疾病概述[103,104],而当它代表一种疾病的原型,包括其共同特征、临床表现和对治疗的反应时,它被称为疾病脚本[105]。例如,一位家庭医生在诊断一位抱怨头部左侧缓慢进行性头痛的女性病人时,会迅速激活"偏头痛脚本"[106]。需要注意的是,要使脚本形成和激活,需要事先了解并反复接触症状组合。

模式识别与分析推理

分类、概述和脚本的形成是人类认知的一个决定性特征,即通过关联形成识别模式的倾向。模式识别极大地提高处理速度和准确性,是复杂技能发展的必

要前提。只有当次级技能成为常规技能或模式识别出现时,发展更高级的技能(利用常规技能作为基石)才成为可能。一些学者认为,模式识别是"类型1"的一种形式[107,108],具有一定的风险,因为这种启发式的加工方式很容易出现偏差,例如过早结束[109]。由于模式的识别不需要努力思考,而是通过快速、自动的联想,他们被认为在标准化情况下和典型的临床病例中效果很好。然而,在临床推理中,"标准的"和"典型的"这两个词几乎没有遇到过,临床医生的工作特点通常是随时准备迎接意外。"类型2",也就是深思熟虑的处理,被认为是通过补偿缺失的信息来纠正错误和弥补经验的缺失。然而,事实证明,深思熟虑后的总体策略并没有更好;如果医生不能马上知道答案,仅靠独自思考无法确定错误的地方[110,111]。

已被证明可促进类型1或类型2的实用策略和方法并不多[112]。试图特别关注去伪存真的策略并不高效[112]。相反,成功的策略往往是以非常具体的方式组织知识和重新评价临床特征[113]。例如,临床清单的使用提供了一些研究前景。在许多研究中,Sibbald和同事们已经证明,清单的指导性应用可以支持心电图互测的诊断过程[113,114]。这一策略需要在其他医疗背景下进行探索。

当一系列的症状反馈给医生哪里出了问题,模式识别仍然是可能的,即使他不能立即作出正确的诊断。例如,一些研究记录了类型1支持准确诊断的处理变化过程。Woolley和Kostopoulou[115]提到医生的直觉和洞察力是诊断过程中的重要因素,Van den Bruel等人[116]指出遵循这些直觉对预防儿童的严重疾病有好处。

这对医学领域专家型学习者意味着什么?我们将假设专家型学习者已经发展出足够的技能,在需要的时候可以优化知识和技能的获取(例如,当要采用一个新的治疗方法,或需要学习新的技术时)。上一节所述的学习策略将被有效地实施,以填补知识或技能的空白。然而,专家型学习者必须防止他们自己专业知识的局限性和过度使用模式识别或类型1处理方式。对于每个推理过程中可能存在的专家型错误,以及如何纠正这些错误,存在相当大的争论和争议。一些研究者认为,许多专家型错误源于不平衡地使用类型1处理中存在的固有偏见。如果是这样的话,那么专家们就需要意识到在什么时候正确的使用类型1进行处理,并且辨别出在什么情况下,推理分析会受到偏见的影响,而且还要学会平衡类型1和类型2的处理过程。

反思性实践

比起其他任何级别的学习,专家型学习者的行动更多的是被事先的反思所驱动,反思他的学习状况,以及应该在哪些方面努力以进一步提高表现和专业知识。反思也是刻意练习的基础;也就是说,只有当专家准确地确定了需要努力的能力或技能,才有可能对新的(子)技能进行有效的刻意(而不是死记硬背)练习[78]。但是,即使是专家型学习者,精准确定他们的学习水平和学习需求也不是一件简单的事情。这需要在教练或指导教师的帮助下,对多个反馈源进行仔细检查,以解释信息[64]。对反馈的综合和解释将为学习努力的最佳方向提供信息线索[117]。基于胜任力的教育满足了这一需求,它在早期就为学生们提供了一个框架,以指导他们进行反思,并提高他们对预期要发展的绩效领域的认识[118]。一般认为,在某一领域的最低水平的知识和经验是准确自我反思的前提条件(但不是充分条件)。

总而言之,专家型学习者在培训的早期就已经开始优化知识和技能的发展。无论是否有导师指导,他们主要通过反思来决定哪些知识和技能需要提升,以及如何提升。专家型学习者可能会在更高级的知识和技能方面遇到障碍,例如在适应新技术或对特定技能感到不安全的时候。这几乎是不言而喻的,这些尝试都是在特定领域的背景下进行的,如果没有广泛的培训,一般不会转移到其他领域(见知识点3.2和知识点3.3)。

将神经科学和理论应用于实践的挑战

我们在本章中概述了学习和记忆科学与医学教育的关系。应用这些学习和记忆的原则需要使用学习理论,或者理解数据是如何结合在一起的,并能以有用的形式进行解释的方法。我们提到了几种学习理论,包括认知负荷理论、掌握学习和刻意练习。然而,这些理论有时会相互重叠,甚至相互冲突。例如,一个常见的冲突存在于主张小型教学指导的理论(如建构主义、基于问题的学习方法、体验式学习和探究式学习)和那些提供更多结构化支持的理论(如掌握学习、刻意练习、认知负荷理论)之间[122]。这些冲突凸显了在实践中整合和应用关于学习和记忆的基础科学文献数据的复杂挑战。这些理论是有用的,但也是有缺陷的,它们提供了独特但不完整的视角。

理论的效用在于它们能够帮助解释并将学习科

知识点 3.2   聚焦：神经可塑性

"要么使用，要么失去"这一常见的短语概括了神经可塑性的性质。正是支持生命早期学习的发育和神经生理阶段为以后的持续学习奠定了基础。让婴儿对人脸[89]或本土音乐节奏[90]形成敏感度的机制，也促进了其他技能的专业知识的发展。由对个人至关重要的神经连接或关联支持的能力得到加强，而那些没有被使用的能力则会丧失。例如，新生儿可以区分许多语言的音素（即语音片段），但一旦习惯了他们的母语，他们就会失去检测母语中不存在的音素的敏感性[91]。这种神经塑造和修剪的过程被称为可塑性，过去被认为是在青春期晚期终止的[92,93]。

有关脑部创伤恢复的研究表明，神经可塑性在生命晚期是可能的；然而，对于如何在正常条件下成功地促进可塑性或突触形成（即新的神经连接的生长），人们所知不多。由损伤或老化引起的变化会导致可观察到的行为变化，在某些情况下，行为变化会导致神经变化[94]。然而，随着年龄的增长，神经变化变得越来越困难，需要在极端条件下，如失去某种感觉，才能引发大脑或行为的可塑性变化[94]。这是因为认知系统实现了稳定。对学习者来说，这意味着当他们专注于某一领域的技能发展时，其他技能的废弃会使这些技能变得更弱；该系统为新技能提供了更多的优势，并可能从其他连接中夺走资源[93]。在一项技能上实现了这种稳定性，可能会对医生寻求执业资质再认可或在另一个专科重新接受培训时产生负面的影响。

一些非人类动物研究表明，接触刺激性、复杂的环境可能是有用的[95]。如果新生动物在生命早期被剥夺了必要的经验，如暴露在光线下，神经可塑性的机制会修剪掉那些未使用的连接，例如对对比度的敏感性。然而，逐渐将动物再次引入光线，可以使那些失去的连接重新生长[96,97]。医学上的类似情况是，一旦医生专业化了，其他领域的技能就会明显丧失。例如，一个资深的产科医生可能很难诊断出一个患有高血压的男性病人，但却很容易识别和治疗孕妇的先兆子痫。这已经被认为是日益复杂的医疗保健系统的一个问题[98-100]。此外，移民医生或选择转换专业的医生将经历广泛的过渡挑战。解决方案可能是使用丰富的环境或高要求的模拟来形成新的连接。

 知识点 3.3   寻找证据：初学者与专家的不同

本章在假设教学技术根据学习专长水平具有不同相对效果的基础上，探讨了不同的策略。事实上，文献中有许多初学者与专家在个人学习技术方面相互作用的例子。例如，Kayluga 和他的同事描述了专业知识逆转的概念[68]，这种观点认为改善初学者学习的技术可能对专家型学习者的学习不太有效，甚至可能有害。许多教学技术的不同效果都与信息的呈现有关。专家型学习者可以耐受甚至可以从更多的背景和复杂性中受益，而初学者则更多地从结构和框架中受益。例如，对于专家型学习者来说，工作实例的好处被削弱，甚至可能被逆转，而发现或探索的自由可能在一定程度上限制初学者的学习[67]。

定义和识别专业知识以调整教学技术和材料有其微妙之处。许多实验设计通过比较处于不同职业阶段的学习者（如比较医学生和执业医师）来创造初学者和专家型学习者的对比。那些已经在临床环境中工作的学习者对工作场所和他们的临床角色有一种默契的理解——这是专业知识逆转的潜在媒介。然而，专业知识还有许多其他相关的组成部分，包括过去的教育经验、对教学技术的熟悉程度，以及解决常规实践之外问题的能力（称为"适应性"专业知识）[119]。例如，在对缺乏相关经验的高级教师进行在线多媒体培训时，即使高级教师拥有丰富的专业知识，他们可能对围绕学习过程的初学者教学技巧反响最好。

学习过程中的专业知识本身特别值得一提。与掌握某一内容领域的内容专家相比，那些在各种情况下都能轻松学习的人是专家型学习者。专家型学习者被认为从事的活动和行为能够最大限度地提高学习的成功率[120]。这些行为包括：①根据个人能力和任务要求规划学习任务；②监测进度、动机和注意力；③反思和评估方法的成功与否[121]。初学者如果要在学习内容和管理学习过程之间分散注意力，很容易导致学习效果很差，而专家型学习者则可能会受益于管理自己的学习过程的自由度。

学的实验结果应用于卫生专业的场景之中[123]。对于在医院环境中工作的内科住院医师，教育者如何最大限度地减少额外的负担？解释本身是主观的，已经有很多文章帮助教育者应对这些挑战[124]。教育者需要考虑这些原则如何适用于不同的内容领域、个人学习偏好和不同的环境，这些环境可能是非结构化的、不一致的和动态的。

内容因素

本章所描述的许多学习和记忆的原则都是稳健的，已经在各种不同的内容领域中得到了重复。然而，这些效果如何在不同的学习任务类型中转化，却没有得到很好的研究。例如，在认知学习任务、基于技能的学习任务和社会学习中，间隔或分布式练习是否具有同等价值就不太清楚。现有的关于学习和记忆的文献主要集中在认知和基于技能的任务上，而社会学习任务，如沟通、协作、组织管理和领导技能的发展，正在成为新兴卫生专业课程中更加正式的组成部分，因为它们更适用于工作场所和实践环境。

个体因素

学习者声称自己是"视觉型"或"听觉型"学习者的情况并不罕见。学习者对教学技术和形式的反应各不相同，这种想法是许多学习风格倡导者认为很有吸引力的假设。毕竟，谁不想判断出学习者的学习风格并对其进行个性化指导呢？虽然学习者经常对他们的学习风格直言不讳，并且在医学教育的许多领域发现了无数与学习和成绩相关的因素，但有证据表明：根据个人的学习风格来修改教学方法，对于提高学习收效甚微甚至没有效果[124-126]。

环境因素

大多数卫生专业培训项目从课堂学习开始，然后转移到工作场所。许多关于学习和记忆的基础科学研究是在课堂上进行的。将这些研究结果应用于工作场所，需要考虑到受训者所面临的额外压力，来协调他们的社会融合转移到工作场所，并平衡他们的学习需求和对病人照护的贡献。将学习从课堂环境转移到工作场所是复杂的[127]，需要考虑工作场所环境的不同层面[128,129]。然而，学习的环境不需要和学习应用的实践环境一模一样。教学与工作场所任务的功能相似性可能比物理相似性更重要[130]。

睡眠剥夺对学习的影响需要关注，特别要提到的是，许多卫生保健受训者在培训期间会受到睡眠觉醒周期的干扰。睡眠被认为是将经验巩固到长期记忆中的重要因素，应该对学习有影响[131]。在医学教育领域，睡眠剥夺对绩效和医疗差错的影响已被研究，结果不一[132]。然而，学习结果不是常见的终点。一项研究发现，被研究者在睡眠剥夺的情况下，根据指定的期刊进行阅读，对学习情况没有什么影响，但发现他们疲劳度增加，动机降低[133-135]。虽然数据仍在不断变化，但许多卫生专业培训项目已经重新调整了工作时间，以减少睡眠剥夺，希望能加强病人照护并改善学习。

未来研究的领域

虽然人们对记忆和学习有很多了解，但研究学习的许多工具也在不断发展，并变得越来越容易获得，如便携式眼球追踪和功能性磁共振成像。这些技术的进步为已成熟的理论和原则提供了新的视角[136]。此外，增加的便携性允许在工作场所进行更多的研究，以了解学习和记忆的原理如何在医疗保健环境中应用。

小结

本章探讨了学习和记忆的科学和理论，为医学教育实践提供参考。我们首先将学习定义为心理表征的长期变化，并展示了如何对其进行测量。我们强调了将形成性知识转移或应用到新环境中的重要性。我们认为，记忆、选择和注意力的关键原则提供了我们记忆或遗忘的原因。最后，我们讨论了这些原则如何适用于学习者的专业知识。对于初学者来说，教育者应该对认知负荷的要求特别敏感，并且应该利用策略来创建关联和促进刻意练习。对于专家型学习者来说，教育者应该牢记不同推理策略的作用，以及反思的重要性。将学习的科学和理论付诸实践是一门艺术，需要对学习者、内容和环境进行仔细的综合考量。

参考文献

1 Nurke, S.N. and Barnes, C.A. (2006). Neural plasticity in the aging brain. *Nature Reviews Neuroscience* 7: 30–40.

2 Ormrod, J.E. (2016). *Human Learning*. Upper Saddle River, New Jersey: Prentice Hall.

3 Squire, L.R. (2009). The legacy of patient H.M. for neuroscience. *Neuron* 61: 6–9.

4 Ross, B.H. (1987). This is like that: the use of earlier problems and

the separation of similar effects. *Cognitive Psychology* 13: 629–638.

5 Gruppen, L.D. (2017). Clinical reasoning: defining it, teaching it, assessing it, studying it. *The Western Journal of Emergency Medicine* 18 (1): 4.

6 Regehr, G. and Norman, G.R. (1996). Issues in cognitive psychology: implications for professional education. *Academic Medicine* 71: 988–1001.

7 Reisberg, D. (2010). *Cognition: Exploring the Science of the Mind*, 6e. New York: WW Norton & Company Incorporated.

8 Nielsen, J.A., Zielinski, B.A., Ferguson, M.A. et al. (2013). An evaluation of the left-brain vs. right-brain hypothesis with resting state functional connectivity magnetic resonance imaging. *PLoS One* 14 (8): e71275.

9 Uono, S., Sato, W., Kochiyama, T. et al. (2017). Time course of gamma-band oscillation associated with face processing in the inferior occipital gyrus and fusiform gyrus: a combined fMRI and MEG study. *Human Brain Mapping* 38 (4): 2067–2079.

10 Keller, C.J., Davidesco, I., Megevand, P. et al. (2017). Tuning face perception with electrical stimulation of the fusiform gyrus. *Human Brain Mapping* 38 (6): 2830–2842.

11 Frässle, S., Paulus, F.M., Krach, S. et al. (2016). Mechanisms of hemispheric lateralization: asymmetric interhemispheric recruitment in the face perception network. *NeuroImage* 124: 977–988.

12 Kolb, B. and Gibb, R. (2011). Brain plasticity and behaviour in the developing brain. *Journal of the Canadian Academy of Child and Adolescent Psychiatry* 20 (4): 265.

13 Costa, V.D., Tran, V.L., Turchi, J., and Averbeck, B.B. (2014). Dopamine modulates novelty seeking behavior during decision making. *Behavioral Neuroscience* 128 (5): 556.

14 Jacoby, L.L. (1973). Encoding processes, rehearsal, and recall requirements. *Journal of Verbal Learning and Verbal Behavior* 12: 302–310.

15 Jacoby, L.L. and Hollingshead, A. (1990). Toward a generate/recognize model of performance on direct and indirect tests of memory. *Journal of Memory and Language* 29: 433–454.

16 Jacoby, L.L. (1991). A process dissociation framework: separating automatic from intentional uses of memory. *Journal of Memory and Language* 30: 513–541.

17 Smith, J.D. and Minda, J.P. (1998). Prototypes in the mist: the early epochs of category learning. *Journal of Experimental Psychology, Learning, Memory, and Cognition* 24: 1411–1436.

18 Murphy, G.L. and Medin, D.L. (1985). The role of theories in conceptual coherence. *Psychological Review* 92: 2–316.

19 Medin, D.L. and Schaffer, M.M. (1978). Context theory of classification learning. *Psychological Review* 85 (3): 207–238.

20 Medin, D.L. (1989). Concepts and conceptual structure. *The American Psychologist* 44 (12): 14–81.

21 Shea, J.B. and Morgan, R.L. (1979). Contextual interference effects on the acquisition, retention, and transfer of a motor skill. *Journal of Experimental Psychology: Human Learning and Memory* 5 (2): 179–187.

22 Sikström, S. (2002). Forgetting curves: implications for connectionist models. *Cognitive Psychology* 45 (1): 95–152.

23 Mensink, G.J. and Raaijmakers, J.G. (1988). A model for interference and forgetting. *Psychological Review* 95 (4): 434–455.

24 Oberauer, K., Farrell, S., Jarrold, C. et al. (2012). Interference between maintenance and processing in working memory: the effect of item–distractor similarity in complex span. *Journal of Experimental Psychology, Learning, Memory, and Cognition* 38 (3): 665–685.

25 Lewandowsky, S. and Oberauer, K. (2009). No evidence for temporal decay in working memory. *Journal of Experimental Psychology, Learning, Memory, and Cognition* 35 (6): 1545–1551.

26 Whittlesea, B.W., Jacoby, L.L., and Girard, K. (1990). Illusions of immediate memory: evidence for an attributional basis for feelings of familiarity and perceptual quality. *Journal of Memory and Language* 29 (6): 716–732.

27 McConnell, M.M. and Eva, K.W. (2012). The role of emotion in the learning and transfer of clinical knowledge and skills. *Academic Medicine* 87 (10): 1316–1322.

28 Elzinga, B.M. and Roelofs, K. (2005). Cortisol-induced impairments of working memory require acute sympathetic activation. *Behavioral Neuroscience* 119: 98–103.

29 Christianson, S.-A. (1992). Emotional stress and eyewitness memory: a critical review. *Psychological Bulletin* 112: 284–309.

30 LeBlanc, V.R., McArthur, B., King, K. et al. (2005). Paramedic performance in calculating drug dosages following stressful scenarios in a human patient simulator. *Prehospital Emergency Care* 9: 439–444.

31 Treisman, A.M. and Gelade, G. (1980). A feature-integration theory of attention. *Cognitive Psychology* 12 (1): 97–136.

32 Merikle, P.M., Smilek, D., and Eastwood, J.D. (2001). Perception without awareness: perspectives from cognitive psychology. *Cognition* 79 (1): 115–134.

33 Merikle, P.M. and Joordens, S. (1997). Parallels between perception without attention and perception without awareness. *Consciousness and Cognition* 6 (2): 219–236.

34 Buschman, T.J. and Miller, E.K. (2007). Top-down versus bottom-up control of attention in the prefrontal and posterior parietal cortices. *Science* 315 (5820): 1860–1862.

35 Drew, T., Evans, K., Võ, M.L. et al. (2013). Informatics in radiology: what can you see in a single glance and how might this guide visual search in medical images? *Radiographics* 33 (1): 263–274.

36 Evans, K.K., Birdwell, R.L., and Wolfe, J.M. (2013). If you don't find it often, you often don't find it: why some cancers are missed in breast cancer screening. *PLoS One* 8 (5): e64366.

37 Evans, K.K., Georgian-Smith, D., Tambouret, R. et al. (2013). The gist of the abnormal: above chance medical decision making in the blink of an eye. *Psychonomic Bulletin & Review* 20 (6): 1170–1175.

38 Evans, K.K., Cohen, M.A., Tambouret, R. et al. (2011). Does visual expertise improve visual recognition memory? *Attention, Perception, & Psychophysics* 73 (1): 30–35.

39 Drew, T., Võ, M.L., Olwal, A. et al. (2013). Scanners and drillers: characterizing expert visual search through volumetric images. *Journal of Vision* 13 (10): 3.

40 Kane, M.J. and Engle, R.W. (2003). Working-memory capacity and the control of attention: the contributions of goal neglect, response competition, and task set to Stroop interference. *Journal of Experimental Psychology: General* 132 (1): 47–70.

41 Engle, R.W., Kane, M.J., and Tuholski, S.W. (2004). Individual differences in working memory capacity and what they tell us about controlled attention, general fluid intelligence, and functions of the prefrontal cortex. *Psychological Bulletin* 130 (4): 553–573.

42 Kramer, A.F., Humphrey, D.G., Larish, J.F., and Logan, G.D. (1994). Aging and inhibition: beyond a unitary view of inhibitory processing in attention. *Psychology and Aging* 9 (4): 491–512.

43 Kane, M.J. and Engle, R.W. (2002). The role of prefrontal cortex in working-memory capacity, executive attention, and general fluid intelligence: an individual-differences perspective. *Psychonomic Bulletin & Review* 9 (4): 637–671.

44 Bjork, E.L. and Bjork, R.A. (2014). Making things hard on yourself, but in a good way: creating desirable difficulties to enhance learning. In: *Psychology and the Real World: Essays Illustrating Fundamental Contributions to Society*, 2e (ed. M.A. Gernsbacher and P. Pomerantz), 59–68. New York: Worth.

45 Bjork, E.L., Little, J.L., and Storm, B.C. (2014). Multiple-choice testing as a desirable difficulty in the classroom. *Journal of Applied Research in Memory and Cognition* 3 (3): 165–170.

46 Shiffrin, R.M. and Schneider, W. (1977). Controlled and automatic human information processing: II. Perceptual learning, automatic attending and a general theory. *Psychological Review* 84 (2): 127–190.

47 Schneider, W. and Shiffrin, R.M. (1977). Controlled and automatic human information processing: I. Detection, search, and attention. *Psychological Review* 84 (1): 1–66.

48 Evans, J.S. (2003). In two minds: dual-process accounts of reasoning. *Trends in Cognitive Sciences* 7 (10): 454–498.

49 Evans, J.S. and Stanovich, K.E. (2013). Dual-process theories of higher cognition: advancing the debate. *Perspectives on Psychological Science*. 8 (3): 223–241.

50 Graber, M.L., Franklin, N., and Gordon, R. (2005). Diagnostic error in internal medicine. *Archives of Internal Medicine* 165 (13): 1493–1499.

51 Graber, M.L., Kissam, S., Payne, V.L. et al. (2012). Cognitive interventions to reduce diagnostic error: a narrative review. *BMJ Quality*

and Safety 21 (7): 535–557.

52 Mamede, S., Schmidt, H.G., and Penaforte, J.C. (2008). Effects of reflective practice on the accuracy of medical diagnoses. *Medical Education* 42 (5): 468–475.

53 Mamede, S., van Gog, T., van den Berge, K. et al. (2010). Effect of availability bias and reflective reasoning on diagnostic accuracy among internal medicine residents. *Journal of the American Medical Association* 304 (11): 1198–1203.

54 Klein, G.A. and Hoffman, R.R. (1993). Seeing the invisible: perceptual-cognitive aspects of expertise. In: *Cognitive Science Foundations of Instruction* (ed. M. Rabinowitz), 203–226. Hillsdale, NJ: Lawrence Erlbaum Associates.

55 Phillips, J.K., Klein, G., and Sieck, W.R. (2004). Expertise in judgment and decision making: a case for training intuitive decision skills. In: *Blackwell Handbook of Judgment and Decision Making* (ed. D.J. Koehler and N. Harvey), 297–315. Oxford: Blackwell.

56 Gigerenzer, G. and Goldstein, D.G. (1996). Reasoning the fast and frugal way: models of bounded rationality. *Psychological Review* 103 (4): 650.

57 Shanteau, J. (1988). Psychological characteristics and strategies of expert decision makers. *Acta Psychologica* 68 (1): 203–215.

58 Dunlosky, J., Rawson, K.A., Marsh, E.J. et al. (2013). Improving students' learning with effective learning techniques: promising directions from cognitive and educational psychology. *Psychological Science in the Public Interest* 14 (1): 4–58.

59 Gabrieli, J.D.E. (2016). The promise of educational neuroscience: comment on Bowers (2016). *Psychological Review* 123: 613–619.

60 De Bruin, A.B.H. (2016). The potential of neuroscience of health professions education: towards convergence of evidence and resisting seductive allure. *Advances in Health Sciences Education* 21: 983–90.

61 Brown, P.C., Roediger, H.L. III, and McDaniel, M.A. (2014). *Make It Stick: The Science of Successful Learning*. Harvard, Cambridge, MA: Harvard University Press.

62 Norman, G. (2009). Teaching basic science to optimize transfer. *Medical Teacher* 31 (9): 807–811.

63 Van Merriënboer, J.J., Kirschner, P.A. and Kester, L. (2003). Taking the load off a learner's mind: instructional design for complex learning. *Educational Psychologist* 38(1):5–13.

64 Paas, F., Renkl, A., and Sweller, J. (2004). Cognitive load theory: instructional implications of the interaction between information structures and cognitive architecture. *Instructional Science* 32 (1): 1–8.

65 Khot, Z., Quinlan, K., Norman, G.R., and Wainman, B. (2013). The relative effectiveness of computer-based and traditional resources for education in anatomy. *Anatomical Sciences Education* 6 (4): 211–215.

66 Paas, F.G. and Van Merrienboer, J.J. (1994). Variability of worked examples and transfer of geometrical problem-solving skills: a cognitive-load approach. *Journal of Educational Psychology* 86 (1): 122.

67 Kalyuga, S., Chandler, P., Tuovinen, J., and Sweller, J. (2001). When problem solving is superior to studying worked examples. *Journal of Educational Psychology* 93 (3): 579–588.

68 Kalyuga, S., Ayres, P., Chandler, P., and Sweller, J. (2003). The expertise reversal effect. *Educational Psychologist* 38 (1): 23–31.

69 Kalyuga, S., Chandler, P., and Sweller, J. (1998). Levels of expertise and instructional design. *Human Factors* 40 (1): 1–7.

70 Roediger, H.L. III and Karpicke, J.D. (2006). The power of testing memory: basic research and implications for educational practice. *Perspectives on Psychological Science* 1 (3): 181–210.

71 Butler, A.C. and Roediger, H.L. III (2007). Testing improves long-term retention in a simulated classroom setting. *European Journal of Cognitive Psychology* 19 (4–5): 514–527.

72 Baghdady, M.T., Carnahan, H., Lam, E.W., and Woods, N.N. (2013). Integration of basic sciences and clinical sciences in oral radiology education for dental students. *Journal of Dental Education* 77 (6): 757–763.

73 Kulasegaram, K.M., Martimianakis, M.A., Mylopoulos, M. et al. (2013). Cognition before curriculum: rethinking the integration of basic science and clinical learning. *Academic Medicine* 88 (10): 1578–1585.

74 Rohrer, D. (2012). Interleaving helps students distinguish among similar concepts. *Educational Psychology Review* 24 (3): 355–367.

75 Carvalho, P.F. and Goldstone, R.L. (2014). Putting category learning in order: category structure and temporal arrangement affect the benefit of interleaved over blocked study. *Memory & Cognition* 42 (3): 481.

76 Carvalho, P.F. and Goldstone, R.L. (2015). The benefits of interleaved and blocked study: different tasks benefit from different schedules of study. *Psychonomic Bulletin & Review* 22 (1): 281.

77 Birnbaum, M.S., Kornell, N., Bjork, E.L., and Bjork, R.A. (2013). Why interleaving enhances inductive learning: the roles of discrimination and retrieval. *Memory & Cognition* 41 (3): 392–402.

78 Ericsson, K.A., Krampe, R.T., and Tesch-Römer, C. (1993). The role of deliberate practice in the acquisition of expert performance. *Psychological Review* 100 (3): 363–406.

79 Watling, C. (2014). Resident teachers and feedback: time to raise the bar. *Journal of Graduate Medical Education* 6 (4): 781–782.

80 Moulton, C.A., Dubrowski, A., MacRae, H. et al. (2006). Teaching surgical skills: what kind of practice makes perfect?: a randomized, controlled trial. *Annals of Surgery* 244 (3): 400.

81 Ten Cate, O. and Durning, S. (2007). Peer teaching in medical education: twelve reasons to move from theory to practice. *Medical Teacher* 29 (6): 591–9.

82 Field, M., Burke, J.M., McAllister, D., and Lloyd, D.M. (2007). Peer-assisted learning: a novel approach to clinical skills learning for medical students. *Medical Education* 41 (4): 411–418.

83 Sanders, C.W., Sadoski, M., van Walsum, K. et al. (2008). Learning basic surgical skills with mental imagery: using the simulation centre in the mind. *Medical Education* 42 (6): 607–612.

84 Sanders, C.W., Sadoski, M., Bramson, R. et al. (2004). Comparing the effects of physical practice and mental imagery rehearsal on learning basic surgical skills by medical students. *American Journal of Obstetrics and Gynecology* 191 (5): 1811–1814.

85 Dreyfus, S.E. and Dreyfus, H.L. (1980). A Five-stage Model of the Mental Activities Involved in Directed Skill Acquisition. University of California at Berkeley, Operations Research Center. http://www.dtic.mil/dtic/tr/fulltext/u2/a084551.pdf (accessed 31 July 2017).

86 Vleuten, C.V., Verwijnen, G.M., and Wijnen, W.H. (1996). Fifteen years of experience with progress testing in a problem-based learning curriculum. *Medical Teacher* 18 (2): 103–109.

87 Blake, J.M., Norman, G.R., Keane, D.R. et al. (1996). Introducing progress testing in McMaster University's problem-based medical curriculum: psychometric properties and effect on learning. *Academic Medicine* 71 (9): 1002–1007.

88 Van der Vleuten, C.P., Schuwirth, L.W., Muijtjens, A.M. et al. (2004). Cross institutional collaboration in assessment: a case on progress testing. *Medical Teacher* 26 (8): 719–25.

89 Pascalis, O., Scott, L.S., Kelly, D.J. et al. (2005). Plasticity of face processing in infancy. *Proceedings of the National Academy of Sciences of the United States of America* 102 (14): 5297–5300.

90 Lewkowicz, D.J. and Ghazanfar, A.A. (2009). The emergence of multisensory systems through perceptual narrowing. *Trends in Cognitive Sciences* 13 (11): 470–478.

91 Werker, J.F. and Tees, R.C. (1984). Cross-language speech perception: evidence for perceptual reorganization during the first year of life. *Infant Behavior & Development* 7 (1): 49–63.

92 Kolb, B., Forgie, M., Gibb, R. et al. (1998). Age, experience and the changing brain. *Neuroscience & Biobehavioral Reviews* 22 (2): 143–159.

93 Kolb, B. and Gibb, R. (2011). Brain plasticity and behaviour in the developing brain. *Journal of the Canadian Academy of Child and Adolescent Psychiatry* 20 (4): 265.

94 Vida, M.D., Vingilis-Jaremko, L., Butler, B.E. et al. (2012). The reorganized brain: how treatment strategies for stroke and amblyopia can inform our knowledge of plasticity throughout the lifespan. *Developmental Psychobiology* 54 (3): 357–368.

95 Merabet, L.B., Hamilton, R., Schlaug, G. et al. (2008). Rapid and reversible recruitment of early visual cortex for touch. *PLoS One* 3 (8): e3046.

96 Grand, R.L., Mondloch, C.J., Maurer, D., and Brent, H.P. (2004). Impairment in holistic face processing following early visual deprivation. *Psychological Science* 15 (11): 762–768.

97 Lewis, T.L. and Maurer, D. (2009). Effects of early pattern deprivation on visual development. *Optometry and Vision Science* 86 (6): 640–646.

98 Mylopoulos, M. and Regehr, G. (2009). How student models of expertise and innovation impact the development of adaptive expertise in medicine. *Medical Education* 43 (2): 127–132.

99 Mylopoulos, M. and Regehr, G. (2007). Cognitive metaphors of expertise and knowledge: prospects and limitations for medical education. *Medical Education* 41 (12): 1159–1165.

100 Lingard, L. (2009). What we see and don't see when we look at 'competence': notes on a god term. *Advances in Health Sciences Education* 14 (5): 625–628.

101 Tulving, I. and Craik, F.I.M. (2000). *The Oxford Handbook of Memory*. Oxford: Oxford University Press.

102 Simon, H.A. (1974). How big is a chunk? *Science* 183 (4124): 482–488.

103 Rikers, R., Winkel, W.T., Loyens, S., and Schmidt, H. (2003). Clinical case processing by medical experts and subexperts. *The Journal of Psychology* 137: 213–223.

104 Schmidt, H.G. and Rikers, R.M. (2007). How expertise develops in medicine: knowledge encapsulation and illness script formation. *Medical Education* 41: 1133–1139.

105 Charlin, B., Boshuizen, H., Custers, E.J., and Feltovich, P.J. (2007). Scripts and clinical reasoning. *Medical Education* 41: 1178–1184.

106 Lubarsky, S., Dory, V., Audétat, M.C. et al. (2015). Using script theory to cultivate illness script formation and clinical reasoning in health professions education. *Canadian Medical Education Journal* 6: e61–e70.

107 Evans, J.S.B. and Frankish, K. (2009). *In Two Minds: Dual Processes and Beyond*. Oxford: Oxford University Press.

108 Kahneman, D. (2011). *Thinking, Fast and Slow*. New York: Farrar, Straus and Giroux.

109 Croskerry, P., Singhal, G., and Mamede, S. (2013). Cognitive debiasing 1: origins of bias and theory of debiasing. *BMJ Quality and Safety* 22: ii58–ii64.

110 Sibbald, M., McKinney, J., Cavalcanti, R.B. et al. (2013). Cardiac examination and the effect of dual-processing instruction in a cardiopulmonary simulator. *Advances in Health Sciences Education* 18: 497–508.

111 Monteiro, S.D., Sherbino, J., Patel, A. et al. (2015). Reflecting on diagnostic errors: taking a second look is not enough. *Journal of General Internal Medicine* 30: 1270–1274.

112 Norman, G.R., Monteiro, S.D., Sherbino, J. et al. (2017). The causes of errors in clinical reasoning: cognitive biases, knowledge deficits, and dual process thinking. *Academic Medicine* 92: 23–30.

113 Sibbald, M., de Bruin, A.B., and van Merriënboer, J.J. (2013). Checklists improve experts' diagnostic decisions. *Medical Education* 47: 301–308.

114 Sibbald, M., de Bruin, A.B., Cavalcanti, R.B., and van Merriënboer, J.J. (2013). Do you have to re-examine to reconsider your diagnosis? Checklists and cardiac exam. *BMJ Quality and Safety* 22: 333–338.

115 Woolley, A. and Kostopoulou, O. (2013). Clinical intuition in family medicine: more than first impressions. *Annals of Family Medicine* 11: 60–66.

116 Van den Bruel, A., Thompson, M., Buntinx, F. and Mant, D. (2012). Clinicians' gut feeling about serious infections in children: observational study. *BMJ* 25: e6144.

117 De Bruin, A.B.H., Dunlosky, J. and Cavalcanti, R. (2017). Monitoring and regulation of learning in medical education: the need for predictive cues. *Medical Education* 51: 575–584.

118 Burke, J. (1989). *Competency-Based Education and Training*. Abingdon: Routledge.

119 Durning, S.J. and Artino, A.R. (2011). Situativity theory: a perspective on how participants and the environment can interact: AMEE guide no. 52. *Medical Teacher* 33 (3): 188–199.

120 Hodges, B.D. and Kuper, A. (2012). Theory and practice in the design and conduct of graduate medical education. *Academic Medicine* 87 (1): 25–33.

121 Schön, D.A. (1983). *The Reflective Practitioner: How Professionals Think in Action*. New York: Basic Books.

122 Bordage, G. (2009). Conceptual frameworks to illuminate and magnify. *Medical Education* 43 (4): 312–319.

123 Van Merrienboer, J.J.G. and Sweller, J. (2010). Cognitive load theory in health professional education: design principles and strategies. *Medical Education* 44 (1): 85–93.

124 Cutting, M.F. and Saks, N.S. (2012). Twelve tips for utilizing principles of learning to support medical education. *Medical Teacher* 34 (1): 20–24.

125 Gooding, H.C., Mann, K., and Armstrong, E. (2017). Twelve tips for applying the science of learning to health professions education. *Medical Teacher* 39 (1): 26–31.

126 Young, J.Q., Van Merriënboer, J., Durning, S. and Ten Cate, O. (2014). Cognitive load theory: implications for medical education: AMEE guide no. 86. *Medical Teacher* 36 (5): 371–84.

127 Boshuizen, H.P.A. (1996). The shock of practice: Effects on clinical reasoning. Annual Meeting of the American Educational Research Association, New York, 8–14.

128 Koens, F., Mann, K.V., Custers, E.J.M. and Ten Cate, O. (2005). Analysing the concept of context in medical education. *Medical Education* 39 (12): 1243–49.

129 Koens, F., Ten Cate, O. and Custers, E.J.M. (2003). Context-dependent memory in a meaningful environment for medical education: in the classroom and at the bedside. *Advances in Health Sciences Education*. 8 (2): 155–65.

130 Norman, G., Dore, K., and Grierson, L. (2012). The minimal relationship between simulation fidelity and transfer of learning. *Medical Education* 46 (7): 636–647.

131 Lindner, R.W. and Harris, B. (1993). Self-regulated learning: its assessment and instructional implications. *Educational Research Quarterly* 16 (2): 29–37.

132 Ertmer, P.A. and Newby, T.J. (1996). The expert learner: strategic, self-regulated, and reflective. *Instructional Science* 24 (1): 1–24.

133 Ferguson, E., James, D., and Madeley, L. (2002). Factors associated with success in medical school: systematic review of the literature. *BMJ* 324 (7343): 952–957.

134 Gurpinar, E., Alimoglu, M.K., Mamakli, S., and Aktekin, M. (2010). Can learning style predict student satisfaction with different instruction methods and academic achievement in medical education? *Advances in Physiology Educaton* 34 (4): 192–196.

135 Newble, D.I. and Entwistle, N.J. (1986). Learning styles and approaches: implications for medical education. *Medical Education* 20 (3): 162–175.

136 Pashler, H., McDaniel, M., Rohrer, D., and Bjork, R. (2008). Learning styles concepts and evidence. *Psychological Science in the Public Interest* 9 (3): 105–119.

拓展阅读

Brown, P.C., Roediger, H.L. III, and McDaniel, M.A. (2014). *Make it Stick: The Science of Successful Learning*. Harvard, Cambridge, MA: Harvard University Press.

Regehr, G. and Norman, G.R. (1996). Issues in cognitive psychology: implications for professional education. *Academic Medicine* 71: 988–1001.

Kulasegaram, K.M., Martimianakis, M.A., Mylopoulos, M. et al. (2013). Cognition before curriculum: rethinking the integration of basic science and clinical learning. *Academic Medicine* 88 (10): 1578–1585.

Norman, G.R., Monteiro, S.D., Sherbino, J. et al. (2017). The causes of errors in clinical reasoning: cognitive biases, knowledge deficits, and dual process thinking. *Academic Medicine* 92 (1): 23–30.

Van Merrienboer, J.J.G. and Sweller, J. (2010). Cognitive load theory in health professional education: design principles and strategies. *Medical Education* 44: 85–93.

（翻译：鲁中天，谢阿娜；审校：程化琴）

4 医学教育中的教与学：理论如何指导实践

David M. Kaufman
Faculty of Education, Simon Fraser University, Burnaby, British Columbia, Canada
Faculty of Health Sciences and Department of Gerontology, Simon Fraser University, Burnaby, British Columbia, Canada

 本章要点

- 了解教育理论可以促进课程体系建设、教学和学习。
- 学习者是教育过程中的积极贡献者，他们在一个复杂、不断变化的环境中与课程、病人和教师互动。
- 学习的整体背景比任何单个的因素更重要，它包括所有因素的相互作用。
- 价值观、态度和职业文化往往是通过隐性方式学习的，而不是通过明确的教学或有意识的学习。
- 如果学习与解决和理解真实的生活问题或实践有关，那么学习的效率就会得到加强。
- 过去的经验和知识对人们的学习方式起着至关重要的作用。

- 情绪在很大程度上影响着学习的过程，但这一点经常被忽略。
- 学习者有能力进行自我调节，即设定目标、制定策略，并监测其进展。
- 对自己的实践（表现）进行反思的能力，对于终身、自我指导的学习至关重要。
- 学习是集体性的，也是个人的，原因在于学习者们通过他们的共同工作构建了共同的知识和理解。
- 知识的创造和传播需要许多不同人群和物质实体之间的互动，例如工具、仪器、技术、文本和图像。

引言

　　理论与实践之间的差距客观存在，这使得许多行业的从业者得出一个结论：他们认为理论属于象牙塔，对实践者既无用处也无意义。教育也不例外[1]。然而，随着人们对支撑教育实践的过程有了更好的理解，会很明显的发现理论可以为实践提供参考，同时也会被实践所促进。理论帮助我们超越了对某一现象的理解，同时也对其进行了批评和改进[2,3]。Bordage[4]报告说，在最近一项关于医学教育实验性研究质量的研究中，明确说明了所使用的概念框架的文章仅占一半。他将概念框架描述为思考问题的方式，或代表复杂事物运作的方式，它可以来自理论、模型或最佳实践。Bordage解释说，概念框架有助于教育者理解和阐明问题，但不同概念性框架的关注点不同。多个概念框架可能都与一个特定的情况有关，其中任何一个或者它们的组合，所带来的解决方案或方法可能是不同。值得注意的是，许多学习理论相互重叠，提供了对同一现象进行概念化和研究的不同方式，所使用的认识论、假设和方法有所不同。

　　Mann[5]认为，从行为主义者、认知主义者、人文主义者和社会学习传统中产生的学习理论指导了课程体系设计和教学的改进，对记忆、特长和临床决策的理解，以及自我指导的学习方法。她提出仍需要更多的视角来认识教育的复杂性，并有效地促进知识、技能和职业身份的发展。

　　Feldman和Orlikowski[6]通过提出"实践理论"的概念扩展了我们对理论的看法。他们解释说，通过实践理论的应用所产生的理论概括并不是传统意义上的预测，而是可以更好地理解为可以解释和指导行动的原则。特定的关系或法规（例如，实践中的技术、使用中的资源）为理解情况提供了洞察，同时又具有历史和语境基础。尽管每个语境都不同，但已经被确认和理论化的动态和关系对理解其他语境是有用的。这样一来，理论上的概括是有意义的，因为它们具有可迁移性[6]。

　　医学教育是一个包含很多理论观点和学科的领域。认知心理学、社会心理学、社会学、人类学、伦理学和经济学尤其重要。医学和医学教育(HPE)越来越被认为是受到普通教育和社会科学影响的独特领域。例如,美国的一个委员会建议为医学生提供一门综合的行为和社会科学课程,该课程贯穿他们在医学院学习的四年时间[7]。该委员会得出了几个结论,下面就是与本章有关的内容:

人类的健康和疾病受到生物、心理、社会、文化、行为和经济等多种因素的影响。行为科学和社会科学在这些领域都贡献了大量基于研究的知识,这些知识可以为医生提供预防、诊断和病人照护等方面的信息[7]。

最后,临床和基础科学对医学教育产生了相当大的影响(特别是在研究方法和研究证据方面),原因在于医学教育是在这种背景下进行的。现在有很多优秀的医学教育硕士课程,涉及以医学实践为背景的教育理论。在 1996 年之前,只有 7 个医学教育的硕士课程;而在 2012 年,增加至 76 个[8],2017 年已经增加到 125 个[9]。

本章的目的是描述选定的 10 种教育理论方法,探讨它们对医学教育实践的影响。我在一般意义上使用"理论"一词,也就是说,它是一套有助于解释某种现象的假设和想法。Knowles 在 40 多年前简明扼要地阐述了这一点,他将理论定义为"关于一组现象的全面、连贯、内部一致的思想体系"[10]。

本章讨论的 10 种理论方法是:

- 社会认知理论[11]
- 反思性实践[12]
- 转化学习[13]
- 自我指导的学习[14]
- 体验式学习[15]
- 情境学习[16]
- 实践社区[17]
- 建构主义[18]
- 社会物质性[19]
- 成人学习原则[20]

之所以选择这 10 个理论,是因为我相信它们对解决和理解今天医学教育所面临的问题特别有用。我将对每一个理论进行描述,强调其主要的内容,并介绍该理论对教育实践的启示。最后,我将阐释这些理论之间的联系和共同点,以便读者可以在自己的实践中建立这些联系。

社会认知理论

社会认知理论属于社会学习理论家族,它承认我们的学习是社会性的:我们从他人和环境中学习,并在与他人和环境的互动中学习。社会认知理论[11],即社会学习理论,是由 Bandura 提出的[21]。在我们对学习的理解中,有两种方法被结合起来。这两种方法是行为主义方法和认知方法,前者强调环境对我们行为的影响,后者强调认知在调节我们学习和行为中的重要性。

社会认知理论将这两种方法统一在了一起,即我们的行动、学习和功能是三组决定因素之间持续、动态、相互作用的结果:个人、环境(情景)和行为条件。个人因素包括个人的态度、观点、价值观、目标、知识和所有先前的经验。环境因素包括所有可能促成或阻碍行动和目标实现的影响因素。Bandura 明确指出:"个人和环境的影响并不是作为独立的决定因素发挥作用的;相反,它们相互影响。人们创造、改变和破坏环境。他们在环境条件中产生的变化又反过来影响他们个人[11]。"Bandura 进一步指出,行为不是人和环境"分离的副产品",它本身就是这个过程中一个相互作用的决定因素。图 4.1 显示了这些相互作用的模式,以及它们如何适用于医学教育。

Bandura 认为,这三组因素中每一组的相对影响都会因不同活动、不同个人和不同环境而有所不同。例如,当环境条件产生强大的影响时,它们将占上风。在医学教育的例子中,当受训者被推入临床病房的繁忙环境中时,他们会按照要求去做,以"完成工作"并

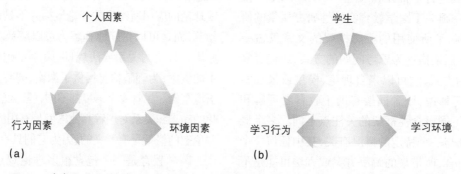

图 4.1　(a)为个人、情景和行为因素之间的相互作用;(b)为以医学教育为例的相同因素。

达到期望。在其他情况下,行为及其反馈将是一个主要的影响因素。例如,当学生在学习和练习一项新技能时,他们收到的反馈将产生很大影响。最后,在那些环境影响相对较弱的情况下,个人因素将发挥最强的调节作用。当没有强大的环境压力时,学生可能会选择学习一项新技能或学习更多与病人交谈的知识。这些选择将受到学生自己的价值观、感知的需求和个人目标的影响。每个因素中也可能存在相互作用(例如个人内部的价值观冲突)。这里提供的简单例子并不意味着缺乏复杂性;相反,它是为了强调我们与环境互动的持续、动态性质。

环境会以其他方式影响人们。例如,通过观察他人的行为(示范),或通过教学或社会劝说来改变思想和情感。我们的思想确实不是在真空中产生的。个人的认识和理解是通过直接和间接的经验,通过对他人的判断,以及通过对已知事物的推断而形成和验证的[11]。

人类的基本能力

Bandura 认为人类拥有五种基本能力,它们是我们在所有情况下学习和行为的基础。当我们考虑医学和医学教育中的学习过程时,这些能力尤其重要。

表征的能力

我们生活的方方面面都能体现出我们具有的非凡能力,即能够使用符号将经验转化为一种可以内化的形式,并作为未来行动的指南。这种能力使我们在面对一个新问题时,能够象征性地对可能的解决方案进行考量,而不是费力地尝试每一种选择。

预见能力

我们的大部分行为都是由思想控制的。我们预测自己行动的可能结果,并制定目标和行动路线,以最大限度地提高获得这些结果的可能性。另外,如前所述,所期待的未来事件的画面,例如实现我们的目标,可以成为我们当前行为的动机。

替代能力

如果学习只通过行动和体验其效果来进行,那么学习和发展将是缓慢、乏味的,而且效率极低。幸运的是,许多可以通过直接经验获得的学习,也可以通过观察其他人的行为及其结果来获得或间接促进。这适用于社会发展,特别是在某些情况下,新的行为只能通过示范来有效传达。即使学习可以通过其他方式进行,替代学习的能力也会明显缩短这一过程。

自我调节能力

在社会认知理论中,自我调节的能力是核心。我们的许多行为主要是根据我们的内部标准和对自己行为的评价性反应来进行调节。我们的行动与这些标准之间的任何差异都会激活自我评价,这将影响我们随后的行为。自我评价是我们行动的个人指导系统。我们通过为自己安排有利的环境条件,利用我们对未来事件的想象作为指导,并为我们的努力创造激励,来进行自我调节或自我指导。

自我反思能力

最独特的能力也许是自我反思,即我们可以批判性地审视我们的经验,思考我们的思维过程。认知理论家将此称为元认知能力。通过自我反思,我们获得对自己、自己的行为和周围世界的理解。(反思和反思性实践将在本章后面讨论。)

自我效能

社会认知理论中的一个核心概念是自我效能,即个人对自己执行特定任务或活动并取得某些成就的能力的判断。它不是一个全球性的认知,而是针对某一活动领域的。自我效能信念影响着我们所追求的行动路线、设定的目标和对这些目标的承诺、这些目标的水平和难度、我们投入的努力和面对障碍时坚持的时间、面对逆境时的复原力、作出的生活选择以及能够实现的目标[22]。2006 年,Bandura 指出,自我效能信念不仅影响我们的行为,而且影响我们的目标和愿望;它们也能决定我们在环境中会看到哪些障碍和机遇[23](见知识点 4.1)。

对教育实践的启示

了解持续动态的相互作用、人类的基本能力以及人们如何形成对自己能力的认知等概念,可以使我们规划一个最有利于个人发展的学习环境。我们将考虑这一理论对有效教与学的一些启示。特别是,建立在基本能力基础上的五个学习过程可以在医学教育中发挥作用:
- 制定明确的目的、目标或预期结果。
- 进行示范或演示。
- 提供与任务相关的知识。
- 指导练习和反馈。
- 为学习者提供反思自己学习的机会。

拥有一个明确的目的、目标或预期结果会促进学习。它建立在我们深思熟虑的能力之上,为监测和适

知识点 4.1　聚焦：自我效能感[22]

　　根据 Bandura 的理论[11],影响行动的核心思想是人们对自己处理不同现实能力的判断,或者说是他们的自我效能感。这种判断影响着人们选择做什么、在活动中投入多少努力、在面对失望时坚持多长时间,以及是焦虑地还是有信心地去完成任务。对我们个人效能的判断,无论是准确的还是错误的,都来自四个主要的信息来源:

● 业绩成就——我们自己的业绩是最有影响力的效能来源,因为它是基于掌握的真实经验。成功会提高我们的效能感评价;而失败通常会降低我们的效能感,特别是如果它们发生在学习的早期,且并非反映出缺乏努力或遇到困难。一旦形成了强烈的积极效能感,偶尔的失败就不会有明显的影响。对能力的感觉一般都是针对任务的,尽管它们也可以推广到其他类似的任务。

● 替代经验——观察其他类似的人成功地完成任务可以提高我们自己的信念,即我们也可以完成类似的任务。当人们遇到新的任务,并且没有什么经验可以作为他们认知的基础时,这种信息来源就特别有效。向榜样学习是替代学习的一个很好例子。

● 口头说服——我们都有过这样的经历,即努力劝说他人相信他们拥有的能力将使他们能够实现他们所追求的目标。如果劝说所要达到的提高效能的目标是现实的,那么它就会产生影响,特别是影响个人在一项任务中所付出的努力。

● 生理状态——人们经常根据自己的生理状态来判断自己的能力。我们经常把困难情况下的兴奋解释为脆弱的不祥之兆,而且我们倾向于在不紧张和不兴奋的情况下期待更多的成功。

当指导我们的进展提供了一个指路标。目标意识也能提高所付出的精力和努力,并为达到目标而制定策略提供激励。鼓励学习者设定自己的目标是建立在这种基本能力之上的。

　　对所期待过程或技能的示范或演示,有利于通过观察促进替代学习。这种机会不仅能缩短学习过程,而且在获得新技能时往往是必不可少的。演示可以帮助学生形成对所需技能或行为的印象,并可以将其作为行动的指南和测量个人进步的表现标准。最后,通过观察别人的成功表现,学习者的效能感会增强。

　　学习者需要与任务相关的知识。学习者必须拥有基本的知识结构来作为新获得知识和技能的基础。新的知识,无论是与内容还是与过程有关的,都必须与个人原有的知识和技能以及当前的学习目标有关。此外,学习者可能需要刺激和帮助来激活先前的知识,并且将其与新的学习联系起来。先前的知识有助于促进学生们认为自己有能力完成任务。否则,他们对自己效能的认知可能会很低,这将对他们效能的发展和未来的表现产生影响。

　　如果对于新技能的学习提供反馈和指导练习,可以让学习者对任务产生积极的效能感,并在关键的早期学习阶段体验成功而不是失败。实践促进了个人标准的内化,可以用于自我调节和自我评价。纠正性、形成性的反馈对于有效的学习是必不可少的。没有反馈,所达到的绩效水平就会降低。同样,当反馈与目标或所期待的成就水平无关时,它在提高绩效方面的效果会比较差[23]。有大量的文献讨论了反馈以及影响其提供、接受、吸收和使用以促进改善的因素。反馈对于有效的自我指导、目标和内部标准的设定以及自我评估是至关重要的。

　　最后,也可以说最关键的是,学习者需要有机会对他们的学习进行反思,考虑他们的策略,确定是否需要新的方法来实现他们的目标,并为未来的学习总结经验。反思还可以将新的经验整合到现有的经验和知识中。最后,它允许学习者根据他们的经验建立准确和积极的效能感。

　　如果能理解学习可以通过观察(即"替代")发生,这对于我们的实践具有重要的联系,并且对实践有重要的启示。当我们把自己当作榜样时,更是如此。文献继续支持角色示范作为一种普遍的教学手段和一种强大的学习手段。教师在很多方面进行示范,包括知识、态度、行为、处理问题的方法、知识和技能的应用以及与同事、学习者、其他卫生专业人员、病人和家属之间的互动。在我们意识到和没有意识到的情况下都会发生示范作用。此外,学习者所观察到事物的意义和意图可能并不总是很清楚。这表明在适当情况下愿意公开反思以使其意义得到理解的重要性。正是这种"使隐含的东西明晰化"的过程,促进了学习者对他们所学到的东西进行反思,并将其融入他们不断增长的知识、技能和职业身份的发展之中。认识到我们作为榜样的角色,并反思我们通过这种方法进行教学的方式,可以提高我们的意识,让我们更注意自己作为榜样的身份。

　　总之,社会认知理论为我们提供了几个重要的概念,可以为我们的教育实践提供参考。它们包括一个核心概念,即学习者不断地与他们的环境互动,他们的行为会产生影响。我们在学习者身上寻求的许多特征是作为所有人共同的基本能力存在的。与其说是创造这些特征，不如说是创造学习机会来发展和巩固这些特征。最后，人本来就是自我指导的，我们对此可以有一些信心。如果有适当的条件和支持，他们将会设定目标，制定实现目标的策略，并定期监测其进展。

反思与反思实践

反思的概念与反思实践者是专业实践认识论的核心。它们借用并联系了三种成熟的认识论、关于知识本质以及我们如何认识和理解世界的流行观点：实证主义、解释理论和批判理论[12]。实证主义的科学观认为，理论是一种学术追求，可能与实践无关。理论的预测价值才具有实际价值。专业实践中的反思扩展了这一观点，提出理论和实践相互启发。反思的一个基本前提是，我们可以在一个不断迭代的过程中从我们的经验中学习。由于知识被嵌入到实践中，实践者被定位为通过实践来检验和修正理论。他们通过反思和行动来做到这一点。因此，反思过程是理论与实践联系的一座桥梁。反思也与解释主义模式有关。该模式提出，理论是根据个人当前和过去的经验来解释的。理论指导或启迪着行动和理解。最后，反思性实践的概念与批判性理论一样，认为理论通过批判性思考和检查的过程与实践紧密相连。这个过程允许专业人员摆脱既定的范式，重新制定看待实践、问题和问题解决的方式。这种重塑是学习和变革的一部分，也是实践帮助理论发展的方式[12,24,25]。因此，反思性实践成为有效学习的载体。

可以在教育文献中找到若干个关于反思和反思实践的定义与方法。Boud、Keogh 和 Walker 将反思定义为"一个通用术语，指个人为探索自己的经验而产生的智力和情感活动，以便获得新的理解和认识"[26]。对于医学生的临床教育，Branch 和 Paranjape 将反思描述为"对于更大的背景、意义和行为影响的考虑"[27]。最后，Moon 将反思描述为"一个基本的心理过程，有目的、有结果，或者两者都有，适用于资料无序或不确定并且没有明显解决方案的情境"[28]。

反思性实践的模式

在理解专业人员的反思性实践方面，Donald Schön 可以说是最有影响力的思想家。Schön[12,24]总结了对于一种新的学术研究的需求，即承认行动中的认知、现场实验（行动中的反思）和行动研究（对行动

的反思）。Schön 关于反思性实践的著作[12,24,25]是基于对一系列专业的研究。他认为，正式的理论知识，比如在专业准备过程中获得的知识，对于解决现实生活中"混乱、不确定的"问题往往没有用。他的理论前提的核心是需要专业的学术研究和对专业实践认识论的认可。反思型实践者通过将专业知识与实践能力和专业活动联系起来，将这些原则纳入其中。通过将理论与实践联系起来，两者可以相互借鉴。

专业人员围绕胜任力发展了需要熟练掌握的领域。他们几乎是自动地在这些领域进行实践。Schön认为这是专业人士的"在行动中认知"。事实上，一个人的专业实践被比喻为骑自行车。偶尔，自行车会打滑。这发生在对一个惊喜或意外的反应中。这时会引发两种反思："行动中的反思"和"对行动的反思"[12]。

行动中的反思发生在体验的过程之中，包括三种活动：①从不同角度对问题进行重新规划和加工；②确定问题在已学习模式中的位置（即已有的知识和专长），以及③了解问题中存在的元素和启示，以及其解决方案和后果。对行动的反思则是在事件发生后进行的，是对某种情况下发生的事情进行反思的过程，以确定哪些因素可能导致了意外的发生，以及从这种情况下学到的东西会如何影响未来的实践。两者都是反复的过程，从一次经验中得到的见解和学习可能会被纳入未来的"在行动中认知"中[12,24]。

还有其他一些反思和体验式学习的方法[26-28]。Boud 等人[26]也描述了一个包括三个主要阶段的循环学习过程，从体验开始。第二阶段包括返回体验，并且通过反思过程处理关于它的消极和积极的感受，并重新评估它。Boud 等人把这个过程的最后一个方面称为结果。在这个过程中，对体验的新观点可以导致行为的改变，并为应用和承诺行动做好准备。这些作者们认为反思是有效学习的关键。他们还强调了认识到与体验中有效学习相伴随的体验的情感方面的重要性。

Moon[28]认为反思是将表浅学习推向深度学习的催化剂。深度学习可以与当前的经验和知识联系起来，从而形成丰富的认知网络，个人可以在实践中加以利用。反思被描述为一种多因素的途径，可以带来一种更系统的方法来理解实践中的情况和问题[29,30]。

许多反思模型有相似的特征，如：

- 反思被描述为一个反复的过程。
- 反思水平可以被定义，从表浅到深入。
- 更深的反思水平通常被认为是更难实现的，尽管它们拥有更大的学习和成长潜力。

反思性实践和自由评估之间似乎也存在着一种既明确又隐含的动态关系。自我评估的能力取决于对自己的实践进行准确反思的能力，而有效反思的能力则在很大程度上依赖于准确的自我评估[30,31]。

在工作场所，专业人员最大的特点是当场试验和即兴发挥的能力、对于持续开展基于实践学习的承诺以及自我反思的学习技能。正是这些技能使专业人员能够不断地、巧妙地从实践中学习，适应变化，并保持其能力。专业人员的核心能力是与一些基本技能联系在一起的。专业人员承认并重视在学校或学习中获得的传统形式的知识，以及通过经验和实践获得的经验性知识。在他们的实践中，专业人员使用这两种形式的知识来不断重塑他们对待问题、解决方案、行动和结果的方式。这种创造性的过程，有时被称为智慧或艺术，它是通过反思当前和过去的体验而获得的新意义、见解和观点中产生的。它可以使得在一个专业领域内持续学习和不断提高能力[32]。

反思经常被看作一种个人的专业活动。在某些情况下，对自己的表现进行不充分或不准确的反思，会导致循环、"单回路"的学习，这可能导致对当前行为的确认，而不是质疑和确定学习的领域[32]。因此，反思被越来越多的人认为是一种集体活动。在这种活动中，个人可以分享自己的见解和反思，并促进集体和个人的学习[33,34]。集体反思也被认为是发展集体规范和价值观的一种手段[32]。围绕反思性实践，知识点 4.2. 总结了更多的证据。

对于教育实践的启示

反思和反思性实践已经成为从业人员所期望的能力。这种期望可以从其目标声明和胜任力的定义之中清楚地看出来。例如，Epstein 和 Hundert 将其定义为"在日常工作中习惯性地、明智地使用沟通、知识、技术技能、临床推理、情感、价值观和反思，以使病人受益"[37]。在他们的定义中，反思成了一种思维习惯。

反思型从业者能够从理论和实践两个角度对情境进行评估。当他们全方位审视某个情境时，必须能够成功地将理论与实践两个方面结合起来并从两者之中进行学习。他们还必须能够使用他们的反思技能来批判性地审视其实践，并根据收到的反馈信息进行自我评估。在实践中反思是一种习得的批判性思维和情境分析技能。对实践进行有意识的批判性反思可以激发人们用一种新的方式对实践进行思考，并带来适应性特长的发展[38]。

 知识点 4.2　寻找证据：反思性实践

虽然反思在几个不同的领域都有描述，在各自领域的文献中也有很多关于反思的文章，但研究文献仍处于发展的相对较早阶段。在一个针对医学、护理学和医学专业研究的综述中，有如下发现[31]：

- 反思性思维体现在执业的专业人员和不同医学类专业的学生身上，包括护理、牙科、医学和健康科学。
- 反思似乎有多种目的。在医学上，它似乎最自然地出现在对复杂和新问题的反思中[35]。然而，在预期将出现具有挑战性的情境时，也会出现反思[36]。
- 反思的现象不是单一的。反思的多个要素和方面已经出现。反思的趋势和能力因人而异，因情况而异。
- 试图对反思性思维进行测量和分类的努力已经产生了有效的工具，这些工具证明了差异的存在和可测量性。一般而言，更深层次的反思似乎不经常实现，而且更难实现。
- 反思能力是可以培养的。与反思能力变化有关的策略使用了小组资源和相关活动，如档案和日记。
- 有多个因素似乎不断地影响着反思，无论是消极的还是积极的。这些因素包括环境、时间、成熟度、有效的指导和监督以及组织文化。
- 反思性实践似乎与学习有关，特别是与深度学习、自我调节学习的发展和职业身份认同的发展有关[28]。

一些人比另外一些人更擅长反思。尽管如此，反思、基于实践的学习和采取适当的行动都是需要学习和掌握的技能。反思所需的技能可以在本科生、研究生和继续医学教育的专业课程中培养。起初，导师或教师要示范、分享和展示这些技能。然后，促进学习者提高感知可选方案和备选方案的能力，以及构建和重塑问题的能力。他或她还帮助学习者反思他们所选择的行动和方案，以及可能影响他们选择的知识和价值观。最后，教师还要帮助学习者批判性地思考他们所学到的东西，并将其融入他们现有的知识之中。

一旦学习者获得足够的经验和深入了解了这个行业后，教师的角色就变成了促进系统的体验式学习、现场实验和反思。教师观察和提供反馈，并帮助明确在哪些情况下学习者的重构已经发生[39]。这有助于学习者有意识地认识到反思的过程。

然而，并不是所有的学习者都清楚反思以及反思如何能够促进学习。对这一过程进行示范变得非常重要。这对临床医生来说是一个挑战，原因在于对许多从业者而言反思可能是一个隐性的过程。教学反思需要将隐性过程明晰化。在为加强人文技能的教学而开发的教师发展项目中,报告了在帮助教师们将对自己的经验进行反思作为学习来源方面取得的成功[33,40]。另外,对优秀临床教师的研究表明,他们有意识地运用反思来提高自己的实践能力,并在他们所指导的学习者中培养反思能力[33]。

一些作者探讨了如何教授反思并且将其纳入实践之中。Slotnick[34]将 Schön 的工作与医生在实践中如何学习联系起来。他强调了在解决问题时思考(行动中的反思)和解决问题后思考(对行动的反思)的重要性。这两项活动是临床医生围绕基于实践的问题、问题解决和实践本身获得新的见解和观点所必需的。Slotnick[34]还在实践中为学习者和教师提出了相关的原则和启示。Shapiro 和 Talbot[41]将反思性实践模式应用于家庭医学。他们提出,开放的学习环境促进了基于实践学习的不断重塑,同时也促进了持续胜任力的发展。Lockyer 等人[33]探讨了如何在课堂和实践中使用反思来加强知识的整合并将其转化为专业实践。

其他作者也在教学、学习和课程的特定领域提出了反思性实践。Clift 等人[42]分析了鼓励教育反思性实践的问题和方案。Palmer 等人[36]探讨了护理专业教育和反思的具体课程设计问题,并描述了讲师、从业人员、导师(教练)和学员的角色。Atkins 和 Murphy[30]对该领域进行了全面回顾,并确定了反思所必需的五种技能:自我意识、描述、批判性分析、综合和评价。通过对临床教师的访谈,Crandall[35]表明在有效的临床学习活动中,Schön 模型的各个阶段都会发生,并提供了在整个医学教育过程中使用该模型来实施反思性实践的策略。Westberg 和 Jason[43]提出了在医学教育中促进反思的实用方法,包括行动前、行动中和行动后的反思。他们强调了学习环境对有效支持反思的重要性。最后,Moon[44]提出了一个促进新的学习向实践转移的反思过程模型。

一些作者[43-48]将反思性实践与成人学习理论、深度学习方法、专业身份发展和自我指导学习联系起来。看来,当反思被看作是一种增强学习的策略时,它可能是最有用的。反思可以帮助学习者从专业教育的开始和整个实践过程中将新的学习融入他们现有的经验中。然而,学习者可能需要一个结构来支持他们获得反思的技能。为了促进这些技能的发展,学习者可能需要对其反思的内容和过程进行反馈。指导和监督对这个过程至关重要。文献记载了许多将反思和反思性学习纳入专业课程的方法。这些方法包括各种反思性练习、反思性写作和通过反思档案袋进行反思资料的记录。

对从反思中学习进行评估是有挑战性的。学者们已经开发了一些有效的量表来测量和评估学习者的反思。其中两个对医学生比较有效的量表是自我反思和洞察量表(Self-Reflection and Insight Scale,SRIS)[49]与学习反思量表[50]。这些量表对于学习者和教师了解学生在学习中反思的准备和使用情况及其随时间的发展都很有用。Palmer 等人[36]为评估反思性学习提供了具体指导,Wald 等人[51]开发了一个用于培养和评估医学学习者反思能力的评分标准并对其进行了验证。对反思的评估发现公开的反思和个人独自进行的反思是不同的,这对学生而言是一个挑战[51]。

随着越来越多的证据显示反思是非常重要的,人们已经在努力将更多的反思活动纳入各级医学教育之中[52,53]。然而,这就提出了一个挑战,即如何选择一个策略,既能促进反思能力的发展,又能与学习和实践相关。在专业方面的另一个挑战是帮助学习者理解这些活动与他们作为胜任的专业人员的发展之间的关系。为了重视和支持批判性反思,提供一个支持性的学习环境很重要。

转化学习

Mezirow 的转化学习概念经过 30 多年的发展,已经成为一个全面而复杂的理论[13,45,48]。转化学习理论将学习定义为对个人经验意义的新型或修正解释进行构建和内化的社会过程,以此作为行动的指南。换句话说,转化学习包括通过反思模式的内容、学习这些模式的过程以及其前提(社会背景、历史和后果)来阐述、创造和进行模式(如信念、感觉、解释和决定)意义的转变[48]。转化学习可以与传统学习形成对比,后者只是阐述了学习者现有的范式,即与主题相关的思考、感觉或行动系统。虽然学习量增加了,但学习者的基本结构仍然保持不变。转化学习从根本上改变了学习者的范式,尽管它可能保留了旧的观点,但实际上它是一种新的创造。批判性反思和理性对话是转化学习中使用的主要策略。在 Mezirow[48]看来,转化学习的核心是揭开学习中扭曲的假设或错误。

赋予学习者权力既是目标,也是条件。一个被授权的学习者能够充分和自由地参与批判性讨论及其所产生的行动。这需要自由和平等,以及对证据进行评估和进行批判性反思的能力[45]。反思是转化学习理论中的一个关键概念。Mezirow[48]将反思定义为批判性地评估我们致力于解释和赋予经验意义的内容、过程或前提。他区分了三种类型的反思：

- 内容反思——对一个问题的内容或描述进行审视。
- 过程反思——检查正在使用的解决问题的策略。
- 前提反思——对问题本身提出质疑，这可能导致信念体系的转变。

观点的转变可能是一个人生活中重大事件的结果，也可能是概念、信仰、判断或感觉的相关转变累积的结果。最重要的学习包括对自己的前提进行批判性反思。这种学习是由一种迷失方向的困境引发的，这种困境引起了自我检查和对假设的批判性评估。通过探索新的角色、关系和行动的选择过程，获得新的知识和技能。结果是制定和实施了新的行动方案，暂时尝试新的角色，重塑关系，并提高了胜任力和自信心。

Mezirow[13]解释说，对话是一个关键过程。指的是一种特殊的对话，其重点是对话内容，并试图通过提出理由和捍卫自己的理由，以及通过对支持和反对竞争性观点的证据审查，来证明信仰的合理性。

转化学习是一个复杂而感性的过程，需要大量的知识和技能来有效实施[54]。新的范式只有在旧的范式失灵之后才会出现，而转化教育者的任务就是挑战学习者的现有观点。只有当学习者认为现有的范式明显不足以解释他或她的经验时，范式转变才会发生。然而，新的范式只有在经过一段时间后才会出现。在这个过程中，没有明确的范式存在。典型的情况是，学习者不愿意放下旧的范式以便向新的范式开始过渡。在此过程中，师生关系可能会变得非常紧密，因为学习者可能开始怨恨教师，或者对教师感到愤怒。通常情况下，学习者对有意协助他们打破现有范式的老师有一种复杂的爱恨交加的情绪。

成功的转化学习首先对原有的假设提出质疑（这是过程的关键），并在一个安全的环境中提供来自他人的支持，然后提出挑战，审视其他观点，并提供反馈。最终新的假设在真实的环境中或在与他人的讨论中得到检验。

转化学习理论的其他概念提到了类似的想法，并涉及主流的转化理论（Mezirow 转化学习理论）中经常被忽视的因素，比如精神性的作用、地位性、解放性学习和神经生物学。这种理论观点的多样性有令人兴奋的地方，即它有可能对转化学习提供更多样化的解释，并对实践产生重大影响[55]。

一个新的视角是基于神经生物学的独特的转化学习途径。从这个角度来看，学习被认为是"自愿的、以好奇心为基础的、以发现为动力的和由指导教师协助的"，并且在较高的认知水平上最有效[56]。此外，神经生物学的方法表明，转化学习的特点有：①在发现之前需要有不适感；②植根于学生的经验、需要和兴趣；③通过情感、感觉和运动体验来加强；④对男女之间的学习差异有清楚的认识；⑤要求教育者获得对神经生物系统的独特话语和知识基础的理解。Taylor[57]还描述了其他观点，适合在各种情况下应用。

转化学习理论仍然是成人学习中一个不断发展的研究领域，对成人教学实践有着重要影响。这种增长是如此重要，以至于它似乎已经取代了教育学，成为成人教育的主流教育哲学，提供了以经验研究为基础的教学实践。Taylor[55,57]提醒教育者，大量的研究和替代性观点表明促进转化学习远不止是对成人学习者实施一系列的教学策略。转化学习首先是要从一个特定的世界观出发进行教育，即一个特定的教育哲学。这不是一种简单的教学方式。它意味着问自己："在帮助我的学生们转化的过程中，我是否愿意转化？"如果不对我们自己的参考框架以及它们如何影响实践有更深的认识，我们就不可能促进其他人的改变。

Patricia Cranton 是多本转化学习应用书籍的作者。她认为转化学习要求学生听取和质疑其他的观点。批判性地分析他们自己的假设、信仰和价值观；并因此而改变他们自己的观点。阅读、视频、现场体验、模拟和角色扮演都会有所帮助。批判性反思和质疑是关键，教育者必须创造一个有助于反思和质疑的环境并鼓励和支持这些反思和质疑[54]。

对教育实践的启示

教育者如何促进和支持转化学习？首先，作为教育者，我们需要采取改革主义者的观点，而不是以学科为中心或以消费者为导向的观点[58]。在以学科为中心的观点中，教育者是专家权威人物，是教学的设计者。在以学习者或消费者为导向的视角中，教育者是一个促进者和资源提供者。在对转化学习至关重要的改革主义者视角中，教育者是一个共同学习者和挑衅者，致力于挑战、刺激和激发批判性思维[54]。

Cranton[54]为转化学习教育者提供了以下准则：

- 促进理性对话，这是转化学习的一个基本组成部分，也是赋予学习者权力过程的一部分。
- 通过一个挑衅性的事件或有争议的话题来刺激讨论，促进平等参与讨论。
- 制定对话的程序（例如紧扣主题，总结），避免利用自己的立场发表轻蔑的言论。

知识点4.3说明了学习者在转化过程中所经历的各个阶段。学习者从他们的舒适区开始,可以自由决定是否愿意参与。选择参与后,学习者开始质疑他们的假设,并通过与他人的对话对这些假设提出挑战。这个过程导致学习者对自己的信仰有更多的认识。在教育者和同伴的支持下,学习者修改了他们的假设,并可能根据新的世界观采取行动(如果需要的话)。这增强了学习者的能力,并带来自主性的提高以及进行批判性自我反思的意愿和能力。

教育工作者可以采取一些支持转化学习过程的行动。要取得成功,需要建立一种开放和支持的氛围。教育者应:

- 培养促进小组活动的技能(例如,处理占主导地位或沉默的参与者)。
- 通过使决策过程公开化和明确化,鼓励学习者参与决策。
- 通过挑战学习者、提出批判性问题、提出学习者的经验和新的或相互矛盾的信息之间的差异,鼓励批判性的自我反思。
- 考虑到学习者之间的个体差异。应该帮助学习者更加了解自己的学习风格和偏好。教育者需要培

养一种强烈的意识,去了解学习者在思考、行动、感觉和看待可能性等方面的差异。
- 采用各种教学/学习策略。许多策略都是有效的,例如:角色扮演(有技巧的汇报)、模拟和游戏、生活史或传记、接触新知识、写日记(有自我或他人的反馈),以及实践环境中出现的关键意外事件。

自我导向学习

自我指导的终身学习(self-directed, lifelong learning)在发展和保持专业能力方面越来越重要。它是自我调节过程的组成部分。那些负责专业教育的人,包括医生,在创建课程体系以确保这些技能的发展,并对其进行有效评估方面,都面临着挑战。

关于自我导向学习的文献沿着两条重叠的途径发展。第一条路径是将自我导向作为个人努力的目标,反映了Maslow[59]以及Brockett和Hiemstra[60]所描述的人文主义取向。这些模式意味着达到自我实现的水平,以及接受个人学习的责任、个人自主性和个人选择。

第二条发展路线将自我导向学习定义为一种组织学习和指导的方法,学习的任务主要由学习者自己

 知识点4.3　聚焦:转化学习不同阶段的变化[54]

变化阶段	学习者发生的变化	例子
初学者阶段	自由参与,学习者处于舒适区 学习者下定决心	医学院学生为一名重度吸烟者做常规体检 该学生决定在下一次门诊时向病人阐释吸烟的健康风险
学习者批判性自我反思阶段	问题假设	学生问自己能否说服吸烟者戒烟
	提高觉悟	学生应用模型
	挑战假设	学生怀疑现有理论
转化学习	修订假设	学生们学习了一种为高危病人创造改变的新过程
	寻求教育者支持	导师和同伴提供指导
	创建学习者网络	学生在病例研讨会上展示他的案例,得到反馈,并邀请其他人学习应用该模型
	采取的行动	学生有效地应用该模型,并了解到它是可行的
增加赋权	批判性自我反思	学生记录做了什么和没有做什么
	转化式学习	在老师的支持下,学生继续将该模型应用于不同的情况
	自主性发展	学生能够在各种情况下自主应用该模型

控制。早期的发展包括线性模型,学习者通过一系列的步骤来达到他们的学习目标(例如 Knowles[61])。后来的模型将自我指导的学习过程描述为更多的互动,涉及环境中的机会、学习者个人特征、认知过程、学习的背景,以及验证和确认自我指导学习的合作机会。这方面的例子可以从 Merriam 和 Caffarella[62] 明确描述的几个模型中看到。这条发展路线还包括 Grow[63]、Hammond 和 Collins[64] 的教学模型,这些模型提出了将自我导向学习融入正式教育环境的框架。

Candy[14] 对自我导向学习的领域进行了清晰的界定,使教育者可以很好地识别、发展和评估自我导向学习者的具体特征。他确定了大约 100 个与自我导向有关的特征,这些特征集中在四个方面:

- 个人自主权。
- 学习中的自我管理。
- 学习者对教学的控制。
- 对学习的独立追求。

尽管这些特点是他们在 1991 年提出的,但在今天也仍然适用。

自我导向学习是几种学习理论的一个组成部分,包括认知、社会、人文主义和建构主义。正如本章前面所指出的,社会学习方法认为个人本质上是自我调节的,自我指导是一种自然活动。人文主义方法认为自我指导是个人发展的更高层次的证据。认知的观点认为有必要在现有知识的基础上建立丰富、相互联系的知识结构,从而使新的学习不断被吸收。建构主义者的观点认为,在不同的学习者身上,会出现独特的个人和社会知识建构。自我导向学习的要素也可以体现在通过批判性反思从经验中学习的能力上,这使得学习者能够识别他们的个人学习需求,并意识到、监督和指导他们的知识、技能和专长的增长[61]。

一般来说,自我指导是人类的一个自然的行为活动,可以在正式场合内和 / 或正式场合外发生。自我导向学习并不排除诸如讲座或课程等正式活动。学习者对活动的选择是为了满足和管理一个特定的学习目标,展示自我导向的学习。

学习者和环境中的一些因素会影响学习者的自我指导能力:

- 学习者对自己作为一个学习者的看法是一个影响因素。那些认为自己有能力、有技能在各种情况下学习的学习者,更有可能做到自我指导和独立。
- 有时,学习环境的要求会影响学习者的自我指导能力。如果某些(特定的)知识和技能是确定不变的,或者要求学习者完全复制所教的内容,那么自我指

导的能力就会被掩盖。

- 在某种程度上,自我导向学习的能力是在掌握学科知识之后才能发展。随着学习者建立起相关知识和技能的基础,自我指导的能力就会增强。有些人认为这种基础知识对于有效的自我导向学习是至关重要的。其他提倡在激活原有知识的基础上进行学习的人告诉我们,很少有学习者完全缺乏相关的知识来参与学习。加强自我指导的一部分是帮助学习者确定他们的相关知识和经验。
- 大部分的专业学习都是情境学习;也就是说,学习与使用知识的情境是不可分割的。同样,专业知识和敏锐度也会嵌入到实践之中。构成了专业人员 "行动中知识" 的一部分[47]。学习者在理解知识的结构和使用方式方面可能需要帮助,以便充分理解他们可以获得的一系列学习机会。他们也会从参与实践社区和嵌入其中的知识与机会中受益[16,17,33]。
- 知识也是社会建构的,原因在于它是由相互理解的看法和假设建立的。学习者通过讨论和参与来进行知识的社会建构,为他们的自我指导提供了文化基础。
- 知识的意义、它在记忆中的结构以及它的可用性都依赖于背景。对广泛的学科相关背景的理解和经验,可以鼓励自我指导,将知识转移到其他适当的背景中。

目前,基本上没有全面测量自我导向性的方法[64]。有三个量表已被充分使用,以提供效度证据。自我导向学习准备量表(Self-Directed Learning Readiness Scale)是由 Gugliemino[65] 开发的,是评估人们认为自己拥有传统上与自我导向学习相关技能和态度的程度的工具。Oddi[66] 的持续学习量表(Continuing Learning Inventory)旨在确定与通过各种学习模式长期学习的主动性和持久性有关的人格特征群。由 Roberts 和 Stark[67] 开发的 SRIS 量表,将反思作为一种活动来探索,这种活动是发生自我导向改变的基础,从而将自我调节的这两个重要因素结合起来。

自我评估的能力对于有效的自我指导至关重要。为了正确指导一个人正在进行的学习,并评估哪里需要学习以及需要什么学习,个人必须能够合理而准确地评估他或她目前的做法。最近对自我评估文献的回顾表明,我们目前对自我评估的理解是不够的,我们准确评估自己表现的能力是有限的。Eva 和 Regehr[68] 认为,准确的自我评估需要了解什么是适当

的表现,以及了解判断标准。他们进一步指出,准确的自我评估可能需要多个信息来源,包括来自他人对自己表现的反馈。为了有效地促进自我评估能力的发展,更好地理解自我评估的认知、情感和心理运动基础也很重要。一些作者已经进一步探讨了自我评估以及影响自我评估的过程和条件[69]。

自我调节

最近,人们对医学教育中自我调节的相关概念产生了兴趣[70]。自我调节学习(self-regulated learning,SRL)被定义为:"自我产生的思想、情感和行动,有计划地、循环地适应个人目标的实现[70]。"自我调节理论可以被认为是自我导向学习理论的现代延伸,对医学教育者来说似乎是一种很有前途的方法。在欧洲医学教育协会(AMEE)指南中,Sandars 和 Cleary[71]着重强调了自我调节学习者的三个重要特征,这些特征是各种理论所共有的:①目标导向的行为,②使用特定的策略来实现目标,以及③调整和修改自己的行为或策略以优化学习。他们断言,大多数理论家认为自我调节是一个由各种子过程组成的上位过程,如目标设定、计划、策略使用、自我控制、自我监控和自我反思。作者们提出了一种循环方法,与本章所讨论的自我导向学习的循环过程有相似之处。他们提出的三个阶段是:之前(前思)、期间(表现)和之后(自我反思)。

Sandars 和 Cleary[71]断言,如果将自我调节原则运用到医学教育课程教学中,则可以提高教学效果。他们认为,为提高自我调节能力而开展的具体训练可以提高复杂的心理运动技能表现。他们对自我调节的实践提出了几点建议。首先,教育者可以作为榜样,在他们的学术或临床表现中,用语言表达他们在关键内容中是如何运用自我调节过程的。其次,教育者可以向学习者提供策略和过程反馈,重点是策略的使用和自我调节过程。反馈可以从具体的评估技术中产生,如有声思考或自我调节的微观分析。作者还建议通过实施单独的"学习如何学习"课程或使用同伴指导方法来支持学习者,如互惠式教学,即学习者使用结构化的方法相互指导来理解文本。

Sandars 和 Cleary 提出了临床教育中自我指导或自我调节学习需要解决的一个关键问题[71]。研究表明,许多人,包括医学生和医生,对自己的知识、技能和表现的判断是不准确的[72,73]。大多数学习者倾向于高估自己的技能,这对他们选择和使用策略来完成任务无疑会产生负面影响。那些在感知能力和实际表现之间存在最大差异的学习者往往挣扎得最厉害。

此外,当这些学习者正确地自我评估其不良表现时,他们往往不会采取相应的措施。为了进行有效的适应,这些学习者需要能够产生信息丰富的内部反馈,或者由监督者、教师提供外部反馈。简而言之,反馈是学习的自我调节的一个重要组成部分,原因在于它为学习者提供了一个机会,使他们在使用关键的自我调节过程中作出适应性改变[74]。外部反馈,例如其他人对学生的技能或任务表现的评论,可以是一个强有力的实地检查,突出了感知和实际表现之间的差异。这种反馈可以从教师、辅导员和同学那里获得。如果能提供有效的外部反馈,将对学生自我调节能力的培养非常重要,因为它可以让学习者更加关注承担任务的基本要求、适应或纠正错误所需的行为、过程。

动机

"动机"一词贯穿本章,因为它是学习的一个核心概念。

Cook 和 Artino[75]最近认为,以前对医学教育中动机相关文献的综述主要关注的是实际意义,或者比较宽泛,或者仅关注一种理论。他们总结了五种关于学习动机的当代理论,阐明了这些理论之间的相互联系和区别。他们还提出了对未来研究的重要思考。他们的文章阐明了动机概念的复杂性。他们认为,动机远不是一个单一的概念,为了更好地利用动机对医学教育中学习的潜在好处,仍然需要做更多的研究和理论工作。尽管有这些结论,作者们还是提供了一些有用的指南。

在更实际的层面上,Keller[76,77]提出了一个提高动机的模型,称之为"ARC 模型"。这个模型提出了四个因素:注意力、相关性、信心和满意度(ARCS)。Keller 提出,可以通过两种方式提高注意力:①通过使用新奇的、令人惊讶的、不协调的和不确定的事件来提高兴趣;②通过提出具有挑战性的问题或有待解决的问题来激发好奇心。对于相关性,他建议使用学习者熟悉的具体语言和例子。为了增强信心,Keller 建议,教师应帮助学习者了解他们成功的可能性。如果学习者认为他们无法达到目标,或者认为所需的时间或努力太多,他们的积极性就会下降。确保学习者意识到成绩要求和评价标准,有助于提高他们的动机。最后,学习必须在某种程度上令人满意,无论是来自成就感(内在动机),还是来自教师的奖励或表扬(外在动机),或者仅仅是娱乐性或愉快性。应该在实践环境中为学习者提供使用这些技能或知识的机会,来证明所学习的技能或知识是有用的。

对教育实践的启示

　　自我导向学习、自我调节学习以及动机理论和研究对医学教育的课程、教学和学习有很多重要的影响，所有这些都是通过创造一个支持性学习环境来实现的。在这个环境中，学习者感到提出问题和承认不理解是安全的。学习者必须有机会发展和练习直接提高有效的自学能力的技能。这些技能包括有能力提出问题，寻求相关信息，以及批判性地评估新信息。

　　学习者还需要获得多种学习方法，以及决定如何恰当地使用这些方法的能力。然而，对于正在进行的自我导向学习而言，深度学习技能[78]，包括理解原理和概念以及阐述它们之间的关系，最有可能支持自我指导。利用学习者现有的知识结构，并帮助他们发展和丰富这些结构，理解相似性和差异性，将鼓励个人去理解他们的知识基础并找出差距。自我指导的一项基本技能是对自己的学习和经验进行批判性反思。学习者必须练习和发展对其学习的各个方面进行反思的技能，以确定额外的学习需求并制定相应的目标。在一个示例中，Miflin 等人[79]描述了澳大利亚一所大学在医学研究生教育中引入自我导向学习的一次不成功的尝试。教师和学习者对什么是"自我导向学习"缺乏明确的认识，迫使他们重新进行课程设计。

　　实现显性和隐性课程目标的关键是目标、教育策略和评价方法之间的一致和协调[80,81]。评价必然会推动学习，并向学习者传递关于课程真正目标的最强信息。尽管有一些真正的尝试，但评价方法常常奖励的是教师指导的、以事实为导向的学习，而不是奖励或评价学习者的自我导向学习的成果。

　　二十多年前，加拿大皇家内科及外科医师学院[82]开发了一个由医疗从业人员使用的自我导向学习的优秀模式。这是自我导向学习在医生资质再认可和保持胜任力方面的首次正式应用。在这个项目中，使用新的 PCDiary 软件的医生报告说，它帮助他们审查和评价他们的学习活动。在这个项目的启发下，许多医学专业都开始使用自我导向学习作为继续职业发展的一种方法。

　　Smith 等人[83]开展了一项课程体系研究，基于内科住院医师实践中产生的临床问题，在住院医师中开展了自我导向学习。为了向住院医师传授自我导向学习的技能，他们设计了一个与临床实践相结合的持续课程体系。住院医师每月记录一个临床问题，作为结构化练习的基础。他们记录了引发该问题的病人情况，描述了所使用的资源和找到的答案，并反思其对病人管理的影响。住院医师在每月一次的门诊前会议上讨论他们的自我导向学习计划，参加会议的是他们的同年资住院医师。

　　在内科学领域，还开发和实施了一个成功的为期四周的课程，在住院病房轮转期间教授医生自我导向的学习技能[84]。方法包括个人学习（例如，医生单独阅读与所服务病人疾病相关的主题资料）、小组学习（例如，团队一起进行学习资源练习）以及向优秀的主治医生榜样学习。除了这些方法外，课程还为一个月的病房经历提供了一个有组织结构的记录模板，以及便于审查和评价学习经验的管理工具（如学习计划）。通过学习日记记录了当月收治的所有病人，不再使用一直以来使用的其他多余的记录方法。

　　人们提出了许多自我调节的学习形式[70]。例如，通过各种资源，如文本、视频、在线模块、同伴和教员，来促进、提示、示范和解释学自我调节学习。由于不期望学习者独自学习，所以可以通过使用各种层次和类型的支持手段来促进自我调节学习。研究表明，受训者需要学习如何进入一种新的"文化"以及如何了解医学教育所有方面的参与规则。为此，可以在医学教育过程中的重要节点提供支持。例如，在 PBL 开始时、在临床实习时以及从研究人员转为工作人员时。知识点 4.4 描述了一个自我导向学习的过程，可以将其看作是一个动态的轮子（图 4.2）。

体验式学习

　　Kolb 的体验式学习理论[15]来源于库尔特·卢因（Kurt Lewin）[85]、约翰·杜威（John Dewey）[86]和皮亚杰（Piaget）[87]的工作。卢因[85]在社会心理学、团体动力学和行动研究方面的工作发现，学习在一个既考虑具体经验又考虑概念模型的环境中最容易实现。杜威[86]为高等教育中的体验式学习制定了指南。他指出，有必要将实际经验和教育的过程整合到学习之中。皮亚杰[87]关于认知发展过程的研究构成了关于经验如何被用来塑造智力的理论。抽象思维，包括符号的使用，与学习者对环境的适应密切相关。Fenwick[88]总结了关于体验式学习的五个当代视角——建构主义、精神分析主义、情境主义、批判/文化主义、行为主义——这些视角出现在最近有关体验式学习和认知的学术著作中。她沿着以下八个方面对这五种潮流进行了比较：重点、基本解释模式、知识观、对认识对象与情景关系的看法、对学习过程的看法、对学习目

知识点 4.4　实用建议:自我导向学习

对于学习者:自我导向学习的七个阶段

自我导向学习可以被描述为一个涉及七个相互重叠且交叉的过程:

1. 创造愿景。你对成功的愿景是什么? 为了推动实现最终目标,你可以开展的最重要的活动是什么?

2. 设定明确的目标。你的目标是什么? 它是否合理、可行? 在实现目标的过程中,你需要实现的具体目标是什么?

3. 明确资源和支持。你的长处是什么? 什么会帮助你实现目标? 谁能帮助你? (成功往往取决于谁和什么资源可以提供给你,以及你如何很好地利用资源。事实上,合作往往是成功的关键,而不是独自一人工作。)

4. 制定循序渐进的计划。你打算采取什么步骤来实现目标? 描述你要做的事情,并制订出一个时间框架。

5. 实施计划。大多数人都有关于他们可以、可能或想做什么的美好想法。但是,在你把想法写下来并付诸行动之前,这些想法只不过是梦想而已。

6. 评估。对你来说,成功会是什么? 什么样的结果是令人满意的,什么样的结果是优秀的? 你将如何知道你取得了成功? 谁会给你反馈?

7. 庆祝。给自己一个奖励。与他人分享你的成功。我们都需要认可——我们并不总是能从别人那里得到我们想要或应该得到的认可。因此,我们可能需要花时间来庆祝自己取得的成功。

现在你已经成功地实现了你的学习目标,你可能会发现你想更深入地了解这个主题,探索一个相关的主题,或者开始学习一些完全不同的东西。正如我们的七步模型所示,你又回到了这个过程的起点,可以在自我导向学习经验和成功的基础之上迎接新的学习目标。

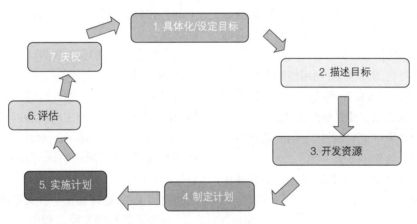

图 4.2　自主学习模型的七个步骤

标和结果的看法、对经验和认识中权力性质的观点,以及对教育者在学习中作用的看法(如果有的话)。

Kolb 的体验式学习理论作为一种应用角度的学习模型是很有用的。它可以被用作解释和诊断个体学习者的框架,也可以被用来设计学习环境[89]。Kolb 的四个学习环境是:

- 情感导向(感觉)。
- 符号导向(思考)。
- 感知导向(观察)。
- 行为导向(实施)[90]。

在这些环境中,经验的掌握和转化是学习的两个

方面[91]。现象的掌握分为两个方面:直接通过感官过滤的具体经验和间接、象征性的抽象概念化经验。经验的转化也包括两个过程:反思和行动。这四种活动(具体经验、抽象概念化经验、反思和行动)中的一种或组合都可以用于学习[15]。如果鼓励学生使用所有四个部分,学习效果会更好(见图 4.3)。

对教育实践的启示

本节通过介绍对教育项目的规划者、教师和学习者的实际影响,更深入地探讨了 Kolb 的学习环境,以及提供体验式学习活动的教育形式。

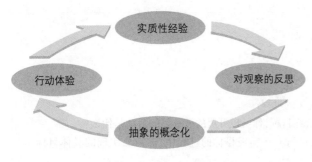

图 4.3　Kolb 学习圈

项目规划

Kolb 为体验式教学活动提供了三个主要的指导原则[92]。首先,体验式学习的方法和程序是将学习者现有水平的理解、理念、情感特征和经验与一系列新的知识、能力、信仰和价值观连接起来的桥梁。其次,在体验式学习中,学习者在承担他或她自己的学习责任方面更加自信。这导致了传统的教师和学习者之间的权力关系发生了转变。最后,体验式学习涉及将学习从学术模式转移到涉及更多实践内容的模式。

更具体地说:

学习者在情感导向的环境中体验相关活动,就好像他们是专业的从业者[15,91]。学习者借助于现有的价值观和经验学习新的信息。

学习者在符号导向的环境中,利用经验来学习技能或概念,也可以为问题提供正确的答案或最佳的解决方案[15,91]。信息的来源主要是概念性的。

在感知导向的环境中,学习者从不同的角度看待概念和关系,如观察、思考和感受[15]。

以行为为导向的活动则注重学习者应用其胜任力解决具体的问题[15,92]。

教学

教师的角色和行为取决于特定的学习情境[15,93]。

在情感导向的环境中,教师是榜样,是学习者的关系顾问。他们快速传递信息,并根据个体学习者的需要和目标进行调整。教师对正在进行的讨论采取鼓励的态度,以此来监督其进展,而不设置约束性的规则对学生加以限制。

在符号导向的环境中,教师作为内容专家和促进者,使学习者们达成一个解决方案或目标[15,93]。主要通过客观标准与正确或最佳的解决方案来衡量学习结果。教师则提供有关术语和规则的指导。

在感知导向的环境中,教师是学习过程的促进者,强调过程而不是解决方法。他们还引导和描述讨论之间的联系。学习者们对答案进行评估,并单独定义概念。测量学习表现的标准不是死板的,而是学习者对预先确定的专业标准的运用程度。

在行为导向的环境中,教师的角色是指导者,在给学生提供指导时,会考虑到自己的背景,从而对自己所提出的指导是否合适进行反思。没有太多的指导准则,学习者根据自己的时间进行“练习”[15,93]。最关键的是学习者按照专业标准完成任务。

学习

在情感导向的环境中,学习者必须与人合作,接受其中所包含的价值和情感,并参与到一个从事具体体验的学习小组之中。

在符号导向的环境中,学习者研究定量数据以检验他们的理论和假设[91,93]。使用独特的想法和行动计划,学习者对他们获得的经验和模式进行概念化。这与抽象概念化的经验有关。以感知为导向的环境则鼓励学习者以开放的心态去分析和管理数据[91,93]。学习者必须学会以广阔的视角看待事物,制定完整的行动计划,并猜测模糊情况的含义。学习者经历了以下的转化体验,通过公开地接近学习活动,进行反思性观察。

在行为导向的环境中,学习者必须作出自己的选择,以便找到并利用潜在的机会,致力于实现预先确定的目标。他们被鼓励去适应不确定性和变化的环境,并引导他人。这与主动实验的转化经验有关。

Caffarella[92]描述了医学教育中体验式学习活动的多种形式,从实际的临床环境到严格的学术领域。根据不同的形式,教师与学习者之间的关系可能是严格的团体关系,也可能是一种关爱的纽带。

在医学教育的连续过程中,学习者使用各种体验式学习的方法。这些方法可能包括学徒式、实习或实践、教师指导、临床监督、现场培训、诊所工作和病例研究。为了获得最大的收益,重要的是他们要继续在 Kolb 模型所描述的四个学习环境中循环。知识点 4.5 给出了在临床轮转中成功进行体验式学习的一些基本建议。

情境学习

大多数医学教育工作者认为,临床教育工作者应当接受教学培训,但临床医生的师资发展出勤率低、学习效果不佳。因此,最近人们开始关注在临床工作场所设置教师发展机构[94]。

知识点 4.5 实用建议:在临床轮转成功地开展体验式学习

1. 实质性经验:在一些规定的干预领域获得实质性经验。"干预"是指在轮转期间必须完成的行动。

2. 在轮转开始时就要列出并提供这些干预领域。

3. 积极尝试:在规定的干预领域发展所需的技能。这些技能是由轮转主任列出的。

4. 抽象概念化:在档案袋中留下"证据",以显示在规定的干预领域的经验和所需技能的发展。

5. 反思性观察:制作几份反思性报告(将被放在档案袋中),以证明学习者在规定的"关键"干预领域的发展。

情境学习属于那些具有社会文化基础的学习理论,认为学习和发展是通过参与到与其他专业人员的合作活动中实现的。学习者在参与过程中转变其理解、角色和责任[16,95,96]。

Sfard[96]描述了两种学习的隐喻:获得和参与。在早期的著作中,获得隐喻一直占据主导地位,学习被理解为个体对知识、技能和属性的获得。本章迄今为止讨论的大多数理论都可以被视为符合这种隐喻。与此相反,参与隐喻认为学习是学习者通过参与特定社区的活动并成为社区成员的过程。

情境学习是同参与相关的。学习是通过与某个实践社区(CoP)的成员(如其他学习者和更资深或更有经验的个人)合作,共同负责完成某些活动。这些活动和合作过程的目的与社区的历史和当前的实践有明确的联系[97]。在此过程中,新手通过参与观察和执行基本的、低复杂度的任务为其作出贡献——这个过程被 Lave 和 Wenger 称为"合法的边缘性参与"。随着他们在社区中承担更多的责任,学习者成为社区的社会和工作实践中更不可或缺的一部分。通过更多的参与,他们开始理解使社区区别于其他社区的特殊知识。

情境学习的一个核心观点是,学习发生于社会互动。它强调,学习是一个通过与社区成员的互动和纽带共同构建的过程。学习者通过参与社区的各个方面获得知识(作为学习者)和分享知识(作为教师)。学习的一个强大来源是社区的"对话"或"谈话"[98]。这是用于共同构建新知识和实践的主要过程。

Steven 等人[99]讨论了实践社区作为临床教学的一种有效方法。他们的研究结果强烈表明,医学生通过参与教育实践中的病人照护,可以有效地从真实的病人身上学习。他们断言,学习将受到临床医生参与支持性对话的影响,而关于工作场所学习的非正式、包容性对话可能会增强实习教育。还有人[94]主张将实践社区作为实施与临床社区和机构有关的教师发展的一种方式。Cantillon 等人发现:

> 存在两种类型的实践社区,即临床团队(firms)和初级医生社区(fraternities)。参与者再现了与实践社区的能力制度相一致的教师身份和实践,以获得认可和合法性。参与者还在垂直责任层面的机构(即医院和医学院)中构建他们的教师身份。重视教学的机构支持教师身份按照机构所规定的路径发展。在不太重视教学的地方,临床医生调整他们的教师身份和实践,以适应机构的规范。成为一名临床教育工作者,需要在两个可能相互矛盾的责任之间不断协调自己的身份和实践[94]。

通过对话,学习者开始参与到社区之中。对话可以被认为是我们谈论工作和世界其他方面的方式。对话或"谈话"既反映了我们观察世界的方式,也框定了我们看待世界的方式。社区提供了各种各样的关系和学习典范,包括大师、更高级的学徒和同行。学习者学习社区中更高级成员的言行及生活;观察其他学习者在做什么,以及需要做什么才能成为社区的一员。通过这种观察和参与,了解到社区的价值观以及共同的知识和实践。学习社区中的人们如何"合作、共谋及冲突,以及他们喜欢什么、不喜欢什么、尊重什么和欣赏什么"[16]。

Lave 和 Wenger 在实践社区中引入情境学习的概念,通过与其他学徒的关系学习和观察师(资深实践者)实践的机会来创造最广泛意义上的课程体系。学习者可以发展对整个机构的看法,以及其可学之处。"参与实践,而不是把实践作为对象,可能是有效学习的一个条件[16]。"

思考情境学习与其他学习理论的关系是有益的。情境学习对学习的理解比较宽泛,它与其他一些学习的概念相关联,包括经典的概念和新出现的概念。

情境学习与社会认知理论[11]一样,认为学习是在学习者与学习情境的动态互动中发生,是一个社会性的过程。教和学所处的环境对学习本身至关重要,而且学习总是处于一个特定[100]的情境中,也渗透在特定的社会关系和实践中。

情境学习认为,知识独立于其学习和应用的背景。Brown 等人[101]描述了情境认知,并强调了认知学徒制的观点。认知学徒制通过让学生在真实的实践活动中获得、发展和使用认知的工具,来支持特定领域的学习。教师引导学习者通过构建问题和应用学科知识来解决这些问题。在这个过程中,教师为学习者的发展提供支持,随着学习者获得更多的知识和经验,逐步减少支持。

Lave 和 Wenger[16]所描述的情境学习超越了个人对学习环境中学习概念和结构的掌握。它将社区和学习机会视为学习资源的一种结构方式,而教学活动(教学)只是众多资源中的一种。

情境学习理论最初是通过研究学徒制提出的一种学习方式[16]。在传统上,学徒制被视为师傅或资深从业者与新手或学习者之间的关系。通过学徒式学习,学习者逐步获得对于专业实践内容和过程的理解。情境学习为学徒提供了理解专业实践内容的学习方式,即学徒在师傅指导下习得知识或技能。在情境学习模式中,学习者的学徒身份实际上是对整个社会而言的,大部分的学习发生在社会互动中,而不仅仅是学习者个人的心理活动。

情境学习也与我们对非正式学习日益加深的理解密切相关。根据 Eraut[102]的说法,非正式学习是我们工作过程中发生学习的一个重要方面。他认为,非正式学习是隐性的、无意识的、灵活的和非结构性的,而且经常发生在没有老师的情况下。学习如何做事、接触各式方法以及掌握解决实际问题的方法每天都在上演,并还有很多其他事情需要了解。然而,有证据表明,非正式学习和向他人学习发生在各种场所中。这种学习形象与根深蒂固存在于正规医学教育中的独立学习者的形象形成了鲜明的对比。非正式学习的必然结果是隐性学习——“即在无意识的情况下,独立于有意识的学习尝试而获得知识”[103]。隐性学习产生了我们知道但说不出来的隐性知识[104]。

情境学习也与体验式学习有关,或者说在实践中学习。体验式学习的目标是将概念模型与实质性经验相结合[15],真实体验与正规教育相结合。在医学教育中,情境学习还将这一概念扩展到临床环境中或学习者个人之外,原因在于它将学习者视为对共享经验的贡献和参与者。

除上述所有的理论关系外,情境学习完全符合建构主义(本章后面将介绍)。建构主义认为学习是一个主动参与解决问题和批判性思维的过程。通过这些过程,学习者在他们以前的知识和经验的基础上构建自己的知识和对世界的理解。知识被整合到以前存在的概念和模式之中,使这些概念和模式逐渐变得更加丰富,联系更加紧密。

后现代建构主义认为知识不是个人内在的。相反,他们认为学习是一个社会建构主义过程。学习和理解是社会性的;文化活动和工具对概念的发展至关重要,这将使学习者能够发展出社区所重视的技能和标准[100]。在情境学习的背景下,学习者对知识的构建可在个人层面上单独构建或在社会层面上共同构建。

对教育实践的启示

情境学习在许多方面与医学教育相关,并且与医学教育连续统一体的各个层次有关。学徒制仍然是医生学习中普遍存在的一种教学方法。医学教育本科和研究生课程的学习者被分配到各种临床和社区场所,在那里他们或多或少地沉浸在社区的工作中,执行一些小任务,并努力向社区中更高级的学习者和指导者学习。真实的活动对学习者很重要,因为这是他们获得使实践者有意义和有目的行动的唯一途径。这是塑造或磨砺他们工具的活动[101]。然而,情境学习还有另一个重要方面,即社会化。

医学教育日益被认为是一个专业社会化的过程。在这个过程中,学习者正在发展他们的专业身份。他们的经验、知识、互动以及非正式和正式的学习都有助于构建个人的专业身份。卡内基基金会最近关于医生教育的报告[105]指出,关注学习者的职业认同发展是改革医生教育的四个基本原则之一。

Hafferty 和 Franks[106]阐述了三个层次的课程体系概念,包括正式的、非正式的和隐性的。这些可能有助于思考学习者所处的环境或社区。正式的课程体系代表着既定的目标、明确的内容,以及为学习者提供计划中的教育材料或资源。非正式课程体系包括明确的和偶然的目标,在学习者与教师、临床环境、其他学生、个人兴趣和目标之间的互动中生成。非正式课程体系的一部分也可能是 Hafferty 和 Franks 所说的隐性课程,它体现在社区的实践和常规活动中,特别是与社区成员如何应对和发展有关。隐性课程体系通常教导价值观和道德判断,特别是在一个机构的政策、语言、评估策略和资源分配中发现。很明显,这些课程体系都存在,并贯穿在医学生的学习过程中。重要的是,并非所有来自隐性课程的信息都是负面的。负面的和积极的方面都存在。这些信息往往是通过社区成员的行动、讨论和关系无意中传授的。这就将情境学习的概念与角色塑造紧密联系起来,因为社区的高级成员通过他们的行为,无论是隐性的还是显性的,确定如何处理该学科的问题,如何看待同事,以及如何建立和使用知识。

当学习者参与临床实习时,参与实际的日常医疗活动对提高他们的学习效果很重要。显然，学习者在一个社区参与的时间越长，有意义地参与的机会就越大。如果实习时间很短，学习者可能会只处于边缘，很少有参与社区的感觉。Bates 等人[107]的研究表明，在一个环境中延长学习期限且在同一个老师指导下的实习生们，认为评价和反馈是真实的。原因在于学生们被嵌入到日常的病人照护中，他们认为评价和反馈是有用的，原因在于评价和反馈是发展的、纵向的和具有建设性的，因为它们发生在一个支持性的学习环境和关系之中。

教职员工（教师）同时扮演着几个角色。例如从社会学习理论的角度来看，他们正在示范学习者所观察到的技能、知识、价值观和态度，以及这些行为在社区中如何被接受。除了树立榜样，教师们还展示了知识是如何建构和理解的，以及实践是如何演变的。观察实践的这一方面既提供了挑战也提供了优势。参与实践并聆听社区对话的学习者能够以一种情境化的方式学习。然而，对话的性质和内容成为重要的考虑因素。作为教师，注意我们的对话，并对与学习者一起反思实践持开放态度是很重要的。通过观察学习也很容易产生误解，因为学习者会根据他们当前的经验和理解来解释他们观察到的东西[108]。寻找机会并表现出与学习者讨论和反思经验的意愿很重要[109]。

Brown 等人强调了认知学徒制的概念："认知学徒制通过使学生在真实的领域活动中获得、发展和使用认知工具来支持该领域的学习[101]。"认知学徒制意味着学习者观察专家和社区中其他参与者的思维过程，而不仅仅是行动。知识点 4.6 概述了在临床情境中对学习者使用认知学徒制方法的一种方式。

参与临床基地或社区的工作是理解这一学习的关键。情境式学习表明，社区的所有成员都参与其中。在医学教育中，这意味着资历较深的学习者和其他卫生专业人员都可以促进新学员的参与，有时也可以向新学员学习。

医学的不同领域有不同的知识和技能基础。但是，仍然会有一些方面是共同的，包括与病人的沟通、伦理要求和行动的基础、基本的临床技能、跨专业团队的学习等，学习者可以跨越他们的经验参与其中。作为教师，我们可以仔细思考如何促进学习者的这种参与。

基于情境学习的优势，我们有机会重新思考学习者的经验，并考虑我们有哪些方法可以促进他们的学习。然而，这需要将学习者视为对我们的学习环境有贡献的成员，而不是作为环境的临时附属品。

社区实践

在情境学习的背景下，我们讨论了社区的概念，它是参与者社会化和发展职业身份的地方。在这一节关于实践社区的内容中，我们将这一概念扩展到知识的传递、构建和转化。Lave 和 Wenger[16]首先提出了实践社区（community of practice，CoP）这一术语，以反映活动在社区内整合个体以及社区在使个体实践合法化方面的重要性。在这个背景下，他们描述了一个轨迹。在这个轨迹中，学习者从合法的边缘性参与

知识点 4.6　实用建议：实施认知学徒制的步骤

步骤	行为
示范	专家进行技能操作，学习者观察并建立有关步骤的认知模型。
指导	专家观察学习者并提供量身定制的反馈，也许还会提供更多的示范。
支持	专家考虑到学习者当前的技能水平，并提供适当的活动来支持学习者的进步。专家"淡入"背景，逐渐减少支持，直到学习者能够独立完成这项技能。
阐述	专家鼓励学习者通过提问或解释他们正在做什么和为什么，协助学习者阐述他们的知识和／或推理。
反思	专家鼓励和支持学习者评估自己的表现，并将其与专家、另一个学习者以及最终他们自己的内部认知模型进行比较。
探索	专家引导学习者自行解决问题，并在实践中支持学习者面对新问题。

来源：改编自 Collins 等[110]。

者转变为实践社区内的全面参与。合法外围参与的概念意味着进入一个实践社区及其资源和活动,为新来者提供了一种通过观察学习并逐渐加深他们与实践社区关系的手段。Barab 等人[111]将实践社区定义为"一个持久的、由个体组成的可持续社会网络,他们共享并发展一个重叠的知识库、一套信仰、价值观、历史和经验,专注于一个共同的实践和/或共同的事业"。根据 Wenger 和 Wenger-Trayner 对于实践社区的定义,"实践社区是由一群人组成的,他们对自己所做的事情有共同的关注或热情,并在定期互动中学习如何做得更好"[112]。

Wenger 提出了实践社区的三个组成部分:相互参与、共同事业和共享剧目。相互参与包括与工作有关的活动和社会文化活动,通过互动、共同任务和外围参与的机会来实现。共同事业指团体需要对自己的任务作出反应,而不是简单地作为外部任务。最后,一个共享的剧目涉及"社区在其存在过程中所采用的常规、语言、工具、做事方式、故事、手势、符号、流派、行动或概念"[16]。Wenger 总结了他的社会学习理论的概念框架,包括四个组成部分,它们"深深地相互联系和相互定义"[16]。所有这些都应该存在于一个真正的社区实践中。框架组成部分包括以下内容:

- 意义——把学习作为一种体验。成员们谈论他们的体验并创造共同的意义。
- 实践——边做边学。成员们谈论能够维持行动的共享想法和资源。

- 社区——学习就是归属。成员们谈论社区进程以及他们如何学习和发展能力。
- 身份——学习就是成为。成员们谈论学习如何改变他们。

因此,我们可以看到实践社区的概念是复杂和多维的,对个体和参与整个社区的子社区都有多种作用。Wenger 和 Wenger-Trayner[112]对实践社区的典型活动进行了描述,知识点 4.7 中的例子反映了医疗环境。

在这个概念中,实践社区的主要目的是知识转化。知识转化被定义为"在研究人员和用户之间的复杂互动系统中,对知识进行交流、综合和符合道德规范的应用,以加速获得研究的收益……通过改善健康状况、提供更有效的服务和产品以及加强卫生体系"[112]。

最近,人们对实质上相同的广泛概念提出了其他术语。这些术语包括知识动员[113]、知识利用[114]、知识交流[115]、知识管理[116]和知识中介[117],所有这些都涉及不同利益相关者之间的积极信息交流,如研究人员、卫生保健提供者、政策制定者、行政人员、私营部门组织、病人团体和公众。伙伴关系是所有知识转化活动的核心[118],知识转化取决于网络成员之间有意义的交流,目的在于利用最及时和最相关的基于证据或基于经验的信息进行实践或决策。

在继续医学教育领域,传统的讲座/口头报告模式的局限性显而易见[119]。现在人们认识到,需要在

知识点 4.7　聚焦:典型的社区实践活动

行为	医疗实践中的例子
解决问题	"我们能不能讨论一下这个病人,集思广益一下? 我卡住了。"
寻求信息	"有人知道治疗美洲锥虫病比较好的网站吗?"
寻求经验	"有人处理过这种情况的病人吗?"
重用资产	"我去年给我们医院写了一份新诊所的提议。我可以发给你,你可以根据自己的情况轻松调整。"
协调和协同作用	"我们能把购买的商品组合在一起来获得更多折扣吗?"
讨论进展	"你觉得这个新的病人信息系统怎么样? 真的有用吗?"
工程档案	"这个问题我们已经遇到过五次了。让我们最后一次把它写下来。"
参观	"我们能来看看你的诊所吗? 我们需要在我们的城市建立一个。"
绘制知识图谱,找出差距	"谁知道我们错过了什么? 我们还应该与哪些团体建立联系?"

来源:改编自 Wenger 和 Wenger-Trayner[112]。

工作场所的背景下进行持续学习，并且需要支持在实践中进行反思和对实践进行反思[12]。知识转化对于缩短从证据到实践中应用证据的路径至关重要，而实践社区提供了一个将学习嵌入到临床环境中的机会。学习复杂问题的一个非常有效的方法是通过经验、应用以及与导师和同行在相同或类似背景下的讨论。当实践社区的参与者提出问题或认为需要新知识时，相关的学习就会发生。使用互联网技术可以使这些讨论及时发生，并且这些记录可以被存档，供以后回顾或由那些错过讨论的人查阅。

有一些关键因素影响着实践社区的发展、运作和维护[120]。初始成员的合法性是很重要的。对实践社区预期目标的承诺、对成员的相关性以及对实践产生影响的潜力与热情也是关键。在实践方面，一个强大的基础设施和资源，如良好的信息技术、有用的图书馆资源、数据库和人力支持，是必不可少的属性。确保这些关键因素到位，需要强有力的、坚定的和灵活的领导者，他们可以帮助指导实践社区的自然发展。如果希望专业学习要蓬勃发展，关键是要建立一种不指责的文化，使社区成员能够从正面和负面的经验中学习[121]。

参与实践社区的好处是可以增加专长和技能。参与实践社区的内在动机可以包括[122]：

- 预期的互惠性。一个成员被激励着向社区作出贡献，因为他或她会得到有用的帮助和／或信息作为回报。
- 提高认可度。对声望的渴望是个人对学习社区作出贡献的一个关键动机。
- 效能感。作出贡献的结果是，个人对社区产生了某种影响的一种感觉。

Endsley 等人[123]概述了建立实践社区时需要解决的关键问题：

- 我们为什么要组建？
- 谁将参加？
- 我们将分享什么？
- 我们将如何互动？
- 我们将影响什么？
- 如何发现和使用新的知识？
- 社区将如何发展以应对实践中的新选择和挑战？

这些作者还确定了实践社区中所处理的典型问题，并研究了围绕实践社区的迷思[123]。他们将实践社区描述为动态的实体，需要为适应性和大的增长而设计。实践社区应该结合内部成员和外部参与者的观点，所有成员都应该被重视，无论他们的参与程度

如何。公共和私人空间都是必要的，并且需要相互关联。一个重要的原则是，实践社区必须为其成员提供价值，否则参与将是最小或者没有的。虽然熟悉是很重要的，但也需要提供挑战和兴奋，以保持高能量。最后，实践社区需要进入一个适合其成员的节奏。知识点 4.8 列出了实践社区成功需要的五个因素。

知识点 4.8 实用建议：实现成功的社区实践

Lave 和 Wenger[16]建议，实践社区的成功取决于以下五个因素：
- 存在并分享一个共同的目标
- 知识的存在和使用可实现这一目标
- 社区成员之间所形成关系的性质和重要性
- 社区与外界的关系
- 社区工作和活动价值之间的关系

Wenger[17]后来补充说，实现社区的共同目标需要一个共同的资源列表——例如，语言、故事和实践。

虚拟社区实践

虚拟（在线）社区与现实社区一样发挥着社会化的作用[124,125]。虚拟社区的理论基础是基于社会认知理论和情境学习。Henri 和 Pudelko[124]提出了虚拟社区活动的社会背景的三个组成部分——社区的目标、最初创建小组的方法以及小组目标和方法的时间演变——导致了四种不同类型社区的发展。图 4.4 说明了虚拟实践社区的不同形式。

知识点 4.9 剖析了四种类型社区的特征。它表明，尽管存在许多类型的虚拟社区，但它们可能不是真正

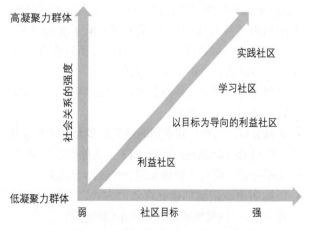

图 4.4 依据其出现的不同背景，将虚拟社区实践分为不同的形式。来源：改编自 Henri 和 Pudelko[124]。

知识点 4.9   聚焦:四种类型虚拟社区的主要描述

	利益共同体	以目标为导向的利益共同体	学习共同体	实践共同体
目的	围绕一个共同感兴趣的话题	为执行特定任务而创建	教师提出的教学活动	源于一个现有的、真实的社区
行为	信息交换	分享不同的视角和产出	参与集体议题的讨论	通过成员之间分享知识来发展专业实践
学习	供个人使用的知识建构	从不同知识系统到集体使用的知识建构	通过社会情境活动进行知识建构	迁移新的实践

来源:改编自 Henri 和 Pudelko[124]。

的实践社区。虚拟社区通常产生于现有的、面对面的实践社区。在这种社区中,专业实践通过成员之间的知识共享而得到发展。通过这种相互作用,新的实践可能被开发出来,并产生对社区的认同。

一些作者将"软"与"硬"知识区分开来[126]。软知识可以通过分享一个特别困难问题的解决方案,描述特定工具、设备或流程的特异性,以及叙述和反思具有挑战性的事件(即叙述"战争故事")等方式而在一个领域收集。这是指一个领域的隐性或默会知识。实践社区是创造和维护软知识的核心。相比之下,硬知识则储存在数据库和文件中。它是高度明确和已编纂的。一个关键的问题是,一个虚拟的实践社区是否能够有效地分享软知识,而软知识往往是在特定的环境中。这是一个需要进一步研究的问题。

目前,在医疗/健康领域有一些大型的虚拟实践社区。然而,虚拟实践社区是一个相对较新的现象,需要对影响其提高学习效果的因素进行更多研究。Parboosingh[126]建议进行评估研究,重点是实践社区如何利用了技术,而不是技术如何影响了实践社区。有一些资源可以帮助实现这一点[127],而且有许多方法可以供评估者使用。例子包括:

- 案例研究。调查某一特定项目/组织因成员参与实践社区而发生的变化。
- 贡献分析。考虑所观察到的结果在多大程度上是由于项目(CoP)活动所产生的,而不是其他因素造成的。
- 水平评价。将自我评估和同行评议结合起来。
- 机构历史。记录创建更有效的方式以实现目标的新方法;可以被实践社区协调小组所使用。
- 机构联系图。举例说明个人、组织、项目或服务之间的互动程度;可用于说明以前从未参与过实践社

区的个人和组织现在是如何因为虚拟实践社区平台而建立联系的。

对教育实践的影响

这一节关于意义的内容整合了知识传播、构建、翻译和实践社区的概念。这些概念在医学教育领域有许多明显的应用,而且在不同的专业领域有许多实践社区正在出现。作为一个例子,本节介绍了一个针对姑息治疗从业者和学生的实践社区。这是一个很好的实践社区应用,因为姑息治疗是一个真正的跨学科领域,涉及不同专业的子群体,包括肿瘤医生、家庭医生、护士和社会工作者。这些子社区需要在实践社区中互动,但各专业团体也需要围绕特定的主题和案例进行互动。这为继续医学教育提供了一个很好的模式,也为培训住院医师、实习生和医学生提供了一个环境。由于许多参与者正在获取和应用这一领域的新知识,通过不断发展的从模拟到参与再到共同决定的互动的连续过程,为学习者提供支持是一种有效的指导方法[127]。例如,与肿瘤学专家一起培训的家庭医生、住院医师和护士可能从模拟病例开始学习。然后,他们在学习资料和/或临床医生的支持下学习参与到真实的病例处理中,直到他们能够作为完全的参与者进行操作。这里提出的支持过程采用分阶段的方法,从学习者(知识)身份过渡到参与者(实践者)身份。这种方法符合建构主义的学习观[124],它主张学习者是教育过程的中心。与传统的教学方法相比,情境学习方法的优势在上文关于情境学习的部分已经讨论过。

一个在社区学习环境中实施的姑息关怀合作项目可以包括姑息关怀专科医生和非专科医生从

业人员,以及住院医师和医学生(实习生)。根据 Richardson 和 Cooper[128]所指出的挑战,它将渴望实现一些不同的目标:

- 让所有受训人员参与研究的文化(即鼓励基于证据的实践)。
- 为参与者提供机会,让他们认同自己的同行和指导教师。
- 鼓励跨地点讨论,探讨共同的理论、方法和实践问题。
- 提供一个讨论论坛和一个公认的沟通和合作渠道。
- 促进高质量的监督,以确保所有从业人员有足够的机会进行教学和学习。
- 促进学术互动和良好的监督实践,以促进学习者和监督者之间的对话。

实践社区为那些希望得到和需要推荐、指导、技巧和窍门、最佳实践、洞察力和创新的专业人士提供了重要的资源。使实践社区强大的部分原因是"相关性的聚集";也就是说,与一组连贯的主题相关的人和信息,一些人会觉得它们有趣而有用,并有潜在的收益。在线实践社区将医学生、他们的社区指导员和医学院专家联系在一起,可以极大地提高所有参与者的学习和实践经验。White 和 Thomas[129]证明,被分配到社区实习的学生在儿科实习中的表现与分配到学术医疗中心的学生一样好,甚至更好;其他研究也证明了类似的结果。在线实践社区方法可以在这一积极发现的基础上,为医学生提供更有效的社区体验。一个附带的好处是可以改善他们的指导者所使用的教学和监督方法。

建构主义

建构主义在 20 世纪的心理学和哲学中有着多重根基。它产生于皮亚杰的发展心理学观点[87]和布鲁纳的认知心理学[130],是行为主义和认知原则的综合体[131]。建构主义的立场认为,学习是一个建构意义的过程,也就是人们如何理解他们的经验[131]。

建构主义的观点有两个主要的分支:①认知建构主义和②社会文化(社会建构主义)。认知建构主义是以皮亚杰的相关工作为基础的个人主义观点。他断言,学习不是被动发生的,而是通过主动的意义建构而发生的[132]。皮亚杰解释说,当学习者遇到挑战他们思维方式的经验时,就会产生一种不平衡或不均衡的状态。然后,学习者必须改变他们的思维以恢复平衡或均衡。为此,学习者通过将新信息与他们已知的

信息联系起来,使其具有意义,即试图将其同化到他们现有的知识之中。当学习者无法做到这一点时,他们就会利用适应性来重组现有的知识,以达到更高的思维水平。

Fosnot[133]根据四项原则定义了建构主义:①学习取决于个人已经知道的东西;②新的想法发生在个人适应和改变他们的旧想法时;③学习涉及创造想法,而不是机械地积累一系列事实;④有意义的学习产生于重新思考旧想法,和对与我们旧想法相冲突的新想法所得出的新结论。

对于建构主义来说,学习被表述为一个建构的过程。在此过程中,学习者正在建立一个内部的知识图示,即一个对经验的个人解释。这种表述总是可以修改的,它的结构和联系构成了其他知识结构所依附的基础。因此,学习是一个积极的过程。在此过程中,经验在理解和掌握意义方面具有重要作用。这种知识观并不一定拒绝现实世界的存在。然而,它认为现实对现有的概念造成了限制,所有个人对世界的认识都是由他们对经验的解释组成的。此外,概念的增长是各种观点的结果,也是个人对这些观点的反应以及通过他们的经验而同时改变的内部表征[134]。

现代形式的社会建构主义已经存在了 40 余年。严格来说,虽然它被认为是一种学习理论,根植于认知建构主义[135]和社会文化理论[18],但它更正确地是一种认识论或对学习本质的哲学解释[136]。

社会建构主义是基于维果斯基(Vygotsky)[18]关于语言、思想及其社会中介的理论。维果斯基指出,认识的过程受到其他人的影响,并以社区和文化为中介。社会建构主义强调,包括学习在内的所有认知功能都依赖于与他人(如教师、同伴和父母)的互动。因此,学习在很大程度上取决于教育社区内合作过程的质量,而这一过程是基于具体情境的,是与环境相联系的[137]。然而,学习必须被视为不仅仅是个人对新知识的吸收;它也是学习者融入知识社区的过程。

根据社会建构主义者的观点,没有什么是从零开始学来的,而是与现有的知识相关,新的信息被整合到现有的理解网络之中,并扩大其范围。因此,成功的学习者是将新的想法嵌入到旧的想法中,对他们来说,理解力得到了扩展,以包含新的经验。社会建构主义的学习者对世界的看法总是主观的,因为每个人都会通过不同的预设理解框架来解释经验,并形成自己独特的世界观。

社会建构主义者断言,知识是人类的产物,是通过积极的方式在社会和文化中建构起来的,而不是被

发现的[138,139]。因此，知识既不与外部世界相联系，也不完全是心智的产物，而是作为一个人与环境中其他人互动所产生的心智矛盾的结果而存在[137]。

社会建构主义认为，学习是基于现实生活中适应性问题的解决，即通过在社会中与他人分享经验和讨论，使新的想法与现有的知识相匹配，而且学习者通过适应规则来理解世界。社会建构主义认为学习者是社会群体的一部分。在这个群体中，学习是通过群体互动而不是简单地在个人内部发生。学习是一个积极的、社会性的参与过程[140,141]。根据社会建构主义者的观点，分享个人观点或者与他们讨论的过程会使学习者们共同建构一种理解，而这种理解是独自一人无法做到的[140]。社会建构主义认为，虽然人们有可能拥有通过讨论协商出来的共同意义，但它也承认，没有两个人会与完全相同的人进行完全相同的讨论。在这种程度上，社会建构主义允许多种现实的存在。

社会建构主义认为学习是一个积极的过程，学习者应该努力为自己发现原理、概念和事实[101]。这种方法不认为教育是教师/辅导者向被动的学生"灌输"知识的过程；相反，它强调如何才能让学生们积极参与到自己的学习过程之中。

社会建构主义的一个主要焦点是社会互动和社会过程在创造知识方面所起的作用。维果斯基[18]认为，学习不能脱离社会环境。他认为，所有的认知功能都是作为社会互动的产物而开始的。社会建构主义需要一个主要因素：两个或更多的参与者。这些参与者必须参与某种形式的互动，知识才能被建构，而且他们必须有先前社会经验的知识[142]。这是个体之间的共同理解，他们的互动是基于共同的利益，构成了他们交流的基础。因此，在参与者之间的互动中，这种已有的知识在交易中被交换，以便商定所传递的意义。这种意义不一定是严格基于语言的，也可以是行动的产物。

社会建构主义的一个关键概念是最近发展区（zone of proximal development），通常缩写为 ZPD。这被定义为学习者在没有帮助的情况下能做的事和在有帮助的情况下能做的事之间的差异[143]。自维果斯基提出这一概念以来，ZPD 的定义已经被扩大和修改。ZPD 是指当一个人在拥有更高技能组合的老师或同伴的帮助下，所发生的学习领域。学习这套技能的人在没有老师或同伴的帮助下无法完成。教师帮助学习者获得该学生试图掌握的技能，希望他以后在承担那项任务时不再需要教师的帮助。ZPD 概念被看作是一种支架，指的是从教师或更有能力的同伴那里得到帮助或指导，以便允许学习者在 ZPD 范围内工作。维果斯基从来没有提到过"支架"这个词；这个概念是布鲁纳[130]在将维果斯基的 ZPD 概念应用于各种教育情境时首次提出的。根据 Wass 和 Golding[144]的观点，如果给学习者提供可以借助支架完成的最难任务，将产生最大的学习收益。

对教育实践的影响

Hoover[145]认为，建构主义对教学有重要影响。

第一，教学不能被看作是将知识从启蒙的或已知的传递给未启蒙的或未知的。建构主义教师并不是教授全新课程的独白教师。相反，建构主义教师是学习者的引导者，为他们提供机会来检验他们当前的理解是否充分。

第二，建构主义教师考虑到学习者的先前知识，并提供学习环境，探索学习者现有知识和新经验之间的不一致[145,146]。学习者之间的差异是对教师的挑战，不允许他们在教不同的学习者时使用相同的方法或相同的材料。

第三，由于建构主义强调学习者的参与，教师必须让学习者参与到学习中来，并高度关注学习者对于知识的当前理解[145]。建构主义教师可以确保学习经验包括对学习者很重要的问题，而不是仅仅与教师和教育系统的需求和利益相关。

第四，Hoover[145]强调，需要有足够的时间让学习者积极构建新知识。在这段时间里，学习者对他们的新经验进行反思，并试图考虑这些经验与以前经验之间的关系，以便对世界有一个改进的（不是"正确的"）看法。

根据社会建构主义理论，教师应该承担"促进者"的角色，而不是"知识的传授者"。促进者鼓励学习者实现他们自己对内容的理解。当教师作为知识的传授者时，学习者很容易扮演一个不接受的角色；当教师作为一个促进者时，学习者被鼓励在他们自己的学习中扮演一个更加实用和有效的角色。因此，重点在于学习者和他们能够做什么。在社会建构主义的教育环境中，学习的责任落在学习者身上，而教师则是一个引导方向和促进新思维模式的促进者。

在社会建构主义学习中，教师扮演的角色与传统的教师指导模式中的角色完全不同[147]。例如，在传统的课程中，教师提供答案，而促进者则提供策略，让学习者获得他或她的独立结论[148]。学习环境应该被设计成支持和挑战学习者的思维。关键的目标是要支持学习者成为一个有效的思考者，并发展启发式问题解决、元认知知识、创造力和原创性等方面的技能，作为提高对感兴趣主题的理解水平的副产品[149,150]。

协作学习

社会建构主义强调了协作学习的必要性。学习是通过学生之间以及学生和教师之间的协作来促进的。从社会建构主义的角度来看，当学生分享背景知识并参与协作活动的付出和回报时，他们实际上不是作为个人，而是作为一个团体在协商所传递的意义和构建知识。这种在任务和讨论中的协作使拥有不同技能和背景的学习者能够达成共同的理解[134]。社会建构主义方法应该要求学习者进行合作并批判性地分析问题。协作学习活动的一些例子是小组解决问题、小组调查、模拟和辩论。这些活动鼓励创造性，培养更高层次的思维[151]。

已有人描述了协作学习的很多益处。Johnson、Johnson[152]以及 Panitz[153]列举了超过 50 项益处，Laal 和 Ghodsi[154]则将其总结为社会、心理、学术和评估效益等四大类。例子包括：

1. 帮助发展更高层次的思维，如批判性思维。
2. 建立自我效能。
3. 培养社交、沟通和团队合作技能。
4. 提高问题解决的技能。

在协作学习中，学习者为一个共同的目标而努力，并对彼此的学习和自己的学习负责。例如，同伴辅导，即同一小组的学习者互相辅导，对双方都有意义，因为同伴辅导者通过教学过程澄清了自己的理解。当一个教师和几个学习者组成一个协作小组时，小组成员会运用四种认知策略：提问、总结、澄清和预测。这就形成了一个 ZPD，在这个 ZPD 中，学生逐渐承担起对教学资料的更多责任，并通过协作形成小组对高层次思维的期望，获得对于学习和日常生活的成功均十分重要的技能。知识点 4.10 提供了将社会建构主义付诸行动的建议。

社会物质性

最近有几位作者提出了"社会物质性"这一理论框架，可用于医学教育[155,156]。在过去三十年里，社会科学的研究方向发生了重大转变，即研究物质的东西——例如物体、动物、机器、人类和组织——如何被安排、操纵或发布，以使特定的任务、活动或实践得以完成。MacLeod 等人[155]将这一理论应用于分布式医学教育，Fenwick 和 Dahlgren[157]将其应用于医学教育

知识点 4.10　实用建议：将社会建构主义融入实践

- 促进讨论，即使是在讲座中，也要提出公开的问题，并提供时间让大家回答。
- 鼓励通过分析、预测和论证新的想法，将各种想法联系起来。
- 提供刚刚超过学习者胜任力的任务，并在需要时随时提供帮助。
- 围绕问题和小组项目工作，促进同伴间合作。
- 成立学习小组，进行同伴学习。
- 促进技术的使用，以提供基于团队的真实活动的模拟、网络化写作和交流。
- 将一定比例的成绩分配给同行评估，在此过程中培训学习者。

中的模拟。

科学和技术是最早利用这种对现实、知识和社会生活的物质基础的关注进行研究的领域之一。贯穿这些文献的一个主要主题是，创造和传播知识需要许多不同的物质实体的合作和互动，例如，人类和其他自然物体、仪器和技术、文本和图像。这种文献模糊了自然世界和社会世界之间的通常区别；它将科学视为自然的和社会的。

一个相关的理论表述被称为活动理论，或者更正确的说法是文化 - 历史活动理论（CHAT）[156]，比社会 - 物质性更早，在方法论上相当发达，并已经被应用于医学教育[158,159]。

活动理论实际上并不是一个严格意义上的理论，而是由一组构成一般概念体系的基本原则组成。这些基本原则超出了本章的范围，但包括面向对象、内部化 / 外部化的双重概念、工具中介、活动的层次结构和持续发展[159]。简单地说，活动不能作为一个孤立的实体存在。活动的概念本身就意味着有一个代理人（单独的或集体的）针对某些事物采取行动。根据活动理论的术语，活动调节主体（代理人）和客体（事物）之间的互动[160,161]。一些作者认为活动理论是社会物质视角所包含的概念框架，原因在于它强调调节人类活动系统的物质人工制品的重要性。然而，它的主要重点是人类活动，即劳动分工、文化规则和语言，以及社会目的[156]。

Ajjawi 和 Bearman[162]提供了一个例子，说明社会物质理论如何在临床环境中发挥作用。他们解释说，从社会物质的角度看，一个家庭医学的指导者和受训者可以被看作是在两个独立而又相互关联的活动系

统中活动——病人照护和受训者教育,甚至还可能有第三个与研究有关的活动系统。这些活动系统有其自身的分工、材料、社会规则和惯例、政策和做法(在实践中甚至可能是相互矛盾的)。理解监督关系需要理解这些活动系统以及它们之间的紧张和矛盾。不幸的是,一些从业者发现这个理论很难理解和应用,部分原因是不同的作者对它有不同的解释和说明。

今天,社会物质性的话题是最重要的问题之一。在信息系统和管理领域,是最受欢迎、被引用最多、争论最多和批评最多的话题[163]。社会物质性的概念是非常理论化的。撰写社会物质性的作者试图对社会和物质之间的关系作出尖锐的哲学陈述,而这一陈述很明显地从"社会物质"这个名称开始——这是"社会"和"物质"这两个词的有意融合[163]。从这个角度来看,人和物只存在于彼此的关系之中。换句话说,实体(无论是人还是技术)都没有固有的属性,而是通过它们的相互渗透获得形式、属性和能力[164]。

关于医学教育也可以提出类似的观点。物质元素是社会生活各个方面的基础,包括教育,但当我们思考社会问题时,我们往往只关注人类之间的关系。固有的技术问题(如互联网基础设施)被认为是理所当然的,我们往往不再考虑它们在世界和我们身上的影响,除非它们停止工作。科学和技术的社会物质理论鼓励我们解开人类和非人类因素的纠缠。严格的医学教育研究需要理论来解决人类和物质因素以及

它们之间发生的许多联系和互动。

以分布式医学教育为例。MacLeod 等人[155]提出了社会物质理论对医学教育有用的三种方式。第一,它可以帮助解释材料、技术、知识、物理空间、自然和各种物体,并阐明之前被掩盖的行动者、基础设施和其他物质因素,以提供一个更全面的画面。第二,它可以帮助我们理解日常生活的动态,特别是学习。第三,社会物质方法有能力打破我们认为理所当然的想法,引导我们以不同的方式思考,甚至颠覆传统方法。

Fenwick 和 Dahlgren 指出,医学教育者越来越多地转向那些"……有助于阐明学生在持续的不确定性和突发结果的动态背景下的学习"的理论[157]。他们指出,人们越来越重视认识和关注材料(物体、文本、技术、身体、环境)在实践和学习中的运动方式,以及它们与社会(文本、符号、意义)的关系。Orlikowski 的话在《社会物质性》一书中经常被引用,他说:"社会和物质被认为是密不可分的——没有不属于物质的社会,也没有不属于社会的物质[164]。"

Fenwick 和 Dahlgren[157]强调了社会物质理论提供的有用问题和方法,以扩大和深化医学生的学习。他们的讨论基于模拟医学教育的案例。在一个我们正在做事的工作场所,学习从重视通过获取知识为行动做准备,转变为有效参与环境的过程。

知识点 4.11 说明了社会物质理论的关键概念,以及它们对教育者提出的问题。

 知识点 4.11　聚焦:社会物质性

理解教育的社会物质方法的共同方面,以及向教育者提出的一些问题

关键的社会物质相关的理解	向教育工作者提出的问题
重点是材料是动态的,与人类活动紧密相连。	特定的材料和建筑环境如何影响我们学生的行为和想法?
人的意义和决定是重要的,但不是在任何情况下唯一起作用的东西。	我们如何鼓励学生注意材料是如何影响他们的执业情境的?
强调的不是个别事物及其特征,例如个别医生的技能或特定技术,而是它们之间的关系以及这些关系产生的结果。	学生如何能更积极地意识到这些关系及其影响?
实践本身是不断变化的人类和非人类元素的聚集,它们以不可预测的方式相互作用。	不同的元素如何相互作用,以及这些不同的互动是如何产生特定种类的知识的?
整个系统影响着任何特定的实践,因为它不断适应和改变模式。	一项特定的实践是如何与其他系统相互联系并受其影响的?
不确定性和不可预测性是假设的。	在由预先确定的课程体系和计划目标主导的专业教育中,什么可能被抑制?

来源:Fenwick[157]。

尽管这一理论最近才在医学教育中出现,但它作为一种基于实践的理论,有可能增加我们的理解并改善我们的实践。Fenwick 雄辩地提出了社会物质方法的案例:

教育者和学生们可以更仔细地观察哪些材料元素最能影响他们的学习和教学过程,资料如何限制或提高学习的可能性,为什么特定的教育或学习实践变得稳定和强大,以及这些黑匣子何时产生问题。这不是把更多的活动塞进拥挤的课程体系,而是开辟吸引学生的途径[156]。

对实践的影响

如上所述,社会物质性理论已经被应用于信息系统和管理领域[164-166]。这并不是一个容易应用的理论,也许是因为社会物质性的概念是如此的理论化。在医学教育领域,已经有两个很好的应用实例。第一个是在分布式医学教育领域(DME)。MacLeod 等人[155]解释说,分布式医学教育在很大程度上依赖于技术形式的物质资源的采用和整合,这些资源与社会资源相关。社会方面的考虑包括制定可行的组织战略、适当的教学模式、合适的评价标准,以及对有意义的社会/专业互动的新定义。他们说明,在远程教育中考虑社会存在[167]、教学存在[168]和认知存在[169],可以带来对实践有帮助的洞察力。一个与社会存在有关的例子是一小群学习者使用 Skype,他们发现如果技术不能正常运行,就很难认识他们的同伴并进行互动。与教学呈现相关的一个例子是视频会议技术,作为一种物质条件,它影响着讲师愿意和/或能够与学习者接触的方式。这种技术对于偶尔使用的人来说并不容易学习,而且讲师可能会专注于如何使用这种技术,而不是专注于如何吸引学习者。最后,在认知方面,如果有人在视频会议的授课环境中提出问题,有一连串的物质因素需要考虑。问题被放在一个队列中,讲师根据问题的顺序而不是与课程的相关性来回答这些问题。这种以技术为中介的问题排序影响了小组参与真实对话的能力。

第二个例子涉及医学教育中模拟的主题。Fenwick 和 Dahlgren[157]认为,这一领域缺乏理论基础。他们指出,一些作者认为,在这种情况下,模拟需要重新概念化,使之更具有创新性、综合性和跨专业性。目前,关于模拟的文献更多地关注于掌握临床程序性技能,而不是对突发的实践场景或跨专业情境作出反应。作者描述了复杂性理论的应用,它可以被认为是一种社会物质性理论,以解决在医学教育中使用模拟的局限性。

正如前面简单讨论的那样,临床教育可以提供一个极好的机会,使用社会物质分析来理解和重新配置临床环境中的教育。显然,工具、材料和物理空间与临床医生、医务人员、学生甚至病人的行动相互影响。所有工作人员和轮转的学生都可以从对这些联系的更好理解中受益匪浅。

成人学习原则

由于医学本科生和研究生可以被视为成人学习者,所以成人学习理论经常被用来研究医学教育。一些作者[20,170,171]对理论进行了出色的总结,即在成人学习方面的建设性工作。他们的结论是,如果按照全面性(包括所有类型的学习)、实用性和应用的通用性等标准来判断,没有任何一种理论能够胜任。他们还断言,像成人学习这样复杂的现象,可能永远不会被一个单一的理论所充分解释。

成人教育学

尽管许多理论框架都涉及成人教育,但除了 Knowles 的教学法[20]之外,很少有其他理论框架被广泛运用。因此,本节的其余部分将重点讨论教学法、其对实践的影响以及其在本科医学教育中的应用实例。

Knowles[20]首次将"成人教育学"一词引入北美,将其定义为"帮助成人学习的艺术和科学"。Knowles 并没有把教学法作为一种基于经验的理论,而只是作为一套四种假设,后来又增加了第五种和第六种。Knowles 所提出的教学法的六个基本假设是:①成人的自我概念得到充分发展。②成人给学习带来了相当多的经验;③成人的学习准备取决于需要;④成人倾向于有一个以问题中心的聚焦点;⑤成人通常是可以内部驱动的;⑥成人需要知道为什么他们要知道一些东西[20]。

成人教育学通过 Maslow[172]和 Rogers[173]的工作植根于人本主义心理学。成人教育学的基础是,成人身份的实现是以成人将自己视为自我指导的个体为标志的。Knowles 的"假设模型"给了成人教育一个"身份徽章",将该领域与其他教育领域区分开来,例如儿童学校教育[174]。Bard 断言,成人教育学"可能比其他任何力量都更有意义。改变了学习者在成人教育和人力资源开发中的作用"[175]。然而,它也引起了巨大的争议、辩论和批评。早期的批评导致 Knowles 后来修改了他的模型,将成人教育学和教学法描述为一个连续体,并建议在不同的时间、不同的情况下使用这两种教学方法是合适的，与学习者的年龄无关[10]。

尽管成人教育学在成人学习实践中被广泛接受和使用，但它仍然没有得到经验上的证明。Pratt[176]指出，实证问题仍然没有答案，"我们不能有把握地说，成人教育学已经被测试并发现，就像许多人所希望的那样，它是成人学习理论的基础或成人教育的统一概念"[176]。这一论断得到了 Rachal 的支持，他的结论是："研究教学法功效的实证文献在三十多年后仍然没有定论，而且在定义上存在相当大的差异，导致教学法的实施方法各不相同[177]。"尽管有这些批评意见，但成人教育学的假设在过去三十多年时间里一直指导着医学和其他许多领域的教育者，原因在于它们的实际应用似乎导致了一个尊重和有效的过程，增强了学习。知识点 4.12 总结了这些假设。

知识点 4.12　聚焦：成人教育假设[20]

　　1. 自我概念。成年人通常想选择他们想学的东西，想在什么时候学，以及想怎么学。

　　2. 经验。成年人学习者拥有丰富的生活经验，他们将这些经验带入新的学习经历中；他们可以为相互学习和相互交流贡献丰富的内容。

　　3. 学习的准备程度取决于需求。当成年人看到他们需要知道的东西将帮助他们处理生活中的情况时，他们就准备好学习了。

　　4. 以问题为中心的重点。成年人需要看到学习的直接应用，因此他们寻求能够使他们解决问题的学习机会。

　　5. 内部动机。成年人因外部动机而寻求学习机会，但更有力的动机，如自尊、更好的生活质量和自我实现，是内部动机。

　　6. 成年人需要知道他们为什么要学习一些东西。成年人需要知道他们将如何从新知识中受益，例如解决一个问题或立即应用这些知识。

人们普遍认为，成人教育学并不是真正的关于成人如何学习的理论，其假设仅仅是对成人学习者的描述[174]。此外，这些假设也被质疑为对于实践的规定。一般的批评意见是，由于经验证据有限，成人教育学缺乏科学的基本特征[174,177]。有些人认为，假以时日，通过对假设的实证研究，成人教育学可能成为一种理论。Merriam 和 Cafarella 评论说，Knowles 在他的自传中描述的成人教育学与其说是一种成人学习理论，不如说是"关于学习的假设模型或作为新兴理论基础的概念框架"[62]。至少，成人教育学抓住了成人学习者的一般特征，并为规划学习者的教学提供了指导，这些学习者至少在一定程度上是独立的和自我指导的[10,20]。

对教育实践的影响

从成人学习理论中得出的实践意义有几个，其核心是成人的生活状况与儿童的生活状况有很大不同。Merriam[178]讨论了成人和儿童的学习在三个方面的差异：背景、学习者和学习过程。

背景

通常情况下，作为学习者只是成年人同时扮演的几个角色之一。成年人通常在多种环境中学习和发挥作用，在这些环境中，需要有特定的技能来解决相关问题。

学习者

成人是自我指导学习的，原因在于他们有大量的经验储备，他们的学习准备与他们社会角色的关系，他们对可以立即应用于当前相关问题的知识的渴望，以及他们学习的内部动机。

学习过程

三个非认知因素已被证明会影响成人学习[29]：

- 节奏
- 意义
- 动机

通过最后期限或其他外部压力来安排学习进度，可能对学习产生不利影响。当然，忙碌的成年人依靠最后期限来组织他们的成果；然而，所需的学习往往是肤浅的，因为重点是在满足最后期限而不是在学习上。另外，对于那些没有意义的或者不属于他们兴趣领域的学习任务，成年人往往表现不佳。

使用成人教育学原则的教师着重于成为学习的促进者，而不是知识的传播者和评价者。Vella[179]列举了 12 条应该针对成人学习者的原则。这些原则是：对要学习的内容进行需求评估；学习者在环境中的安全感；促进者和学习者之间的良好关系；所展示的内容的顺序及其强化；使用实践；建立对学习者作为决策者的尊重；理解学习者的想法、感受和行动；学习的即时性；明确规定促进者和学习者的角色；使用小组学习；学习者参与；以及责任。

这些想法可以被制定为一套指导成人学习活动的

原则。Knowles[180]从成人教育学的假设中总结出了七条原则，在此将其与应用建议一起提出（见知识点 4.13）。

知识点 4.13　实用建议：应用成人学习的原则[180]

1. 建立一个有效的学习氛围。学习者在身体和情感上都应该是舒适的。他们应该感到安全，可以自由地表达自己，不受评判或嘲笑。

2. 让学习者参与到方法和课程方向的共同规划中。他们的参与将有助于确保内容和学习过程中的合作。这也将提高内容和过程与学习者需求的相关性。

3. 让学习者参与确定他们自己的学习需求。同样，这将有助于确保意义，并将触发学习者的内部（内在）动机。这也将促进学习者的自我评价和反思，以及对其学习的有效整合。

4. 鼓励学习者制定他们自己的学习目标。这样做的理由与上述第 1~3 点的理由是一样的。鼓励学习者控制自己的学习。

5. 鼓励学习者识别资源，并设计出使用这些资源来完成其目标的策略。这一原则将成人的学习需求与实现其目标的实际资源联系起来，同时也为将资源用于具体而集中的目的提供动力。

6. 帮助学习者执行他们的学习计划。对成功的期望是激励的一个关键因素。如果学习任务太难，学习者就会灰心丧气，失去动力。另外，没有支持的太多压力也会抑制学习。

7. 让学习者参与评估他们自己的学习。这是自我指导学习过程中的一个重要步骤，需要对经验进行批判性反思。

小结

本章介绍了 10 种学习的理论方法，每一种都有可能为医学教育者的实践提供参考。对于每一种理论方法，本章都阐述了其基本框架和原则，并提供了该理论的应用实例。知识点 4.14 列出了每种理论、其主要倡导者和一个关键的参考文献。

教育理论在实践中的应用总是有些折中的，这在诸如教育这样的应用科学中并不罕见。为了使这一理论阐述对我们的教育实践尽可能地有用，考虑一下这些理论框架之间的关系，以及可以从所有这些框架中得出的信息和主题的一致性，对我们的医学教育实践是有帮助的。这里提供了其中一些共同的主题。

所有理论框架都将学习者视为学习过程的积极贡献者。在这里所讨论的每一种理论方法中，学习者都与不断变化的、复杂的环境积极互动。课程不能再被看作是传递给学生或作用于学生的东西，无论他们是本科生、研究生还是执业医师。这里有一个重要的人类能动性的因素。此外，在实践中，医生 - 学习者通过实践环境中的互动而被刺激学习。

整个学习环境比任何一个单独的变量更重要。学习环境是复杂的。它包括学习者、教师、病人、同事、资源和其他工作人员。正是所有这些变量的相互作用和独立影响，形成了学习者在各个层面都能体验到的学习环境。学习是通过直接经验和间接经验以及这个复杂系统中的许多相互作用来完成的。因此，在计划、实施和评估我们的教育项目时，我们必须尽可

知识点 4.14　聚焦：学习理论总结

理论	提出者	主要文献
社会认知理论	Albert Bandura	Bandura[11]
反思性实践	Donald Schön	Schön[12]
转化学习	Jack Mezirow	Mezirow[13]
自主学习	Philip Candy	Candy[14]
体验式学习	David Kolb	Kolb[15]
情境学习	Jean Lave	Lave and Wenger[16]
实践社区	Etienne Wenger	Wenger, Snyder, McDermott[122]
建构主义	Lev Vygotsky	Gergen[142]
社会物质性	Wanda Orlikowski	Fenwick[156]
成人学习原则	Malcolm Knowles	Knowles[180]

能多地分析环境中的因素。

学习是与真实问题的解决和理解整体相关的。对于成人学习者来说,当学习与解决真实的(即现实生活中的)需求或问题相关时,学习是最有效和最有动力的。这一点在反思性实践中所发生的学习十分明显,新的学习是由实践中的问题所带来的意外所触发的。通过真实的问题进行的体验式学习导致了持续的掌握和竞争。围绕临床问题的学习,无论是在诊所还是在教室,都代表着学习解决本专业和未来专业实践的真实任务。

个人过去的经验和知识在学习、行动和获得新知识方面至关重要。在所有层面上,学习必须与相关的经验相联系,或者与学习者的现有知识相兼容。过去的经验和知识会影响对自我的认知效能感,这反过来又会影响对新经验和目标的选择。在实践中,新的学习机会的确定将在很大程度上取决于个人现有的经验和知识。

学习者的价值观、态度和信念影响着他们的学习和行动,培养学习者在这方面的自我意识对他们的发展很重要。这些价值观、态度和信念对于学习者是否愿意尝试新行动至关重要。它们几乎影响学习者的一切想法,以及他们与导师、同伴和病人的互动。自我意识对于职业认同的发展至关重要。有多种过程可以改变价值观、态度和信念,例如反思性观察、视角转换、角色示范和行动反馈。

作为学习者的个人有能力进行自我调节,也就是设定目标、计划策略和评估他们的进展。成人学习者被认为是自我驱动和指导的,追求那些与个人目标相关的学习目标。他们在本质上是自我调节的,而反思的过程意味着直接从经验中所产生的学习。在规划学习经验时,我们不能把这些看作是我们必须教给学生的技能,而是看作需要发展和提高的技能和能力。

对自己的实践(表现)进行反思的能力对于终身的、自主的学习至关重要。所有这些理论方法的核心是相信我们可以从我们的经验中学习,将其纳入我们现有的知识和技能。这种反思的机会需要尽早引入系统的方法来促进反思。反思不仅仅是对经验的描述,而是对经验的分析。它不是一种自然的和直观的能力,它必须通过实践来发展。它是成为一个有效的终身学习者的关键,原因在于它也能够使学习者制定标准,将标准应用于评价他们的表现,决定需要进一步学习的内容,并在职业生涯中继续学习。

学习既发生在个人身上,也发生在与他人的合作中。这些理论支持通过与他人互动而动态发生的学习;这些理论也承认,当个人分享经验、知识和观点时,学习可以集体发生。这样做的结果是,知识和理解是协作或相互构建的,而且小组的所有成员都能为这一成长作出贡献。

学习涉及人类、工具、材料和物理空间之间的协作和互动。工具、材料和物理空间与临床医生、工作人员、学习者和病人的行动相互影响。所有参与临床轮转的人都可以从更好地了解这些联系中获益,从而使学习更具有战略性。

将这些理论应用于医学教育需要思考和实践。作为医学教育者,我们可以通过阅读和思考相关文献来更好地理解这些理论,也可以通过参与在该领域具有共同兴趣的同行社区而受益。通过实践应用每一种理论,接受来自学习者和同行观察者的反馈,并对实践进行反思,医学教育者将继续改进他们的教育角色。通过参与社区活动,他们将为构建共同的知识和理解作出贡献,并在实践中形成新的理论。这些活动将带来医学教育的提升。

致谢

感谢 Karen Mann 博士,感谢她的友谊、支持和在本书前两个版本中共同撰写这一章。所有认识她的人都会感念她的智慧、敏锐和善良。还要感谢曾在卡尔加里大学医学院工作的 Penny Jennett 博士,她是 ASME 专著第一版的共同作者。本章关于反思性实践的内容就是基于该专著。

参考文献

1 Tripp, D. (1993). *Critical Incidents in Teaching. Developing Professional Judgement*. London: Routledge.

2 Rees, C. and Monrouxe, L. (2010). Theory in medical education: how do we get there? *Medical Education* 44: 334–339.

3 Albert, M., Hodges, B., and Regehr, G. (2007). Research in medical education: balancing service and science. *Advances in Health Sciences Education* 12 (1): 103–115.

4 Bordage, G. (2009). Conceptual frameworks to illuminate and magnify. *Medical Education* 43: 312–319.

5 Mann, K.M. (2011). Theoretical perspectives in medical education: past experience and future possibilities. *Medical Education* 45: 60–68.

6 Feldman, M.S. and Orlikowski, W.J. (2011). Theorizing practice and practicing theory. *Organization Science* 22 (5): 1240–1253.

7 Cuff, P.A. and Vanselow, N. ed. (2004). *Improving Medical Education: Enhancing the Behavioral and Social Science Content of Medical School Curricula*. Washington, DC: National Academies Press.

8 Tekian, A. and Harris, I. (2012). Preparing health professions education leaders worldwide: a description of masters-level programs. *Medical Teacher* 34: 52–58.

9 Foundation for Advancement of International Medical Education and Research. Master's Programs in Health Professions Education. http://www.faimer.org/resources/mastersmeded.html (accessed 27 June 2018).

10 Knowles, M., Holton, E.F. III, and Swanson, R.A. (2005). *The Adult*

Learner, 6e. Oxford: Butterworth-Heinemann.

11 Bandura, A. (1986). *Social Foundations of Thought and Action. A Social Cognitive Theory*. Englewood Cliffs, NJ: Prentice-Hall.

12 Schön, D.A. (1983). *The Reflective Practitioner: How Professionals Think in Action*. New York, NY: Basic Books.

13 Mezirow, J. (1994). Understanding transformation theory. *Adult Education Quarterly* 44: 222–244.

14 Candy, P.C. (1991). *Self-Direction in Lifelong Learning*. San Francisco, CA: Jossey-Bass.

15 Kolb, D.A. (1984). *Experiential Learning: Experience as the Source of Learning and Development*. Englewood Cliffs, NJ: Prentice Hall.

16 Lave, J. and Wenger, E. (1991). *Situated Learning: Legitimate Peripheral Participation*. New York, NY: Cambridge University Press.

17 Wenger, E. (1998). *Communities of Practice: Learning, Meaning, and Identity*. New York, NY: Cambridge University Press.

18 Vygotsky, L.S. (1978). *Mind in Society*. Cambridge, MA: Harvard University Press.

19 Orlikowski, W.J. and Scott, S.V. (2008). Sociomateriality: challenging the separation of technology, work and organization. *The Academy of Management Annals* 2: 433–474.

20 Knowles, M.S. (1980). *The Modern Practice of Adult Education: From Pedagogy to Andragogy*, 2e. New York, NY: Cambridge Books.

21 Bandura, A. (1977). *Social Learning Theory*. Englewood Cliffs, NJ: Prentice-Hall.

22 Bandura, A. (1997). *Self-Efficacy: The Exercise of Control*. New York, NY: WH Freeman.

23 Bandura, A. (2006). Guide for constructing self-efficacy scales. In: *Self-Efficacy Beliefs of Adolescents*, vol. 5 (ed. F. Pajares and T. Urdan), 307–337. Greenwich, CT: Information Age Publishing.

24 Schön, D.A. (1987). *Educating the Reflective Practitioner: Toward a New Design for Teaching and Learning in the Professions*. San Francisco, CA: Jossey-Bass.

25 Schön, D.A. (1995). The new scholarship requires a new epistemology. *Change* 27 (6): 26–34.

26 Boud, D., Keogh, R., and Walker, D. ed. (1985). *Reflection: Turning Experience into Learning*. London: Kogan Page.

27 Branch, W. and Paranjape, A. (2002). Feedback and reflection: teaching methods for clinical settings. *Academic Medicine* 77: 1185–1188.

28 Moon, J. (1999). *Reflection in Learning and Professional Development*. London: Kogan Page.

29 Resnick, L.B. (1987). Learning in school and out. *Educational Researcher* 16: 13–20.

30 Atkins, S. and Murphy, K. (1993). Reflection: a review of the literature. *Journal of Advanced Nursing* 18 (8): 1188–1192.

31 Mann, K., Gordon, J., and MacLeod, A. (2009). Reflection and reflective practice in health professions education: a systematic review. *Advances in Health Sciences Education* 14: 595–621.

32 Jennett, P.A., Lockyer, J.M., Maes, W. et al. (1990). Providing relevant information on rural practitioners: a study of a medical information system. *Teaching and Learning in Medicine* 2 (4): 200–204.

33 Lockyer, J., Gondocz, S.T., and Thivierge, R.L. (2004). Knowledge translation: the role and place of practice reflection. *Journal of Continuing Education in the Health Professions* 24: 50–56.

34 Slotnick, H.B. (1996). How doctors learn: the role of clinical problems across the medical school-to-practice continuum. *Academic Medicine* 71: 28–34.

35 Crandall, S. (1993). How expert clinical educators teach what they know. *Journal of Continuing Education in the Health Professions* 13: 85–98.

36 Palmer, A., Burns, S., and Bulman, C. ed. (1994). *Reflective Practice in Nursing: The Growth of the Professional Practitioner*. Oxford: Blackwell Scientific Publications.

37 Epstein, R.M. and Hundert, E.M. (2002). Defining and assessing professional competence. *Journal of the American Medical Association* 287: 226–235.

38 Regehr, G. and Mylopolous, M. (2008). Maintaining competence in the field: learning about practice, from practice, in practice. *Journal of Continuing Education in the Health Professions* 28 (Suppl 1): S19–S23.

39 Branch, W.T. Jr., Frankel, R., Gracey, C.F. et al. (2009). A good clinician and a caring person: longitudinal faculty development and the enhancement of the human dimensions of care. *Academic Medicine* 84: 117–126.

40 Weissmann, P.F., Branch, W.T., Gracey, C.F. et al. (2006). Role-modeling humanistic behavior: learning bedside manner from the experts. *Academic Medicine* 81: 661–667.

41 Shapiro, J. and Talbot, Y. (1991). Applying the concept of the reflective practitioner to understanding and teaching family medicine. *Family Medicine* 23 (6): 450–456.

42 Clift, R., Houst, W.R., and Pugach, M. ed. (1990). *Encouraging Reflective Practice in Education: An Analysis of Issues and Programs*. New York, NY: Teachers College Press.

43 Westberg, J. and Jason, H. (2001). *Fostering Reflection and Providing Feedback. Helping Others Learn from Experience*. New York, NY: Springer Series on Medical Education. Springer.

44 Moon, J. (2004). Using reflective learning to improve the impact of short courses and workshops. *Journal of Continuing Education in the Health Professions* 24: 4–11.

45 Mezirow, J. (1991). *Transformative Dimensions of Adult Learning*. San Francisco, CA: Jossey-Bass.

46 Lockyer, J., Woloschuk, W., Hayden, A. et al. (1994). Faculty perceptions of their role as consultants to practising physicians. *Academic Medicine* 69: S13–S15.

47 Beecher, A., Lindemann, J., Morzinski, J., and Simpson, D. (1997). Use of the educator's portfolio to stimulate reflective practice among medical educators. *Teaching and Learning in Medicine* 9: 56–59.

48 Mezirow, J. (1990). *Fostering Critical Reflection in Adulthood*. San Francisco, CA: Jossey-Bass.

49 Roberts, C. and Stark, P. (2008). Readiness for self-directed change in professional behaviours: factorial validation of the Self-reflection and Insight Scale. *Medical Education* 42: 1054–1063.

50 Sobral, D. (2005). Mindset for reflective learning: a revalidation of the reflection-in-learning scale. *Advances in Health Sciences Education* 10: 303–314.

51 Wald, H., Borkan, J.M., Taylor, J.S. et al. (2012). Fostering and evaluating reflective capacity in medical education: developing the REFLECT rubric for assessing reflective writing. *Academic Medicine* 87: 41–50.

52 Vivekananda-Schmidt, V., Marshall, M., Stark, P. et al. (2011). Lessons from medical students' perceptions of learning reflective skills: a multi-institutional study. *Medical Teacher* 33: 846–850.

53 Beecher, A., Lindemann, J., Morzinski, J., and Simpson, D. (1997). Use of the educator's portfolio to stimulate reflective practice among medical educators. *Teaching and Learning in Medicine* 9: 56–59.

54 Cranton, P. (1994). *Understanding and Promoting Transformative Learning: A Guide for Educators of Adults*. San Francisco, CA: Jossey-Bass.

55 Taylor, E.W. and Cranton, P. (2012). *The Handbook of Transformative Learning: Theory, Research, and Practice*. San Francisco, CA: Jossey-Bass.

56 Janik, D.S. (2005). *Unlock the Genius Within*. Lanham, MD: Rowman and Littlefield Education.

57 Taylor, E.W. (2008). Transformative learning theory. *New Directions for Adult and Continuing Education* 119: 5–15.

58 Brookfield, S.D. (1990). *The Skillful Teacher: On Technique, Trust and Responsiveness in the Classroom*. San Francisco, CA: Jossey-Bass.

59 Maslow, A.H. (1968). *Toward a Psychology of Being*, 2e. New York, NY: Van Nostrand Reinhold.

60 Brockett, R.G. and Hiemstra, R. (1991). *Self-Direction in Adult Learning: Perspectives on Theory, Research and Practice*. New York, NY: Routledge.

61 Knowles, M.S. (1975). *Self-Directed Learning: A Guide for Learners and Teachers*. New York, NY: Association Press.

62 Merriam, S.B. and Caffarella, R.S. (1999). *Learning in Adulthood: A Comprehensive Guide*, 2e. San Francisco, CA: Jossey-Bass.

63 Grow, G. (1991). Teaching learners to be self-directed: a stage approach. *Adult Education Quarterly* 41: 125–149.

64 Hammond, M. and Collins, R. (1991). *Self-Directed Learning: Critical*

Practice. New York, NY: Nichols/GP Publishing.

65 Gugliemino, L.M. (1977). Development of the Self-Directed Learning Readiness Scale. Unpublished doctoral dissertation. University of Georgia, Athens, GA, USA.

66 Oddi, L.F. (1986). Development and validation of an instrument to identify self-directed continuing learners. *Adult Education Quarterly* 36: 97–107.

67 Roberts, C. and Stark, P. (2008). Readiness for self-directed change in professional behaviours: factorial validation of the Self-reflection and Insight Scale. *Medical Education* 42: 1054–1063.

68 Eva, K.W. and Regehr, G. (2005). Self-assessment in the health professions: a reformulation and research agenda. *Academic Medicine* 80: 547–554.

69 Sargeant, J., Armson, H., Chesluk, B. et al. (2010). The processes and dimensions of informed self-assessment: a conceptual model. *Academic Medicine* 85: 1212–1220.

70 Brydges, R. and Butler, D. (2012). A reflective analysis of medical education research on self-regulation in learning and practice. *Medical Education* 46: 71–79.

71 Sandars, J. and Cleary, T.J. (2011). Self-regulation theory: applications to medical education: AMEE guide. *Medical Teacher* 33: 875–886.

72 Davis, D.A., Mazmanian, P.E., Fordis, M., Van Harrison, R., Thorpe, K.E. and Perrier, L. (2006). Accuracy of physician self-assessment compared with observed measures of competence: a systematic review. *Journal of the American Medical Association* 296: 1094–102.

73 Hacker, D.J., Bol, L., and Keener, M.C. (2008). Metacognition in education: a focus on calibration. In: *Handbook of Memory and Metacognition* (ed. J. Dunlosky and R. Bjork), 429–456. Mahwah, NJ: Erlbaum Publishers.

74 Butler, D.L. and Winne, P.H. (1995). Feedback and self-regulated learning: a theoretical synthesis. *Review of Educational Research* 65: 245–281.

75 Cook, D.A. and Artino, A.R. Jr. (2016). Motivation to learn: an overview of contemporary theories. *Medical Education* 50: 997–1014.

76 Keller, J.M. (2009). *Motivational Design for Learning and Performance: The ARCS Model Approach*. Berlin, Germany: Springer Science & Business Media.

77 Keller, J.M. (1987). Development and use of the ARCS model of instructional design. *Journal of Instructional Development* 10 (3): 2–10.

78 Entwistle, N. and Ramsden, R. (1983). *Understanding Student Learning*. London: Croom Helm.

79 Miflin, B., Campbell, C.B., and Price, D.A. (1999). A lesson from the introduction of a problem-based graduate entry course: the effects and different views of self-direction. *Medical Education* 33: 801–807.

80 Biggs, J. (2003). *Teaching for Quality Learning at University*, 2e. Bury St. Edmonds: Open University Press.

81 McClusky, H.Y. (1970). An approach to a differential psychology of the adult potential. In: *Adult Learning and Instruction* (ed. S.M. Grabowski), 80–95. Syracuse, NY: ERIC Clearinghouse on Adult Education.

82 Parboosingh, J. (1996). Learning portfolios: potential to assist health professionals with self-directed learning. *Journal of Continuing Education in the Health Professions* 16: 75–81.

83 Smith, S., Kakarala, R.R., Talluri, S.K. et al. (2011). Internal medicine residents' acceptance of self-directed learning plans at the point of care. *Journal of Graduate Medical Education* 3: 425–428.

84 Bravata, D.M.T., Huot, S., Abernathy, H.S. et al. (2003). The development and implementation of a curriculum to improve clinicians' self-directed learning skills: a pilot project. *BMC Medical Education* 3: 7.

85 Lewin, K. (1951). *Field Theory in Social Sciences: Selected Theoretical Papers*. New York, NY: Harper and Row.

86 Dewey, J. (1938). *Experience and Education*. New York, NY: Kappa Delta Phi, Touchstone.

87 Piaget, J. (1971). *Psychology and Epistemology*. Harmondsworth, UK: Penguin Books.

88 Fenwick, T. (2000). Conceptions of experiential learning: a review of the five contemporary perspectives on cognition. *Adult Education Quarterly* 50 (4): 243–272.

89 Holzer, S.M. and Andruet, R.H. (1998). A multimedia workshop learning environment for statistics. Workshop presented at ASEE Conference and Exposition, Seattle, WA, and Virginia Polytechnic Institute and State University, Blacksburg, VA.

90 Lee, P. and Caffarella, R.S. (1994). Methods and techniques for engaging learners in experiential learning activities. *New Directions for Adult and Continuing Education* 62: 43–54.

91 Fry, R. and Kolb, B. (1979). Experiential learning theory and learning experiences in liberal arts education. *New Directions for Experiential Learning* 6: 79–92.

92 Caffarella, R.S. (1992). *Psychological Development of Women: Linkages to the Practice of Teaching and Learning in Adult Education*. Columbus, OH: ERIC Clearinghouse on Adult, Career and Vocational Education.

93 Rogoff, B., Matusov, E., and White, C. (1996). Models of teaching and learning: participation in a community of learners. In: *The Handbook of Education and Human Development: New Models of Learning, Teaching, and Schooling* (ed. D.R. Olsen and N. Torrance), 388–415. Oxford: Blackwell.

94 Cantillon, P., D'Eath, M., De Grave, W. and Dornan, T. (2016). How do clinicians become teachers? A communities of practice perspective. *Advances in Health Sciences Education* 21: 991–1008.

95 Rogoff, B. (2003). *The Cultural Nature of Human Development*. New York, NY: Oxford University Press.

96 Sfard, A. (1998). On two metaphors for learning and the dangers of choosing just one. *Educational Researcher* 27: 4–13.

97 Lave, J. and Wenger, E. (2002). Legitimate peripheral participation in communities of practice. In: *Supporting Lifelong Learning. Perspectives on Learning* (ed. R. Harrison, F. Reeve, A. Hanson and J. Clarke), 1111–1126. London: Routledge Farmer.

98 Borg, E. (2003). Discourse community. *The ELT Journal* 57: 398–400.

99 Steven, K., Wenger, E., Boshuizen, H. et al. (2014). How clerkship students learn from real patients in practice settings. *Academic Medicine* 89: 469–476.

100 Palinscar, A.S. (1998). Social constructivist perspectives on teaching and learning. *Annual Review of Psychology* 49: 345–375.

101 Brown, J.S., Collins, A., and Duguid, P. (1989). Situated cognition and the culture of learning. *Educational Researcher* 18: 32–42.

102 Eraut, M. (2000). Non-formal learning and tacit knowledge in professional work. *British Journal of Educational Psychology* 70: 113–136.

103 Reber, A. (1995). *Implicit Learning and Tacit Knowledge: An Essay on the Cognitive Unconscious*. New York, NY: Oxford University Press.

104 Polyani, M. (1958). *Personal Knowledge: Towards a Post-Critical Philosophy*. London: Routledge and Kegan Paul.

105 Cooke, M., Irby, D., and O'Brien, B. (2010). *Educating Physicians: A Call for Reform of Medical School and Residency*. San Francisco, CA: Jossey-Bass.

106 Hafferty, F. and Franks, R. (1994). The hidden curriculum, ethics teaching and the structure of medical education. *Academic Medicine* 69: 861–871.

107 Bates, J., Konkin, J., Suddards, C. et al. (2013). Student perceptions of assessment and feedback in integrated longitudinal clerkships. *Medical Education* 47: 362–374.

108 Coulehan, J. and Williams, P.C. (2001). Vanquishing virtue: the impact of medical education. *Academic Medicine* 76: 598–605.

109 Dornan, T., Boshuizen, H., King, N., and Scherpbier, A. (2007). Experience-based learning: a model linking the processes and outcomes of medical students' workplace learning. *Medical Education* 41: 84–91.

110 Collins, A., Brown, J.S., and Newman, S. (1989). Cognitive apprenticeship: teaching the crafts of reading, writing and mathematics. In: *Knowing, Learning and Instruction: Essays in Honor of Robert Glaser* (ed. L.B. Resnick), 453–494. Mahwah, NJ: Lawrence Erlbaum Associates.

111 Barab, S.A., Barnett, M., and Squire, K. (2002). Developing an empirical account of a community of practice: characterizing the

essential tensions. *The Journal of the Learning Sciences* 11: 489–542.

112 Wenger, E. and Wenger-Trayner, B. (2015). Communities of Practice: A Brief Introduction. http://wenger-trayner.com/introduction-to-communities-of-practice (accessed 25 March 2017).

113 Phipps, D. (2012). Knowledge mobilisation and why does it matter to universities? *Guardian Professional*, 9th March 2012. www.guardian.co.uk/higher-education-network/blog/2012/mar/09/introduction-to-knowledge-mobilisation (accessed 2 December 2012).

114 Caplan, N. (1978). The two communities theory and knowledge utilization. *American Behavioral Scientist* 22: 459–470.

115 Oftek, E. and Sarvary, M. (2002). *Knowledge Exchange and Knowledge Creation: Should the Emphasis Shift in a Competitive Environment* (working paper). Fontainebleau, France: INSEAD.

116 World Health Organization (WHO) (2006). Bridging the 'Know–Do' Gap in Global Health. http://www.who.int/workforcealliance/knowledge/resources/knowdo_gap/en (accessed 27 March 2017).

117 Canadian Health Services Research Foundation (CHSRF) (2003). *The Theory and Practice of Knowledge Brokering in Canada's Health System. A Report Based on a CHSRF Consultation and a Literature Review*. Ottawa, ON: CHSRF.

118 Canadian Institutes of Health Research (CIHR) (2004). *Knowledge Translation Strategy: 2004–2009: Innovation in Action*. Ottawa, ON: CIHR.

119 Davis, D.A., Thomson, M.A., Oxman, A.D., and Haynes, R.B. (1992). Evidence for the effectiveness of CME. A review of 50 randomized controlled trials. *Journal of the American Medical Association* 268: 1111–1117.

120 Triggs, P. and John, P. (2004). From transaction to transformation: information and communication technology, professional development and the formation of communities of practice. *Journal of Computer Assisted Learning* 20: 426–439.

121 Millen, D.R., Fontaine, M.A., and Muller, M.J. (2002). Understanding the benefits and costs of communities of practice. *Communications of the ACM* 45 (4): 69–73.

122 Wenger, E., Snyder, W., and McDermott, R. (2002). *Cultivating Communities of Practice: A Guide to Managing Knowledge*. Cambridge, MA: Harvard Business School Press.

123 Ensley, M.S.C., Kirkegaard, M., and Linares, A. (2005). Working together: communities of practice in family medicine. *Family Practice Management* 12 (1): 28–32.

124 Henri, F. and Pudelko, B. (2003). Understanding and analyzing activity and learning in virtual communities. *Journal of Computer-Assisted Learning* 19: 474–487.

125 Kimble, C., Hildreth, P., and Wright, P. (2001). Communities of practice: going virtual. In: *Knowledge Management and Business Model Innovation* (ed. Y. Malhotra), 220. Hershey, PA: Idea Group Publishing.

126 Parboosingh, J.T. (2002). Physician communities of practice: where learning and practice are inseparable. *Journal of Continuing Education in the Health Professions* 22: 230–236.

127 Hung, D. and Tan, S.C. (2004). Bridging between practice fields and real communities through instructional technologies. *International Journal of Instructional Media* 31 (2): 1–8.

128 Richardson, B. and Cooper, N. (2003). Developing a virtual interdisciplinary research community in higher education. *Journal of Interprofessional Care* 17 (2): 173–182.

129 White, C.B. and Thomas, A.M. (2004). Students assigned to community practices for their pediatric clerkship perform as well or better on written examinations as students assigned to academic medical centers. *Teaching and Learning in Medicine* 16: 250–254.

130 Bruner, J. (1966). *Toward a Theory of Instruction*. Cambridge, MA: Harvard University Press.

131 Amineh, R.J. and Asi, H.D. (2015). Review of constructivism and social constructivism. *Journal of Social Sciences, Literature and Languages* 1 (1): 9–16.

132 Piaget, J. (1977). *Intellectual Evolution from Adolescence to Adulthood*. Cambridge: Cambridge University Press.

133 Fosnot, C.T. (1989). *Enquiring Teachers, Enquiring Learners: A Constructivist Approach for Teaching*. New York, NY: Teachers College Press.

134 Duffy, T.M. and Jonassen, D.H. (1991). Constructivism: new implications for instructional technology. *Educational Technology* 31 (5): 7–12.

135 Piaget, J. (1970). *Structuralism*. New York, NY: Harper and Row.

136 Hyslop-Margison, E.J. and Strobel, J. (2007). Constructivism and education: misunderstandings and pedagogical implications. *The Teacher Educator* 43 (1): 72–86.

137 Schunk, D.H. (2014). *Learning Theories: An Educational Perspective*, 6e. Essex: Pearson.

138 Gredler, M.E. (1997). *Learning and Instruction: Theory into Practice*, 3e. Upper Saddle River, NJ: Prentice-Hall.

139 Ernest, P. (1998). *Social Constructivism as a Philosophy of Mathematics*. Albany, NY: State University of New York Press.

140 McMahon, M. (1997). Social Constructivism and the World Wide Web – A Paradigm for Learning. Paper presented at the ASCILITE conference, Perth, Australia. http://www.ascilite.org/conferences/perth97/papers/Mcmahon/Mcmahon.html (accessed 15 July 2017).

141 Derry, S.J. (1999). A fish called peer learning: searching for common themes. In: *Cognitive Perspectives on Peer Learning* (ed. A.M. O'Donnell and A. King), 197–211. Mahwah, NJ: Lawrence Erlbaum Associates.

142 Gergen, K.J. (1995). Social construction and the educational process. In: *Constructivism in Education* (ed. L.P. Steffe and J. Gale), 17–39. Mahwah, NJ: Lawrence Erlbaum Associates.

143 Kuusisaari, H. (2014). Teachers at the zone of proximal development – collaboration promoting or hindering the development process. *Teaching and Teacher Education* 43: 46–57.

144 Wass, R. and Golding, C. (2014). Sharpening a tool for teaching: the zone of proximal development. *Teaching in Higher Education* 19 (6): 671–684.

145 Hoover, W.A. (1996). The practice implications of constructivism. *SEDL Letter* 9 (3): 1–2.

146 Clements, D.H. (1997). (Mis?)constructing constructivism. *Teaching Children Mathematics* 4 (4): 198–200.

147 Brownstein, B. (2001). Collaboration: the foundation of learning in the future. *Education* 122 (2): 240.

148 Rhodes, L.K. and Bellamy, G.T. (1999). Choices and consequences in the renewal of teacher education. *Journal of Teacher Education* 50 (1): 17–26.

149 Di Vesta, F. (1987). The cognitive movement and education. In: *Historical Foundations of Education Psychology* (ed. J. Glover and R. Royce), 203–233. New York, NY: Plenum Press.

150 Bauersfeld, H. (1995). "Language games" in the mathematics classroom: their function and their effects. In: *The Emergence of Mathematical Meaning: Interaction in Classroom Cultures* (ed. P. Cobb and H. Bauersfeld), 271–289. Mahwah, NJ: Lawrence Erlbaum Associates.

151 Brown, R.G. (1999). Middle school social studies in the cognitive revolution. *The Clearing House* 72 (6): 327–331.

152 Johnson, D.W. and Johnson, R.T. (1989). *Cooperation and Competition Theory and Research*. Edina, MN: Interaction Book Co. Publishing.

153 Panitz, T. (1999). Benefits of cooperative learning in relation to student motivation. In: *Motivation From Within: Approaches for Encouraging Faculty and Students to Excel, New Directions for Teaching and Learning* (ed. M. Theall), 59–68. San Francisco, CA: Josey-Bass.

154 Laal, M. and Ghodsi, S.M. (2012). Benefits of collaborative learning. *Procedia – Social and Behavioral Sciences* 31: 486–490.

155 MacLeod, A. et al. (2015). Sociomateriality: a theoretical framework for studying distributed medical education. *Academic Medicine* 90: 1451–1456.

156 Fenwick, T. (2015). Sociomaterialty and learning: a critical approach. In: *The SAGE Handbook of Learning* (ed. D. Scott and A. Hargreaves), 83–93. Thousand Oaks, CA: SAGE.

157 Fenwick, T. and Dahlgren, M.A. (2015). Towards socio-material approaches in simulation-based education: lessons from complexity theory. *Medical Education* 49: 359–367.

158 Frambach, J.M., Driessen, E.W., and van der Vleuten, C.P.M. (2014). Using activity theory to study cultural complexity in medical education. *Perspectives on Medical Education* 3 (3): 190–203.

159 Johnson, J. and Dornan, T. (2015). Activity theory: mediating research in medical education. In: *Researching Medical Education*, Chap. 7 (ed. J. Cleland and S.J. Durning), 93–103. John Wiley and Sons. http://onlinelibrary.wiley.com/doi/10.1002/9781118838983.ch9/summary (accessed 25 March 2017).

160 Reid, A.M., Ledger, A., Kilminster, S., and Fuller, R. (2015). Can the tools of activity theory help us in advancing understanding and organisational change in undergraduate medical education? *Advances in Health Sciences Education* 20: 655–668.

161 Kaptelinin, V., Kuutti, K., and Bannon, L. (1995). Activity Theory: Basic Concepts and Applications. A summary of a tutorial given at the East West HCI 95 Conference. http://www.ulfblanke.com/downloads/activity_theory/kaptelinin-basics.pdf (accessed 26 March 2017).

162 Ajjawi, R. and Bearman, M. (2012). Sociomateriality matters to family practitioners as supervisors. *Medical Education* 46: 1145–1147.

163 Leonardi, P.M. (2013). Theoretical foundations for the study of sociomateriality. *Information and Organization* 23 (2): 59–76.

164 Orlikowski, W.J. (2007). Sociomaterial practices: exploring technology at work. *Organization Studies* 28 (9): 1435–1448.

165 Carlile, P.R., Nicolini, D., Langley, A., and Tsoukas, H. ed. (2013). *How Matter Matters: Objects, Artifacts, and Materiality in Organization Studies*, vol. 3. Oxford: Oxford University Press.

166 Orlikowski, W.J. (2009). The sociomateriality of organizational life: considering technology in management research. *Cambridge Journal of Economics* 34 (1): 125–141.

167 Anderson, T., Rourke, L., Garrison, R., and Archer, W. (2001). Assessing teaching presence in a computer conferencing context. Journal of Asynchronous Learning Networks http://hdl.handle.net/2149/725 (accessed 14 March 2017).

168 Garrison, R. (2009). Implications of online learning for the conceptual development and practice of distance education. *Journal of Distance Education* 23 (2): 93–104.

169 Garrison, R., Anderson, T., and Archer, W. (2001). Critical thinking, cognitive presence and computer conferencing in distance education. *American Journal of Distance Education* 15 (1): 7–23.

170 Cross, K.P. (1981). *Adults as Learners*. San Francisco, CA: Jossey-Bass.

171 Darkenwald, G. and Merriam, S.B. (1982). *Adult Education: Foundations of Practice*. New York, NY: Harper and Row.

172 Maslow, A.H. (1970). *Motivation and Personality*, 2e. New York, NY: Harper and Row.

173 Rogers, C. (1968). *Freedom to Learn*. Columbus, OH: Charles E Merrill.

174 Hartree, A. (1981). Malcolm Knowles' theory of andragogy: a critique. *International Journal of Lifelong Education* 3 (3): 203–210.

175 Bard, R. (1984). Foreword. In: *Andragogy in Action* (ed. M.S. Knowles), xi. San Francisco, CA: Jossey-Bass.

176 Pratt, D.D. (1993). Andragogy after 25 years. In: *An Update on Adult Learning Theory* (ed. S.B. Merriam), 15–23. San Francisco CA: Jossey-Bass.

177 Rachal, J.R. (2002). Andragogy's detectives: a critique of the present and a proposal for the future. *Adult Education Quarterly* 52 (3): 210–227.

178 Merriam, S.B. (1996). Updating our knowledge of adult learning. *Journal of Continuing Education in the Health Professions* 16: 136–143.

179 Vella, J. (2002). Quantum learning: teaching as dialogue. *New Directions for Adult and Continuing Education* 93: 78–84.

180 Knowles, M.S. (1984). *Andragogy in Action: Applying Modern Principles of Adult Learning*. San Francisco, CA: Jossey-Bass.

（翻译：鲁中天，王一诺；审校：程化琴）

5 课程设计原则

Janet Grant
CenMEDIC (Centre for Medical Education in Context), London, UK
The Open University, Milton Keynes, UK
University College London Medical School, London, UK
World Federation for Medical Education, Ferney-Voltaire, France

---

 本章要点

- 课程是通过带有意识形态和社会特征的、充满愿景的表达形式，反映出区域的情况和需求。
- 医学教育课程的内容来自所有学习者的经验，这使他们无论是在基础科学和临床医学还是本科和研究生阶段的临床技能方面都能达到预期目标。
- 课程介绍可以使学生、教师和管理者能够了解并履行与课程或课程相关的义务，包括学习者预期目标、教学内容(教学大纲)、如何教授、如何学习、如何监督、如何反馈和评估、入学要求以及课程的组织方式。
- 课程设计过程首先应该关注"课程的目的是什么？"
- 医学教育课程的构建方式取决于课程设计者对学生学

习方式、医学实践方式、社会责任、问责问题、知识库应用、专业价值观、资源和卫生服务发展等方面的认识和理解。
- 课程结构和实施过程应考虑到认知心理学和教育心理学的知识。背景课程也可能是对经验主义者提出问题的反映，同时涉及哲学、社会文化和批判性理论等领域。
- 没有任何证据支持将课程作为一个整体或分部分来构建，哪一个是最佳选择。一门课程应该尽可能适合于其地点、时间、目的和背景。

引言

医学教育史的书籍在我的书架上不断扩充，为了了解这些年是否产生了不同的课程设计思想，我随机选择了一些书籍，发现确实有部分影响。例如，在 1961 年[1]，课程设计的辩论集中在教学技能和学生如何学习。课程由目标和经验组成，基于社会的健康需求、科学思维的哲学和医生的专业特征，内容划分相对传统。1972 年[2]，学者们建议用行为术语来定义目的和目标(也许与今天对能力的关注没有太大的区别)，而且课程应该同时满足学生和社会所需，而不是医学院工作人员方便提供的内容。教师们在听取相关建议后，尝试更加有效地整合他们的教学内容，并为学生提供选择。1982 年[3]和 1983 年[4]，人们提倡教育设计的系统方法，强调旨在实现学习目标的教学方法，认为促进学生积极参与可能是一种有效的策略。时间来到 1989 年[5]，似乎有理由将整本书都投入到课程结构的问题上，以促进适合临床实践的学

习。在今天的出版物中，我们发现社会责任的主题[6]与全球化的"后殖民困境"[7]等重要话题同时出现，内容显得相互矛盾甚至有些不协调。

任何领域，教育都反映了更广泛的社会趋势和价值观，为了解医学教育课程的哲学思想和设计中所发生的事情，我们需要超越这个领域，关注医疗卫生在社会中的作用，以及整个教育领域的相关争论。一项对课程的研究表明，基础理念是根据经济和社会需要而发展起来的，但仍然扎根于之前的思维。许多"当前"的想法并无新意，也往往缺乏支持性的证据，例如：

- 推动课程整合。
- 关注学生学习而不是教师教学。
- 教师需要学习如何做好工作。
- 关注评价教学结果的工具(以目标或能力表示)。
- 响应社会需求的责任。
- 有义务为学生进行专业实践做好准备。

同样的想法可以产生不同的课程设计，以及实现该设计的不同过程。指导我们教育工作的设计原则

（关于教学设计的更多内容，见第6章）是基于课程设计者所作出的专业选择。这些选择是根据当时的理论、信仰、主流言论和社会条件，以及医学界的价值观和经验，即竭尽全力培养出能适应其不断变化的目标的新一代医生。

医学教育中的课程设计是许多意识形态斗争的舞台。例如，医学生应该学习什么、如何学习、需要何种基础知识，在哪里获得这些学习资源、需要多长时间，以及是否根据结果或能力来制定任务，存在许多不同的观点。人们呼吁将更多"专业"内容——管理、领导力、专业精神、教学技能——纳入课程[8]。与此同时，还有一种关于课程超载的持续讨论（但基本上没有得到证实的）。

同样，关于课程应该如何开发和构建，也有许多不同观点。教育决策所依据的无可争议的研究结果很难找到；教育是一门社会科学，在社会科学中，客观真理是难以捉摸的[9]。这意味着，课程设计的风潮会随着社会和专业人士的关注而发生变化，就像它们在教学方法、课程评估甚至学习评估方面的起伏变化一样。Eisner[10]谈到了"课程意识形态"和"关于实际教育问题的决策所依据的价值前提"，这些意识可能非常强大。因此，正如Toohey所说，"其他观点简直是'不可想象的'"[11]。因此，正如她所说，对特定课程模式的热情是基于"学科中普遍持有的信念，这些信念被无可争议地接受"而逐渐发展起来的。整合、以学习者为中心和成人学习理论，都不属于这一类，尚没有一致的定义或证据基础。

在这一切中，有一个永恒的真理，由Michael Apple[12]简明扼要地表达出来，即课程永远不可能是一个中立的状态，它是一套特定的价值观、信仰和愿望的表达，来源于当地直接的政治、文化、职业和社会环境。这是一个特别重要的考虑因素，因为全球化有可能使课程同质化，以满足与当地环境无关的标准和规范。

更复杂的是，基础医学院、研究生和继续职业课程设计的主要关注点是非常不同的。在医学院，学生有很多需要学习的东西，而学校则有责任和机会确保他们做到这一点，并有权利用学生的时间，开展反映学校课程观的活动。在研究生阶段，学习是在临床实践中进行的；学生也是一名年轻的医生，需要学习很多东西并通过考试，还有临床职责要履行。大部分的学习都依赖于所经历的临床工作，教师和课程规划者组织研究生学习的权利非常有限。

在继续职业发展阶段（在第19章中详细讨论），每个医生都已经成为一个自主的专业人员，每个人都有独特的经历和经验，许多医生在专业实践中有着自己独特化的学习意图。对大多数人来说，几乎没有受保护的学习时间和学习资金。在这一点上，设计固定课程似乎是行不通的。这反过来又使执业医师的标准化评估问题重重[13]。相反，我们可以简单地引导资深医生确定自己的学习需求、设计个性化的学习并在实践中强化[14]。

本章中讨论了适用于本科生和研究生医学教育的课程设计。这些经久不衰的原则经受了时间的考验、研究热点的变化以及世界各地应用医学课程的许多不同情境的考验。这些原则应具有足够的灵活性，以便在不同的管理者手中产生不同类型的课程。课程必须适合其情境，而不是基于非常抽象的意图（如果是善意的话）。有效的教育必须基于背景，扎根于本土文化和环境。

什么是课程？

课程是一种管理性、反应意识形态的、有计划性的文档，它有三个主要组成部分：结构、内容和过程。课程对所涉及的学科给出了合理的描述，并定义了该学科的教学过程、学习过程和预期结果。所有课程决策都必须在事先陈述愿景、使命或价值观的基础上作出。课程必须是针对当地情况，基于普适性的价值作用有限。在课程中依据情境的专门术语表达，将在各个层面推动有益的变化。

那么，课程就不仅仅是一个"教学大纲"——只将课程或计划的内容与主题简单罗列。课程是一个强大的工具。因此，无论是在机构内部还是在更广泛的社会环境中，课程往往是结构、内容和过程控制权争夺的焦点。

尽管关于课程的相关文献很多，但其定义却少之又少。与所有的社会科学一样，每个从业者或研究者都必须清楚自己的观点。例如，联合国教科文组织[15]提到了预期课程、书面课程、官方课程、实施课程、实现课程、课程学习、隐藏课程、课程框架、课程体系和课程进程。所有这些术语都反映了看待课程的不同方式、目的以及支撑这种看法的价值观。鉴于这一切，知识点5.1提出了一个广泛的课程相关的定义。

知识点5.1中的定义保留了必须根据当地卫生保健状况、医疗服务需求、教育文化和资源可用性来呈现所有内容和作出流程决策。符合这个定义的课程应为所有利益相关者提供明确的课程描述，即适合其

知识点 5.1　课程的定义

　　课程是一种管理性、反应意识形态的、有计划性的文档,应该:

- 准确地告诉学生期待的内容——包括入学要求、课程或计划的长度和组织及其灵活性、评估系统以及学生支持方法。
- 建议教师如何教授内容,并支持学生完成个人和专业发展任务。
- 帮助学校对学生学习进行适当评估,并对教育实施提供相关评估。
- 告诉社会学校如何恰当地履行职责、培养下一代医生。

自身需要也符合环境的要求和期望。这个定义的内涵可以解决日益突出的全球化思想与反映当地需求的课程之间的矛盾。关于构建课程的最佳方式的争论,在很大程度上是理论性的,其最终是根据当地的需求和资源来决定;除此之外,课程一定是在特定情境中的[16]。

课程设计

　　至少从公元前 360 年柏拉图写下《理想国》开始,教育家和哲学家们就已经解决了教什么和怎么教的问题。因此,课程设计只是在相对较近的时间内才成为一个争论的话题,这似乎有些令人惊讶。近代对课程性质的担忧是随着 19 世纪末大众教育的到来而产生的[17]。在此之前,课程是由精英和专业团体来定义的,课程声明(无论是明确的还是隐含的)可能只包含要学习的内容、所需要的时间和要使用的教学方法。

　　在 20 世纪 60 年代之前,对课程改革最好的描述是无计划"漂移"[18],不过,即使在那之前,课程思想已经被占主导地位的社会意识形态和需求所决定。例如,基于第二次世界大战后重建世界的需求催生了"目标管理"运动,也就因此催生了基于目标的课程,以尽快高效地实现社会秩序正常化。在这方面,Kelly[19]记录到教育家们认为需要有计划地不断创新以跟上社会变化,利用新的理论基础,并保持标准和价值观。与此同时,课程作为对教育意图、机制、背景和结果的全面描述的理念开始流行。

　　然而,如今,随着教育过程和管理理念的发展,令人满意的课程设计要涉及学习者更广泛的体验、学习环境,以及组织者的课程内容和质量控制等。课程应

指导学生、教师和教育管理者。同时,课程应该在实施过程中为教师的创新性、个人的专业性以及学生的个人偏好留出施展空间,前提是二者都清楚自己的目标。

　　正如本章后面所讨论的,课程设计受到与医学专业、医疗服务和整个社会相关的各种影响。尽管决策通常会受到明确的外部指导或标准的影响,但每个课程设计团队必须自己决定使用哪种方法(见知识点 5.2)。

 知识点 5.2　寻找证据:比较课程设计

　　尽管关于不同课程模式和教与学策略的研究报告有很多,但没有证据表明有"一种最佳方法"。这是因为课程是由许多部分组成的,而且几乎没有证据表明,即使是其中任何一个组成部分,也难以找到适用于所有情况的选项。

　　课程有不同的具体目的,并在不同的环境下运行,因此有许多不同的设计。它们的效果只能根据其预期的目的来判断。而且,除了要培养安全和负责任的医生之外,教学目标几乎不会完全相同。教、学、文化、资源和机会方面的差异,使得比较或对照研究几乎是不可能的。

　　每个课程设计者都必须决定课程的目的,然后在文献中寻找不同课程组成部分在服务不同目的时能产生什么样的效果,证据往往很难令人信服。因此,课程设计者最好依靠他们的专业判断和价值观设法收集自己认同的课程设计效果的证据,并在当地进行商讨和风险分析。

课程标准

　　在一些国家,课程及其标准是由国家制定的;在其他国家,是由监管机构和专业机构制定的。一些监管机构会对课程产出提供指导,少数监管机构为课程制定了实际标准,包括表述方式、组成部分以及应该如何开发并实施和利用。通常情况下,课程标准涉及的不仅仅是课程或计划的教学大纲内容。

　　例如,在英国,全科医学委员会颁布了本科阶段的预期目标[20]、本科和研究生阶段的课程管理和实施的通用标准[21]以及研究生培训的课程设计具体标准[22]。在美国,医学教育联络委员会制定了认证标准,其中包含对医学院校课程的许多关键指导,但没有对如何构建课程本身进行说明[23]。

　　这不足为奇,大多数课程标准都涉及一系列类似

的基本问题,如:

- 教育目标
- 课程结构和设计
- 内容
- 教学和评估
- 课程管理
- 角色和责任
- 对课程效果的评估

此外,各级的医学教育工作者可以将自己的医学教育过程、课程内容、培训过程与指导性的指标集进行比较,如世界医学教育联合会(WFME)[24]所公布的标准(详见知识点5.3)。世界医学教育联合会在各个阶段为医学教育的各个方面制定、试行和评估了质量改进标准,以"在全球范围内提供一种医学教育质量改进机制,供负责医学教育的机构、组织和国家政府应用"[24]。课程涉及所有这些方面同时展现出这样一种观点,即课程设计必须包含的内容远远超过课程中要包含的内容。世界医学教育联合会标准在医学院被广泛用于认证和相关内容。知识点5.3列出了世界医学教育联合会认为在研究生培训课程[25]中重要的内容和发展方面,其实所有医学教育和培训都使用了类似的标题。

最终,为了减少课程标准与实践中的差距,由Coles[26]确定了3类共存课程:

- 书面课程
- 实践课程
- 学生体验课程

所引用的标准都要求课程设计者思考,课程或计划的预期特征,其基本原理、价值观或使命。如果没有这些要素,课程的开发就会成为一项危险的工具性工作,往往只服务于政治或经济目的。正如Noddings[27]所说,"目标对话"是课程设计首要的也是最重要的元素,也是确保因地制宜的最重要标准。

伦理方面的注意事项

人们早就认识到,课程是一种社会和心理上的行动实验,其主体是教师和学习者[28]。鉴于课程改革往往是由学术环境、社会价值和教育意识形态驱动的,而不是由证据驱动的,且没有伦理委员会等机构的监督,课程设计者和开发者有责任确定要解决什么问题,并为所提议的解决方案提供令人信服的理由。课程设计者在向学习者强加一种新的、未经测试的体验时,也必须小心谨慎,这种体验将影响他们个人和专业发展的关键阶段,并将对他们提供的医疗保健和与

知识点5.3　医学研究生教育课程的组成部分[25]

1. 任务和成目标
1.1　任务
1.2　职业精神和职业自主性
1.3　教育成果
1.4　参与制定任务和目标
2. 教育计划
2.1　PGME计划的框架
2.2　科学方法
2.3　计划内容
2.4　课程的结构、组成和期限
2.5　教育组织
2.6　PGME与服务的关系
3. 学员评估
3.1　评估方法
3.2　评估与学习的关系
4. 培训学员
4.1　录取政策及选择
4.2　学员数量
4.3　学员咨询和支持
4.4　学员代表
4.5　工作条件
5. 教员
5.1　招聘和选拔政策
5.2　教员的义务和发展
6. 教育资源
6.1　设备设施
6.2　学习环境
6.3　信息技术
6.4　临床团队
6.5　医学研究与学术
6.6　教育专业知识
6.7　在不同环境学习
7. 方案评估
7.1　监测和评价机制
7.2　教员和学员的反馈
7.3　合格医生的表现
7.4　利益相关者的参与
7.5　教育计划的批准
8. 管理与行政管理
8.1　管理
8.2　学术领导
8.3　教育预算和资源配置
8.4　行政与管理
8.5　要求和规定
9. 持续更新

他们合作的团队产生影响,至少在早期阶段是如此。

　　有些人可能认为,与其谨慎地纸上谈兵,不如与教师合作帮助他们发展自身实践能力来得更加合理。这样,通过反思和行为研究,"教师作为研究者"可以成为课程实施和开发的核心人员[29]。由此,课程的基础理论或模式基于实践发展壮大。

环境的重要性

　　即使课程作为一种可转移商品的国际贸易蓬勃发展,但是对课程思考所产生的最强大影响是与当地环境的作用有关,以及从不同或不兼容的文化与体系中引进课程的危险[7]。没有证据表明西方模型的结果比其他模型[7,30,31]更好。

　　但这并不只是有关于东西方的问题。教育和评估文化的差异已经在医学教育中体现出来,甚至在西方国家内部和之间也是如此[32-34]。因此,一个源自并适合其实施地点的课程,不会狭隘地强调教育方法,因为尚没有强有力的证据区分何为最有效的教学方法。相反,重点必须放在背景、健康以及对医学科学和文化基础的益处上。与课程的背景环境相比,"医学教育"的决定成为次要的。

　　在继续更详细地思考课程设计之前,最重要的是需要对当地环境敏感的部分做充分的考虑。其中有些因素对任何课程都是适用的,有些则不然。它们包括:

- 考虑在当地行医所需的知识、技能和经验体系。这可以从医学常识中得出,但必须基于分析。
- 对健康问题的优先级排序,不同的地方会产生不同的结果。
- 拥有相应的知识背景与适合当地的环境,这不仅可以适当了解健康和疾病的背景,还可以了解沟通和临床决策的方法。
- 意识到医疗实践的多样性,要了解疾病的分类、症状和治疗都与当地情况有关。
- 将对医学院的投入、过程和产出与医疗卫生系统联系起来。

　　这些也在图 5.1 中表示出来[16]。总之,课程必须基于因地制宜的情境才有意义。考虑到这一点,我们现在可以考虑更传统的课程观点。

影响课程设计的因素

　　虽然编写课程是一个需要考虑价值观、信仰和情境的过程,但也需要回顾当前的证据、明确开发过程,

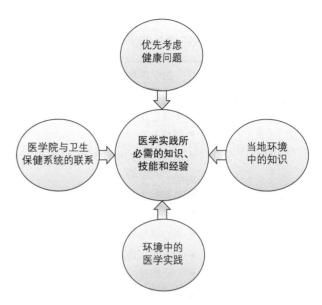

图 5.1　环境中的课程

对质量保证和利益相关者认可的信息进行声明。Jolly 和 Rees 认识到,这种对合理、公开和负责任的课程设计过程的需求,缺乏关于如何最好地做到这一点的证据基础,但结论是:"虽然课程设计是一个不精确的、任意的标准,但这样的标准是必需的,系统的、任意的比反复无常的课程设计要更好一些[35]。"

　　由学科专家或劳动力管理者专权制定课程的日子已经过去了,现在的课程设计包含了各种因素,这些因素来自社会进程的民主化、教育理论的发展、政治上的需要和经济上的关注。知识点 5.4 强调了对现代医学课程的一些影响及其作用领域。这里列举的每一个影响因素都留下了印记,每一个未完成的影响因素都会被纳入新一期的课程中,使每一个新的改革程序都比以前的模式更丰富。

专业实践

　　很多非学术的讨论因素会对塑造课程的观念有很大的影响,但是本部分将着重讨论关于课程模型和学习理论的演变。在英国,专业实践的概念是围绕着英国医学总会的《良好医疗实践》声明中所体现的思想而产生的,该声明定义了一套核心的专业行为和价值观[36],同时也涵盖了诸如医疗、保持良好的医疗实践、教育活动以及与病人、同事和团队内部的关系等问题。尽管《良好医疗实践》原本是作为一份专业指导文件,但实际上对课程设计产生了重大影响[20]。

　　加拿大皇家内科及外科医师学院[37]也就专科医生的关键能力发布了一份有影响力的声明(CanMEDS)。该声明涉及每个教育程序应促进的与以

知识点 5.4　对医学课程的影响和作用

影响	医学课程的作用 (示例)
专业实践理论	• 整合课程 • 团队工作 • 道德
学习理论	• 以学习者为中心的设计,例如基于问题的设计
社会价值	• 具有社会责任感的医学院校 • 拓宽有参与的课程
知识库扩展	• 核心课程和选修课程
专业人员	• 沟通技巧培训 • 专业精神
卫生服务发展	• 以社区为导向的课程 • 多专业要素
政治	• 缩短课程,更快地培养医疗队伍
问责制和透明度	• 基于结果的课程 • 基于目标的课程

下专业角色有关的医生素质:

- 医学专家
- 交流者
- 合作者
- 领袖
- 健康倡导者
- 学者
- 专业

类似声明不仅利于相应组织对其产品的预期设想,而且还将直接影响课程的内容和风格。另一方面,问责制和公开制的社会驱动力决定了明确结果的重要性,也利于同行或非专业人士的审查。政治上的需要常常促使课程更加注重劳动力产生的成本和速度。由此,我们应该意识到,课程设计或模式的选择不是一个客观的实体,而是在社会上、专业上、学术上和政治上构建的——课程设计是所在时代的产物。

课程模型

自 20 世纪中期以来,课程模型一直是学术和管理理论的热点研究主题,当时 Tyler 首次提出了这样的观点:"……有必要了解目标概念,这些教育目标成为教学材料、教学内容、教学程序以及测试和考试的标准[38]。"

尽管 Tyler 并没有对如何制定目标做严格的限定,但仍然允许学习的"单向传输"[39],即关注教师的活动,而不是学生的活动。尽管 Mager 后来创造了"教学目标"这一术语,并在用可测量的术语表达目标方面采取了更强硬的态度,但他同时也打算改变这一重点,强调学生成绩而不是教师活动的重要性[40]。同时,他规定了如何将这些成就具体化:用行为的、可观察到的术语来进行评估。因此,将课程作为评估基础成为核心原则。

之后有许多课程理论家发现,Mager 和 Tyler 的模型并没有包括所有类型的学习。例如,Eisner[10] 在思考艺术批评和鉴赏能力时,提出目标或结果不是预先确定的,而是从活动中产生的,并以一种反应性、评价性的方式进行反思,有些人可能把这称为真正的以学生为中心。在医学领域,如果有一套必须以特定形式获得的知识,教育者可以考虑这种概念是否最合适,以及是否需要一种新的学习理论。

一些学者试图用多种方法从指定结果的课程模型中解脱出来。例如,Stenhouse[29] 提出了一个过程模型,该模型关注获取、使用和评价学科知识的过程。如此而来,结果将真正地以学生为中心,而不是以学生为中心的修辞去实现他人指定的结果。

但这很矛盾,这种矛盾在最近变得更加复杂,在此期间,以能力为基础的课程模型一直占据着主导地位,这种模型最初是在职业科目中引入的,适合作为评估基础,如果我们能够定义能力,我们就能确保学生获得这些能力,并通过相关的测试来保证。我个人也认为,仅凭能力无法描述一个行业的技能[41]。一些著名的作家,比如 Hyland,认为课程设计中的能力变动不过是行为学派的一个经济驱动的衍生品:"这种试图明确规定要达到和衡量某些指标的做法不过是重组的行为主义……在'行为目标和责任制的融合'中构建起来的……这一运动对那些在 80 年代的新经济现实主义中寻求责任制和投入产出效率的人具有不可抗拒的吸引力[42]。"也许这对今天的医学教育工作者来说会敲响警钟。

教育或培训的责任和效率这两个因素是医学界的热点话题,因为在我们这个遵纪守法主导的时代,在诉讼日益增多的情况下,医学越来越关注展示出公开制和公共责任。医疗服务的压力,有限的资源,以及管理和政治上的需要,使得胜任力模型深受追捧。另一方面,以能力为基础的教学模型的兴起可能增加了"应试教育"的倾向,同时也增加了学生的创造性学习方法,这可能会鼓励极简主义而不是专业卓越[43]。

这些课程模型的使用可能是工具性实用主义、价值观和愿景、政治、社会和管理的需要以及当前关于人们如何学习的一种功能。这意味着,选择课程模型是一个需要仔细思考和公开论证的过程。

学习理论

学习理论以两种方式影响课程设计:第一,影响教育和培训的结构;第二,影响教学和学习模型的选择。这两者是相关的。在采用可能影响课程设计的学习理论时,课程设计者应该非常清楚地可以区分基于现有证据的学习理论与对某些现象的框架、想法或感知。"在心理学中,理论是为理解人类的思想、情感和行为提供一个模型"[44]。皮亚杰(Piaget)、维果斯基(Vygotsky)、杜威(Dewey)、布鲁纳(Brener)等人的作品都属于认知理论的范畴。主动和被动学习、学习风格和成人学习等想法并不是理论,也没有证据基础。现象是可观察的行为,可能是内容或情境特定的、个人特有的。将课程以观察现象为基础是不够的,建立在理论基础上可能更理性。一些学者不能区分循证理论和对现象的简单观察[45],而许多推动医学教育的观点并不基于证据[46]。

学习理论和现象观察影响了课程设计。当基于目标的课程模型占主导地位时,行为理论也是如此。成人学习原则[47]在课程设计中的应用为观察效果提供了一个例子。这些原则促进"积极""自我导向"地学习相关目标,尽管在缺乏证据基础和理论地位的前提下,仍引领了课程设计。一些医学院,如新墨西哥大学,支持成人学习风格的课程,"以学生为中心、通过社区为基础、自我指导的教学,具有早期临床技能的小组教育"[48]。这是一门不断发展的课程,就像许多课程一样,通常基于信仰并只在实践中测试。这种课程发展的命运史是基于个体的描述,一种教育信念满足医学院现实的语用学[45]。

与教育的其他方面一样,将学习理论和现象观察应用于教学实践是一项无休止的工作,因为社会和文化观念不断变化。因此,当基于目标的课程模型占主导地位时,行为理论也处于主要阶段,教师在塑造行为方面的作用是主要焦点。然而,焦点随后从教学转向了学习。这可能不仅是为了应对变化,同时也跟进了认知和建构主义理论的教育和认知心理学家前沿的观点[49-51]。Nicol 解释说,"……现在的老师鼓励学生通过教材以及参与、对话和互动,在一个强调支持和相互尊重的学习情境下"[52],教师应通过智力批判、刺激和挑战等方式,促进学习,这更多是一种社会价值,而不是一种教学观点。教育或认知心理学没有

理由阻止教师教学。即使是教学也能促进学习!

考虑到学习理论(并非现象观察)[53],教育心理学的一些关键前提包括:

- 学习者首先需要在他们的长期记忆中建立一个强大的结构化基础知识——这些基础知识应是基础科学,因为这些知识包括最普遍和结构化的知识。
- 学习知识的方式最好是有组织的,甚至可能需要死记硬背。
- "以学生为中心的"和"积极的"的学习理念可能会使短期记忆超负荷,并由于缺乏强大的结构而很难变成长期记忆——刚接触某领域的学生无法重建转化专家通过长时间而总结的知识。
- 知识需要反复使用来调整实践需要——从医学院的临床阶段开始,这也构建了一个不断扩大的与强大知识相关的结构化经验存储。
- 情境学习一开始通过使用临床例子送学生进入临床或社区,教他们临床和沟通技能,可能有助于个人,也许还可以帮助他们理解基础知识的重要性。
- 学习整合是构建和使用一种功能,而整合只能发生在学生的头脑中,而不能发生在课程中。

认知发展

认知发展理论为课程设计者提供了更多的见解。例如,哲学家伊曼纽尔·康德(Immanuel Kant)和心理学家列夫·维果斯基(Lev Vysgotsky)、爱德华·巴特利特(Edward Bartlett)[54]和让·皮亚杰(Jean Piaget)[55]等人,从图式的角度定义了认知发展。图式是一种认知框架或记忆结构,有助于组织和解释信息。随着经验的积累,我们可以用新的信息来修改、补充、改变旧图式,从而进行学习。"同化"是将新信息纳入先前存在的模式的过程。"适应"是指由于新的信息或新的经验而改变现有的模式或想法。在这个过程中也可能发展出新的模式。这里的重要问题是初始图式的质量,因为它们会奠定基础。

课程设计者需要了解的一个关键概念是学生的学习轨迹。在鼓励临床问题解决能力方面,传统的、有区别的临床前和临床阶段的学习比基于问题的学习更有效[56],这种观点让人吃惊。一个结构良好的知识库是实现创造性思维的良好跳板[57]。在一个需要不断解决每个新病人或新病例的环境中,一个强大的、结构化的知识基础,并通过经验的调整和技能的支持,能有效解决问题。因此,最有效的学习轨迹将首先确保结构良好的知识,这些知识几乎与问题无关,但与学生对概念的掌握程度有关。因此,这样的

知识是可转移的,并且可以伴随着情境应用。但是,确保有连贯的知识框架才能确保可转移性。这表明,在学习基础科学的同时,拥有一些早期临床的实践情境确实在未来可以更好地解决临床问题[58-62]。

使用学习轨迹来构建课程已经成功地应用于各个学习层次。例如,这种方法已经在儿童早教方面得到令人信服的解释[63]。将目标和发展路径联系起来的教学活动可以产生更高的思维水平,这引起许多医学教师的共鸣。

更多关于认知神经科学的新兴领域以及为医学教育和培训提供的见解可以在本书第3章中找到。

主导话语

教育反映了社会价值,任何课程规划者都必须了解在他们所在环境中影响教育思想的社会观念。这些思想可能是主导性的(大多数人持有)、新兴的(越来越多的人持有)、反对性的(直接挑战大多数人的观点)或替代性的(只是提供不同的观点)[64]。沿着这些思路有意识地分析推动课程设计的原则并分析其中任何一个原则是否适合自己的情境都会有所帮助。

在没有适当的理论或证据基础的情况下,课程改革的趋势已经在上升后逐渐回落——这未能带来假设的好处。主导性的言论很大程度上影响了教育实践,无论它是否有适当的理论或证据。例如,目前对有效学习的主导观点——要求学生的活动,已经催生了方法的组成部分和表现形式等的一系列想法。

医学教育选择接受的其他观点包括未经证实的"深度"和"表面"两种[65,66]。前者的特点是学生积极关注寻求潜在的意义、更广阔的内容、不同信息和经验之间的关系、论证的逻辑以及质疑和理解的需要。另一方面,"表面"的观点只寻求学习内容、获得知识并得到正确的答案[67],但是,对学习风格的表面特征描述可能无法激发实际发生的深层战略思考,而且可能是由文化决定的[68]。

深度学习或表层学习的想法不同,导致有人提出可能有第三种方法:战略学习[67]。战略学习是在理解评估系统要求的基础上,使用不同的学习方法和时间管理策略,从而获得尽可能高的成绩。学生为了通过考试而学习,这种认识使人们怀疑深度学习和表面学习这样的概念框架,这些框架很可能反映了结果而不是过程。

这些以及其他关于学习风格和方法的观点,影响了教学技能和方法、学习机会和评估方面的课程设计[69]。劝阻学生不要进行简单的死记硬背(尽管这实际上可能是富有成效的重复学习),鼓励明显的深度学习(尽管这只有在获得知识的情况下才能发生)的课程现在已经成为主流形式,认识到课程可能影响学生的学习方法。McManus等人提出了他们的观点:

正规教育,特别是有效的正规教育可以改变学习习惯和学习方式……在医学院里,嵌入式学位会增加深度和战略学习,减少表面学习……深度学习和战略学习也与医学生获得的临床经验有关。因此,在本科临床培训期间,更多地区参与到临床而不是仅仅依靠课本上的学习来通过考试,这是深度学习的学生特点,可以减少表面散漫的工作方法[70]。

尽管如今的课程设计所依据的思想依然缺乏证据,但似乎与学习的行为理论相距甚远,也与认知心理学的暗示相距甚远,在尝试应用之前仍然必须学习该学科的知识基础。如今的学习轨迹更加平坦,整合是整个课程的标志,而在实践情境下的深度学习是其目标。

在这些理论或观点框架自由发展的同时,更为保守的以能力为基础的课程框架也开始兴起,这些框架似乎回到了课程以实现既定目标为基础的时代,其基础理论明显是行为学。这种矛盾在今天基于胜任力的课程中仍然没有得到解决。一方面,这种课程模式规定了学生必须达到的预定结果。另一方面,我们看到同时提倡"以学生为中心"的学习,并有观点指出知识是由学生的经验建构起来的,存在于头脑中而不是外部[71]。因此,学习反映了学生对世界的理解和个人解释。这与规定课程内容的学习是不一致的,因为医学课程必须这样做。医学的核心是获得知识,而不是构建大量的知识和具体的技能,在任何职业中都是如此。医学教育已经发展出一种以学生为中心的民粹主义和不同版本的学习,这与源自社会和哲学视角的一套更深刻的原始理论思想几乎没有关系。

课程设计要素

尽管多年来不同的实践者和理论家之间存在着观点上的差异,但大家都认为课程设计的过程必须回答以下核心问题,这些问题最初是由Tyler在1949年提出的[38]:

- 教育计划的目的是什么?
- 该计划将如何组织?
- 哪些经验会促进实现这些目的?
- 我们如何确定这些目的是否可以实现?

自Tyler时代以来,就有人提出了课程开发的系统。在医学领域,Kern[72]的六步法以其简单的方法吸引了很多学者。在 Tyler 和该领域一些经典作者的工作基础上衍生出的六个步骤是:

- 问题识别和一般需求评估
- 有针对性的需求评估
- 目标和目的
- 教育策略
- 改革程序执行
- 评估(包括学习评估以及程序评估)与反馈

尽管 Kern 的方法是为医学而写的,但课程理论提供了许多其他的课程模式、政治框架、学习范例、专业和社会理论以及课程开发的方法,同样可以应用[16]。

图 5.2 汇总了大多数课程理论在课程设计过程中都提及的要素。尽管这些要素是按顺序呈现的,但这种要素往往是平行的,以不同的顺序发生的,或者是迭代的,因为它们是如此紧密地相互依存,并且是因地制宜的一种功能。课程设计者必须要选择如何回答这些问题。我们已经看到,这些选择会受到一些情境因素的影响,但在每个阶段有哪些选择呢? 本章接下来的部分阐述了其中的一些选择。

什么是课程的基本特征?

课程总体目标需要一个价值体系,它贯穿于学校的思想或愿景之中,并在实践中不断展现特征。许多年前,在 SPICES[73]模型中,有关这些价值的选择被设定为两个极端之间的一系列维度。尽管这个模型很受欢迎,它隐含着对"创新方法"(以学生为中心、以问题为基础、综合、以社区为基础、选修、系统)的偏爱,而不是对"传统"方法(以教师为中心、信息收集、以学科为基础、以医院为基础、标准课程、以学徒为基础)的偏爱。但是这个模型使用了模糊的术语,把不同层次和类型的决定混在一起,缺乏证据来支持其层次结构。课程设计者应该谨慎,不要把自动的价值判断附加到任何一个维度上。例如,学徒制学习仍是医学培训的基础,而有计划的系统性方法因其潜在的狭隘工具性在专业培训中存在风险。与其在一套狭隘的预先定义的特征之间做决定,课程设计者不如更广泛地阅读、更广泛地咨询,并根据他们自己对证据和目标的理解,因地制宜地确定自己的价值集。

如何描述课程的总体目标?

课程的目的通常是基于一系列的目标或使命声明,例如 WFME 标准的要求或专业价值的声明,CanMEDS 角色中的声明或"愿景声明",谢菲尔德大学医学院制定的声明。谢菲尔德大学的愿景声明包含了课程的总体意图、价值和特点,具体包括:

- 教学方法(以问题、案例和病人为基础的综合学习活动,辅之以一系列其他教学和学习活动,增加一些内容的系统教学,以确保关键领域的能力)。
- 学习方法(在信息技术资源、远程学习和活动的支持下,逐步加强自我指导)。
- 评估系统(基于确定结果的形成性和总结性评估)。
- 课程管理系统和团队。
- 课程监测和改进系统。

一份有效的愿景声明涉及所有核心的课程设计,并且必须是与利益相关者和专家进行广泛讨论和协商的结果,因为这种协商是管理得当的变革过程的基础[74],谢菲尔德大学花了将近一年的时间才完成[75]。

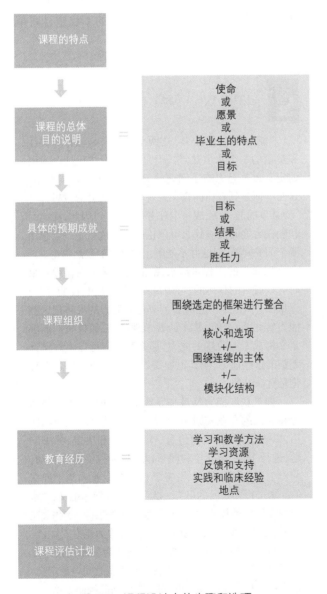

图 5.2 课程设计中的步骤和选项

相比之下，布朗大学医学院[76]选择从成功医生能力的角度来思考其课程的预期成果。通过咨询，它得出了以下九种能力：

- 有效的沟通
- 基本临床技能
- 在医学实践中使用基础科学
- 诊断、管理和预防
- 终身学习
- 自我意识、自我照护和个人成长
- 医疗卫生的社会和社区情境
- 道德推理和临床伦理学
- 问题解决

课程说明可以用不同的方式来撰写，但最终往往表达非常相似的想法。重要的是，对目标的说明要因地制宜。图 5.1 强调，该说明应包括对社会、学术和专业问题的思考，以及当地对健康问题的优先考虑。

如何描述具体的预期成果？

在很多情况下，我们不能对预期课程成果的说明进行协商（无论用什么方式表达），这主要是因为课程的教学大纲部分是规划和制定评估体系的基础。对学习机会的描述也可能与规划评估有关。如果没有商定的课程，我们无法开发一个客观的、有代表性的、有效的和可靠的评估系统。

表达课程所要达到的目的有许多方法。表达方式的选择往往与社会环境和教育时尚或信仰一样，都是由客观效果的证据决定的。围绕预期成果的决定是很重要的，因为它们既确定了课程的内容，又为评估蓝图奠定了基础。不足为奇的是，这是课程设计的另一个有争议的领域：每个部门和教师都希望自己的学科能在课程中得到适当的体现，建议采用与课程组织相匹配的团队方法，并在适当管理的变革过程中进行反复磋商[74]。

从本质上讲，表达课程预期目标的常见方式如下：

- 作为目标，学生在课程结束时将展示具体知识、技能和态度。正如我们所看到的，目标模式在第二次世界大战后成为主流，当时重建工作以管理的方式得到最有效的解决，在前一阶段的混乱之后，带来了可见的和可量化的变化。
- 作为预期的结果，以清晰和准确的措辞陈述，这将使设计者能够具体说明，有助于实现所述结果的学习经历，对许多人来说，这是对 Tyler 最初的目标思想的回归[77]。
- 作为需要实现和评估的能力，同样用与目标相似的

术语来表达，但通常与能力所支撑的最终预期表现有关。最近，胜任力的一个变体是置信职业行为（EPAs），它将能力转化为实践，从而使监管者能够决定所需的监管水平[78,79]。这种提法承认了临床医学的现实，它整合了多种胜任力，因为这些能力在实践中是综合的，而不是将综合实践分解为各种胜任力。

这些术语的含义、区别、使用方法仍然存在争议（见知识点 5.5）。有人认为，仅靠简单的胜任力说明不能反映一个行业的复杂性质或专业判断的核心技能[41]。Stenhouse 认为，行为目标的说明不能解决社会化的问题[29]，而这是一个行业的基本过程。还有人认为，这种"以产品为导向的课程"会削弱学生的胜任力，使学生失去对学习的控制权[80]，也可能使教师失去同样的能力。在这一点上，以结果为导向的课程与以学生为中心的学习方法是不相容的，但在许多课程中两者却试图共存。这些术语定义的不稳定性可能会使这种不可能的共存成为可能。

知识点 5.5　聚焦：能力和胜任力

"能力"和"胜任力"这两个词似乎是教育界关注和辩论的一个永恒热点。但是，如此专注于这个术语的定义也许是忽略了问题的关键。在大多数词典中，这两个词是具有相同含义的替代词。两者的意思都是"做某事的能力、完成特定任务的能力"。因此，在能力和胜任力之间没有什么可争论的——这只是一个想用哪个词的问题，但这并不能阻止语义上的激烈争论。

用通常的课程术语来说，能力是学生在课程结束时应该展示的具体的、可衡量的实体（知识、技能、行为等单位），但这并不意味着拥有这些能力的人将把这些能力转化为业绩。基本的教学理论是，如果我们能够定义构成专业表现的能力，那么我们就可以将教学计划瞄准这些能力，使其更加高效和有效。可见，这个理论是有缺陷的。

如果获取能力反过来导致了执行能力，这就是因为在复杂的专业实践中，独立的能力被反复地协同使用，以收集信息、处理信息、作出判断和决定、解决问题、进行干预、与同伴和同事以及病人打交道和互动，并对个人、人际、伦理、财务、管理、多专业和基于证据的因素进行多维度的思考。为了进一步混淆语义，"整合和应用多种技能的能力，不仅是在熟悉的环境中，在新鲜、复杂和变化的环境中"[83]也被称为能力[84]。

以能力规则为基础的课程，被认为是通往最终复杂职业表现的第一步。如果我们花太多时间讨论定义，也许我们只是在局部升华，对更难的问题视而不见。

关于成果规则的指导与基于目标的课程设计方法相似。在基于结果的教育中：

关于课程的决定是由学生在课程结束时应该呈现的结果驱动的。在基于结果的教育中，产品定义了过程，可以概括为"以结果为导向的思维"。与"以投入为基础的教育"相反，后者强调的是教育过程，我们乐于接受任何结果。在以结果为基础的教育中，为课程商定的结果指导着所教授的内容和所评估的内容[81]。

这种方法的工具性引起了一些争论。主要学者有时将"以结果为基础"和"以胜任力为基础"这两个词交替使用[76]，在实践中将两者混为一谈[82]。这两者的目标也有很多相似之处。一个结果可能是"获得与可能的潜在原因有关的病史，包括心血管和非器质性原因"[75]，这与能力或目标甚至是置信职业行为几乎没有不同。这其实并不重要，因为这场争辩没有结论，重要的是要符合目的，而说明课程预期成果的主要目的是：

• 让学生知道他们应该达到什么样的目标。
• 让教师了解他们应该帮助学生达到什么目标。
• 形成评估系统的基础，以便每个人都知道将评估什么。
• 准确地反映学生的职业性质和必须获得的职业特征。

尽管关于课程目标有很多不同的观点，重要的一点是这样做的条件要足够具体，以指导规划、评估和审查，并传递给学生和教师适当的期望。也许此时医学应该找到一种新的、更合适的方式来描述这些特征。

将如何组织课程？

一旦课程的总体目的及其更具体的预期成果有了定义并是一致的，我们就必须围绕一个或多个框架、模式或方法来组织课程。一些广泛使用的组织模式和框架是基于内容或经验的纵向或横向整合、核心和选项、主题、主题的螺旋式上升，以及系统或生命阶段模块。这些选项并不冲突，许多课程都呈现了其要素。因此，一个综合的课程，包括必修内容的模块核心和学生可以自主选择的部分，其中包含的主题在课程的连续阶段会被越来越深入地复盘，这是完全可能的，可能是全球新的本科医学课程中最常见的方法。下面将更详细地介绍其中一些组织方法。

整合

在以学科为基础的课程中，知识和技能本身是基于学科提出的，而整合必须完全通过学生的实践在头脑中发生。综合课程具体围绕哪一项实践来组织所要学习的材料或者至少试图将不同学科的学习联系起来。

本科医学教育中的课程整合可视为不同学科领域之间的横向整合或临床和基础科学之间的纵向整合。这威胁了一些科室的发展，尤其是基础科学科室可能会失去自己的特色。但如果整合管理得当，课程内容界定得当，每个科室都应该能够感受到各自对整个课程的贡献。

整合通常意味着对课程进行重大重组，因此必须决定整合的基础。换句话说，将围绕什么框架来安排课程内容？也有许多选择。

• 在英国谢菲尔德，课程的设计是围绕在公开出版的课程和其他课程中达成一致意见的临床问题而展开的，并根据当地实际情况进行补充，然后由临床老师对这些问题的重要性进行评分，并为每个问题构建一个预期，以确定课程内容和结果[75]。
• 在英国曼彻斯特[85]，以问题为基础的核心课程是围绕临床情境的指标来进行组织的，这是毕业生毕业时必须具备的能力水平。这些临床情境指标是在与初级和中级临床医生协商后得出的，然后他们在各种特定的领域，包括技术、环境、知识和人际关系等方面，为每个临床情境指标定义知识和技能基础。

同样地，整合的基础可以是身体系统、年龄、病人案例或任何其他分组。每种方法都有其优点和缺点。然而，在所选择的框架内，可以通过重复和一致的课程主题来指定要涵盖的具体内容，这些主题垂直地贯穿整个课程，这一点将在下文与模块设计有关的部分进一步描述。

上文（以及第3章和第4章）描述的一些学习理论，可以为选择如何整合提供参考。例如，认知心理学的一些流派认为，可用的知识是在实践中反复应用的结构化学习的结果。想象预先包装好的综合知识可以呈现在课程中，而不是通过有组织的学习过程实现。整合发生在学生个人的头脑中，通过将以前的知识与新的信息和/或经验相结合。情境化在授课时可能是有用的，但对初始学习的结构化知识进行分解，例如围绕案例或条件进行重新安排，可能无法为未来的应用提供一个足够强大的基础结构。我们知道，在评估方面，必须对许多案例的表现进行抽样调查，才能使结果具有普遍性[86]。正如案例的特殊性适用于评估一样，也适用于学习，基础知识在其自身的结构和框架内学习可能会更好。

上述论点或许表明，纵向整合的课程可能比横向整合的课程或围绕问题学习等案例组织的课程产生更大的学习效果。因此，对课程设计者的影响包括：

- 确保每一个组成部分（基础和临床技能）都以结构化的方式学习。
- 提供情境资料。
- 提供应用知识的机会。

人们普遍认为[87]，垂直整合为学生提供的早期临床经验有利于提高他们的积极性和满意度，有利于他们提高适应性和专业归纳的能力，有利于他们对科学基础的重视和情境化。除此之外，也可以加强和扩大学习，强化课程与最终临床实践的相关性。然而，这些论断仍然只是达到了主张的地位。

影响课程设计的不仅仅是关于学生如何学习的理论。与实践的直接相关性[88]和关于医学学科本身的理论也是改变课程状态的首要因素。正如凯斯西储大学医学院对其自身历史的描述："一个多世纪以来，医学院一直是一个领先的教育机构，1952年，医学院启动了全国最先进的医学课程，整合了基础科学和临床科学，以器官系统为重点，在第一年就介绍了病人和临床工作。许多其他医学院也纷纷效仿[89]。"

尽管越来越多的人将整合作为课程组织的基础，但仍然没有强有力的证据显示其实际效果。与教育领域的大多数变革一样，创新的发生是信念的结果，而不是证据，它依靠习惯和实践来获得信度。

必修和选修

对课程的必修和选修部分的规定是医学教育中被认为内容过剩问题的回应。然而，"必修"在不同的情况下可能意味不同，如果选择"必修和选修"模式，那么选择必修的基础必须是已知的和商定的。到目前为止，还没有充分的证据表明，确定必修的方式比其他方式更好[90]。Harden 和 Davis[91]提出了各种可能性：

- 每个科目或学科的基本内容。
- 实践的基本能力。
- 与许多学科相关的研究领域。

第4种可能性是只学习那些被认为是必要的学科，但这种做法"在一些教师中引起了极大的不满，但是这是有道理的"[91]。人们普遍认为，学生在本科阶段必须获得所有主要学科的知识和经验，因为他们在进入下一阶段时将会为其中任何一个学科做准备。

确定必修课程内容的方法有很多，可以通过修改

后的德尔菲过程[92,93]和其他形式的协商、统计学和流行病学方法、关键事件技术、非正式协商和基于团队的工作。哪种方法都应该被充分理解和宣传，并按照时间进程进行适当管理，同时应该涉及所有相关方和利益相关者，并牢记学校的愿景。

选修课程可以围绕必修内容建立起来，并给定期限和具体的时间，为学生的学习和职业发展提供选择，并提供更多自主学习的机会。除此之外，可以提供一些指导。例如，可以在不同类别中提供选项，如基础科学、核心扩展研究、实验室专业、社会科学、教育和管理。然后，学生要在这些领域中的不同细分方向进行选择。

一些医学院有一个"选修库"，由各系教师添加，然后由学生选择。这些通常是定义明确的内容，有具体的评估计划，每个都能容纳有限数量的学生。也可以让学生自己设计选项，在特定的标题下自由选择，但要符合关于计划、过程和结果的既定标准，根据这些标准对选项进行评分和评估。

螺旋式课程

由教育学泰斗杰罗姆·布鲁纳[94]首次阐述的螺旋式课程的原则是，随着课程的进展，学生应该以越来越复杂的视角重新审视教材。这在实践中几乎是不可避免的。因此，例如，临床方法、伦理学和健康促进等主题及其伴随的态度、知识和技能被设计到邓迪课程中[95]，在课程的四个主要阶段以更复杂的方式重新讨论，这些阶段涉及正常结构、功能和行为，之后是异常结构、功能和行为，然后是临床实践，最后是在职学习。

因此，螺旋式课程的特点似乎与许多其他类型的课程并无不同，甚至在实际操作中似乎是不可避免的，这些特点是[96]：

- 在整个课程中多次重温题目、主题或科目。
- 难度等级增加。
- 新的学习与以前的学习有关。
- 学生的能力随着课程的进展而提高。

模块化

一个模块是一个独立的学习单位，应该有对应的成果、活动和评估。学生可能同时参加一个以上的学习模块。模块是根据所选择的课程框架来计划的。在一个综合课程中，模块往往具有类似的结构，课程的纵向主题在每个模块中都会得到解决，这些主题在课程中螺旋式上升。因此，举例来说，一个关于心血管疾病的模块，其内容可能与以下课程主题有关，如：

- 临床科学
- 基础科学
- 行为科学
- 人口科学
- 临床技能
- 人际交往技能和专业行为

　　然后,该模块可能围绕一些说明这些主题和必要内容的临床案例进行教学,模块通常允许在教学顺序上有一定的灵活性。

哪些经验会促使达到课程的目的?

　　学生的经验将根据前面步骤中进行的规划和设计工作来被选择。这些选择大致涉及:
- 学习和教学方法,包括学习资源、反馈和支持。
- 实践和临床经验,包括场地。

学习与教学方法

　　学习和教学方法的决定将来自以前各阶段的规划。但课程意图与教学方法之间没有一对一的关系。每个课程设计者都有一系列的选择,可以得到完全相同的结果。任何一种教学方法都有优势和劣势。教学上没有灵丹妙药。

　　课程设计者可以选择的教学方法和资源包括但不限于以下内容:
- 模拟:临床技能实验室,包括沟通技能培训。
- 演讲。
- 研讨会和教程。
- 独立的或有指导的小组工作。
- 实习。
- 研究指南描述了要学习些什么,并将其与可用的学习机会联系起来[97]。
- 基于资源的学习,包括电子资料和图书馆中的书籍。
- 对学习的形成性评估、评价和反馈。
- 临床经验。

　　这些方法和其他方法将在其他章节中详细讨论。

　　课程设计者应该说明这些方法的是可取的、值得期待的。但是,仅凭方法并不能决定对学习的影响。例如,基于问题的学习对知识的获得有不同的影响[98],而任何工作量大、接触时间长、材料过多或强调覆盖面的教学或学习方法,都有可能把学生推向更加死板的学习方式[99]。这也许是合适的——但课程设计者需要意识到课程设计的认知效果。同样,任何显示出适当的动机背景、高度的学生活动、与同伴和教师的互动以及结构良好的知识库的教育方法都可能鼓励更多的思考或反思的方法[100]。但这并不是要给这两种方法设定任何价值。两者都有其价值。即使是死记硬背的学习也暗示着一些内在的认知活动,并且在一些学科和文化中被热情地捍卫着。我们没有任何基于证据的理由去反对[101]。

　　评估作为学习工具的作用,特别是如果严格用于形成性目的,不应该被忽视,可以与其他干预措施一起考虑,如评估和定期的结构化和支持性反馈会议。

临床经验

　　与大多数已发表的医学教育工作一样,关于课程的辩论重点往往是在本科生领域。事实上,针对本科生教育、毕业后医学教育和继续教育的课程性质和其相关性是不同的。

　　临床经验是导致这种差异的关键。对于新生来说,临床技能和交流技能是必备的能力。这些甚至可以被表述为独立的能力,是构建未来学习轨迹的基础。在医学院期间,学校对学习的地点、资源和机会有相当大的掌控权。相应地,制定依据指导经验程序的课程和相关的评估系统,这既具有合理性又有管理上的必要。在运用临床经验方面可能仍有一些随机性,但总的来说,临床经验的设计是为了以预先有组织的安排,为学生提供与临床经验、交流技能以及临床思维有关的课程。在这个阶段,课程就是王道。

　　在研究生阶段,情况发生了变化。医学生成为一名初级医生,在上一阶段获得的技能和知识现在要在实践中使用、整合和构建。发展中的医生的临床问题解决和病人管理的工作变得不容易被描述为课程成果,甚至是 EPAs。此时的教育计划是围绕并支持对研究生的专业发展提供至关重要的实践机会。课程不再是统领,在不可预测的实践环境中,其作用是提供所要实践和学习的内容的说明。关于医学教育中基于工作的学习的更全面探讨,见本书第 12 章。

　　不同的国家以不同的方式处理这个问题。有些国家制定教育计划,并规定了更多的正式培训时间,而其他国家则让受训医生作为初级医生学习和自我指导,没有预先的安排和设计。因此,研究生阶段课程的性质可能反映了临床环境固有的不可预测性。这导致了部分课程被视作一种检查,例如,用日志或档案袋来记录哪些课程需求已经达标。我们可能会看到不同的评估,更多的是基于工作场所的评估,此外,还有完全集中于特定专业的知识和技能的评估,例如,英国皇家医学院或美国的专业委员会可能会设定。

医学教育的最后一个阶段是继续职业发展阶段（有时称为继续医学教育），这发生在研究生培训结束后的独立行医阶段。在这个阶段，从业人员在知识、经验和实践方面变得越来越个性化和不同[102]。因此，在想学什么和需要学什么方面，他们非常个性化。有人认为，在此阶段，固定的课程是不合适的，应更多地考虑临床实践对学习需求的核心作用，关注医生个体对获得新知识或技能的偏好，以及他们如何通过实践来应用所学知识[14]。这是真正的自我导向学习，整个过程由学习者自己来控制。同时，这也是一个可以透明和可靠的过程[103]。关于继续职业发展的更多信息，请参见第19章。

在基础教育、本科医学教育以及其他更多的教育阶段中，在社区和医院环境中一样可以有效地获得广泛的知识、技能和态度[104]。因此，如果课程的目的是培养对社会实践感兴趣的毕业生[105,106]，那么可以将初级卫生保健作为教学、学习和经验的主要提供者，提供有效的综合教学[107]。已经确定了四种基于社区的教学类型[108]：

- 以社区为导向的教学：关于社区内外的教学。
- 以机构为基础的教学：涉及初级卫生保健医生以外的社区卫生保健提供者的教学。
- 基于全科医学的教学：特定的临床教学或初级保健中的实习。
- 社区专业教学：由社区从业人员在社区环境中教授

的专业课程。

同样，这种知识和技能也可以在医院环境中实现。

最后，模拟和技能实验室在帮助学生在安全、结构化的环境中获得基本的和更先进的临床和沟通技能方面的作用也应被视为课程设计过程的一部分。

如何确定课程的目的是否达到？

后面的章节详细讨论了课程评估和评价（见第20~26章和第30章）。课程的目标是否达到，可以通过两种方式来衡量。首先，强大的评估系统可以衡量学生是否达到了课程的预期学习成果。其次，针对所有利益相关者的意见和经验的课程评估策略将提供有关课程在实践中如何实现或无法实现的原因。在评估和评价结果的基础上，可以对课程进行评审和更新，以保障它始终与课程目标保持一致。

在上述的所有步骤中，在设计课程时的所有考虑和判断中，有一个原则必须保持不变——目的原则。而目的必须来自情境。这种情境并不排除设计一个培养研究人员和学者的课程，因为他们在决定医学的未来学科发展和实践基础方面也有关键作用；它也不排除培养二级甚至三级保健医生，因为他们也是需要的。情境式课程可以培养所有这些人。但它是根据当地的需要和实际情况来决定的，而不是以其他文化或实践来决定的。图5.3[16]说明了在情境课程决策

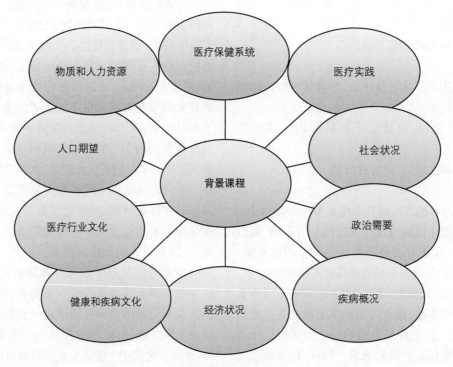

图5.3 背景课程

中可能会遇到的情境因素。

小结

　　因为所有关于课程设计的决定最终都是基于设计者的判断，在物质资源和人力资本的限制下，又不得不与利益相关者一起工作，所以这必须由当地人推动。无论目的是培养诺贝尔奖获得者、发现基础和临床科学以改善和实践全民健康还是培养初、中、高级医师，唯一合理和实用的选择是将医学院嵌入其自身的环境中，编写和实施与因地制宜的课程。

　　虽然这告诉我们课程应该涉及什么，但它没有告诉我们课程结构或将要采用的教学过程。在缺乏证据的情况下，这些都是重要但次要的决定，需要根据情境、文化、资源、价值观和信仰来谨慎而系统地作出决定。课程毕竟是一种意识形态的声明。

参考文献

1 Miller, G. ed. (1961). *Teaching and Learning in Medical School*. Cambridge, MA: Harvard University Press.

2 Simpson, M.A. (1972). *Medical Education. A Critical Approach*. London: Butterworths.

3 Cox, K.R. and Ewan, C.E. ed. (1982). *The Medical Teacher*. Edinburgh: Churchill Livingstone.

4 Newble, D. and Cannon, R. (1983). *A Handbook for Clinical Teachers*. Boston, MA: MTP Press.

5 Balla, J.I., Gibson, M., and Chang, A.M. (1989). *Learning in Medical School. A Model for the Clinical Professions*. Hong Kong: Hong Kong University Press.

6 Boelen, C. and Woollard, B. (2009). Social accountability and accreditation: a new frontier for educational institutions. *Medical Education* 43 (9): 887–894.

7 Bleakley, A., Bligh, J., and Browne, J. (2011). *Medical Education for the Future. Identity, Power and Location*. London: Springer.

8 Gillam, S. (2011). Teaching doctors in training about management and leadership. *British Medical Journal* 343: d5672.

9 Nakkeeran, N. (2010). Knowledge, truth and social reality: an introductory note on qualitative research. *Indian Journal of Community Medicine* 35 (3): 379–381.

10 Eisner, E.W. (1994). *The Educational Imagination: on the Design and Evaluation of School Programs*, 3e. New York, NY: Macmillan.

11 Toohey, S. (1999). *Designing Courses for Higher Education*. Buckingham: Society for Research into Higher Education and Open University Press.

12 Apple, M.W. (2004). *Ideology and Curriculum*, 3e. London: Routledge Falmer.

13 Norcross, W.A., Henzel, T.R., Freeman, K. et al. (2009). Toward meeting the challenge of physician competence assessment: the University of California, San Diego Physician Assessment and Clinical Education (PACE) Program. *Academic Medicine* 84 (8): 1008–1014.

14 Grant, J. (2012). *The Good CPD Guide*, 2e. Abingdon: CRC Press, Taylor & Francis Group.

15 UNESCO (2017). Different meanings of 'curriculum'. http://www.unesco.org/new/en/education/themes/strengthening-education-systems/quality-framework/technical-notes/different-meaning-of-curriculum (accessed 15 March 2017).

16 Grant, J., Abdelrahman, M., and Zachariah, A. (2013). Curriculum design in context. In: *Oxford Textbook of Medical Education* (ed. K. Walsh), 13–24. Oxford: Oxford University Press.

17 Flinders, D.J. and Thornton, S.J. (2004). *The Curriculum Studies Reader*, 2e. New York, NY: Routledge Falmer.

18 Hoyle, E. (1971). How does the curriculum change? In: *The Curriculum: Context, Design and Development* (ed. R. Hooper), 375–398. Edinburgh: Oliver and Boyd in association with The Open University Press.

19 Kelley, A.V. (2009). *The Curriculum: Theory and Practice*, 6e. Thousand Oaks, CA: Sage Publications Ltd.

20 General Medical Council (2015). Outcomes for Graduates. General Medical Council, London. http://www.gmc-uk.org/education/undergraduate/undergrad_outcomes_overarching.asp (accessed 15 March 2017).

21 General Medical Council (2015). Promoting Excellence: Standards for Medical Education and Training. http://www.gmc-uk.org/education/standards.asp (accessed 15 March 2017).

22 General Medical Council (2017). Excellence by Design: Standards for Postgraduate Curricula. http://www.gmc-uk.org/education/postgraduate/excellence_by_design.asp (accessed 28 May 2017).

23 Liaison Committee on Medical Education (2016). Functions and Structure of a Medical School. http://lcme.org/publications (accessed 7 August 2017).

24 World Federation for Medical Education (2012). WFME Global Standards for Quality Improvement. WFME Office: University of Copenhagen, Denmark. http://www.wfme.org/standards (accessed 28 December 2012).

25 World Federation for Medical Education (2015). Postgraduate Medical Education. WFME Global Standards for Quality Improvement, 2015 revision. WFME Office, Ferney-Voltaire, France. http://wfme.org/standards/pgme/97-final-2015-revision-of-postgraduate-medical-education-standards/file (accessed 28 May 2017).

26 Coles, C.R. and Gale Grant, J. (1985). ASME Medical Education Research Booklet No 1. Curriculum evaluation in medical and health-care education. *Medical Education* 19 (5): 405–422.

27 Noddings, N. (2003). *Happiness and Education*. Cambridge: Cambridge University Press.

28 Elliott, J. (1990). *The Curriculum Experiment. Meeting the Challenge of Social Change*. Buckingham: Open University Press.

29 Stenhouse, L. (1975). *An Introduction to Curriculum Research and Development*. London: Heinemann.

30 Rao, K.H. and Rao, R.H. (2007). Reflections on the state of medical education in Japan. *The Keio Journal of Medicine* 55: 41–51.

31 Rao, R.H. (2006). Perspectives in medical education. Implementing a more integrated, interactive and interesting curriculum to improve Japanese medical education. *The Keio Journal of Medicine* 56: 75–84.

32 Segouin, C. and Hodges, B.D. (2005). Educating physicians in France and Canada: are the differences based on evidence or history? *Medical Education* 39: 1205–1212.

33 Hodges, B.D., Maniate, J.M., Martimianakis, M.A. et al. (2009). Cracks and crevices: globalisation discourse and medical education. *Medical Teacher* 31 (10): 910–917.

34 Jippes, M. and Majoor, G.D. (2008). Influence of national culture on the adoption of integrated and problem-based curricula in Europe. *Medical Education* 42 (3): 279–285.

35 Jolly, B. and Rees, L. ed. (1998). *Medical Education in the Millennium*. Oxford: Oxford University Press.

36 General Medical Council (2013). *Good Medical Practice*, 2e. London: General Medical Council.

37 Frank, J.R., Snell, L., and Sherbino, J. ed. (2015). *CanMEDS 2015 Physician Competency Framework*. The Royal College of Physicians and Surgeons of Canada, Ottawa. http://canmeds.royalcollege.ca/uploads/en/framework/CanMEDS%202015%20Framework_EN_Reduced.pdf (accessed 28 May 2017).

38 Tyler, R.W. (1949). *Basic Principles of Curriculum and Instruction*. Chicago: University of Chicago Press.

39 Jacques, D. (2000). *Learning in Groups. A Handbook for Improving Group Work*, 3e. London: Routledge Falmer.

40 Mager, R. (1975). *Preparing Instructional Objectives*, 2e. Belmont, CA:

Fearon-Pitman Publishers.

41 Grant, J. (2000). The incapacitating effects of competence. A critique. *Journal of Health Sciences Education* 4 (3): 271–277.

42 Hyland, T. (1995). *Competence, Education and NVQs*. London: Continuum International Publishing Group Ltd.

43 Schwartz, B. and Sharpe, K. (2010). *Practical Wisdom*. New York, NY: Riverhead Books.

44 Cherry, K. (2016). What is a theory? Verywell Psychology. https://www.verywell.com/what-is-a-theory-2795970 (accessed 16 March 2017).

45 Richter, D.A. (2008). *The University of New Mexico School of Medicine Experiment: Transforming Learning to Transform Through Learning*. New Mexico: University of New Mexico School of Medicine. http://www.menninconsulting.com/resources/unm-som.pdf (accessed 17 March 2017).

46 Christodoulou, D. (2014). *Seven Myths About Education*. London: Routledge.

47 Knowles, M. (1979). *The Adult Learner: A Neglected Species?* Houston, TX: Gulf.

48 University of New Mexico School of Medicine (2018). America's Best Graduate Schools. https://som.unm.edu (accessed 18 June 2018).

49 Piaget, J. (1954). *The Construction of Reality in the Child*. New York, NY: Basic Books.

50 Bruner, J.S. (1977). *The Process of Education*. Cambridge, Mass: Harvard University Press.

51 Daniels, H. (1996). *An Introduction to Vygotsky*. London: Routledge.

52 Nicol, D. (1997). *Research on Learning and Higher Education Teaching. UCoSDA briefing paper 45*. Sheffield: Universities and Colleges Staff Development Agency.

53 Bates, B. (2016). *Learning Theories Simplified*. Los Angeles: Sage.

54 Bartlett, F.C. (1932). *Remembering: A Study in Experimental and Social Psychology*. Cambridge, England: Cambridge University Press.

55 Piaget, J. and Cook, M.T. (1952). *The Origins of Intelligence in Children*. New York, NY: International University Press.

56 Goss, B., Reid, K., Dodds, A., and McColl, G. (2011). Comparison of medical students' diagnostic reasoning skills in a traditional and a problem-based learning curriculum. *International Journal of Medical Education* 2: 87–93.

57 Cholowsk, K.M. and Chan, L.K.S. (2001). Prior knowledge in student and experienced nurses' clinical problem solving. *Australian Journal of Educational and Developmental Psychology* 1: 10–21.

58 Patel, V., Groen, S.J., and Scott, H.M. (1988). Biomedical knowledge in the explanations of clinical problems by medical students. *Medical Education* 22: 398–406.

59 Woods, N.N., Brooks, L.R., and Norman, G. (2005). The value of basic science in clinical diagnosis: creating coherence among signs and symptoms. *Medical Education* 39: 107–112.

60 De Bruin, A.B.H., Schmidt, H.G. and Rikers, R.M.J.P. (2005). The role of basic science knowledge and clinical knowledge in diagnostic reasoning: a structural equation modeling approach. *Academic Medicine* 80: 765–773.

61 Schmidt, H.G. and Rikers, R.M.J.P. (2007). How expertise develops in medicine: knowledge encapsulation and illness script formation. *Medical Education* 41: 1133–1139.

62 Grant, J. and Marsden, P. (1988). Primary knowledge, medical education and consultant expertise. *Medical Education* 22: 173–179.

63 Clements, D.H. and Sarama, J.A. (2009). *Learning and Teaching Early Math: The Learning Trajectories Approach (Studies in Mathematical Thinking and Learning Series)*. New York, NY: Routledge.

64 Williams, R. (1980). *Culture and Materialism. Selected Essays*. London: Verso.

65 Howie, P. and Bagnall, R. (2012). A critique of the deep and surface approaches to learning model. *Teaching in Higher Education* 18 (4): 389–400.

66 Marton, F. and Säljo, R. (1976). On qualitative differences in learning I and II. *British Journal of Educational Psychology* 46 (1/2): 4–11. 128–48.

67 Entwistle, N. (2000). Promoting deep learning through teaching and assessment: conceptual frameworks and educational contexts.

Paper presented at the ESRC Teaching and Learning Research Programme, First Annual Conference, University of Leicester, November 2000. www.leeds.ac.uk/educol/documents/00003220.htm (accessed 16 March 2017).

68 Kee-Kuok Wong, J. (2004). Are the learning styles of Asian international students culturally or contextually based? *International Education Journal* 4 (4): 154–166.

69 Newble, D.I. and Entwhistle, N.J. (1980). Learning styles and approaches: implications for medical education. *Medical Education* 20 (3): 162–175.

70 McManus, I.C., Keeling, A., and Paice, E. (2004). Stress, burnout and doctors' attitudes to work are determined by personality and learning style: a twelve-year longitudinal study of UK medical graduates. *BMC Medicine* 2: 29. http://www.biomedcentral.com/1741-7015/2/29 (accessed 8 August 2017).

71 Semple, A. (2000). Learning theories and their influence on the development and use of educational technologies. *Australian Science Teachers Journal* 46 (3): 21–28.

72 Kern, D.E., Thomas, P.A., and Hughes, M.T. ed. (2009). *Curriculum Development for Medical Education. A Six-Step Approach*, 2e. Baltimore, MD: Johns Hopkins University Press.

73 Harden, R.M., Sowden, S., and Dunn, W.R. (1984). Educational strategies in curriculum development: the SPICES model. *Medical Education* 18: 284–297.

74 Gale, R. and Grant, J. (1997). Managing change in a medical context: guidelines for action. AMEE guide no. 10. *Medical Teacher* 19: 239–249.

75 Newble, D., Stark, P., Bax, N., and Lawson, M. (2005). Developing an outcome-focused core curriculum. *Medical Education* 39: 680–687.

76 Smith, S.R. and Dollase, R. (1999). AMEE guide no. 14. Outcome-based education. Part 2 – planning, implementing and evaluating a competency-based curriculum. *Medical Teacher* 21 (1): 15–22.

77 Prideaux, D. (2000). Emperor's new clothes: from objectives to outcomes. *Medical Education* 34: 168–169.

78 ten Cate, O. (2005). Entrustability of professional activities and competency-based training. *Medical Education* 39 (12): 1176–1177.

79 ten Cate, O. (2013). Nuts and bolts of entrustable professional activities. *Journal of Graduate Medical Education*. March 5 (1): 157–158.

80 Rees, C. (2004). The problem with outcomes-based curricula in medical education: insights from educational theory. *Medical Education* 38: 593–598.

81 Harden, R.M., Crosby, J.R., and Davis, M.H. (1999). AMEE guide no. 14. Outcome-based education. Part 1 – an introduction to outcome-based education. *Medical Teacher* 21 (1): 7–14.

82 Harden, R.M., Crosby, J.R., Davis, M.H., and Friedman, M. (1999). AMEE guide no. 14. Outcome-based education. Part 5 – from competency to meta-competency: a model for the specification of learning outcomes. *Medical Teacher* 21 (6): 546–552.

83 Neve, H. and Hanks, S. (2016). When I say … capability. *Medical Education* 50: 610–611.

84 Stephenson, J. (1998). The concept of capability and its importance in higher education. In: *Capability and Quality in Higher Education* (ed. J. Stephenson and M. Yorke), 1–13. London: Kogan Page.

85 O'Neill, P.A., Metcalfe, D., and David, T.J. (1999). The core content of the undergraduate curriculum in Manchester. *Medical Education* 33 (2): 114–120.

86 Wimmers, P.F. and Fung, C.C. (2008). The impact of case specificity and generalisable skills on clinical performance: a correlated traits-correlated methods approach. *Medical Education* 42 (6): 580–588.

87 Dornan, T., Littlewood, S., Margolis, S.A. et al. (2006). BEME guide. How can experience in clinical and community settings contribute to early medical education? A BEME systematic review. *Medical Teacher* 28 (1): 3–18.

88 Fish, D. and Coles, C. (2005). *Medical Education: Developing a Curriculum for Practice*. Maidenhead: Open University Press.

89 Case Western Reserve University School of Medicine (2012). http://bulletin.case.edu/schoolofmedicine (accessed 27 June 2018).

90 D'Eon, M. and Crawford, R. (2005). The elusive content of the medical school curriculum: a method to the madness. *Medical Teacher* 27

(8): 699–703.

91 Harden, R.M. and Davis, M.H. (1995). AMEE guide no. 5. The core curriculum with options or special study modules. *Medical Teacher* 17 (2): 125–148.

92 Alahlafi, A. and Burge, S. (2005). What should undergraduate medical students know about psoriasis? Involving patients in curriculum development: modified Delphi technique. *British Medical Journal* 330: 633–636.

93 Syme-Grant, J., Stewart, C., and Ker, J. (2005). How we developed a core curriculum in clinical skills. *Medical Teacher* 27 (2): 103–106.

94 Bruner, J. (1977). *The Process of Education*, 2e. Cambridge, MA: Harvard University Press.

95 Harden, R.M., Davis, M.H., and Crosby, J. (1997). The new Dundee medical curriculum: a whole that is greater than the sum of the parts. *Medical Education* 31: 264–271.

96 Harden, R.M. and Stamper, N. (1999). What is a spiral curriculum? *Medical Teacher* 21 (2): 141–143.

97 Harden, R.M., Laidlaw, J.M., and Hesketh, E.A. (1999). AMEE guide No. 16: study guides – their use and preparation. *Medical Teacher* 21 (3): 248–265.

98 Albanese, M.A. and Mitchell, S. (1993). Problem-based learning: a review of the literature on its outcomes and implementation issues. *Academic Medicine* 68: 52–81.

99 Gibbs, G. (1992). Improving the quality of student learning through course design. In: *Learning to Effect* (ed. R. Barnett), 149–165. Buckingham: SRHE and Open University Press.

100 Biggs, J.B. (1989). Approaches to the enhancement of tertiary teaching. *Higher Education Research and Development* 8 (1): 7–25.

101 Larsen-Freemen, D. (2012). On the roles of repetition in language teaching and learning. *Applied Linguistics Review* 3 (2): 195–210.

102 Grant, J. and Marsden, P. (1987). The structure of memorised knowledge in students and clinicians: an explanation for diagnostic expertise. *Medical Education* 21: 92–98.

103 General Medical Council (2012). Continuing Professional Development. Guidance for all Doctors. https://www.gmc-uk.org/education/standards-guidance-and-curricula/guidance/continuing-professional-development (accessed 27 June 2018).

104 Murray, E., Jolly, B., and Modell, M.A. (1999). A comparison of the educational opportunities on junior medical attachments in general practice and in teaching hospital: a questionnaire study. *Medical Education* 317: 170–176.

105 Bligh, J. (1999). Is it time for a community-based medical school? *Medical Education* 33 (5): 315.

106 Nazareth, I. and Kaya, M. (1999). Medical education in the community – the UNITRA experience. *Medical Education* 33: 722–724.

107 Worley, P., Silagy, C., Prideaux, D. et al. (2000). The parallel rural community curriculum: an integrated clinical curriculum based in rural general practice. *Medical Education* 34: 558–565.

108 McCrorie, P., Lefford, F., and Perrin, F. (1994). *Medical Undergraduate Community-Based Teaching: A Survey for ASME on Current and Proposed Teaching in the Community and in General Practice in UK Universities*. Edinburgh: ASME. Association for the Study of Medical Education.

拓展阅读

Apple, M. (2004). *Ideology and Curriculum*, 3e. Abingdon: Routledge.

Flinders, D.J. and Thornton, S.J. (2004). *The Curriculum Studies Reader*, 2e. New York, NY: Routledge Falmer.

Kelley, A.V. (2009). *The Curriculum: Theory and Practice*, 6e. Thousand Oaks, CA: Sage Publications Ltd.

（翻译：徐杭；审校：王妍）

6 教学设计：将理论应用于教学实践

Linda Snell¹, Daisuke Son², and Hirotaka Onishi³

¹Centre for Medical Education and Department of Medicine, McGill University, Montréal, Quebec, Canada
²Department of Medical Education Studies, International Research Centre for Medical Education, University of Tokyo, Tokyo, Japan
³Department of International Cooperation for Medical Education, International Research Centre for Medical Education, University of Tokyo, Tokyo, Japan

 本章要点

- 在教学设计的科学和在实践中的实施之间存在着"知 - 行"的不匹配。
- 这种差异可以解决，通过使用学习、教育和教学理论来了解教学设计模型和教学策略。
- 教学设计来自对学生需求、水平和动机的分析。
- 教学设计设定学习目标（如课程成果或需要获得的能

力）、关注制定有效的教学策略，来减少目标和学生分析结果之间的差距。
- 迭代模式，即对"设计和开发、实施、评估"带有螺旋式的反思和重演，是有效的。
- 强调积极的学习方法，以提高内在动力和个性化的学习。

引言

除教育研究的成果外，有这样一种说法，"在教学设计的学科和它在媒介教育环境中的实施之间存在着'知 - 行'的差距"[1]。Cees van der Vleuten 恰当地描述了"同样作为大学工作人员，教师和研究人员在态度上有明显差别"。研究人员使用科学的方法，寻找基础理论和支持证据，并严格培养新学者。然而，在教育方面，"作为教师，我们似乎有一种不同的态度。我们做我们所做的事情……因为多年一直都是这么做的，甚至是几个世纪以来都是"[2]。我们相信我们作为教师所做的事情是正确的，不在教育中使用证据，并且觉得专业资格（例如作为医生或科学家）已经为我们的教学做好了充分的准备。教学设计直接解决了这个问题，它帮助医学教育者利用基础理论和原则来创造更好的学习经验。在这一章中，我们将讨论什么是教学设计，它与课程开发的区别，为什么教学设计对医学教育者很重要，支撑教学设计的教育理论和通向教学设计模型的教育理论，以及包括使用相关教学和学习策略的设计考虑。这些设计原则将被应用于案例，以示范它们在整个章节中的应用。

什么是教学设计？

教学设计是"创造教学经验，学到知识和技能能更有效率、更有效果、更有吸引力"[3]的实践，它是建立在健全的教育（学习和教学）理论之上的。换句话说，教学设计包括如何帮助人们更好地学习。它描述了各种教学方法（促进人类学习和发展的不同方式），以及何时使用或不使用这些方法[4]。教学设计过程是系统化的，确保了教学质量，包括对学习需求和目标的分析，开发一个满足这些需求的交付系统，开发教学材料和活动，以及对所有教学和学生活动进行试验和评估[5]。

Mager 建议，教学设计者的任务是回答三个问题：
- 我们要去哪里（教学目标）？
- 我们将如何到那里（策略和媒介）？
- 我们如何知道我们是否已经到达（评估策略，方案评估）[6]？

在医学教育的哪些情况下可以使用教学设计？

教学设计模式为医学教育研究的教师提供了一个框架或指导，因为他们要开发他们的课堂、在线模块、课程、模拟场景、继续教育会议或临床教学课程。教学设计原则和理论适用于正式的大班教学、小组讨论、研讨会、实验室教学或在线学习。教学设计也可以（有些人认为应该）用于改善临床教学，如床旁教学或学习临床技能。临床环境为临床教师提供了一些挑战：包括病例的机会本质主义，学生的不同水平，教师不是"专家"的可能性，病人的到场，以及教学和临床护理的潜在冲突。

医疗卫生人员在"医学教育的连续性"中不断学习，教学设计可用于指导医学生、研究生和实践中的医生。这些群体的具体特点必须纳入教学设计的决策中。在其他一些医学教育领域（如早期医学院的课程、居住地的正式教学、继续医学教育），教员可使用由政府组织编写的教案。临床教学往往是机会主义的，虽然每个教师可能用经验创造了脚本，但这些脚本不是由外部实体事先决定的。

教学设计和课程设计之间的区别是什么？

教学设计与课程设计（CD）不同，但二者是互补的。课程设计是关于学生所学的内容或材料（包括事实、概念、模型、主题、词汇和标准）。课程设计还列举了材料的呈现顺序及大体的呈现方式。相比之下，教学设计更详细地关注如何讲授材料，有时被称为教学方法，或"一套教师可以开发的程序，以帮助所有学生学习"[7]。纯粹主义者可能会说，教学设计涉及教学的"怎么做"，而课程设计涉及内容或"做什么"。然而，两者之间存在着大量的交叉，在一些定义中，教学设计属于课程设计。

为什么我们需要教学设计？

在计划学习活动时，教学设计是非常重要的：它可以帮助设计者或教师创造有效的、高效的、有吸引力的学习体验。精心设计的教学是以学生为中心的，会带来更好的学习效果[8]。Smith 和 Ragan 指出了使用系统性教学设计的另外三个好处[9]：

- 教学设计促进了团队精神：设计者、开发者和那些将实施教学的人之间的合作和协调。
- 教学设计促进目标、教学和学习策略以及评估方法之间的"一致性"，从而使所教授和评估的内容符合教学需求。
- 教学设计还搭建了系统框架来解决学习问题。

最后，医学教育中有效的教学设计不仅有利于学生，也有利于教师、机构，最终做到惠及病人[9]。

指导教学设计的理论概念

"教学设计的艺术在于知道何时以及如何应用科学的学习原则"[1]。

如果教学设计是指"将学习和教学的原则转化为材料、活动和资源的具体计划的系统和反思过程"[9]，那么研究相关的理论、概念和原则是很重要的。学习理论是描述人们在学习时发生了什么。许多教育理论都可以应用于教学设计，第4章讨论了其中许多理论对教育实践的影响。在知识点6.1中，我们描述了教学设计的一些原则，并将其与相关的学习理论联系起来。大多数教师和设计者可能不会严格遵守一种理论，而是选择对情境最有效的方法。

在知识点6.1中描述的大多数理论中，学生是积极参与自己的学习的，利用他们已有的知识和经验来加强学习。任何设计都应该鼓励学生进行反思，并允许他们对学习目标、内容和策略有所掌控。在医学教育中，用现实问题和真实情境下的活动进行教学使学习更加有效。医学教育中的教学设计实践也应该考虑，学习可能发生在团体和个人中。

与医学教育相关的教学设计模式

模型与理论不同。理论是概念化的框架；模型是应用理论或将理论与实践相联系。现在已经有许多教学设计模型（见知识点6.2中的一些范例），且其中一些已经与医学教育的复杂情境相联系。我们选择了四个我们认为对医学教育有用的模型进行详细描述，然后再看它们的共同要素。

ADDIE 模型

ADDIE 是最基础的教学设计模型之一：分析、设计、开发、实施和评估。这是一个循环的过程，在"评估"之后是另一个"分析"。这个模型在结构上类似于 Kern 的课程开发六步法（见第5章），并借鉴了教育工程[20]。早期的 ADDIE 模型最初是为美国军队开发的，它详细列出了每个阶段的一系列步骤（图6.1）[21]。利用这些步骤，新手教员可以设计一个有效的教育方案。然而，一些有经验的教员可能会认为这些步骤过于连贯或详细，不能频繁使用。

知识点 6.1　将教学设计原则与理论概念相联系	
教学设计的"原则"	相关的理论或概念（相关作者）
设计应能开展一些活动，使学生能够自己发现知识，并在他们已经知道和能够做到的基础上进行学习。教师的作用不是传递知识，而是推动学习。	建构主义（Piaget，Vygotsky）
设计应考虑学生的背景并利用他们的经验，在学习过程中促进学生积极参与，并建立一个积极的学习环境，让学生有安全感并能表达自己。	教育学（Knowles）
学习方法应该与我们对信息处理、储存和检索方式的了解保持一致。这将减少与教学目标相悖的认知加工，管理对工作中基本材料的加工，并促进对将材料讲得通的加工。这尤其适用于多媒体、临床学习[10]。	认知主义和认知负荷理论（Merrill，Gagné，Bruner，Sweller）
教师引导了学生获得和使用认知或心理运动技能的过程，其中运用了一系列的步骤：示范、辅导、脚手架、淡化、反思、阐明和探索。	认知学徒制（Collins[11]）
设计应允许反思和自我评估，例如使用汇报、反馈、档案袋、日记、日志、触发式问题、观看自己的表现（例如视频），以及直接模仿教师的行为。	体验式学习 反思，反思性实践（Kolb，Schön）
设计应允许学生有机会进行刻意的练习和反馈，使得学生在取得进展前就精通每一部分或每一层次。	掌握性学习，刻意练习（Bloom，Ericsson[12]）
教师应通过展示好处或有用性、探讨期望值、将理论和实践相联系，以及使用激励性的评估和反馈来加强学习动机。	激励理论（Cook，Pelaccia[13-15]）
设计应包括参与现实世界中的真实（或接近真实）环境、让学生观察专家并提供不同程度的社会互动，使学生乐意并能够学习（做好准备）。	情境学习 实践社区（Lave，Wenger）
设计应该让学生参与计划（判断他们自身的需求，制定目标，选择资源和策略）和评估他们的教学。这为学生创造了机会，让他们通过提问、评估新信息、确定知识和技能的缺口以及反思学习过程和结果，来提升自主学习的技能。	自我指导／自我调节式学习（Panadero[16]）

注意：这些理论在本书的许多章节都有更深入的讨论。上面提供了参考文献，尽管在特别相关的地方，或在其他地方没有解释的话题。

知识点 6.2　教学设计的模式

- ADDIE（分析、设计、开发、实施、评估）——Gagné[22,23]
- AGILE（对齐、准备、迭代和实施、作用评估）——Gottfredson[17]
- ARCS（注意力、相关性、信心、满意度）——Keller[25]
- 认知训练模型——Sink[29]
- 4C/ID（四要素教学设计模型）——van Merrienboer[26]
- Kemp 模型——Morrison[18]
- 教学的九个步骤——Gagné[22,23]
- 池塘里的小石子——Merrill[30]
- 教学的系统化设计——Dick 和 Carey[19]

一个使用 ADDIE 模式的案例

T 医生是病人安全部负责人；医院的质量保障数据显示，医疗过失有所增加。尽管知道该数据，但大多数医院员工似乎没有意识到其影响或采取行动。T 医生担心病人安全问题没有得到解决，希望你能帮助她设计一个方案，以解决很多方面的问题，包括对问题的认识、预防、跨学科的沟通以及不良事件的披露。你将如何行动？

你决定使用 ADDIE 模型为 T 医生提供建议。你认识到，从需求数据中我们已经得出目标，但是还需要对学生进行分析。与关键利益相关者进行的焦点小组讨论表明，他们没有意识到这个问题，而且他们在工作场所与他们的同事一起学习。由此，你制定了针对知识（有关病人安全问题）、态度（意识和改变的意愿）和技能（沟通和辨别）的目标。你决定采用三种策略：一个简短的在线模块来学习知识，这将是所有员工的必修课；一个在每个小节设置的正式、多学科查房报告，这将支持当地的质量改进数据并讨论病人安全策略；以及在医院中进行跨学科的模拟活动，可以练习专业间的沟通和不良事件的披露。评估将采用多轮查房报告前后的小测、焦点小组的追踪调查以及对质量保证数据变化的纵向观察。

加涅的九段教学法

加涅（Gagné）和他的同事使用了一些教学实践和

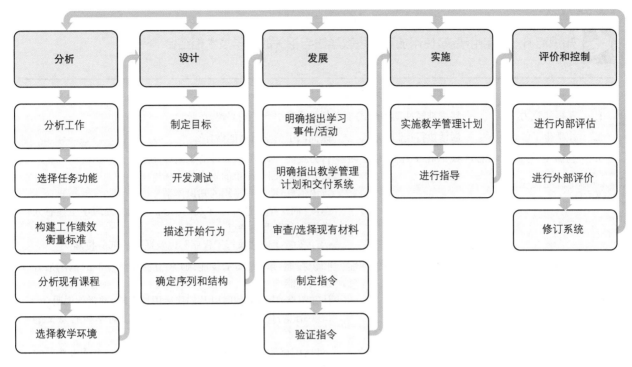

图 6.1 详细的 ADDIE 模型

学习理论,特别是借鉴了动机理论、掌握学习和认知主义[22,23]。他认为教学是一种促进学习的外部条件或刺激,并列出了九个"教学事件"来促进学习。"实用建议"的表格(知识点 6.3)显示了这些教学事件和它们与学习过程的关系以及可以使用的策略。教学事件的清单将帮助教员设计更好的教学经验。为了使用这个清单,设计者应该首先列出理想的学习成果(智力技能、认知策略、语言信息、态度、运动技能),然后选择教学"事件",这些事件将根据期望的结果而有所不同。

使用加涅九段教学法的案例

Y 医生已经从事临床实践 15 年了。她知道如何诊断和处理病人的问题,但她不知道不同层次的医学生的学习需求。她在最近一次教师发展研讨会上了解到"一分钟导师"方法,认为这可能有助于她分析每个医学生的需求[24]。当一位住院医师在培训第一年的前期遇到一个 60 岁的男性上腹部疼痛的病例时,Y 医生认为排除冠心病很重要。然而,她并没有立即要求进行紧急诊断性检查,而是向住院医师询问鉴别诊断及其背后的原因——其中并不包括心脏病。然后,Y 医生解释了心脏病的可能性和进行心脏病检查的必要性。住院医师显得很失望,但老师不明白为什么。Y 医生来问你如何改进她在临床环境中围绕病例的教学,你会怎么建议?

经过与您的讨论,Y 医生意识到,在工作中学习的住院医师需要提高临床推理技能,她需要找出住院医师已经具备的知识。她使用了"一分钟导师"的方法,但她不确定如何提出有效的问题,来评估学生的现有知识或水平,或如何将学生的注意力集中在具体目标上。加涅九段教学法中的前三个步骤可能会有帮助,通过介绍来吸引学生注意力,让学生了解本节课的目标,例如排除其他严重疾病的重要性。在案例中激发回忆的一个范例是要求住院医师区分内脏、躯体和牵涉痛,或牵涉性腹痛的机制。然后她可以根据这些知识建立更广泛的鉴别诊断。

ARCS 模型

如何激励学生是教学设计的一个关键问题。ARCS 是注意力(attention)、相关性(relevance)、信心(confidence)和满意度(satisfaction)的缩写,这些类别是根据 Keller 介绍的关于激励的文献创建的,并在加涅的书中讨论[22,25]。知识点 6.4 是一个教学设计者应该自我提问的 ARCS 模型的问题清单。在这个模型中,教员和其他在场的人(表演者、作家、电影制作者等)使用的步骤是吸引参与者的注意力,并保持这个注意力,调整与他们相关的内容,促进他们为学生提供控制感,以及满足他们。这个模式借鉴了动机理论、建构主义和成人学习概念。

知识点 6.3　实用建议:使用加涅九段教学法与相关的教学技术相结合

	教学活动	与学习过程的关系	教学技巧
1.	获得注意力	接受神经冲动的模式	刺激或吸引学生的兴趣
2.	让学生了解目标	激活执行控制过程	让他们了解学习后能做什么
3.	刺激对先验学习的回忆	找回在工作前的学习记忆	智力技能:回忆先决条件的规则和概念 认知策略:回忆简单的先决条件和概念 言语信息:回忆有组织的知识体系 态度:回忆个人选择所涉及的情况和行动;提醒学生注意人类模型和模型的特点 运动技能:回忆"执行子程序",以及适当的部分技能
4.	呈现突出性的材料	强调选择性知觉的特性	知识技能:解释、演示技能,通常用各种情境下的范例来普及该技能 认知策略:应解释何时以及如何运用该策略,并举例说明 口头信息:应以视觉和口头方式传递,以对学生有意义的方式组织 态度:明确了需要选择行动的情况,并通过一个受人尊敬的人体模型展示了首选的选择 运动技能:应进行演示,重点是执行子程序和提示每个动作的刺激特征
5.	提供学习指导	语义编码;检索的线索	知识技能:举出概念或规则的各种具体范例 认知策略:提供策略的口头描述,然后举例说明 口头信息:通过与更大的知识体系相联系来阐述内容;使用图像、记忆法 态度:人体模型描述或演示行动选择,然后观察模型行为的强化 运动技能:继续练习,并提供信息反馈
6.	激发表现	激活反应组织	请学生"做给我看"
7.	提供关于表现正确性的反馈	建立强化机制	给予学生具体和激励性的反馈,以提高表现
8.	评估表现	激活检索;使强化变得有可能	以可靠(多次观察)和有效(与目标的相关性和信息来源的宽度)的方式评估学生
9.	加强保留和转移	提供检索线索和策略	为学生提供类似和先进的活动,以检查其表现是否良好

来源:改编自 Gagné 等[22,23]。

使用 ARCS 模型的范例

S 医生是一位刚到大学的基础科学教师,他计划为低年级医学生举办一个生理学系列讲座。昨天他做了第一次讲座,发现并不满意。事实上,他对学生们很生气,许多学生在讲座进行中睡着了。他不明白为什么,因为他相信他教授的是基本的生理学内容。由于要教的内容很多,他在 90 分钟的说教中加入了100 多张幻灯片。他认为关于生理学研究的前沿话题,包括他自己的工作,会让学生们感到有趣和有参与感,他对自己所教的内容感到兴奋。S 医生担心同

样的事情会在以后的讲座中发生,于是来向你征求意见。你会告诉他什么?

在您的指导下,S 医生决定采用一种教学设计方法。首先,他采访了一些学生,他们说他的课程很"有趣",因为讨论了最前沿的研究,但很难理解,很难与临床知识相联系。他修改并明确了目标,包括对基本生理学的理解和对疾病机制的应用。他遵循 ARCS模式来激励学生。在开始时,他介绍了一个临床病例,并问"在这种情况下你会怎么做?"以吸引学生的注意力。他解释了理解该病例所需的生理学知识(相关

知识点 6.4 ARCS 模型的动机类别

类别和子类别	处理问题
注意力	
感知性唤醒	我怎样才能吸引他们的兴趣？
查询唤起	我怎样才能激发出他们的探究态度？
可变性	我怎样才能保持他们的注意力？
相关性	
目标导向	我如何才能最好地满足学生的需求？（我知道他们的需求吗？）
动机匹配	我如何以及何时能够为我的学生提供适当的选择、责任和影响？
熟悉情况	我如何将教学与学生的经验结合起来？
信心	
学习要求	我怎样才能协助建立对成功的积极期望？
成功的机会	学习经历将如何支持或加强学生对自己能力的信念？
个人控制	学生将如何清楚地知道他们的成功是基于他们的努力和能力？
满意度	
自然影响	我如何为学生提供有意义的机会来使用他们获得新的知识／技能？
积极的影响	什么会强化学生的成功？
公平	我怎样才能确保达到标准的结果是一致的？

来源：改编自 Gagné 等[22]。

性）。他设计了通过小组讨论解决问题的主动学习，然后提供解释（信心和满意度）。最后，他为今后在基础生理学的其他领域的学习指明了方向，包括一些"前沿"的研究成果（满意度）。

四要素教学设计模型

四要素教学设计模型（4C/ID 模型）是 van Merriënboer 和 Kirschner[26]提出的一个基于证据的教学设计模型。它借鉴了多种框架，包括认知主义和复杂性理论。尽管该模型被使用得很多，但在设计医学教育中的复杂学习过程时，它特别有用。例如，一个完整的课程或一个临床轮换，而不是一个讲座或一个简短的临床讨论。复杂学习是"对知识、技能和态度的综合掌握，以及对各种组成技能的协调，并把在学校和培训情境中的所学知识转移到专业环境中"[27]。这一模型也为教育实践树立了基于证据的原则。该模型由四个主要部分组成，它们相互关联，每个部分都有助于技能的发展（见图 6.2）。这四个部分是：①学习任务，这些真实的经验共同构成了医学教育中广泛的技能或能力，从简单到复杂或从容易到困难，支持逐渐减少；②在任何时候提供的支持性信息，为学生提供高水平的信息，告诉他们如何处理或组织任务。③根据

需要提供具体任务的程序性信息（"及时"指导），以支持和建立学习的常规方面；④额外的部分任务练习，这样可以重复和加强任务中选定的、往往是关键的方面，直到自动完成。

图 6.2 含义如下，改编自 Vandewaetere 等人[28]：
- 圆圈是学习任务，是教育方案的支柱。
- 圆圈的填充表明学生获得支持和指导的数量。
- 随着学生获得更多的专业知识，所获得的支持和指导通常会减少。
- L 形图形是支持性信息，帮助学习者执行任务的非计划方面；需要解决问题、推理和决策的方面。
- 带有向上箭头的矩形是过程信息或即时信息，在任务级别提供，以告知学生在课程完成后作为常规执行可"重复"的内容。
- 矩形中的小圆圈代表部分具有高度自主性的练习任务，具有可重复性练习的特点。

当把四要素教学设计模型放到设计过程中时，提出了 10 个步骤或活动来组织和转移学习材料，如下所示[27]：

A. 学习任务

1. 设计学习任务：设计一套典型的学习任务，代表整个复杂的技能。

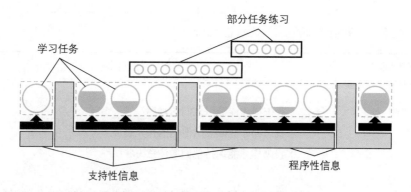

图 6.2   四要素教学设计模型(4C/ID 模型)

2. 排列学习任务的顺序:以优化学习过程的方式排列任务——通过增加复杂性和减少支持和指导。

3. 制定评估工具:阐明将要达到的标准,以便让学生了解标准或绩效目标。

B. 支持性信息

4. 设计支持性信息:将支持性信息的单元与任务类别联系起来;更复杂的任务类别需要更多或更详尽的支持性信息。

5. 分析认知策略:确定熟练的任务执行者在解决任务类别中提出的问题时所使用的认知策略。

6. 分析心智模式:分析、描述如何划分领域的心智模式。

C. 程序性信息

7. 设计程序性信息:将程序性信息的单元与任务联系起来,提供任务的常规方面需要如何及时执行。

8. 分析认知规则:确定驱动常规行为的条件 - 行动对(即认知规则)。

9. 分析前提知识:分析正确使用认知规则的前提知识。

D. 部分任务练习

10. 设计部分任务的练习:设计部分任务的练习项目,用及时的信息进行重复练习,并有反馈。

一个使用四要素教学设计模型的范例

V 医生被请去为高年级医学生讲授高级生命支持(ALS)技能的课程,他知道有一些标准课程可以做到这一点。然而,这些课程中有许多内容针对处于更高培训水平的学生,V 医生不确定现有的课程对这些学生是否有效。

V 医生使用四要素教学设计模型来评估学生的水平并修改现有课程。V 医生首先列出了执行 ALS 所需的学习任务,并按照从简单到复杂的逻辑顺序排列。然后,她在现有的课程中增加了一些材料,以提供认知支持(支持性信息);这样做的目的是加强学生在解剖学和药理学以及早期临床轮转中已经学到的知识。由于这是学生第一次执行许多抢救技能,他们将每个技能分解成一系列不同的行动步骤和算法(程序性信息)。最后,V 医生设计的课程使学生有充足的时间来练习所需的技能(尤其是复杂的部分)并得到反馈(部分任务练习)。

共同要素和问题

上述的教学设计模型有相似之处。对学生的分析是许多模式的第一步。这包括了解他们当前的知识、技能或表现水平,以及他们的学习动机。确定学习的目标——包括大体的和具体的——是下一个步骤。将目标与学生的分析相比较,可以发现差距或学习需求。教学经验的设计和实施是为了弥补这个差距。最好的教学是有效的(促进学习)、持久的(编入长期记忆中)、高效的(在时间和资源方面)和有吸引力的(吸引和激励学生)。

随后评估学生是否获得了所需的能力,最后评估教学设计过程,以修改过程为目标,完成循环。ADDIE 和加涅的模型列出了期望的学习结果,然后选择最合适的学习策略来实现期望的目标。ARCS 和四要素教学设计模型更注重医疗卫生人员学习复杂技能所需的教学经验。参与教学设计的人必须认识到完成这些教学设计活动需要时间,这反过来又可能抑制其实施。采用迭代模式,以"设计和开发、实施、评估"的方式循环进行,然后再进行反思和重复,会更有效率。

设计考虑因素

这些模型中有许多是针对课堂学习而开发的;然而,它们也同样适用于其他情境,如临床学习、模拟学习和线上学习(有一些变化)。在知识点 6.5 中，我们就设计过程中提问的形式列出了这些情境需要具体考虑的因素。这些问题是根据作者的经验和模型描述的实用提示和建议提出的。

为了确认上述的学习理论和概念以及教学设计模型，医学教育中的教学策略，无论是在课堂上、临床上还是在网上，都应该强调积极的学习方法，自我反思，及时的教学支持，以及持续的形成性评估。这些策略应该提高内在动机，使学习个性化，并赋予学生权力。协作方法和同伴学习是医疗卫生教育中的好选择，因为它们可以得出知识以外的结果，如团队合作和沟通技巧。教师的角色应该是协助学生设定目标和选择任务、提供便利、指导、提供支架、辅导和评估；学生的角色应是要求积极、自我调节并与同伴合作[4]。当前和

新兴的教育技术可以协助计划、记录和提供教学支持。

Sink 和他的同事提出，培训的认知方法，如本章前面讨论的加涅九段教学法，应该与帮助学生获得认知技能的策略和战术相联系[29]。例如，学生的学习任务应该与设计者为促进学习而在课程中加入的元素相联系。这些元素在理论和实践之间，或者在教育概念和设计者的活动之间提供了一种联系。

这些作者描述了五项学生任务以及相关的方法和策略，在此加以总结。

1. 学生必须选择要关注的信息，将注意力集中在新知识上。设计者可以使用技巧将学生的注意力集中在这些知识上，告诉学生关于学习新知识的"对我有什么好处？"或者"你能做到"。

2. 学生需要通过回忆以前的知识，将新知识放在

知识点 6.5 设计过程中的提问

"5 问"	教室、非临床环境	临床环境
谁	学生的先前知识和经验是什么？ 学生是否有积极性？ 是必修课还是选修课？ 是否为团队教学或有教学助理参与？ 教师的优势和劣势是什么？ 老师和学生的关系怎样？	学生的水平、过去的临床经验、兴趣和特点是什么？你将如何发现？ 有多少个学生，他们是否处于不同的水平？ 教师的内容知识或技能是什么？ 教师在该专业方面的经验、优势和劣势是什么？ 教师在具体策略方面有什么经验？
什么	学习目标是否切实可行并得到阐明，从而可以对其进行评估？ 这些目标是否可行？ 它们与先前的知识或学习有关吗？ 目前的学习目标在整个课程中是如何定位的？ 资源：是否有开发资源的材料支持？ 你将使用什么样的材料作为教育资源？（教材、视听、讲义、模拟病人、电子学习、移动设备等）	鉴于临床环境的随机变化，你将如何选择内容 / 目标（例如，根据病例组合、学生水平、学生需求）？ 病人或病例组合对学生来说是否合适？ 任何临床"分流"问题(如生病的病人、临床需求)？
什么时候	相对于课程中的其他课题，这些课题是否适合在规定的时间内教授？ 你需要多少时间来教授这些内容？ 是否应该把内容分成几个部分，进行不同的活动？	教学要花多少时间？ 实际有多少时间？ 是否需要一直在床边或在病人在场的情况下进行教学，如果不需要，必须在床边教授什么？ 教师或学员是否会同时参与病人医疗？
在哪里	你将需要什么样的教室或其他空间？是否有用于小组互动的空间？ 是否可以使用电子设备？ 有哪些可用的教室资源（例如：白板、投影仪、扬声器）？	病人的安全是否有保障？ 病人的保密性和隐私是否得到保证？ 空间的大小对学生的数量是否合适？ 是否可以在临床环境中使用在线资源进行及时学习？
如何	教学策略是否符合学习目标？ 你是否提供了练习和反馈的时间(形成性评估)？ 你将如何利用主动学习？ 如何使用课堂模拟？ 你将如何激励学生？	教学策略是否与学生的水平和独立性、学习目标、病人因素相匹配？ 如果病例组合不利于学习，可以使用模拟教学吗？

先前的框架中,并将新知识与旧知识联系起来。设计者可以使用一些策略来加强对原有知识的认知,并在此基础上建立新的知识。他们还可以将新旧知识相连接,或者说进行比较和对比,从而使新知识与旧知识紧密联系在一起。

3. 学生需要用组织现有知识的方式来组织新的知识;这使得学习变得更容易,强调相关的信息,并避免混乱。设计者可以通过结构化的内容,指定预期的行为和学习目标,限制内容的数量以适应人类的信息处理能力,并使用视觉辅助工具,如文本布局和图表来帮助学生组织和吸收信息。

4. 学生需要整合新的和旧的知识,以产生一个"新的、统一的、扩展的和重组的知识集"。设计者可以通过以一种最容易理解的方式来展示知识,并使用真实的范例来强化这一点。

5. 学生需要强化新的知识,以便记忆和将来使用。设计者可以通过加入练习和反馈、总结以及在真实环境中使用知识的机会来促进这一点。

第4章中列出了一些教学方法。这些方法包括讲座、座谈会和其他大型小组会议、研讨会、辅导班、讲习班和其他小型小组会议、独立工作、指导阅读、电子学习(个人或小组)、技术强化学习、包括技能训练在内的模拟方法、标准化病人、高保真活动、各种环境下的实践或临床经验以及形成性评估。这些策略中的大多数在本书的其他部分都有详细描述。

无论采用何种教学方法,以下情况下都能促进学习:
- 学生参与解决现实世界的问题。
- 学生激活现有的知识,成为新知识的基础。
- 学生认知新知识。
- 学生应用新知识。
- 学生整合新知识[30]。

在医疗卫生领域有一些通用的学习目标,通常与毕业生所需的综合能力有关。这些能力通常被组织在一些框架中,如加拿大和其他国家使用的 CanMEDS[31] 或美国使用的 ACGME 能力[32]。获得这些能力可能发生在多个环境中,每个目标都可以通过使用一些潜在的教学方法来实现,这些方法在临床、课堂和在线环境中有所不同。挑战在于将教学或学习方法与目标相匹配,我们在此提出了一些教学策略,以最好地实现每个目标(见知识点 6.6)。

评价

医学教育中的课程评估被描述为"收集、分析和

解释有关教育课程概念化、设计、实施和功效等任何方面信息的系统方法……用于后续判断和决策"[34-36]。

任何教学设计都应该被评估,看它是否能有效地实现目标,解决学生的需求和差距。衡量成功的标准应该在设计过程的早期确定。典型的评估领域可能包括教学材料和策略、教学质量、评估工具、资源使用和投资回报、组织的支持,以及设计过程的各个步骤是否已经执行。评估的目的是了解和改进设计,因此,评估要关注设计的过程和要素以及结果。在很多方面,它就像一个方案评估(第 30 章);但是,它更注重实际的设计过程和结果。可以用来构建教学设计的评估步骤的相关方案评估模型包括柯氏等级评估模型、CIPP 或逻辑模型[37-39]。

设计 - 评价 - 修改的评估过程通常是反复的或循环的,在整个教学设计过程中发生(有时称为内部或形成性的),以及在结束时(有时称为外部或总结性的)。ADDIE 模型(见图 6.3)很好地反映了这一概念,圆形箭头代表了一个评估和反馈回路。然而,即使所使用的模型没有强调,某种形式的评价也应该伴随着任何教学设计过程。

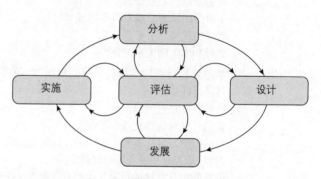

图 6.3　ADDIE 模型中的迭代(小循环)和循环(大循环)评估过程

小结

教学设计是"通过分析学习需求、系统开发和评估学习经验来改进教学的过程"[40]。通过在医学教育中使用严格的课堂、在线或临床教学设计流程,其结果将是加强对所学知识的学习和应用,更好地培训医疗卫生专业人员,最终使病人得到更好的医疗服务。

致谢

我们要感谢 Elaine van Melle 博士在"评估"部分上的帮助。

知识点 6.6　课程设计与教学设计的结合：将教学方法与学习目标联系起来

学习的目标	潜在的教学方法或学习策略
掌握基本的生物医学和临床知识	讲座，包括专题讨论会、小组讨论、辩论会等变种形式 指导阅读 自学模块，包括在线 技术增强型学习
将知识应用于病人的诊断和管理	基于案例的方法 基于问题的学习 小组讨论、研讨会 高仿真模拟 基于工作的学习 有反馈的临床督导
从病人那里获取信息（病史采集和体格检查技能）	模拟的或标准化的病人 角色扮演 在工作中学习 有反馈的临床监督
培养临床推理能力	病例讨论 在线案例 在工作中学习 有反馈的临床监督
进行程序性和实践性的技能[33]	任务培训师和技能实验室 视频、演示 基于工作的学习 有反馈的临床督导 辅导 记录本
与病人和同事沟通	模拟的或标准化的病人 一对一的临床督导和反馈 指导、辅导
培养合作和领导力	通过讲座、阅读获得基本知识 研讨会（如团队合作、领导力） 在跨专业的环境中学习和工作 反思练习
在系统内工作	基于工作的学习 导师指导
伦理培训	通过讲座、阅读获得的基本知识 伦理案例讨论 辩论 档案袋 反思性实践
培养批判性思维	文献研读会 有反馈的临床监督
参与开发和传播新知识	研究培训／辅导 教师培训／指导
专业行为和身份	角色示范 导师指导 反思

参考文献

1 Levinson, A.J. (2010). Where is evidence-based instructional design in medical education curriculum development? *Medical Education* 44 (6): 536–537.

2 van der Vleuten, C., Dolmans, D., and Scherpbier, J.A. (2000). The need for evidence in education. *Medical Teacher* 22 (3): 246–250.

3 Merrill, M.D., Drake, L., Lacy, M.J., and Pratt, J. (1996). Reclaiming instructional design. *Educational Technology* 36 (5): 5–7.

4 Reigeluth, C.M., Beatty, B.J., and Myers, R.D. (2017). *Instructional-Design Theories and Models: The Learner-Centered Paradigm of Education*. New York and London: Routledge.

5 Definitions of Instructional Design, adapted from 'Training and Instructional Design', Applied Research Laboratory, Penn State University. http://www.umich.edu/~ed626/define.html (accessed 27 June 2018).

6 Mager, R.F. (1984). *Preparing Instructional Objectives*. Belmont, CA: Pitman Learning.

7 Teodoro, V.T. and Mesquita, M. (2003). Development of Pedagogical Methodology. https://moodle.fct.unl.pt/pluginfile.php/20500/mod_resource/content/0/diversos/D13_Development_of_pedagogical_methodology.pdf (accessed 20 February 2017).

8 Issa, N., Schuller, M., Santacaterina, S. et al. (2011). Applying multimedia design principles enhances learning in medical education. *Medical Education* 45 (8): 818–826.

9 Smith, P.L. and Ragan, T.J. (2004). *Instructional Design*. Hoboken, NJ: Wiley & Sons.

10 Mayer, R.E. (2010). Applying the science of learning to medical education. *Medical Education* 44 (6): 543–549.

11 Collins, A., Brown, J., and Holum, A. (1991). Cognitive apprenticeship: making thinking visible. *American Educator* 15 (3): 1–18.

12 Ericsson, K.A. (2004). Deliberate practice and the acquisition and maintenance of expert performance in medicine and related domains. *Academic Medicine* 79 (10 Suppl): S70–S81.

13 Cook, D.A. and Artino, A.R. (2016). Motivation to learn: an overview of contemporary theories - online supplement Table S1. Summary of practical applications of motivation theory. *Medical Education* 50 (10): 997–1014. medu13074-sup-0001-TableS1-S2.docx.

14 Cook, D.A. and Artino, A.R. Jr. (2016). Motivation to learn: an overview of contemporary theories. *Medical Education* 50 (10): 997–1014.

15 Pelaccia, T. and Viau, R. (2017). Motivation in medical education. *Medical Teacher* 39 (2): 136–140.

16 Panadero, E. (2017). A review of self-regulated learning: six models and four directions for research. *Frontiers in Psychology* 8: 422. 28 April 2017 https://doi.org/10.3389/fpsyg.2017.00422.

17 Clark, T. and Gottfredson, C. (2009, December). Agile learning: Thriving in the new normal. *Chief learning officer* 8 (12): 18–21. http://www.nxtbook.com/nxtbooks/mediatec/clo1209/index.php?startid=18#/20 Accessed Aug 21, 2018.

18 Morrison, G.R., Ross, S.M., and Kemp, J.E. (2004). *Designing Effective Instruction*. Hoboken, NJ: Wiley & Sons.

19 Dick, W., Carey, L., and Carey, J.O. (2009). *The Systematic Design of Instruction*. Upper Saddle River, NJ: Merrill/Pearson.

20 Kern, D.E., Thomas, P.A., and Hughes, M.T. (2009). *Curriculum Development for Medical Education: A Six-Step Approach*, 2e. Baltimore, MD: Johns Hopkins University Press.

21 Branson, R.K., Rayner, G.T., Cox, J.L. et al. (1975). *Interservice Procedures for Instructional Systems Development*. Monroe, VA: Army Training and Doctrine Command.

22 Gagné, R.M., Briggs, L.J., and Wager, W.W. (1992). *Principles of Instructional Design*, 4e. Orlando, FL: Holt, Rinehart and Winston.

23 Gagné, R.M., Wager, W.W., Golas, K.C. et al. (2005). *Principles of Instructional Design*, 5e. Belmont, CA: Wadsworth/Thompson Learning.

24 Neher, J. and Stevens, N. (2003). The one-minute preceptor: shaping the teaching conversation. *Family Medicine* 35 (6): 391–393.

25 Keller, J.M. (1987). Development and use of the ARCS model of instructional design. *Journal of Instructional Development* 10 (3): 2–10.

26 van Merriënboer, J.J.G. and Kirschner, P.A. (2007). *Ten Steps to Complex Learning*. Mahwah, NJ: Erlbaum.

27 van Merriënboer, J.J.G. and Kirschner, P.A. (2012). *Ten Steps To Complex Learning: A Systematic Approach to Four-Component Instructional Design*. New York, NY: Routledge.

28 Vandewaetere, M., Manhaeve, D., Aertgeerts, B. et al. (2015). 4C/ID in medical education: how to design an educational program based on whole-task learning: AMEE Guide No. 93. *Medical Teacher* 37 (1): 4–20.

29 Sink, D.S. (2014). Design Models and Learning Theories for Adults, Section III, Chapter 11: Designing and Developing Effective Learning. Table 11–1. Cognitive Training Model, p. 192.

30 Merrill, M.D. (2002). First principles of instruction. *Educational Technology Research and Development* 50 (3): 43–59.

31 Frank, J.R., Snell, L., and Sherbino, J. (2015). *CanMEDS 2015 Competency Framework*. Ottawa: Royal College of Physicians and Surgeons of Canada.

32 Swing, S. (2007). The ACGME outcome project: retrospective and prospective. *Medical Teacher* 29: 648–654.

33 Cheung, L. (2016). Using an instructional design model to teach medical procedures. *Medical Science Educator* 26: 175–180.

34 Wall, D. (2010). Evaluation: improving practice, influencing policy. In: *Understanding Medical Education: Evidence, Theory and Practice*. (ed. T. Swanwick). Association for the Study of Medical Education.

35 Mohanna, K., Wall, D., and Chambers, R. (2004). *Teaching Made Easy – A Manual for Health Professionals*, 2e. Oxford: Radcliffe Medical Press.

36 Goldie, J. (2006). AMEE guide no. 29: evaluating educational programmes. *Medical Teacher* 28: 210–224.

37 Kirkpatrick, D.I. (1967). Evaluation of training. In: *Training and Development Handbook* (ed. R. Craig and I. Mittel), 87–112. New York: McGraw Hill.

38 Stufflebeam, D.E. (1983). The CIPP model for program evaluation. In: *Evaluation Models* (ed. G. Madaus, M. Scriven and D. Stufflebeam), 117–141. Springer.

39 Van Melle, E. (2016). Using a logic model to assist in the planning, implementation, and evaluation of educational programs. *Academic Medicine* 91, (10) 1464.

40 http://www.instructionaldesign.org (accessed 17 August 2017).

拓展阅读

Gagné, R.M., Wager, W.W., Golas, K.C. et al. (2005). *Principles of Instructional Design*, 5e. Belmont, CA: Wadsworth/Thompson Learning.

Keller, J.M. (2010). *Motivational Design for Learning and Performance: The ARCS Model Approach*. New York, NY: Springer.

Mayer, R. (2010). Applying the science of learning to medical education. *Medical Education* 44: 543–549.

Reigeluth, C.M., Beatty, B.J., and Myers, R.D. ed. (2017). *Instructional Design Theories and Models*, vol. IV. New York and London: Routledge.

（翻译：徐杭；审校：王妍）

7 医学教育质量

Diane N. Kenwright¹ and Tim Wilkinson²
¹Department of Pathology and Molecular Medicine, University of Otago, Wellington, New Zealand
²Otago Medical School, University of Otago, Christchurch, New Zealand

 本章要点

- 质量框架或者质量周期是所有质量改进的基础。
- 质量评价需要设定或者采用适当的标准或结果。
- 为了确保收集数据的信度和效度,选择合适的评价工具非常重要。
- 质量保障能够发现和推广优秀实践。
- 质量的最终评价标准是改善病人预后。

引言

我们在描述各类课程或者课程体系时,都会用到质量一词。我们希望有"高质量的教学""高质量的评价"以及"高质量的医学课程"。这些都反映了当使用"质量"一词时,表示衡量某事物的卓越程度。事实上,在本章的很多句子中(甚至标题中),我们可以使用"卓越"替代"质量",意思相同。质量保障是引导我们实现卓越的过程;它让我们发现有缺陷的地方,并加以改进。这是一个充满挑战且艰难的过程。

质量可以应用于教育项目的多个方面,比如管理、学习环境、社会责任、招生选拔、学习结果、教学与学习方法、评价以及继续职业发展等方面。本章我们旨在对可能会用到的质量过程和质量工具提供指导,并介绍质量改进、质量保障、质量控制、基准化以及认证的概念。这些概念如何应用以及应用于教育项目的哪些方面取决于活动的目的。质量也是一项新兴且重要的课程内容——学生和培训学员在质量和安全改进方面应该学习什么——但这并不是本章的重点。同样的,项目评价方法将在第30章进行详细讨论。

质量观

对质量的看法——达到的卓越程度——取决于观察者。教师眼中的卓越是教与学中的最佳实践、鼓励终身学习的环境和促进持续改进的评价过程。学习者眼中的卓越是能让他们应对考试的教学和成为优秀医生的实践指导。大学或者课程管理者眼中的卓越是物有所值、外部认证以及战略计划得到落实。用人单位眼中的卓越是培养了安全、称职的医生。医院管理者眼中的卓越是改善病人预后、创造更高的价值和减少浪费。

在上述任一视角下进行评估并记录发现——这就是所谓的质量保障。完成质量评估,就会发现需要改进的地方——进行质量改进并重新记录,这就是持续质量改进。这些记录应该有效、可靠,通常是描述性的,偶尔包含数字,并且应当包含对过程和优秀实践的描述。详见知识点7.1。

质量标准

在开始质量评估前,需要有一套质量评估标准;可以是内部标准,也可以是外部标准。内部标准可以在院校内部的不同地方找到——战略规划、毕业生要求以及政策文件等。外部标准由监管部门以及医学院和毕业后教育认证机构制定和发布。下面将会介绍一些示例,但是也应考虑其他外部标准——比如政府政策中隐含的标准或者更广泛的公众期望,也就是常说的社会责任。具体见知识点7.2。

世界医学教育联合会(World Federation for Medical Education,WFME)发布了院校教育、毕业后教育和继续职业发展三个阶段的医学教育标准[1]。WFME不从事具体专业的认证工作,把专业认证留给国家认

知识点 7.1　聚焦：质量、成本、价值

价值是指相对于成本而产生的结果。

成本是实现这些结果需要的总投入。结果通常是由服务的最终用户（病人）来决定的，也就是医疗服务的实际结果。安全或者避免差错在任何系统中都是需要全部实现的结果之一。

质量通常通过病人预后来衡量。因此，质量改进的目的是改善病人预后。不考虑病人预后（质量）的成本减少可能会导致价值降低。降低总成本，但并不一定将单项服务的成本降到最低，可以增加价值。相较于增加的成本，高投入但真正有效的服务所带来的结果提升会更多。

不影响病人预后的降低成本和增加价值（即提高质量），最好的方法是在高价值服务上增加投入，在低价值服务上减少投入。

证机构实施，但是它会对认证机构进行评估和认定，比如：

- 加拿大医学院校认证委员会（Committee on Accreditation of Canadian Medical Schools）
- 美国医学教育联络委员会（Liaison Committee on Medical Education）
- 韩国医学教育与评估研究所（Korean Institute of Medical Education and Evaluation）
- 日本医学教育认证委员会（Japan Accreditation Council for Medical Education）

在团队合作方面，WFME 毕业后教育标准的示例如下："毕业后教育项目提供者必须保证受训学员拥有和同事以及其他卫生专业人员在同一团队中合作的经验。"

美国毕业后医学教育认证委员会（Accreditation Council for Graduate Medical Education, ACGME）是一个私立组织，负责制定美国毕业后医学教育标准（住

知识点 7.2　聚焦：医学教育的社会责任

社会责任指在课程设计和实施过程中应把病人和社会的需求作为基本出发点。社会责任连续体[5]包括：
- 社会职责：卫生教育机构应致力于社会福祉，培养能够满足社会健康需求的医疗卫生从业人员。
- 社会响应：卫生教育机构培养的毕业生应具有照顾社会最脆弱群体的技能和到医疗服务不足地区工作的职业价值观。
- 社会责任：卫生教育机构应与所有相关团体、医疗卫生机构、卫生专业人员和病人代表合作，共同致力于提高健康公平性，最大程度改善人们的健康水平。

通常在医学教育机构认证过程中会对其社会责任进行评估。为了达到认证要求，在认证过程中其社会责任也会被进一步强化。

ASPIRE 项目[6]提出，本科医学教育院校应在四个领域内争取实现最好的社会责任：

1. 组织和功能：院校首要的宗旨和使命是社会责任，并应将社会责任融入日常管理中。
2. 培养临床医生、口腔医生和兽医从业者：在招生、学习经历和教师发展中都应体现社会责任。
3. 科研活动：医学院校的科学研究，包括知识转化，应面向社区/地区/国家卫生需求。
4. 卫生服务贡献：医学院校毕业生及卫生服务合作者应对社区/地区/国家医疗服务和健康有积极的促进作用。

相关文件包括：
- 计划，在医学院校组织和功能中有明确的相关概念和目标。
- 行动，在医学院校教育和研究活动中有明确的行动举措。
- 影响，在医学院校教育、科研和服务等方面有明显的积极影响，其毕业生和合作伙伴对于社区/地区/国家医疗服务和健康方面有积极的促进作用。

与本科医学院校相比，毕业后教育机构的社会责任标准并不明确。比如，英国医学总会"基于设计追求卓越：毕业后课程标准"中包含以下标准（CS1.1）："基于实践范围、服务以及病人和人群需求，课程有明确陈述的目标"[7]。这是对社会职责而不是对社会责任的描述。Jamison 等人[8]"查阅文件和已发表的文献，未发现有关加拿大毕业后医学教育（postgraduate medical education, PGME）监督机构鉴别、描述和解决健康差异系统过程的描述"；拥有在农村和贫困地区开展家庭医学毕业后培训的能力是一个例外，且已经达到了社会责任的水平。

院医师和专科培训医师),并对符合这些标准的项目进行认证。通过 ACGME 认证的机构有 800 家,它们承担了 150 个专业和亚专业约 10 000 个住院医师和专科医师培训项目。在 ACGME 培训项目通用要求中[2],设定了相关标准,涵盖机构制度、人力和资源、学员选拔、教育计划、学员和教师评估以及学习和工作环境等方面。在团队合作方面,ACGME 学习环境标准的示例如下:"住院医师照护病人的环境应当能够实现最大化的有效沟通,必须包括有加入有效跨专业团队的机会,以更好地提供其所在专科的医疗服务。"

医学教育者学会(the Academy of Medical Educators,AoME)为医学教育者制定的标准包括五个领域,对应医学教育者整个职业发展的各个阶段[3]。医学教育者提交自我评估和进行同行评审,证明其在学习设计和规划、教学和学习促进、学习评价、教育研究和学术、教育管理和领导等方面具有胜任力。关于 AoME 学习环境标准的一个示例是:"监控和管理复杂学习环境的安全性和有效性。"

对于加拿大 17 所医学院校,加拿大医学院校认证委员会(the Committee on Accreditation of Canadian Medical Schools,CACMS)都制定了医学博士学位授予标准。CACMS 标准和要求、美国医学博士学位认证机构和 LCME[4] 相关文件全面描述了医学院校标准,包括医学生卫生服务、个人咨询以及经济资助等反映北美教育环境的标准。CACMS 经济资助的标准举例如下:"医学院校为其医学生提供有效的经济资助和债务管理咨询,并建立了相应机制,最大程度减少因直接教育费用(即学费、杂费、书本费、供应费)导致的医学生负债。"

质量过程

质量保障和质量改进的最终目的是改善病人预后。每一项卫生教育项目要达到的结果,即需要满足的教育标准,一般有详细的界定。教育质量保障意味着利益相关方、卫生管理者、教师、外部机构以及公众知晓教育项目实施所获得的结果与其宣传相符合。通过质量评价,我们能够发现计划在教学、学习、评价等方面表现不足的地方,并加以改进,也可以发现优秀的实践。在继续职业发展中,质量保障项目的作用在于发现表现欠佳的个人,并记录他们在实践中的改进。在本科教育和毕业后培训项目中,通过考试和工作场所评价来确定未达到毕业要求的学生和培训学员,围绕这些项目的质量保证,确保过程是健全的。

质量控制描述了一个内部系统,用来确定过程和结果是否达到既定的标准。比如,教育计划中的某条标准可以是"所有教与学单元都有明确的学习目标"。在年度考核中,单位可以检查所有单元是否符合这一标准。如果确定某个单元没有学习目标,那么将要求其进行整改,并进行重新考核。

质量保障通常不包括在质量控制的范围之内,通常由外部机构实施质量保障。这些外部机构独立于要评估的课程或医学院,但依然隶属于大学、医院或者研究生院。比如,大学可以设立质量保障委员会,对医学院教育项目是否符合更广泛的大学标准进行评估。医学院可以设立审核程序,有时称作内部审查程序,以确保教育项目的所有环节符合内部标准。在毕业后培训中,培训机构负责培训岗位的质量保障——在受训学员被分配到培训岗位之前,这些机构必须在督导、教育供给、学习资源获取等方面符合相关标准。最高水平的质量保障来自国家医学教育认证机构,比如英国医学总会、澳大利亚和新西兰的澳大利亚医学总会。各水平的质量保障均与帮助医生实现安全执业有关。

总结如下:

- 质量保障是评估课程或者项目是否符合内部和外部标准的过程。它使人们相信所授予教育资格证书的质量符合相关标准,并且毕业生拥有教育项目培养目标中所设定的各种品质。
- 质量改进是一个持续性过程,发现需要改进的地方,并积极落实改进。
- 质量控制是一种内部过程,考察内部定义的标准与观察结果是否匹配。

质量和继续职业发展

本节我们来讨论医学教育的第三阶段——继续职业发展中的质量保障问题,这是完全不同的问题系列。继续职业发展(continuing professional development,CPD)项目旨在通过自我或他人的持续评估来促进终身学习,同时提高或保持其在临床、领导力、管理和教育等领域的专业技能。因此,继续职业发展项目可以为执业者提供质量保障。

继续职业发展项目要发挥对个人发展的质量保障作用,需要符合以下标准:

- 需要使用预设结果或者标准对其成就进行评估。
- 成就评估必须包括自我评估以外其他评估方式,比如执业审计,换发执业资格证考试或者证据档案袋。

- 如果仅仅对活动作记录,比如记录参会时长,那么这就不是质量保障活动。

在质量框架下开展的继续职业发展项目能够向公众保证医生一直符合行医的要求。英国医学总会对医生行医资格再认证的做法便是在质量框架下开展继续职业发展的例子。对医生的评估应根据一系列明确的结果,评估和改进的过程也要到位。

继续职业发展项目本身也有质量保障。从这个角度来说,继续职业发展项目和其他课程或者项目并无差别,这同样适用于本章节其他段落描述的学习活动。要测量的目标可能包括对参与者学习的影响,项目显示大多数参与者的实践改进能力,以及对表现不佳者的甄别能力等。

本书第19章将详细讨论继续职业发展以及监管和认证机构的职能。

质量周期

质量评价、数据对标、实施改进和再评价的过程构成了基本的质量周期(见图7.1)。质量周期是一个持续性的过程,其有效的必要前提如下:

- 第一个前提是数据收集准确,能反映教学、学习和评价的真实情况。
- 第二个前提是判断数据使用的标准应适宜。
- 第三个前提是应有改进的能力,并且愿意进行改进。
- 第四个前提是有监督质量过程本身的组织体系。

质量周期始于设置合适的标准。如前所述,我们在学系或学院层级或者根据外部质量保障要求制定标准。制定标准通常(但不总是)依据当前的最佳实践和/或已发表的文献。标准应当考虑文化和资源的需求和优先级,根据当地医学教育情况进行调整。第5章深入讨论了环境对于课程体系的影响。

为了保证所收集数据的真实性和效度,选择合适的工具尤为重要。质量评估需要使用有效的工具,能够获取多方证据(有时称作三角测量),以及采用定量和质性的方式。需要强调的是,证据并不一定需要是数字化或者定量的。根据利益标准,基于文本或者质性的结果同样重要,而且使用自由文本在回答开放式问题时提供的信息更丰富,可以进一步阐述标准化问题的答案。在质量评价时,同样需要考虑多方面的声音,通常包括学生、教师、管理者以及外部利益相关方,比如病人和用人单位。评价的效度来自确保评价与标准相关,并且对于相关人员来说具有很高的价值和重要性。评价的信度来自选择合适的工具,采用多种工具,以及采用不同观察者或者观测角度。

举一个例子:我们要求召集人(项目主管)对她的课程进行年度质量评价。她明确了解了所在单位质量评价的要求,并且补充加入了自己和同事感兴趣的结果。她开展了定量和质性的学生调查;课程结束后组织所有指导教师进行了讨论,并且询问了预先设定的问题;询问前面几年的项目主管,以了解学生们是否已经掌握了适合他们知识构建的资料。调查和焦点小组讨论的部分核心问题来自当地教育部门所拥

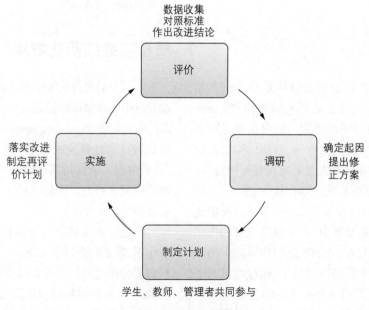

图 7.1 质量改进周期

有的包含有效测量工具的问题库。该教师在收集数据之后，将与学院标准进行比对，并找出未达标的地方。有多方人员对该教师所收集的数据感兴趣，包括负责学院质量保证的委员会或小组、参与收集数据的学生和教师以及外部认证机构。在课程评估过程中，该教师应该发现那些进展顺利的学习或实践活动。将这些发现分享给委员会其他教师是十分有价值的，这样其他教师可以从这些发现中学习到相关经验。数据收集会在本章后面进行详细介绍。

一旦完成数据收集和分析，就会发现需要改进的地方。在设计课程改进的干预措施之前，必须要弄清楚不达标的原因。从所收集的数据可以找到不达标的原因，但是通常需要进一步的调查。知识欠缺、时间不足和／或资源短缺都可以导致观察到相同的不足之处，但改进时需要采取不同的策略。实施必要的改革也需要与利益相关方或受影响方进行协商并得到其认同。相关方可以包括本项目内其他学习单元的教师、学生和管理者。纳入实施或设计干预措施的人员或者受到干预措施影响的人员，更容易保证干预取得成功。如果不了解实际情况，或者没有实施改革的精力和信念，任何干预举措都不会成功。

回到我们的例子上，有多组人员对于课程负责人所收集的数据感兴趣，包括负责学院质量保障的委员会或小组、参与收集数据的学生和教师以及外部认证机构。在向利益相关方汇报之前，该教师必须明确目前没有达标的根本原因。为此，她与个别教师进行了讨论，收集了更多有关所发现问题的数据。当该教师认为她完全弄清楚原因之后，就向教师小组汇报，并与之一起设计改进的干预方案。在完成计划制定后，该教师向学院课程委员会汇报所发现的问题以及对应的解决方案。她在这一拥有丰富经验的小组中得到建议，并商定了一个最终的计划。她同样提到了大家提出的关切以及不可能或者不合适的举措。

一旦制定并通过了改进计划，应当及时向上级汇报。拥有有效质量周期的教育机构有能力集中监管质量周期的运行，评估所产生的数据与制定的计划，并且判断相关举措是否正在得到落实。这通常由学院、大学或者毕业后培训机构所任命的个人或委员会负责。

质量周期应当按照指定的时间间隔循环进行。时间间隔通常是课程的循环周期；在多数医学院和毕业后教育机构都是按年循环。在质量循环进入下一轮循环时，任何改进举措必须经过明确的论证。

以上介绍的质量周期描述了项目改进所需要的过程。质量保障的另一方面是发现和宣传优秀实践。如果课程负责人发现课程进展超预期的顺利，几乎不需要干预呢？那么她可以在"调研"阶段反思并总结其原因。在"计划"阶段，可考虑制定计划对成功的实践进行宣传，在"实施"阶段就有可能帮助其他人改进其课程。举例来说，如果该教师使用逆向设计对课程进行了设计——制定目标、基于目标制定评估计划、然后基于制定的目标和评估计划开展教学。学生们也反馈，课程组织安排得很好；由于考核评价中考查的是事先制定好的明确的学习目标，所以他们感觉自己可以在学业上获得成功，学习积极性也很高。该教师可以向指导委员会提交报告，指出逆向设计是课程取得成功的关键因素，并且建议将逆向设计介绍给其他课程负责人。如果这样，指导委员会就会思考当前的教师发展项目，并且考虑如何在其他课程中借鉴这种成功的实践经验。

英国医学总会的质量保障体系是在本科教育和毕业后教育层面开展质量循环管理的一个示例[9]。评估（监测）时会用到多种手段，包括现场考察、区域审查报告、医学院校报告、毕业后教育主管报告、国家培养方案和培养者调查报告、年度专业报告以及专题审查报告。通过在线发布的报告和出版物，可将信息通知到利益相关方。通过强化监测，可对问题开展调查并作出改善。优秀实践的推广可以通过多种方式，比如发布优秀实践案例研究、召集质量保障表现优秀的医学院校、毕业后教育机构以及皇家医学院系开展优秀实践分享活动等。英国医学总会的质量保障框架由质量审查小组负责监督，小组成员由普通民众、毕业后培训阶段医师和本科生组成。

数据收集

项目质量评价包括多个方面：管理和领导、招生（包括学生选拔、录取的公平性和多样性问题）、课程设计（包括文书工作和课程一致性问题）、课程实施（包括资源）、课程教学（包括师资教学技能）、评价、教职工经验和支持、线下和线上学习环境、学生经验和病人安全[10]。

如何选择评价工具取决于评价目的。如果旨在质量改进，选择的工具应该能提供丰富的数据，以便能够阐明课程成功或者失败的各方面原因。如果旨在质量保障，选择的工具应该可以判断课程各个方面是否成功或者失败。在现实中，绝大多数人会选择多源的定量调查与质性数据相结合的方式。因此，这种情况类似于形成性评价与终结性评价之间的区别。质量改进的方法类似于形成性评价——旨在帮助改进和指导未来发展——哪些方面可以做得更好？质量保障的方法类似于终结性评价——旨在作出具有更高利害关系的决定——课程是否足够优秀？

选择合适工具

正如上面强调的那样，选择有效的工具和系列方法是保证质量评价效度的关键。仅仅询问学生的想法并不能保证作出充分有效的评价。使用的工具必须能够观察到课程的具体方面，且符合各方面利益。选择工具的时候应该考虑多个方面和多种类型。编制关键问题是一种可行的方法，另一种可行方法是使用预先编制好的工具。

评价小组对教育机构进行实地考察时经常使用关键问题或者对关键问题分类作为询问主线。关键问题同样适用于内部评价。比如，评价小组询问的关键问题可能是教学环境是否有发现病人安全问题的机制。

- 能否描述学生和医师在培训中是如何引起关注的吗？
- 如何鼓励学员提出关注的问题？
- 您能演示一下您目前提出关注的系统是如何工作的吗？

有很多现成的工具可以用来评估教育质量[11]。您所在单位可能有自己常用的工具，与本地教学部门联系应该可以找到这些工具。在选择工具之前，一定要先确定需要评价的内容。此外，要考虑工具的"可接受程度"。比如，一份问卷如果超过 30 个问题学生可能就难以接受了，就需要对问卷进行分段。

知识点 7.3 举例介绍了系列评估工具以及这些工具在医学教育与培训评价中的应用。

使用质性数据

使用质性数据可进一步了解在定量评价中所发现问题的潜在原因。数据有多种来源，比如书面和在线评估的评论、焦点小组访谈、访谈和半正式会议（如教职员 / 学生委员会）的会议纪要。

焦点小组讨论的组织者应该可以引导出负面评价，而不仅仅是正面评价，因此通常最好不要由课程相关的教师负责，而是应当由身边擅长该方法的人负责。焦点小组有助于收集对质性评价中所发现问题的意见、信念和态度，有助于论证问题的可行性解决方案，也有助于激发对特定主题的讨论。建立焦点小组是比

知识点 7.3　实用建议：评价医学教育质量

评价学习环境

- 使用邓迪教育环境评估量表（the Dundee Ready Educational Environment Measure，DREEM）测量学生对于学习、教师、学业、学习氛围和社会的自我认知[12,13]。

评价临床教学

- 使用门诊医疗教学质量量表（the Medical Instructional Quality in ambulatory care，MedIQ）测量病人照护中教师活动、环境互动、学习机会和学习者参与度[14]。
- 使用门诊教学学生评估量表（Student Evaluation of Teaching in Outpatient Clinics，SETOC）测量学习环境的创建、临床教学、"通科教学"、临床胜任力和全球评级[15]。
- 《斯坦福大学教师发展项目临床教学框架》对创建积极的学习氛围、教学控制、沟通目标、促进理解和记忆、评价、反馈、促进自主学习等方面进行测量[16]。
- 马斯特里赫特临床教学问卷（the Maastricht Clinical Teaching Questionnaire，MCTQ）对建模、指导、探索、表述和安全学习环境进行测量[17]。

临床前基础教学教师评价

- 学生评教依然是基础，但是应该使用其他评价方法作为补充，尤其是同行或者专家的教学观察。因为学生评教是为了促进学术进步和质量保障，所以应该使用内部已有的评价工具；事实上，这些工具可能是您所在大学要求使用的。通常，他们会融合在包含评价的反思和反馈的教学档案中。
- 如果采用外部评估，其中一种更有效和最广泛使用的是学生教育质量评估问卷（Student Evaluation of Educational Quality Questionnaire，SEEQ），该问卷测量教学效果的 9 个维度：学习 / 价值观、热情、组织、团队互动、个人融洽、知识覆盖面、考试 / 评分、作业、功课量 / 难度[18]。

课程评价

- 新南威尔士大学医学生体验问卷（Medicine Student Experience Questionnaire，MedSEQ）可用于评价学习、教学与评估、组织与学生对课程的理解、社区互动与价值观、学生支持和资源[19]。
- 医学课程体验问卷（Medical Course Experience Questionnaire，MCEQ）包含 18 个问题，归纳为四个方面：临床实践、成为专业人员、对行医的影响、专业支持[20]。

较耗时的。一般提前几周开始准备,招募一名组织者,计划招募 6~12 名参与者,并且拟定要讨论的问题[21]。

对质性数据进行分析是一项复杂的工作,无论是哪种质性数据。质性数据的分析一般遵循这样的步骤。首先以纪要的形式对原始数据(即受访者的陈述)进行记录或者转录;然后按照自然级别或者主题对数据进行排序或者分类;通过总结受访者的评论,提出概括性的观点,并使用原始数据提供例证。使用访谈中的原始材料来佐证提出的观点。最终基于教育理论和方法对研究结果进行解释。质性方法和质性数据分析将在第 29 章进行详细介绍。总的来说,总目标是加深对已知问题的理解或者探索可能的解决方案,而不仅仅是确定是否存在问题。

下面再举一个关于毕业后医学培训的例子。

一位毕业后医学教育项目主管对学员年终调查获得的评估数据进行了分析。学生对辅导课的评价平均分是 2.5/5,评价表最后的书面评论写到“辅导课很无聊”“细节过多”以及“辅导课无关紧要,那为什么我还需要参加”。她决定建立一个焦点小组访谈,以了解更多有关辅导课的情况,并测试可能的解决方案。她联系当地的教育机构,并招募了一名焦点小组组织者。他们一起设计问题,探讨学员对辅导课的看法,学员希望在辅导课中获得什么,以及辅导课的目标应该是什么。然后招募访谈参与者,并且对焦点小组会议内容进行记录和转录。分析显示,有些辅导课很受学员欢迎(并不是所有的辅导课都不好,学员们只是不喜欢某位老师的辅导课),学员们希望“了解学习的知识有哪些用处”。分析显示,有些辅导教师认为学生还需要学习现有课程体系以外的内容,因此就举办了一个讲座。这与使用主动学习方法来“学习如何将知识应用到医疗服务中”的辅导目标相冲突,该项目主管意识到,辅导课需要提供更多主动学习、知识应用、解决问题和参与的机会。她与所在教育机构讨论,是否可以面向所有辅导教师开设一门有关教师发展的课程,并期望所有辅导教师都参加学习。

隐患与混杂因素

质量保障调查普遍存在的问题是回复率低,并且如果受访者对某些极端经历相关的问题不能如实回答时,有可能导致调查的偏倚。无论是填写在线的问卷,还是纸质的评价问卷,通过与调查对象预约时间与直接联系,都能够提高调查的回复率。设计简短的问卷以及减少调查频率,都可以提高问卷完成度[22]。

如果教师、学员、学生确信他们所提供的反馈有可能会被采纳,他们会更有动力花时间参与质量改进调查。因此向调查参与者解释为什么要求他们进行评价以及计划如何处理这些信息,可以提高问卷回收率和回答质量。

不满意的学员和学生的应答率可能会更高。为此,学生调查应当始终通过使用同行评价或病人调查等其他工具来进行三角测量。如果焦点小组参与者中包括一两个不满意和敢于直言的成员,能够产生相同的效果。

我们也会看到一些意想不到的效果。比如在使用量表时,如果将积极选项放到左侧,那么就会出现更多积极的答案。原因在于学生不确定时,会选择第二高的选项[23]。同一项研究还表明,学生对教育概念也不总是能很好地理解。例如,他们似乎对“反馈”的含义特别困惑,只有亲身接受反馈的时候才能领会什么是反馈。

更容易理解的是,匿名评价通常得分较低[24]。学生和学员们更喜欢有魅力的教师,而对于有效的内容学习并不是太在意[25]。科学和理论教学的评分通常比临床教学要低,讲授式教学比小组式教学得到的评价要差[26]。

还有一点很重要,不要过度解读学生的评价,只使用有统计学意义的结果,有证据表明:学生评价的教学质量与学生成绩之间没有很好的相关性。同一内容,可能一组学生不喜欢,但是另一组学生可能会喜欢。因此,通过总体趋势和汇总数据能更好地说明情况[27-29]。

评价的质量保障

评价可以从整个课程、单元、个人评价或者测试的角度进行考虑。无论重点是什么,都有相同的原则,评价应该与学习目标和学习方法保持一致。在考虑评价临床胜任力时,一个有效的框架是“米勒金字塔”(Miller's Pyramid)[30]。如果将期望的表现作为最初目标,那么可以适当地制定对应的评价。该领域质量保证关注的是评价是否有据可查、公平、客观以及是否适当地测试目标和结果。评价应该对学习有积极的影响,即鼓励学生学习那些教师重视并期望学生掌握的内容。

为了确定教学单元、学年或者整个课程的目标是否得到了适当的评价,需要编写一份评价方案。方案中要记录在哪里以及如何对每个结果进行测试。要做到这一点,首先要制表列出课程内容,并确定每项内容的重要性(重要性是主观判断的,判断依据可以是某种情况发生的频率或严重程度)。接下来,根据米勒金字塔对每项内容作出描述——确定该项内容是按照金字塔知识到表现的哪个分级进行的测评。同样地,对形成性评价和终结性评价进行编码,将测试的每项内容、权重和描述对应起来,并对这两个列表进行比较。然后对出现的差异进行分析。

可以通过多种方式设定评价标准,具体方法在本书其他章节进行介绍(见第24章),项目评价者的作用是确保使用有效的方法并加以记录。要尽量减少不同环境和不同考官间评价标准的差异,这是很重要的。考官对学生的个人评价可能存在一定差异,这可以理解,但对于学生和其他人来说,最重要的是综合多项评价后所得出的决定需要具有一致性。

"程序性评价"的概念表明不同考官和不同评价情况之间存在差异,需要综合考虑多种信息作出评价结论。其应用的一个案例是在毕业后培养临床阶段结束时对学员或住院医师开展评价。综合多领域的多项评价最终确定学员是否适合担任顾问医师或者全科医师。在整个培养过程中,应该有准确记录培养进展的记录系统,即一个客观、公平和透明的系统。这里提到的质量保障应该像重视评价工具一样,重视评价过程和评价结论。

评价质量保障的最终目的是确保培养方案实现了其所提出的培养目标,即准确判断毕业生能否行医。在大学和培训机构以外,有重要的机构和人群关注这一点,尤其是未来潜在的用人单位和病人。评价质量保障应该包括确定是否对利益相关方进行了咨询,询问毕业生具备了哪些胜任力,以及是否对这些胜任力以某种方式进行了记录,可以使用人单位、学生和大学明显发现毕业生能够胜任医疗实践[31]。

根据结果采取措施,实施改革

培训主管与教育机构领导处在典型的中层管理位置。他们必须对周围同事的实践产生影响,并肩负对指导教师的监督责任,但获取落实所期望变革所需的资源则由他们的部门领导、院长或卫生机构负责人负责。妥善处理这些关系需要技巧、策略和说服力。其中最重要的是沟通技能,当质量评价的结论是明确需要作出变革时,就必须尽早地开始沟通。首先应该沟通的对象是同事、指导教师、部门负责人。要询问他们对此有什么想法,而不是直接给他们提出解决问题的方案。然后与他们一起制定改进方案。确定需

要参与和批准任何变革的委员会,确定可行性、所需资源和可能遇到的障碍。将问题和计划传达给所有受影响的人。根据需要进行试点。实施过程中进行评估,作出调整[32]。知识点7.4提供了一个工作实例。

知识点7.4　实用建议:实施改革:示例

一位本科生指导教师通过质量保障活动发现了辅导课需要改善的地方。学生们希望辅导课是一种积极的学习体验,而不是"小型授课"。她该怎么办呢? 她首先想到的是与系主任进行讨论,并提出解决方案:开设一门教师发展课程。但这是正确的开始方式吗? 她使用变革管理序列制定了一个计划。

发现共性问题

学生们发现有些辅导课是讲授式的,而且过于详细。他们要求进行情境下的积极学习。

咨询利益相关方

她与同事交流和讨论了学生的反馈。他们就问题本质达成一致,并讨论了采用情境下主动学习的潜在教学优势。

共同制定干预措施

探讨了多种解决问题的方案——更正式的结构化教学、教师发展、实践观察。通过自我确定解决方案,她的同事更有可能去落实。

利用正式委员会和程序

院校教育委员会已经通过教工/学生论坛了解到学生一直在抱怨辅导课。让他们及时了解计划实施的改革十分重要。

考虑可行性、障碍和资源

她的同事同意进行更结构化的教学辅导。这些需要记录下来,该辅导教师需要和系主任协商,争取时间来完成。为了确保符合最佳实践的做法,需要一名资深同事进行审核。

将计划和解决方案传达给相关人员

新的辅导课将包含临床教学材料。其中有些可能与其他模块重叠,也可能包括真实病人数据。征求临床部门负责人同意,对材料进行匿名使用。将解决方案告知学生并获得反馈。

开展试点

在两个辅导课中对新方案进行试点。

再评价并改进

辅导教师召集焦点小组对新辅导课进行评价,根据建议做进一步完善,并将报告反馈给同事、辅导教师、系主任、课程委员会和学生。

如果不起作用怎么办呢? 当部门文化并不积极支持变革和创新,或纵容不专业和妨碍性行为时,变

革最容易出现偏差。部门负责人决定了一个部门的文化,在管理中,如果负责人是问题所在,那么就需要向部门外寻求帮助。幸运的是,在本科医学教育中,通常可以向当地的医学教育机构寻求建议。更多关于教育变革的领导和管理的内容将在第 37 章进行讨论。

外部认证与基准评价

外部认证机构非常希望能够有合适的评价过程并能得到落实,但是他们更关注宏观而不是微观变化。他们相信如果按评价过程进行评价,就能确定需要改进的问题。例如,澳大利亚医学委员会(AMC)负责对澳大利亚初级医疗机构进行认证,将评价定义为"医学教育机构定期评价和确定其培训和教育实现其结果程度的一套政策和结构化过程"[33]。

医学教育管理者与认证机构也越来越关注医疗服务质量和安全。在医学教育和培训中,比如英国医学总会在有关学习环境描述中,强调延伸到对病人的关注:"我们未来(现在)要确保在病人安全、医疗和就医体验良好以及重视教育和培训的环境中开展医学教育和培训""在非临床学习环境中,同样应该有提高病人安全的文化"[34]。

外部认证机构要求从多个角度(学生、教师、毕业生和外部利益相关方)进行评估。按照这些标准开展的质量保障活动的实施范围必须不仅局限于医学院内,还须纳入医学生毕业后进入的用人单位和社区。从医院高层管理者、专业的毕业后教育机构到病人权益团体等利益相关方都应作为外部评价的重要组成部分。

外部认证的目的之一是分享最佳实践,帮助大家共同提高至优秀水平。但这不一定要等到认证,医学院或毕业后教育机构应该寻找机会与同行进行比较。本科生基准评价项目通常是通过共享考试资料,然后梳理相关数据,对不同医学院校的学生成绩进行比较。共享资料包括共享临床前基础多选题(AMSAC)、共享 OSCE 考站(ACCLAiM),以及共享国际大型医学教育评估库(IDEAL)[35]。基准评价是工具,因此经常能够有效应用于找出需要改进的地方,但是也会被滥用,比如用于排名。基准评价是对项目开展评价的多种工具之一,不过项目评价更适合应用质性方法[36]。

小结

质量保障和持续质量改进是一项艰巨的任务,追求卓越应视为过程而非终点。和任何旅程一样,最重要的是有开始,有路线图,一步一个脚印地去落实。几乎没有课程负责人或者项目主管认为他们的课程或者项目已经足够优秀,不再需要任何改进。在大多数情况下,只是课程的部分内容足够优秀。实施质量保障的目的是发现哪些内容需要改进和确认哪些内容在按计划实施。总体来说,质量过程应以学习者为中心,更应当以病人为中心。

参考文献

1 World Federation for Medical Education (2015). Standards. http://wfme.org/standards (accessed 15 August 2017).

2 Accreditation Council for Graduate Medical Education (2017). Common Programme Requirements. http://www.acgme.org/What-We-Do/Accreditation/Common-Program-Requirements (accessed 15 August 2017).

3 Academy of Medical Educators (2014). Professional Standards: for medical, dental and veterinary educators. http://www.medicaleducators.org/Professional-Standards (accessed 15 August 2017).

4 Liaison Committee on Medical Education (2016). Functions and Structure of a Medical School: Standards for Accreditation of Medical Education Programs Leading to the MD Degree. http://lcme.org/publications (accessed 15 August 2017).

5 Global Consensus for Social Accountability of Medical Schools (2011). www.healthsocialaccountability.org (accessed 15 August 2017).

6 Association for Medical Education in Europe (2017). ASPIRE Programme. https://www.aspire-to-excellence.org (accessed 15 August 2017).

7 General Medical Council (2017). Excellence by Design: Standards for Postgraduate Curricula. http://www.gmc-uk.org/education/postgraduate/excellence_by_design.asp (accessed 15 August 2017).

8 Jamieson, J., Snadden, D., Dobson, S. et al. (2011). Health Disparities, Social Accountability and Postgraduate Medical Education. A paper commissioned as part of the Environmental Scan for the Future of Medical Education in Canada Postgraduate Project. https://www.afmc.ca/pdf/fmec/01_Jamieson_Health%20Disparity.pdf (accessed 27 June 2018).

9 General Medical Council (2017). Quality Assurance Framework. http://www.gmc-uk.org/education/qaf.asp (accessed 15 August 2017).

10 Gibson, K.A., Boyle, P.M., Black, D.A. et al. (2008). Enhancing evaluation in an undergraduate medical education program. *Academic Medicine* 83 (8): 787–793.

11 Schiekirka, S., Feufel, M.A., Herrmann-Lingen, C., and Raupach, T. (2015). Evaluation in medical education: a topical review of target parameters, data collection tools and confounding factors. *German Medical Science* 13: Doc15.

12 Roff, S. (2005). The Dundee Ready Educational Environment Measure (DREEM) – a generic instrument for measuring students' perceptions of undergraduate health professions curricula. *Medical Teacher* 27 (4): 322–325.

13 Roff, S., McAleer, S., Harden, R.M. et al. (1997). Development and validation of the Dundee Ready Education Environment Measure (DREEM). *Medical Teacher* 19 (4): 295–299.

14 James, P.A. and Osborne, J.W. (1999). A measure of medical instructional quality in ambulatory settings: the MedIQ. *Family Medicine* 31: 263–269.

15 Zuberi, R.W., Bordage, G., and Norman, G.R. (2007). Validation of the SETOC instrument—student evaluation of teaching in outpatient clinics. *Advances in Health Sciences Education* 12 (1): 55–69.

16 Litzelman, D.K., Stratos, G.A., Marriott, D.J., and Skeff, K.M. (1998). Factorial validation of a widely disseminated educational framework for evaluating clinical teachers. *Academic Medicine*. 73 (6): 688–695.

17 Stalmeijer, R.E., Dolmans, D.H., Wolfhagen, I.H. et al. (2010). The Maastricht Clinical Teaching Questionnaire (MCTQ) as a valid and reliable instrument for the evaluation of clinical teachers. *Academic Medicine* 85 (11): 1732–1738.

18 Marsh, H.W. (1982). SEEQ: a reliable, valid, and useful instrument for collecting students' evaluations of university teaching. *British Journal of Educational Psychology* 52 (1): 77–95.

19 Boyle, P., Grimm M., Scicluna, H., and McNeil, H.P. (2009). The UNSW Medicine Student Experience Questionnaire (MedSEQ): A Synopsis of its Development, Features and Utility. http://handle.unsw.edu.au/1959.4/41547 (accessed 15 August 2017).

20 Fontaine, S., Wilkinson, T.J., and Frampton, C. (2006). The medical course experience questionnaire: development and piloting of questions relevant to evaluation of medical programs [online]. *Focus on Health Professional Education: A Multi-disciplinary Journal* 8 (1): 1–11.

21 Krueger, R.A. and Casey, M.A. (2014). *Focus Groups: A Practical Guide for Applied Research*. London: Sage Publications.

22 Alok, K. (2011). Student evaluation of teaching: an instrument and a development process. *International Journal of Teaching and Learning in Higher Education* 23 (2): 226–235.

23 Billings-Gagliardi, S., Barrett, S.V., and Mazor, K.M. (2004). Interpreting course evaluation results: insights from thinkaloud interviews with medical students. *Medical Education* 38 (10): 1061–1070.

24 Afonso, N.M., Cardozo, L.J., Mascarenhas, O. et al. (2005). Are anonymous evaluations a better assessment of faculty teaching performance? A comparative analysis of open and anonymous evaluation processes. *Family Medicine* 37 (1): 43–47.

25 Naftulin, D.H., Ware, J.E. Jr., and Donnelly, F.A. (1973). The Doctor Fox Lecture: a paradigm of educational seduction. *Academic Medicine* 48 (7): 630–635.

26 Remedios, R. and Lieberman, D.A. (2008). I liked your course because you taught me well: the influence of grades, workload, expectations and goals on students' evaluations of teaching. *British Educational Research Journal* 34 (1): 91–115.

27 Boysen, G.A. (2015). Significant interpretation of small mean differences in student evaluations of teaching despite explicit warning to avoid overinterpretation. *Scholarship of Teaching and Learning in Psychology* 2: 150–162.

28 Surgenor, P. (2013). Obstacles and opportunities: addressing the growing pains of summative student evaluation of teaching. *Assessment and Evaluation in Higher Education* 38 (3): 363–376.

29 Carrell, S.E. and West, J.E. (2010). Does professor quality matter? Evidence from random assignment of students to professors. *Journal of Political Economy* 118 (3): 409–432.

30 Miller, G.E. (1995). The assessment of clinical skills/competence/performance. *Academic Medicine* 65 (9): S63–S67.

31 Schuwirth, L.W.T. and Van der Vleuten, C.P.M. (2011). Programmatic assessment: from assessment of learning to assessment for learning. *Medical Teacher* 33 (6): 478–85.

32 Gale, R. and Grant, J. (1997). AMEE Medical Education Guide No. 10: managing change in a medical context: guidelines for action. *Medical Teacher* 19 (4): 239–249.

33 Australian Medical Council (2012). Standards for Assessment and Accreditation of Primary Medical Programs. www.amc.org.au/files/d0ffcecda9608cf49c66c93a79a4ad549638bea0_original.pdf (accessed 15 August 2017).

34 General Medical Council (2015). Promoting Excellence: Standards for Medical Education and Training. http://www.gmc-uk.org/education/standards.asp (accessed 15 August 2017).

35 O'Mara, D.A., Canny, B.J., Rothnie, I.P. et al. (2015). The Australian medical schools assessment collaboration: benchmarking the preclinical performance of medical students. *The Medical Journal of Australia* 202 (2): 95–98.

36 Wilkinson, T.J., Hudson, J.N., McColl, G.J. et al. (2015). Medical school benchmarking. From tools to programmes. *Medical Teacher* 37 (2): 146–152.

拓展阅读

Barzansky, B., Hunt, D., Moineau, G. et al. (2015). Continuous quality improvement in an accreditation system for undergraduate medical education: benefits and challenges. *Medical Teacher* 37 (11): 1032–1038.

Blouin, D. and Tekian, A. (2017). Accreditation of medical education programs: moving from student outcomes to continuous quality improvement measures. *Academic Medicine* 93 (3): 377–383. Jul 25. (Epub ahead of print).

Davis, N.L., Davis, D.A., Johnson, N.M. et al. (2013). Aligning academic continuing medical education with quality improvement: a model for the 21st century. *Academic Medicine* 88 (10): 1437–1441.

Vroeijenstijn, A.I. (1995). Quality assurance in medical education. *Academic Medicine* 70 (7): S59–S67.

（翻译：胡金彪；审校：侯建林）

第二部分
教　与　学

8 讲座与大班授课

Dujeepa D. Samarasekera[1], Matthew C. E. Gwee[1], Andrew Long[2,3,4], and Bridget Lock[5]

[1]Centre for Medical Education, Yong Lo Lin School of Medicine, National University of Singapore, Singapore, Singapore
[2]Royal College of Paediatrics and Child Health, London, UK
[3]University College London, London, UK
[4]Great Ormond Street Hospital, London, UK
[5]South London Health care NHS Trust, London, UK

 本章要点

- 授课仍是目前广受欢迎的,大规模地向本科和研究生提供指导的教学策略,然而证据表明其对"深度"学习影响甚微。
- 成体系的授课应明确学习目标,确定情境关系以及联系理论和经验,这样才能充分扩大学生的学习机会。
- 互动是课堂的重要组成部分。在互动中,学习者可以提出问题,参与到课堂中,优化学习体验。
- 将一系列不同的教学法应用在大班的建构式学习过程

中,可以使参与者的精神更集中,增加学生的参与感。
- 教师必须在三个关键的教育范式转换的基础上进行重大的角色转变,即由单纯向学生传递信息到引导学生参与教学过程;由以教师为中心的教学转向以学生为中心的学习;由维持师徒关系到建立学习伙伴的纽带。
- 大班授课的设计必须确保转化式学习的原则得以应用,且有望为将今天的学生转变为未来的实践者的最终机构目标作出贡献。

引言

大班授课是当下广泛应用于医学生、住院医师或合格医生的学习策略。大班授课的场所通常较为正式,如大厅或"讲堂"。在本科教育中,一位教师可以在大班授课中指导较多学生,所以本轻利厚。因此,一些高等院校往往会考虑通过办大班授课来削减预算或扩招学生。本章旨在提供一些关于大班授课教学的教育见解。本章将首先简要讨论大班授课在医学教育中的地位,然后剖析说教式大班授课及其对学习的影响。文章还将强调本科医学教育中的一些关键概念,以及把大班授课作为重塑大班教学载体的影响。之后还将综述大班授课教学过程中可能产生的成果,最后介绍一些可在大班授课中使用的具体策略。

医学教育中的授课

几个世纪以来,听众在传统授课中被动地接受信息一直是本科医学教育和毕业后医学教育的主流,但越来越多的证据表明这种医学教育的学习方式可能并不合理。讲座中的信息只有少量能够保留下来,意味

着老师所讲并不等于学生所学[1]。尽管这个事实无可否认,但大多数本科生课程仍有大量的授课内容,执业医师也继续选择参加地方、国家和国际层面的授课会议,以此完成其职业发展。这表明,在 21 世纪,这个信息并不匮乏的时代,授课仍有其存在的价值[2]。正如医学本身,专业学习是一种社会活动。当前所面临的挑战是如何有效地利用宝贵的专业时间,协调授课固有的教育问题和专业群体对授课的明确需求。

多年来,说教式授课是授课模式的主流。在授课中,作为学科专家的教师,其主要作用是提供信息,向学生提供主要是事实性的课程内容。为什么医学教师会承担这样的角色? 在过去,教科书昂贵,学生很难得到。再者,互联网也未兴起。那时,教师作为学科专家,肩负着向学生"介绍"各自学科进展的艰巨而富有挑战性的任务。因此,教师经常为学生提供专业的、事实性的内容知识—— "智慧的珍珠"。很快,教师就获得了知识源泉的美誉,成为"讲台上的圣人[3-7]"。

从教育的角度来看,传统的授课可以被视为一种教师的独白,单方面地传递事实性的学科知识。学生只用做好、听着、做笔记,然后记忆、回忆事实,并在考试中反刍这些内容。然而,知识的遗忘随之而来,遗忘速度相当之快。说教式授课的以上缺点表明其对

于 21 世纪的医学教育而言既不充分,也不合适[8]。

在说教式授课中,一位教师可以指导多名学生,因此它是一种效率较高的教学策略,但其核心的设计特征(高度以教师为中心,学科较为具体)也暴露了它一些弱点。在说教式授课的学习环境中,学生被动地学习,沉浸于记忆事实,即死记硬背(肤浅的)学习。学生死记硬背,不加思考,将缺乏组织关联相关事实和想法及形成有意义的概念框架(模式)的能力。这种概念框架可以促进知识记忆以及随后的回忆或检索[9]。学生也逐渐变得高度依赖教师,以满足他们的学习需求。最后,考试结束后,不久就会出现知识遗忘。这为临床教师抱怨学生记不清或不理解之前所学的知识这个现象提供了依据。高度学科化的设计也有可能导致学科细化、"割裂式"学习(孤岛学习),而牺牲跨学科的学习(整合学习)的机会。

对很多人来说,虽然说教式授课的消极影响并不明显,但它的设计强化了一种"师徒"关系,暴露了"教员(教师)对学生的权力":教师作为学科专家,是"主人",而学生作为"初学者",是"学徒"。专家教导初学者,通常认为初学者缺乏任何知识!这在某种程度上意味着师徒关系可能会强化教师对学生的权力感[10]。更加可以肯定的是,授课也是专业文化熏陶过程的一部分(见第 17 章)。在这个过程中,进入群体的人必须学习专业领域的传统和知识,以保持其连续性。在一个专业群体内实践工作,并参与群体工作的对话,可以让新来者获得参与感[11]。通过这些"专业"对话,学生学习在专业实践中"说做就做"和"说到做到"[12]。在以后的职业生涯中,社会专家通过专业职责形成小组,继续职业发展。继续职业发展包括学习和传授广义的专业知识,以及在一个"安全"的专业团体中,对新知识批判、讨论,评价其临床价值。第 19 章深入讨论了继续职业发展,因此本章不再赘述。本章将聚焦本科医学教育背景下的授课。

授课和学习

"……大量的信息会造成记忆的负担,而对智力不构成负担"(英国医学总会[13])。

理解传统授课的缺陷以及授课者如何减轻这些缺陷,关键在于认知神经科学的新见解(见第 3 章)。记忆建立和知识回忆理论可以用于解释授课者帮助听众学习的方式。

听众听取并理解授课者的话语后,通过识别语境和背景,将这些话语加工并储存在短期记忆中。没有

语境的帮助,若没有立即多次复习,听众往往会遗忘课堂上听到的信息。为将信息保存在长期记忆中,听众必须将信息进行归档或"编码"[14]。目前人们发现有两种形式的长期记忆:程序性或非陈述性(隐性)记忆与学习"无意识"的技能(如骑自行车)有关,而陈述性(显性)记忆指的是可以有意识地回忆的记忆(如事实或知识)。陈述性记忆有两个相互依存的部分:一个是存储个人经验和事件的情景记忆,另一个是存储不依赖个人经验的事实性知识的语义记忆[15]。情景记忆会随着时间的推移与事件、序列、声音、气味或景象产生多种关联或联系。回忆动作的发生取决于事件的重要性以及与其他存储知识的多种形式的联系(见知识点 8.1)。学生所听和所见的信息可能与先前看到的病人或经历的事件"产生共鸣"。将事件编码到长期记忆中因人而异,影响因素包括学生的注意力,学生赋予该事件的价值,以及与其他先前保留的知识的联系程度[16]。语义记忆是指凭借先前经验赋予意义的事实信息,构建的基于概念性知识的记忆。解构语义记忆需要足够的时间来构建联系、形成代码,以此将信息同化到长期记忆中,避免从短期记忆中遗忘。学习、记忆和专业表现之间的关系在第 3 章中讨论甚详。

知识点 8.1 聚焦:注意力和记忆力

在 1 小时课堂中:
- 注意力的峰值是在课堂的前 10~20 分钟和最后 5 分钟[17]。
- 做课堂笔记的人数峰值是在前 10 分钟[18]。
- 课堂结束后,学生只能立即回忆起 42% 的知识要点。
- 1 周后,学生的记忆要点数量下降到 20%。

与授课有关的另一个重要问题是,人们的记忆系统存在速度限制(rate limit)——传递速度过快,记忆机制就会不堪重负;同时也存在容量(capacity)限制——信息过载会导致记忆容量不足。记忆容量取决于由学习动机产生的对手头学习任务的身心投入。可以采取一些策略来加强记忆容量——例如,描述事件,设定令人难忘的背景,或加强与其他时间的联系[19]。因此,通常建议教师在授课中的合理时间设置提问环节,使学生能够检查他们的知识框架,发现并纠正自身错误的理解。由于学生在全身心集中注意力 20 分钟后,记忆力会大幅度减退[20],因此每隔15~20 分钟引入多种演示将有助于学生在授课中的学

习(见图8.1和知识点8.2)。作为听众,学生需要参与到授课中,或提出疑问,避免对授课内容产生错误的理解,从而错误地融入现有知识。15分钟后,当学生的注意力明显下降时,教师可以抓住机会,用一个简短的轶事或现实世界的例子来说明授课所描述的原理。这将有助于将观点嵌入学生的长期记忆的叙述部分,补充先前存储在概念或语义记忆中的信息[22]。

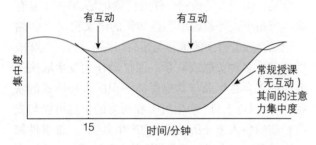

图 8.1　在有互动和无互动的标准授课中,观众的注意力变化情况。引自:Higher Education Academy Engineering Subject Centre[21]。

知识点 8.2　教学相关证据

为了研究授课对学生课程成绩的影响,Freeman等人对本科阶段的自然学科、技术、工程和数学(STEM)课程进行了迄今为止规模最大、内容最全面的Meta分析。该Meta分析纳入了225项研究,通过研究考试分数或不及格率的数据,对比了传统授课和主动学习课程中学生的成绩[24]。

平均来说,主动学习的学生在考试和概念量表的表现提高了0.47SDs(n=158项研究),而传统授课的学生不及格率是1.95(n=67项研究)。结果表明,在主动学习的课程中,考试成绩平均提高了6%,而传统授课的学生比使用主动学习的学生失败的可能性高1.5倍。这些结果引起了人们对继续使用传统授课方式的质疑,其反对者甚至指责继续传统授课是"不道德的"[25]。

更值得关注的是,Bligh提出假设,描述了导致记忆丧失的原因:记忆会受到倒摄干扰和前摄干扰[23]。倒摄干扰是指在将第一组事实记入短时记忆后不久,需要学习一系列新的事实,例如连续的课堂。前摄干扰是指记忆第一组事实会干扰对第二组事实的记忆。还需要注意的是,重复对记忆有益,它可以抵抗干扰,达到巩固学习的效果。如果第一次没有发生学习(即学生没有理解老师所讲),那么重复就不会产生额外的益处。

总之,学生若能将课堂中所学与已学知识联系起来,学习者与已有的知识建立联系,将他们紧密结合在一起,学习就是有效的[19]。教师也应该提供知识背景,帮助学生理解和回忆知识。每个听众理解信息的深度和广度有所差异,这与先前的经历和学习动机有关。学生所学的知识取决于对学生对该事物的了解程度;学生会认为旧信息可能不再适用于当下或认为旧信息不再重要;与其相反,学生会重视新信息,新信息在学生记忆中能够找到一席之地。但是,只有当学生做到联系已学知识,需要时回忆并将其付诸实践,这些知识才会在病人护理中发挥作用。

医学教育发生翻天覆地变化

"20世纪的策略不适用于21世纪的问题……专业教育经受不起巨变的颠覆性力量,主要原因在于课程的碎片化、过时且守旧,培养出的毕业生能力欠佳。"(引自Frenk等)[8]

巨变的颠覆性力量现在对医疗实践产生了强烈的影响,从而也影响了医学教育[8]。第一股颠覆性力量为医学知识、科学和技术的重大进步,学习科学和信息技术(IT)进步。另一股颠覆性力量是快速变化的人口结构,患有长期疾病(通常是几种)的老年病人人数逐渐增加。这些人口结构的变化同时伴随着病人特征的变化;病人对健康问题的了解程度更深,参与感更强,期望值更高。

现在,所有人都一致认为,目前的医学教育不能满足医疗需求,也不适用于将当下的医学生培养为未来的医师。人们十分担心20世纪的医学教育会培养出一批"……能力欠佳的毕业生……"(最终产物),"无法"担负起21世纪医疗人员的角色[8]。因此,人们强烈主张对医学教育进行重大改革,全世界都一致认为需要对医学生进行结果导向的教育[26]。在结果导向的教学方法中,教学策略的设计必须与作为必要的最终产物(学习结果)——能力紧密结合起来。

在医学教育的重大改革中,需要考虑的一个重要问题是教师本身必须经历的重大角色转变,这一点将在下面的章节中讨论。

从教师的长篇大论到学生的积极参与

首先,教师必须经历一个重大的范式转变,从自己单向灌输到让学生参与到教学过程中。目前的科技可以极大地促成这一转变。利用科技使学生积极参与到大班活动中,是教师在当代医学教育中必须使用的重要策略。这使学生能够不受时间、空间的限制,以创新和互动的方式进行学习和研究[8,27]。

信息技术(IT)的发展已然强大到如此地步:人们可以通过互联网搜索引擎随时获取知识。今天,只要点击一个按钮,大量的信息,例如丰富的文字,精美的图像,以及高质量、真实的、图文并茂的教育视频就会在几秒内出现在我们眼前。学生几乎可以随时随地在全球范围内检索到这样的"资源"。今天的大多数学生都拥有自己的掌上电脑(PDA或电子设备),包括智能手机、iPad、平板电脑等,所有这些都可以轻松访问互联网。现在的许多学生在互联网上检索学习所需的相关可靠信息(知识),这个过程十分便利且高效。事实上,《柳叶刀》全球独立委员会的报告(*The Lancet Global Independent Commission Report*)着重指出,"在大多数国家,通过科学技术手段的学习已经成为年轻一代普遍存在的现象……"[8]。在设计新的教学策略时,教师应该顺其自然将其纳入其中。既然信息技术已经发展到如此地步,教师的角色已经转变为指导学生或提供学术练习,教师应独立地检索信息并对信息进行评估、整合、分析,将有意义合乎逻辑的结论提供给学生们。

教师为中心的教学转变到学生为中心的学习

Payne在1883年就已思考过以学生为中心的学习的概念,当时他观察了各种教学情境中教师和学生之间的互动(师生关系),然后得出结论:"……学习活动仅有学生可以发生,……学生实际以自己为师,……学习是自学的过程[28]。"Barr和Tagg之后进一步发展了这一观点[29]。"为了建立21世纪所需要的大学……我们必须有意识地拒绝教学范式,并在学习范式的基础上重建教学(作为教师)[29]。"

从以教师为中心的教学向以学生为中心的学习的范式转变,意味着现在的教学(学习)策略应该以学生学习的预期结果为基础,而不是仅仅以教师的教学为前提,认为一旦教学完成,学生就会学习。因此,转变范式就应鼓励学生积极参与到教学(学习)过程中,而教师则通过对学生的提问和回答,扮演协助者(或旁观者)的角色。

让学生积极参与教学过程的主要原因,是为了确保学生不仅能从各学科中获得广泛的知识基础(即基础知识),还能发展智力技能,如批判性思维和推理能力,有利于医学生将来解决医学问题和作出临床决策。为了实现这一目标,今天的教师必须在设计教学策略的同时,引导、协助学生的学习活动,包括知识加工和知识应用。换句话说,在21世纪的医学教育中,教师需要设计教学策略(包括大班授课),让学生参与分析、整合、评估和应用知识来解决医学问题和议题。因此,21世纪的学生学习结果不仅要包括学生的学习内容,还要包括学生的学习方式。

在教学过程中,学生的积极参与有利于他们获得认知领域的高阶学习成果,而通过记忆事实(大多是死记硬背),他们获得的主要是低阶学习成果。

当学生积极地参与到教学过程中时,教师可以通过提供指导和帮助,为大班授课的学生创造共建自身社会价值和理解学习需求的机会。Meyers和Jones在1993年阐述了一个个人心理图式发展的概念,并指出"学生的学习不仅仅是接收内容(做大量的笔记和学习考试),而是通过批判性分析、讨论和有效应用所学内容"[30]。

在情境学习中,学生可以将知识用于他们未来的实践(情境学习),因此是教学设计以及授课中重要的加分项。根据Cole和Wilson[31]所述,"情境学习最重要的特征可能是需要建立合理的情境,在该情境中学生可以进行学习活动"[31]。此外,在《新英格兰医学杂志》的社论部分,McMahon和Drazen[32]也强调了这个事实:"……当临床医生面临的问题能够反映(解决)真实世界情况的问题时,学习效果最佳……[32]。"

抓住一切机会进行同伴学习,增进同学间的合作,在"全员教学 - 全员学习"的模式下相互学习,发展他们的自主学习活动,也是学生间主动学习的突出加分项。如在翻转课堂的情况下,在第二天上课前完成指定的家庭作业。

那么,在21世纪的医学教育中,教师在教学活动中应起到什么主要作用?首先,在学生参与的任何教学中,教师不应仅仅为学生提供知识,更应起到指导学生、协助学生学习的作用;教师需要发挥的其他作用还包括设计、规划学习策略(尤其是在大班授课中),管理学习环境,"……使学生更快地获取知识,更顺畅地人际沟通"[33]。

在21世纪的教育中,教师的主要角色转变将使学生能够积极参与(专注于)教学过程;这样的角色转变也要求教师承担更大的责任。因此,角色的转变也可以为教师创造大量应用教育学术来提供高质量的教的机会[34]。一个学术性的教学方法也应该提高教师自身的地位,使其成为教育学者,而不是仅仅履行向学生传授事实内容知识的"无聊"地走走形式。逐渐提高的教师地位应该为其在教学中有意应用学术性方法提供动力[35]。

对授课及其调整的启示

然而,正如前面所讨论的,授课的主要缺陷及其对学生学习结果的限制,说明了"传统"的说教式授课的设计相当过时,不适于也不足以培养当下的医学生。

在当代医学教育中,学生要汲取各学科知识、技能和态度,以此培养自身专业能力,为未来成为社会需要的 21 世纪医疗人才奠定基础。因此,医学生(学习者)的学习过程应能逐步改变(塑造)思想、技能和心灵,最终他们的思维、行为和品行应该符合新一代医疗工作者的标准。然而,我们也应该绷紧一根弦,那就是医学教育和培训中,专业社会化的过程会逐步培养学生的职业认同,促进向医疗工作者的转变。正是通过转化式学习(当然也包括专业社会化的过程),学生逐渐掌握可以为 21 世纪医疗事业提供服务的能力,满足病人和社区的需求和挑战。因此,所有的教学策略都必须有助于实现预期总体目标,即逐步改变(塑造)学生的思维、行为和品行,达到未来医疗工作者的标准。Cooke 等[36]在他们的声明中已经强调了这一点:"在未来,医学教育需要塑造医生的思想、技能和心灵的方法。医学教育的根本变革需要创新课程、教学方法和评估形式[36]。"

今天,大班授课的设计必须进行转变式学习的变革。需要强调的一点是,这种大班授课设计的关键点是必须确保学生不仅能够获得不同学科的基础知识,而且还能发展智力技能,提高学生的辩证思维和推理能力,以便将来能够作出决策,解决医学问题。

教师在医学教育中必须承担重大角色转变,从说教到让学生参与教学过程,从教师主导的教学到以学生为中心的学习,这将与应用转化式学习原则的教师角色非常吻合。

然而,为了提高教师应用转化式学习原则的能力,还应该考虑教师另外一个重要角色的转变:这涉及师生相处的思维模式改变,即从"传统"的师徒关系到学习中伙伴关系和纽带关系,Christensen[37]称这种新的模式为讨论式教学法。Christensen[37]以他的聪明才智明确表达了以下观点:"在讨论式教学中,伙伴关系——共享权力、责任和任务——消除了师生关系中的等级制度和不平等。讨论过程本身要求学生深

入、积极参与到自身学习活动中,发挥主观能动性,不再是接受老师的口头或书面的知识灌输。他们必须凭自己的努力,一步一步地探索知识领域,披荆斩棘,面对失败[37]。"

Christensen[37]还强调了学生的意愿在讨论式教学中的作用。讨论式教学是一个创造性的活动,学生无法被动接受讨论式教学。监督出勤率,设定考试监督可以督促学生,迫使他们背书、记忆理论知识,但教师无法强迫学生认真学习,自发地享受探索的过程、在学习中犯错和承担探索的不确定性。这种自愿的态度可以在伙伴间传递,十分宝贵[37]。

大班教学的转化性学习

大班授课的讲授过程中,教师可以应用多种课程设计策略。

当然,必须应用的一个关键学习原则是让学生积极参与到教学过程中。那么,教师如何才能确保这一原则呢? 通常情况下,教师和学生之间的"提问—倾听—应答"可以让学生积极参与到课堂中,有时,学生间的互动也会促进学生的参与感(图 8.2)。学生在课堂中的参与取决于教学设计,小组教学中学生互动应用更多一些。

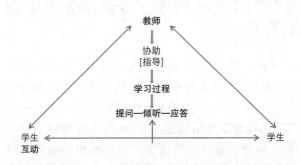

图 8.2 大班授课中学生积极互动过程图解

教师清楚了解学习过程[38,39]有助于其设计教学策略,优化和促进学生在互动学习环境中的学习,优化未来医疗结果。在这种情况下,教师优先纳入并应用以下关键的学习原则有利于设计各种转化性教学策略(包括大班授课)[40]:

- 引导学生回忆之前所学知识,促进学生在旧知识的基础上学习新知识。
- 帮助学生将相关的事实和想法组织成概念框架(知识提纲),有助于知识储存和检索,并利于理解的深度学习。
- 鼓励学生在学习中发展元认知,即帮助学生增强识

别学习中的强项和弱项的能力，并采取必要的补救措施，以利于今后的改进。

Morton 在 2003 年出版的一本书中有一章节题为"大班授课"，其中提到，任何授课都必须能为听众提供有用信息，内容和形式生动有趣而且能吸引观众的注意。授课可以分四个阶段进行[41]。

第一阶段是预先规划阶段。在开始研究授课实际内容之前，需要规划课程蓝图，看看该授课在整个学生的教学计划中处于什么位置。如果不了解学生的情况，就需要知道学生的一些特征，比如之前的学习水平、学习偏好和群体动态，以及班级规模。授课时间长短以及开设时间（清晨或傍晚），也需要重点考虑。以上措施将有助于教师调整分配活动时间，计划短期活动，开展大班教学活动。

第二阶段，即在一个活动 / 授课的开始阶段，把握住学生的注意力至关重要。教师可以通过一条短视频联系现实生活中的问题，激发学生对授课主题进一步探究的兴趣。在医学专业中，一些教师会在授课之初引用病人的叙述，甚至教师会邀请病人在授课开始时讲述他们的经历。这样的做法吸引了学生的注意力，因为他们对接下来的授课内容有所期待。例如，在讲授"抗胆碱酯酶制剂"时，如果将出现在《时代》杂志[42]封面上的相关图片作为第一张幻灯片，报道东京地铁中致命的神经毒气袭击，或一分钟的 BBC 新闻片段，就会引起学生的注意力，激发学生的兴趣。教师吸引学生的注意力之后，就可以概述大班活动的目的和将涉及的重要领域。

第三阶段是大组活动的主体阶段。在该阶段，教师需要通过临床过程中的真实案例或病例来展开论点，解释关键内容。教师需要反复强调涉及的重要领域或内容，这样做利于说明难点和知识结构，还有利于学生将相关的事实和想法概念化成知识框架或知识提纲，促进知识储存和知识检索，深入学习以期未来应用。为了让学生积极地参与到课堂中，下面一节中阐述的一些案例，对于加深对主题 / 内容的理解非常重要。另一个有用的技巧是课堂幽默感，它可以活跃大班授课的课堂气氛。有些教师擅长在课堂中即兴开玩笑，学生对此反应很好。有条件的教师在课堂合适的节点开一点玩笑值得鼓励。

第四阶段，即授课的最后一个阶段是知识点总结阶段。授课结束时总结知识点可以在帮助学生回忆授课内容上发挥重要的作用。在这个阶段，教师可以提出一些问题让学生讨论或回答，根据听众反应系统来分享他们的反应 / 反馈，这在下一节中将会讨论。

一个组织良好、系统化的大班教学或授课，附带上大班活动 / 授课中的知识点讲义，通常会受到学生的欢迎。重点突出的讲义能让学生有更多的时间倾听、思考和参与授课。此外，一份讲义能为学生提供一个框架，在该框架的基础上，学生能加深对某一主题的理解，促进学生更深入的学习。优质的讲义还通过纳入练习题、进一步阐述主题问题以及建议拓展阅读或资源，引导学生进行深入学习[43]。

"建立新观念不难，难在摆脱旧观念，因为我们大多数人的思想早已被旧观念侵染。"（John Maynard Keynes，英国经济学家，1883—1946[44]）

也许 Keynes 所说的智慧之言会引起老教师的共鸣，因为他们过去必须通过"说教"进行教学。这种习惯性的做法可能很难"摆脱"，往往在教师的头脑中根深蒂固。

然而，教师必须摒弃"旧观念"，基于学习科学的进步所带来的可靠证据，以及巨变的教学环境，学习和设计新的教学策略。

大班授课的辅助策略

目前已有一些大班授课的教学策略，帮助教师激发学生积极和合作学习。如果学习情境运用得当，有益于建立良好的师生和生生关系，突破他们的学术能力。本节将详细阐述教师（当然，他们必须首先接受他们自己必须经历的重大角色转变）在 21 世纪医学教育教学和培训中可以考虑使用的各种策略[45]。

提问

在授课中，教师可以采用"5P"原则作为引导学生参与授课的策略（见图 8.3）。

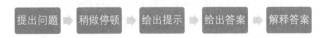

提出问题 ➡ 稍做停顿 ➡ 给出提示 ➡ 给出答案 ➡ 解释答案

图 8.3　通过提问使学生参与到课堂

教师首先向学生提出一个问题，然后稍做停顿，给学生时间思考和产出问题的答案。如果短时间内学生没有得出答案，教师可以再给学生一点提示；给出提示后如果仍然没有答案，教师就必须给出答案并做讲解。讲解答案只是清楚地解释标准答案。答案最好是与"为什么""如何"和"何时"有关的问题，而不是"是什么"的问题，以实现高层次的学习成果。"小组讨论"（think-pair-share）可以运用在更正式的提问场景下。若想做到这一点，需要认真设计授课，并将其纳入大班教学的环节中。"小组讨论"策略有助于打破大班教学环节的单调性,促进生生和师生积极互动。这在授课的主体部分尤其有效。

- 思考(think):教师提出一个问题,留出一段时间让学生思考并得出答案。
- 配对(pair):然后,教师要求学生结成小组,讨论答案。
- 分享(share):然后,教师要求几组学生与全班分享他们的答案。

促进互动性

有证据表明,互动式授课能够有助于学生理解授课内容,而不仅仅是死记硬背知识[46]。互动性还为教师提供了检查授课效果的机会,并让学生获得参与感,促进集体学习。在互动式授课中,学生能够通过多种学习方式有所收获。

蜂音讨论小组

虽然在传统授课中,大多数教师不允许学生在听课期间交谈,但换一种思路来说,教师应认识到既然学生上课交流无法避免,就不如鼓励他们在适当时间交流想法。蜂音讨论小组是指在授课中为两人及以上的小组设定定时讨论的任务。这个任务可以与授课的前一节或提出的一个有争议的问题有关,或者(也许更大胆)它可以为学习者提供机会来"塑造"下一节的授课内容。这样做的挑战在于如何重新激发学生的兴趣,但小组成员应对其他成员进行有选择的反馈,最大限度地提高小组的学习效果。

滚雪球

"滚雪球"生动描述了这样的过程:教师要求每一个学生就一个问题或议题独自思考几分钟,然后与坐在旁边的同学用相同的时间讨论,之后再与另一组讨论,如此循环。"滚雪球"的过程会很耗时,所以一般来说,它适合人数较少的小组。在授课继续进行或结束之前,每一个小组应该有充足的时间从所有其他小组获得有用的反馈。

名义群体法

对于某些班级和合适的主题资料来说,将学生分成有固定任务的小组是可取的。名义群体法给予所有的小组成员表达观点的机会并且他们不会遭到质疑。小组成员的意见都由指定的小组长记录下来,之后在一段时间由小组成员澄清、解释和质疑已有观点。在该环节上,如果有观点相似,可以合并,如果小组成员认为它们有实质性的差异,则可以分解开来。经过一段时间的讨论,小组成员对所提出的问题进行投票,对其重要性进行排序,然后将关键问题反馈给课堂其他的小组。

"翻转课堂"

授课技巧越来越多地用于提高学生的学习参与感,加深对学习内容的理解。"翻转课堂"是一种教学策略,它使用一种混合的学习方法,通过在课堂外提供教学内容(通常是线上)来翻转传统学习环境。在面对面的课程中,师生讨论传统观念上的家庭作业材料,或讨论相关的考试问题,如多选题(MCQs)——也许使用上述的一些方法。一些讲师还让学生观看视频课程,或在助教的仔细监督下,在线讨论、合作[47-49]。该策略有两个大的步骤:

- 布置作业:将与授课主题相关的阅读材料(线上或硬盘拷贝)作为家庭作业提供给学生;或要求学生回顾视频片段,以便随后在课堂上讨论。
- 课堂活动:通常在实际授课期间,教师会根据作业内容设置提问/解答环节;该环节由教师主持。但是,有时课堂活动可能涉及基于主题的问题解决环节[50]。

听众反馈系统(ARS)

ARS最适用于调查学生对教师提出的问题的反馈。有以下几种反馈系统,首先是颜色编码卡:学生在回答教师提出的问题时,只需举起他们喜欢的颜色卡,以匹配代表可能答案的颜色。其次是电子"点击器",它在许多学校很受欢迎,因为通过电子"点击器"可以立即对回答进行分析并与学生分享。分析学生反馈的特征可作为之后讨论环节的基础。最后一种是学校提供给所有学生无线键盘,学生通过"点击"键盘上的各种选项来选择他们喜欢的答案;由于从供应商那里购买系统所涉及的费用,以及学生手机上可以下载在线应用程序,这种反馈系统现在已经不太常用。

由于学习者本身对电子设备(智能手机、平板电脑、个人电脑等)的广泛使用,再加上许多ARS应用程序成本低廉甚至不收费,这些设备现在被机构广泛用作大组教学课程中的有效互动工具。

小结

今天,制定教学策略的目的在于让学生逐步掌握更多的主动权和责任,把握和管理他们自己的学习、专业和个人发展。转化式的学习原则将有助于实现这一目标。在大班授课的学生中，应该在教学设计中采用和应用转化式的学习原则。只有这样，授课才能充分促进实现总目标，即转化学生的思维、行为和举止，使他们成为能提供 21 世纪卫生保健服务的未来从业者，满足病人和社区的需要、需求和挑战。

致谢

本章编者向 Andrew Long 和 Bridget Lock 表示感谢，他们对《理解医学教育》前两版的贡献补充了本章的新内容。

参考文献

1 Dunkin, M.J. (1983). A review of research on lecturing. *Higher Education Research and Development* 2: 63–78.

2 Charlton, B.G. (2006). Lectures are an effective learning method because they exploit human nature to improve learning. *Medical Hypotheses* 67: 1261–1265.

3 Brown, G. and Manogue, M. (2001). AMEE Medical Education Guide No. 22: refreshing lecturing: guide for lecturers. *Medical Teacher* 23 (3): 231–244.

4 Smith, B. and Staff and Educational Development Association (1997). *Lecturing to Large Groups*. Birmingham: SEDA.

5 Smith, J.T. (2016). *Key Questions in Education: Historical and Contemporary Perspectives*. London: Bloomsbury Publishing.

6 Zepke, N. and Leach, L. (2010). Improving student engagement: ten proposals for action. *Active Learning in Higher Education* 11 (3): 167–177.

7 Schmidt, H.G., Wagener, S.L., Smeets, G.A.C.M. et al. (2015). On the use and misuse of lectures in higher education. *Health Professions Education* 1 (1): 12–18. doi: 10.1016/j.hpe.2015.11.010.

8 Frenk, J., Chen, L., Bhutta, Z.A. et al. (2010). *Health Professionals for a New Century: Transforming Education to Strengthen Health Systems in an Interdependent World*. The Lancet Commissions.

9 Khosa, M., Ncube, A., and Tshabalala, T. (2015). Effective teaching of form four history at Zimbabwe's Dakamela secondary school: a comparative study of group discussion and lecture methods. *British Journal of Education, Society & Behavioural Science* 8 (1): 34–36.

10 Christensen, C.R. (1991). *Education for Judgment: The Artistry of Discussion Leadership*, 312. Boston: Harvard Business School Press.

11 Lave, J. and Wenger, E. (1991). *Situated Learning: Legitimate Peripheral Participation*. Cambridge: Cambridge University Press.

12 Swanwick, T. (2005). Informal learning in postgraduate medical education: from cognitivism to 'culturism'. *Medical Education* 39: 859–865.

13 General Medical Council (1993). *Tomorrow's Doctors. Recommendations on Undergraduate Medical Education*. London: GMC.

14 Entwistle, N.J. (1988). *Styles of Learning and Teaching*. London: David Fulton.

15 Tulving, E. (1972). Episodic and semantic memory. In: *Organisation of Memory* (ed. E. Tulving and W. Donaldson), 381–403. London: Academic Press.

16 Neisser, U. (1976). *Cognition and Reality*. San Francisco, CA: Freeman.

17 Verner, C. and Dickinson, G. (1967). The lecture: an analysis and review of research. *Adult Education* 17: 85–100.

18 Gardiner, L. (1994). Redesigning Higher Education: Producing Dramatic Gains in Student Learning. George Washington University, Washington, DC. ASHE-ERIC Higher Education Report No. 7. http://bern.library.nenu.edu.cn/upload/soft/0-article/021/21052.pdf (accessed 15 November 2012).

19 Ausubel, D.P. (1968). *Educational Psychology: A Cognitive View*. Austin, TX: Holt, Reinehart and Winston.

20 Stuart, J. and Rutherford, R.J.D. (1978). Medical student concentration during lectures. *Lancet* 2: 514–516.

21 Higher Education Academy Engineering Subject Centre (2005). Guide to Lecturing. https://www.heacademy.ac.uk/knowledge-hub/engineering-subject-centre-guide-lecturing (accessed 25 June 2018).

22 Ellis, A.W. and Young, A.W. (1988). *Human Cognitive Neuropsychology*. Hillsdale, NJ: Erlbaum.

23 Bligh, D.A. (2000). *What's the Use of Lectures?* San Francisco, CA: Jossey-Bass.

24 Freeman, S., Eddy, S.L., McDonough, M. et al. (2014). Active learning increases student performance in science, engineering, and mathematics social sciences – psychological and cognitive sciences. *Proceedings of the National Academy of Sciences of the United States of America* 111 (23): 8410–8415; published ahead of print May 12, 2014. doi: 10.1073/pnas.1319030111.

25 Bajak, A. (2014). Lectures aren't just boring, they're ineffective, too, study finds. http://www.sciencemag.org/news/2014/05/lectures-arent-just-boring-theyre-ineffective-too-study-finds (accessed 25 June 2018).

26 Frank, J.R., Snell, L.S., Cate, O.T. et al. (2010). Competency-based medical education: theory to practice. *Medical Teacher* 32 (8): 638–645. doi: 10.3109/0142159X.2010.501190.

27 Nordquist, J. and Laing, A. (2014). Spaces for learning – a neglected area in curriculum change and strategic educational leadership. *Medical Teacher* 36 (7): 555–556.

28 Payne, J. (1883). *Lectures on the Science and Art of Education*, 313. Thoemmes Press.

29 Barr, R.B. and Tagg, J. (1995). From teaching to learning – a new paradigm for undergraduate education. *Change* 27 (6): 13–25.

30 Meyers, C. and Jones, T.B. (1993). *Promoting Active Learning. Strategies for the College Classroom*. San Francisco, CA: Jossey-Bass Inc.

31 Cole, P. and Wilson, B. (1991). *Cognitive Apprenticeships: An Instructional Design Review*. Institute of Education Sciences.

32 McMahon, G.T. and Drazen, J.M. (2014). Introducing NEJM knowledge+ and its adaptive personalized learning. *New England Journal of Medicine* 370 (17): 1648–1649. doi: 10.1056/NEJMe1401777.

33 Gresham, C.L. and Philip, J.R. (1996). Problem–based learning in clinical medicine. *Teaching and Learning in Medicine* 8: 111–115.

34 Bernstein, D. and Bass, R. (2005). The scholarship of teaching and learning. *Bulletin of the American Association of University Professors* 91 (4): 37.

35 Austin, A.E. and Baldwin, R.G. (1991). Faculty Collaboration: Enhancing the Quality of Scholarship and Teaching. ASHE-ERIC Higher Education, Report No. 7, 138.

36 Cooke, M., Irby, D.M., and O'Brien, B.C. (2010). *Educating Physicians: A Call for Reform of Medical School and Residency, The Carnegie Foundation for the Advancement of Teaching*. San Francisco, CA: Jossey-Bass.

37 Christensen, C.R. (1991). Premises and practices of discussion teaching. In: *Education for Judgment: The Artistry of Discussion Leadership* (ed. C.R. Christensen, D. Gavin and A. Sweet), 15–34. Boston: Harvard Business School.

38 Bransford, D.J., Brown, A., and Cocking, R. (2000). *How People Learn: Brain, Mind, Experience, and School: Expanded Edition*. National Academies Press.

39 Ambrose, S., Bridges, M., Lovett, M. et al. (2010). *How Learning Works: 7 Research-Based Principles for Smart Teaching*. Wiley.

40 Samarasekera, D.D., Nayak, D., Yeo, S.P., and Gwee, M.C.E. (2014). Teaching for effective learning in higher education: focusing on learning and moving from a 'based learning' mind-set. *Asian Journal of the Scholarship of Teaching and Learning* 4 (2): 113–123.

41 Morton, A. (2003). Lecturing to large groups. In: *A Handbook for Teaching and Learning in Higher Education, Enhancing Academic Practice*, 3e (ed. H. Fry, S. Ketteridge and S. Marshall), 58–71. London and New York: Routledge.

42 Front cover of Time magazine, April 3, no. 13, 1995. http://content.

time.com/time/magazine/0,9263,7601950403,00.html?iid=sr-link3 (accessed 27 June 2018).

43 Cantillon, P. (2003). ABC of learning and teaching in medicine: teaching large groups. *BMJ [British Medical Journal]* 326 (7386): 437.

44 Keynes, J.M. (1936). *The General Theory of Employment, Interest and Money*. London: Macmillan.

45 Zepke, N. and Leach, L. (2010). Improving student engagement: ten proposals for action. *Active Learning in Higher Education* 11 (3): 167–177.

46 Social Policy and Social Work Subject Centre. Activities to try in lectures. The Higher Education Academy Social Policy and Social Work (SWAP) website. www.swap.ac.uk/resourcespubls/digests.html (accessed 1 August 2013).

47 Bergmann, J. and Sams, A. (2012). *Flip Your Classroom: Reach Every Student in Every Class Every Day*. U.S.A: International Society for Technology in Education.

48 Prober, C.G. and Khan, S. (2013). Medical education reimagined: a call to action. *Academic Medicine* 88 (11): 1407–1410.

49 McLaughlin, J.E., Roth, M.T., Glatt, D.M. et al. (2014). The flipped classroom: a course redesign to foster learning and engagement in a health professions school. *Academic Medicine* 89 (2): 236–243.

50 Moffett, J. (2015). Twelve tips for 'flipping' the classroom. *Medical Teacher* 37 (4): 331–336.

拓展阅读

Bligh, D.A. (2000). *What's the Use of Lectures?* San Francisco, CA: Jossey-Bass.

Brown, G. and Manogue, M. (2001). AMEE Medical Education Guide No. 22: refreshing lecturing: guide for lecturers. *Medical Teacher* 23 (3): 231–244.

（翻译：张巍瀚；审校：刘璐）

9 小组学习

Peter McCrorie

Department of Medical Education, University of Nicosia Medical School, Nicosia, Cyprus

Institute of Medical and Biomedical Education, St George's University of London, London, UK

 本章要点

- 始终考虑是否采用小组教学更合适。
- 始终提前计划教学环节。
- 根据小组人数、教学场地和教学目标调整教学环节。
- 大班授课（约 30 人）则考虑将大班分成 4 至 5 个小组，以工作坊的形式进行教学。
- 在教学环节中使用多种教学形式，要认识到主动学习可能比被动学习的效果更佳。
- 思考教师在小组学习中的角色；教师不能只作为小组的领导者，还应该担任其他角色。
- 当小组学习出现问题时，要及时处理，请记住小组内部解决这些问题效果更好。

引言

假设有两位教师讲授同一个医学主题。其中一人魅力十足，循循善诱，成功吸引了所有的听众——听众在整个授课过程中注意力集中。他没有使用文字，而是用几张精心挑选的照片来支撑授课内容，并使用传统的"填鸭式教学"（talk and chalk）方法进行讲授，因此常常获得"最佳讲师"奖。与此形成鲜明对比的是第二位教师——他枯燥又严肃。他精心准备了在授课中要用到的每一个词，使用大量的幻灯片，每张幻灯片密密麻麻堆满了信息，听众甚至还没理解他说的一半内容，他就已经翻到下一页 PPT 了。现在想象一下，这两位教师分别根据授课内容设置一个考试问题，在哪道题上学生会表现得更好？

你可能会惊奇地发现，学生在回答第二位不太有魅力教师的问题时得到的分数会更高。原因何在？为了理解授课内容，学生们会急忙去查阅课本，这种自我导向的学习会使他们更有效地学习和掌握知识。虽然第一位教师的课堂体验更好，但学生们会误以为他们在几周后依然能记住授课内容，因此不会费心去复习——这种做法导致他们在考试中失利。

以上可以得出结论：主动的、自我导向的学习可能比被动的、基于课堂的学习对学生的影响更大。教师应减少讲座式教学，讲座式教学可以用于讲解概论、总结和难理解的主题。可悲的是，讲座式教学大概能够被学生真正掌握的内容大概只有 5%，但是很多教师都会利用讲座式教学来传授大量的详细知识点，实际上学生往往可以通过查阅教科书来掌握这些知识点，而且会更有效。（关于讲座式教学和大班授课的更多信息，请参见第 8 章。）

小组学习是一种折中的方法，它涉及主动学习，更准确地说，是互动学习。但在小组学习中，学习方向是由小组作为一个整体决定的，而非个人决定的。在各个阶段医学教育——本科教育、毕业后教育以及继续职业发展阶段，小组学习都是一种最有益和有效的学习经历。很多人仍然认为，学习资料如果不是在正式授课中由教授给到学生或者由临床教师给到受训学员，就不是正确的学习方式。本章旨在推翻这一观点，并提出有理论和证据支持的观点和建议，以便使小组学习经验中获得的收益最大化。

学生经验

如果询问医学毕业生，要求他们讲述在本科课程或研究生培训中小组学习的个人经验，他们的答复会截然不同。但最有可能成为他们叙述基础的两个因素可能会与导师差异性和课程理念有关。

如果教师能创造轻松的氛围，能使小组专注于手头任务，能有效处理小组的动态变化，能让学生主导自己的学习，能将学习过程变成有效而愉快的经历，那么就能够得到学生强烈、积极和热情的反应。另一方面，如果导师滔滔不绝，不鼓励小组参与，打击问题回答错误的学生，过多偏爱某个学生，以致造成一种让人害怕开口的氛围，这对教育是一种极大的伤害。

在一所传统课程严重依赖于讲座式教学的大学里，培养学生或受训学员被认为是对学术研究和临床实践的阻碍，而不是有利于塑造和影响未来医学工作者的机会，很多教师在小组教学上投入时间是一种无效的投入，因此这样的小组教学很可能会受到冷遇。一个奋进的大学或研究生团队如果重视其学生，相信主动学习，鼓励小组教学，并对教师进行有关促进学习的培训，无疑会产生积极的影响。

在毕业后教育阶段，相比在本科教育阶段，讲座式教学的重要性更低，但人们依然同样频繁地采用讲座式教学。学生从小组教学课程和在岗培训中得到的收获要远远大于在资格考试中复习课程。临床教师完全可以在保持自身临床实践工作量的同时进行有效的教学。床旁教学和教学查房就是这样的例子——初级医生和医学生(以及其他医护人员)一起进行有效的小组学习。Jolly 在他的《床边礼仪》(*Bedside Manners*)一书中讨论了床旁教学的效力[1]。随着电子学习和远程学习的蓬勃发展，事实证明在线培训是对不断增加的培训方式的一种有益补充。"虚拟查房"[2]是在线培训在小组学习中的一个应用示例，它通过一个巧妙而简单的设备，提供一个几天内不断发展的病房场景，让学生和初级医生进行探索。

De Villiers 等人[3]在南非初级保健医生继续职业发展项目的评估报告中提出建议，为了保障小组学习的效度，小组学习设计时应考虑以下几方面：

- 以先验知识和经验为基础。
- 考虑参与者的预期学习需求。
- 纳入主动学习。
- 以问题为中心。
- 能够立即应用于实践。
- 纳入行动 - 反思的循环。
- 允许获得技术性技能。

Steinert[4]研究了加拿大一所医学院的医学生对小组教学的看法。她在本科教育阶段的研究结论与 de Villiers 在毕业后教育阶段的研究结论相差无几，学生对小组教学的积极看法与以下方面有关：

- 有效地促进小组发展。
- 积极的小组氛围。
- 积极的学生参与和小组互动。
- 坚定小组学习目标。
- 临床相关和整合。
- 有促进思考和解决问题的案例。

反对小组教学的人常认为小组教学效率低。25个教师花 2~3 小时与 8 人小组的学生一起合作学习，显然不如一名教师同时对 200 个学生授课来得有效——但该观点只是限于学习资料的传递。效率不仅仅是考虑到课程讲授，更重要的是要考虑学生学到什么。回到前面的观点，即课程讲授的内容与学习到的内容是不一样的。通过小组讨论，学生可以掌握更多信息，特别是在一定情境下进行的学习，比如说在案例情境下的学习。就学习的效率而言，小组合作更高效。更特别的是，小组合作能培养批判性思维，虽然讲座式教学也能鼓励批判性思维的发展，但并不常见(见知识点 9.1)。

知识点 9.1　寻找证据：小组合作是否促进批判性思维？

关于小组合作的研究大多数与基于问题的学习(PBL)有关。围绕 PBL 构建的课程本质类似于小组学习，随后的自主学习是学生获得信息的主要手段，而讲座式教学对学生获得知识的贡献相对较小。这与采用讲座和其他形式的说教式教学为学生提供主要信息，而实际上把小组教学作为学习辅助手段的课程形成对比。Tiwari 等人[5]比较了这两种类型课程对学生的批判性思维发展的影响。研究发现，与以讲座为主的课程的学生相比，PBL 课程的学生的批判性思维水平(使用加利福尼亚批判性思维倾向量表(California Critical Thinking Disposition Inventory)测量[6])明显更高。此外，他们在之后的两年里也会获得更高的分数。其他多种研究资料也得出过类似的结论[7-9]。

小组的构成

小组的理想规模为 7~8 人。如果小组人数较少，就会存在问题，协同效应——小组集体的知识大于小组中每个成员知识的总和——就会减少，互动也就不那么成功。如果人数增加到 8 人以上，一些学员可以划水通过，或者仅是旁观，而另一些人的声音可能被忽略，因为小组人数过多使他们不敢表达自己的观点。对于 PBL 来说，教学小组的规模很少超过 8

人——如果小组人数过多，PBL 过程就会出现问题。G.R.Norman（通过个人交流）对全世界使用 PBL 的医学院进行了一次电子邮件调查，询问他们认为合适的小组规模，结果发现 8 人是正常的小组规模。Peters[10] 引用了学术证据来支持自己的研究发现，即小组的最佳规模在 5~10 人之间。

一些医学院非常缺少有愿意且有能力的教师，所以他们采用 20 人或更多人数的小组规模。然而，如果大规模小组采用研讨会的形式，整个小组的任务再分配到 7 或 8 人的更小规模的小组中完成，仍然可以取得不错的教学效果。在这种情况下，一个教师负责几个小组。许多毕业后培训课程都是以这种方式进行的。基于团队的学习是医学院使用的另一种方法，以解决小组教师不足的问题。这一点将在本章后面进行介绍。

小组的规模可能不如小组的实际工作重要。人们对小组教学的核心观点是，它必须以学习者为中心，所有学生都加入到对某一主题的自由讨论中。有些教学可能确实以小组的形式进行，但不属于小组教学。研讨会就是一个不属于小组教学很好的例子，受邀的专家就他们所热衷的话题发表演讲。研讨会在大学里作用不凡——特别是在理科学士或硕士阶段——但研讨会一般以教师为中心，任何讨论都是以问答的形式进行。

即使在我们的小组教学定义范围内，也存在多种小组教学类型，其中许多类型将在后面进行介绍。

内务管理

在开始进行小组教学之前，需要考虑教学环境。谈到这点似乎是理所应当，但第一个要求是小组教学的房间大小要合适。这取决于参加学习的人数，还应考虑到房间的供暖、照明和温度控制，所有这些都是小组长独特的责任。

对于一个 8 人左右的小组进行 PBL 教学或类似的教学活动，理想的房间是有一张圆形或椭圆形的大桌子，大小要满足让所有人舒适地围坐在一起——包括辅导员，他应该是小组的一部分，而不是在小组之外。房间的墙壁上应该有白板或挂图，供学生书写和绘图。

若是课程侧重于讨论而非听讲，例如，道德辩论，只需要摆放一圈椅子即可，学生和老师围坐成一圈有两个好处：
- 圈子里的每个人都是平等的。
- 每个人之间都可以有眼神交流。

关于教师应该坐哪里，人们有不同的观点。作者认为，当协助小组合作时，教师应融入小组中，不与小组分开，特别是当教师有引导作用的时候（例如在开展渐进式 PBL 时）。其他人则有不同看法——教师应有意坐在小组之外，使学生能够相互交流，而不是把他们的讨论引向教师（例如在开展短案例 PBL 时）。这实际上取决于教师的个人偏好和在学习过程中的参与度。

当小组规模较大时，应首选研讨会的形式。因此，房间必须更大，并以卡巴莱风格布置（几张圆桌，桌子周围摆放有椅子，以便于分成独立小组进行学习）。房间前部需要有一定的空间，用于教师授课、播放幻灯片，和 / 或安置投影仪设施（包括无障碍电源）以及每个人都能看到的白板。理想情况下，每个小组也应该有一本活页纸。同样，如果没有使用桌子的需求，那么摆放几圈椅子就足够了。

在研讨会上，教师的位置是不固定的。全体会议是研讨会的一部分，通常有两个作用，其一是在开始时介绍主题或任务，其二是在结束时听取各小组的反馈意见并总结所取得的成果。在全体会议环节，由于教师需要能够让每个人都参与到活动中，所以需要站在或坐在教室的前面。然而，在研讨会的其他环节，教师需要在各组之间巡视，查看他们的进展情况。

小组教学中教师的角色

根据小组教学的性质，教师需要担任不同的角色。Rudduck[11] 建议，教师可以有以下四种不同的角色：
- 讲师，负责向学生传授信息。
- 魔鬼代言人，有意用有争议的观点来激发讨论。
- 中立主席，实际上是在主持讨论，但不表达任何强烈的意见。
- 顾问，他不是小组的成员，但解决学生们提出的问题。

除了这些角色，我还想增加第五个角色：
- 协助者，类似于中立主席，但更多的是承担指导的角色，例如，向小组提出开放式的问题，以促进他们完成手头的任务。协助者不需要是小组的主席——主席可以由学生承担。

在小组教学过程中，导师可以扮演上述任何一个或所有的角色。教师可能会以讲师角色开始教学，为学生确定任务。在接下来的课程中，教师可能会更多地承担推进性的角色，需要的时候会通过扮演魔鬼代言人来促进讨论，或者担任主席角色。如果学生陷入困境，他们甚至可以扮演专家的角色，来协助小组持续推进讨论（当然，在 PBL 中不是这样，教师必须把所有问题反馈给小组,并鼓励他们自己研究答案)。

Richmond[12]对教师在小组教学中角色的定义更具体,他称之为"战略性干预":

- 通过概述小组任务、总结小组或各分组的成果和结论以及布置下一步的学习活动,来启动和结束小组讨论。
- 通过各种方法保持小组教学流畅进行,例如防止偏离主题和保持小组对任务的关注。
- 通过鼓励因害羞不敢参与或兴趣不高的学生,以及平衡乐于主导、过分活跃、鲁莽或滋扰性的学生,来管理小组的动态。
- 通过公开提问、提出建议和检查小组对任务的理解,来促进目标实现。
- 通过关注时间和处理任何的干扰因素(例如,噪声、挂图纸不足、笔干了、暖气)来管理小组环境。

根据 Brown[13]的说法,小组教学要获得成功,教师需要掌握一系列的技能,包括提问、倾听、强化、反应、总结和领导。但真正的技能,即 Brown 所说的超级技能,是掌握不同时机使用不同技能。

启动小组教学

教师第一次与新的学生或受训学员见面时往往比较激动。教师不免会想:这群人是上天的恩赐还是梦魇?通常情况下,第一次见面是对该小组的定性时刻。教师如何进行小组教学开场,可能会奠定后面课程的气氛。

小组成员之间可能认识,也可能不认识。在课程开始时,他们大部分肯定相互不认识;但即使到了后来,特别是在本科课程中,由于课程有越来越多的学生,小组成员可能仍然不能认识班级中的所有人。此时,破冰游戏能发挥重要的作用——提供了陌生人相互介绍认识的方法,尽量让整个小组放松,并让小组成员互相交流。

常用的破冰方法有很多种——有些方法简单,有些方法复杂。标准技巧之一是要求小组成员相互结对,让不认识的人相互交谈。他们的任务是了解伙伴的情况,并将其汇报给整个小组。如果是非常具体的任务,除了要了解伙伴的名字和简历之外,还可以要求参与者汇报伙伴去过的最有趣的地方,他们在生活中做过的不寻常的事情,或者他们做过的令他们自豪的事情,这样破冰的效果会更好。破冰游戏还可以要求参与者想象自己是一种乐器、交通工具或颜色,并描述哪种最符合他们的性格——所有这些都可以给

出很多的提示和启发。

举一个更复杂的破冰游戏的例子,这个游戏需要花费一些时间,就是把小组分成两队,他们必须互相竞争来完成一项任务,例如在规定的时间内用乐高砖建造一座具有特定尺寸和要求的桥梁。他们必须遵守游戏的要求和规则,这使得完成任务变得艰难,教师通过观察,可以了解团队每个成员在压力下表现如何。在练习结束后,小组可以讨论组内的行为表现,讨论团队的工作模式。这种练习或游戏在校外研究生培训课程中很常见。

小组讨论后要做的事情是制定基本规则。定规则非常重要,绝对不能省略。重要的是,基本规则要由各小组自己制定——不能由教师强加。知识点 9.2是我的本科生所想出的基本规则的示例。最重要的基本规则可能是要重视小组成员彼此对小组的贡献。这样就能营造一种轻松的氛围,没有人会因为说了蠢话而感到尴尬,必须不惜一切代价避免对小组成员的羞辱。

知识点 9.2 小组基本规则示范

- 准时启动。
- 准时结束。
- 不许互相商量。
- 不许插话。
- 重视每个人的贡献。
- 尊重对方的观点。
- 电话关机。
- 提前做好准备。
- 参与讨论。
- 不讨论个人问题。
- 遵守小组保密原则。

小组教学技巧

破冰后,让小组参与讨论的一个好方法是滚雪球法。向学生提出一个问题,例如,"囊性纤维化对一个15 岁年轻人的生活有何影响?",并要求他们先单独思考这个问题,不要与其他人进行讨论。五分钟后,要求学生们与另一名学生结成一对,互相讨论他们的想法。再过五分钟,请一对学生与另一对学生组合在一起,并且要求这四个学生继续进行讨论。然后,两个四人组之间对笔记进行比较,以此类推。这个过程被称为"滚雪球",因为它类似于从山上滚下来的雪

球,雪聚集越来越多,体积越来越大。这种技巧的最大优点是让每个人,即使是最沉默寡言的学生,都必须参与讨论。给学生时间整理自己的想法,然后与组员彼此之间进行分享,这样,即使最害羞的学生也有信心进行发言。

拼图分组是一种变化的滚雪球法,参与者分成几个小组对一个问题进行讨论。一段时间后,对这些小组进行重组,每个新组成的小组中都要有一个原来小组的成员,从而使参与者的组合最大化(图9.1)。

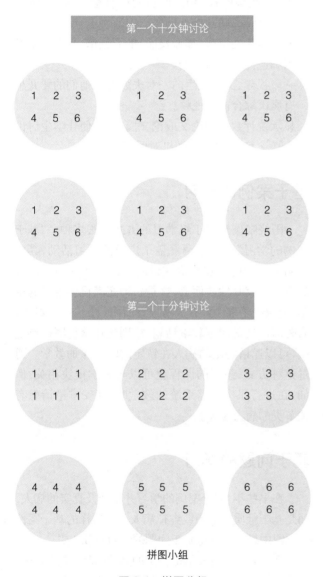

第一个十分钟讨论

第二个十分钟讨论

拼图小组

图 9.1　拼图分组

"头脑风暴"是另一种广泛应用的小组教学技巧。学习者拿到需要思考的问题(例如,对背痛的病人作出可能的诊断)。一位小组成员担任书记员,将小组的所有想法——即这个病例可能的诊断——写在白板上。不需要考虑想法的可能性,所有的想法都要记录

下来。在这个阶段,所有人不能对所列出的想法作出任何的价值判断。随后由整个小组对所写的内容进行反思性分析,对项目进行优先排序、分组或删除。

第三种开场的技巧是蜂鸣式小组(buzz groups),这种方法一般应用在讲座式教学中,但是,当小组思维陷入僵局时,也可以在小组教学中使用该方法。教师如果发现小组思维陷入僵局,便可以打断讨论,抛出一个问题,让小组成员两人或三人一起思考,来帮助小组成员回到正轨。例如,如果学生在理解呼吸性酸中毒方面遇到困难,教师可以要求他们两人一组讨论肾脏在维持 pH 方面的作用,或有哪些血液缓冲剂。当在讲座中使用这种技巧时,学生与周围同学讨论的声音类似蜜蜂的"嗡嗡声"——因此得名。

在学习小组全过程中,还可以使用一些其他的技巧。

如果一个问题存在多种观点,例如堕胎、动物实验或安乐死等真实的伦理问题,教师简单地主持讨论——或者,最好让小组成员来主持——可以得到很好的效果。在道德和伦理讨论中,教师有时可能需要介入澄清事实问题,如基本立法、案例法或专业准则——这是教师担任专家或者顾问的角色的例子。一个更有想象力和教师不介入的方法是让学生提前准备,开展正式的辩论,就支持或反对一个特定的动议进行辩论,例如"本院认为,冠状动脉疾病病人在被反复告知吸烟的危害后仍继续吸烟的,应拒绝为其进行心脏旁路移植手术"。这个技巧的优势是学生提前准备好了有关讨论的事实要素。

讨论小组的一种变化叫作排队法。教师提出一个有争议的观点,比如"应该允许医生加速患有绝症老人的死亡"。教师在教室内确定两个尽可能远的位置,所有强烈同意该观点的人站在其中一个位置,其他强烈反对该观点的人应该站在另外一个位置。其余的小组成员必须根据他们同意或不同意的程度,选择站在这两个位置之间的某个位置。参与者必须与队伍内的其他人进行交流,并论证自己的观点。教师和参与者可以立即了解参与者持支持或反对观点的分布情况。如果在课程开始和结束时分别进行一次排队讨论,在课程结束后教师就可以判断学生是否有观念的变化,以及参与者是否更好地了解有关信息。

在小组教学中的小组讨论形式上有许多变化。然而,其中一些并不能达到满意的效果。毕业后医学教育中经常使用的一种方法是文献研读会。参与者要对近期发表的文献进行评述。只要文献主题与参与者直接相关,并且参与者有大量讨论的机会,这种

方法便可以取得很好的效果。对于本科生来说,文献分享通常与联合汇报结合在一起,比如糖尿病主题会被细分为几个分题(如胰岛素的作用机制、糖尿病酮症酸中毒、糖尿病的临床表现、糖尿病的治疗),每个分题都交给一个或一对学生去研究,下一次课上学生进行汇报,但这样的做法效果不佳。这两种方式共性的问题是,将汇报变成了小型讲座,经常毫无新意,坦率地说,让大家感到厌烦。因为只有被选中的几个人研究且仅研究了分配到的问题,所以这种方法限制了讨论的范围。如果不是所有参与者都对所有问题进行了研究,那么参加讨论的人就会局限在研究过该主题的学生和教师范围内。

本科生小组教学的另一个受欢迎的传统技巧是课后辅导。这是另一个"灾难现场"。大多数学生来的时候没有做好准备,也没有围绕授课主题进行阅读(事实上,他们甚至可能没有上过这门课,或者完全不知道正在讨论的是什么主题)。许多学生把它看作是一个听重播的机会,特别是当教师想要引导学生,对学生提出的问题只给出简短回答的时候。解决这个问题的办法其实只有一个——确保在辅导课之前给学生布置自我指导学习的作业以便做好准备。好的案例是让学生阅读详细的案例研究,并附上需要研究的问题,比如,提供一位消化性溃疡病人的病史,并附上一系列有关医学影像、肠道 pH 调节、幽门螺杆菌、药物治疗和饮食建议等方面的问题。通过这种方式,学生们知道辅导课的主题,课前完成了作业,进而在课堂上能够参与进行讨论,并从整个过程中收获更多的知识。

使用触发性材料是辅导课理想的辅助工具。教师可以围绕一个或多个触发性材料进行辅导课设计。触发性材料通常应用在以研讨会形式开展教学的课程中。在课程开始时,教师完成简单的介绍,然后会提供一份触发性材料。触发性材料只是一个引发讨论的工具。

触发性材料可有多种形式,举例如下:

- 心室颤动病人的心电图(ECG)——激发关于心肌、窦房结、ECG、心律失常、除颤的讨论。
- 显示肿瘤生长变化的显微照片,激发关于癌组织的外观、癌细胞的特征、肿瘤转移的讨论。
- 显示气胸的胸部 X 线片,激发对 X 线片、胸膜、气胸——其病因、表现和治疗的讨论。
- 因年龄和噪声导致听力损失病人的听力图,以激发对耳的解剖学、听力机制、感音神经性听力损失、听力测量、Rinne 和 Weber 测试的讨论。

- 《良好医疗实践》的副本,激发关于良好的医疗实践和病人护理标准、专业精神、与同事合作和诚实的讨论。
- 一份匿名的或模拟的病人记录,供学生讨论如何保存特殊病例记录。
- 一张有明显甲状腺肿大和突眼的病人照片,激发对甲状腺和甲状腺疾病,包括临床表现、症状和治疗在内的讨论。
- 一张坐着轮椅的男人和小孩玩耍的照片,激发对残疾、慢性病的社会心理后遗症、社会护理、儿童护理、单亲家庭的讨论。
- 显示遗传性疾病(如血友病)的家族谱,激发关于基因和遗传模式的讨论。
- 一段视频,例如医生向一对夫妇解释他们的婴儿患有唐氏综合征的视频。
- 显示统计数据的论文或论文摘录,以便让学生讨论 P 值、相对危险性或随机对照试验。

基于案例的学习

围绕案例开展小组学习的方式有很多种。"基于案例的学习"这一术语涵盖了广泛的学习活动,其中最明显例子的是在病房或诊所里以真实的病人进行的教学。就其性质而言,这是一种充满机会主义的教学,要取决于谁刚好在病房或诊所内(见下文)。然而,有时可以提前制定教学计划,特别是在全科医疗环境中,可以邀请特定的病人在特定的时间参加教学。通过这种方式,组织的课程就可以与教学模块相关,例如,在进行肌肉骨骼系统的教学时,就安排邀请患有关节炎的病人参加。

基于问题的学习

在早些年,基于案例的学习并不涉及真实的病人,而是基于纸质的病历或虚拟病人。在这样的基于案例的学习中最复杂的是基于问题的学习(PBL)[14-18]。

在 PBL 中,病人不是真实的,要么是纸质的病历,要么是电脑模拟的病人(所谓的"虚拟病人")。这主要有两种形式:一种是以简短总结的形式呈现病例(总结最多 1~2 页);另一种形式是更长的案例(20~30 页),由教师分阶段公布病例,每次一页[主诉、病史、查体结果、检查、检查结果(实验室检查、影像学、组织病理学都要有详细介绍)、治疗方案、病人进展、并发症和病人预后]。第一种形式 PBL 一般用于本科生,而第二种常用于临床研究生,并且教师在两种形式 PBL 中的角色有很大的不同。在短案例 PBL 辅导中,学生们轮流担任小组主席,教师不主导讨论,只在想要激发讨论或者让小组保持讨论方向时提出各样的问题。在长案例、渐进式的 PBL 中,教师担任主席,在小组陷入停顿时推动小组继续讨论,并偶尔提出具体的、程序化的问题。这两种形式的 PBL 都是以学生为中心的,特别是面向研究生开展 PBL 时,可以引发深入的、高层次的讨论。在使用虚拟病人开展的 PBL[19]中,病例发展不是单一线性的,而是有多种可能的。在病例的某个节点,学生需要选择采取的措施(例如,下一步要做什么,开哪种药,以及做哪些检查),根据学生的选择,病例会向不同的方向发展,其中有些选择可能会导致病人死亡。正如大家想象的那样,这对学生来说是一个非常好的学习点;他们不会再犯同样的错误了!

PBL 通常应用在医学课程的早期阶段,但经过调整也可以应用于使用真实病人的临床阶段[20],而且也没有任何理由表明 PBL 不能应用在研究生培养阶段。无论如何进行 PBL 过程设计,基本上都包括两个步骤:

- 小组内的合作学习。
- 小组外的自我导向的学习。

在小组学习过程中,学生们提出学习问题——他们不知道的或需要查阅的内容,这决定了他们的自我导向学习。所有的学生研究所有的学习问题,当他们进行反馈的时候,能够引发小组内较高水平的讨论。此外,他们还获得了一些非常有用的技能,包括:

- 沟通技巧:积极倾听、陈述、提问、回应、澄清、共情。
- 团队工作:为他人做贡献/与他人合作/向他人学习。
- 检验知识和应用知识,构思/论证论点。
- 给予和接受建设性的反馈。

基于团队的学习

另一种小组学习方法是基于团队的学习,可以分为五个阶段[21]:

- 第一阶段:开展团队学习前向学生提供学习资料进行自主学习,例如讲座播客或 DVD。
- 第二阶段:在小组学习开始时由学生独立完成一项测试,通常使用 MCQs,(个人知识准备情况测试)。
- 第三阶段:在各个不同的小组中,学生需重新做以上测试,并就答案在小组内达成共识(团队知识准备情况测试)。
- 第四阶段:教师解释所有学生认为难以理解的概念,确保他们都能快速掌握该主题。
- 第五阶段:各小组都需要解决一个具有挑战性的临床问题(触发性材料),这要求他们将所学的概念应用于现实生活中(即学习情境化)。然后各小组同时向全体学生进行汇报,对他们的临床思维过程进行说明。其他小组学习方法包括基于叙述的学习[22]和基于任务的学习[23]。

角色扮演

角色扮演是另一种常用的小组学习技巧,特别适用于学习临床沟通技巧。学生在给定场景下扮演某个角色完成某项任务,例如,询问头痛病史,解释湿疹的药物治疗方法,或告诉病人宫颈涂片检查结果的坏消息。经常聘请专业演员来模拟真实的病人,这样可以给学生提供一个安全的环境来尝试使用他们的临床沟通技巧。如果学生有视频记录,他们就可以在自己有时间的时候来研究自己尝试过的沟通技巧,并在遇到真实情境之前努力提高自己的沟通技巧。角色扮演的技巧同样适用于毕业后教育阶段,特别是针对与病人沟通不畅的医生,能够有不错的效果。观察自己的表现可以很好地暴露自己在沟通过程中的问题,提供很多启发的信息。很有价值的一点是,与专业的沟通技巧专家针对录像记录下的个人表现进行讨论,这总能促进个人沟通技巧的进步。做好角色扮演的秘诀是要有足够的洞察力,并敢于迈出第一步。

临床技能教学

临床技能教学也是以小组为单位进行的。在临床技能教学中,临床教师要更多地承担教授的角色。临床教授首先向小组成员演示要教授的临床技能,然后再让他们进行操作。常用的技巧[24]分为四个阶段:

- 教师在无声中演示技能(无声演练)。
- 教师再次演练,但同时解释技术背后的原理,详细描述每个步骤。
- 然后,由学生们向教师讲述该技巧。
- 最后,在没有教师干预的情况下,由一名学生自愿完成技能操作。然后学生们在教师的监督下互相练习。

教学查房

本科教育和毕业后教育中小组教学的经典模式是教学查房。教学查房的方法有很多,各种方法有优有劣。效果最佳的教学查房有两个目的,了解病人病情和对学生/初级医生开展教学。教学查房比单纯的主任医师查房时间更长,而且为了达到最佳效果,教学查房需要遵守一些基本规则。Gill 和 Dacre[25]为伦敦教区编写了一份内容丰富的床旁教学指南。在该指南中,他们介绍了哪些是教学查房中不能做的事情。他们很高兴地称其为"不踩坑"的方法。

- 首先,将学生聚集在病人周围,病人需要放下戒备心并且身上有优质的教学信息。
- 教师故意在未经病人同意的情况下探查病人的腹部。
- 挑选最胆小的学生在床边进行检查并展示结果。
- 剖析学生在床边检查时犯的错误。
- 在床边对学生的管理计划和诊断进行测试。
- 建议其他学生稍后再来"感受脾脏"。
- 转向下一位病人床边,选择其他的学生重复上述步骤。

很幸运的是,该指南也提供了很多关于如何开展教学查房的想法。总而言之,临床教师应该:

- 教学互动需征求病人同意。
- 鼓励学生主动参与而不是被动观察。
- 专注有关解决应用问题的教学。
- 将临床医学与基础医学相结合。
- 在床边问诊/检查时密切观察学生,而不是依赖随后的旁边房间中进行的病例介绍。
- 在教学查房过程中,为学生提供足够的在病人身上实际练习技能的机会。
- 做好榜样,例如在医患关系方面。
- 使教学以病人为导向,而不是以疾病为导向。
- 表现出对教学的积极态度。

团队客观结构化床边评估

在其他床旁教学方法中,有一种是来自爱尔兰皇家外科学院的新方法——团队客观结构化床边评估(Team Objective Structured Bedside Assessment,TOSBA)[26]。在 TOSBA 中,学生分为三组,每组 5 人,在三个病房站依次进行轮转(每个病房站包括一名住院病人和一名教师)。每组学生在每个病房站的时间为 25 分钟,共有五项临床任务(病史采集、检查、评估、管理、讨论相关主题),每位学生根据教师的要求完成其中一项任务。每个学生都会得到一个标准化的分数,并在每个站点都会收到教育反馈。我亲身观察过,这确实是一个很好的学习练习活动。

巴林特小组

巴林特小组[27,28]是一种特殊的小组教学活动,虽然越来越多的病人,甚至是学生参与到该小组教学,但其主要面向全科医生(general practitioners,GPs)。Michael Balint 是一位匈牙利精神分析学家,他与英国全科医生深入合作,帮助他们理解医患关系背后的心理学。Balint 与英国全科医生组成讨论小组,让他们分享在个人医疗实践中遇到的具体问题或困境。现代的巴林特小组由少数全科医生组成,小组成员定期会面,通常是与一名精神分析师会面,偶尔也会与一名或多名病人会面,讨论他们在日常工作中遇到的有关病人的具体问题。主讲的临床医生会向小组进行案例介绍,来引发大家的思考。小组讨论的目的不是解决病人的问题,而是增加大家对医患关系的理解。小组讨论不会忽视医生表现出的不适或痛苦,但并不会从医生的角度,而是从病人的需求和问题的角度来解决问题。巴林特小组成员表示,通过分享经历的受益程度足以弥补了他们感受到的痛苦。巴林特小组并不适合所有人,大家不能莽撞地参加。

行为学习小组

另一种学习小组主要应用于研究生培养阶段,叫作行为学习小组。行为学习小组人数一般是 6~8 人,小组成员定期会面,相互学习,相互帮助。行为学习小组并不是一个团队,因为它关注的重点是小组中每个人的行动,而且没有团队共同的目标。行为学习小组通常在小组顾问协助组织下开展,小组顾问的职责是通过鼓励、置疑和关注学习的方式,创造一个适宜的学习环境。行动学习是基于经验反思的学习概念。如图 9.2(根据 Kolb[29]修改)所示,行为学习小组以体验式学习周期为基础,小组成员一起完成周期中的反思和归纳环节。

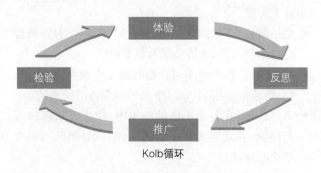

Kolb循环

图 9.2 Kolb 循环(已修改)

行为学习法最初是由 Revans 提出的[30]。行为学习法要求每位参与者在规定的学习周期内(可能是几周,也可能是几个月)都参与到某个项目或任务中。小组内部确定工作方式,但通常是举行会议,参与者轮流向小组进行项目汇报。这通常包括以下内容:

• 上次会议后行动的进展情况。
• 讨论当前的议题或问题。
• 就未来的行动达成共识。

参与者通过倾听和提问,与汇报人一起决策确定要采取的行动。行为学习小组对主要依靠个人力量开展的教育或研究项目是十分有益的。

小组动态

在考虑教师如何解决小组动态不足的问题之前,有必要审视团体在周期内是如何演变的。Tuckman[31] 将其总结为四个阶段,Walton[32] 和 Mulholland[33] 对此作了进一步解释。

组建期

小组成员逐渐相互认识,形成联盟,并确立自己的位置。教师须确保小组成员彼此之间都做了相互介绍。

规范期

小组成员为小组工作制定基本规则。此时,如有不熟悉对他们的期望可能会导致一定的不确定性和不安全性。教师需要解释小组教学的运作方式,以减轻此时小组成员的焦虑感。

磨合期

小组开始运作,每人都担任着自己觉得合适的角色:可能是领导者,或者是善于发起对话,或者是善于提出有启发性的问题,或者是善于澄清和解释,或者是善于保持团队的团结,对任何出现迷失、沮丧或愤怒的人进行救助,又或者只是善于倾听,也许只有当他们有话要说的时候才会作出贡献。在这一阶段,当小组进行自我梳理时,有可能出现大量的摩擦。导师需要仔细观察小组成员,及时发现问题并努力缓解紧张的气氛。如果参与者足够成熟,他们作为一个团体也许能够自己解决问题。这一点应该得到鼓励,导师的参与越少,收到的效果越好。组员掌握这样的团队技能需要一定的时间,因此,教师应该在团队建立初期在这方面予以协助。

执行期

每一个小组都应该争取达到执行期。在该阶段,小组基本上趋于稳定,而且运作正常。小组成员对自己的角色都很满意,组内气氛良好,组员之间配合成功,每次教学目标基本得到了实现。教师在执行期可以稍做休整。

然而,有些小组从未达到这种状态,这通常是由一两个人的性格冲突和少数困难学生导致的。如果小组不能自行解决这些问题,教师就必须采取行动,否则学员和教师都会害怕参加小组学习,出席率也会下降。

休整期

这也叫静思期,是小组学习的最后一个阶段。学员已经完成前一个小组学习规定的周期,将加入新的小组。这个阶段既有喜悦,也有悲伤(如果是一个不成功的小组,则是解脱)。运行良好的小组会回顾成就,反思彼此的贡献,反思学到的教训,反思哪些地方做得好以及哪些地方可以做得更好。

反思的过程可以形式化,教师可以帮助小组建立结构化汇报方式。一个行之有效的过程分两个阶段。首先,小组作为一个整体对照设定的标准进行自我评价。评价标准取决于小组工作的性质和目的,可以纳入学员的出勤率和准时性、对学习的准备情况、对学习是否充分投入,以及课程时对待彼此的行为。在对照各项标准确定了小组评分后,小组成员再根据小组评分进行自我评分。每人分享各自的分数,然后进行讨论。一个好的小组能够发现组员个人的长处和短处,能够提出建设性的批评意见,并能够努力支持和鼓励小组中比较谦卑的成员。此外,一个好的小组有责任解决组员因对自己的行为缺乏洞察力而导致的问题。通常,当这些组员转到下一个小组时,就会发现这种关怀和内省会给组员带来实际的改变(见知识点 9.3)。

跨专业小组

跨专业学习对于本科教育阶段和毕业后教育阶段都非常重要(详见第 14 章)[36]。医疗服务是基于团队开展的工作,因此,明智的选择是在整个学习过程中定期开展联合教育培训。跨专业教育的关键是要与真实的医疗实践联系起来,而不应该是仅仅为了未来的认证考察。此外,跨专业教育并不要求所有专

知识点 9.3   聚焦：小组讨论

　　Visschers-Pleijers 等人[34]通过小组的言语互动进行分析，将这些互动细分为以下五种类型：

- 探索性提问——交换意见，批判性交换意见。
- 积累性推理——不加筛选地积累信息。
- 处理相关知识的分歧——讨论相互矛盾的信息、论点和反论点。
- 程序性互动——按程序要求进行的对话。
- 非任务 / 无关互动——一般的旁白，关于天气的讨论。

　　大部分的互动（大约 80%）是以学习为导向的，这表明对任务有很高的参与度，并证实了 De Grave 等人的研究发现[35]。

业的学生都参与到每一节课，每节课程只需要那些适合的学生参与即可。

　　在毕业后教育阶段，急诊和初级保健信托机构都为员工提供了培训课程，但是更常见的是召开跨专业团队会议，而不是开展跨专业培训。尽管这些培训课程面向的是比较大的群体，而不是面向小团体，但其中很多都是跨专业的课程。面向高级员工开展的领导力培训和管理培训不会局限特定的专业，通常采用研讨会的形式开展。

　　在英国本科教育阶段，行之有效的跨专业教育数量不多。但是英国的跨专业教育有多种多样的形式，从在有相同基础的学期期间共享 PBL、讲座和解剖课程[37]、共用临床技能培训[38,39]、为低年级医学生和护理生提供模拟病房环境[40]、跨专业培训病房[41-43]到在几年学习期内定期开展跨专业联合课程[44]。除了讲座授课和解剖学课程外，大部分教学都纳入了小组教学。

　　以上提到的技能培训[38,39]，面向最后一年的医学生和新获得执业资格的护士，通常安排在跨专业临床技能中心进行。该培训项目根据参与者实践领域，围绕一位病情发展病人的场景开展。每节课都由一位经验丰富的护理讲师和医生进行授课，并由专家提供支持。这是参与式的学习方式，由跨专业的小组来解决病人管理各类问题。通过这种方式，在全人护理的背景下可以将相关的临床和沟通技能与病人整合起来。这种短期的跨专业学习似乎是非常有效的。

　　跨专业培训病房在模拟环境下进一步采用小组学习的模式。在这种模式下，由毕业班的护士、理疗师、职业治疗师和医学生共同负责一个小病房[41-43]。他们轮流值班，履行所有病房要求的职责，彼此相互深入合作，了解彼此的专业，同时培养自己的非专业技能。班次交接是学习的关键，跨专业培训病房为学生毕业后在病房工作做了很好的准备，在大多数学生中很受欢迎。

　　围绕跨专业学习讨论的问题在本科教育和毕业后教育阶段没有本质差异，都是围绕群体关系展开的（见"拓展阅读"的 Bion 部分）。现如今，在卫生服务的所有领域都弥漫着强烈的等级文化。当不同专业的人一起接受培训时，发现自己会趋于接受这样的等级角色。甚至在本科教育阶段，医学生、理疗师、职业治疗师和护士都有不同的入门要求——这时就存在了等级障碍。当然，跨专业教育的目的之一就是要打破这种障碍；另一个目的是让成员清楚地了解其他卫生服务专业人员的角色。把这两个目的放在一起，就会产生第三个总目标，即学习如何在团队中工作，从而提高医疗服务的效率和效益。跨专业小组的学习是帮助实现这最后目标的方法之一。

　　对跨专业小组来说，有必要进行良好的协助。如果遵循普适性的小组活动指导方法对跨专业小组进行指导，就可以很快解决大多数的问题。制定明确的基本规则并确保小组遵守这些规则至关重要——特别是重视每位组员投入的规则。此外，主题或活动需要具有包容性，即适合于在场的所有专业。必须要考虑学生或受训学员的学习需求，因为不同专业的学习需求不同。如果跨专业小组组员有相同的需求，那么跨专业的联合学习成功的可能性就会更大。

处理小组问题成员

　　小组教学中的教师关键职责之一是正确处理小组问题成员。知识点 9.4 列出了小组活动常见的问题，经常参加小组活动的人对这些问题不会陌生。本章的目的不是提出建议解决处理每种不良的行为——要想全面了解这个话题，请阅读 Tiberius 的优秀书籍《小组教学：解决困难指南》[45]。但有一点是值得强调的，小组应该尽可能地自主解决问题。从长远来看，这要比教师的干预有效得多，因为教师的控制往往会引起学生的反感。教师在小组自主解决问题过程中的作用是使小组重视出现的问题。有一种方法是提出："让我们抽出时间来谈谈，大家对小组的工作方式满意吗？有没有人想对小组的工作过程发表意见？"然后作为旁观者，观察小组的激烈讨论！

知识点9.4　　具有挑战性的学习者

- 主导型的学习者
- 傲慢的学习者——自以为是的人
- 渴望做关注焦点的学习者
- 强势或好争辩的学习者
- 不文明和粗鲁的学习者
- 学习立场不正确的学习者
- 轻浮的学习者
- 开玩笑式的学习者
- 喋喋不休的学习者
- 不合群的学习者
- 无聊的学习者
- 依赖别人开展学习的学习者
- 懒惰的学习者
- 羞涩的学习者
- 脆弱的、爱哭的学习者
- 过度依赖的学习者
- 经常迟到的学习者
- 经常生病的学习者
- 精神失常的学习者

当然,这种做法并不总是合适的,也不总是有效的。在这样的情况下,小组长必须介入。有时,必须在小组成员面前解决问题;有时,组长需要在小组外解决问题——例如,组员表现出明显的不高兴或者组员对教师在课程的教学没有任何的反应。如果不通过这种或那种方式来解决小组的动态问题,不仅对目前的小组是有害的,对未来的小组教学也都是非常有害的。问题几乎不会自然消失,如果不采取任何措施,情况往往会变得越来越糟。无论是多么的困难或痛苦,教师都有责任解决问题。

笔者有一些想法与读者分享。

主导型小组成员

组员能够主导小组讨论的原因有很多:

- 他们只是知道的很多。
- 他们自认为知道的很多,但往往是错误的。
- 他们喜欢成为关注的焦点,并喜欢炫耀。
- 他们想给教师或他们的女朋友/男朋友留下好印象。
- 他们喜欢说教,热衷于分享自己的知识。
- 他们觉得必须有人来开启讨论,但其他人似乎都不愿意。

如果对主导型组员置之不管,小组成员对此会真的生气,害羞的小组成员会缩回到舒适区,组员会不参加讨论或者直接退出。通常情况下,主导型组员能够对小组作出贡献,并且确实可以带来真正有用的信息。秘诀在于在不引起冒犯的情况下,适当减少他们的参与。

有时小组成员能够意识到自己倾向主导小组活动,并能够欣然接受保持安静的提醒。但是很少有人拥有这样的洞察力,关于如何安排那些没有洞察力的人,建议是给他们布置一个具体的任务,比如说,担任小组的书记员。然而,要确保他们在白板上写下的是小组的想法,而不仅仅是自己的理解。另一个方法是请他们就某一点开展讨论并发言,但在下一次讨论时,邀请其他人加入之后再开始讨论。安排座位也可以发挥关键作用。如果教师坐在主导型学生的对面,那么这个学生在整个课程中都能与教师进行眼神交流。相反的,如果主导型学生坐在教师的旁边,和教师之间的互动就会大大减少,教师就会更易关注到其他学生。有时对主导型学生做摆手的动作也会很有效——学生举手的时候,要说:"稍等一下,我想先听听其他学生的意见。"事实上,有时教师说这句话的时候不得不大声地说清每个字。如果这些都不起作用,那么就有必要在课堂后与之交谈,说明小组每个人的贡献都非常有价值,重要的是要给每个人发表意见的机会。

沉默寡言的组员

与主导型组员情况相反的是沉默寡言的组员。组员不愿说话的原因有很多,包括以下几点:

- 天生害羞
- 生活中遇到了不开心或者让人担忧的事情
- 心情不好
- 对小组中的某个人不满
- 对本次课程没有做任何准备
- 对主题一无所知
- 学习基础不足
- 非常劳累
- 非常厌烦
- 失去做医生的动机
- 生病或抑郁

其中很多问题,尤其是最后一个,不是在小组的教师权责内就可以解决的。生病或者抑郁的组员需要有资质的医生来进行诊治——全科医生、职业健康医师或者学生辅导员。任何情况下,小组教师都不应该尝试解决这些问题。其他的问题可能需要组员的个人导师、培训师或者教育主管来进行处理。小组领导的角色是鼓励组员向适当的人寻求帮助，以及帮助他们发现自己的问题。

然而，妥当处理性格害羞或不愿学习的学习者，则是小组教学教师的职责。如果是性格害羞的学生，则需要巧妙地鼓励他参与活动。滚雪球和蜂鸣小组这两种方法效果都很好，因为学习者不需要在整个小组面前发言。像处理主导型组员一样，给害羞的组员布置一个任务，比如做抄写员，会有很好的效果。他们需要回应小组其他成员的想法，而且他们乐于接受这样的角色。如果用手指着他们直接让他们回答问题，可能会让他们更深地陷入沉默寡言中。任何方式让他们感到羞辱，例如嘲笑他们的回答，都会产生极大的反作用。让他们评论差不多一定了解的事情可能会起作用，但有时候，特别是当他们只是暂时性的不参与的时候，就需要让害羞的人单独待一会儿。

至于不愿学习的人，通常来自同伴的压力可以解决这个问题；但如果解决不了，那么解决的办法就是在小组外私下与之交谈。如果是学生学习基础不足，则情况更严重，需要把情况报告给负责学业发展工作人员，这样他们就可以考虑是否开展某种形式补修能够帮助学生。

轻浮的、"谈笑的"或强势的组员

这些情况绝对是教师应该让小组内部处理的问题。一种方法是让小组在课堂中抽出一些时间，询问每个人小组的气氛或组员的行为是否满意。通常有人心底里厌恶这些行为，并会直言说出来。如果这还不能解决问题，导师应该避开小组其他成员，与学生进行交谈。教师对他们的态度要非常的坚定。教师不能傻笑或大笑，与学生串通一气。如果这样做了，等同于是对学生行为的认可，再制止类似的行为就更困难了。

迟到或缺勤的组员

小组成员对长期迟到或缺席会很不满，通常也会很清楚地表示出他们的情绪立场。为了将就长期迟到学习者的时间而推迟小组学习的开始时间是不可取的。唯一可能的例外是组员有客观的困难，比如说不能在早上9点开始，是因为需要照顾孩子或者是病房查房。如果他们确实无法改变自己的安排，那么就应该在小组一开始制定基本规则时，把问题向小组提出。

持续缺席，即使是因生病缺席，是涉及课程或项目出勤率的问题。学员可能会因此而被扣分，学校校长或毕业后教育机构负责人可能会拒绝给他们开具假条或授予学分。这些都是职业素养的问题，首次出现不职业的行为就必须加以解决，不能任其发展，否则后面再矫正学生的行为就为时已晚。还有一条重要的基本规则，特别是在本科教育阶段：如果学生由于某种原因——计划中的或临时的——不能参加课程，他们必须在缺席前或尽可能早地通知教师。如果教师不在，那么他们必须告知某位小组成员。在移动通信的时代，任何人都没有理由违反这一规则。

过度依赖的组员

教师必须学会与过度依赖的组员保持距离，并且必须注意不要过度纵容该组员。有些人善于摆布不坚定的工作人员达成自身目的的——如若涉及这样的学生，应该让他们远离教师。

探索边界

教师在负责小组教学前，有必要接受协助教学技巧的培训。通常情况下，这样的培训本身就是以研讨会的形式开展的，有经验的教师用示例演示如何协助小组学习。教师很可能会讲解本章所介绍的问题。培训课程可能需要考虑如何处理难以对付的小组成员，也需要考虑人际界限——学生彼此之间以及和工作人员之间界限都需要考虑。知识点9.5~ 知识点9.8四个场景介绍了一些小组领袖可能会遇到的问题，但笔者对这些场景没有作任何评论。介绍它们是为了让读者思考教师的反应是否恰当。

知识点9.5 案例A

Stephen 是小组教师，Tom 和 Sarah 是该小组的学生。Tom 是一个讨人喜欢但主导型的组员，他拥有并喜欢向大家展示他丰富的知识丰富。Sarah 是一个有艺术背景的学生，她对自己的能力没有信心。在一次课程中，Tom（像往常一样）开始向小组讲述他对学习问题的理解。Stephen（教师）暂时打断了 Tom，并询问大家是否理解 Tom 所描述的内容。除了 Sarah 外，大家都点点头。Sara 回答说："我没有听懂，但不要为我担心。我只是没有掌握基本的知识来加入讨论。我相信肯定有一天会赶上的。"Tom 继续他的汇报，而 Sarah 埋头看教科书。Stephen 很同情 Sarah，但也不希望小组整体进度落后。他认为，重要的是小组在分配的时间内完成工作，决不允许超时。无论如何，他在小组讨论结束后还会进行一次讲座。

知识点 9.6 案例 B

Hannah 是 Rebecca(教师)小组的组员,她活泼而坚韧,曾公开表示自己"非常坦率"。在一次以肺癌为主题的小组学习中,Hannah 很长时间都在非常感性地描述她的祖母去年因癌症去世的情况。当在黑板上写下学习问题时,Hannah 说她认为自己不能"完成其中许多问题,因为总让我联想到家庭的磨难"。在小组学习接下来的过程中,Hannah 突然哭了起来,并说道:"这对我来说太难了!"然后哭着跑出了教室。Rebecca 跟在她后面,20 分钟后才重新回到教室。

知识点 9.7 案例 C

Claire 加入 Maria(教师)的小组已有数周。大家都知道 Claire 在学习课程上有困难,并且公开说了一些私人问题,她说这些问题正在"影响她的学习"。Maria 很关心 Claire,并与其交心。在小组教学的不同阶段,Maria 会对 Claire 说:"你还好吗?"Maria 提出 Claire 可以"随时"找她谈谈遇到的困难,而 Claire 已经习惯在教学课程结束后留下来与 Maria 交流。

知识点 9.8 案例 D

Mike 是 Hardeep(教师)小组的组员。Mike 非常自信且能力很强,是小组中活泼和热情的贡献者。小组学习开始时,Hardeep 询问小组成员这周课程怎么样。大多数组员表示,他们认为迄今学习的课程非常有用,而且他们很喜欢去全科医生科室观摩环节。Mike 看着 Hardeep 补充说:"那个外国人的课程内容太糟糕了。我几乎听不懂他说的任何一个字。"后来,当学生们看到新问题的第一页时,Hardeep 要求组员描述其主要特征。本周问题的封面上有一张照片,上面是一个焦虑的年轻女子。Mike 说:"好的,金发,大约 20 岁,非常瘦,根本不是我喜欢的类型。不管怎样,她可能是同性恋!"组员哄堂大笑,Hardeep 也跟着笑了起来。

常见问题

一个小组教学课程多长时间合适?

这个问题没有固定的答案。每个人的注意力都是有限的,小组教学的关键是要定期作出改变。研讨会形式教学下做改变很容易,但在 PBL 课程中,学生可能会在没有窗户的房间里待长达 3 个小时,参与几乎相同的活动。在任何冗长的课程中,必须要有合理的休息时间,让学生得到休息和提神。总之,一节课根据教学内容,应该持续 45 分钟到 3 小时。学生参与主动学习的程度越低,课程就必须越短。

许多研究生研讨会可能开一整天,有时也会开两3 天,甚至一个星期——例如,住院医师培训。全天的研讨会必须拆分成可管理的模块,各模块之间要经常安排休息。为期一周的课程应至少安排半天的休息时间。

多久更换一次小组成员?

在本科教育阶段,小组成员稳定持续期在一学期到一年。对学生来说,很重要的是要学会融入和建立新的小组。运作良好的小组从来不想改变;运作不良的小组则迫不及待地需要改变。一学期可能是一个很好的折中办法。

在毕业后教育阶段,例如全科医生职业培训项目的脱产课程或巴林特小组学习,重要的是尽可能地保持小组的连续性,组员应该在小组自然周期内保持在一起(适当时欢迎新成员加入小组)。

小组融入度差的组员是否应调换到其他小组?

对医学生而言,任何情况下都不能换组!医生的职业生涯都必须在团队中工作。团队运作可能并不总是很理想,可能会有个性的冲突、嫉妒、竞争——但他们仍然必须作为一个团队开展工作。他们越早学会找到与不喜欢的人相处的方法,他们在真正重要的时候就会表现得越好。

在毕业后教育中,医生清楚地了解自己的需求(不幸的是,并不总是如此),并且可以自由地参加所有他们认为能从中获得最大收益的课程。所有医疗卫生专业人员都需要考虑继续职业发展,但除了必要的技能更新外(例如,复苏治疗和生命保障课程),很少有必修的课程,大多数都是一次性的。因此,除了全科医生和精神科医生外,其他医生虽然总是作为团队一起开会,但他们并不想与同一拨人定期进行研讨会。相反,医生们更倾向于创建自己的"圈子",并经常在各种会议上见面。全国性或国际性的会议几乎不会以小组形式召开,通常包括数百个演讲报告。

教师需要是学科专家才能管理小组吗?

这要视情况而定。对于 PBL,有证据表明,最好的教师是专业的教学专家,但有知识专长同样有所帮助[46,47]。不掌握教学技能的知识专家,把每次 PBL 课程变成了问答课,或者变成更糟糕的小型讲座,都是很差的教师。同样的,那些甚至都称不上知识专家的人,和不掌握 PBL 原则的人(实际上蔑视整个学习方法的人)也都是很差的教师。但是对于其他的小组活动,如研讨会或工作坊,以及大多数的毕业后教学,教师需要投入很多,知识专长确实是必要的,同样的小组教学技能也十分必要。

小组在不同教师的管理下是否能够正常运行?

一般来说,小组领导的连续性是很重要的,但本科教师因为有其他的任务,很少能在一个学期内参加每次授课。一种解决办法是让教师结成对子,这样,当一人缺席时,另一人就可以接替授课。

再比如说,如果涵盖不同专业主题的一系列小组教学,例如为初级医生举办的脱产讲习班,因为需要不同的医学专业知识,理想的是安排不同的教师。这时的问题是,小组没有时间真正的与每位导师建立有意义联系,因为小组与教师在一起的时间太短了。小组是可以跳过形成期的,但教师却很少这样做。对此有两个解决方案:减少特邀教师的数量,或者通过安排固定的合作教师来实现连续性。

是否需要流动教师?

是的,研讨会上的教师就是流动的。但这时更多的问题是,一个教师需要同时兼顾一个以上的小组,而这些小组往往不在同一空间内,而是在相邻的几个房间内。这就像外科主治医生在相邻的手术室里观察受训学员一样——这种做法很常见,但这是好的做法吗?通常情况下,只有在教师较少的时候,才会采用这种多小组教学的做法,目的是节约成本。但这个成本只是人们感知的成本,却不是实际的成本,因为他们只考虑到了节省员工的工作时间,却忽略了学生学习质量的降低。这样的学习经验不可能有利于学生发展(尽管共享一位好教师肯定比两位单独的不好的教师教学效果要好)。为了使多小组教学正常运行,每组学习活动必须以任务为基础,教师要不时地介入检查各小组的进展。同样,在研究生教育中,学习者往往更有决心和动力,可以让小组在一段时间内独立完成任务,这很好地引出了另一个常见的问题。

小组自始至终是否需要教师的全程协助?

同样,答案是要视情况而定。在课程的早期,毫无疑问学生们是需要协助的。一部分原因是学生不知道该做什么,另一部分原因是为了保证学生正在学习需要学习的内容。"考试会考这一点吗?"这是教师经常被问到的问题。随着学生的发展和变得更加成熟,对教师协助的需求就会减少。此时的学生们可以自己进行小组学习。但是学生一旦进入病房,他们又会回到第一阶段,教师需要进行一定的关注和指导。

在毕业后小组学习中,如果小组学习目标明确,是可以在没有教师指导的情况下正常运转的。这时可以指导一名小组成员作为主席,继续完成手头的任务。

结论

小组学习尽管有时候会很有挑战性,但却是很有成效的学习方法。不是每个人都喜欢小组学习的过程,尤其是在小组运作不好的时候。这时候,尽管在这样或那样的不同场合都提及了应对困难的小组,但小组教师的技能依然面临最大的考验。不好的小组教师如有欺凌、羞辱、袒护、偏见或过度说教的行为,即使是最好的学习小组,也会影响学习效果。好的小组教师通过鼓励主动学习和反思,通过提问和质询,以及通过树立好的榜样,可以帮助小组实现高标准的学习。学习效果最好的小组教师是善于协助学习的人,而不一定是那些有学科专长的人。

如果小组教师在教学中使用各种教学技巧,小组学习效果就会特别好。研讨会通常会召开一个上午或一个下午,必须将其拆分成一系列的活动——讨论、角色扮演、辩论、利用触发(引导)材料的练习、观看视频、技能练习、演示观摩、解决问题、问答环节、演讲——这样的例子不胜枚举。

引导的专业知识来之不易。优秀授课教师不一定是好的小组教学者,因为他们发现很难跳出自己擅长的信息传递模式。小组教学的任务绝不能强压在这些人身上。比较明智的做法是认识到他们擅长的技能,充分利用他们进行讲座式教学,而将小组教学的任务分配给更擅长的人。如果实现这些,是不是一切都很简单……

参考文献

1 Jolly, B.C. (1994). *Bedside Manners: Teaching in the Hospital Setting*. Maastricht: Universitaire Pers Maastricht.

2 Homepage for a Virtual Ward Round. www.jround.co.uk/virtual_ward_round/d1_bedview.html (accessed 27 June 2018).

3 De Villiers, M., Bresick, G. and Mash, B. (2003). The value of small group learning: an evaluation of an innovative CPD programme for primary care medical practitioners. *Medical Education* 37: 815–21.

4 Steinert, Y. (2004). Student perceptions of effective small group teaching. *Medical Education* 38: 286–293.

5 Tiwari, A., Lai, P., So, M., and Yuen, K. (2006). A comparison of the effects of problem-based learning and lecturing on the development of students' critical thinking. *Medical Education* 40: 547–554.

6 Facione, N.C., Facione, P.A., and Sanchez, C.A. (1994). Critical thinking disposition as a measure of competent clinical judgement: the development of the Californian Critical Thinking Disposition Inventory. *Journal of Nursing Education* 33: 345–350.

7 Barrows, H.S. (1986). A taxonomy of problem-based learning methods. *Medical Education* 20: 481–486.

8 Engel, C.E. (1997). Not just a method but a way of learning. In: *The Challenge of Problem-Based Learning*, 2e (ed. D. Boud and G. Feletti), 17–27. London: Kogan Page.

9 Kamin, C.S., O'Sullivan, P.S., Younger, M., and Deterding, R. (2001). Measuring critical thinking in problem-based learning discourse. *Teaching and Learning in Medicine* 13: 27–35.

10 Peters, T. (1995). *In Search of Excellence: Lessons from America's Best-Run Companies*. London: Harper Collins Business.

11 Rudduck, J. (1979). Learning to Teach Through Discussion. Centre for Applied Research in Education occasional publications no. 8. University of East Anglia, Norwich.

12 Richmond, D.E. (1984). Improving the effectiveness of small-group learning with strategic intervention. *Medical Teacher* 6: 138–145.

13 Brown, G. (1982). How to improve small group teaching in medicine. In: *The Medical Teacher* (ed. K.R. Cox and C.E. Ewan), 70–78. Edinburgh: Churchill Livingstone.

14 Neville, A.J. and Norman, G.R. (2007). PBL in the undergraduate MD program at McMaster University: three iterations in three decades. *Academic Medicine* 82 (4): 370–374.

15 Barrows, H.S. (1985). *How to Design a Problem-Based Curriculum for the Preclinical Years*. New York: Springer.

16 Wood, D.F. (2003). ABC of learning and teaching in medicine: problem based learning. *British Medical Journal* 326: 328–330.

17 Dolmans, D.H.J.M., De Grave, W., Wolfhagen, I.H.A.P. and van der Vleuten, C.P.M. (2005). Problem-based learning: future challenges for educational practice and research. *Medical Education* 39: 732–41.

18 Albanese, M.A. and Mitchell, S. (1993). Problem-based learning: a review of literature on its outcomes and implementation issues. *Academic Medicine* 68: 52–81.

19 Poulton, T., Conradi, E., Kavia, S. et al. (2009). The replacement of 'paper' cases by interactive online virtual patients in problem-based learning. *Medical Teacher* 31: 752–758.

20 Macallan, D.C., Kent, A., Holmes, S.C. et al. (2009). A model of clinical problem-based learning for clinical attachments in medicine. *Medical Education* 43: 799–807.

21 Parmelee, D., Michaelsen, L., Cook, S., and Hudes, P. (2012). Team-based learning: a practical guide: AMEE guide no. 65. *Medical Teacher* 34 (5): e275–e287.

22 Greenhalgh, T. and Hurwitz, B. (1999). Why study narrative? *British Medical Journal* 318 (7175): 48–59.

23 Harden, R.M., Uudlaw, J.M., Ker, J.S., and Mitchell, H.E. (1996 Jan 1). AMEE medical education guide no. 7.: task-based learning: an educational strategy for undergraduate postgraduate and continuing medical education, part 1. *Medical Teacher* 18 (1): 7–13.

24 Peyton, J.W.R. (1998). *Teaching and Learning in Medical Practice*. Rickmansworth: Manticore Europe.

25 Gill, D. and Dacre, J. (2003). Teaching and Learning 'At the Bedside'. https://faculty.londondeanery.ac.uk/e-learning/explore-further/teaching_and_learning_at_the_bedside.pdf (accessed 22 June 2018).

26 Miller, S.D.W., Butler, M.W., Meagher, F. et al. (2007). Team Objective Structured Bedside Assessment (TOSBA): a novel and feasible way of providing formative teaching and assessment. *Medical Teacher* 29: 156–159.

27 Balint, M. (1957). *The Doctor, His Patient and the Illness*. Edinburgh: Churchill Livingstone [1964, reprinted 1986].

28 Balint, E. and Norell, J. ed. (1983). *Six Minutes for the Patient: Interaction in General Practice Consultations*. London: Tavistock Publications.

29 Kolb, D.A. (1984). *Experiential Learning: Experience as the Source of Learning and Development*. Englewood Cliffs, NJ: Prentice Hall.

30 Revans, R. (1982). *The Origins and Growth of Action Learning*. Bromley: Chartwell Bratt.

31 Tuckman, B.W. (1965). Development sequence in small groups. *Psychological Bulletin* 63: 384–399.

32 Walton, H.J. (1997). *Small Group Methods in Medical Teaching*. ASME medical education booklet no. 1. Edinburgh: Association for the Study of Medical Education.

33 Mulholland, H. (1994). Teaching small groups: facilitating learning. *Hospital Update* 20: 382–384.

34 Visschers-Pleijers, A.J.S.F., Dolmans, D.H.J., de Lang, B.A. et al. (2006). Analysis of verbal interactions in tutorial groups: a process study. *Medical Education* 40: 129–137.

35 De Grave, W.S., Boshuizen, H.P.A. and Schmidt, H.G. (1996). Problem-based learning: cognitive and metacognitive processes during problem analysis. *Instructional Science* 24: 321–41.

36 Molyneaux, J. (2001). Interprofessional teamworking: what makes teams work well? *Journal of Interprofessional Care* 15: 29–35.

37 Mitchell, B.S., McCrorie, P., and Sedgwick, P. (2004). Student attitudes towards anatomy teaching and learning in a multiprofessional context. *Medical Education* 38: 737–748.

38 Freeth, D. and Nicol, M. (1998). Learning clinical skills: an interprofessional approach. *Nurse Education Today* 18: 455–461.

39 Tucker, K., Wakefield, A., Boggis, C. et al. (2003). Learning together: clinical skills teaching for medical and nursing students. *Medical Education* 37: 630–637.

40 Ker, J., Mole, L., and Bradley, P. (2003). Early introduction to interprofessional learning: a simulated ward environment. *Medical Education* 37: 248–255.

41 Areskog, N. (1994). Multiprofessional education at the undergraduate level – the Linköping model. *Journal of Interprofessional Care* 8: 279–282.

42 Reeves, S., Freeth, D., McCrorie, P., and Perry, D. (2002). 'It teaches you what to expect in future…': interprofessional learning on a training ward for medical, nursing, occupational therapy and physiotherapy students. *Medical Education* 36: 337–344.

43 Kirk, A., Parish, K., and Buckingham, I. (2006). Interprofessional education – the benefits and drawbacks of an interprofessional training ward. Paper presented at the 12th International Ottawa Conference on Clinical Competence, New York, 20–24 May.

44 O'Halloran, C., Hean, S., Humphris, D., and Macleod-Clark, J. (2006). Developing common learning: the New Generation Project undergraduate curriculum model. *Journal of Interprofessional Care* 20: 12–28.

45 Tiberius, R.G. (1990). *Small Group Teaching: A Trouble-Shooting Guide*. Toronto: Ontario Institute for Studies in Education Press.

46 Barrows, H.S. (1988). *The Tutorial Process*, 2e. Springfield, IL: Southern Illinois University School of Medicine.

47 Schmidt, H.G., van der Arend, A., Moust, J.H.C. et al. (1993). Influence of tutors' subject-matter expertise on student effort and achievement in problem based learning. *Academic Medicine* 68: 784–791.

拓展阅读

Bion, W.R. (1952). Group dynamics: a review. *The International Journal of Psycho-Analysis* 33: 235–247. [Reprinted in: M. Klein, P. Heimann, and R. Money-Kyrle ed. (1955) *New Directions in Psychoanalysis,* pp. 440–77. Tavistock Publications, London; Bion (1961), pp. 141–91].

Bion, W.R. (1961). *Experiences in Groups*. London: Tavistock Publications.

Campkin, M. (1986). Is there a place for Balint in vocational training? *Journal of the Association of Course Organizers* 1: 100–104.

Dennick, R. and Exley, K. (2004). *Small Group Teaching: Tutorials, Seminars and Beyond*. Abingdon: Routledge.

Edmunds, S. and Brown, G. (2010). Effective small group learning: AMEE Guide No. 48. *Medical Teacher* 32 (9): 715–726.

Habeshaw, S., Habeshaw, T., and Gibbs, G. (1988). *53 Interesting Things to Do in Your Seminars and Tutorials*. Bristol: Technical & Educational Services.

Jacques, D. (2000). *Learning in Groups: A Handbook for Improving Group Work*, 3e. London: Kogan Page.

Jacques, D. (2003). Teaching small groups. *British Medical Journal* 326: 492–494.

Lee, A. and Higgs, J. (1988). How to help students learn in small groups.

In: *The Medical Teacher*, 2e (ed. K.R. Cox and C.E. Ewan), 37–47. Edinburgh: Churchill Livingstone.

McGill, I. and Beaty, L. (1995). *Action Learning, a Guide for Professional, Management & Educational Development*, 2e. London: Kogan Page.

Newble, D. and Cannon, R. (2001). Chapter 3: teaching in small groups. In: *A Handbook for Medical Teachers*, 4e, 39–54. Dordrecht: Kluwer Academic Publishers.

Norman, G.R. and Schmidt, H.G. (2000). Effectiveness of problem-based learning curricula: theory, practice and paper darts. *Medical Education* 34: 721–728.

Weinstein, K. (1995). *Action Learning: A Journey in Discovery and Development*. London: Harper Collins.

Westberg, J. and Jason, H. (1996). *Fostering Learning in Small Groups*. New York: Springer Publishing Company.

（翻译：张巍瀚；审校：胡金彪）

10 技术增强学习

Rachel H. Ellaway

Department of Community Health Sciences, Cumming School of Medicine, University of Calgary, Calgary, Alberta, Canada

 本章要点

- 在医学教育领域,应该评价技术应用,而不是技术本身。
- 技术本身不会教或学,而是介导和增强教学过程。
- 学习者和教师的技术偏好和技术应用的能力往往差异很大。
- 使用技术往往是出于经济和便利的原因,而不是因为其教学质量。
- 使用技术给医学教育带来了许多风险和挑战,同时也带来了许多优势和机遇。
- 技术应用与医学教育各方面几乎都有交集,应该从这些交集的角度来考虑如何使用技术。

引言

虽然许多技术(如教科书、模型和插图)应用在医学教育中有悠久的历史,但现在"技术"一词通常是指数字工具和系统。事实上,近年来个人数字设备激增,以至于(数字)技术在未来医生的培训中几乎无处不在。我希望读者在阅读本章的时候,考虑的是医学教育中使用的所有技术,而不仅仅是数字技术。要完全阐述技术应用和医学教育实践之间的众多交集,单单一章是做不到的,因此我也鼓励读者阅读本书其他章节来了解技术使用。

我选择使用"技术增强学习"(technology-enhanced learning,TEL)一词作为本章的主要理念,而没有选择更流行但问题更大的"电子学习"概念。TEL 概念的核心是关注技术的中介作用。教师开展教学,学习者进行学习,技术的使用改变了他们教学(以及未来所做事情)的方式。在探讨这个话题时,我将介绍一系列评估医学教育中技术应用的理论框架,并从中提出一系列可应用在医学教育中的有关开发、使用和评估技术增强学习的技术。我这样做的目的是对当代医学教育中使用技术的立场、做法、机遇和挑战进行批判性回顾。

医学教育中的技术使用

当代医学教育中使用了大量技术,包括硬件设备(如笔记本电脑、平板电脑和移动设备)及其外围设备(如打印机、照相机和键盘)、软件(如我用来编写本章的文字处理和插图工具)和应用程序(用在移动设备和平板电脑端)、服务(如谷歌和 Skype 提供的服务)、数字内容(如 YouTube 和维基百科提供的内容)以及社交媒体(如 Twitter 和 Facebook)。虽然这些技术中有一些是由医学教育机构提供的(如学习管理系统),但更多的是由学习者提供的(如笔记本电脑和移动设备),或者由很少甚至没有直接关注医学教育的第三方提供的(如谷歌和维基百科)。因此,将技术作为医学教育或医学教育者特有的东西来讨论是很有挑战性的,并且由于其来源多样,很难对其进行评价或指导。尽管学生或教师的笔记本电脑或移动设备可用于教学目的,但同样也有其他用途,或在其他背景下使用。在医学教育的背景下思考这种交叉性是很重要的,以教师和学习者使用社交媒体为例,其中的社会效益和教学效益可能变得相当模糊。

我们往往更关注与我们直接交互的技术,而常常忽略了它们所依赖的支持技术的关键作用。诸如网络和电力、安全保障和登录服务以及以稳健方式托管系统的能力等基本因素,虽然不是让人振奋的技术,但为

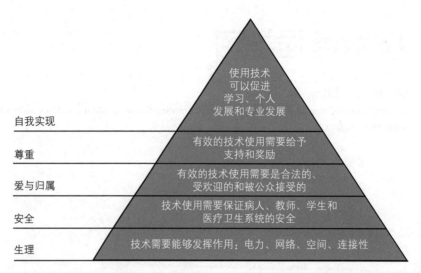

图 10.1 医学教育中技术使用的需求层次。来源：改编自 Masters 等[1]。

医学教育中的技术应用提供必需的基础条件。没有这些基础技术条件的医学院（如由于成本、冲突或自然灾害导致的），更倾向于对技术的试探性使用。根据马斯洛（Maslow）的理论，医学教师和学习者对其技术的依赖可以从"需求层次"的角度来理解（图 10.1）[1]。这里的关键问题是，如果技术所依赖的因素不确定或不存在，技术在医学教育中的使用就会受到影响或破坏。这不仅包括功能性因素和安全因素，还取决于在医学教育中使用技术（或技术的特殊用途，如学生在床旁使用智能手机）的合法性和可接受性。

同样重要的一点是要注意医学教育中技术使用的分工。有些技术是学习者和教师都使用的，但使用方式不同。例如，在线档案和学习管理系统会根据用户角色的不同提供不同的工具和界面。其他技术往往或多或少是特定于学习者或教师的。例如，教师可能会广泛使用到 PowerPoint 等工具，而学习者则往往会更多地使用到参考材料。

综合以上的初步观察，可以清楚地看到，在医学教育的背景下，我们不能说以某种绝对方式使用技术有效或无效。它的效用取决于任务、技术、个人以及环境。鉴于技术本身具有的多元性和多样性以及它们在医学教育中有不同的应用，以简洁和概括的方式来指导实践似乎是一项艰巨的任务。然而，我们可以借鉴一些理论框架，围绕医学教育中的技术应用问题制定一个包容性模型。

学习技术

医学教育可以理解为一系列相互关联的活动（如讲座、技能实验、问题导向性学习、考试、床旁学习等）。

我们可以用活动理论[2]中的概念来分析这些活动，其中心原则是：活动的开展是要借助中介的；活动开展要依赖人造媒介工具，反过来，人造工具又会决定活动开展的形式。例如，十多年前，许多医学院为学生提供讲座、实验室和其他课程的纸质讲义是很普遍的做法，而现在更常见的是提供电子笔记，甚至不提供笔记，仅仅提供教师幻灯片的获取路径。曾经随处可见的满是注释的讲义和纸质笔记的活页文件夹在很大程度上已经被电子文件和文档所取代。因此，我们可以说，计算机及其支持的各种工具现在已经成为学习者创建和使用其个人知识库的中介。

我们没有列出医学教育中的所有活动，也没有描述每项活动具体需要的中介技术，而是根据医学教育中活动的功能作用以及相关的中介技术来将活动划分为不同类型。见知识点 10.1。

显然，医学教育中有许多活动类型，可应用的中介技术也多种多样。此外，有些技术（如学习管理系统）可以用于多种教育活动，任何教学环节（课堂、轮转、实验等）都可能涉及多种活动类型，并使用多种技术。因此，我们不应该只关注单一的活动瞬间和中介技术，还应该考虑多种活动和多种中介技术的交纵集合，而这恰是医学教育的常态。这就引出了"混合学习"的概念，即将技术中介与其他类型的中介结合起来。例如，在面对面的课堂中使用数字技术查找资料或创建材料。我们应该清楚，混合的不是学习本身，而是支持学习所使用的不同的中介技术。有证据表明，与单独使用 TEL 相比，混合使用 TEL 会带来更好的学习效果[4]。

尽管设备通常设计为每次只能由一人使用，但技术是应用在社会环境之中的，其他人可以根据情况进

知识点 10.1　　学习活动类型及其相关中介技术

	活动示例	中介技术示例
内容型活动	阅读、探索、反思、记忆、综合	维基百科、电子书、笔记和思维导图工具等知识库
吸收型活动	演讲、讲故事、阅读会、参访	幻灯片、播客，视频播客
技能型活动	练习、发掘、游戏、模拟	屏幕模拟、虚拟病人、游戏、电子人体模型、虚拟任务训练器
连接型活动	思考、作业辅助、研究、原创工作	电子卫生系统和工具，文献目录数据库，决策支持工具
社交型活动	讨论、协作、观察他人、反思自己的能力	论坛、博客、维基百科、社交媒体
测试型活动	挑战、执行、评估、评价、提供反馈	测验、测试库、终结性游戏，模拟
收集型活动	记录、跟踪、存储、组织、报告	经历日志、档案袋、简历、分析学、专业发展管理系统

来源：改编自 Horton[3]。

行相应的解读。因此,学习者和从业者使用技术可以被看作是专业行为。事实上,学习者使用电脑、平板电脑和智能手机一直是职业精神领域关注的焦点,关于是否应该允许或鼓励学习者在课堂上或床旁使用这些设备的争论就反映了这一点。虽然目前在课堂中使用技术已经很普遍,但学习者在床旁使用数字技术仍是一个有争议的问题。TEL 和职业精神之间的交集可以被认为是"数字职业精神"的问题[5]。这不仅仅是指应该和不应该使用技术,它还关注如何使用技术以及技术的使用会如何模糊个人生活和职业之间的界限。这方面的一个重要例子是学习者和从业者对社交媒体的使用。诸如 Facebook 和 Twitter 这样的工具提供了无与伦比的让人们相互交流的能力,但也创造某些渠道,让人们,尤其是专业人员,误将生活中某些应该保密的方面公开。无论是披露机密信息、存在泄露风险时分享自己或他人照片,还是分享非专业的意见和评论,以专业方式使用数字媒体的能力已经成为未来医生培训的内容之一。见知识点 10.2。

数字职业精神并不是我们需要考虑的技术、医学教育和实践唯一的交叉点。越来越多的数字技术,比如电子病历、医学影像信息系统(PACS)、药典和医嘱录入系统等应用于医疗实践,这意味着培养学习者在数字环境中进行医疗实践已成为医学教育中日益突出的问题。这些技术既可以用于支持学习,也可用于支持临床实践,为此,人们把它们称为"信息技术"[6]。这对医学教育的启示是,培养学生掌握这些技术的使用技能需要与技术在支持学习方面的应用结合起来。明确地说,这不仅仅是培养学生的操作技能,更是要学生理解在临床活动和工作流程中使用数字工具和信息的原则。见知识点 10.3。

知识点 10.2　　聚焦：数字职业精神

医疗卫生专业学习者、教师和从业人员使用数字技术时,面临新的机遇和风险。机遇包括形成和维持专业网络的能力以及按需获取和分享信息的能力。风险包括个人生活和职业界限不清以及职业声誉受到更大威胁。机构采取的应对措施往往是禁止或限制使用技术,这在规避风险的同时也限制了技术使用带来的好处。数字职业精神建立在医学职业精神原则的基础上,需要用更公平的眼光来界定技术的使用：

数字媒体对医学职业精神并不是一种内在威胁。专业人员使用数字媒体应该出于积极的目的,采用的方式要遵循支持病人护理、同情、利他主义和诚信的原则。专业人员应该意识到自己与数字媒体关系的可塑造性,并且应该保持谨慎的、有道德的和负责任的实践能力[5]。

数字职业精神的教学、建模和评估需要关注以下方面：

- 熟练度：有效、安全、负责地使用技术的能力。
- 声誉：通过自己的行为和对他人行为的反应来维持自己职业声誉的能力。
- 责任：培养和掌握技术使用、教学、建模方面专业合理的方法,并鼓励其他人采取同样做法。

在结束本节之前,有必要对当代学习者都热衷于在学习中使用技术这一普遍的假设补充一点警醒。诸如"网络一代"和"数字原生代"这样的术语被创造出来,暗指数字时代的学习者和学习性质发生了某种内在的变化[8]。然而,几乎没有证据表明学习者本身有明显的差异,而是他们和其他人(比如他们的老师)

<table>
<tr><td colspan="2">知识点 10.3　电子健康胜任力[7]</td></tr>
</table>

知识点 10.3　电子健康胜任力[7]

以下是挑选出的研究生学员需要拥有的电子健康胜任力，以及为促进学员掌握这些胜任力建议开展的学习活动。

胜任力	学习活动
使用信息通信技术（ICT）提供以病人为中心的照护，以及监测和审查医护实践	使用学生电子健康档案进行教学
利用 ICT 进行有效沟通	学习者使用各种媒介练习沟通技巧
与其他医疗卫生专业人员合作使用电子健康系统和技术	使用学生电子健康档案进行跨专业学习
主张平衡隐私和医疗保健系统需求之间的关系	开展基于问题的学习，并纳入技术在医疗卫生行业应用的内容
公开反对有害的错误医疗信息	对病人信息源进行批判性评估和重新设计
在开展基于循证病人照护时，使用 ICT 提高知识、技能和判断	决策支持和数字职业精神

不同教学活动可能以不同的技术方式呈现。我们可以在知识点 10.1 所述活动类型的基础上，考虑教学活动类型及其相关中介技术。见知识点 10.4。

知识点 10.4　教学活动及其相关中介技术

	活动示例	中介技术示例
内容型活动	报告、讲座、教导、指导、提供课程内容、参考资料	PowerPoint 和视频、音频、电子书、学习管理系统
指导型活动	演示、指导、示例	电子邮件、学习管理系统
讨论型活动	研讨会、解决问题、学习支持	讨论区、电子邮件、社交媒体、学习管理系统
跟踪和反馈型活动	监控学习进度、对学习进度和纠正需求提供针对性的反馈	电子邮件、学习管理系统等评估系统
评估型活动	布置和批改作业，考试，课程作业	评估管理系统

所使用的技术范围的变化所带来的机遇和风险有显著差异。现实情况是，在任何特定的群体或班级中，会有人对使用和探索技术进行学习感兴趣，也会有人更愿意使用传统媒介，如印刷品和手写资源，还有许多人喜欢某些特定的技术而不愿意使用其他的技术，或者是一点不关心使用哪种技术来学习。TEL 实践需要考虑学习者对技术态度的多样性以及他们对不同技术的不同使用方式。

教学技术

正如学习者仍然需要学习一样，教师仍然需要授课。在医学教育中使用技术不仅仅是为了学习，也是为了教学。例如，现在准备一次讲座意味着制作一个 PowerPoint 幻灯片，讲课通常意味着对着或围绕着自己的 PowerPoint 幻灯片演讲，讲堂周围通常都配置有显示 PowerPoint 幻灯片所需的屏幕和数字投影仪，随后学习者可以下载和复习教师的 PowerPoint 幻灯片。因此，我们可以说 PowerPoint（及其相关技术）在当代讲座相关的活动中广泛使用。

尽管技术不会替学习者学习，但有些技术影响了教师的教学方式，例如在学习执行临床程序时，学生不需要教师来教导，只需要通过使用多媒体教学资源或 YouTube 视频即可。这并不是说在 TEL 中没有教师，只是说教师的角色因 TEL 技术应用的介入发生了变化。因此，我们可以考虑 TEL 中教学临场的概念。我们将教师临场的连续性按照介导作用从最小到最大总结如下：

最小介导：数字技术增强了与教师的互动。例如，在基于问题的学习小组中，学习者可以在网上研究和查阅材料，以促进他们面对面的讨论。

同步介导：教师与学习者没有同时在场，而是使用一种或多种技术与学生互动。例如，教师通过网络研讨会或慕课（MOOC）对小组进行授课，所有学生使用自己的电脑进行互动。像电话会议、网络会议和虚拟世界等很多技术都可以起到同步介导的作用。

异步介导：教师与学习者进行互动，但互动不是实时的。例如，教师使用讨论区或共享博客来讨论专业发展中的概念性问题。诸如讨论区、电子邮件、社交媒体、维基和博客等技术都可以发挥异步介导的作用。

完全介导:教师和学习者之间的互动被技术和学习者之间的互动所取代;例如,学习者观看视频,使用多媒体教学包,甚至是在线教科书。在这种情况下,教师(或至少有一名教师)在设计学习者使用的学习材料时已经包括了提前录制的教学内容。鉴于学习者不能直接与教师进行互动,这些材料的教学效用在一定程度上取决于这些技术所包含的教学互动性。在 TEL 中,互动不是指的与实际存在的事物互动,而是指学习者如何与介导后的临场教学进行互动。

有些技术形式可以非常自然地应用于教学(如使用第三方在线参考资料来查找事实),但大多数技术需要经过精心的设计和配置,才能发挥作用。因此,"设计"是将技术用于教学的关键问题。将技术应有于教学,有许多方面需要进行设计:内容(演示文稿、课程材料)、活动(模拟、场景、实验室)、交流(讨论、合作)以及培训和支持(指南和手册)。尽管医学教师可以自己完成这些设计,但学校也经常聘请教学设计的专家,来支持教师进行教学设计。在教学设计方面有大量文献[9,10]支持教师在教学中使用技术。例如,Mayer 的"多媒体原则"为教师设计以技术为媒介的教学材料提供了循证指导(知识点 10.5)[11]。本书的其他章节也介绍了其他有关教学设计的教育原则(如第 6 章)。

 知识点 10.5 实用建议:设计技术增强学习

Mayer 及其同事确定了许多强有力的循证原则,为设计和组织有效的 TEL 材料提供信息支撑[11]。部分关键原则如下:

多媒体认知原则	使用文字结合图片比只使用文字效果更好。
冗余性原则	使用动画和旁白比使用动画、旁白和文字学生学习效果更好。
一致性原则	排除无关的材料,学生学习效果更好。
预训练原则	在处理复杂的概念集之前,先学习关键的概念。
分段原则	按照用户节奏分成片段比一次性讲授更有效。
信号原则	为组织材料提供线索。
个性化原则	对话式风格比正式风格效果要好。

尽管有很多强有力的演绎原则可用于指导以技术介导教学活动的设计,但教学支持技术的设计和使用在很大程度上是由教师所面临的实际限制所决定的,比如他们能够使用哪些技术。例如,大学和医学院通常都有单一的机构在线学习平台,如 Blackboard 或 Moodle,要求教师必须使用这些平台。面对支持多个系统方案的成本和带来的其他风险,即使是比较灵活的学校也可能无法长期维持。无论是否与教学设计人员合作,医学教师都需要了解哪些技术可以并应该在其教学中应用,哪些技术是他们可以使用的,哪些技术在设想的特定情况下最有效,以及技术应该如何配置和呈现[12]。他们还应该了解有关技术使用的当地文化(哪些技术应用是可以接受或受欢迎的,哪些是不能接受或不受欢迎的,等等),以及参与者的能力(他们的经验如何,他们有哪些工具和设备可以使用,等等)。

显然,在医学教学中使用技术是一项丰富的、有时甚至是复杂的工作,这种复杂性可能对一些教师来说很有吸引力,而对另一些教师来说却并非如此。与学习者类似,在任何特定的教师群体中,有的人可能热衷于使用不同技术,有的人不喜欢使用任何技术,有的人喜欢使用某些特定的技术而不喜欢其他技术。匹配教师和学习者在技术使用方面的偏好可能很难协商,建议医学教育活动中的技术应用都应当保持一定的灵活性。

评价技术

在介绍了学习技术和教学技术之后,我们现在开始介绍评价技术。与一般评估一样,从学习者的角度,评价技术往往分为形成性的和终结性的。

形成性评价技术往往应用于在线测试、测验和其他衡量当前知识和确定差距或薄弱点的方法上。这些可能是单独的测试(如智能手机安装的考试准备应用程序),也可能嵌入到多媒体教学材料中。无论哪种方式,尽管技术能够实现测试呈现、自动化和评分,但问题或测试的价值仍然取决于教师编写评价材料的技能:技术应用可以支持形成性评价,但技术本身并不能将评价变得更好。

终结性评价技术的应用包括提供在线考试(而不是纸质形式),以及报告继续医学教育的活动(如使用某种电子档案系统)。

评价技术本身的设计是用于支持形成性评价或终结性评价过程,但其中许多技术可以同时用于这两种评价。问题还是问题,测试还是测试,作品集还是作品集:区别在于评价的目的和程序严谨性不同。终结性评价技术,特别是用于高利害评价活动的技术,访问控制和安全性水平要求更高,负载能力要求更强:以计算机为媒介监考(监督)的高利害考试必须确保能够防止作弊和作假,并且能够同时处理大规模的系统访问。

正因为技术在形成性评价和终结性评价中可以发挥很大的作用,评价管理与部署以及评价数据分析相关的组织工作和工作流程采用最多以及影响最大的就是评价支持技术。例如,世界各地的医学院越来越普遍地使用在线系统(如 ExamSoft 和 Respondus)来建立和管理评价,这尤其是因为评价项目必须管理和评估大量题目。这些系统的数据库所提供的考试题库,能够实现在考试前对试卷进行组合和完善,追踪以前使用的题目及其绩效指标,进而帮助考试设计人员完成组卷。这些系统通常在处理和报告学习者考试成绩方面也比使用纸质试卷更快。然而,这些系统也有局限性,不能支持所有形式的评价。例如,这些系统处理书面作答(如论文或答案较长的测试题)的能力往往是有限的,它们的优势在于处理表格化或结构化的答案,如多项选择题或表格题(如 OSCE 评价表格)。因此,虽然技术可以在支持评价过程中发挥作用,但在开展强有力的评价以支持医学教育中,教师和其他参与评价人员的核心技能和角色仍然是不可或缺的。

评价介导中也可以加入人为设置,来影响学习者测试结果。例如,如果测试要偏向有丰富的技术使用经验的学习者(比如能够使用电脑或在屏幕上做操作),那么测试就会在某种程度上考查和体现这种能力。考虑到将学习者技术使用的态度和能力完全标准化是不现实的,在设计以技术介导的测试和评价时,应该尽量减少技术介导中人为设置对评价过程和数据的影响。

第 20 章阐述了有效评价的设计原则,第 18 章讨论了有关电子档案袋的问题,而关于技术辅助评价(technology-enabled assessment,TEA)的一般用途,Amin 等人[13]则提供了有益的指导(知识点 10.6)。

医学教育管理技术

我们观察到,评价技术的价值主要体现在评价过程的管理中,我们要考虑医学教育技术应用的最后一个主要领域,即医学教育支持系统(项目、课程

知识点 10.6   实用建议:使用技术辅助评价

技术辅助评价(TEA)使用指南[13]。
- 尽管 TEA 很新颖,但它仍然依赖于一般评估原则。
- 学校应该只在 TEA 具有明显优势时使用 TEA。
- 学校应该对使用 TEA 的优势、劣势、机遇和风险进行评估,特别是在涉及高利害的情况下。
- 应将 TEA 技术纳入项目级别的评价系统和实践。
- TEA 需要特殊的技术和评估的专业知识,且应在项目内建立和维持。
- 测试开发人员应该确保 TEA 的效度,特别是测量架构。

等),这些系统技术通常是起到管理、跟踪和报告活动的作用。与其他信息管理系统一样,它们的价值往往体现在规模效益。虽然通过直接互动和观察可以更好地跟踪少数学习者在短期内的进展,但跟踪数百名学习者在多年学习项目中的进展需要强大的信息跟踪和管理系统。现在,学习项目普遍使用学习管理系统,有时也称为虚拟学习环境(virtual learning environments,VLEs),作为在线支持系统。这些系统,不管是通用的(如 Moodle 和 Blackboard)还是医学专用的(如 Entrada),都为学习者、教师和课程管理人员提供了一系列集成工具。课程管理人员使用这些系统时可能受益最多,因为系统工具通常可以监测、追踪、记录和报告学习者和教师在系统中开展的活动。因此,系统工具的一个关键功能就是活动记录。有些活动记录是系统自动生成的(如登录、下载文件或讨论区发言),而另外一些活动记录则是更明确地对活动进行追踪和报告(如临床接触跟踪)。

日志数据本身没有内在价值,需要对其进行分析,并从分析中得出结论和推论,才能使其变得有用。为此,学习分析已成为高等教育和医学教育中一个越来越受关注的领域。例如,开展胜任力导向医学教育(competency-based medical education,CBME)的基础在某种程度上是进行纵向的持续性评价以及将学习者的个人发展与预期的发展目标相对比,这两者都确实需要开展在线追踪和报告,并从中受益。继续医学教育和胜任力课程维护由于涉及的数据人员数量庞大,同样也需要整合系统。

然而,学习分析也确实存在许多的挑战和局限性,特别是可以收集什么数据以及这些数据代表了什么。电子系统只能记录系统中的电子事件,主要是通

过点击鼠标(或触控板)和按键触发的事件。电子事件通常与特定的人(用户)、特定的环境(在这个页面或这个系统中)以及特定的日期和时间相关。系统并不记录事件发生的原因,也不记录事件触发人的身份与系统中的用户身份是否相符,也不记录事件对触发人的影响(比如在这个事件中他们学到了什么)。诸如记录用户加载出一个页面到翻向下一个页面的用时等举措可能会反映出他们是否阅读或研究了材料内容,但这也受用户是否同时在做其他事情或者与学习质量无关的其他因素的影响[14]。学习分析的效用受限于可记录事件和事件解读的语义精度。还应注意的是,医学教育系统可以像追踪学习者的行为一样用于追踪教师的行为。这种可以全景观察和监察所有用户并推断其价值判断(通常用户并不知道有这种监督)的能力需要仔细考虑其中的伦理问题和对隐性课程的影响[15]。

规模效益的原则也反映了如何在教育项目管理中使用技术,比如如何使用课程地图工具和系统。虽然目前还没有标准的绘制课程地图的方法,但建立一个包含所有课程、目标、测试、结果和其他课程内容的全面可查询的数据库,对于医学教育课程的管理、修订和报告来说是一笔宝贵的财富。当出于评价和研究的目的汇总和比较课程地图时,会产生更多的收益[16]。然而,建立和维护课程地图数据库所需的时间和精力往往会限制医学院对使用这类工具的投入。事实上,投资成本和回报是使用技术管理医学教育系统的关键限制因素。

教育辅助技术

在介绍主要将技术作为医学教育活动的媒介之后,我还想将技术视为"教育辅助工具"。这就提出了一个围绕使用技术增强医学教育的关键悖论,即最有效的教学方法通常很少涉及媒介技术。事实上,无论是在课堂上还是床旁,教师和学习者之间一对一的面对面互动都是双方经历的最有效和最有价值的互动。通过技术来补救这些互动,往往会削弱其亲密性和即时性。使用 TEL 很少是最佳的个人教学方法。但是最理想的情况很少出现,因此技术作为不理想条件下的辅助工具就能发挥作用。

尽管技术不能替代学习者学习,但可以通过帮助学习者寻找、记录、组织、架构和回忆知识,提醒日常事务并帮助安排时间,将他们与他人联系起来,以及通过帮助他们练习、测试、分析和报告他们的学习情况等方式来增强学习者的学习。因此,技术有辅助学习的作用,可以扩展、组织和支持学习者学习方式以及与周围互动的方式。

同样地,技术也可以作为教学辅助的工具,帮助教师记录、组织、安排、记忆、提醒、联系、查找、练习、测试、分析和报告其教学。知识点 10.7 中列出了数字技术增强我们行动和互动方式的一些方法。

知识点 10.7　数字技术的辅助属性

数字技术可以通过以下方面增强教学:

- 节省时间和精力:帮助用户记忆、重复、查找、记录和组织工作,加快他们对他人或突发事件作出反应的速度并迅速采取行动。
- 超越物理限制:帮助用户与庞大的事物(如可视化数据集)、远距离的事物(如克服地理障碍让不同地点的人一起工作)或时间迁移的事物(如克服时间障碍让人异步开展工作)进行交互。
- 组织和联系他人:帮助用户创建、传播、分享和评论材料和观点,并讨论、辩论、挑战或游说支持或反对特定的想法和立场。
- 改变、模糊或扁平化社会习俗:在面对面交流社会结构的抑制下,帮助用户行动和互动。
- 提高个人及其行为的可见性和问责性:帮助用户仔细检查、记录和跟踪他们或其他人的言行。

辅助技术能够让我们在日常医学教育实践中克服许多实际限制。以这种方式改变"规则"可能会带来一些优势,但技术媒介也倾向于改变人们对技术介入活动的看法和价值观。正如 Gordon Graham 所指出的:"技术创新不能也不应该仅仅被视为达到预选目的的改进手段,因为有些技术仅仅要改良,但有些技术是要转变[17]。"技术中介的增强往往涉及一系列权衡和价值观的转变。例如,使用在线讨论区意味着学习者与学习者之间、教师与学习者之间的互动现在被永久地记录下来,这反过来也意味着这些活动可以用作评价和评估数据。在这些互动变得有用之前,在过去的医学教育中它们没有任何存在感。同样,当教师和学习者可以用多种不同技术介入方式进行互动时,我们开始用过去医疗卫生专业人员培训中没有过的方式来思考临场效益(比如面对面互动与在线互动对比下的价值)和注意力效益(吸引和保持学习者或教师注意力的能力)。

医学教育中 TEL 评估和研究

与医学教育实践的其他方面一样,高效和有效的实践需要以坚实的研究和评估证据为基础。尽管对医学教育应用技术的研究并不少,但研究证据的质量及其对指导实践的时效性和相关性却很有限(知识点10.8)。

 知识点 10.8　寻找证据:技术增强学习

目前已有许多关于 TEL 是否有效的系统综述。例如,其中一篇规模最大的综述(聚焦于小学和中学教育)得出结论说,当技术以混合形式使用时,可以带来显著的教育优势[4]。然而,考虑到医学教育中技术及其使用方式的多样性,简单地问"TEL 是否有效?"不可能得出有意义的答案,更别说得出结论了。相反,我们应该考虑在什么情况下,特定类型的 TEL 可以发挥作用,TEL 的哪些特点可以提供不同水平和质量的学习。这一论点由 Cook 及其同事提出[18,19],并对目前大量的比较研究作出了回应。这些研究将技术媒介干预与不干预进行比较,或者将技术媒介干预与非技术干预做比较,但两者都没有对该领域作出实质性的贡献。研究很少考虑成本、可持续性和风险等其他相关因素[20]。还需要考虑的是环境因素,因为 TEL 的效能和效度与很多环境变量相关[14]。然而,所有这些可能都没有实际意义,因为技术媒介已经成为医学教育的常态,部分原因是出于组织和便利的考虑,并非因为教学优势,部分原因是为了响应社会整体向数字技术更广泛的转换。评估和指导实践和创新或许需要更深入的研究,但是"我们是否应该使用技术?"的火车早已出站了。

医学教育的技术媒介方面(至少在使用初期)往往是比较新颖且不为大家熟悉的,因此它们比更传统的教育方法面临着更多的举证、怀疑和过度自信的负担。我们不仅需要评估一项技术是否能可靠且持续完成大家希望它完成的任务,我们还需要考虑它在应用环境中能否发挥作用,以及未来所有人使用它时能否持续有效。TEL 评估和研究都可以利用需求分析和环境扫描(该技术要解决什么需求或机会)、文档(开发和应用)、可用性(功能是否符合预期,用户能否轻松持续的使用?)、观察实施过程(人们使用它时会发生什么?)、参与者体验和满意度(用户感觉如何)、学习结果(使用技术有什么影响?),以及成本、可重复使用性和可持续性(使用技术是否有良好的投资回报?)[21]。

我们还需要明确研究是否关注评估技术本身(比如"这个工具有什么特性和能力?"),是否关注使用技术的活动(比如"在线 PBL 的效果如何?"),或者关注特定活动中的技术应用(比如"使用移动设备对学习者和病人之间的互动有什么影响?")。总而言之,相比提出 TEL 及其相关的研究和评估日程,我认为在 TEL 研究和评估过程中建立和保持严谨更为重要。

变化的目标

没有什么是永恒的,医学教育中的数字技术往往比其他方面持续得更短暂。尽管"在线学习革命"似乎已经结束[22],但技术仍在不断变化。一些新技术成为主流医学教育的组成部分(如 PowerPoint),也有一些技术则在主流中逐渐衰落。哪些技术会成功或是失败是非常难预测的。例如医学教育中的虚拟现实技术(virtual reality,VR)[23],尽管有许多应用(如 VR 腹腔镜手术模拟器),但至少到目前为止,VR 技术应用仍然处于主流医学教育的边缘。

在使用 TEL 时,数字职业精神并不是医学教育中唯一值得关注的新兴领域,还需要考虑法律、声誉和安全等其他问题。医学教师面临的最常见的挑战之一是哪些网络材料可以应用或重复应用于教学以及如何使用这些材料。数字技术可以轻松实现"复制和粘贴"或下载材料并向他人分享。然而,尽管这样做很容易,但这样做是否合法却并非如此简单。不同国家不仅对将第三方材料重复用于教育有不同的、不断变化的法律规定,而且对于滥用他人知识产权的法律责任也有不同的标准。这也是诸如"知识共享"(creative commons)等许可模式发展的主要驱动因素之一。见知识点 10.9。

身份盗窃、网络犯罪和黑客攻击等问题越来越多,这从根本上挑战了医学教育者和学习者使用 TEL 的安全性和可行性。确保和维护电子系统安全是一场持久战,即使教育者很少考虑这一问题。虽然解决这个问题的方法之一是加强电子系统以抵御攻击,但更大的威胁往往是人,而不是技术上的弱点(如密码泄露),而对用户的错误和不当行为进行培训和监督的代价是非常昂贵的。另一种有点激进的方法是"后隐私社会"理念,即所有的信息都是公开的[24],关注的重点是安全而不是隐私,这种方法已经获得了一定程度的支持。虽然在撰写本章时还不需要这种迫切的重大文化转变,但不可否认的是,世界已广泛的接纳

知识点 10.9　聚焦：重复使用教学材料

第三方材料的使用权利往往介于"公共领域"（没有使用限制）和"保留所有权利"（未经版权所有人许可，不得使用材料，在没有任何其他安排的情况下，默认保留所有权利）之间。在这两个极端之间，许可规定了材料使用的具体条件。许可可以是商业许可（如给出版商的许可），也可以是开放资源（如知识共享许可协议）。知识共享许可协议系统的基础声明是关于：不管是否用作了其他事务的组成部分，或对原作内容进行了再次使用（改编），也不管作品是否可以再次用于商业目的，以及不管衍生作品是否需要遵循与原作相同的许可模式，都认可作品（属性）创作者的成果。Reusable Learning Objects（RLOs）、OpenCourseware、Free Open Access Meducation（FOAM）平台发布资料，以及 MedEdPortal、MedEdWorld 和 Wikimedia 等在线资源库发布在线资源，都使用知识共享许可协议。如果没有明确的许可协议或权限许可，就应该始终假定版权所有，不能随意再次使用他人的材料。根据《合理使用》（*Fair USE*，美国）或《公平交易》（*Fair Dealing*，英国、加拿大）中规定的原则（这取决于属于哪个司法管辖区），可以为侵犯版权行为进行辩护，但这些往往只是一种辩护，而不是一种权利。还应该指出的是，未经许可使用第三方材料不仅仅为使用的个人和相关机构带来了风险，而且还向其学习者和同事传递了不恰当的专业信息。使用公共领域和知识共享许可的材料可以长久地解决这些问题。

数字技术，这已经从根本上影响了医学和教育，因此，医学教育正在发生变化——无论它是否愿意。

无论如何，使用 TEL，医学教育者都需要做好计划，应对系统故障、升级、替换或需求改变等带来的变化和不稳定性。他们需要意识到他们对所使用的基础设施的依赖（如网络和安全），并且他们需要监测技术应用的可行性和应对攻击的能力。

小结

技术过时是如此之快；事实上，本章中提到的一些技术很可能在本书出版时就已经过时了。因此，我重点介绍的是原则和概念，这些原则和概念无论何时都应该超越医学教育中特定的或许稍纵即逝的技术。尽管如此，我还是尽量提供具体的例子来阐述我的论点。虽然这些例子不可避免地会过时，但我希望它们所阐明的原则能保留下来。因此，我建议读者根据这些原则来重新诠释自己所在时代和环境的具体情况，而不是（除了对历史好奇的情况外）过多专注于细节。

在医学教育中使用 TEL 可以是积极变革的推动剂或催化剂，也可以是破坏者、干扰者和负担。技术使用的价值很少是基于纯粹的教育问题，往往是有关便利、媒介和增强的问题。从这个意义上说，支持和反对使用 TEL 的争论更多的是关于教育经济学，而非教学。我们面临的挑战是如何找到更有效、更方便的教学方法，这些方法可能涉及也可能不涉及技术的使用。TEL 也受到现有技术的限制。教师和学习者倾向于适应和使用手头现有的技术。此外，技术的使用往往是以一种附加的方式，而不是取代现有的做法。只有当一种技术的便利性和实用性超过了另一种已经过时的技术时，取代才会发生。

考虑到影响教学质量的因素有很多（比如，谁在参与，他们在学什么，在哪里学，以及能在学习中投入多少时间和精力等），那么，我们不应该问某项学习技术是否比其他方法（技术或其他）效果更好或更差，应该问，在特定的地点和时间，技术是否有用并能有效地支持特定学习者和教师的特定需求。因此，我回到本章反复提到的一个观点：技术媒介正在迅速成为医学教育的常态，因此教育者应该考虑技术和教育问题的交叉性，而不是孤立地考虑其中任何一个问题。因此，我在本章中提出的观点和原则应该与本书其他各章节中提出的观点和原则相互交叉并相互影响。就像技术介导和增强医学教学一样，TEL 概念也应视为介导和增强各种形式的医学教育和实践。

参考文献

1 Masters, K., Ellaway, R.H., Topps, D. et al. (2016). AMEE Guide 105: mobile technologies in medical education. *Medical Teacher* 38 (6): 537–549.

2 Engeström, Y. (2009). Expansive learning: toward an activity-theoretical conceptualization. In: *Contemporary Theories of Learning* (ed. K. Illeris), 55–73. Abingdon, UK: Routledge.

3 Horton, W. (2006). *E-Learning by Design*. San Francisco: Pfeiffer.

4 Means, B., Toyama, Y., Murphy, R. et al. (2009). *Evaluation of Evidence-Based Practices in Online Learning: A Meta-Analysis and Review of Online Learning Studies*. Washington DC: U.S. Department of Education.

5 Ellaway, R.H., Coral, J., Topps, D., and Topps, M.H. (2015). Exploring digital professionalism. *Medical Teacher* 37 (9): 844–849.

6 Ellaway, R.H. (2016). Commentary. Medium, message, panopticon: the electronic health record in residency education. *Journal of Graduate Medical Education* 8 (1): 104–105.

7 Ho, K., Ellaway, R., Littleford, J. et al. (2014). eHealth Competencies for Postgraduate Medical Education: CanMEDS 2015 eHealth Expert Working Group Report. Royal College of Physicians and Surgeons of Canada, Ottawa, Ontario.

8 Prensky, M. (2001). Digital natives, digital immigrants. *On the Horizon* 9 (5): 1–6.

9 Reigeluth, C.M. (1983). *Instructional Design Theories and Models: An Overview of Their Current Status*. Hillsdale, NJ: Lawrence Erlbaum Associates.

10 Sweller, J. and van Merriënboer, J. (2013). Instructional design for medical education. In: *Oxford Textbook of Medical Education* (ed. K. Walsh), 74–85. Oxford, UK: Oxford University Press.

11 Mayer, R.E. (2001). *Multimedia Learning*. New York, NY: Cambridge University Press.

12 Richey, R.C., Klein, J.D., and Tracey, M.W. (2011). *The Instructional Design Knowledgebase: Theory, Research, and Practice*. New York, NY: Routledge.

13 Amin, Z., Boulet, J.R., Cook, D.A. et al. (2011). Technology-enabled assessment of health professions education: consensus statement and recommendations from the Ottawa 2010 conference. *Medical Teacher* 33 (5): 364–369.

14 Ellaway, R.H., Pusic, M., Yavner, S., and Kalet, A. (2014). Context matters: emergent variability in an effectiveness trial of online teaching modules. *Medical Education* 48 (4): 386–396.

15 Land, R. and Bayne, S. (2005). Screen or monitor? Surveillance and disciplinary power in online environments. In: *Education in Cyberspace* (ed. R. Land and S. Bayne), 165–177. Abingdon, UK: Routledge.

16 Ellaway, R.H., Albright, S., Smothers, V. et al. (2014). Curriculum inventory: modeling, sharing and comparing medical education programs. *Medical Teacher* 36 (3): 208–215.

17 Graham, G. (1999). *The Internet://a Philosophical Enquiry*. Abingdon, UK: Routledge.

18 Cook, D.A. (2009). The failure of e-learning research to inform educational practice, and what we can do about it. *Medical Teacher* 31 (2): 158–162.

19 Cook, D.A. and Triola, M.M. (2014). What is the role of e-learning? Looking past the hype. *Medical Education* 48 (9): 930–937.

20 Huang, G., Reynolds, R., and Candler, C. (2007). Virtual patient simulation at US and Canadian medical schools. *Academic Medicine* 82 (9): 446–451.

21 Cook, D.A. and Ellaway, R.H. (2015). Evaluating technology-enhanced learning: a comprehensive framework. *Medical Teacher* 37 (10): 961–970.

22 Ellaway, R. (2011). E-learning: is the revolution over? *Medical Teacher* 33 (4): 297–302.

23 Gorman, P.J., Meier, A.H., and Krummel, T.M. (1999). Simulation and virtual reality in surgical education: real or unreal? *Arch Surg.* 134 (11): 1203–1208.

24 Younge, G. (2012). Social media and the post-privacy society. *The Guardian*, 2 April 2012. https://www.theguardian.com/commentisfree/cifamerica/2012/apr/02/social-media-and-post-privacy-society (accessed 18 March 2017).

拓展阅读

Clark, R.C. and Mayer, R.E. (2016). *e-Learning and the Science of Instruction: Proven Guidelines for Consumers and Designers of Multimedia Learning*, 3e. Hoboken, NJ: Wiley.

Selwyn, N. (2016). *Is technology good for education?* Cambridge, UK: Polity.

Clark, R.C. (2012). *Scenario-Based e-Learning: Evidence-Based Guidelines for Online Workforce Learning*. San Francisco, CA: Pfeiffer.

Ellaway, R. and Masters, K. (2008). AMEE Guide 32: e-learning in medical education part 1: learning, teaching and assessment. *Medical Teacher* 30 (5): 455–473.

Masters, K. and Ellaway, R. (2008). AMEE Guide 32: e-learning in medical education part 2: technology, management and design. *Medical Teacher* 30 (5): 474–489.

（翻译：蔡婷；审校：胡金彪）

11 模拟医学教育

Alexis Battista[1] and Debra Nestel[2,3]

[1]Department of Medicine & F. Edward Hébert School of Medicine, Uniformed Services University of the Health Sciences, Bethesda, MD, USA
[2]Department of Surgery, University of Melbourne, Melbourne, Victoria, Australia
[3]Monash University, Clayton, Victoria, Australia

 本章要点

- 模拟和基于模拟的学习（SBL）在医学、护理、医疗保健、牙科和基础科学等医疗卫生领域中被广泛接受并深受欢迎。

- 模拟最常见的应用包括支持医学专业学习、病人安全举措、跨专业合作（IPC）实践和解决临床教学的制约因素。

- 和其他教育实践一样，理论可以为 SBL 提供各方面的信息，但过度依赖一种理论可能会减少学习机会。

- 随着 SBL 的成熟，相关争论已经由模拟教学是否"有效"转为讨论如何以及何时最好地应用模拟。

- 一种结构化、系统化的设计 SBL 的方法是有价值的，可能包括准备、简报、模拟、汇报、反思和评估等阶段。

- 在 SBL 中，仿真度是一个有争议的概念，考虑学习者的参与度、功能任务的一致性和对学习者的意义可能更有帮助。

- 将模拟作为一种教学方法的行业群体已经在全世界范围内壮大起来，往往组成专业协会并分享宝贵的资源。

- 随着 SBL 逐渐成熟，未来的讨论主题包括但不限于模拟方面的研究实践和关于团队领导力与学术方面的交流。

引言

无论在认知、精神运动还是情感领域，模拟都是一种可以用来促进学习的技术。模拟的定义是"以练习、学习、评估、测试或获取对系统或人类行为的理解为目的，通过创造一种情境或环境，使人们能够体验真实事件再现的技术"[1]。基于模拟的学习（simulation-based learning，SBL）是"代表教育和实践中实际或潜在情况的一系列结构化活动"[1]。这种技术包含多种多样的活动和方法，适用于从新手到专家各层次的学习者。模拟并不局限于真实情景或虚拟场景中与人或模型的互动；它也可简单到用一张纸或在一个桌子上就可以开展的活动。模拟可以在教室、指定的模拟中心进行，或在临床工作场所中进行，后者称为"原位模拟"。

在医学、牙科、基础科学、护理和其他医疗专家联盟（如院前急救、呼吸技术）等各种不同的医疗保健领域，模拟和 SBL 逐渐获得广泛的接受和普及[2]。模拟得以普及的最常见原因包括：①有助于改善医疗人员在危机事件中的表现[3]；②代替了在真实病人上进行练习，可保证病人安全[4-6]；③是现代医学教育所面临诸多挑战的一种解决方案[7,8]。在过去的十年里，人们对模拟技术在卫生行业中的应用进行了大量研究。荟萃分析结果表明，模拟技术有利于医学知识、决策、批判性思维、精神运动技能获取、沟通技巧、自信和自我效能等方面的提高[2,9-12]。

在下文中，本章概述了 SBL 在医学教育中的实际应用，包括：

- 从历史和现代的角度分析医学教育相关者如何运用模拟。
- 指导和启发 SBL 实践的理论观点。
- 设计和实施模拟的实际策略。
- SBL 的局限性和挑战。
- SBL 实践和研究中出现的新问题。

基于模拟的学习的历史发展和现代应用

在人类活动的许多领域中，模拟和 SBL 已经存在了几个世纪[4]。医疗从业者的模拟学习最早可以追溯到 18 世纪的法国，当时 Du Coudray 夫人开创了一门使用胎儿模型来培训助产士安全接生的 SBL 课程[13]。现代 SBL 的发展与病人模拟器技术的发展和人们对病人安全关注度的日益提高相一致。例如,部分任务训练器"复苏安妮"(Resusci Anne)引领了标准化心肺复苏的培训[14],南加州大学医学院的 Abrahamson 发明的病人模拟器 Sim-One 帮助新手麻醉医生练习气管插管操作技能[15]。20 世纪 80 年代见证了 Gainesville 麻醉模拟器[16]和综合麻醉模拟环境(comprehensive anaesthesia simulation environment, CASE)[17]的发展。此外,Barrows 提出模拟病人(simulated patients,SPs)概念,为学习者提供了一种可控的、分阶段的模拟实践经历[18]。

　　Gaba 等人利用模拟技术研究了手术室团队成员对危机事件的反应,促使模拟成为指导临床医生如何应对危机和高风险、低发生率事件的一种策略[3]。1999 年,美国医学会发表了一个具有里程碑意义的报告"*To Err is Human*",揭露了医疗过失(无论是否有作为)是导致病人受伤和死亡的主要原因,从而促进了模拟技术在保障病人安全的应用[19]。Ziv 等人[6]、Aron 和 Headrick[20]进一步提出,在有病人模拟器的情况下,未经培训或培训不足的临床医生进行练习,可允许他们发生在面对真实病人执业时会发生的不可接受风险。以上因素加上病人模拟器技术的进步,促使 SBL 在急诊医学[21]、产科[22]及新生儿、儿科和成人重症监护[23-25]等不同的领域获得更多的普及、认可而广受欢迎。

医学模拟的当代应用

　　SBL 最常见的应用包括:①保障病人安全和提升服务质量的方案;②技能培训和能力评估;③改善临床教学的制约因素;④支持跨专业合作(interprofessional collaborative,IPC)实践的发展。(见知识点 11.1)

模拟与病人安全和医疗质量

　　模拟和 SBL 可以让临床医生学习和练习各种技能,而且不会给病人带来伤害,通常是有益的[3,6]。SBL 经常用于培训医护人员对成功处理危机情况至关重要的非技术性技能(如沟通、情境意识)[3]。SBL 还用于针对特定病人进行有计划的、新颖的或罕见的临床事件的演练,如颈动脉支架植入术、神经系统手术和新生儿手术[26-28]。模拟越来越多地用于评估临床环境中潜在的环境威胁[29,30],最近还用于评估新病房和完善医疗卫生工作流程[31]。

知识点 11.1　模拟在医学教育中的常见应用[4]

　　病人安全:
- 团队危机资源管理培训。
- 针对特定病人进行有计划的、新颖的或罕见的干预措施演练(如术前演练)。
- 新型临床设备的设计和测试。
- 新病房或工作流程的设计和测试。

　　技能培训和能力评估:
- 各级临床和沟通技巧的常规学习和训练。。
- 个人和团队常规基础培训。
- 严重和 / 或罕见事件练习(如心脏骤停管理)。
- 适应新的临床环境和设备的使用。
- 各级医疗卫生人员的绩效考核。
- 各级医疗卫生人员的进修培训。

　　改善临床教学的制约因素:
- 当临床场地有限时,可替代多达 25% 的临床轮转。
- 确保学习者获得可预测和可靠的临床经验。

　　基于模拟的跨专业合作实践:
- 探索职业认同,了解其他医护人员的专业角色。

技能培训和能力评估

　　SBL 在支持本科生和研究生培训及继续职业发展期间的技能培训和能力评估方面发挥着重要作用。不同的医疗卫生专业已经常规将 SBL 纳入本科课程中,学生在这些课程中学习各种临床技能,如病人评估、操作技能和团队合作[2,32]。此外,研究表明,本科生或研究生在临床实践之前的模拟训练可能有助于提高学生的自信心、自我效能和技能表现,并可能有助于简化学生向临床环境的过渡,同时还能提高病人的安全性[33,34]。例如,基于模拟的集中培训是医院常用的一种策略,帮助毕业后的医疗卫生人员为将来的临床工作做准备。集中培训为学员提供了进入临床之前的短时间内(如几天、几周)掌握关键临床技能(如抢救、血管穿刺)的机会[35,36]。在很多情况下,学习者需要达到预先设定的最低合格分数才能进入临床工作[23]。

　　除了帮助本科生和研究生获得技能和知识外,有经验的从业人员同样受益于 SBL。例如,Draycott 等人[22]对助产士和产科工作人员进行了模拟训练,以提高他们对肩难产(shoulder dystocia,SD)相关新生儿损伤的处理能力。该研究的结果评价指标包括对模拟训练前后的出生记录进行回顾性复习,以了解模拟干预情况和新生儿预后。在引入 SBL 后,SD 的临床管理得到了改善[22]。

改善临床教学的制约因素

SBL 是一种解决临床教学制约因素的教学策略。例如,SBL 为学生和教育工作者提供了可靠的、可扩展的学习机会,包括与教师的反馈和互动[5]。在某些情况下,当临床轮转机会有限或医学教育课程之间的竞争减少了临床轮转时,SBL 可提供替代的学习环境,以增加或取代实际临床经历经验。例如,最近美国 10 所护理学院开展了一项多机构随机对照试验,以确定 SBL 是否可以取代 25%~50% 的临床轮转,同时不会对常用的结果指标(如知识评估、临床能力评级、考试通过率)产生不利影响[32]。Hayden 等人[32] 报告说,与没有模拟临床经验的学生相比,具有 25%~50% 模拟临床经验的学生在知识评估、临床能力评级和考试通过率上的得分相似。在物理治疗教育方面,一项来自澳大利亚六所大学的学生在肌肉骨骼疾病门诊进行临床实习的研究,也取得了类似的结果。在为期四周的肌肉骨骼疾病门诊临床实践中,应用 SBL 方案"重复"其中的一周,SBL 组的学生在临床能力方面的成绩并不比传统临床实习组差[37]。

基于模拟的跨专业协作实践

SBL 越来越多地用于支持 IPC 实践的发展。基于模拟的 IPC 实践有益于增强传统的跨专业学习活动,如桌面讨论或案例研究,使学习者能够更深入地参与到他们的专业角色中。反过来,这种更深入的参与有助于参与者更全面地探索与社会动态、专业等级和多样性相关的含义[38]。此外,用于 IPC 实践的 SBL 帮助学习者更深入地了解自己的专业身份,同时更了解其他专业的职责[39]。第 14 章对跨专业教育进行了更深入的讨论。

将理论融入基于模拟的学习

在 SBL 中,理论可以为最初的教育设计提供启发,比如决定选择什么样的模拟模式以及选择的原因;理论可以帮助解决诸如怎样管理表现不佳的学习者等难题;理论也可以挑战公认的做法,比如某种特定的复盘方法[40]。SBL 中一些最常见的理论包括体验式学习理论、成人学习原则和认知学徒制。虽然为教育实践和 SBL 提供信息的理论贯穿全书(见第 4 章),但本节重点关注的是普遍的理论传统——行为主义、认知主义和建构主义——以及它们如何影响 SBL 的。更详细的讨论请参见参考文献和拓展阅读资料。

行为主义最简单的形式是让人们在某种刺激因素下学习。这一理论对 SBL 的吸引力在于提供了一种具有预定反应的模拟设计经历,学习者收到的反馈有助于形成预期反应。例如,随着行为学习目标和可测量结果的确立,行为主义对 SBL 的影响是显而易见的。通过参与模拟活动,学习者有机会达到学习目标,并获得对其表现的反馈,以奖励预期行为。这些活动可以是精神运动技能,如体格检查;可以是认知任务,如图像识别;也可以是沟通技巧,如检查病人是否理解所分享的信息。此外,这些活动很适合 SBL,因为模拟活动可以很容易地提供行为体验和反馈(模拟器、同伴或教师给出),学习者作出回应,实现自律性。

与这一传统理论相关,Ericsson 介绍了刻意练习的概念,为专业知识的发展提供了建议[41]。通过对许多学科精英的观察,Ericsson 发现成为精英的关键实践要素包括强烈的学习动机、频繁练习以及得到教练或导师的反馈。Issenberg 等人[7] 的综述表明,在 109 个纳入文章的研究中有 43 个(39%)明确指出,SBL 第二个公认的好处是它为学习者提供了重复练习的机会。他们将重复练习描述为"以提高技能为目的的集中、重复的练习"[7]。2011 年,McGaghie 和他的同事们对 SBL 进行了一次追踪批判式评论,扩展了对重复练习的讨论。他们提出,SBL 中的重复练习有助于学习,因为参与为学习者量身定制的明确任务、获得常规练习以及提供来自模拟器和教师的反馈等特点通常与刻意练习有关[11]。

当然,刻意练习并非纯粹的行为主义,而是利用重复练习、目标设定和反馈等关键要素来影响表现。尽管模拟可能会占用大量资源,但它提供了一个很好的、通过刻意练习进行学习的机会。

认知主义之所以声名鹊起,是因为人们认为行为不仅仅是一种刺激 - 反应活动,个体的信息处理能力也会影响行为。认知主义探索个体的思维和认知方式、记忆能力和解决问题的能力。知识是心理结构或模式的象征,而学习则是模式的变化。在考虑设计 SBL 时通常会引用认知负荷理论[42,43]。例如,认知负荷过多或过少都会阻碍学习。也就是说,信息过多、信息不足、过于困难的任务、过于简单的任务以及考虑不全或无条理的信息,都会导致学习者的认知负荷过重(或负荷不足),从而对学习产生负面影响[43]。在 SBL 中,有效管理认知负荷是教学设计的一个组成部分[42,44]。

任何对 SBL 重要理论的讨论都必须参考掌握性

学习理论。掌握性学习本身不是一种理论,而是一种借鉴了多种理论的方法——包括刻意练习、脚手架的概念和教学设计。McGaghie 和他的同事已经证明了其在不同临床技能中的应用[45,46]。这种方法的特点是注重因材施教而不是遵循时间表,注重基础和递进考核,注重明确技能顺序的学习步骤,以及可以获得反馈的重复练习机会。知识点 11.2 列出了使用基于模拟的掌握性学习的七个基本步骤[47]。

> ### 知识点 11.2　与掌握性学习相关的步骤
>
> 1. 基础或诊断测试。
> 2. 明确的学习目标,通常按难度递增的单元排序。
> 3. 参与重点在实现目标的教育活动(如技能刻意练习、计算、数据分析、阅读)。
> 4. 为每个学习单元设定最低及格标准(如测试成绩)。
> 5. 形成性测试,以预先设定的达到掌握水平的最低合格标准来衡量学习单元完成情况。
> 6. 如果测试成绩达到或超过掌握水平,可学习下一个学习单元。
> 7. 持续练习或学习一个学习单元,直到掌握为止[47]。

SBL 与认知主义相关的另一个有用的理念是"脚手架"的概念[48]。与维果斯基的"最近发展区"[49]相似,脚手架指的是教师为帮助学习者取得更多的成就而提供的支持。在 SBL 中,支持可能包括在模拟前的简介中与学习者分享的信息量、在模拟过程中暂停并讨论进展的机会或者在模拟过程中引导事件发展的"帮手"的存在。明确何时提供支持、提供多少支持以及何时取消支持,是教师的重要决策。

除了借鉴传统的行为主义和认知主义之外,SBL 还借鉴了建构主义!建构主义是许多理论的总称,这些理论承认学习者在从体验中创造自己的意义方面的作用,而不一定是教师的"教学"。这些理论反映了人们经常提到的通过参与而不是习得来学习的比喻[50]。例如,在 SBL 中,经常称教师为促进者,表明了教师作为学习推动者的角色。

反思性实践通常是建构主义学习方法的例证。简而言之,这一理论提出,在意外或关键事件发生时和发生后,实践者(学习者)会在行动中反思,并对行动进行反思[51]。在这种过程中,学习者借鉴之前的经验,根据目前的情况,考虑这些经验会如何影响未来的实践。

在过去的十年中,SBL 学者们进行了理论讨论——解释在复杂环境中的学习。例如,Fenwick 和 Dahlgren 深思熟虑地精炼了复杂性理论,确认其许多传统的和不同的观点[52]。他们写道:"大多数人都会同意,复杂性理论研究了生活现象(如学习)是如何在事物之间形成的关系网中出现的,包括社会和物质方面的事物,如身体、工具、欲望、政治、环境和礼仪。这些东西并不像我们课程的许多方面所假定的那样,以一种线性的因果轨迹聚集在一起,也不是通过自上而下的权威将它们排列在一起。相反,它们是通过无数非线性互动结合在一起的,这些互动不断地呈现出新的可能性,并对出现的事物产生多重因果影响。"这些理论通常将能力赋予环境中的所有物体(人类和非人类),学习就是因为这些相互作用而发生的。尽管这些理论支持情景再现整个临床环境并进行原位模拟的论点,但也引起了人们对情景设计重要性的关注,这些情景的设计可能达不到上述的线性因果轨迹。医疗卫生模拟为探索如何在复杂环境中学习提供了巨大的空间,从而找到适合于在未来设计有效 SBL 的方法。

基于模拟的教学设计

随着 SBL 的成熟,关于模拟是否"有效"的争论已经转为讨论如何以及何时最好地应用模拟。除了确定应该如何以及何时应用模拟之外,关于应该使用什么教学策略来支持或增强模拟参与者的学习能力的讨论也越来越多[53]。有效的 SBL 教学设计需要教育者权衡并考虑几个因素,包括:

- 确定和建立学习的目标和目的。
- 选择模拟方法(即基于技能或基于场景)。
- 选择模拟模式(如模拟 / 标准化病人、任务模型)。
- 考虑如何评估学习者。
- 决定学习者获得反馈和指导的方式和时间。

确定学习的目标和目的

建立明确的目标是模拟教学设计过程的核心,应该及早完成,因为它可以在决定模拟方法、模式、评估和反馈时提供信息。在确定目标时,要考虑以下几点:

- 模拟为什么值得做?
- 你希望学习者了解哪些问题?
- 你想影响哪些做法或行为?
- 你为什么想要做模拟?
- 模拟是否用于教学或评估目的?

尽早确定目标有助于明确设计过程的重点,并且当你试图权衡你希望做什么和实际做什么时,可以重新考虑这些目标。

选择模拟方法

设计模拟活动或课程还需要考虑哪种模拟方法最能支持模拟的目标和目的。最常见的两种方法是基于技能或以程序为重点的模拟和基于场景的模拟。

基于技能的模拟代表了局部系统或解剖学里程碑,用于强调指定技能的教学和练习(如静脉置管、听诊、超声)[54]。基于技能的模拟允许教育者有意地去除许多临床环境中的复杂和干扰因素,从而使学习者集中精力学习特定的技能[22]。基于技能的模拟支持单人学习或小组学习,可以在专门的模拟实验室、教室或临床环境中进行,在某些情况下,还可以分发给学生在家练习(如缝合和打结工具包)。

相比之下,基于场景的模拟,也称为高仿真模拟或高仿真场景,当期望的学习目标包括学习如何在团队中工作、沟通技巧或处理危重病人时,通常使用基于场景的模拟[8]。基于场景的模拟倾向于体现临床实践的复杂性,包括与病人或支持人员(如模拟器、模拟/标准化病人)进行社交接触,以及与其他医疗卫生专业人员之间的互动[8,55]。在场景中,用叙事指导学习者的参与,分配学习者特定的临床角色,如护士、医生或其他医疗卫生专业人员[8,56]。学习者也应该符合这些角色的行为和操作习惯,就像相应角色在临床工作中所做的那样[56-58]。

知识点 11.3 比较了基于技能的模拟和基于场景的模拟,探讨了应用原因、常见示例以及在设计整合SBL 的课程或大纲时应该考虑的参与规则。

知识点 11.3	基于技能的模拟和基于场景的模拟总结	
	基于技能的模拟	基于场景的模拟
教育者应用的动机	强调专注于单一的程序技能	强调临床复杂性
常见示例	程序技能(如听诊、中心静脉置管)	沟通、危机或危重病人管理、跨专业团队合作、诊断/临床论证
参与规则	提升技能或掌握技能	把场景"当作"真实临床经历

选择模拟器模式

另一个重要的考虑因素是确定哪种模拟器最能支持模拟的目标和目的。模拟模式是指用于支持模拟目标和目的的模拟器类型[1]。一些最常见的模拟模式包括局部任务训练器、计算机交互式训练模型、生理驱动型模型、模拟/标准化参与者和混合模拟(见知识点 11.4)。

知识点 11.4	模拟模式类别
模拟器类型	示例
局部任务训练器	静脉穿刺臂、动脉臂、男女盆腔模型、注射和缝合用皮肤和组织夹具、超声模型
计算机交互式训练模型	急诊医学、麻醉或血流动力学模拟器、支气管镜和腹腔镜模拟
生理驱动型模型	相关仪器与平台
模拟病人	标准化病人、模拟参与者、嵌入式参与者
混合模拟	标准化病人和静脉穿刺臂的联合使用

局部任务训练器

局部任务训练器(part-task trainers,PTTs)用于支持程序和专业技能的教学和学习(如血管通路、超声、外科手术)。PTTs 还包括高度复杂的计算机化病人模拟器,如 *Harvey*® 心脏病模拟器,学习非听诊和听诊的物理检查结果[59]。

计算机交互式训练模型

计算机交互式训练模型(computer-based simulations,CBS),也称为基于屏幕的模拟,为学习者提供与基础科学、复杂生理模型相关的材料进行互动,或支持决策发展的平台。许多 CBS 允许学习者按照自己的进度学习,也有很多 CBS 要求学习者在进入下一阶段之前达到预定的技能水平。它们还可以生成用户数据,用于指导对学习者的表现进行详细反馈,并可收录为持续记录。CBS 还包括虚拟、增强和触觉模拟。

生理驱动型模拟人

生理驱动型模拟人使用人体模型代替病人,它可以展示许多人体生命体征(如心肺音、可触脉搏、出血)[1]。根据学习者与模拟人互动时发生的干预和治疗,临床生命体征和电子读数得到相应的控制和改变。综合模拟器可以是由模型驱动的,也可以是由教师驱动的。模型驱动的模拟器是直接控制人体模型对干预和治疗产生反应的生理学和药理学模型。教师驱动的模拟器直接通过电脑键盘或通过预先编写的电脑算法响应教师的干预。

模拟参与者

术语"标准化病人"和"模拟病人"以及"模拟参与者"(SPs)经常交替使用[60]。Barrows 将模拟病人定义为"一个受过训练的,以标准方式模拟病的人"[18,60]。SPs 对学习和评估都有帮助[61]。他们支持多个领域的学习,包括沟通和咨询技能、体格检查、非侵入性程序技能以及对专业性的评估。SPs 也被称为临床教学助理等其他不同的名称。一些 SPs 为学习者提供了进行男性和女性生殖器和直肠指检以及女性乳房检查的机会。SPs 也可以通过培训扮演家属或病人陪护人员和临床医生,如护士或医生[55,62]。SPs 通常也会接受培训,以便对学习者的不同表现给予反馈[57]。

混合模拟

混合模拟通常是两个或更多模拟模式的联合或结合[1,63]。最常见的混合模拟是将 PTT(如导尿管模型、中心静脉模型)与 SP 相结合。当场景的目的在于强调沟通和病人评估时,通常会使用混合方式,但也可能要求学习者在模型上更安全地完成程序性技能。

将反馈和评估纳入 SBL

SBL 教学设计的一个核心特点是为学习者提供了参与思考或接受反馈和支持的机会[7,64-68]。决定由谁、何时以及使用哪种汇报工具都是重要的考虑因素。例如,学习者可以从多个来源获得反馈,包括专业的汇报人、教师或其他学科专家、同伴、SP 以及模拟器本身[64,68,69]。

此外,虽然模拟最广为人知的是使用了模拟后的总结思考活动,复盘,但学习者也可以在模拟练习中接受反馈[70]。在复盘过程中,由经验丰富的教师鼓励学生复盘其模拟学习的过程。Rudolph 及其同事指出,这种尝试有助于学习者理解他们的行为和活动[68]。在模拟过程中,当模拟器对学习者的处理措施或临床疏忽作出反应时(如病人监护仪上反映的生理变化),或者当学习者在模拟练习中暂停去讨论他们的处理措施时,学习者往往会收到来自模拟器的反馈[70]。

选择复盘工具可以集中和组织促进者、教师或学习者的工作,同时确保不遗漏重要的步骤,理想情况下还有助于营造安全和支持性的环境。复盘工具包括钻石模型[17]、优点/不足[64]、具有良好判断力的复盘[68]、有重要学习意义的复盘[71]、结构化和支持的复盘方法[72],以及 London 复盘手册中提供的其他复盘方法[73]。

同样地,已有成熟的评价导师复盘的评估工具,如:复盘的目标结构评估(*Objective Structured Assessment of Debriefing*,OSAD)[73-75]和医学模拟中复盘的评估(*Debriefing Assessment for Simulation in Health care*,DASH)[76],这些可以为模拟和原位模拟的复盘提供循证指南。视频辅助复盘的指南已经公布[77-80],但最佳使用方法仍不清楚。

设计一个模拟活动

除了上述教学设计过程之外,设计模拟活动的实施过程也得益于结构化的方法。图 11.1 阐明了 SBL 活动的六个共同阶段:准备、简介、模拟运行、复盘和反馈、反思和评估。

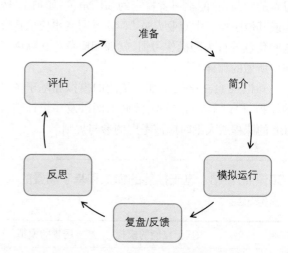

图 11.1 模拟实施设计中的各个阶段。来源:改编自 NHET-Sim 计划。

准备阶段是指模拟活动开始前进行的所有活动,例如:确定学习者的需求;设定学习目标;设计模拟活动;采购模拟器、医疗设备和道具;预订房间;安排学习者;招募和确定导师、协作者和 SPs;餐饮。牢记这些任务的范围需要根据当地的模拟设施及其实践进行调整。

尽管与复盘相比,文献中对简介的关注相对较少,但这一阶段是一个模拟的关键的组成部分,有助于为有意义的 SBL 经历奠定基础[66]。简介可能包括导师、学习者和当地模拟中心团队成员如 SPs 和技术人员。导师的简介可能包括:重新说明学习目标;学习者的特点;开始、暂停和结束模拟的时间表和提示等辅助安排;模拟人编程;技术支持;与控制室的沟通;视听能力;汇报和反馈过程;反思练习;以及评估表格。如果模拟涉及 SPs,可以单独向学习者简要介绍。

向学习者介绍情况包括上述许多项目,还可能包括邀请学习者根据规定的目标和他们的经验制定自己的目标[81]。此外,学习者熟悉模拟和模拟器也很重要,包括明确讨论与真正的临床实践有哪些相似之处和不同之处。这与所谓的虚构合同有关,即邀请学习者像在实际临床环境中一样表现。有些学习者认为模拟有压力,因此,在介绍情况时将这种体验正常化可能是很重要的。

重要的是,创造一个安全的学习环境需要教师真正的以学习者为中心。学习者的安全可以通过以下方法实现,包括明确解释模拟阶段和学习者的责任、清楚地说明谁在观察、视听记录将会发生什么、参与者之间的保密原则、尽最大努力进入角色以及模拟器和环境的适应或熟悉[66]。

模拟活动是指学习者参与模拟运行的时期。在此期间,导师和模拟运行专家应确保他们明确指示了模拟的开始,并观察模拟运行中人员的身心安全。此外,还必须确保按计划执行所需的提示,并确保在简介阶段讨论的任何内容都按规定执行,如"暂停和讨论"选项,以便进行反思。导师和模拟运行专家还应确保鼓励观察者做笔记,以便在复盘时提供具体的反馈,提升复盘的价值[82]。

模拟结束后,立即帮助学习者从模拟阶段过渡到复盘和反馈阶段非常重要。在这个阶段,导师或复盘引导员应该观察学习者,因为他们经常会发泄自己的挫败感,这对引导员开展复盘工作很有帮助。另一个常见的有效策略是鼓励学习者花几分钟时间思考发生了什么,或者哪些地方做得好,哪些地方可以改进。如果使用了观察工具,过渡时间则提供了完成机会。确保复盘室的空间安排得当,注意座位安排,如果使用视频辅助复盘的话还要注意白板和 / 或电视屏幕的位置,也是有帮助的。作为引导员或者如果 SP 也参加复盘,时刻明确学习目标(也许在一个共享的视野中,比如一块白板)有助于保持专注。尽管灵活性对确保以学习者为中心也很重要,但依然要坚持遵循简介中列出的流程。把握机会,特别是在基于沟通的情境和演练情境中的微观元素(片段)。

复盘和反馈阶段是对简介的补充,几乎是模拟活动的最后部分[81]。导师探究学习者的感受,设法解决目标和学习目的,寻求其他观点,总结,肯定积极的行为,探讨计划外的问题,并寻求建立新的目标[83]。尽管复盘的目的之一是促进反思,但这一阶段也强调个人反思的重要性,并在学习者离开模拟活动后将学习的控制权交还给他们。

在反思阶段,鼓励学习者(通常是单独的)根据自己过去和预期未来的经历理解模拟的意义。在简介期间,可以告知学习者反思活动,并在复盘后可以进一步强调。当然,这些阶段之间是有重叠的,反思可以在复盘之前进行。在 SBL 中,已经采用了几种反思方法[84-86]。还可以通过上传和标记数字学习资源(音频、照片、视频和博客等)来引导学习者在模拟后证明他们的反思实践[81]。

在这些模拟阶段,评估是指模拟活动在实现其目标方面的成功和局限,而不是对个人的评估。这个阶段得益于所有教育者的参与。第 7 章讨论医学教育的质量问题。当然,评估是推动教育、医疗卫生实践和最终病人监护改进的关键因素[8,87]。虽然考虑模拟活动对学习的支持程度至关重要,但有意义的评估往往需要复杂的方法。复杂的学习干预措施同样需要复杂的评估,使用质性和定量的方法来利用多种来源和三角测量数据,同时探索多层次的影响[28]。

模拟的仿真度

国际医学模拟协会(the Society for Simulation in Health care,SSH)词典中仿真度的定义是:

模拟复制真实事件和 / 或工作场所的程度;这包括身体、心理和环境要素……模拟重现真实世界对应方的反应、互动和回应的能力……它不受限于某种类型的模拟模式,更高的仿真度并不是模拟成功的必要条件[1]。

例如,在模拟真实病人的人体模型中编程生理反应的真实感,或使用腹腔镜模拟器的触觉感受。这些体验需要复杂的技术,并提供高"仿真度"的体验要素。然而,模拟器的其他要素可能会保持较低的仿真度,即人体模型或模拟器的面部、头发和身体特征都不真实。上述描述充分将仿真度扩展到包括训练有素、可以完全吸引学习者的 SPs。这一描述提出的重要观点在文献中得到了很好的讨论,但也经常引起争议。在某些方面,学习者的反应和经验比模拟器所能提供的预先确定的仿真度更重要。也就是说,仿真度在一定程度上依赖于学习者将模拟器/模拟解释为"真实"。

按照这一论点,Hamstra 等人[88]认为,在医学模拟中还有比仿真度更重要的因素,甚至不鼓励使用这一术语[88]。他们认为功能任务一致性和学习者参与比仿真度更有重要。同样,Nestel 等人[89]认为,对学习者来说,富有意义比仿真度或现实主义更有价值[89]。两者都讨论了导师选择与教学目的相符的模拟仿真度的重要性。在某些情况下,及时使用与现实几乎没有相似之处的模拟器时,学习者的参与度和/或教学意义也会很高。参与度和教学意义是通过详尽的教学设计来实现的,包括设计学习目标、引导学习者使用模拟/模拟器、建立一个虚构的场景(指引学习者想象情境是真实的)、提供脚手架、确保提供反馈和/或复盘,以及根据学习者的经历调整学习过程。总之,关于什么需要真实、什么时候需要、什么人需要,并没有硬性规定。最重要的是明确模拟的目的,并据此对真实性(或仿真度)作出慎重的决定。

医学模拟的局限性和挑战

尽管模拟越来越被广泛接受,但有几个限制或挑战它使用的因素。这些因素可以分为两类——操作性问题和参与者参与障碍。SBL 中的操作问题包括模拟成本,伴随着设计、准备、实施和评估模拟而增加的时间和复杂性,以及需要受过专门培训的人员来管理和监督这些活动。教师队伍的发展也是 SBL 成功的一个关键因素[65]。

Dieckmann 及其同事发现,并不是所有学习者都愿意在模拟过程中积极参与,学习者在模拟过程中不愿意或不参与可能会对学习产生不利的影响,也会影响其他团队成员的体验[90]。有几个因素会导致学习者无法有效地参与。有些学习者认为模拟或复盘很有压力,可能感到害怕,而另一些学习者可能会过度警惕,试图预测接下来可能发生的事情[91]。如果模拟器出现故障,或者操作人员和/或 SPs 漏掉了一个提示,也可能中断模拟参与者的参与。

尽管这些领域仍需进一步研究,但通过使用上述结构化和系统化的教学设计方法,可以将其中一些挑战和局限性降到最低。此外,下面还有一些实用提示,可以帮助指导这个过程。

- 以小组方式设计模拟。尽管个体可以独自设计模拟项目,但用小组的方式设计模拟,可以使设计过程更容易管理,同时也能改进模拟的设计。这个团队可以包括代表临床、模拟和技术背景的学科专家。临床专家可以对病人临床表现的准确性提出建议,而那些在模拟或技术操作方面有专长的人则能够对可以实际模拟的内容提出建议。如果模拟要包含 SPs,重要的是让那些负责准备和培训 SPs 的专业人员参与进来。SPs 也可以就其贡献提供重要的建议和指导。让真实的病人和他们的看护人员参与进来,可以帮助建立学习目标、人物描述、病人视角和反馈重点[92-94]。

- 留出足够的时间进行设计。设计一个模拟项目可能比完成一个讲座或案例研究需要更多的时间,因为模拟项目可能非常复杂,需要更多资源。应该在模拟或课程开始之前,提前开始设计过程。这样做将有助于确保有足够的时间来考虑每一个设计步骤,并咨询学科专家。这些努力可以产生更高质量的模拟。

- 使用迭代的观点进行设计。模拟教学设计的平衡目标、学习目标和其他方面,最好是以迭代的方式进行,以允许在模拟课程早期所学到的内容可以影响现阶段的教学内容。例如,模拟的早期目标可能会根据学科专家的反馈而改变。回顾现有的关于模拟方法的文献,也可以通过揭示满足特定学习目标的更好方法来指导设计过程。在试运行和实施 SBL 活动或课程的早期阶段,几乎总是能发现需要改进或考虑的地方。

小结和医学模拟的未来问题

医学模拟的前景还在不断发展。最近一篇文章回顾了第一份医学模拟期刊 10 年来的社论,指出了五个主题:①推广模拟;②模拟临床实践;③模拟教育发展;④模拟研究;⑤模拟从业人员团体领导力和学术的交流[95]。本章对前三个主题进行了探讨。然而,重要的是要承认与第四和第五个主题相关的医学模拟专业领域的成熟。这包括出现了专门的医疗卫生模拟专业协会、临床专业协会中的分会、SBL 课程的认证、模拟从业人员的认证、模拟学会的建立,以及至少四种以医学模拟教育为导向的期刊(见知识点 11.5)。

回顾过去,展望未来,医学模拟将不断发展。在医学课程中使用模拟的方法将一直存在。监管机构和医疗卫生服务机构有时也会强制要求临床医生在进入真实临床环境工作之前,要在模拟环境中考核合格。新的模拟模式,特别是那些基于屏幕的模拟、原

知识点 11.5　推荐同行评审的医疗卫生模拟期刊

Simulation in Health care

Journal of the Society for Simulation in Health care（SSH）

Advances in Simulation

Journal of the Society in Europe for Simulation Applied to Medicine（SESAM）

Clinical Simulation in Nursing

Journal of the International Nursing Association for Clinical Simulation and Learning（INACSL）

BMJ STEL

Journal of the Association for Simulated Practice in Health care（ASPiH）

Simulation and Gaming

Simulation and Gaming Association（ISAGA）

位模拟或在医疗工作场所使用的模拟模式可能会大量出现。我们会看到对 SBL 的经济分析，包括将病人预后与 SBL 联系起来的研究。此外，对现有理论的批判和诞生的新理论将指导 SBL 实践。SBL 仍然是一种支持学习的技术，与临床环境内外的其他教育实践有许多共同的原则。

致谢

非常感谢编辑们的支持，他们在本章的编写过程中提供了指导和支持。同样非常感谢本章以前版本的作者们，包括 Jean Ker 和 Paul Bradley。没有他们的支持，本章是不可能完成的。

参考文献

1 Lopreiato, J.O.E., Downing, D., Gammon, W., et al. (Associate Eds.) and the Terminology & ConceptsWorking Group (2016). Healthcare Simulation Dictionary, p. 50.

2 Cook, D.A., Hatala, R., Brydges, R. et al. (2011). Technology-enhanced simulation for health professions education: a systematic review and meta-analysis. *JAMA* 306 (9): 978–988.

3 Gaba, D.M. et al. (2001). Simulation-based training in anesthesia crisis resource management (ACRM): a decade of experience. *Simulation and Gaming* 32 (2): 175–193.

4 Bradley, P. (2006). The history of simulation in medical education and possible future directions. *Medical Education* 40 (3): 254–262.

5 Ziv, A. et al. (2007). Credentialing and certifying with simulation. *Anesthesiology Clinics* 25 (2): 261–269.

6 Ziv, A. et al. (2003). Simulation-based medical education: an ethical imperative. *Academic Medicine* 78 (8): 783–788.

7 Issenberg, S.B. et al. (2005). Features and uses of high-fidelity medical simulations that lead to effective learning: a BEME systematic review. *Medical Teacher* 27 (1): 10–28.

8 Jeffries, P. (2005). A framework for designing, implementing, and evaluating simulations. *Nursing Education Perspectives* 26 (2): 97–104.

9 Norman, G., Dore, K., and Grierson, L. (2012). The minimal relationship between simulation fidelity and transfer of learning. *Medical Education* 46 (7): 636–647.

10 Meyer, M.N. et al. (2011). The effect of simulation on clinical performance: a junior nursing student clinical comparison study. *Simulation in Healthcare* 6 (5): 269–277.

11 McGaghie, W.C. et al. (2011). Does simulation-based medical education with deliberate practice yield better results than traditional clinical education? A meta-analytic comparative review of the evidence. *Academic Medicine* 86 (6): 706–711.

12 Cant, R.P. and Cooper, S.J. (2010). Simulation-based learning in nurse education: systematic review. *Journal of Advanced Nursing* 66 (1): 3–15.

13 Sa Couto, C.D. et al. (2006). A model for educational simulation of neonatal cardiovascular pathophysiology. *Simulation in Healthcare* 1 Spec no.: 4–9.

14 Tjomsland, N. and Baskett, P. (2002). Asmund S. Laerdal. *Resuscitation* 53 (2): 115–119.

15 Abrahamson, S., Denson, J.S., and Wolf, R.M. (2004). Effectiveness of a simulator in training anesthesiology residents. 1969. *Quality & Safety in Health Care* 13 (5): 395–397.

16 Good, M.L. and Gravenstein, J.S. (1989). Anesthesia simulators and training devices. *International Anesthesiology Clinics* 27 (3): 161–168.

17 Gaba, D.M. and DeAnda, A. (1988). A comprehensive anesthesia simulation environment: re-creating the operating room for research and training. *Anesthesiology* 69 (3): 387–394.

18 Barrows, H.S. (1993). An overview of the uses of standardized patients for teaching and evaluating clinical skills. AAMC. *Academic Medicine* 68 (6): 443–451. discussion 451-3.

19 Institute of Medicine committee on quality of health care (2000). *To Err Is Human: Building a Safer Health System* (ed. L.T. Kohn, J.M. Corrigan and M.S. Donaldson). National Academies Press (US). Copyright 2000 by the National Academy of Sciences. All rights reserved. Washington (DC). https://www.ncbi.nlm.nih.gov/pubmed/25077248 (accessed 22 June 2018).

20 Aron, D.C. and Headrick, L.A. (2002). Educating physicians prepared to improve care and safety is no accident: it requires a systematic approach. *Quality & Safety in Health Care* 11 (2): 168–173.

21 Mayo, P.H. et al. (2004). Achieving house staff competence in emergency airway management: results of a teaching program using a computerized patient simulator. *Critical Care Medicine* 32 (12): 2422–2427.

22 Draycott, T.J. et al. (2008). Improving neonatal outcome through practical shoulder dystocia training. *Obstetrics and Gynecology* 112 (1): 14–20.

23 Barsuk, J.H. et al. (2009). Use of simulation-based mastery learning to improve the quality of central venous catheter placement in a medical intensive care unit. *Journal of Hospital Medicine* 4 (7): 397–403.

24 Eppich, W.J., Brannen, M., and Hunt, E.A. (2008). Team training: implications for emergency and critical care pediatrics. *Current Opinion in Pediatrics* 20 (3): 255–260.

25 Wayne, D.B. et al. (2008). Simulation-based education improves quality of care during cardiac arrest team responses at an academic teaching hospital: a case-control study. *Chest* 133 (1): 56–61.

26 Willaert, W.I.M. et al. (2012). Role of patient-specific virtual reality rehearsal in carotid artery stenting. *British Journal of Surgery* 99 (9): 9.

27 Qiu, T.-M. et al. (2010). Virtual reality presurgical planning for cerebral gliomas adjacent to motor pathways in an integrated 3-D stereoscopic visualization of structural MRI and DTI tractography. *Acta Neurochirurgica* 152 (11): 1847–1857.

28 Auguste, T.C. et al. (2011). The simulation of an ex utero intrapartum procedure to extracorporeal membrane oxygenation. *Journal of Pediatric Surgery* 46 (2): 395–398.

29 Hamman, W.R. et al. (2009). Using in situ simulation to identify and resolve latent environmental threats to patient safety: case study involving a labor and delivery ward. *Journal of Patient Safety* 5 (3): 184–187.

30 Patterson, M.D. et al. (2013). In situ simulation: detection of safety threats and teamwork training in a high risk emergency department. *BMJ Quality and Safety* 22 (6): 468–477.

31 Geis, G.L. et al. (2011). Simulation to assess the safety of new healthcare teams and new facilities. *Simulation in Healthcare* 6 (3): 125–133.

32 Hayden, J. et al. (2014). The National Council of State Boards of Nursing national simulation study: a longitudinal, randomized, controlled study replacing clinical hours with simulation in prelicensure nursing education. *Journal of Nursing Regulation* 5 (2): 1–66.

33 Laack, T.A. et al. (2010). A 1-week simulated internship course helps prepare medical students for transition to residency. *Simulation in Healthcare* 5 (3): 127–132.

34 Malekzadeh, S. et al. (2011). ORL emergencies boot camp: using simulation to onboard residents. *Laryngoscope* 121 (10): 2114–2121.

35 Cohen, E.R. et al. (2013). Making July safer: simulation-based mastery learning during intern boot camp. *Academic Medicine* 88 (2): 233–239.

36 Fernandez, G.L. et al. (2012). Boot camp: educational outcomes after 4 successive years of preparatory simulation-based training at onset of internship. *Journal of Surgical Education* 69 (2): 242–248.

37 Watson, K. et al. (2012). Can simulation replace part of clinical time? Two parallel randomised controlled trials. *Medical Education* 46 (7): 657–667.

38 Palaganas, J.C., Epps, C., and Raemer, D.B. (2014). A history of simulation-enhanced interprofessional education. *Journal of Interprofessional Care* 28 (2): 110–115.

39 Bridges, D.R. et al. (2011). Interprofessional collaboration: three best practice models of interprofessional education. *Medical Education Online* 16.

40 Bearman, M., McNaughton, N., and Nestel, D. (2018). Theories informing healthcare simulation practice. In: *Healthcare Simulation Education: Evidence, Theory and Practice* (ed. D. Nestel et al.), 9–15. Chichester: Wiley.

41 Ericsson, K.A. (2015). Acquisition and maintenance of medical expertise: a perspective from the expert-performance approach with deliberate practice. *Academic Medicine* 90 (11): 1471–1486.

42 van Merriënboer, J. and Sweller, J. (2010). Cognitive load theory in health professional education: design principles and strategies. *Medical Education* 44 (1): 85–93.

43 Reedy, G. (2015). Using cognitive load theory to inform simulation design and practice. *Clinical Simulation in Nursing* 11: 350–360.

44 van Merriënboer, J. and Kirschner, P. (2007). *Ten Steps to Complex Learning: A Systematic Approach to Four Component Instructional Design*. New Jersey: Lawrence Erlbaum Associates.

45 McGaghie, W.C. (2015). Mastery learning: it is time for medical education to join the 21st century. *Academic Medicine* 90 (11): 1438–1441.

46 McGaghie, W.C. et al. (2014). A critical review of simulation-based mastery learning with translational outcomes. *Medical Education* 48 (4): 375–385.

47 McGaghie, W.C. (2015). When I say … mastery learning. *Medical Education* 49 (6): 558–559.

48 Bruner, J. (1966). *Toward a Theory of Instruction*. Cambridge: Harvard University Press.

49 Wertsch, J. and Sohmer, R. (1995). Vygotsky on learning and development. *Human Development* 38: 332–337.

50 Sfard, A. (1998). On two metaphors for learning and the dangers of choosing just one. *Educational Reasearcher* 27 (2): 4–13.

51 Schon, D. (1983). *The Reflective Practitioner: How Professionals Think in Action*. London: Temple Smith.

52 Fenwick, T. and Dahlgren, M.A. (2015). Towards socio-material approaches in simulation-based education: lessons from complexity theory. *Medical Education* 49 (4): 359–367.

53 Cook, D.A. et al. (2013). Comparative effectiveness of instructional design features in simulation-based education: systematic review and meta-analysis. *Medical Teacher* 35 (1): e867–e898.

54 Reznick, R.K. and MacRae, H. (2006). Teaching surgical skills — changes in the wind. *New England Journal of Medicine* 355

(25): 2664–2669.

55 Sanko, J.S. et al. (2013). Establishing a convention for acting in healthcare simulation: merging art and science. *Simulation in Healthcare* 8 (4): 215–220.

56 Dieckmann, P., Gaba, D., and Rall, M. (2007). Deepening the theoretical foundations of patient simulation as social practice. *Simulation in Healthcare* 2 (3): 183–193.

57 Cleland, J.A., Abe, K. and Rethans, J.J. (2009). The use of simulated patients in medical education: AMEE Guide No. 42. *Med Teach.* 31 (6): 477–86.

58 Kassab, E., Kyaw Tun, J., and Kneebone, R.L. (2012). A novel approach to contextualized surgical simulation training. *Simulation in Healthcare* 7 (3): 155–161.

59 Gordon, M.S. et al. (1980). 'Harvey,' the cardiology patient simulator: pilot studies on teaching effectiveness. *The American Journal of Cardiology* 45 (4): 791–796.

60 Bearman, M. and Nestel, D. (2014). The future of simulated patient methodology. In: *Simulated Patient Methodology*, (ed. D. Nestel and M. Bearman) 145–149. Wiley.

61 Cantillon, P. et al. (2010). Simulated patient programmes in Europe: collegiality or separate development? *Medical Teacher* 32 (3): e106–e110.

62 Nestel, D. et al. (2014). Confederates in health care simulations: not as simple as it seems. *Clinical Simulation in Nursing* 10 (12): 611–616.

63 Kneebone, R. et al. (2002). An innovative model for teaching and learning clinical procedures. *Medical Education* 36 (7): 628–634.

64 Fanning, R.M. and Gaba, D.M. (2007). The role of debriefing in simulation-based learning. *Simulation in Healthcare* 2 (2): 115–125.

65 McGaghie, W.C. et al. (2010). A critical review of simulation-based medical education research: 2003–2009. *Medical Education* 44 (1): 50–63.

66 Rudolph, J.W., Raemer, D.B., and Simon, R. (2014). Establishing a safe container for learning in simulation: the role of the presimulation briefing. *Simulation in Healthcare* 9 (6): 339–349.

67 Rudolph, J.W. et al. (2006). There's no such thing as 'nonjudgmental' debriefing: a theory and method for debriefing with good judgment. *Simulation in Healthcare* 1 (1): 49–55.

68 Rudolph, J.W. et al. (2007). Debriefing with good judgment: combining rigorous feedback with genuine inquiry. *Anesthesiology Clinics* 25 (2): 361–376.

69 Shanks, D. et al. (2013). Are two heads better than one? Comparing dyad and self-regulated learning in simulation training. *Medical Education* 47 (12): 1215–1222.

70 Palaganas, J.C., Fey, M., and Simon, R. (2016). Structured debriefing in simulation-based education. *AACN Advanced Critical Care* 27 (1): 78–85.

71 Dreifuerst, K.T. Getting started with debriefing for meaningful learning. *Clinical Simulation in Nursing* 11 (5): 268–275.

72 Phrampus, P.E. and O'Donnell, J.M. (2013). Debriefing using a structured and supported approach. In: *The Comprehensive Textbook of Healthcare Simulation* (ed. A.I. Levine et al.), 73–84. New York, NY: Springer New York.

73 Imperial College London (2012). *The London Handbook for Debriefing: Enhancing Performance Debriefing in Clinical and Simulated Settings*. London: London Deanery.

74 Arora, S. et al. (2012). Objective structured assessment of debriefing (OSAD): bringing science to the art of debriefing in surgery. *Annals of Surgery* 256 (6): 982–988.

75 Runnacles, J. et al. (2014). Development of a tool to improve performance debriefing and learning: the paediatric objective structured assessment of debriefing (OSAD) tool. *Postgraduate Medical Journal* 90 (1069): 613–621.

76 Centre for Medical Simulation 2011. Debriefing Assessment for Simulation in Healthcare. http://www.harvardmedsim.org/debriefing-assesment-simulation-healthcare.php (accessed 27 June 2018).

77 Krogh, K., Bearman, M., and Nestel, D. (2015). Expert practice of video-assisted debriefing. *Clinical Simulation in Nursing* 11: 180–187.

78 Grant, D.J. and Marriage, S.C. (2012). Training using medical simu-

lation. *Archives of Disease in Childhood* 97 (3): 255–259.

79 Grant, J. et al. (2010). Using video-facilitated feedback to improve student performance following high-fidelity simulation. *Clinical Simulation in Nursing* 6 (5): e177–e184.

80 Levett-Jones, T. and Lapkin, S. (2013). A systematic review of the effectiveness of simulation debriefing in health professional education. *Nurse Education Today* 34 (6): e58–e63.

81 Nestel, D. and Gough, S. (2018). Designing simulation-based learning activities. In: *Healthcare Simulation Education: Evidence, Theory and Practice* (ed. D. Nestel et al.), 135–142. Chichester: Wiley.

82 O'Regan, S. et al. (2016). Observer roles that optimise learning in healthcare simulation education: a systematic review. *Advances in Simulation* 1: 4.

83 Decker, S. et al. (2013). Standards of best practice: simulation standard VI: the debriefing process. *Clinical Simulation in Nursing* 9 (6): S26–S29.

84 Husebo, S., O'Regan, S., and Nestel, D. (2015). Reflective practice and its role in simulation. *Clinical Simulation in Nursing* 11 (8): 368–375.

85 Schon, D. (1987). *Educating the Reflective Practitioner*. San Francisco: Jossey-Bass.

86 Kolb, D. and Fry, R. (1975). Toward an applied theory of experiential learning. In: *Theories of Group Process* (ed. C. Cooper). London: Wiley.

87 Gough, S. (2016). The use of simulation-based education in cardiorespiratory physiotherapy. PhD thesis. Manchester Metropolitan University. https://e-space.mmu.ac.uk/617694/ (accessed 27 June 2018).

88 Hamstra, S.J. et al. (2014). Reconsidering fidelity in simulation-based training. *Academic Medicine* 89 (3): 387–392.

89 Nestel, D., Krogh, K., and Kolbe, M. (2018). Exploring realism in healthcare simulations. In: *Healthcare Simulation Education: Evidence, Theory and Practice* (ed. D. Nestel et al.), 23–28. Wiley.

90 Dieckmann, P. et al. (2012). Goals, success factors, and barriers for simulation-based learning. *Simulation and Gaming* 43 (5): 627–647.

91 Horcik, Z. et al. (2014). A phenomenological approach to novice nurse anesthetists' experience during simulation-based training sessions. *Simulation in Healthcare* 9 (2): 94–101.

92 Nestel, D. et al. (2008). Real patient involvement in role development evaluating patient focused resources for clinical procedural skills. *Medical Teacher* 30: 795–801.

93 Snow, R. (2015). Real patient participation in simulations. In: *Simulated Patient Methodology: Theory, Evidence and Practice* (ed. D. Nestel and M. Bearman), 105–109. Wiley.

94 Nestel, D. (2015). Expert's corner: standardized (simulated) patients in health professions education: a proxy for real patients? In: *Defining Excellence in Simulation Programs* (ed. J. Palaganas et al.), 394. Philadelphia: Wolters Kluwer.

95 Nestel, D. (2017). Ten years of simulation in healthcare: a thematic analysis of editorials. *Simulation in Healthcare* 12 (5): 326–331.

拓展阅读

History of Simulation

Owen, H. (2016). *Simulation in Healthcare Education: An Extensive History*. Switzerland: Springer.

Theories Informing SBL

Battista, A. (2015). Activity theory and analysing learning in simulations. *Simulation and Gaming* 46 (2): 187–196.

Bearman, M., McNaughton, N., and Nestel, D. (2018). Theories informing healthcare simulation practice. In: *Healthcare Simulation Education: Evidence, Theory and Practice* (ed. D. Nestel et al.), 9–15. Chichester: Wiley.

Eppich, W. and Cheng, A. (2015). Cultural historical activity theory (CHAT) – informed debriefing for interprofessional teams. *Clinical Simulation in Nursing* 11: 383–389.

Fenwick, T. and Dahlgren, M.A. (2015). Towards socio-material approaches in simulation-based education: lessons from complexity theory. *Medical Education* 49 (4): 359–367.

Husebo, S., O'Regan, S., and Nestel, D. (2015). Reflective practice and its role in simulation. *Clinical Simulation in Nursing* 11 (8): 368–375.

Kneebone, R. (2003). Simulation in surgical training: educational issues and practical implications. *Medical Education* 37 (3): 267–277.

Nestel, D. and Bearman, M. (2015). Theory and simulation-based education: definitions, worldviews and applications. *Clinical Simulation in Nursing* 11: 349–354.

Reedy, G. (2015). Using cognitive load theory to inform simulation design and practice. *Clinical Simulation in Nursing* 11: 350–360.

Reviews in Simulation

Issenberg, S.B. et al. (2005). Features and uses of high-fidelity medical simulations that lead to effective learning: a BEME systematic review. *Medical Teacher* 27 (1): 10–28.

McGaghie, W.C. et al. (2010). A critical review of simulation-based medical education research: 2003–2009. *Medical Education* 44 (1): 50–63.

Cook, D.A., Hatala, R., Brydges, R. et al. (2011). Technology-enhanced simulation for health professions education: a systematic review and meta-analysis. *JAMA* 306 (9): 978–988.

Cook, D.A., Hamstra, S.J., Brydges, R. et al. (2013). Comparative effectiveness of instructional design features in simulation-based education: systematic review and meta-analysis. *Medical Teacher*. 35 (1): e867–e898.

Design

Jeffries, P. (2005). A framework for designing, implementing, and evaluating simulations. *Nurse Education Perspectives* 26 (2): 97–104.

Nestel, D. and Gough, S. (2018). Designing simulation-based learning activities. In: *Healthcare Simulation Education: Evidence, Theory and Practice* (ed. D. Nestel et al.), 135–142. Chichester: Wiley.

Reflection and Debriefing

Cheng, A., Eppich, W., Sawyer, T., and Grant, V. (2018). Debriefing: the state of the art and science in healthcare simulation. In: *Healthcare Simulation Education: Evidence, Theory and Practice* (ed. D. Nestel, M. Kelly, B. Jolly and M. Watson). West Sussex: Wiley.

Cheng, A., Eppich, W., Grant, V. et al. (2014). Debriefing for technology-enhanced simulation: a systematic review and meta-analysis. *Medical Education* 48 (7): 657–666.

Cheng, A., Grant, V., Robinson, T. et al. (2016). The promoting excellence and reflective learning in simulation (PEARLS) approach to health care debriefing: a faculty development guide. *Clinical Simulation in Nursing* 12: 419–428.

Cheng, A., Morse, K.J., Rudolph, J. et al. (2016). Learner-centered debriefing for health care simulation education: lessons for faculty development. *Simulation in Healthcare* 11 (1): 32–40.

Eppich, W.J., Hunt, E.A., Duval-Arnould, J.M. et al. (2015). Structuring feedback and debriefing to achieve mastery learning goals. *Academic Medicine* 90 (11): 1501–1508.

Fanning, R.M. and Gaba, D.M. (2007). The role of debriefing in simulation-based learning. *Simulation in Healthcare* 2 (2): 115–125.

Rudolph, J.W., Raemer, D.B., and Simon, R. (2014). Establishing a safe container for learning in simulation: the role of the presimulation briefing. *Simulation in Healthcare* 9 (6): 339–349.

Rudolph, J.W. et al. (2006). There's no such thing as 'nonjudgmental' debriefing: a theory and method for debriefing with good judgment. *Simulation in Healthcare* 1 (1): 49–55.

Fidelity in Simulation

Hamstra, S.J. et al. (2014). Reconsidering fidelity in simulation-based training. *Academic Medicine* 89 (3): 387–392.

Nestel, D., Krogh, K., and Kolbe, M. (2018). Exploring realism in healthcare simulations. In: *Healthcare Simulation Education: Evidence, Theory and Practice* (ed. D. Nestel et al.), 23–28. Wiley.

（翻译：蔡婷；审校：安海燕）

12 基于工作的学习

Clare Morris

Institute of Health Sciences Education, Barts and the London School of Medicine and Dentistry, Queen Mary University of London, London, UK

 本章要点

- 工作场所是整个医学生涯中专业能力学习和发展的一个重要场所。
- 深入理解基于工作学习的理论概念，可以提供一系列工具和方法，用来"复兴"学徒训练，并支持这一理论。
- 在工作场所，知识遍及日常实践、常规和文化中。
- 需要制定出基于工作学习的课程时间、性质和持续时间。

- 基于工作的学习需要有知识渊博和经验丰富的团队支持，例如同行、临床教师/主管以及其他医疗保健团队。
- 临床教师的作用非常重要，他们要确定日常实践中的学习机会。
- 学习者可能错误地认为学习只能依赖于教学——临床教师的作用包括提供基于工作学习中的学习机会。

引言

William Osler 明确地指出："学医没有书本就像失去航海图在大海中漂流，而没有病人的学习则如同学习航海却从未出海航行。"数百年来，临床实践一直是医学学习的重要部分，但临床教学的方法在医学教育研究文献中得到的关注可能比人们预期的要少[1]。然而，临床工作占据了医护人员一生中相当多的时间，耗费了大量的体力和情感。工作是许多人定义自己的方式，无论是与他们的角色有关——"我是一名医生"，"我是一名外科医生"，还是与他们的工作地点有关——"我在当地的教学医院工作"。对于医生来说，临床工作场所是他们实现专业能力学习的地方，是积累知识、提高技能和实践能力的场所。我们影响着临床，临床同样也影响和塑造着我们。

本章探讨了整个医学生涯中的工作 - 学习的关系。借鉴当代学习理论和研究，提出临床场所提供学习和建立课程的方式。医学教育是一个范例，但在所有医疗保健专业人员的教育中都有相似之处。而我们所面临的最大挑战是如何使工作场所成为一个特定职业群体内部、之间和跨专业群体进行共享学习的场所。

医学教育和培训的变化

医疗保健人员的教育依赖于两个复杂系统之间的相互作用，即大学中的正式学习环境和基于临床工作场所的学习，大学生和学员将在后者学习过程中学习如何运用他们的知识到临床实践中[2]。无论是有意还是无意，其中一个系统的变化都会对另一个系统产生影响。例如，课程中呼吁学生尽早与病人接触[3,4]，这对那些支持临床实践的人来说会产生资源问题。临床服务的组织和提供方式的改变意味着病人在医院的时间减少，而医院是传统上提供基于工作学习的主要场所。这增加了对社区医学教育的重视，并进一步增加了对临床医生提供病人照护和支持其未来同事发展的需求[5]。此外，工作时间的规定，虽然其本意是好的，但却产生了意想不到的后果，其减少了基于工作学习的可行性[6,7]。但这种复杂的相互作用也能支持医学教育和培训的创新。对病人安全和毕业生从事临床工作准备的持续关注产生了临床沟通技能培训和基于模拟的教育[2,8]。

虽然这两种教学系统都关注下一代医生的培养，但大学中追求学术卓越和培养世界一流毕业生的自由抱负与雇主希望招聘能够安全、高效和有效地提供医疗服务的员工之间,可能会出现矛盾[8]。这方面的一个范例是 2005 年英国在"医学职业现代化"的旗帜下对研究生医学培训的改革。改革是根本性的,从(昂贵的)时间依赖性的学徒模式转向更紧密的、有时间衡量的、基于结果的、能力评估的培训[7,9]。这一改革引发了关于如何将医疗实践概念化的辩论,对其教学和评估方式产生了影响。此改革并非英国独有,在撰写本文时,世界各地(如加拿大、美国、澳大利亚)都在大力推行以能力为基础的方法,越来越多的人主张以"可信赖的专业活动"概念中的专业判断为基础进行培训[10-13]。对这些模式的相对优点的分析超出了本章的范围,在其他章节中也有涉及,但本章会分析医学教育和培训如何构建、塑造和歪曲被认为具有学习价值的工作活动类型,并以特定的方式引导那些负责评估或决定进展的人的观点。

虽然基于工作的学习被认为是医学教育和培训的一个基本方面,但其地位受到了正式教学所享有的特权的挑战。这体现在受保护的教学时间、在临床环境中投入正式的教学空间和模拟资源,以及为学员和培训者提供临床环境以外的培训机会。这样做的危险在于基于工作的学习被边缘化和低估了。然而,正如下文所论述的,在整个医学教育中,基于工作场所的课程对未来医生的发展至关重要。

贯穿整个医学生涯的基于工作的学习

无论医疗保健如何改革,临床工作场所仍然是医学职业各个阶段的重要学习场所[14]。基于工作场所的学习虽然很重要,但本身也存在问题。除了关于课程模式和学员能否获得足够的基于工作的学习机会的争论外,还出现了其他问题。学生在整个本科教育期间都从事以工作为基础的实习。在毕业后阶段,学员在一系列的临床专业和环境中轮转,而更资深的医务人员则在他们的专业上继续发展、适应和创新。虽然这通常被认为是医学教育的"连续性",但重要的是要认识到发生的多重转变的过渡点[15]。当医学生第一次进入临床环境时,以及当他们作为新毕业生开始从事医学行业时,就会出现关键的过渡点。毕业后培训涉及岗位和角色之间的转换,向更大的医疗责任过渡。在医学教育文献中,忽视了向顾问/主治医生或家庭医生角色的过渡,这个过程同样需要适应过程和同行的支持。在这里,"新的颠覆性元素"[16]的概念可能会有所帮助,表明了在毕业后阶段中任务、角色和环境的差异。

这些过渡点为个人的成长和发展提供了机会,但同时也会导致焦虑和不确定感的增加[17-19]。有人认为,"医学教育者在区分促进学习的拼搏和阻碍学习的不利挣扎方面相对不够成熟"[18]。人们认识到向更大的医疗责任过渡时会导致绩效下降,并且可能对临床团队的工作产生影响,因为无论新人处于何种培训阶段,临床团队都要适应并为新人进行调整[20,21]。有人建议,从"关键的强化学习期"的角度来看待过渡期是有帮助的,它需要明确的支持和对工作场所文化和实践的关注。尽管通常会为实践做好准备,但批评者认为,永远不可能提前为某事做好充分的准备,因为工作情况也是发生在医生和特定的工作环境中[21]。然而,探索新医生认为自己在哪些方面准备最充分(或最不充分),以及确定策略有助于顺利通过过渡阶段。有证据表明,相当大比例的医学毕业生认为自己没有为临床实践做好适当的准备,并对处理日常工作生活的现实问题感到担忧,无论是处理病人、开处方、处理手中工作,还是备班待命[22-25]。值得注意的是,他们还会面临更多的挑战,例如了解他们的工作角色和工作范围,但这些可能只有在他们的第一个岗位上才会显现出来[23]。

一些毕业生感到没有准备好的原因很复杂,涉及个人和组织的层面[17]。对培训活动投入更多的精力是有获益的,这些目标明确的培训活动包括工作环境培训(例如理解如何在这里工作)和工作任务培训(例如开处方或特殊临床技能培训)[26]。在英国,新毕业的医生在开始他们的第一份工作之前,必须跟随一名初级医生进行学习。一项相关研究表明,增加跟随初级医生学习的时间,以及每增加一天入职培训,新医生的焦虑水平会降低[19]。另一项研究支持这样一种观点,即明确工作文化很重要,新毕业生希望获得"书本以外的知识",并重视面向病人的诊疗活动而不是基于课堂的入职培训[17]。

本科生拥有的基于工作经验的数量和性质,以及他们就业前实习的机会,似乎增加了他们为新角色做好准备的感觉。这对课程设计具有重要意义。例如,Holmboe 及其同事对根深蒂固的学生和学员医疗轮转方法持批判态度,并指出关于轮转的最佳时间和持续时间以及应如何支持轮转的实验证据很少[27]。他们质疑基于多次、短期轮换的方法,并指出从社会学的角度来看,这会削弱理解和参与不同文化团队、环境和专业的能力。他们提出质疑,"缺乏持续的监督和与教师的纵向联系,这与越来越多的关于专业知识发展的文献中的证据产生了深刻的冲突"[27]。

更长的综合性临床实习提供了一系列潜在的好处,包括培养更高的专业精神、更全面地了解疾病的过程、更好地以病人为中心,以及了解医疗保健系统的运作方式[18,28,29]。采用这种模式实习一年的学生似乎比那些采用传统轮转制的学生能更积极地参与独立诊疗活动[18]。其他研究阐明这些模式有利于各种关系的建立,包括跨专业学习及安排学生充分利用偶然的学习机会[30]。从应届毕业生和毕业后学员所看重的工作活动类型来看,这种学习模式会得到进一步强化。在进入新的岗位时,有机会跟随同行学习,可以减少焦虑并帮助新人适应新环境的工作模式[19]。日益分散的医疗保健系统削弱了传统的医学学徒制的连续性,但在毕业后培训中,跟踪病人诊疗路径的床旁教学仍然被视为是有价值的[31]。毫无疑问,接受培训的医生重视基于工作的学习经验,并寻求参与基于工作的学习机会。然而,卫生保健、教育和培训的改革,以及不能保证培训时间的威胁,给学员和那些负责支持和促进他们在工作场所进步的人带来了重大挑战。掌握一系列基于工作的学习工具和方法,可能是克服这些挑战的关键[32]。

学习和工作

本节将阐述工作、学习及其相互关系的概念,并会对学习理论进行回顾,其中许多理论在第 4 章中有详细介绍。Sfard 认为,我们对学习的看法十分重要,它塑造了我们与学习者互动的方式以及我们采用的教学实践方法[33]。例如,如果学习即习得,我们就会倾向于关注个体学习者的实践,以确保他们获得实践所需的知识和技能。这种学习观是正规教育的基础,通常与技术理性的观念相一致,即学习者头脑中的知识被“应用”到实践中。尽管这种模式受到了质疑[34],但它在许多人的心目中仍然是最好的教育方式,这导致了人们继续将重点放在课程中理论知识的掌握,以及对个人技能或精通程度的关注[35,36]。然而,一些评论家认为,将基于工作的学习与正规学习进行比较,或在工作场所借鉴正规学习模式是无益的[35-37]。例如,Billet 质疑了工作场所是无组织的、偶然的学习场所的观点,相反,“有组织的工作场所和规律地提供学习机会是日常工作的一部分,并通过其他同行指导得以实现。参与工作场所的任务有助于新的学习,并通过进一步的实践强化所学”[37]。

Sfard 的第二个比喻是学习即参与,从“参与”和“成为”某物一部分的角度来制定学习目的。这与学徒制的概念有直接的协同作用,将注意力集中在工作场所为学习提供的课程上[38]。一项支持毕业后培训的研究阐明了他们是如何坚持学徒制的想法,寻找机会让初级医生与更有经验的同事一起工作[31]。当学习环境中的人持有相互竞争的学习观点时,就会出现紧张的局面。熟悉正式学习环境的学习者会寻找“教学”,而他们的临床教师则会为他们找寻基于工作的学习机会[31,39]。一项关于临床教师对医学生基于工作的学习概念的研究抓住了这两种隐喻(学习即习得、学习即参与),将其从专业团体的成员资格、合作提供照护时的伙伴关系以及个人学习目标的所有权方面来构建[40]。

临床教师的部分作用是向自己和他人明确学习框架,阐明从工作中能学到什么[38]。这时,对工作 - 学习关系的审视就变得非常重要,它可以帮助临床教师理解他们目前的做法,并提供新的方法来支持临床环境中的学习。

“正式”学习(医学院)和“非正式”学习(在临床工作环境中)是医学教育中经常出现的另一种分类方法。正式学习的典型特征是有时间表、教学目的和目标、明确的课程以及循序渐进的教学和考试。相比之下,非正式的学习通常是在工作场所,历来不受教师和学生的重视,被认为是随意的、机会主义的,缺乏正式教学的严谨性、流程或架构。如前所述,出现这些批评的部分原因是将基于工作的学习与正式学习的流程和教学方法进行了比较,而不是从其自身的教学方法和流程来考虑。

Eraut[41]提议将“非正式学习”更换为“非正规学习”。在此过程中,他提出了一个无正规形式学习的类型学,侧重于学习者的学习意图。隐性学习的特点是学习者在没有任何事先的学习意图的情况下发生的学习,学习者在不知不觉中获得了知识。他将隐性学习与刻意学习作了对比,在刻意学习中,学习者留出时间来学习,并有计划、有目的地学习。Eraut 描述了介于这两者之间的反应性学习,它几乎是由于情境和环境而自发发生的。虽然反应性学习不是提前计划的,但学习者会抓住学习机会,并为此做好准备,并会对学习事件或经历进行简短自发的反思。当我们考虑如何促进基于工作的学习时,这些学习方法的区分是有帮助的,它表明明确认识、回应和重视在日常实践中的学习机会,并鼓励学生和学员做同样的事情。

基于工作的学习覆盖了医学教育和培训的各个阶段。Boud 和 Solomon 探讨了基于工作的学习在专业教育中的地位,指出在当前的本科课程中,"承认工作场所是学习的场所,并使课程与其更具相关性。因此,它们标志着大学和工作场所之间的界限正在模糊化"[42]。

他们进一步指出,这种"模糊化"表明正式学术环境之外的学习越来越合法化,并认为这给学生和学员创造了机遇和挑战,"学习任务受到工作性质的影响,反过来,工作也会受到由它产生的学习的影响,这两者是互补的。学员是工作人员、工作人员也是学习者。他们需要能够管理好这两种角色"[43]。

这种双重角色在毕业后培训中尤为突出,学员同时也是医务人员,因此既要工作也要学习。Seagraves和Boyd[43]辨别了工作和学习之间的三个"关联",具体如下:

- 为工作而学习
- 在工作中学习
- 从工作中学习

这些语义上的区别很重要,暗示了工作和学习之间的不同关系,以及学习的预期目的。随之就出现了问题,例如,医学课程的设计或意图是旨在加强工作实践或专业实践。换句话说,学习是为了雇主的利益还是个人的利益?在某种程度上,这取决于人们看待工作的角度和工作的主要目的。

Evans等人[44]提供了三种关于基于工作场所而学习的观点,在此很有帮助:劳资关系、社会学和社会学习理论。

从劳资关系的角度来看,工作是一项有竞争关系的活动,员工和雇主之间在权利、义务以及防止或滥用员工的技能和劳动方面经常出现紧张关系。基于工作的学习是由工作场所的需求驱动的,而不是由员工的需求驱动的,获得进一步培训和发展的机会是由促进创新或效率的愿望驱动的。基于工作的学习是由雇主控制的(例如,学习假)。这对于医学生和学员来说是显而易见的,体现在诸如获得学习假、工作时间、值班以及法定培训等问题。

然而,从社会学的角度来看,工作更是一个社会互动、社会化和身份形成的场所。显然,这对职业角色和身份的发展是有影响的,其中人际关系、权力、权威和地位都是工作场所运转的一部分。在这种情况下,学员或学生个体与他人的关系以及他人对他们的看法,可能会影响到他们的学习经历、接受的培训以及他们最终形成的职业身份[45,46]。如何看待工作将会影响到个人如何看待和处理基于工作的学习。工作涉及专业活动,但也要求医生、学员和学生承担额

外的职责、角色和责任。理解这一点对基于工作的学习至关重要,特别是如果学生和学员希望最大限度地在工作中学习。困难在于,本科阶段对正式学习的重视和过分强调可能会影响学生和学员识别工作中学习机会的能力。

下面将具体探讨社会学习理论在帮助理解医学教育方面的价值。

基于工作的学习理论

学习理论可以被视为不同的教育思想流派,它们之间的区别可以通过各种方式加以区分(参见第2章)。关注个人学习的学习理论(行为和认知理论),将学习视为一种社会实践,在这个过程中,有个人与环境在工作、学习或玩耍间的互动(社会学习理论)。在更广泛地学习文献过程中,可以看到基于工作和实践的对学习的丰富描述,以及提供了深度见解和一定程度的批评,这超出了本书所讨论的范围[47-49]。借鉴教育思维的行为、认知和社会文化学派,本部分试图突出一些有用的解释性和分析性的思维方式,特别是针对与医学相关的基于工作的学习。

行为学派

心理学的传统观念认为"学习的行为取向"趋于聚焦个体学习者对技能的掌握,而相对"忽略"环境影响。广义上讲,行为主义认为学习的表现形式是"使行为产生变化",这些变化是个体外部刺激,即环境因素作用的结果。Hartley认为,源于行为主义学派的学习原则强调以下几部分的重要性:

- 在实践中学习。
- 在不同环境中经常练习。
- 强化作为主要动力。
- 有必要对"行为目标"予以明确规定和表述并传达给学习者[50]。

这些学习原则在目前流行的基于技能的医学教学模式中很容易观察到。虽然这些模式看上去是可取的,但是它们掩盖了基于工作和专业的学习的复杂性。正如Hager告诫那样,"工作行为表现是可以提前充分指明的概念仍然极具吸引力"[51],正是这种想法加强了对基于胜任力培训模式的支持。

认知学派

学习的认知定向可以被看作是从行为主义者关注外部世界中可观察的行为到关注学习者的内部世

界和他们的思维变化的转变。在这里,重点是获得知识和技能,无论是来自更有能力的"其他人"的输入(通过传播过程),还是通过自己的经验总结(建构主义)。认知定向包括建构主义、社会认知和社会建构主义思维。虽然后两者都明确考虑到了如何通过与其他人的接触去塑造学习,但它们的重点仍然是个体学习者。认知理论占"主导"地位[33,36],其中学习被理解为:

- 可存留在个人思想中。
- 具有命题性质。
- 可以口头或书面表达。
- 思想易被人所知[51]。

认知学派中的建构主义与皮亚杰的工作密切相关,他认为意义(或学习)是通过人类与经验的互动而产生的。正如 Scott 和 Palinscar 所指出的:"建构主义者认为不存在现成的知识;无论教师做什么,学习者都会建构自己的知识。所有的学习……都需要根据自己现有的理解和能力来重新解释要学习或使用的信息[52]。"

这些建构主义的学习框架在医学教育研究和实践中随处可见。正如 Swanwick 所指出的,备受争议的成人教育学[53]、体验式学习[54]和反思[50,55]等概念已经导致在医学教育和培训[35]的各个方面几乎全部采用了档案袋、评估和个人发展规划的方式。这些概念及其对医学教育的影响将在第 2 章中进一步阐述,但这里需要注意的是,它们将学习作为一种本质上主动的活动,是学习者改变自身原有经验的结果。例如,Kolb 学习环——具体经验、反思、概念化和实践[54]——提炼自任一社会环境,并没有告诉我们什么类型的经验可能会促进这一过程,也未说明更专业的从业者在鼓励或监督随后的反思、概念化和实践过程中所起到的作用。因此,它低估了关于"工作场所学习"中临床教师在识别、排序和监督学习者方面的重要作用,临床教师了解参与体验的学习者所处的发展阶段,同时也会考虑到病人安全和照护问题。同样地,它们也未能提供临床教师如何将与病人接触学习效果最大化的见解。"认知学徒制"模式[56-58]是一个有益的补充。参见知识点 12.1。

社会认知理论

社会认知理论是在行为主义人格理论中加入了认知成分,形成了自己的社会认知理论,它被看作是行为主义者和认知理论家的结合或桥梁。Bandura的工作极具影响力,他捕捉到了个人、认知和环境之

知识点 12.1 聚焦:认知学徒制

认知学徒制模式起源于传统的手工艺学徒制,但突出思维训练,并已被证明在临床教学环境中有潜在的用途[57,59]。Collins 等人[56]在他们的模型中确定了以下六个阶段,能很容易地应用在基于工作的教学中,在教学决策、道德、沟通技巧和其他认知复杂的专业实践领域中特别有用。

建模:让学习者观察你的实践,以便建立起对该实践的概念化[57,60,61]。

教练法:观察学习者的练习[57,62,63],为他们提供指导、批评和反馈。

脚手架:为学习者提供更多的实践机会,逐步有目的地增加所从事工作的复杂性,同时慢慢减少你的参与[14]。

表达:利用提问和监督时间,鼓励学习者向你讲述他们正在做什么,为什么做以及如何做,并为所采取的方法提供逻辑依据[64]。

反思:鼓励学习者对自我表现进行分析性思考,并与专家的表现进行比较,从而明确进一步提高自我表现的方法[57,64]。

探究:为学习者提供参与新任务和新活动的机会,促使学习者在其活动和思考中变得独立。

间的动态相互作用,这些因素共同决定了个人的行为——被称为交互决定论[65](见图 4.1)。Bandura 关注人类的五种基本能力:符号化能力、预见能力、自我调整、自我反思和替代学习能力。因此可以说,人们的想法、感觉和信念会影响他们的行为方式,而自我强化或自我效能[66]将直接影响到一个人的行为动机和成就(见知识点 4.1)。

通过对他人的密切观察,替代学习能力被认为是医学中角色示范的要素,也是传播价值观和与病人、同事以及更广泛的医疗保健团队互动的一种有力手段[67,68]。角色榜样影响职业认同的形成[69],提高职业素养[44],影响职业选择[70]。它也对临床表现有影响,包括帮助提高临床推理技能[71]、对错误作出适当反应(披露行为)[72]、提供可信的反馈、让其他人据此采取行动[73]。知识点 12.2 提供了关于如何在职业行为和实践中树立榜样的建议。

社会建构主义

建构主义模型强调个体学习者如何"构建"知识,即学习者如何理解教师、环境和他们的丰富经验提供

知识点 12.2　实用建议：做一个好的榜样[44,70-72,74-76]

- 演示出色的临床实践。
- 在医疗护理中以病人为中心，具有同理心。
- 在教学中以学习者为中心。
- 尊重同事，认可他们贡献的价值。
- 提供一系列被他人观察的机会，并向他们汇报总结。
- 分享你的想法，比如临床思维。
- 讨论价值观、职业素养以及对错误的反思。
- 分析并讨论你向学习者所做的示范。
- 建立反思模式，促进他人反思。
- 使隐含的机会更加明确（见知识点 12.6）。
- 留出讨论和汇报的时间。
- 对你所做的事充满热情。

的新信息和经验。社会建构主义更进一步强调"社会参与"在学习过程中的重要性。换句话说，学习者通过与他人互动，无论是他们的老师、同学还是周围的人，来理解新的思想和信息。基于问题的学习（以其最纯粹的形式）是社会建构主义影响医学教育的一个例子。

维果斯基[77]是社会建构主义的主要贡献者，他的学习理论源自儿童与成人互动的观察研究。他指出，在学习任务中，与成年人（一个更博学的人）一起学习的儿童比独立学习的儿童更成功，他认为学习唤醒了发展过程，但只有当儿童与同伴及环境中的其他人互动时，发展过程才能起作用。这与上文探讨的体验式学习模式明显不同，后者认为提供学习体验本身即产生学习。维果斯基将注意力集中到教师用以调节他人学习的概念和工具，强调了语言（或共享谈话）在发展过程中的重要性。重要的是，他引入了一种全新的方法，通过构建最近发展区[52]，将学习与学习者的发展阶段相匹配。学习者现有水平（实际发展区）和即将达到的发展水平之间的差距，就是"最近发展区"。知识点 12.3 列举了维果斯基研究用于建立临床教学方法的方式。

社会认知理论提供了有关如何在临床工作场所以各种方式帮助支持个体学习者发展的深刻见解，见知识点 12.4。

认知理论关注个体发展及通过经验的学习。社会认知和社会建构主义理论开始考虑个人和他们所处的环境的相互作用，承认个体周围其他人的重要贡献。然而，即使是这些理论也未能抓住"基于工作的学

知识点 12.3　聚焦：维果斯基

考虑学习活动的间接性质

维果斯基关注我们用以形成学习体验的"工具"，无论是我们用来解释或指导的语言，还是我们用来举例说明的工具，比如讲义、检查结果、X 线片和病人案例。这可以帮助我们更有目的性地看待非正式学习经历，认识并明确我们使用的日常工具和学习资源。对间接学习经历的仔细分析揭示了实际操作和口头描述、视觉、手势／触觉教学模式的重要性，无论是依次还是同步进行[78]。

确定学习者的需求和学习潜力

维果斯基区分了实际发展区（学习者在没有帮助的情况下实际能做的事情）和最近发展区（学习者在一些帮助或指导下能做的事情）。学习发生在最近发展区，在那里我们引导、协助、支持和指导我们的学习者。因此，与学生和学员工作时，重要的是要认识到他们可以独立完成哪些工作，然后找出我们如何通过提供输入来增加价值，从而促进他们学习并向下一个阶段发展。

让知识更渊博的人参与学习过程

维果斯基认为，同龄人和环境中的其他人的参与是学习发生的必要先决条件。工作场所中同行就近学习的价值不应被忽视，特别是在考虑到新工作环境的适应和过渡问题时[17,19,79,80]。

知识点 12.4　认知理论和基于工作场所的学习

- 聚焦个体学习者的发展。
- 考虑学习需求、学习潜能和自我效能。
- 视经验为学习的基础。
- 重视反思性实践。
- 通过观察和建模，重视替代性学习。
- 通过"认知学徒制"提供最大化学习的策略。
- 认可包括同行在内的"更博学者"的支持。
- 告知学习工具的重要性，其帮助我们从理论过渡到实践。

习"的复杂性，它们的贡献也越来越受到质疑[21,27,81]。例如，Lingard 认为，目前医学教育中对胜任力的关注反映了医疗卫生教育的个人主义框架，使人们忽视了一个事实"有能力的专业人员个体根据规则联合会形成一个无能的团队"[82]。她的论文将注意力转向集

体能力,揭示了学习的社会文化理论价值,以便于理解临床团队工作、学习和共同发展的方式。

社会文化学派

社会文化理论支撑着"学习即参与"的隐喻[33],学习的目标被看作是充分参与团队的工作,例如医疗保健团队的工作。"情境学习"和"实践共同体"等相关概念在第 2 章中已有介绍,本章将进一步探讨如何理解基于工作场所的学习。社会文化理论家认为学习和工作(或实践)之间的区别是人为的。他们的出发点是假设学习是我们日常经验和实践的一个组成部分。因此,举例来说,当我们与同事谈论我们遇到的困难病人时,或在查房时"思考讨论"管理方案时,我们既是在进行工作活动,也是在进行学习活动。我们对彼此、对病人和他们的疾病的理解会受到我们对话的影响,这也是工作场所学习的一部分[83]。当我们遇到一个复杂的病人或复杂的情况时,我们会利用我们周围的"学习资源"(我们的同行、我们的前辈、医疗团队的其他成员)来考虑如何继续推进。我们也可能会咨询其他类型的资源,例如互联网搜索引擎,但我们很少立即"急于学习"来解决这些问题。学生在实践的同时也在学习。因此,学习是一项日常活动,需要共同参与才能进步。换句话说,学习是一种"情境性"和集体性的活动,强调从关注个体学习者或教师,转向关注"团队"或"共同体",特别是实践共同体[84]。

近年来,"实践共同体"一词已被专业教育所采用,无论是线下还是线上教育,常常被不加鉴别地用来体现一种促进协同工作的愿望。然而,它最初的用途要更为具体,是为了体现 Lave 和 Wenger 从人种志角度观察到的一系列"学徒制系统"中情境化学习的例子。他们的开创性著作确定了在这些背景下学习的一个决定性特征,即合法性边缘参与,描述为"一种谈论初学者和老前辈之间的关系,以及谈论活动、身份认同、人为现象及知识和实践共同体的方式,涉及新来者成为实践共同体一部分的过程。在这个过程中,个人的学习意愿被激发,同时通过成为社会文化实践的充分参与者体现了学习的意义[84]"。

Lave 和 Wenger 研究中的四个关键概念,与医学中基于工作的学习和新兴的学徒制模式有特别的关联,如下所示:

- 学习是社会实践的一部分。
- 学习在实践共同体中进行
- 学习通过合法性边缘参与进行。
- 语言是实践的核心部分。

让我们更深入地探讨这些观点。第一,学习是社会实践的一部分。每天,我们都会在工作中遇到新情况、新病人、新同事、学员或学生,这些都会让我们自省我们的所知、所为、如何做以及为什么做。这显然是一种"学习"情境,尽管我们可能并不总是这样定义它。第二,学习发生在实践共同体中[85],可以通过共同的专业知识来确定和定义实践共同体。外科手术团队或精神病学外联团队的实践证明了这一点,他们的实践之所以有效得益于共同的努力、集体的"团队思维"。如果我们比较这两个团队,每个都包含医生、护士和健康卫生专业人员,但他们的专业工作、工作方式以及实践"文化"(他们如何着装、如何互相交谈以及如何与病人交谈等)显然是不同的。很明显,在医学领域有许多不同的实践共同体,学生和学员需要学习如何参与其中,甚至参与在不同团体间[2,83]。第三,学习有一个重要的定义过程,即"合法性边缘参与",这一过程培养学生的专业技能,以取得进入并充分参与一个共同体的必要许可。在我们给学生和学员分配工作时,我们需要确保它能够确实增加学习者在"实际"工作中的参与度,包括从边缘性活动(如刷手以观察手术过程)到更核心的活动(如主导手术过程)。值得注意的是,这里所描述的"初学者"和"老前辈"之间的关系与传统分级教育模式中从见习生到专家截然不同。这是一个重要的区别,因为它承认学生和学员可以对形成和发展实践作出宝贵的贡献,以及他们对工作场所产生的影响。最后,语言是实践的核心部分,这不仅是指从交谈中学习,也是指学习交谈,一个用自己的方式进入专业领域的过程。例如,当学生和学员"展示案例"时,隐含着语言的结构和文化——"史密斯是一位 55 岁的女性,伴有症状 A 和 E 三天余……"——他们在学习如何"谈论"医学,也在学习医学知识本身。

当前,医学教育研究者们越来越多地利用社会文化视角深入了解代表医学教育和培训的复杂的文化实践。这些研究涵盖了医学教育的整个过程,为理解健康卫生专业人员如何通过工作活动进行学习提供了新的方法[30,31,40,61,83,86,87]。知识点 12.5 探讨了有助于理解在实践共同体中医学学习所用时间的证据。

社会文化视角清晰地提供了一些理论和概念工具,使研究人员和从业人员能够分析基于工作的学习。强调学习是一个包含"归属、成长和认同"以及意义创造的过程[85],这一强调让人们更加关注医学教育和培训中的"隐藏课程"。一个从社会文化角度探索观察学习价值的研究具有很好的说服力[62,89]。这项

知识点 12.5　寻求证据:实践共同体

　　Lave 和 Wenger[84]通过对传统"学徒制"进行人种志的研究,形成了他们关于学习的观点,为学习作为一种情境化社会实践提供了新的概念理解。他们围绕情境化学习和实践共同体的工作已经影响了基于工作场所学习的思考;一些评论家强调了它在医学教育上的潜在价值[35,36,38,81]。

　　例如,合法性边缘参与的分析概念关注初学者在实践共同体中充分参与工作的程度。一项关于医学生学习的研究支持这一观点,即临床学习可被视为在"实践共同体"中投入时间。学生参与基于真实工作活动的机会限制了这一观点得到充分支持,就像未能认识到融入日常工作活动中的学习机会一样[83]。一项关于毕业后医学教育的研究表明,高年资医生认为工作和学习是相互交织的,这导致他们按照学徒制方式组织工作活动,让"初学者"和"老前辈"一起工作[31]。这项研究注意到跟踪病人的医疗路径学习的价值,并且这一点在纵向整合式见习研究[30]中也得到了强烈关注。

　　对医学生学习进行了丰富的研究,并从社会文化角度提出理论,强调了机会对医学生的重要性,这些机会包括进行"独立会诊"、病例讨论、全面观察医疗活动进而对医疗保健系统如何运作获得更广泛的了解,这促进了他们对职业的理解及专业的发展[61]。与实践共同体中其他人建立有意义的工作学习关系也被证明是重要的[88]:此处学习被理解为一种参与共同实践(如共同解决问题)的成员关系(专业共同体的),学生更有可能获得来自工作本身的学习[40]。

　　研究建议,对学员专业领域实践的观察应集中于最重要的临床行为上。文化价值观造成两难选择:学员重视通过被观察的形式进行的学习,希望向更有经验的人展示自己的自主性,但又不希望因前辈未亲历工作而影响医疗服务[89]。此外,观察和评估之间的联系影响了他们的表现,导致他们运用"教科书上的方法",而不是他们通常使用的方法进行工作。这反过来又会影响他们收到的反馈的信度和效度[63]。这项研究对临床教师有直接影响。我们如何鼓励一种专注于发展而不是专注于绩效评估的观察文化? 我们如何使对实践的观察成为一种互惠行为,一种对被观察者和观察者都提供学习价值的行为?

　　从社会文化的角度看待学习,直接拓宽了临床教师在教学中的作用,引导教师们考虑如何让学习者参与到有意义的工作活动中,并与他们周围的人发生学习和工作上的关系[30,61]。这对那些经历了被要求同时进行"临床服务"和"教学"的教师来说是一种解放。重点变成了"今天我要做什么,以及我如何让学生和学员参与其中",而不是思考"今天我该教什么"。van der Zwet 和他的同事们进一步说明了这一角度在全科实习中是如何起作用的,他们提出了"发展性空间"的概念,即形成身份认同的机会,这种机会或是明显的或是隐藏的,或由环境提供或由学生创造,一些学生将其总结为"最终有了成为一名医生的感觉"[61]。他们的研究关注工作学习环境和学习文化的属性。他们认为,学生的情绪能量被转移到过度竞争或适应学习环境中:临床教师和学习者之间的信任关系为思考和实践的发展提供了空间。独立进行会诊和会诊讨论的机会,以及观察全科医生更广泛的工作活动是重要的参与行为。正如研究人员所指出的,"赋予学生角色的意义是这些活动的关键,也包括如何反映并关联他们的独立水平、'被允许'成为一个学习者以及'真正成为一名医生'的自由"[61]。对于那些参与毕业后医学教育的人来说,承认学生的双重身份,即学生同时也被当作员工,其重要性尤为深刻。本研究直接引起了有关职场文化对以下几方面影响的思考,包括发展机会、基于信任的学习者关系以及恰当的重要工作活动脚手架。同样也引发了对如何使隐含机会明显化的思考(见知识点 12.6)。

🖐 知识点 12.6　实用建议:化"隐"为"显"

- 把日常工作中主动产生的学习机会标记出来[38]。
- 在文化(着装要求、称呼团队成员和病人的方式)、实践(首选的做事方式和原因)和参与方面明确期望。
- 鼓励学习者清晰地表达和讨论在不同环境或专业中观察到的文化和实践差异,并考虑为什么会出现这些差异[45,46]。
- 要清楚从工作中学习的重要性,并留出时间吸取经验教训(简介和汇报)[39]。
- 准备好对学习者进行观察和监督(使用高级组织者),明确可能学习的内容是什么[39,61]。
- 在你的临床教学方法中采用认知学徒制的"语言表达和反思"。
- 谈谈你示范的是什么角色以及为什么。

　　基于工作的学习的社会文化框架在医学学习研究中日益突出。但是,保持批判性的观点是很重要的。例如,Lave 和 Wenger 的工作因缺乏对一些重要问题的关注而受到质疑[90,91]，包括：

- 获得在工作场所学习机会的个体差异性。
- "老前辈"在工作场所继续学习的方式。
- 正式学习机会对工作者的作用。

　　Billett 认为尤其需要注意工作场所的邀请性，即工作场所提供并允许学习活动的方式[37,91]。一个具体的例子，医学生在妇产科实习时，由于病人偏好，男同学可能比女同学获得亲自动手的学习机会更少[92]。更微妙的机会差异可能基于教师对学生素质的认识。例如，能力较强的学生表现出高度的自信、热情和对某一专业的兴趣，可能会比害羞或纠结的学生或被认为对自己表现的洞察力有限的学生获得更多的学习机会。这可能正好剥夺了那些最需要通过经验来建立信心并培养能力的学生获取经验的机会[93]。探讨个体学习者能在多大程度上识别并利用来自工作本身的学习机会同样重要。这再次强调了使机会明显化，并应用任务报告等策略确保它们最大化的重要性。

　　任何单一的学习理论都有其局限性。认知和行为取向将注意力集中在个体学习者及其发展上，提升了传统学徒概念中学习者与其专家指导之间的关系。基于"学习的社会文化理论"的现代学徒制观点，同时考虑了"师徒"间学习的互利性以及专业共同体中他人的贡献。学徒制新形式的出现，不仅涵盖新手专家二元论，也使我们思考社会学徒，后者对工作场所中各类共同体的贡献给予更积极的认可，也认同有关如何组织工作以支持学习和发展的决策[90]。Fuller 和 Unwin 认为，将学习视为工作活动的一部分并使个人与组织目标一致的环境称为友好的环境[90,94]。友好的工作场所支持学科交叉活动，例如从一个工作场所或团体到另一个。他们还培养团队成员间的沟通模式，共享解决问题的方法，进而促进专业发展。他们提供了一个识别友好工作场所特征的分析框架，从而提供了如何发展那些限制性更强的工作场所的见解（见知识点 12.7）。

　　虽然社会文化导向提供了情境化方式来分析和反思包括职业形成及实践过程的医学学徒制，但他们也有其局限性。他们淡化认知的作用，限制对转变的思考，并假定工作实践具有相当稳定性。考虑到医疗保健系统改革的程度，目前传统学徒制正被削弱，团队合作正在动摇。利用活动理论[2,95,96]和行动者网络理论[97]在医学学习环境内和跨医学学习环境进行学习分析的新方法正在出现。

知识点 12.7　实用建议：培养"广泛的"的学徒制

- 安排参与不同团队或实践团体的机会。
- 认识"初学者"的学习状况——无论他们处于什么职业阶段。
- 让初学者有时间融入并承担更多的责任。
- 将学习作为工作的一部分，适当利用监督、指导和辅导。
- 适时安排远离病人的医疗照护工作，去思考和谈论病人的医疗照护问题。
- 提供脱产学习和发展的机会。
- 支持超越当前工作所需的发展机会。
- 为教育工作者 / 教育领导者留出时间来支持和发展他人。
- 让学习者参与问题的解决和决策，并在安全和适当的情况下，为他们提供谨慎的态度，让他们自由地作出自己的判断和决定。

来源：改编自 Fuller 和 Unwin[90,94]。

基于工作的学习和医学课程

　　这些不同的理论学派突出了我们对基于工作学习的思考方式。基于工作的学习的独特性也可以在更广泛的课程中得到强调，课程中关于基于工作学习的时间和性质的决定反映了我们对理论与实践关系特性的看法。

　　传统的课程设计方法将知识置于实践之前（在传统的临床前 / 临床模式中），并侧重于知识体系的传递（如儿科）或对预期终点和结果的定义（如一个合格的医生）。这种课程设计的重点是明确描述具体的知识、技能和态度，并将其视为可衡量的学习成果。

　　这种课程模式作为基于工作学习的框架是有风险的，它假设所有有价值的成就都是可见和可量化的[50,51,55,98]，并创建了基于结果、能力评估的课程。

　　然而，当我们引入社会学习理论时，就会对基于工作的课程有更多的理解。Evans 和 Guile 提醒我们，"在工作场所，知识根植于常规、协议和人为活动中，以及组织等级和权力结构中"[99]。课程中基于工作场所的元素的顺序、性质和持续时间成为设计医学课程的关键因素，正如前面关于设计决策的说明，包括早期病人接触、纵向临床实习或跟班学习。课程设计决策也受到我们对工作和学习关系的理解的影响。为工作而学习与从工作中学习本质上是非常不同的。

学习的社会文化理论侧重于在工作场所和工作中学习;换句话说,参与工作生活和学习之间几乎没有分离[31,40,93]。学习者、他们的同伴、指定的"老师"和其他职工之间的关系变得更加重要。学员的学习在很大程度上建立和衍生于他们的工作经验,并通过促进批判性的对话和思考以及学习结果和学习过程中的反思来进一步发展。这被理解为一种共享活动,培训教师和学员都在寻求对知识进行批判性检验,培训教师和学员不断地调整学习,使经验有意义,并与知识的命题形式建立联系[77]。其中一个例子是临床推理能力的培养(见知识点 12.8)。

 知识点 12.8　实用建议:培养临床推理能力

- 将学习者的注意力集中在基本的科学概念和原理以及它们所应用的不同背景上[100]。
- 为学生提供模板,以帮助构建他们的思维(例如,案例模板)[101]。
- 鼓励学生独立思考、自我纠正。用来源于真实病人的书面案例演练诊断推理[63]。
- 敢于说出自己的想法,积极塑造自己的思维[56,102]。
- 参与联合解决问题和共同决策活动[40]。
- 通过重复接触典型案例,培养"模式识别",并鼓励学生与他们以前看到的案例进行比较[103]。
- 做一个可信的模型[71]。

对临床教师的影响

这对临床教师、培训教师或管理人员来说意味着什么? 其直接影响可归纳为以下几点:

1. 学习是日常社会实践的一部分[84]。

含义:我们需要向我们的学习者提供明确的学习机会。我们还需要明确具体的工作场所文化和实践,以帮助学生和学员"理解"他们所见、所闻、所感和所做的事情。

2. 团队可以被看作是"实践共同体",由他们共有的专业知识来识别和定义[85]。

含义:我们需要认识到整个团队在支持学习和发展方面具有重要作用,同时可以有目的地整合不同学科的同事一起工作的机会。

3. 通过参与实践团体获得专业知识[84]。

含义:我们需要考虑如何让我们的学生 / 学员有目的地参与到工作场所的活动中,包括超出直接照护

病人范围的活动。

4. 工作场所并不总是愿意邀请学习者,也不总是为所有学习者提供平等的机会[90,104,105]。

含义:我们需要考虑如何为工作场所的学习创造合适的条件,并确保某些学生或学员群体不会因性别或未来职业选择等原因而无意中处于不利地位。

5. 学生需要帮助,将不同类型的知识联系起来[99]。

含义:我们需要了解我们的学生 / 学员已经知道的知识(它们来自哪里),并帮助他们使用这些知识来理解他们在工作场所看到、听到和做的事情。

6. "谈话"是实践的核心部分——学习者需要"学会用自己的方式谈论专业知识",而不仅仅是从专家的谈话中学习[84]。

含义:我们需要找到策略来帮助我们的学生和学员通过使用"勤于思考"和基于案例的讨论等技巧,让自己掌握专业知识。

7. 学生和学员从他们的整个环境中学习[72,73,90,91]。

含义:我们需要了解工作场所的氛围以及其对学员产生的影响。这包括员工与他们以及员工之间的关系、如何评价员工以及员工如何评价自己的工作和工作场所。

8. 基于工作场所体验的时间、性质和持续时间需要明确考虑[106]。

含义:需要在以下三点之间找到平衡,分别是实习时间、足以让学生专注学习的工作场所、提供足够接触其他工作场所和专业的实习机会。

9. 培养归属感对学生参与形成职业认同感的工作场所学习是非常重要的[30,61]。

含义:我们需要增加学员对工作场所活动的接触和参与,并提供讨论机会,以最大限度地发挥他们的学习潜力。

10. 基于工作场所的学习是重复反馈的过程,学员是积极的参与者,同时也会改变工作场所。

含义:我们需要允许并重视学生的反馈,让他们有机会反馈他们对工作场所的看法和印象。

医学教育中基于工作的学习所面临的挑战

工作场所有可能成为大学本科和毕业后阶段专业学习和发展的中心场所。然而,不要低估了有效的基于工作学习的潜在障碍。显然,工作和学习之间存在着持续的紧张关系,培训教师和学员的工作强度对此有很大影响。学员需要有机会通过工作来学习,但

他们也需要有时间来接受规范的培训,并有时间来考虑和讨论参与工作所学的内容。工作场所中学习者的数量也是相当大的,那些负责组织培训的人需要考虑如何避免建立学习者等级制度,因为这有可能使资历、权力或地位问题优先于学习需求。此外,不要忽视组织和工作动力的重要性。

培训的缩短和碎片化已经减少了传统学徒制模式的时间。然而,在医学中以工作为基础的学习研究中,培训教师和学员之间的关系仍然非常重要。制定安全和有效的监督策略将是关键,同样也需要借鉴新的学徒模式,这种模式重视团队中其他成员之间的关系和贡献。最后,基于胜任力的教育、培训和评估模式的兴起,给培训带来了必须挑战"打钩"思维的风险。对课程过程方面的关注将是学员持续发展的基础。

在本章中,我们研究了基于工作学习的概念如何塑造我们的实践,以及基于理论视角的批判性学习如何阐明我们在医学中支持基于工作的学习的最佳方式。学习的社会理论——特别是那些强调学习的参与性、中介性和情境特异性方面的理论——被认为是支持医学教育者活动的最佳选择。

引领基于工作的学习之路

很显然,临床教师和监督人员在启动日常工作场所的课程方面有着举足轻重的作用。那些扮演更广泛角色的人,例如监督个人(如教育督导者或指导教师)或学员团队(培训项目主任)的毕业后培训,可以以上述临床教师策略为基础。很重要的是将入职培训视为一个机会,引导学习者充分利用在工作场所的学习。这些过渡点是传达文化和价值观的时机,包括向更广泛的社会学习,而不仅仅是向那些有正式教育角色的人学习[15]。

将培训重新定义是一个"扩展学徒制"的机会[90],这导致人们更仔细地考虑在一系列临床环境中花费时间的价值,以及平衡这与正式培训和思考时间的必要性。在基于工作场所的评估基础上,形成性使用的策略增加了培训时间的价值。这包括对实践的观察和基于案例的讨论。特别是后者,通过使用"如果……"的提问来扩展和培养临床思维和推理能力;例如,如果病人是 80 岁而不是 50 岁呢?如果 X 线显示的是"y"而不是"z"呢?

越来越多的人期望所有从事教学的医生都能为他们的教育角色做好准备并得到发展:这种期望使得

越来越重视临床工作场所的师资发展[107]。D'Eon 等人认为,如果我们把教学看作是一种社会实践,那么教师发展活动应该关注促进那些共同负责医学教育和培训的人之间的批判性对话[108]。目前医学教育和培训方面已经有了大量改革,但即使情况发生了变化,临床实践的保守倾向仍使他们试图坚持传统的做法[87]。教师的发展应该从基于工作场所的学习理论中得到启示,以此来确定与"临床"而不是课堂相一致的教学策略。教师发展有可能成为基于工作的学习方法的典范;越来越多的证据表明,借鉴教练、辅导和同行观察教学的纵向方法特别有价值[87,107,109]。

小结

基于工作的学习的价值和重要性从未如此清晰,面临的挑战也从未如此巨大。医疗服务提供方式的变化对医疗专业人员的教育和培训产生了影响。随着传统的、有时间限制的模式被削弱,有必要重新思考和发展新的学徒模式。本章提供了一些理解医学生涯中工作学习关系的方法。基于工作的学习的概念,以及对教育理论和观点的深入研究,可以为我们提供分析和发展培训方法的工具。牢牢抓住学徒制的历史特点是很重要的,植根于培训者和学员之间互相促进关系使其积极参与病人照护中的学习,这会得到我们工作和学习的社区中同行和同事的支持。

致谢

我想感谢已故的 David Blaney 教授(1956—2015)对本章早期版本的贡献,他是一位充满激情和创新的医学教育家,也是基于工作的学习的积极倡导者。

参考文献

1 Peters, M. and ten Cate, O. (2014). Bedside teaching in medical education: a literature review. *Perspectives on Medical Education* 3 (2): 76–88.

2 Morris, C. (2012). From classroom to clinic: an activity theory perspective. In: *Work-Based Learning in Clinical Settings: Insights from Socio-Cultural Perspectives* (ed. V. Cook, C. Daly and M. Neman), 85–102. London: Radcliffe.

3 Dornan, T., Littlewood, S., Margolis, S.A. et al. (2006). How can experience in clinical and community settings contribute to early medical education? A BEME systematic review. *Medical Teacher* 28 (1): 3–18.

4 Yardley, S., Littlewood, S., Margolis, S.A. et al. (2010). What has changed in the evidence for early experience? Update of a BEME systematic review. *Medical Teacher* 32 (9): 740–746.

5 Skochelak, S.E. (2010). A decade of reports calling for change in

medical education: what do they say? *Academic Medicine* 85 (9): S26–S33.

6 Temple, J. (2010). *Time for Training: A Review of the Impact of the European Working Time Directive on the Quality of Training.* London: Medical Education England https://www.londonmedicine.ac.uk/wp-content/uploads/2016/11/Temple%20Report_Time%20for%20Training_%20May%202010.pdf (accessed 25 June 2018).

7 Tooke, J. (2008). *Aspiring to Excellence. Final Report of the Independent Inquiry into Modernising Medical Careers.* London: MMC Inquiry.

8 Cooke, M., Irby, D.M., Sullivan, W., and Ludmerer, K.M. (2006). American medical education 100 years after the Flexner report. *New England Journal of Medicine* 355 (13): 1339–1344.

9 Morris, C. (2011). From time-served apprenticeship to time-measured training: new challenges for postgraduate medical education. Thesis submitted in fulfilment of Doctorate of Education (EdD), Institute of Education, University of London.

10 Gwee, M.C. (2011). Medical and health care professional education in the 21st century: institutional, national and global perspectives. *Medical Education* 45 (1): 25–28.

11 Whitehead, C.R. and Kuper, A. (2015). Competency-based training for physicians: are we doing no harm? *Canadian Medical Association Journal* 187 (4): E128–E129.

12 ten Cate, T.J.O., Snell, L., and Carraccio, C. (2010). Medical competence: the interplay between individual ability and the health care environment. *Medical Teacher* 32 (8): 669–675.

13 ten Cate, O. (2013). Competency-based education, entrustable professional activities, and the power of language. *Journal of Graduate Medical Education* 5 (1): 6–7.

14 Morris, C. and Behrens, M. (2013). Work-based learning. In: *The Oxford Textbook of Medical Education* (ed. K. Walsh), 209–220. Oxford: Oxford University Press.

15 Teunissen, P.W. and Westerman, M. (2011). Opportunity or threat: the ambiguity of the consequences of transitions in medical education. *Medical Education* 45 (1): 51–59.

16 Westerman, M. and Teunissen, P. (2013). Transitions in medical education. In: *The Oxford Textbook of Medical Education* (ed. K. Walsh), 372–382. Oxford: Oxford University Press.

17 Bullock, A., Fox, F., Barnes, R. et al. (2013). Transitions in medicine: trainee doctor stress and support mechanisms. *Journal of Workplace Learning* 25 (6): 368–382.

18 O'Brien, B., Cooke, M., and Irby, D.M. (2007). Perceptions and attributions of third-year student struggles in clerkships: do students and clerkship directors agree? *Academic Medicine* 82 (10): 970–978.

19 Van Hamel, C. and Jenner, L.E. (2015). Prepared for practice? A national survey of UK foundation doctors and their supervisors. *Medical Teacher* 37 (2): 181–8.

20 Kilminster, S., Zukas, M., Quinton, N., and Roberts, T. (2010). Learning practice? Exploring the links between transitions and medical performance. *Journal of Health Organization and Management* 24 (6): 556–570.

21 Kilminster, S., Zukas, M., Quinton, N., and Roberts, T. (2011). Preparedness is not enough: understanding transitions as critically intensive learning periods. *Medical Education* 45 (10): 1006–1015.

22 Goldacre, M.J., Lambert, T.W., and Svirko, E. (2014). Foundation doctors' views on whether their medical school prepared them well for work: UK graduates of 2008 and 2009. *Postgraduate Medical Journal* 90 (1060): 63–68.

23 Illing, J.C., Morrow, G.M., nee Kergon, C.R.R. et al. (2013). Perceptions of UK medical graduates' preparedness for practice: a multi-Centre qualitative study reflecting the importance of learning on the job. *BMC Medical Education* 13 (1): 34.

24 Tallentire, V.R., Smith, S.E., Wylde, K., and Cameron, H.S. (2011). Are medical graduates ready to face the challenges of foundation training? *Postgraduate Medical Journal* 87 (1031): 590–595.

25 Tallentire, V.R., Smith, S.E., Skinner, J., and Cameron, H.S. (2012). The preparedness of UK graduates in acute care: a systematic literature review. *Postgraduate Medical Journal* 88 (1041): 365–371.

26 Wanous, J.P. and Reichers, A.E. (2000). New employee orientation programs. *Human Resource Management Review* 10 (4): 435–451.

27 Holmboe, E., Ginsburg, S., and Bernabeo, E. (2011). The rotational approach to medical education: time to confront our assumptions? *Medical Education* 45 (1): 69–80.

28 Hirsh, D., Gaufberg, E., Ogur, B. et al. (2012). Educational outcomes of the Harvard Medical School – Cambridge integrated clerkship: a way forward for medical education. *Academic Medicine* 87 (5): 643–650.

29 Walters, L., Greenhill, J., Richards, J. et al. (2012). Outcomes of longitudinal integrated clinical placements for students, clinicians and society. *Medical Education* 46 (11): 1028–1041.

30 Roberts, C., Daly, M., Held, F., and Lyle, D. (2017). Social learning in a longitudinal integrated clinical placement. *Advances in Health Sciences Education* 22 (4): 1011–1029.

31 Skipper, M., Nøhr, S.B., Jacobsen, T.K., and Musaeus, P. (2016). Organisation of workplace learning: a case study of paediatric residents' and consultants' beliefs and practices. *Advances in Health Sciences Education* 21 (3): 677–694.

32 Reeves, S. and Hean, S. (2013). Editorial. Why we need theory to help us better understand the nature of interprofessional education, practice and care. *Journal of Interprofessional Care* 27: 1–3.

33 Sfard, A. (1998). On two metaphors for learning and the dangers of choosing just one. *Educational Researcher* 27 (2): 4–13.

34 Schön, D. (1983). *The Reflective Practitioner.* New York: Basic Books.

35 Swanwick, T. (2005). Informal learning in postgraduate medical education: from cognitivism to 'culturism'. *Medical Education* 39 (8): 859–865.

36 Bleakley, A. (2006). Broadening conceptions of learning in medical education: the message from teamworking. *Medical Education* 40 (2): 150–157.

37 Billett, S. (2001). *Learning in the Workplace: Strategies for Effective Practice.* Crows Nest, NSW: Allen and Unwin.

38 Swanwick, T. and Morris, C. (2010). Shifting conceptions of learning in the workplace. *Medical Education* 44 (6): 538–539.

39 Walton, J.M. and Steinert, Y. (2010). Patterns of interaction during rounds: implications for work-based learning. *Medical Education* 44 (6): 550–558.

40 Strand, P., Edgren, G., Borna, P. et al. (2015). Conceptions of how a learning or teaching curriculum, workplace culture and agency of individuals shape medical student learning and supervisory practices in the clinical workplace. *Advances in Health Sciences Education* 20 (2): 531–557.

41 Eraut, M. (2000). Non-formal learning, implicit learning and tacit knowledge. In: *The Necessity of Informal Learning* (ed. F. Coffield), 12–21. Bristol: The Policy Press.

42 Boud, D. and Solomon, N. ed. (2001). *Work-Based Learning: A New Higher Education?* Buckingham: The Society for Research into Higher Education and Open University Press.

43 Seagraves, L. and Boyd, A. (1996). *Supporting Learners in the Workplace: Guidelines for Learning Advisers in Small and Medium Sized Companies.* Stirling: University of Stirling.

44 Evans, K., Hodkinson, P., Rainbird, H., and Unwin, L. (2007). *Improving Workplace Learning.* Oxford: Routledge.

45 Monrouxe, L.V., Rees, C.E., and Hu, W. (2011). Differences in medical students' explicit discourses of professionalism: acting, representing, becoming. *Medical Education* 45 (6): 585–602.

46 Gordon, J., Markham, P., Lipworth, W. et al. (2012). The dual nature of medical enculturation in postgraduate medical training and practice. *Medical Education* 46 (9): 894–902.

47 Malloch, M., Cairns, L., Evans, K., and O'Connor, B.N. ed. (2011). *The SAGE Handbook of Workplace Learning.* London: Sage Publications.

48 Higgs, J., Barnett, R., Billett, S. et al. (2012). *Practice-Based Education: Perspectives and Strategies.* Rotterdam: Sense Publications.

49 Fenwick, T.J. and Nerland, M. (2014). *Reconceptualising Professional Learning. Sociomaterial Knowledges, Practices and Responsibilities.* Abingdon: Routledge.

50 Hartley, J. (2008). *Learning and Studying: A Research Perspective.* Abingdon: Routledge.

51 Hager, P. (2004). The conceptualization and measurement of learning at work. In: *Workplace Learning in Context* (ed. H. Rainbird, A. Fuller and A. Munro). London: Routledge.

52 Scott, S.E. and Palincsar, A.S. (2009). The influence of constructivism on teaching and learning in classrooms. In: *Knowledge, Values and Educational Policy: A Critical Perspective* (ed. H. Daniels, H. Lauder and J. Porter), 29–43. London: Routledge.

53 Knowles, M. (1973). *The Adult Learner: A Neglected Species*. Houston, TX: Gulf Publishing.

54 Kolb, D. (1984). *Experiential Learning*. Englewood Cliffs, NJ: Prentice-Hall.

55 Hager, P. (2011). Theories of workplace learning. In: *The SAGE Handbook of Workplace Learning* (ed. M. Malloch, L. Cairns, K. Evans and B.N. O'Connor), 17–31. London: Sage Publications.

56 Collins, A., Brown, J.S., and Holum, A. (1991). Cognitive apprenticeship: making thinking visible. *American Educator* 15 (3): 6–11.

57 Stalmeijer, R.E., Dolmans, D.H.J.M., Wolfhagen, I.H.A.P., and Scherpbier, A.J.J.A. (2009). Cognitive apprenticeship in clinical practice: can it stimulate learning in the opinion of students? *Advances in Health Sciences Education* 14 (4): 535–546.

58 Woolley, N.N. and Jarvis, Y. (2007). Situated cognition and cognitive apprenticeship: a model for teaching and learning clinical skills in a technologically rich and authentic learning environment. *Nurse Education Today* 27 (1): 73–79.

59 Lyons, K., McLaughlin, J.E., Khanova, J., and Roth, M.T. (2017). Cognitive apprenticeship in health sciences education: a qualitative review. *Advances in Health Sciences Education Theory and Practice* 22 (3): 723–739.

60 Liljedahl, M., Boman, L.E., Fält, C.P., and Bolander Laksov, K. (2015). What students really learn: contrasting medical and nursing students' experiences of the clinical learning environment. *Advances in Health Sciences Education* 20 (3): 765–779.

61 van der Zwet, J., Zwietering, P.J., Teunissen, P.W. et al. (2011). Workplace learning from a socio-cultural perspective: creating developmental space during the general practice clerkship. *Advances in Health Sciences Education* 16 (3): 359–373.

62 Fromme, H.B., Karani, R., and Downing, S.M. (2009). Direct observation in medical education: a review of the literature and evidence for validity. *Mount Sinai Journal of Medicine* 76 (4): 365–371.

63 LaDonna, K.A., Hatala, R., Lingard, L. et al. (2017). Staging a performance: learners' perceptions about direct observation during residency. *Medical Education* 51 (5): 498–510.

64 Chamberland, M., Mamede, S., St-Onge, C. et al. (2015). Self-explanation in learning clinical reasoning: the added value of examples and prompts. *Medical Education* 49 (2): 193–202.

65 Bandura, A. and Walters, R.H. (1977). *Social Learning Theory*. Englewood Cliffs, NJ: Prentice-Hall.

66 Bandura, A. (1997). *Self-Efficacy: The Exercise of Control*. New York: WH Freeman.

67 Kenny, N.P., Mann, K.V., and MacLeod, H. (2003). Role modeling in physicians' professional formation: reconsidering an essential but untapped educational strategy. *Academic Medicine* 78 (12): 1203–1210.

68 Cruess, R.L., Cruess, S.R., Boudreau, J.D. et al. (2015). A schematic representation of the professional identity formation and socialization of medical students and residents: a guide for medical educators. *Academic Medicine* 90 (6): 718–725.

69 Wong, A. and Trollope-Kumar, K. (2014). Reflections: an inquiry into medical students' professional identity formation. *Medical Education* 48 (5): 489–501.

70 Passi, V. and Johnson, N. (2016). The impact of positive doctor role modeling. *Medical Teacher* 38 (11): 1139–1145.

71 Ajjawi, R. and Higgs, J. (2008). Learning to reason: a journey of professional socialisation. *Advances in Health Sciences Education* 13 (2): 133–150.

72 Martinez, W., Hickson, G.B., Miller, B.M. et al. (2014). Role-modeling and medical error disclosure: a national survey of trainees. *Academic Medicine* 89 (3): 482–489.

73 Watling, C., Driessen, E., van der Vleuten, C.P.M., and Lingard, L. (2012). Learning from clinical work: the roles of learning cues and credibility judgements. *Medical Education* 46 (2): 192–200.

74 der Leeuw HGAR, J.-v., van Dijk, N., van Etten-Jamaludin, F.S., and Wieringa-de Waard, M. (2013). The attributes of the clinical trainer as a role model: a systematic review. *Academic Medicine* 88 (1): 26–34.

75 Sternszus, R., Macdonald, M.E., and Steinert, Y. (2016). Resident role modeling: "it just happens". *Academic Medicine* 91 (3): 427–432.

76 Passi, V., Johnson, S., Peile, E. et al. (2013). Doctor role modelling in medical education: BEME Guide No. 27. *Medical Teacher* 35 (9): e1422–e1436.

77 Vygotsky, L. (1978). *Mind in Society: The Development of the Higher Psychological Processes*. Cambridge, MA: Harvard University Press.

78 Pimmer, C., Pachler, N., and Genewein, U. (2013). Reframing clinical workplace learning using the theory of distributed cognition. *Academic Medicine* 88 (9): 1239–1245.

79 Burgess, A., McGregor, D., and Mellis, C. (2014). Medical students as peer tutors: a systematic review. *BMC Medical Education* 14 (1): 115.

80 ten Cate, O. and Durning, S. (2007). Peer teaching in medical education: twelve reasons to move from theory to practice. *Medical Teacher* 29 (6): 591–599.

81 Cook, V., Daly, C., and Newman, M. ed. (2012). *Work-Based Learning in Clinical Settings – Insights from Sociocultural Perspectives*. Oxford: Radcliffe Medical.

82 Hodges, B.D. and Lingard, L. ed. (2013). *The Question of Competence: Reconsidering Medical Education in the Twenty-First Century*. Ithaca, NY: Cornell University Press.

83 Morris, C. (2012). Re-imagining 'the firm': clinical placements as time spent in communities of practice. In: *Work-Based Learning in Clinical Settings – Insights from Sociocultural Perspectives* (ed. V. Cook, C. Daly and M. Newman), 11–25. Oxford: Radcliffe Medical.

84 Lave, J. and Wenger, E. *Situated Learning: Legitimate Peripheral Participation*. Cambridge: Cambridge University Press.

85 Wenger, E. (1998). *Communities of Practice: Learning, Meaning and Identity*. Cambridge: Cambridge University Press.

86 Cook, M.J. and Leathard, H.L. (2004). Learning for clinical leadership. *Journal of Nursing Management* 12 (6): 436–444.

87 Cantillon, P., D'Eath, M., De Grave, W. and Dornan, T. (2016). How do clinicians become teachers? A communities of practice perspective. *Advances in Health Sciences Education* 21 (5): 991–1008.

88 Berkhout, J.J., Helmich, E., Teunissen, P.W. et al. (2017). How clinical medical students perceive others to influence their self-regulated learning. *Medical Education* 51 (3): 269–279.

89 Watling, C., LaDonna, K.A., Lingard, L. et al. (2016). 'Sometimes the work just needs to be done': socio-cultural influences on direct observation in medical training. *Medical Education* 50 (10): 1054–1064.

90 Fuller, A. and Unwin, L. (2006). Expansive and restrictive learning environments. In: *Improving Workplace Learning* (ed. K. Evans, P. Hodkinson, H. Rainbird and L. Unwin), 27–48. London: Routledge.

91 Billett, S. (2002). Toward a workplace pedagogy: guidance, participation, and engagement. *Adult Education Quarterly* 53 (1): 27–43.

92 Higham, J. and Steer, P.J. (2004). Gender gap in undergraduate experience and performance in obstetrics and gynaecology: analysis of clinical experience logs. *British Medical Journal* 328 (7432): 142–143.

93 Sheehan, D., Wilkinson, T.J., and Billett, S. (2005). Interns' participation and learning in clinical environments in a New Zealand hospital. *Academic Medicine* 80 (3): 302–308.

94 Fuller, A. and Unwin, L. (2011). Workplace learning and the organization. In: *The SAGE Handbook of Workplace Learning* (ed. M. Malloch, L. Cairns, K. Evans and B.N. O'Connor), 46–59. London: Sage Publications.

95 Ajjawi, R., Rees, C., and Monrouxe, L.V. (2015). Learning clinical skills during bedside teaching encounters in general practice: a video-observational study with insights from activity theory. *Journal of Workplace Learning* 27 (4): 298–314.

96 Reid, A.-M., Ledger, A., Kilminster, S., and Fuller, R. (2015). Can

the tools of activity theory help us in advancing understanding and organisational change in undergraduate medical education? *Advances in Health Sciences Education* 20 (3): 655–668.

97 Bleakley, A. (2012). The proof is in the pudding: putting actor-network-theory to work in medical education. *Medical Teacher* 34 (6): 462–467.

98 Scott, D. (2008). *Critical Essays on Major Curriculum Theorists*. Abingdon: Routledge.

99 Evans, K. and Guile, D. (2012). Putting different forms of knowledge to work in practice. In: *Practice-Based Education: Perspectives and Strategies* (ed. J. Higgs, R. Barnett, S. Billett et al.), 113–130. Rotterdam: Sense Publications.

100 Kulasegaram, K.M., Chaudhary, Z., Woods, N. et al. (2017). Contexts, concepts and cognition: principles for the transfer of basic science knowledge. *Medical Education* 51 (2): 184–195.

101 Brown, J. (2010). Transferring clinical communication skills from the classroom to the clinical environment: perceptions of a group of medical students in the United Kingdom. *Academic Medicine* 85 (6): 1052–1059.

102 Delany, C. and Golding, C. (2014). Teaching clinical reasoning by making thinking visible: an action research project with allied health clinical educators. *BMC Medical Education* 14 (1): 20.

103 Bowen, J.L. (2006). Educational strategies to promote clinical diagnostic reasoning. *New England Journal of Medicine* 355 (21): 2217–2225.

104 Billett, S. (2001). Learning through work: workplace affordances and individual engagement. *Journal of Workplace Learning* 13 (5): 209–214.

105 Billett, S. (2004). Workplace participatory practices: conceptualising workplaces as learning environments. *Journal of Workplace Learning* 16 (6): 312–324.

106 Evans, K., Guile, D., and Harris, J. (2011). Rethinking work-based learning: for education professionals and professionals who educate. In: *The SAGE Handbook of Workplace Learning* (ed. M. Malloch, L. Cairns, K. Evans and B.N. O'Connor), 149–162. London: Sage Publications.

107 Steinert, Y., Mann, K., Anderson, B. et al. (2016). A systematic review of faculty development initiatives designed to enhance teaching effectiveness: a 10-year update: BEME Guide No. 40. *Medical Teacher* 38 (8): 769–786.

108 D'Eon, M., Overgaard, V., and Harding, S.R. (2000). Teaching as a social practice: implications for faculty development. *Advances in Health Sciences Education* 5 (2): 151–162.

109 Leslie, K., Baker, L., Egan-Lee, E. et al. (2013). Advancing faculty development in medical education: a systematic review. *Academic Medicine* 88 (7): 1038–1045.

拓展阅读

Cook, V., Daly, C., and Newman, M. (2012). *Work-Based Learning in Clinical Settings – Insights from Sociocultural Perspectives*. Oxford: Radcliffe Medical.

Higgs, J., Barnett, R., Billett, S. et al. (2012). *Practice-Based Education: Perspectives and Strategies*. Rotterdam: Sense Publications.

Malloch, M., Cairns, L., Evans, K., and O'Connor, B.N. ed. (2011). *The SAGE Handbook of Workplace Learning*. London: Sage Publications.

The infed encylopaedia of thinkers at http://infed.org/mobi/thinkers-and-innovators. 'infed' was established in 1995 at the YMCA George Williams College in London as an open, not-for-profit resource to provide a space for people to explore education, learning and social action – in particular the theory and practice of informal education, community learning and development, specialist education, social pedagogy, and lifelong learning.

（翻译：霍子辰；审校：安海燕）

13 督导、指导和辅导

John Launer
Health Education England, London, UK

🔑 本章要点

- 督导和其他一对一的学习机会一样都是整个医学教育和医学职业周期中专业学习的重要部分，是反思性实践的基础。它们在激励和保持从业人员队伍稳定性，以及防止压力和职业倦怠方面发挥了重要作用。

- 督导活动可以是正式的，也可以是非正式的；可以是监管要求的一部分，也可以是自愿的；可以是上下级关系，也可以是同行之间。它可以作为培训、单线管理、补救或同侪支持的一部分。

- 一对一的接触可以有多种形式和名称，包括临床督导、教育督导、实习监督、指导和辅导。也有与临床教学重叠的情况。这些活动之间的界限有时并不明确。术语可能会令人困惑，在不同的国家也存在差异，但定义可能不如理解接触的场景和目的重要。

- 医学教育中一对一接触的焦点通常比临床病例更广泛，可能包括这些病例的背景（如专业网络）和职业选择。有时，焦点会在这两者之间移动。

- 无论其背景和形式如何，所有的一对一接触都包含专业发展和绩效监测或标准制定的内容，这些内容可能模糊或明确地存在。其中哪项作为重点会有很大的不同，这取决于具体情况，以及相关人员的关系和技能。

- 良好的督导、指导和辅导取决于同质化的技能。这些技能包括肯定、情感调适、对外部要求和标准的认识，以及适当地质疑和挑战人们的能力。应该教授和学习这些活动的技能。

引言

传统上，医学是一个强调教学训练的领域，它通常是集体培训，而不是促进个人学习。这是可以理解的。医生需要获得并不断获得大量的实用性知识。同时，大多数医生可能记得在他们本科和研究生生涯的每个阶段，都有一对一的谈话帮助或影响他们。这种个性化教学、督导、辅导或导师制——无论其名称是什么——可能是他们学习中最重要的组成部分。对于那些一直提供这种服务的人来说，这可能是他们工作中最令人满意的部分之一。本章就是关于这部分内容的讲述。

在许多地方，医学职业中的教学和学习方法已经发生了转变，这使得一对一的接触在两个方面变得更加突出。首先，这种一对一支持的结构可能不再是"临时性的"，而是更有组织性或更严格的。在越来越多的环境中，一对一支持正被置于专业学习的中心。其次，在医学和医学教育中发生的各种接触，往往与过去的情况不同。它们可能是更加非正式和对话式的。它们可能远远超出了信息输入的范围，并涉及对案例和工作问题的讨论和广泛的考虑。因此，他们更接近于"提出"理解的概念。例如，目前在英国这方面的工作包括以下内容：

- 对正在接受专业培训的医生进行教育督导[1,2]。
- 全科医生和精神科医生培训指南[3]。
- 对医生的评价[4]。
- 为医院专家或全科医生提供指导[5]。
- 对高级医生进行行政指导[6]。
- 医学研究生教育中的补救工作[7]。

导致这种变化的因素有很多，但以下可能是最重要的：

- 外部要求将质量和绩效以及临床和教育管理列入医疗议程；这反过来又要求医生更充分地与受训者和同事接触，并公开阐述他们的能力[8]。

- 许多专业领域的教育都发生了广泛的变化，强调成人学习而不是传统的教学法,强调反思性实践而不是获取事实[9-11]。

- 社会的发展使病人和学习者都更加自信,不太可能不加质疑或挑战地接受权威或指令性的指导;"以病人为中心"和"以学习者为中心"的风格越来越成为常态[12]。
- 现在,医生与其他专业人员(如护士、社会工作者和心理学家)更加密切地合作,他们都将一对一的督导作为基础训练和持续专业发展的支柱[13-16]。
- 医学界对终身学习的需求日益增加,这使得初始培训和持续专业发展(包括基于工作的学习)之间的界限变得模糊[17-19]。
- 许多医生对医学伦理和新的探索领域有着更多的认识,如复杂性[20]、社会建构主义[21]、整体系统方法[22]和叙事[23]。因此,他们更加意识到临床病例可能涉及多个层面的不确定性,并对多种解释和可能的解决方案持开放态度。

督导的意义是什么?

关于督导的定义有很多。不同的作者采取不同的方法,主要是根据他们自己的专业背景、经验和机构。在文献中,督导有时被视为与指导和辅导完全不同,但有时又强调它们具有相同的技能和目标。我们很容易被语义学所困扰,而忽略了一对一学习交流的重要原则。本节试图通过回顾该术语的历史,并着重介绍一些关键原则,来了解这些术语。

"督导"一词早在被医学界认可之前,就用于其他行业。多年来,它一直被用于心理健康领域和护理领域,意思是定期的、有组织的、长期的会面,旨在反思个案工作[24]。随着时间的推移,这些专业人士也开始对其含义有了更广泛的认识,认为它应该包括在临床情境下提供支持的任何接触,无论是正式或非正式,分级或不分级,培训项目的一部分或外部项目。例如,Butterworth 从护理学的角度提供了一个非常具有包容性的定义:"专业人员之间的交流,以促进专业技能的发展"[25]。Burton 和 Launer 从初级卫生保健的角度,将其定义为"结合实际问题促进学习"[26]。Clark 等人建议,督导应被视为一个总括性术语,涵盖所有一对一的专业接触,因此包括辅导和指导,以及包括管理、培训、评估或补救等活动[27]。因此,本章使用通用术语"督导"作为一种简写,以涵盖所有旨在提升能力和反思性实践的一对一对话——尽管下文对特定类型的接触(如临床或教育督导)给出了更精确的描述。在医学界,"督导"一词出现的时间相对较晚,通常使用范围更窄,主要是指确保被培训人员能够胜任工作。然而,医生们正越来越多地采取与其他非医疗同事相同的更广泛的观点,并认识到督导是在许多其他情境下发生的,或者说应该这样做。

在医生之间关于督导的讨论中经常出现的一个问题是,督导主要是关于监督和标准制定,还是关于个人和职业发展。可以理解,医学界强调监管人员承担的法律和治理责任,而不是角色的发展和管理,尽管这也在发生变化。"督导"这个词在英语中也有固有的歧义,因为它可以意味着"从某人的肩膀上看",以及"照顾某人"。本章采用的方法是认识到这个词可以有两种含义,或者两种都有,这取决于所涉及的人和具体语境,并把歧义视为有用的而不是混淆的。实际上,把督导看作是两个重叠的圆圈,即"发展"和"绩效"(图 13.1),可能会有帮助。在某些情况下,重点将完全放在个人和职业发展上。在这种情况下,督导者可以将绩效标准视为理所当然,而专注于提升对方的知识理解和反思能力。例如,当医生帮助一名有经验和熟练的实习生思考一个非常复杂的病例并考虑一系列不同的管理方案时,就会出现这种情况。在其他情况下,督导者必须几乎完全转向指导性教学。这可能发生在被督导者提出一个病例供讨论,但在讨论时暴露了对基本知识的巨大无知。

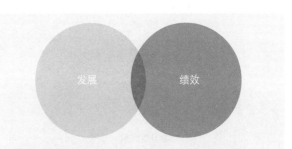

督导的重点可以是发展,也可以是绩效,或者两者兼而有之,这取决于环境以及督导者和被督导者之间的约定关系。有些督导完全是关于发展的(如指导),在其他情况下,则完全是关于绩效的(如补救性督导)。在大多数情况下,这两个圈子或多或少都有重叠的地方。

图 13.1 督导的两个方面

然而,即使在这些情况下,很明显督导总是要同时关注发展和绩效,因此,这两个圈是重叠的。即使是两位经验丰富的同行在讨论一个案例时,他们都会假定某些规范,这些规范定义了值得考虑的选择——即使这些规范在督导过程中没有被提及。同样地,督导者在事实基础上把一个可怜的实习生拉出来,仍然是在发展的框架内工作,旨在建立一种最终可以假定标准的关系。

督导是为了什么?

理解督导目的的一个出发点是区分直接的说教和督导,前者是单向的,后者是互动的。说教的目的只是为了传授事实、数字、规则和指南,而督导的重点是日常实践中的"沼泽地"[10]——专业人员一直面临的复杂现实,教科书上可能有也可能没有答案。

督导和反思性实践之间存在着不可分割的联系:督导是与同事就某个案例或问题进行的智慧交流,而反思性实践是与自己的智慧对话[28]。督导应该培养反思性实践,而反思性实践又会导致对各种形式督导的渴求。团队讨论也是如此,作为一项常规活动可能出现在工作场所,也可能不出现在工作场所,可以被视为一种集体督导的形式。不足为奇的是,在对病人的咨询、对同事的良好督导和有效的团队讨论方面,也有同样的迁移技能。这些技能包括认真倾听、形成可信的假设,以及提出有帮助和有挑战性的问题。所有这些技能都能强化批判性思维,从而在工作场所形成一个"开放和可塑,而不是封闭和固定"的愿景[9]。反思性实践、督导、团队讨论和学习型工作场所之间的关系如图 13.2 所示。

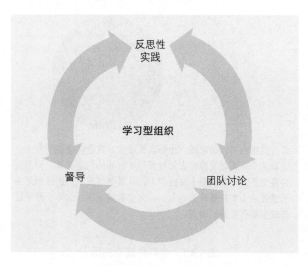

图 13.2　学习型组织

Proctor[29]提供了一套有用的概念,以帮助理解督导的不同目的。她认为督导包括三个方面:"规范性""形成性"和"恢复性"。规范性方面是将督导与"外面的世界"联系起来,有需要满足的标准和遵守

的规则。形成性方面是帮助被督导者发展的方面。恢复性方面是支持同事工作的因素。根据不同的背景和情况,这些方面都可能成为重点,也可能成为背景。

虽然督导通常被理解为与临床管理完全不同的概念,但将督导视为为管理付诸行动的重要手段仍存在争议。虽然指南、协议、审计和其他工具可以为可接受的实践提供外部框架,但督导可以被认为是一种活动,专业人员通过这种活动改进和发展他们自己的实践。换句话说,它仍然是一种监管活动,但涉及持续的相互监管。

督导的一个重要方面是想象力,但经常被低估。与学术环境中的研究督导一样,临床环境中的监督有时(在某些人手中)可能会非常枯燥,但它也有可能激励人们发挥其最佳水平,并在临床和专业领域达到他们可能永远无法达到的高度。知识点 13.1 涉及与督导、指导和辅导有关的证据和评估问题。

 知识点 13.1　寻找证据:督导是否有效?

Farnan 等人[30]对美国临床督导对病人和住院医师教育效果的影响做了系统综述,发现加强临床督导有利于门诊和病房的实习生教育,在基于过程的场景中加强督导,通常能改善与病人相关的教育效果。

Kilminster 等人[31]通过对英国专科医师的文献综述和全国性问卷调查,综合现有的证据,制定了一个有效的实践框架。概括如下:

1. 督导者必须了解培训机构和机构的要求。

2. 直接督导和合作对病人的预后和实习生的发展有积极的影响。

3. 建设性的反馈是必要的,而且应该经常进行。

4. 督导应该是有组织的,有时间安排表。

5. 督导应包括临床管理、教学和研究、管理和行政、人文关怀、人际交往技能、个人发展和反思。

6. 督导与被督导之间的关系极大地影响督导效度。

7. 督导培训需要包括理解教学、评估、咨询技能、评价、反馈、职业建议和人际交往技能。

此外,有益的督导行为包括给予直接的临床指导,理论与实践相结合,参与共同解决问题,提供反馈和保障,树立榜样。无效的行为包括僵化、缺乏同理心、未能提供支持或遵循被监督者的问题、间接和不容忍、强调评价和负面反馈。

案例、背景、职业：督导的三个领域

医学上的大多数督导都是针对临床病例的。同时，值得注意的是，每个病例都是在更广泛的背景下发生的——对病人和专业人员来说都是如此——而且照顾病人的临床医生都处于自己职业生涯的特定阶段。在教学方面[32]，我们发现关注督导的"三个领域"即案例、背景和职业，是很重要的。

案例

可以从直接的技术性案例管理的角度来处理案例，例如，什么是好的做法或最佳实践，但督导往往会提出比这更广泛的问题，包括以下内容：

- 临床不确定性。
- 复杂的合并症。
- 伦理问题，包括临终时的决策。
- 医疗化、过度检查或过度治疗的风险。
- 投诉和医疗事故。

在这样的情况下，对可用的技术或实践选择的讨论与所谓的"情感工作"是分不开的，即处理个人对案件的反应，包括沮丧或焦虑。这可能涉及消极情绪的简单表达，也可能需要更复杂、更熟练的表达，这取决于督导者和被督导者的能力。

背景

谨慎的病例管理往往取决于对工作环境和临床问题的思考。在对任何病例进行明智的讨论时，必须考虑到多个专业网络是如何运作的，以及它是在支持还是阻碍医生的工作。同样，有经验的医生之间的正式或非正式病例讨论也会涉及诸如沟通、费用、政治或权力关系等问题。许多督导都涉及角色和界限相关的困难。例如，病人对临床医生的合理期望，以及教师、学员、同事和团队成员对彼此的合理期望的程度和限度。督导可能还需要处理其他相关问题，包括如何更好地与病人家属进行互动，以及可能适合病人护理的文化或信仰问题。

职业

虽然有时会进行旨在澄清某人的职业目标和选择的正式讨论，但更常见的是在其他场合适时地讨论这些问题。例如，一个临床病例可能会让人注意到学习需求，并提出被督导者是否应该接受进一步的培训以提高他们的技能水平。在这方面，评估的情况很有

意思。虽然它通常不被认为是一种教育督导或指导的形式，但评估确实提供了类似的机会，它创造了一个空间，让同事们可以反思他们的能力、学习需求和未来的愿望[33]。然而，当评估与专业重新鉴定或重新认证相联系时，显然存在冲突，有些人认为，人文关怀或指导方法不能与任何有监管意义的方法相结合[34]。图13.3强调了这三个督导"领域"的相互关系。

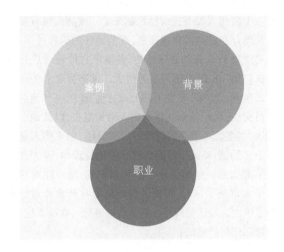

图13.3 督导的三个领域

督导的类型

本节介绍了一些最常见的督导类型，以及每种类型的示例。这里使用的类型学改编自 Clark 等人[27]。

非正式督导

非正式督导采取的是机会性交流的形式，这种交流通常很短，是在日常工作中自发产生的。典型的例子是边喝咖啡边聊天，在走廊上，或在手术室的更衣室中。虽然正式的督导通常是由更有经验的人进行，但非正式的监督可能来自各种各样的人，包括初级和行政人员。在许多情况下，这样的"现场"督导为许多研究生的学习和支持提供了支柱，不管这是否被明确注意到或承认。那些合作愉快、相互尊重的同事即使是在日常繁忙的工作中抽出短暂的时间，也可以提供出色而具有挑战性的督导。然而，非正式督导最常见的风险是，它采取了交换轶事的形式，或强化了平庸或陈旧的做法。特别是在没有任何定期或反思性督导的情况下进行，或作为督导的替代时，情况更是如此。

有时，医生收到的最富有想象力的督导来自医学界以外的人，例如，来自在社交场合对自己的医疗经历

的非专业人士评论[26]。有些人认为，其他个人经历，包括阅读小说和诗歌、观看电影和歌剧，或在乡间散步，也是"自我督导"的机会之一，因为它们可以为处理日常工作中出现的思想和情绪提供条件（见知识点 13.2）。

知识点 13.2 非正式督导：举例

一天晚上，K 医生在她的诊所里工作到很晚，这时有一个新病人没有提前预约就来了。该病人患有复杂且长期存在的背部疼痛问题，此前她曾为他看过多次。他要求进行全面的临床评估，并要求立即转诊进行再一次扫描。K 医生感到压力很大。她坚持要求他必须回来预约。后来，在锁上办公室之前，K 医生与她的接待员交谈，表示她对这样的病人感到沮丧，以及她多么讨厌"像警察一样"的行为。接待员说，如果病人是在早上来的话，K 医生可能会更小心地处理他，因为那时她不那么累。这句话让 K 医生意识到，她可能对这名男子太苛刻了，病人可能因为疼痛非常严重才对她施加了压力。她还觉得自己至少应该进行一次基本检查，以排除任何严重的新病症。

临床督导

临床督导是最常见的督导形式，也是大多数医疗机构培训的主要内容。它包括对临床病例及其管理的督导和日常讨论，以及由此产生的任何问题。它可以采取多种形式，从查房或门诊时的讨论，到更广泛和反思性的基于病例的讨论。督导人员的现场督导程度以及其反馈和教学效率是至关重要的，有证据表明，缺乏督导对病人护理有直接的负面影响，并可能与死亡率和发病率的增加有关。Kilminster 描述了临床督导的职责包括[35]：

- 根据学员的胜任力和经验，因材施教提供必要的督导。
- 确保不要求学员承担或执行其经验和专业知识不足的临床、手术或其他技能。
- 确保学员只有在主管认为他们有能力完成任务时，才能在没有直接督导的情况下完成任务；学员和主管应始终意识到他们对所护理的病人安全负有直接责任。
- 考虑是否适合（特别是在非工作时间）将临床督导者的角色委托给医疗团队的另一位高级成员。在这种情况下，必须向双方明确说明被委托人的身份，并确认其理解临床督导的作用。指定的临床督导者仍然对病人的整体护理和学员负总责。

在培训中，临床督导经常与教学培训和评估重叠，特别是在病例讨论中发现知识或技能的差距时。然而，即使在这时，基于提问的对话方式往往比提供建议更有效，因为这将有助于被督导者构建现有想法，促进其独立思考。这也将确保所需的任何建议都是在正确的层面上提出的。临床督导者需要熟悉有效的反馈原则。提供的反馈模式包括"Pendleton 规则"[36]、"一分钟导师"[37]、SNAPPs[38] 和 "SHARP"[39]，但也有人提出，督导者应警惕公式化的模式，在谈话方式上应更加灵活和反应灵敏[40]。临床督导者最重要的作用之一是调整学习者所需的督导，并使其责任逐步增加[41,42]。

医生在与其他专业人员进行病例讨论时，或在培训之外，通常避免使用"临床监督"一词。然而，许多临床监督确实发生在具有其他专业人员的团队中，或在已有的从业者中。典型的形式包括团队会议、案例审查、电话或与同事一起寻求专家的意见，或对一个问题的独立看法的走廊谈话。许多成熟的医生，尤其是那些独立工作的医生，在他们工作模式允许之外，都希望有更多的定期或系统的机会来讨论病例（见知识点 13.3）[43,44]。

知识点 13.3 临床督导：举例

F 医生最近完成了她在内科医学方面的核心培训，刚刚进入心脏病学专科培训的第一个月。在值班时，她被要求对急诊科的一名 70 岁男子进行评估，该男子已植入心脏起搏器，但一直在抱怨感到晕厥。他的心电图监测仪显示，除了起搏心律外，还有短阵室性心动过速。她打电话给值班主治医生，主治医生建议她进行起搏器检查、超声心动图和血液检查，开始使用 β 受体拮抗剂治疗，并将病人送入病房进行密切监测。第二天早上，在他们去看病人之前，主治医生要求 F 医生看一下检查结果，并解释她认为病人可能需要的进一步影像检查、治疗以及设备升级。他同意她的部分建议，提出了对其他建议证据的质疑，并和她一起演练了他们需要向病人解释和建议的内容。

教育督导

在英国和其他地方，教育督导已经成为公认的培训背景下的定期督导，目的是确定学习需求和审查进展。可以说，这是最复杂和最具挑战性的督导形式，因为教育督导者必须履行许多重叠的和（在某些情况下）相互冲突的角色。除了促进学习外，督导者还有责任在督导过程中评估被督导者的表现,或在以后通过正式手段进行评估。教育督导的概念和实践随着全国各级培训课程的全面实施而崭露头角。教育督导者在这些课程的实施过程中发挥着关键作用。Kilminster 列出了他们的任务,包括[35]:

- 在实习开始、中间和结束时提供定期复习机会。
- 与学员共同商定学习协议和教育目标,并作为未来复习的参考点。
- 确保他们所督导的学员保持和发展其专业学习档案,并参与专业评估过程。
- 定期向学员反馈进度。
- 确保在必要的时间范围内返回结构化报告,该报告是对学员学习档案的详细审查和概要。
- 如果学员的表现水平引起关注,请与雇主或教育监管机构联系。
- 能够为学员提供职业生涯方面的建议。
- 对项目主管负责,对当地研究生医学教育的雇主负责。

　　虽然教育督导在许多方面与指导和辅导不同,但督导者有时仍需要提供人文关怀,特别是对那些在个人生活或职业生涯中经历危机的学生和学员。

　　教育督导者可以承担或不承担日常的临床督导任务。在全科诊所,同一人可能同时做这两项工作。相比之下,在医院培训项目中,组织可以指定一名训练有素的教育工作者作为培训期间的教育督导,而日常临床督导则由在任何给定时间与学员一起工作的临床医生执行。尤其是当学员在多个不同专业轮换时,教育督导者没有能力在整个工作范围内提供基于病例的讨论。当出现这种安排时,所有相关人员之间的密切协调是非常重要的,以防止人员交叉工作或向学员发出相互冲突的信息。将培训安排的批准与所提供的督导安排质量联系起来也是有意义的。这一点特别重要,有研究表明,督导关系的质量是医疗环境中有效监督的关键[45]。

　　在接受教育督导时,学员可能会觉得他们的表现是在支持性讨论的幌子下被暗中评判的,或者他们的资格和职业可能取决于他们在明显无辜的讨论中所说的话。同样,教育者也很难不受学员在日常案例交流过程中的表现所影响。因此,重要的是保持对这两种不同背景的认识,并愿意透明地处理这种差异。当真正担心学员的能力时,更公平和有效的做法是制定明确的目标,并有明确的时间表和(必要时)解释可能的处罚(知识点 13.4)。

知识点 13.4　教育督导:举例

　　P 医生是 Alan 的教育督导,Alan 是一名正在接受儿科专业培训的医生。在过去的几周里,病房里有几个孩子可能受到了父母的身体虐待。Alan 的两位临床督导一直担心他对这个问题的简化和判断态度:他似乎认为,每个案例唯一理想的解决方案是家庭以外的收养。P 医生与 Alan 讨论了这些报告,并安排他花一些时间与儿童和家庭心理健康小组一起工作,观察他们对那些虐待孩子的父母进行治疗,但他们自己(在许多情况下)在过去也是虐待的受害者。他还安排 Alan 参加了一次案例讨论会,会上对某一特定案例的一些复杂情况进行了研究。P 医生利用他们的定期教育督导会议来回顾 Alan 所学到的东西,并讨论如何将其记录在学习档案的反思性文章中。

补救性督导

　　当监管机构正式确定某人的表现令人担忧时,就会进行补救性督导。只有当该机构有权评估工作表现并将督导规定为建议的补救措施时,才有可能落实。

　　补救性督导是在评估和报告的框架内进行的。从本质上讲,补救性督导是一种教育督导,其内容是规定的额外培训,而不是基于自愿的基础培训(见知识点 13.5)。虽然"补救性督导"这个词没有被广泛使用,部分原因是名称所带来的歧义,但当在补救范围内进行督导时,对于那些实施补救督导的人来说,意识到与其他形式的督导的区别是非常有用的。

知识点 13.5　补救性督导:举例

　　L 医生是一位全科医生,他收到大量病人投诉。他所在的地方健康委员会将他推荐给一个专门评估和帮助那些表现令人担忧的医生的机构。该机构进行了一项职业心理评估,对 L 医生的知识和技能进行了一些测试,并核查了一些病例记录。在此基础上,他们发现 L 医生在处理涉及模糊的躯体症状的"灰色地带"病例时特别困难。他倾向于草率地让这些病人离开,有时没有进行充分的信息获取。在某些情况下,这导致了重大疾病的延迟诊断。该机构现在已经为 L 医生指派了一名补救性督导者,该督导者旁观了他的一些手术,并查看了他的一些接诊视频记录。该督导者现已与 L 医生举行了一系列会议,系统地审查了一些病例,并对他的方法和态度提出了质疑,以帮助他达到可接受的实践水平。

专业督导

专业督导这个术语目前主要在医学以外领域使用,但也逐渐被一些医生使用。它包括执业者之间定期的、长时间的一对一会议,主要是为了讨论具体的案例。在咨询等专业领域,专业督导通常是持续专业实践的一个要求。在医学领域(除精神病学和少数全科医生外),这种督导并不常见。专业督导通常是(尽管不总是)由同一专业的经验丰富的人进行。然而,其他专业人员,如心理医生,为医生提供督导是相当普遍的。根据所讨论的案例及其背景,督导者是否缺乏具体的技术知识可能很重要,也可能无关紧要(见知识点 13.6)。

知识点 13.6　专业督导:举例

J 医生是一名精神病学家,他每个月都会去找一位经验丰富的心理学家同事,讨论一些他关注的案例。他最近一次的监督会议是关于他经常看的一位病人,这名病人曾多次试图自杀。本次会议旨在研究 J 医生对病人行为的无助感,以及他对病人的个人责任感。他的督导者帮助他理解他是如何感受到病人自己的无助感的,并且谈到对一名家庭成员自杀的回忆,尽管他受到心理帮助。他们还研究了 J 医生如何帮助病人认识到其他人确实对她负责并关心她,即使她坚信从来没有人这样做过。

管理督导

管理督导是由对被督导者负有直接管理责任的人进行的督导。这可能发生在教育框架内(如护士培训),也可能不涉及明确的评估。在一些非医学文献中,任何涉及临床一线管理或雇佣条款中的直接责任行为都被指出不符合督导形式。相比之下,这通常是护理行业的规范(见知识点 13.7)。

指导

指导通常被理解为由更有经验的同事提供的指导和支持[46,47],尽管也有对同行指导或共同指导的描述[48]。指导可以是非正式的,也可以是正式的。如果是非正式的,它可能是在同事之间自然产生的,甚至可能不被描述为指导,除非是回顾过去。如果是作为正式计划的一部分,有时是由受过专门培训的指导者提供的,那么指导的范围往往很广,不仅包括临床工作,还包括职业关系和职业规划。虽然它不应与咨询

知识点 13.7　管理督导:举例

B 女士是一名社区护士,她正在护理的一位妇女引起了她的关注。这名女子来自泰国,结婚仅一年,刚刚生了一对双胞胎。她似乎被她的欧洲丈夫吓到了,尽管她生了两个孩子,但他显然希望她把家里收拾得干干净净。B 女士从来没有遇到过这样的家庭情况,她觉得自己没有受过足够的培训,不知道该怎么做。她把这个案例带到了她与护士长的定期会议上。护士长花时间与她一起探讨了该案例中涉及的各类问题。这些问题包括家庭虐待的风险、父母之间的文化和年龄差异、思乡和孤独感,以及护士和丈夫之间的认知差异。通过与护士长会面,B 女士逐渐意识到她需要进行更全面的风险评估,并与这名女子建立足够的信任来讨论这些问题。她还在讨论结束后想到了一系列的选择。这些方案包括与医生共同随访,以及探讨当地是否有其他泰国母亲愿意与这名女子接触,给予她一定的支持。

相混淆,但涉及生命周期的问题,如家庭事件,将会经常出现。这通常是一个完全私人的接触,双方都会给予和期望完全保密。几乎所有关于指导的文献都隐含或明确地假定,这种安排是自愿和保密的,尽管资助辅导者的机构可能想大致了解他们的客户认为指导是有益的(知识点 13.8)。

知识点 13.8　指导:举例

自从三年前获得她的第一个医院主治医生职位以来,M 医生每隔几个月就会与一位接受过导师培训的经验丰富的医生会面。她利用这些会议讨论了解她在适应生活中遇到的困难,不仅是作为一个新的合格的放射科医生,还作为一名团队领导、管理者和(最近)一名新手妈妈。在过去的两三次指导会议上,同一个主题反复出现:她觉得男同事有家长式作风和性别歧视。在最近的一次会议上,导师问她:"你真的是只有得到我的同意才会辞职吗?"被问到这个问题时,M 医生感到如释重负。她意识到她确实想更换工作,但担心导师会批评她这么快就离开第一个高级职位。

辅导

辅导是一种督导形式,被定义为"释放一个人的潜力,最大限度地发挥自己的表现"[49]。辅导关系,像指导一样,是一种自愿和保密的关系。这里一个有

用的类比就是体育教练,运动员已经有了很高的熟练程度,而教练(可能是也可能不是同一运动的职业选手)帮助运动员朝着更卓越的方向努力。然而,即使是"辅导"这个词也可能有些混乱,因为它也被口语化地用于某人需要额外的帮助(例如,"她需要如何与病人交谈的具体辅导")。这个词在"生活辅导"[50]的背景下开始流行,以帮助人们实现个人和职业成就,并在更广泛的意义上描述任何不涉及管理或评估的一对一的学习关系。一些作者将"指导"和"辅导"这两个术语交替使用,或者放弃其中一个术语而选择另一个(见知识点 13.9)。

知识点 13.9 辅导:举例

T 医生是一名肝脏外科医生,最近从他所在医院的医疗主任晋升为首席执行总监。因此,他决定放弃除了一家小型的私人诊所外的大部分临床工作,而专注于他的管理角色。他付费给一家私人咨询机构,以帮助他树立新的职业形象。在他每两周一次的辅导课程中,有相当多的时间都花在研究如何与医院的医疗同事(其中一些人是他多年的朋友)保持信任关系,同时公正负责地对待医院的所有其他员工,包括护士、技术人员、非临床工作人员和体力劳动者。

小结

这里列出的督导类型并不详尽,也不相互排斥。在医学领域发生的各种各样的学习活动中,有许多活动只是大致符合本文所描述的任何一个类别,而其他的活动可能包括几种类型的督导,或者在督导和培训之间不时转换。Clark 等人提出,对术语达成共识并不重要,重要的是对任何督导活动提出以下问题[27]。

- 谁要求这样做?
- 他们想要什么,为什么?
- 他们是否知道督导者提供什么和不提供什么?
- 此人是否自愿参加?
- 是否有人期待具体的结果? 是否应该如此? 如果是的话,是什么?
- 谁在给谁付钱,各方是否都知道这一点?
- 谁向谁汇报,汇报什么,具体汇报时间,各方都知道吗?
- 大家对所使用的术语及其含义是否达成一致?

同样,Proctor 提出:"角色关系被称为什么,在实践中可能并不重要……角色、责任和权利需要从一开始就被确定,并加以讨论、落实和核查[51]。"

督导的概念框架

在督导和指导领域,没有一个被普遍认可的概念框架。不同的作者使用——或假设——不同领域的框架,包括学习理论,特别是 Schon[10,11]和 Kolb[52]等权威。有些作者明确提到学习风格或人格类型[53,54]。一个基于学习理论的有用模型来自 Proctor[29],他借鉴了 Wackman 等人的理论[55]。这表明,学习者不断地经历一个循环,从"不知道自己不知道"到"知道自己不知道",再到"知道自己知道",最后到"不知道自己知道",然后再一次发现自己以前没有意识到的新的未知领域。换句话说,督导要求人们考虑如何避免更冒险的实践领域,并探索这些领域——首先是试探性的,然后是理所当然的——直到他们准备好进一步扩展自己的认知领域(见图 13.4)。

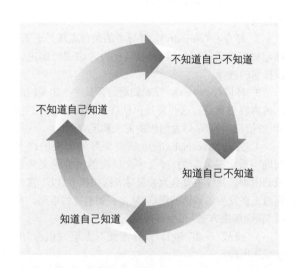

不知道自己不知道

知道自己不知道

知道自己知道

不知道自己知道

图 13.4 教育督导循环(来源:After Proctor,2001)。

某些主题在督导文献中反复出现,表明人们对跨越理论边界的特定观点达成共识。这些主题包括:

- 督导应该是关于授权、赋能和维系人类价值观。
- 督导者可能需要在不同时期担任不同角色,包括向导、顾问、榜样、资助者、教师和促进者。
- 督导需要关注工作中的个人、专业和相关领域。
- 督导者必须始终牢记三个独立的"元素":被督导者、病人和组织或机构。
- 督导需要解决复杂和独特的问题,以便产生最佳解决方案或可选择方案。
- 督导是一个互动的过程。要想有效,它取决于情感融洽,相互信任,通常还取决于督导者和被督导者之间不断发展的关系。

为了与现代社会对叙事及强调其重要性保持一致,一些作者提出,督导本质上是一种叙事活动[56]。因此,督导者的作用是引出目前所理解的"问题"的现有叙述,并以新的理解方式向被督导者提问,以不同的叙述形式出现,使"问题"得到减少或解决。在医学领域使用这种方法的一个优点是,它不太强调激发情感,而更强调"创造新故事"。以叙事为基础的技术可以将案例技术和事实内容整合到被督导者带来的不断发展的故事中(见知识点 13.10)。

知识点 13.10 聚焦:基于叙事的督导

在培训医生进行有效督导的背景下,我为基于叙事的方法制定了一个简单的理论框架,概括为"7C"[56]。

1. 对话(conversation)。在可能的情况下,督导的目的应该是通过对话本身来解决问题,而不是通过给出建议。

2. 好奇心(curiosity)。督导者的最佳立场是好奇:确定被督导者已经知道的内容,已经考虑或可能进一步探索的选择。

3. 环境(contexts)。发现问题的背景往往比关注问题的内容更重要。这些背景包括病人和被督导者的信仰、价值观和偏好,以及组织的需求和压力。

4. 复杂性(complexity)。需要督导来解决的许多问题本质上是复杂的,涉及多个层次的困难或交叉领域的困难。督导主要是为被督导者提供机会,以丰富他们对正在发生的事情的理解,从而找到前进的道路。寻找"快速解决方案"很少有帮助。

5. 挑战(challenge)。督导需要双方坦诚相待,勇于承担风险。

6. 谨慎(caution)。它还需要尊重和谨慎:在被督导者承受焦虑的能力范围内操作,同时不回避这些范围内的挑战。

7. 关心(care)。最重要的是,督导需要关注和积极的尊重。

督导工作中常见的紧张关系

与任何人际关系一样,督导和相关活动也受到特殊的紧张关系影响。实践者最常经历的和在文献中引用的是:

- 促进与培训和评估。
- 被督导者的需求与组织的需求。
- 肯定与挑战。

本节将依次讨论这些紧张关系。

促进与培训和评估

在像医学这样的技术性专业领域,督导者可能有一个最强烈的愿望,那就是让他们的被督导者发挥出最好的水平,但同时他们也会意识到,有必要建立可靠的知识和技能基础,并有责任对这些知识和技能进行评估。从业人员需要了解这些事实,以及他们需要具备的能力。在缺乏这些知识和技能的情况下,尝试"培养"这些知识和技能是毫无意义的。另一方面,督导者始终有可能保持说教、知识传授模式,即使这样做是无益的。被督导者会自觉或不自觉地对督导者施加压力,要求他们提供快速解决方案。因此,督导者需要在专业确定的领域(如正确的药物剂量)和相当不确定的领域(如更广泛的病例管理背景)提供明确的指示。当进行评估时,以及当观察到某人的表现可能会间接影响到对他们的判断时,即使不是正式评估的一部分,他们也需要提供指示。

被督导者与组织

在许多情况下,被督导者的需求与组织的需求是相同的。例如,实习生的临床职责可能为日常工作中的培训和督导提供了很好的机会。然而,情况往往并非如此,例如,医学实习生可能会发现自己为了维持临床工作而失去了重要的学习机会。因此,受雇于该组织的督导者必须在对实习生的忠诚和对组织的忠诚之间把握好分寸。要解决这种紧张关系,需要开放和现实的态度。

肯定与挑战

在任何形式的督导中,一个核心的矛盾就是督导者在多大程度上要支持或挑战被督导者。每个督导者或指导者都希望人们自我感觉良好。同样地,每个督导者都希望(或应该希望)被督导者能够改变并尽可能发挥其潜力。督导技能很大程度上取决于是否有能力超越"舒适区",而不被认为是一种强迫。这包括向被督导者提供足够的挑战,以帮助其探索新的想法和新的可能性,但又不至于让被督导者变得过度焦虑、防卫或枯燥。这也可能与环境是否允许对可能阻碍专业表现的个人问题进行仔细探讨的精细判断有关。就像面对焦虑或恐惧的病人咨询的技巧一样,这不是从书本或文章中可以学到的东西。它取决于根据具体情况和被督导者的愿望和需要来调整自己语言的能力,这种能力的获得是逐步的,有时是终身的。

提高督导水平：改变医学文化

医学在促进系统督导文化方面取得了长足的进步，但在许多方面仍落后于其他行业。监管的变化，包括督导者认证[57]，在确保临床和教育督导者具备胜任该工作的基本能力方面发挥了一定的作用，但它们不一定能保证其质量。这需要有针对性的教师发展计划，包括从医疗职业早期开始进行督导培训[58]。Pront 等人[59]指出，为了提供以学习为中心的督导，督导者需要发展四种角色。

- 合作：通过沟通、信任和尊重建立学习关系，确定学习和实践的界限。
- 培养：作为学习的倡导者，引导学生进入临床环境，并促进其融入专业文化和健康团队。
- 赋能：促进和支持学生在个人既定范围内参与学习的机会。
- 促进意义：通过解决问题、反思和反馈促进理解，培养专业的认识和存在方式。

小结

医生们总是被拉向两个方向。一方面，需要具体的事实、明确的指导方针和一致的政策，换言之，需要确定性；另一方面，医生也需要增强信心和智慧，并能够以不断提高的理解力、成熟度和冒险精神来应对他们遇到的复杂的、多层面的问题。督导、指导和辅导有能力确保医疗实践不断超越乏味的、常规的和惯性的状态。医学工作不仅仅是关于科学事实。它要求医生将其知识应用于个人生活和复杂的人类系统。它跨越了许多知识领域，包括社交和人际关系。为了进行反思性实践，医生需要情感和智力上的信任，这样他们才能坦率地反思自己的工作，不断地学习，而不会感到过度暴露或受到过度的审视。督导、指导和辅导等活动为医生提供了机会，使他们能够根据自己的日常职业经验，以一种补充其他形式的教育和培训的方式，安全有效地检查自己的工作。

致谢

许多同事对本章的早期版本提出了有益的评论。我特别要感谢 Jonathan Burton 博士、Julie Draper 博士、Anat Gaver 博士、Helen Halpern 博士、Gareth Holsgrove 博士、Tim Swanwick 博士、Frank Smith 教授和 Per Stensland 博士。

参考文献

1 NHS Modernising Medical Careers (2005). *Curriculum for the Foundation Years in Postgraduate Education and Training*. London: Department of Health.

2 COPMeD (2016). The Gold Guide: A Reference Guide for Postgraduate Speciality Training in the UK (6). Conference of Postgraduate Medical Deans, UK www.copmed.org.uk/publications/the-gold-guide (accessed 30 March 2017).

3 Gray, R. (2001). A framework for looking at the trainer/registrar tutorial in general practice. *Education for General Practice* 12: 153–162.

4 NHS England (2016). Doctor's medical appraisal checklist. http://citeseerx.ist.psu.edu/viewdoc/download?doi=10.1.1.578.606&rep=rep1&type=pdf (accessed 28 June 2018).

5 Garrett-Harris, R. and Garvey, B. (2005). *Towards a Framework for Mentoring in the NHS*. Sheffield: Mentoring and Coaching Research Unit, Faculty of Organisation and Management, Sheffield Hallam University.

6 Beecham, B., Dammers, J., and van Zwanenberg, T. (2004). Leadership coaching for general practitioners. *Education for Primary Care* 15: 579–583.

7 Bowden, R. and Schofield, J. (2004). Work based learning and poor performance. In: *Work Based Learning in Primary Care* (ed. J. Burton and N. Jackson), 103–118. Oxford: Radcliffe Publishing.

8 Department of Health (2004). *Modernising Medical Careers: The Next Steps: The Future Shape of Foundation Specialist and General Practice Training Programmes*. London: Department of Health.

9 Brookfield, S. (1987). *Developing Critical Thinkers: Challenging Adults to Explore Alternative Ways of Thinking and Acting*. Milton Keynes: Open University Press.

10 Schon, D. (1983). *The Reflective Practitioner: How Professionals Think in Action*. London: Temple Smith.

11 Schon, D. (1987). *Educating the Reflective Practitioner: Towards a New Design for Teaching and Learning in the Professions*. New York: Basic Books.

12 Stewart, M., Brown, J., Weston, W. et al. (2013). *Patient-Centred Medicine: Transforming the Clinical Method*, 3e. Oxford: Radcliffe Publishing.

13 Bishop, V. ed. (1988). *Clinical Supervision in Practice, Some Questions, Answers and Guidelines*. London: Macmillan.

14 Bond, M. and Holland, S. (1998). *Skills of Clinical Supervision for Nurses*. Buckingham: Open University Press.

15 Cutcliffe, J., Butterworth, T., and Proctor, B. (2001). *Fundamental Themes in Clinical Supervision*. London: Routledge.

16 RCN Institute (2000). *Realising Clinical Effectiveness and Clinical Governance through Clinical Supervision*. Oxford: Radcliffe Medical Press.

17 Boud, D. and Solomon, N. ed. (2001). *Work-Based Learning: A New Higher Education*. Buckingham: Open University Press.

18 Department of Health (2001). *Working Together, Learning Together: A Framework for Lifelong Learning*. London: Department of Health.

19 Burton, J. and Jackson, N. ed. (2004). *Work Based Learning in Primary Care*. Oxford: Radcliffe Publishing.

20 Steinberg, D. (2005). *Complexity in Healthcare and the Language of Consultation*. Oxford: Radcliffe Publishing.

21 Lupton, D. (1994). *Medicine as Culture: Illness, Disease and the Body in Western Societies*. London: Sage.

22 Thomas, P. (2006). *Integrating Primary Care: Leading, Managing, Facilitating*. Oxford: Radcliffe Publishing.

23 Launer, J. (2002). *Narrative-Based Primary Care: A Practical Guide*. Oxford: Radcliffe Medical Press.

24 Scaife, J. (2001). *Supervision in Mental Health Professions: A Practitioner's Guide*. Hove: Brunner Routledge.

25 Butterworth, T. (1992). Clinical supervision as an emerging idea in nursing. In: *Clinical Supervision and Mentorship in Nursing* (ed. T.

Butterworth and J. Faugier), 3–17. Cheltenham: Stanley Thornes.

26 Burton, J. and Launer, J. ed. (2003). *Supervision and Support in Primary Care*. Oxford: Radcliffe Medical Press.

27 Clark, P., Jamieson, A., Launer, J. et al. (2006). Intending to be a supervisor, mentor or coach: which, what for and why? *Education for Primary Care* 17: 109–116.

28 Launer, J. (2003). Practice, supervision, consultancy and appraisal: a continuum of learning. *British Journal of General Practice* 53: 662–665.

29 Proctor, B. (2001). Training for the supervision attitude, skills and intention. In: *Fundamental Themes in Clinical Supervision* (ed. J. Cutcliffe, T. Butterworth and B. Proctor), 25–46. London: Routledge.

30 Farnan, J.M., Petty, L.A., Georgitis, E. et al. (2012). A systematic review: the effect of clinical supervision on patient and residency outcomes. *Academic Medicine* 87: 428–442.

31 Kilminster, S., Cottrell, D., Grant, J., and Jolly, B. (2007). AMEE Guide No. 27: effective educational and clinical supervision. *Medical Teacher* 29: 2–19.

32 Health Education England, Multiprofessional Faculty Development (2012). Supervision skills for clinical teachers: A world class teaching initiative. http://www.faculty.londondeanery.ac.uk/supervision-skills-for-clinical-teachers (accessed 30 March 2017).

33 Pringle, M. (2003). Re-evaluating revalidation and appraisal. *British Journal of General Practice* 53: 437–438.

34 Bulstrode, C. and Hunt, V. (2000). What is mentoring? *Lancet* 356: 178–178.

35 Kilminster, S. (2010). Understanding the nature and purpose of clinical and educational supervision. *InnovAiT* 3: 615–618.

36 Pendleton, D., Schofield, T., Tate, P., and Havelock, P. (1983). *The Consultation: An Approach to Learning and Teaching*. Oxford: Oxford University Press.

37 Neher, J.O., Gordon, K.C., Meyer, B., and Stevens, N. (1992). A five-step "microskills" model of clinical teaching. *Journal of the American Board of Family Practice* 5: 419–424.

38 Wolpaw, T.M., Wolpaw, D.R., and Papp, K. (2003). A learner centred model for outpatient education. *Academic Medicine* 78: 893–898.

39 Imperial College, London (2010). *The London Handbook for Debriefing: Enhancing Debriefing in Clinical and Simulated Settings*. London: Imperial College.

40 Launer, J. (2016). Giving feedback to medical student and trainees: rules and realities. *Postgraduate Medical Journal* 92: 627–628.

41 Peel, J.L. and Nolan, R.J. (2015). You can't start a central line? Supervising residents at different stages of the learning cycle. *Journal of Graduate Medical Education* 7: 536–538.

42 Hauer, K.E., Oza, S.K., Kogan, J.R. et al. (2015). How clinical supervisors develop trust in their trainees: a qualitative study. *Medical Education* 49: 783–795.

43 Owen, D. and Shohet, R. ed. (2012). *Clinical Supervision in the Medical Profession: Structured Reflective Practice*. Milton Keynes: Open University Press.

44 Sommers, L. and Launer, J. ed. (2013). *Clinical Uncertainty in Primary Care: The Challenge of Collaborative Engagement*. New York: Springer.

45 Cottrell, D., Kilminster, S., Jolly, B., and Grant, J. (2002). What is effective supervision and how does it happen? A critical incident study. *Medical Education* 36: 1042–1049.

46 Department of Health (2004). *Mentoring for Doctors: Signposts to Current Practice for Career Grade Doctors*. London: Department of Health, Doctors' Forum.

47 Viney, R. and Harris, D. (2011). Mentoring supervision for doctors and dentists in a National Health Service (NHS) deanery. In: *Coaching and Mentoring Supervision Theory and Practice* (ed. T. Bachkirova, P. Jackson and D. Clutterbuck), 251–257. Milton Keynes: Open University Press.

48 Sackin, P., Barnett, M., Eastaugh, A., and Paxton, P. (1997). Peer supported learning. *British Journal of General Practice* 47: 67–68.

49 Whitmore, J. (1996). *Coaching for Performance*. London: Nicholas Brierley.

50 Kersley, S. (2006). *Prescription for Change: For Doctors Who Want a Life*, 2e. Oxford: Radcliffe Publishing.

51 Proctor, B. (2000). Postscript. In: *Mentorship, Preceptorship and Clinical Supervision: A Guide to Professional Support Roles in Clinical Practice*, 2e (ed. A. Morton-Cooper and A. Palmer), 221. Oxford: Blackwell.

52 Kolb, D. (1984). *Experiential Learning*. Englewood Cliffs: Prentice Hall.

53 Honey, P. and Mumford, A. (1992). *Manual of Learning Styles*. Maidenhead: Honey.

54 Houghton, A. and Allen, J. (2005). Understanding personality type: doctor–patient communication. *BMJ Career Focus* 330: 36–37.

55 Wackman, D.B., Miller, S., and Nunnally, E.W. (1976). *Student Workbook: Increasing Awareness and Communication Skills*. Minneapolis: Interpersonal Communication Programmes.

56 Launer, J. (2013). Narrative-based supervision; training in narrative-based supervision. In: *Clinical Uncertainty in Primary Care: The Challenge of Collaborative Engagement* (ed. L. Sommers and J. Launer), 147–176. New York: Springer.

57 General Medical Council (2016). Recognition and approval of trainers. https://www.gmc-uk.org/education/how-we-quality-assure/medical-schools/recognition-and-approval-of-trainers (accessed 28 June 2018).

58 Royal College of General Practitioners. Curriculum Statement 3.7: Teaching, Mentoring and Clinical Supervision. https://www.gponline.com/rcgp-curriculum/teaching-mentoring-clinical-supervision (accessed 28 June 2017).

59 Pront, L., Gillham, D., and Schuwirth, L.W.T. (2016). Competencies to enable learner-focused supervision: a thematic analysis of the literature. *Medical Education* 50: 486–495.

（翻译：霍子辰；审校：谷士贤）

14 跨专业教育

Della Freeth[1], Maggi Savin-Baden[2], and Jill Thistlethwaite[3]
[1]Royal College of Physicians, London, UK
[2]Institute of Education, University of Worcester, Worcester, UK
[3]School of Communication, University of Technology, Sydney, Australia

---

 本章要点

- 跨专业教育(IPE)是专业教育的一种特殊情况,在广泛的背景下,有关知识教与学的实践可以直接应用于IPE。
- IPE 的独特之处在于主动创造异质性。将来自不同专业的参与者通过围绕一项任务而聚集在一起,我们希望知识和观点的多样性将促进所有人的学习。
- IPE 存在的理由是可以帮助提升专业实践能力:单一专业和跨专业。

- 如果 IPE 计划或实施不当,会导致参与者不愿意参与后续跨专业合作,或强化负面刻板印象,可能产生不利影响。
- IPE 不限于正式计划和公开的教育。当从业人员在多专业团体中解决复杂问题或改善临床服务质量时,就有可能进行跨专业学习。这种偶发的 IPE 是日常实践的一个特点。

引言

跨专业教育(interprofessional education,IPE)是专业教育的一个特例。因此,我们所知的专业教育所有的实践(在本书的其他章节中进行了广泛介绍)也都适用于 IPE。然而,IPE 的不同之处在于,有意识地纳入不同专业的学生、成员,来扩大学习者的异质性,以带来不同的专业观点。我们对教育有广阔的视野,包括正式和非正式的跨专业学习(IPL)、偶然学习(见知识点 14.1)[1]和隐性课程[2]。

我们认为 IPE 和 IPL 专注于改善专业实践、护理和服务质量,以支持和改善个人、社区和人群的生活。高质量的跨专业合作(IPC)是建立在具有互补性的专业贡献之上。我们广泛使用术语"专业",将其扩展到可能缺乏受监管的准入和资格认证的护理和服务行业,例如管理人员、技术人员和医疗助理。为了简洁和一致,我们将在整章中使用"病人"一词,同时认为客户或服务用户在某些健康环境中更合适。

IPE 为了将不同群体的人聚集在一起(线下或线上),在时间、空间、便利、资金以及确定创造适合所有参与者学习资源等方面具有逻辑上的复杂性。因此,教育者在投资 IPE 之前,需要检查其在不同环境及不同方法下的效度:我们将在知识点 14.3 中总结一些关键文献。首先我们将给出一些定义。

定义跨专业教育:介词的重要性

IPE 相关的术语没有标准化,这可能会造成混淆。知识点 14.1 提供了本章所用短语的简单定义。

IPE 被广泛认可的是英国跨专业教育发展中心(CAIPE)定义的,"跨专业教育发生在两个及以上专业的共同学习,目的是促进合作,并提升护理质量"[3],后来,这一概念扩展至专业成员或学生,护理和服务之中[4]。这些定义将 IPE 定位为促进 IPL 的一种方式,目的是通过合作改善护理和服务;正如世界卫生组织(WHO)出版的书中简洁地描述的那样,"共同学习,共同工作"[5]。

WHO 的跨专业教育和合作实践行动框架将介词重新排序为"关于、从和与"[6];这两种表述都出现在文献中。Bainbridge 和 Wood 关于学生和教师的研究引发了对每个介词的联想(知识点 14.2)[9]。对我们来说,介词"与、从和关于"强调了 IPL 需要积极和互动的学习。IPE 不是关于获得相同知识或发展相同临床技能的混合组。

知识点 14.1 聚焦:术语

前缀(例如 inter-、multi-、trans-)和形容词(例如 shared、common、professional、disciplinary),与组织和教育名词(例如 agency、sector、provider and learning、education、training)相结合,形成了一个混乱的组合和不一致的短语来描述 IPE。本章对常用术语的简单描述就足够了。更详细的术语探索请参阅《跨专业护理杂志》(*Journal of Interprofessional Care*)[7] 中的"作者须知"。

跨专业教育(IPE)

与、从、关于相互学习,以改善合作以及护理和服务的质量[4]。特别是在北美文献中,这通常被称为:跨专业合作实践教育(IPECP)。

跨专业学习(IPL)

在两个以上专业成员(或学生)之间的互动中产生的学习。这可能是正式 IPE 的产物,也可能是在工作场所或教育环境中偶然发生的学习[1]。(有关偶然 IPL 的更多信息,请参阅后面关于"跨专业教育的多样性"的部分。)

多专业教育(MPE)

无论出于何种原因,两个以上专业成员(或学生)都会共同学习,例如,他们可能有共同需要掌握的特定知识或技能。

单一专业教育

单一专业教育,即参与者来自单一专业,构成了每个专业的个人持证前教育和某些特定专业持证后教育的主体;因此,它也是一个学习知识、技能和态度的重要方式,也是有效(通常是跨专业)团队合作的基础。

跨专业合作(IPC)

与学习者、从业者、病人、家庭和社区建立和维持有效的跨专业工作关系的过程,以实现最佳医疗卫生健康目标[8]。

知识点 14.2 "与、从和关于"(改编自 Bainbridge 和 Woods)[9]

学习关于······(learning about):了解他人的角色和责任,以及专业之外的角色,克服刻板印象,这可能比接下来的两类肤浅一些。

和······学习(learning with):积极参与;互动、协同定位;公平;共享价值观;非评判性的;合作;团队合作;信任。

从······学习(learning from):信任、尊重;开放的沟通、对话、相信他人的知识和技能。

跨专业合作实践教育的基本原理(IPECP)

在过去的半个世纪,IPECP 的动力因素得到了很好地阐明,包括全球的复杂和慢性疾病、病人安全议程、员工招聘和留用以及全球劳动力不平等在内的发生率不断增加[10-14]。在美国,人们重新拾起对 IPECP 的兴趣,主要集中在以下"三个目标"上:

- 提高病人医疗卫生保健体验的质量和病人满意度。
- 改善社区和人群的健康。
- 降低医疗卫生保健服务的成本[15]。

在低收入和中等收入国家,医务人员分布不均,预计到 2030 年,将短缺 1 800 万医务人员,更多地优先将重点放在初级医疗卫生保健工作者的能力建设上[16]。

报告《新世纪医学卫生人才培养:在相互依存的世界为加强卫生系统而改革医学教育》中[17],呼吁社会关注对医学教育人员、医疗从业人员、教育机构和他们所服务的人群之间的关系进行广泛和根本性的改变。它建议"由于碎片化的、过时的、静态的课程培养了不合格的毕业生,毕业生的专业能力与病人、人群的需求不匹配[17]"。需要提供以团队为基础的医疗卫生服务,因此强调基于团队的学习,并倡导将 IPE 作为培训整体的一部分。

IPE 应有助于培养洞察力、知识共享和团队合作技能,以促进有效合作,从而有效地提供高照护质量。它可以观察医疗卫生团队如何变化,合作实践可能以精心安排的任务为中心,进行团队合作,直到更紧密的合作——"打结"。Bleakley 在 Engeström 工作[18]的基础上,将"打结"描述为"在快速变化的环境中进行的专家工作,在这种环境中,许多活动的'松散端'不断地捆绑在一起或解散,为知识的合作生产或新的工作实践创造条件"[19]。最近,Paradis 等人研究了 IPC 的各种方式,并在前沿医学教育期刊中提出了相关概念[20]。

传统的等级制度、角色和界限可能会影响 IPE 的效果:IPE 有助于挑战和重新协商调整既定的思维、存在方式。例如,它可以帮助参与者欣赏团队不同成员的贡献;它不是错综复杂的独立反应,而是可以促进对多方面问题的整合和团队计划的形成;当外部压力破坏了合作时,它可能会促进团队的弥合。

IPE 可以带来不同吗？它有效吗？

IPE 的基本原理多样，争论不休。然而，提供 IPE 需要在日常的工作和流程之外(主要是额外的)努力：领导力、合作力、克服限制和障碍以及培养有利因素。Lawlis 等人[21]和 Reeves 等人[22]在文献综述中强调了这点。

"IPE 有用吗？""它有效吗？"类似的问题经常被问到。答案与任何类型的教育都一样：重点突出、设计良好、传输良好、环境适当的 IPE 会产生一系列积极的影响(知识点 14.3)。尽管很少有研究与发展中国家相关，但有数百项关于 IPE 的同行评议研究以及越来越多的证据证明其效度[23]。与医学教育中的其他主题一样，IPE 相关研究质量各异。IPE 作为复杂动态系统中的复杂干预，对研究提出了挑战。为了更好地支持研究和综合证据，一个概念模型被开发出来，包括"跨专业学习连续体""促成或干扰因素"以及一系列结果[24]。对 IPE 研究文献的理论贡献正在增加[25-27]，为那些希望评价 IPE 的人提供了实用指南[1,28,29]。

 知识点 14.3　寻找证据：跨专业教育

系统评价

已经有许多关于 IPE 研究的系统和广泛的调查，并且越来越多的调查综述发表[27,35-42]。其中一个例子，Reeves 等人评价了与学习者获益、合作实践和病人护理相关的 IPE 研究结果[43]。在最终汇总成 8 篇综述(10~133 项研究)中指出：

- IPE 相关研究和评价的质量参差不齐，随着 IPE 深入研究有逐渐改进的迹象。
- IPE 内的各种活动，涉及不同时期、不同环境中的各种医疗卫生专业人员。
- 大多数研究是在单一地点进行的，并且只考察了短期影响。
- 大多数研究报告了关于以学习者为中心的满意度、态度、知识和技能积极的变化结果。报告个人行为变化的较少；少数人发现组织实践发生了积极变化，一些人发现临床结果发生了变化。

他们得出结论："最新的研究表明，IPE 可以培养知识共享、技能和态度。越来越多的证据表明 IPE 可以帮助加强合作实践，并改善病人护理[43]。"与混合、中性或负面结果相比，研究报告积极结果更为常见[22]，但这可能是发表偏倚导致的[44]。

资格认证后 IPE

对于获得资格认证的学习者，有证据表明 IPE(主要嵌入质量改进计划)可以提高护理质量和工作生活质量。这里仅举几个例子：

- 改进预防保健，包括提高筛查和免疫接种率[45-47]。
- 在急诊科观察到团队合作的改进、更少的错误发生和更快的生命救治[48,49]。
- 在手术室进行定期的简报和更好的团队合作[50]。
- 增加跨专业参与计划和审查护理[51]。
- 增进以病人为中心的交流[52]。
- 增加初级精神卫生保健专业人员之间的自我维持网络，特别是在农村地区，增加了对其他从业者的了解和对转诊的信心[53]。

IPE 预资格认证

对资格认证前 IPE 的研究提供了广泛的见解。下面的列表是说明性的，示例只是从不断增加的资料库中选择的一小部分：

- 随着时间的推移，可以容纳大量学生的可持续实施模式[54-59]。
- 来自不同专业的学生的不同反应[56,60,61]。
- IPE 可以对其他职业的成员产生更积极的看法、建设性的"群体间相互差异化"、对团队内角色的更深入理解[62-64]，以及在衡量对专业合作的感知需求的量表上得出更高的分数[62-65]。
- IPE 可以增加在招聘短缺的地方或专业工作的兴趣[66,67]。
- 病人对跨专业学生团队提供的护理和建议感到满意[68,69]，并记录了病人治疗效果的改善[70]。
- 跨专业的学生团队可以确定差距或替代方法，使合格的从业者能够改善护理和病人结果[69]。

卫生专业人员教育和可持续专业发展的广度旨在改善健康结果和护理质量。然而，很难证明资格认证前课程的任何具体方面(包括 IPE)都这样做，因为在学习活动和专业人员随后能够提供无监督护理之间存在多种混杂因素以及不同的时间量[30]。相关性比因果性更容易获取。然而，有可能评价资格认证前和资格认证后的 IPE，以探索它是否有助于学习者实现与专业资格认证机构(如 CanMEDS)定义的跨专业实践相关的学习成果(或能力)[31]，并开发和完善相关方法[32,33]。在资格认证后，从 IPE 到病人服务结果的因果链可以缩短。尽管在卫生系统迅速变化的情况下，IPE 预期结果的背景仍然复杂且具有挑战性[34]，然而，跨专业持续专业发展或工作场所学习已经帮助病人、专业人士和服务提供者取得了重要的成果(见知识点 14.3)。

跨专业教育的多样性

IPE 可以从两个维度来描述：第一，重点的变化；第二，计划和重视程度的变化[1]。重点变化的维度从作为 IPE 主题的跨专业合作的主要关注点[71,72]，到关注跨专业合作的次要关注点和其他相关领域的主要关注点(例如特定的病人或客户群体[73,74]、专业技能[75]和政策创新[76])。许多 IPE 倡议寻求平衡，关注跨专业合作和其他一些实质性内容，例如疼痛[77]。

规划和形式化维度认识到，应该承认偶发的 IPL 具有影响力。偶发的 IPL 经常发生在日常实践中，当不同专业的成员一起回顾他们的工作，或者遇到一些不寻常的事情导致他们停下来更仔细地观察一些重叠或互相寻求的信息时。不言而喻，我们无法计划偶发性学习。然而，我们可以更加关注为计划外的 IPL 创造合适条件，例如，对互补专业知识的认可和分享想法的意愿[78]。

非正式 IPL/IPE 比偶发的 IPL 更可预测，因为其发生是基于工作系统、教育计划的体系。对病人或流程的多学科团队审查可以是非正式 IPL/IPE 很好的例证。这些可能被标记为团队会议[79]、行动学习、外部审查，每个都有不同的侧重点以及非正式和正式认可的 IPL 潜力。Nisbet 等人主张重视从日常工作和改进中非正式产生更高的工作场所 IPL，并使其更加明确[80]。此外，来自不同专业的学生往往同时处于同一临床领域，为非正式 IPE 提供了机会。

正式的资格认证前和资格认证后 IPE 包括有计划的活动，以促进与其他专业成员的学习，从其他专业成员那里学习，以及关于其他专业成员的学习，这是 IPE 文献的主要焦点。正式 IPE 通常支持在结构性较差的时段(例如茶点休息时间)进行偶发的、非正式的 IPL；利用这些副产品构建正式的 IPE 是值得的。

跨专业教育的有效设计

有效的 IPE 是有益的教育，有目的地利用跨专业群体的知识、学习需求和动力。《随着跨专业的调整》这本书提供了丰富的建议来支持 IPE 的设计。考虑为 IPE 设计提供信息的学习和变革理论也很重要(知识点 14.4)。学习体验会唤起诸如兴奋、满足、同理心、焦虑、无聊、疲劳和不满等情绪。因此 IPE 开发人员和辅导员需要以创造积极情绪的方式计划和管理 IPL，并在必要时承认并处理消极情绪。如果质量差的 IPE 导致人们更不愿意参与后续的跨专业合作或强化负面的刻板印象，它可能会特别具有破坏性。

不允许每个参与团体在不同程度上作出贡献的话，将不太可能形成健全的 IPE。IPE 的目的是让每个人平等地交流学习一些有效的东西，而不是让一个群体掠夺另一个群体的专业知识。

对学习机会相关性的感知

学习者以生活和问题为中心，当他们遇到(对他们而言)很重要的想法、任务或问题时，他们会积极地发展知识和技能。我们很难使他们处理无趣且似乎与他们无关的事情。在 IPL 期间，参与者可能希望从多个角度(作为个人、特定专业成员以及作为不同团队合作的成员)发展他们的知识和实践。此外，他们的主要关注点会随着时间和外部需求的变化而变化。IPE 通常通过以下方式解决个人、专业和团队发展的问题。

呼吁为病人提供良好和安全护理的共同兴趣("活动"的"目标"[108])。这在资格认证后的，尤其是质量改进的 IPE 中最为明显。人们甚至可能没有注意到他们参与了 IPE。来自不同背景的参与者专注于共同的、基于实践的问题，并以此为动力。

在预资格认证阶段，学生高度关注他们的特定专业知识，需要课程开发者和推动者的积极关注并建立相关性和真实性。学习机会应该与参与者的关注点、兴趣和专业水平保持一致。这对 IPE 来说尤其具有挑战性。跨专业群体中通常具有更多样性的关注点、

知识点 14.4 注重理论

理论为我们提供信息,帮助我们更好地理解 IPE。以前,尽管已经确定了许多潜在的相关理论[82],但跨专业领域在课程设计、评价和研究方面的理论仍然不足[36,81]。现在有一个致力于理论、学术和合作的跨专业实践社区[83]。鉴于 IPE 的复杂性,单一理论是不够的,"不同的学习者群体在其专业发展的不同阶段出于各种目的而相遇[84]"。考虑外部医疗保健的理论也很重要,例如在关于组织和工作场所正式和非正式学习的更广泛的文献中。

本书的第 4 章讨论了可以为工作场所和其他地方的资格认证前和资格认证后 IPE 实践提供信息的关键学习理论。我们还要注意:

- Illeris 强调了学习内容、情绪和学习环境之间的相互作用[85]。
- "阈值概念"(对于理解和创造学科知识必不可少的学科相关概念)和"概念阈值"(学习过程中的启蒙和飞跃时刻,通常称为"啊哈!"时刻)[86]。
- 非正式学习和隐性知识[87]。
- 职业身份的形成与代理[88-90]。

本书的第 4 章和第 12 章讨论了在这种背景下重要的社会学习理论(社会认知、社会建构主义和社会文化)。我们还将强调社会物质视角,其中工作场所学习和工作场所实践受到人与物质事物(如技术、临床记录和空间)之间的动态关系、具体实践(如通过身体和情感影响)和文化的影响[91-94]。活动理论[95,96]或文化历史活动理论(CHAT)[97]、行动者网络理论[98-100]和复杂性理论[101-103]是社会物质理论最流行的例子。

基于奥尔波特[105]接触理论的社会认同理论[104]包括接触假设。这表明,如果成员经历更多的接触,社会群体之间的敌意就会减少,每个群体都具有平等的地位:互动应该在合作的氛围中进行,参与者应该朝着共同的目标努力。接触假说为 IPE 提供了基本原理并指导其设计和实施[106,107]。

兴趣和专业知识。当学生认为 IPE 支持他们自己的专业发展时,他们才会更充分地参与 IPE[89]。

学习环境的感知需求

学习者对学习环境的看法,以及对学习者的期望会影响他们学习的内容和方式[109,110]。众所周知,超负荷的学习者会鼓励复制(表面)的学习方法、错误学习、脱离或战略性学习方法[111]。因此,在具有高风险的总结性评价之前设置一个可选的、体验式 IPL 机会

是没有帮助的。虽然这似乎太明显而没有提及,但很容易忽视多个需要参与的群体所面临的重要但相互冲突的需求。如果在规划过程中注意包含每个参与组的成员,避免这种疏忽就比较容易了。

学习者的感知是由显性和隐性信息塑造的。显性信息包括以下内容:

- 课程描述(如出版的和由辅导员所说的)。
- 预期的学习成果(通常在课程手册或网页中说明)。
- 学习材料和评价要求

这些都传达了课程开发者、导师和考官心中的"目标理解"[112](任何不一致都会造成混乱)。

隐性信息,即"隐性课程"[2],包括以下内容:

- 对学习机会重要性的看法,例如,谁选择参加,以其他方式作出贡献,以及他们表现出的态度。
- 出勤或评价要求。
- 物理空间(例如,位于明亮通风的房间;参与者可以面对面,而不是排成一排,所有人都面对主持人或演示者)。
- 获得足够的技术保障和茶点。
- 时间安排(例如,被推到工作时间的边缘,如周五下午晚些时候)。
- 没有特定的专业群体。
- 许多其他强化或削弱官方明确信息的微妙方式。

IPE 可以通过显性或隐性信息传递以及感知其与单专业教育和实践的主导活动的关系来增强或削弱。有趣的是,个人学习和 IPE 之间的联系是复杂的。将阈值概念(知识点 14.4)和不参与(陷入学习)联系起来的工作探究了学习自主性与学生在临床教育中经历的个人挑战之间的关系。它发现自主性的发展应被视为与他人相关,不仅仅是个体现象,并且 IPE 增强了学生的自主性体验[113]。

学习空间

人们对空间的概念越来越感兴趣。对物理空间(和虚拟世界,将在下面的模拟部分"真实世界"和虚拟世界中讨论)的使用和设计兴趣与对学习的社会物质视角的日渐关注是一致的(知识点 14.4)。例如,Temple[114,115]综述大学建设环境的研究,将其与高等教育的组织性质联系起来,就大学的治理和管理方式而言,包括:改变与学生的关系;有关学生如何学习的研究;以及影响学习过程的因素。他为未来的研究制定了有效的时间表,其中大部分研究仍有待完成。最近对这一论述的贡献强调了不断变化的空间使用、可

灵活使用空间的重要性以及空间与课程之间的一致性[116-118]。作为一种平衡,Thomas挑战了物理空间在关于空间和学习的论述中的主导地位[119]。他认为,很少有人认识到,我们对学习概念的界定受到"物理环境"的限制,从而造成了对在不同类型空间(例如教室、图书馆、咖啡馆、临床区域和互联网)的学习概念之间进行毫无意义的分类。

在IPE中,很少考虑将空间作为学习场所,尤其是作为权力场所。Kitto及其同事[120]认为,在卫生专业的文献中没有对空间和场所进行概念化,这说明:

- 有必要研究空间的概念如何被用于学习,以及场所对学习的期望、类型和评价的影响。
- 卫生部门对空间和场所的研究主要集中在病人和家庭的护理经验上。对空间、场所和专业实践的兴趣略有增加,但研究是在专业内部而不是跨专业发展。很少有探讨空间、场所和学习的研究。
- 使用更广泛的方法进行研究将有助于更好地了解学生和从业人员在临床环境中的学习方式,以及人和场所如何相互影响。

Nordquist及其同事[121]在对一组论述空间对专业教育和IPE中学习影响的论文进行评论的同时,不鼓励基于特定教育方法设计物理学习空间(《潜在的"生活博物馆"》),而是鼓励设计灵活的混合学习空间,在学习和教学发生变化时能够保持相关性。他们主张通过循序渐进的考虑,加强课程与空间的协调:

- 课程的愿景:对正式和非正式空间的需求和类型的探索。
- 现有空间和如何分类的分析。
- 愿景与现有空间之间的差距,以指导重新开发或创造新的学习空间。

这不如Thomas关于学习的物理空间和在线空间之间的模糊区别的观点那么激进,因为这些空间在学习者各方面的学习体验中日益融合在一起,很难阐明特定学习发生的"位置"[119]。Thomas还呼吁将学习空间设计为适应性强、可塑性强和迷人的空间,为新型的学习提供机会。超越物理和虚拟学习空间的讨论,Savin-Baden[122,123]认为需要从以下方面看待人和场所之间的空间:

- 学术界之间的地域空间,无论是学科、专业还是部门,对权力、地位和重点问题的理解很重要。
- 师生之间的空间:师生的关注点和议程是不同的空间,侧重点不同,这些空间往往复杂且难以管理的。通常,这些空间不仅在地域上不同,在语言和社会实践上也不同。

翻译的概念有助于理解这些空间形式的复杂性。翻译是寻找两种语言之间的相似之处,或作为专业语言之间的调解手段。然而——在翻译过程中——词语、话语和实践会发生变化,它们的含义经常被误译或误解。如果没能将不同专业人士的想法转化为所有IPE参与者都可以理解的简化内容,会使事情变得更糟。也许不应该通过翻译来管理学习者之间以及学习者与教师之间的空间,而应该通过接受弥合这些差异和复杂性。应该鼓励IPE参与者有机会在他们不确定时要求澄清。

跨专业教育和课程

我们认为IPE在课程中没有理想或必要的位置,而是有很多机会通过IPE加强学习。Bainbridge和Woods[124]开发的分类法是考虑什么、何时以及如何考虑的模型,他们根据成为专业人士的阶段提出了三级IPE。

1. 接触。低年级学生与其他专业的同龄人进行学习体验。这里的意图主要是"学习",理解其他职业,同时对自己的职业有所了解。学习往往是通过模拟、基于案例的学习(包括通过电子产品的学习)、小组工作、讨论和反思。

2. 沉浸。高年级学生得到基于实践的合作学习经验,以检查他们专业的优势和界限,同时开始发展跨专业的世界观。具有挑战性的学习活动包括欣赏式探究、基于问题的学习(PBL)、团队项目和临床环境中的小组活动。

3. 精通。资格认证前和资格认证后的学习者使用批判性思维来深入了解自己的背景、专业和与其他专业相关的价值观。在这个阶段,学生拥有可以分享的有用的专业知识经验,并且往往渴望新的经验[66]。学习可能包括参与前沿实践、新兴技术、学生经营(或指导)诊所等活动以及工作场所学习。

胜任力导向教育时代的课程调整

"建设性调整"[125]的论点强调了预期学习成果、所提供的学习机会和评价(内容和方式)之间的联系,还有这二者一旦脱节或错位带来的影响。在医学教育领域,我们正处于胜任力导向的教育(CBE)时代,并且已经发布了许多跨专业能力框架[126],胜任力是指毕业生在实践中应该具备的能力[127]。两个有影响的例子是:加拿大跨专业健康协作组织(CIHC)于

2010 年发布的国家跨专业能力框架[128]和美国 2011 年跨专业教育合作组织(IPEC)发布的跨专业合作实践核心能力清单[129],这个清单于 2016 年更新[130]。

每个医疗卫生专业的资格认证标准中都定义了学习成果 / 胜任力。在许多国家,现在还包括跨专业标准。然而,在特定的国家,专业人员可能使用不同的语言来获取跨专业能力(或结果 / 能力等)——这为不一致、差距或无法解决的专业束缚开辟了空间。在专业人士达成共识并采用国家跨专业能力之前,IPE 的设计和评价将面临与不同的单专业资格认证要求相关的困境。

提供有效的跨专业教育

大多数教育实施模式可能在 IPE 中得到一些应用,但有些更适合这项任务;在讨论在线 IPE 之前,我们将讨论基于案例和 PBL、模拟和临床工作(另见第 10~12 章)。当然,这些实施方式是重叠的。随后,我们将考虑促进和评估的作用(另见第 9、13 和 21~25 章)。

基于案例的学习(CBL)和基于问题的学习(PBL)

CBL 和 PBL 通过适应真实案例和事件来触发学习。病人案例和叙述有助于将理论与实践联系起来[131]。所有参与的专业人员都可能熟悉这种方式的学习,并且可以定制与所有学习者相关的场景。精心挑选或精心设计的触发因素对于确保每个专业都能作出有价值的贡献至关重要。一项研究表明,通过跨专业团队推理框架和跨专业互动视频示例来增加案例触发因素,可以提升学生对团队技能和案例演示的认知[132]。

澄清 CBL 或 PBL 对每个专业群体的意义很重要,根据适应专业特定需求或传统的 CBL/PBL 流程的不同先前经验,可能会有不同的概念理解。在 IPE 期间,不同的期望可能会导致 PBL 过程中出现意想不到的困难[133]。世界范围内有广泛的 PBL 方法和实践,并且多样性正在凸显。在问题类型、互动形式、知识重点、促进形式、评价重点和学习重点等构成维度上存在差异。在特定的 IPE 体验中,参与者带来的 PBL 概念形成了一个特定的"集群"[134],期望重叠,既和谐又冲突。迄今为止,对不同 PBL 集群对 IPE 的影响了解相对较少。

模拟:"真实世界"和虚拟世界

"模拟"一词涵盖了从桌面演练和简单的角色扮演(如电话),到临床技能模拟中心的中度仿真模拟,以及由复杂技术和 / 或高技能模拟病人支持的高度仿真的临床模拟(见第 11 章)。Palaganas 和同事[135]认为,模拟和 IPE 是天然的合作伙伴,这有助于克服 IPE 在其他情况下一些协调方面的挑战——提供一种激励机制、参与学习环境和提供安全的环境(消除病人的风险,促进心理安全的环境,以探索具有挑战性的问题,例如社会等级、多样性和分歧)。IPL 模拟的例子包括通过开发跨专业场景来扩展早期的单专业学习,以演练与模拟病人的沟通[62]。这是螺旋式课程实施的一个很好的例子(见第 5 章)。许多其他基于模拟的 IPE 中心的示例集中于管理复杂病例或病情恶化的病人(在物理模拟中由人体模型或演员替代,并通过在线模拟以不同的方式描绘)以排练和反思临床技能、跨专业团队合作、领导力和有效的工作量管理[54,136-138]。基于模拟的学习通常包括角色扮演的元素——van Soeren 及其同事探索了与 IPE 示例相关的学习和教学过程[139],他们的发现与更广泛的角色扮演文献产生了共鸣(参见第 11 章)。

近年来,通过使用虚拟世界等技术进行的教学和学习的规模迅速扩大[123,140,141]。虚拟世界是虚拟学习空间,例如 Second Life、Blue Mars 和 Kaneva,包括由在线社区构建的,开放的基于计算机的模拟,人们可以在其中创建虚拟化身。例如,IPE 试点[142]使用 Second Life 中现有的虚拟医院以及维基百科中的文档,使来自四个专业团体和两所大学的医疗卫生专业学生能够对护理需求增加的模拟老年病人进行特定专业的临床评价。然后他们在虚拟环境中会面,以制定合作护理计划。这种模式普遍受到好评。它在一定程度上缓解了在实际临床实习中缺乏合作学习的机会,并提高了学生对其他医疗专业人员角色的认识;这一模式发现了改善虚拟世界模拟和学习体验的机会。

许多设计者和导师,尤其是那些在远程学习环境中工作的设计者和导师,将虚拟世界描述为支持社会互动和学习者动机[143,144]、对话学习[145]、行动学习[146]、社区建构主义[147]、体验式学习[148]、角色扮演[149]和 PBL[150]的方式。并且已经尝试将这些教学实践映射到虚拟世界。检查虚拟世界使用情况的文献综合强调了"空间模拟"[151]和"合作模拟活动"[152]的普遍性。因此,回到我们之前对空间的讨论,虚拟世界可以被看做为 IPE 提供了一种以不同方式开发和使用教学空间的方法。

影子练习

在交互跟踪中,来自不同专业的医疗卫生学生或从业者在临床环境中相互观察工作,辅以相关的讨论和反思,可以为跨专业理解角色、责任、约束、专业知识和模型以及发展实践模式作出卓越贡献。在被动观察期间注意力会下降,因此需要积极处理观察结果以便融入更广泛的专业学习。跨专业的影子练习需要结构化和后续活动来促进IPL,并增加将学习融入后续专业实践的机会。一些更广泛的IPE举措包括影子要素[153-155]。

跨专业学生团队的临床工作

跨专业学生团队的临床工作在不同的临床环境下,多项IPE举措涉及跨专业学生团队,在合格从业者的监督下提供护理[54,56,68]。两种主要模式是跨专业培训病房(IPTW)和学生诊所(SRC)。这些模型表明,随着时间的推移,在提供服务的环境中,IPE滚动计划如何允许大量学生演练和反思跨专业团队合作。后续研究表明,学生对这些类型的IPE有着强烈且较多积极的记忆[156,157]。然而,这些模型可能容易受到临床领域突然变化的影响,导致人员流失,无法提供学生所需的监督水平,或者事件数量的变化使临床领域对学生团队的要求过高。

培训病房于1996年起源于瑞典,自成立以来已经有很多关于它们的文章。许多研究表明,学生认为IPTW体验很有意义(参见瑞典[54]、英国[68]和澳大利亚[158]的评价示例)。病人往往对跨专业学生团队提供的护理非常满意[68,159]。然而,这类病房并不容易实施:需要仔细规划并关注国家卫生系统内的法律和官方要求,它们是资源密集型的,而且医疗卫生专业的学生人数众多,很难为每个学生和团队提供充足的病房时间。研究还指出,监督学生团队、促进学生积极反思可能会使临床医生和教师筋疲力尽[156]。

在美国,SRC正变得越来越普遍,最初的实施目的是为没有保险、贫困或得不到照顾的人群提供免费的医疗保健服务[159]。它们也被称为学生主导或学生辅助诊所,由来自不同医疗卫生专业的学生在适当的监督下参与。一项系统综述表明,SRC为学生提供了"边做边学的最佳且现实的学习形式"[160]。然而,跨专业的学生诊所费用可能比传统的学生临床实习费用更高[161],并且,与许多医学教育一样,这仍然需要通过长期跟踪以评价其影响。

IPE的相关模式包括与病人直接接触但不提供护

理;这涉及跨专业的学生团队成员评价具有复杂需求的病人,并召开跨学科案例会议,以整合他们的发现并制定护理计划[70]。这种IPE模式构成了医疗团队挑战赛(HCTC)的基础——每年在全球许多大学举行的学生团队竞赛[162]。

在线IPE

由于强调接触假设[105],IPE倾向于强调面对面的同步学习,并遇到了有证据的挑战[21-23]。在线IPE可能有助于解决一些面对面活动的后勤问题[163]。在资格认证前阶段,在线跨专业模块可能会被编入针对多个专业的更广泛的专业课程;这使得不同学院,甚至不同机构的大量学生能够同时异步地进行IPL活动[164]。在资格认证后阶段,对农村跨学科医疗团队分散成员之间的计算机中介沟通(CMC)的检查阐明了虚拟跨专业团队,为e-IPL的规划者和推动者提供了有价值的见解[165]。

在线IPE已被证明是一种有效且可持续的解决方案,它可帮助学习基本的团队合作知识[166]并促进自主IPL[167]。然而,重要的是要记住,在线IPE也需要互动,除了将在线学习和面对面学习相结合的混合学习方式外,还可以通过虚拟学习环境(VLE)中的有主持的或无主持的电子论坛,或通过社交媒体[168]来实现互动[169]。在一项研究中,针对通过社交网站工作的来自六个专业的在线IPE学生群体,比较了三个层次的促进和任务结构水平。研究发现,具有适度任务结构的促进型小组比非促进型的最低结构化小组和高促进型结构化的小组更成功[170]。这突出了课程开发者和学习促进者干预程度之间的谨慎平衡。将电子学习与非正式的自主IPL活动相结合,鼓励学习者在可能的情况下与在线团队成员进行面对面交流,这表明电子产品学习不一定是全部有或无的方法[171]。

促进的作用

虽然许多好的小团体促进原则适用于IPE,但一些值得关注的其他方面包括团体特设的异质性,以及利用来自不同职业的参与者的不同视角、技能和见解的目标。这对于那些具有丰富的专业辅导经验的人来说,也是具有挑战性的[172]。有大量关于促进IPE的文献[173-176],并且IPE中仍有广泛的员工发展计划[177]。另外还确定了促进在线IPE的独特需求。例如,Dalley-Hewer和同事们强调了跨专业在线讨论论坛中的"礼貌同意"现象,并担心相互尊重地探索"有意义的分歧"应该是 IPL 的一个决定性特征。回放"在线活动"和场景会产生更具批判性的话语,有助于学习者得出新的和共享的结论[178]。

最近,Evans 及其同事[179]研究了促进 IPE 对推动者本身的影响——目前这是一个相对未充分探索的领域。研究结果表明,跨专业促进影响了推动者自己的跨专业工作场所行为,例如在计划护理、治疗病人和监督学生时更加合作。最近对 12 篇文章的质性整合[180]研究了跨专业促进的性质,发现其受到环境因素的影响,例如需要良好的组织和电子学习支持。研究还发现,推动者的经验和不同协调策略的使用也很重要,初始准备、持续支持、互促教学的机会以及采用各种灵活促进方法的能力也很重要。该整合报告有助于为跨专业促进和课程设计人员的发展提供指导,并就如何更好地支持推动者这一具有挑战性的角色提供建议。

跨专业互促教学是一种方法,可以缓解推动者对所有参与专业及其日常学习和教学方法的了解不足。协调人的额外费用可能需要由更大的团体或通过缩短联系时间来抵消。此外,与日常工作相比,互促教学者可以感受到他们自己的专业知识在更大程度上受到关注——这种体验可能是愉快的,也可能是令人伤脑筋的。互促教学者需要以高质量的跨专业合作为榜样,否则学习经验的信度可能会打折扣。

IPE 研究人员报道,性别比例均衡和专业成员的平衡会影响群体动态[181]。协调员可能有机会以保持足够平衡的方式分配小组成员,以保障富有成效的跨专业讨论。

不熟悉 IPE 所产生的不适可能会导致一些参与者试图改变学习体验的性质,使其变得更加熟悉。在严格审查专业职位的群体中,更有可能发生冲突。推动者需要发展技能来有效地利用冲突的能量,将其反映给参与者,并对可接受的行为设定明确的限制[182]。接触假说表明如何减少偏见及其相关的冲突[106],它强调了协调人找出两者之间异同的重要性。大多数跨专业的协调员发现,如果以病人为中心并提高服务质量,冲突仍然是富有成效和可控的。通过改善团队沟通和流程来提高工作生活质量,也是资格认证后的一个重点。

评价和跨专业教育

跨专业学习成果评价的重要性应该与单专业或通用成果的评价没有区别。然而,2015 年的一项研究

表明,很少有 IPL 活动得到评价,即使有也很少通过绩效评价[183]。澳大利亚的一项研究表明,IPL 最常通过出勤率进行评价,其次是论文和小组报告[184]。评价对于确保学生不会将 IPE 视为不同于他们的单专业学习很重要——它不是可选的或外围的,而是重要的,"无论学科如何,都是健康和公共服务专业人员教育中不可或缺的组成部分"[185]。

2016 年,应第 17 届渥太华医学和卫生保健专业能力评价会议计划委员会的邀请,一个国际工作组与世界各地的同事就 IPL 评价的主题组织了几次会议和讨论。这一过程涉及来自 15 个国家的 75 名参与者,最终达成了"关于跨专业学习成果评价的国际共识声明"[33]。知识点 14.5 总结了本声明。

知识点 14.5　聚焦:评价:关于跨专业学习成果评价的国际共识声明摘要[33]

评价内容:

特定大学和卫生专业的明确学习成果——包括角色理解、跨专业沟通、跨专业价值观、协调和合作决策、反思和团队合作等广泛领域。

如何评价:

评价方法应借鉴评价中的最佳实践,这可能需要"定位和情境化"。学生应单独接受评价,也应在小组或团队环境中进行评价。建议的方法包括基于场景的 MCQ、基于团队的项目、观察模拟、基于实践的活动、反思日志以及对学生观察或"加入"团队的口头或书面评论。此外,还有许多用于评价团队合作和合作实践的工具(例如,参见美国国家跨专业实践与教育中心网站[189])。评价可以作为跨专业档案袋的基础,学生可以提供在他们的学习计划中达到既定学习成果的证据。

谁来评价:

许多司法管辖区要求学生应由他们自己的卫生专业人员进行总结性评价。但是,如果跨专业评价是项目评价过程的一部分,这将不是一个问题,因为没有一次期末考试,而是由不同的医疗保健专业人员(包括他们自己的专业)在整个项目中进行持续评价(有关形成性和程序性评价过程的更多信息见第 25 章)。学习的证据也可以通过同行评价和多源反馈(包括病人意见)来体现。

该声明包括评价的基本原理,类似于一般医学教育中的评价,并表明卫生专业人员能够"满足病人、客户和社区以及医护人员和家庭的需求和期望",以促进卫生和社会照护工作者之间的有效合作和跨专业

沟通[33]。

　　为获得资格和执照,学生和受训者的能力将以个人水平进行评价,尽管团队合作和小组活动可能会作为更广泛的课程评价的一部分进行评价。Lingard 将个人的重点与集体主义的能力方法进行了对比[186]。她提出了支持集体主义方法的三个关键前提:

　　1. 能力是通过参与真实情境而获得的。

　　2. 能力分布在人员和相应的网络中。

　　3. 能力是一组在时间和空间中不断演变的、相互关联的行为。

　　集体主义话语采用系统方法并承认合作实践的复杂性。这将需要重新考虑当前的评价基础设施,以衡量团队绩效,并从考虑"有胜任力的实践者转向讨论团队胜任力表现"[186]。这并不容易,而且在获得资格认证后可能会更加可行和可接受。Orchard 借鉴了 Kvarnström[187] 的工作,主张资格认证后评价重点关注团队动态和每个团队成员的知识贡献,同时考虑到组织环境[188]。当然,卫生专业人员可能会根据他们在卫生服务中的角色和位置,在不同的团队和更广泛的合作中工作,这增加了决定何时、何地评价以及评价内容的复杂性。一些"团队"聚集在一起执行非常具体的任务,例如处理心脏骤停——重要的是角色而不是人,其他团队合作的时间要长得多。

小结

　　无论您坐在哪个海滩上,都可能会感觉对 IPE 的兴趣就像潮水一样潮起潮落。这适用于实践领域和地理位置,海滩在高潮和低潮之间的变化量方面有所不同。在撰写本文时,IPE 在全球范围内取得了令人振奋的进展[190],其中一些在知识点 14.6 中进行了描述。

知识点 14.6　聚焦:IPE 的全球发展

世界卫生组织

　　世界卫生组织继续支持对 IPE 的需求。在最近的文件中,它呼吁在国家层面进行医学教育资格认证,将 IPE 纳入合作实践[16]。其 2017—2021 年五年行动计划呼吁"提供跨专业教育和组织多学科护理,包括关于实现以人为本的综合护理的技能组合和能力的建议"[191]。

日本

日本跨专业教育协会(JAIPE)于 2008 年由来自医

疗保健、福利、大学、医院和其他机构的 46 名代表成立。随着日本成为一个超级老龄化社会,其健康和社会保健认识到跨专业合作实践的必要性。IPE 正在跨学科实施,旨在帮助学习者掌握团队合作能力[192]。它仍然是高等教育中的一个发展中领域。

美国

- IPEC 包括来自牙科、药学、护理、公共卫生、骨科和对抗疗法等专业协会的代表,发表了一份关于跨专业合作实践的核心能力的有影响力的报告[129]。要求 IPE 的美国医学院数量从 2007—2008 年的 56 所增加到 2014—2015 年的 130 所[193]。

- 位于明尼苏达州明尼阿波利斯的国家跨专业实践和教育中心是通过与美国卫生与公共服务部的主要联邦机构卫生资源和服务管理局(HRSA)的合作协议而开发的,其任务是改善获取医疗保健,并通过三个私人基金会获得资金。它的部分使命是对 IPECP 进行严格的评价。其工作于 2012 年 10 月开始[194]。

澳大利亚

　　经澳大利亚健康从业者条例机构(AHPRA)认可的所有卫生专业的标准包括与跨专业实践有关的项目。然而,在个人机构层面,卫生专业课程的设计、时间和内容存在很大差异[184]。

非洲和亚洲

　　IPE 在非洲有一个新网络,正在发展中国家实施,面临与发达国家类似的挑战[23]。亚洲的例子有印度尼西亚[195] 和马来西亚[196]。

参考文献

1　Freeth, D., Hammick, M., Reeves, S. et al. (2005). *Effective Interprofessional Education: Development, Delivery and Evaluation*. Oxford: Blackwell Publishing.

2　Hafferty, F.W. and O'Donnell, J.F. ed. (2015). *The Hidden Curriculum in Health Professional Education*. Lebanon, NH: Dartmouth College Press.

3　CAIPE (2006). CAIPE re-issues its statement on the definition and principles of interprofessional education. *CAIPE Bulletin* 26: 3.

4　CAIPE (2016). Home page. http://caipe.org (accessed 12 March 2017).

5　World Health Organization (1988). *Learning Together to Work Together*. Geneva: WHO.

6　World Health Organization (2010). *Framework for Action on Interprofessional Education and Collaborative Practice*. Geneva: WHO.

7　Bainbridge, L. and Wood, V.I. (2012). The power of prepositions: learning with from and about others in the context of interprofessional education. *Journal of Interprofessional Care* 26 (6): 452–458.

8　http://www.tandfonline.com/action/authorSubmission?show=instructions&journalCode=ijic20

9　CIHC – Canadian Interprofessional Health Collaborative (2010). http://www.cihc.ca/files/CIHC_IPCompetencies_Feb1210r.pdf (accessed 12 March 2017).

10　Barr, H. (2005). *Interprofessional Education: Today, Yesterday and Tomorrow* (Revised). London: LTSN for Health Sciences and Practice https://www.unmc.edu/bhecn/_documents/ipe-today-yesterday-tmmw-barr.pdf (accessed 12 March 2017).

11 Meads, G. and Ashcroft, J. (2005). *The Case for Interprofessional Collaboration*. Oxford: Blackwell Publishing.

12 Thistlethwaite, J.E. (2012). Interprofessional education: a review of context, learning and the research agenda. *Medical Education* 46: 58–70.

13 Salas, E. and Rosen, M.A. (2013). Building high reliability teams: progress and some reflections on teamwork training. *BMJ Quality and Safety* 22 (5): 369–373.

14 Epstein, N.E. (2014). Multidisciplinary in-hospital teams improve patient outcomes: a review. *Surgical Neurology International* 5 (Suppl 7): S295–S303.

15 Berwick, D.M., Nolan, T.,.W., and Whittington, J. (2008). The triple aim: care, health and cost. *Health Affairs* 27: 759–769.

16 World Health Organization (2017). *National Health Workforce Accounts: A Handbook*. Draft for Consultation. Geneva: WHO.

17 Frenk, J., Chen, L., Bhutta, Z.A. et al. (2010). Health professionals for a new century: transforming education to strengthen health systems in an interdependent world. *The Lancet* 376 (9756): 1923–1958.

18 Engeström, Y. (2008). *From Teams to Knots: Activity-Theoretical Studies of Collaboration and Learning at Work*. New York: Cambridge University Press.

19 Bleakley, A. (2014). *Patient-Centred Medicine in Transition. The Heart of the Matter, Advances in Medical Education 3*. Basel: Springer International Publishing.

20 Paradis, E., Pipher, M., Cartmills, C. et al. (2017). Articulating the idea: 50 years of interprofessional collaboration. *Medical Education* 51: 861-872.

21 Lawlis, T.R., Anson, J., and Greenfield, D. (2014). Barriers and enablers that influence sustainable interprofessional education: a literature review. *Journal of Interprofessional Care* 28 (4): 305–310.

22 Reeves, S., Fletcher, S., Barr, H. et al. (2016). A BEME systematic review of the effects of interprofessional education: BEME guide no 39. *Medical Teacher* 38 (7): 656–668.

23 Sunguya, B.F., Hinthong, W., Jimba, M., and Yasuoka, J. (2014). Interprofessional education for whom? – challenges and lessons learned from its implementation in developed countries and their application to developing countries: a systematic review. *PLoS ONE* 9 (5): e96724.

24 Institute of Medicine (2015). *Measuring the Impact of Interprofessional Education on Collaborative Practice and Patient Outcomes*. Washington, DC: The National Academies Press.

25 Billet, S.R. (2014). Securing intersubjectivity through interprofessional workplace learning experiences. *Journal of Interprofessional Care* 28 (3): 206–211.

26 Gregory, L.R., Hopwood, N., and Boud, D. (2014). Interprofessional learning at work: what spatial theory can tell us about workplace learning in an acute care ward. *Journal of Interprofessional Care* 28 (3): 200–205.

27 Reeves, S., Goldman, J., Gilbert, J. et al. (2011). A scoping review to improve conceptual clarity of interprofessional interventions. *Journal of Interprofessional Care* 25 (3): 167–174.

28 Reeves, S., Boet, S., Zierler, B., and Kitto, S. (2015). Interprofessional education and practice guide no. 3: evaluating interprofessional education. *Journal of Interprofessional Care* 29 (4): 305–312.

29 Teodorczuk, A., Khoo, T.K., Morrissey, S., and Rogers, G. (2016). Developing interprofessional education: putting theory into practice. *The Clinical Teacher* 13 (1): 7–12.

30 Thistlethwaite, J.E. (2016). Research and evaluation: the present and the future. In: *Leading Research and Evaluation in Interprofessional Education and Practice* (ed. D. Forman, M. Jones and J.E. Thistlethwaite), 355–368. London: Palgrave-Macmillan.

31 Frank, J.R., Snell, L., and Sherbino, J. ed. (2015). *CanMEDS 2015 Physician Competency Framework*. Ottawa: Royal College of Physicians and Surgeons of Canada.

32 Lockeman, K.S., Dow, A.W., DiazGranados, D. et al. (2016). Refinement of the IPEC competency self-assessment survey: results from a multi-institutional study. *Journal of Interprofessional Care* 30 (6): 726–731.

33 Rogers, G., Thistlethwaite, J.E., Anderson, E.S. et al. (2016). International consensus statement on the assessment of interprofessional learning outcomes. *Medical Teacher* 39 (4): 347–359.

34 Gilman, S.C., Chokshi, D.A., Bowen, J.L. et al. (2014). Connecting the dots: Interprofessional health education and delivery system redesign at the Veterans Health Administration. *Academic Medicine* 89 (8): 1113–1116.

35 Brashers, V., Phillips, E., Malpass, J., and Owen, J. (2015). *Measuring the Impact of Interprofessional Education on Collaborative Practice and Patient Outcomes*, 67–133. Washington, DC: National Academies Press.

36 Pauze, E. and Reeves, S. (2010). Examining the effects of interprofessional education on mental health providers: findings from an updated systematic review. *Journal of Mental Health* 19 (3): 258–271.

37 Abu-Rish, E., Kim, S., Choe, L. et al. (2012). Current trends in interprofessional education of health sciences students: a literature review. *Journal of Interprofessional Care* 26 (6): 444–451.

38 Brody, A. and Galvin, J. (2013). A review of interprofessional dissemination and education interventions for recognizing and managing dementia. *Gerontology & Geriatrics Education* 34 (3): 225–256.

39 Broyles, L., Conley, J., Harding, J., and Gordon, A.J. (2013). A scoping review of interdisciplinary collaboration in addictions education and training. *Journal of Addictions Nursing* 24 (1): 29–36.

40 Reeves, S., Perrier, L., Goldman, J., et al. (2013). Interprofessional education: Effects on professional practice and healthcare outcomes (update). *Cochrane Database of Systematic Reviews* 3 (Art. No.: CD002213). doi: 10.1002/14651858.CD002213.pub3.

41 Brandt, B., Lutfiyya, N., King, J., and Chioreso, C. (2014). A scoping review of interprofessional collaborative practice and education using the lens of the triple aim. *Journal of Interprofessional Care* 28 (5): 393–399.

42 Sockalingam, S., Tan, A., Hawa, R. et al. (2014). Interprofessional education for delirium care: a systematic review. *Journal of Interprofessional Care* 28 (4): 345–351.

43 Reeves, S., Palaganas, J., and Zierler, B. (2017). An updated synthesis of review evidence of interprofessional education. *Journal of Allied Health* 46 (1): 56–61.

44 Song, F., Hooper, L., and Loke, Y.K. (2013). Publication bias: what is it? How do we measure it? How do we avoid it? *Open Access Journal of Clinical Trials* (5): 71–78.

45 Shafer, M.B., Tebb, K.B., Pantell, R.H. et al. (2002). Effect of a clinical practice improvement intervention on chlamydial screening among adolescent girls. *JAMA: The Journal of the American Medical Association* 288 (22): 2846–2852.

46 Janson, S.L., Cooke, M., McGrath, K.W. et al. (2009). Improving chronic care of type 2 diabetes using teams of interprofessional learners. *Academic Medicine* 84 (11): 1540–1548.

47 Taylor, C.R., Hepworth, J.T., Buerhaus, P.I. et al. (2007). Effect of crew resource management on diabetes care and patient outcomes in an inner-city primary care clinic. *Quality and Safety in Health Care* 16 (4): 244–247.

48 Capella, J., Smith, S., Philp, A. et al. (2010). Teamwork training improves the clinical care of trauma patients. *Journal of Surgical Education* 67 (6): 439–443.

49 O'Leary, K.J., Sehgal, N.L., Terrell, G., and Williams, M.V. (2012). Interdisciplinary teamwork in hospitals: a review and practical recommendations for improvement. *Journal of Hospital Medicine* 7 (1): 48–54.

50 Weaver, S.J., Rosen, M.A., DiazGranados, D. et al. (2010). Does teamwork improve performance in the operating room? A multilevel evaluation. *Joint Commission Journal on Quality and Patient Safety* 36 (3): 133–142.

51 Cameron, K.A., Engel, K.G., McCarthy, D.M. et al. (2010). Examining emergency department communication through a staff-based participatory research method: identifying barriers and solutions to meaningful change. *Annals of Emergency Medicine* 56 (6): 614–622.

52 Helitzer, D.L., Lanoue, M., Wilson, B. et al. (2011). A randomized controlled trial of communication training with primary care providers to improve patient-centeredness and health risk communication. *Patient Education and Counseling* 82 (1): 21–29.

53 Fletcher, J., King, K., Christo, J. et al. (2014). An evaluation of an Australian initiative designed to improve interdisciplinary collaboration in primary mental health care. *Evaluation and Program Planning* 45: 29–41.

54 Bridges, D.R., Davidson, R.A., Soule Odegard, P. et al. (2011).

Interprofessional collaboration: three best practice models of interprofessional education. *Medical Education Online* 16: 6035.

55 Pelling, S., Kalen, A., Hammar, M., and Wahlström, O. (2011). Preparation for becoming members of health care teams: findings from a 5-year evaluation of a student interprofessional training ward. *Journal of Interprofessional Care* 25 (5): 328–332.

56 Ponzer, S., Hylin, U., Kusoffsky, A. et al. (2004). Interprofessional training in the context of clinical practice: goals and students' perceptions on clinical education wards. *Medical Education* 38 (7): 727–736.

57 Lennox, A. and Anderson, E.D. (2009). The Leicester model of interprofessional education: developing, delivering and learning from student voices for 10 years. *Journal of Interprofessional Care* 23 (6): 557–573.

58 Brewer, M.L. and Barr, H. (2016). Interprofessional education and practice guide no. 8: team-based interprofessional practice placements. *Journal of Interprofessional Care* 30 (6): 747–753.

59 Shrader, S., Hodgkins, R., Laverentz, D. et al. (2016). Interprofessional education and practice guide no. 7: development, implementation, and evaluation of a large-scale required interprofessional education foundational programme. *Journal of Interprofessional Care* 30 (5): 615–619.

60 McFadyen, A.K., Webster, V.S., Maclaren, W.M., and O'Neill, M.A. (2010). Interprofessional attitudes and perceptions: results from a longitudinal controlled trial of pre-registration health and social care students in Scotland. *Journal of Interprofessional Care* 24 (5): 549–564.

61 Buckley, S., Hensman, M., Thomas, S. et al. (2012). Developing interprofessional simulation in the undergraduate setting: experience with five different professional groups. *Journal of Interprofessional Care* 26 (5): 362–369.

62 Cooke, S., Chew, G., Boggis, C., and Wakefield, A. (2003). 'I never realised that doctors were into feelings too': changing student perceptions though interprofessional education. *Learning in Health and Social Care* 2 (2): 137–146.

63 Mires, G., Williams, F., Harden, R., and Howie, P. (2001). The benefits of a multiprofessional education programme can be sustained. *Medical Teacher* 23 (3): 300–304.

64 Hawkes, G., Nunney, I., and Lindqvist, S. (2013). Caring for attitudes as a means of caring for patients–improving medical, pharmacy and nursing students' attitudes to each other's professions by engaging them in interprofessional learning. *Medical Teacher* 35 (7): e1302–e1308.

65 Lehrer, M.D., Murray, S., Benzar, R. et al. (2015). Peer-led problem-based learning in interprofessional education of health professions students. *Medical Education Online* 20: doi: 10.3402/meo.v20.28851.

66 Mu, K., Chao, C.C., Jensen, G.M., and Royeen, C.B. (2004). Effects of interprofessional rural training on students' perceptions of interprofessional health care services. *Journal of Allied Health* 33 (2): 125–131.

67 McNair, R., Stone, N., Sims, J., and Curtis, C. (2005). Australian evidence for interprofessional education contributing to effective teamwork preparation and interest in rural practice. *Journal of Interprofessional Care* 19 (6): 579–594.

68 Reeves, S., Freeth, D., McCrorie, P., and Perry, D. (2002). 'It teaches you what to expect in future …': interprofessional learning on a training ward for medical, nursing, occupational therapy and physiotherapy students. *Medical Education* 36 (4): 337–344.

69 Anderson, E.S. and Thorpe, L.N. (2014). Students improve patient care and prepare for professional practice: an interprofessional community-based study. *Medical Teacher* 36: 495–504.

70 Shiyanbola, O., Randall, B., Lammers, C. et al. (2014). Impact of an Interprofessional diabetes education model on patient health outcomes: a longitudinal study. *Journal of Research in Interprofessional Practice and Education* 4 (2): 2–21.

71 Gilbert, J., Camp, R., Cole, C. et al. (2003). Preparing students for interprofessional teamwork in health care. *Journal of Interprofessional Care* 14 (3): 223–235.

72 Byrnes, V., O'Riordan, A., Schroder, C. et al. (2012). South Eastern Interprofessional Collaborative Learning Environment (SEIPCLE): nurturing collaborative practice. *Journal of Research in Interprofessional Practice & Education* 2 (2): 169–186.

73 Horbar, J.D., Rogowski, J., Plsek, P.E. et al. (2001). Collaborative quality improvement for neonatal intensive care. *Pediatrics* 107 (1): 14–22.

74 Quinn, K., Hudson, P., Ashby, M., and Thomas, K. (2008). Palliative care: the essentials: evaluation of a multidisciplinary education program. *Journal of Palliative Medicine* 11 (8): 1122–1129.

75 Treadwell, M., Frank, L., and Vichinsky, E. (2002). Using quality improvement strategies to enhance pediatric pain assessment. *International Journal for Quality in Health Care* 14 (1): 39–47.

76 Morey, J., Simon, R., Gregory, D. et al. (2002). Error reduction and performance improvement in the emergency department through formal teamwork training: evaluation results of the MedTeams project. *Health Services Research* 37 (6): 1553–1561.

77 Hunter, J., Watt-Watson, J., McGillion, M. et al. (2008). An interfaculty pain curriculum: lessons learned from six years' experience. *Pain* 140: 74–86.

78 Engeström, Y., Engeström, R., and Kärkkäinen, M. (1995). Polycontextuality and boundary crossing in expert cognition: learning and problem solving in complex work activities. *Learning and Instruction* 5 (4): 319–336.

79 Nisbet, G., Dunn, S., and Lincoln, M. (2015). Interprofessional team meetings: opportunities for informal interprofessional learning. *Journal of Interprofessional Care* 29: 426–432.

80 Nisbet, G., Lincoln, M., and Dunn, S. (2013). Informal interprofessional learning: an untapped opportunity for learning and change within the workplace. *Journal of Interprofessional Care* 27 (6): 469–475.

81 Reeves, S. and Hean, S. (2013). Why we need theory to help us better understand the nature of interprofessional education, practice and care. *Journal of Interprofessional Care* 27: 1–3.

82 Reeves, S., Goldman, J., Martinianakis, T. et al. (2007). *A Scoping Review to Identity Organizational and Education Theories Relevant for Interprofessional Practice and Education*. Canadian Interprofessional Health Collaborative http://www.cihc.ca/files/publications/ScopingReview_IP_Theories_Dec07.pdf (accessed 9 April 2017).

83 Hean, S., Anderson, E., Bainbridge, L. et al. (2013). IN_2_THEORY – Interprofessional theory, scholarship and collaboration: a community of practice. *Journal of Interprofessional Care* 27: 88–90.

84 Hean, S., Craddock, D., and Hammick, M. (2012). Theoretical insights into interprofessional education: AMEE guide no. 62. *Medical Teacher* 34 (2): e78–e101.

85 Illeris, K. (2007). *How We Learn: Learning & Non-Learning in School and Beyond*. London: Routledge.

86 Meyer, J.H.F. and Land, R. (2005). Threshold concepts and troublesome knowledge (2): epistemological considerations and a conceptual framework for teaching and learning. *Higher Education* 49 (3): 373–389.

87 Eraut, M. (2000). Non-formal learning, implicit learning and tacit knowledge in professional work. In: *The Necessity of Informal Learning* (ed. F. Coffield), 12–31. Bristol: Policy Press.

88 Thistlethwaite, J.E., Kumar, K., and Roberts, C. (2016). Becoming interprofessional: professional identity formation in the health professions. In: *Teaching Medical Professionalism*, 2e (ed. R. Cruess, S. Cruess and Y. Steinert), 140–154. Cambridge Medicine: Cambridge.

89 Green, C. (2012). Relative distancing: a grounded theory of how learners negotiate the interprofessional. *Journal of Interprofessional Care* 27 (1): 34–42.

90 Varpio, L., Aschenbauser, C., and Bates, J. (2017). Tackling wicked problems: how theories of agency can provide new insights. *Medical Education* 51: 353–365.

91 Fenwick, T., Nerland, M., and Jensen, K. (2012). Sociomaterial approaches to conceptualising professional learning and practice. *Journal of Education and Work* 25: 1–13.

92 Gherardi, S. (2012). Why do practices change and why do they persist? Models and explanations. In: *Practice, Learning and Change: Practice-Theory Perspectives on Professional Learning* (ed. P. Hager, A. Lee and A. Reich), 217–232. Dordrecht: Springer.

93 Jones, M. (2014). A matter of life and death: exploring conceptualizations of sociomateriality in the context of critical care. *MIS*

Quarterly 38 (3): 895–925.

94 McMurtry, A., Rohse, S., and Kilgour, K.N. (2016). Socio-material perspectives on interprofessional team and collaborative learning. *Medical Education* 50: 169–180.

95 Engeström, Y. (2015). *Learning by Expanding: An Activity-Theoretical Approach to Developmental Research*, 2e. New York: Cambridge University Press.

96 Engeström, Y. (2001). Expansive learning at work: toward an activity theoretical reconceptualization. *Journal of Education and Work.* 14 (1): 133–156.

97 Foot, K.A. (2014). Cultural historical activity theory: exploring a theory to inform practice and research. *Journal of Human Behavior in the Social Environment* 24 (3): 329–347.

98 Latour, B. (2005). *Reassembling the Social: An Introduction to Actor-Network-Theory*. Oxford: Oxford University Press.

99 Bleakley, A. (2012). The proof is in the pudding: putting actor-network-theory to work in medical education. *Medical Teacher* 34: 462–467.

100 Fenwick, T.J. and Edwards, R. (2019). *Actor-Network Theory in Educational Research*. London: Routledge.

101 Bogg, J. and Geyer, R. ed. (2007). *Complexity, Science and Society*. Oxford: Radcliffe Publishing.

102 Bleakley, A. (2010). Blunting Occam's razor: aligning medical education with studies of complexity. *Journal of Evaluation in Clinical Practice* 16: 849–855.

103 Fenwick, T. (2012). Complexity science and professional learning for collaboration: a critical reconsideration of possibilities and limitations. *Journal of Education and Work* 25: 141–162.

104 Tajfel, H. and Turner, J.C. (1986). The social identity theory of intergroup behavior. In: *Psychology of Intergroup Relations* (ed. S. Worchel and L.W. Austin). Chicago: Nelson-Hall.

105 Allport, G.W. (1954). *The Nature of Prejudice*. Reading: Addison-Wesley.

106 Hewstone, M. and Brown, R. (1986). Contact is not enough: an intergroup perspective on the 'contact hypothesis'. In: *Contact and Conflict in Intergroup Encounters* (ed. M. Hewstone and R. Brown), 1–44. Oxford: Blackwell.

107 Furness, P.J., Armitage, H.R., and Pitt, R. (2012). Qualitative evaluation of interprofessional learning initiatives in practice: application of the contact hypothesis. *International Journal of Medical Education* 3: 83–91.

108 Engeström, Y. (1999). Expansive visibilization of work: an activity-theoretical perspective. *Computer Supported Cooperative Work* 8 (1, 2): 63–93.

109 Marton, F. and Saljo, R. (1976). On qualitative differences in learning: II outcomes as a function of the learner's conception of the task. *The British Journal of Educational Psychology* 46 (2): 115–127.

110 Prosser, M. and Trigwell, K. (1999). *Understanding Learning and Teaching: The Experience in Higher Education*. Buckingham: Society for Research into Higher Education and Open University Press.

111 Entwistle, N.J. (2009). *Teaching for Understanding at University: Deep Approaches and Distinctive Ways of Thinking*. Basingstoke: Palgrave Macmillan.

112 Entwistle, N. and Smith, C. (2002). Personal understanding and target understanding: mapping influences on the outcomes of learning. *The British Journal of Educational Psychology* 72 (3): 321–342.

113 Fredholm, A., Savin-Baden, M., Henningsohn, L., and Silén, C. (2015). Autonomy as both challenge and development in clinical education. *Learning, Culture and Social Interaction* 5: 20–27.

114 Temple, P. (2007). *Learning Spaces for the 21st Century: A Review of the Literature*. York: The Higher Education Academy www.heacademy. ac.uk/knowledge-hub/learning-spaces-21st-century (accessed 11 April 2017).

115 Temple, P. (2008). Learning spaces in higher education: an under-researched topic. *London Review of Education* 6 (3): 229–241.

116 Beckers, R., van der Voordt, T., and Dewulf, G. (2015). A conceptual framework to identify spatial implications of new ways of learning in higher education. *Facilities* 33 (1/2): 2–19.

117 SCHOMAS, AUDE, UCISA 2016. The UK Higher Education Learning Space Toolkit. Oxford: Universities & Colleges Information System Association (UCIAS). www.ucisa.ac.uk/learningspace (accessed 11 April 2017).

118 Nordquist, J., Sundberg, K., and Laing, A. (2016). Aligning physical learning spaces with the curriculum: AMEE guide no. 107. *Medical Teacher* 38 (8): 755–768.

119 Thomas, H. (2010). Learning spaces, learning environments and the dis'placement' of learning. *British Journal of Educational Technology* 41 (3): 502–511.

120 Kitto, S., Nordquist, J., Peller, J. et al. (2013). The disconnections between space, place and learning in interprofessional education: an overview of key issues. *Journal of Interprofessional Care* 27 (S2): 5–8.

121 Nordquist, J., Sundberg, K., Kitto, S. et al. (2013). Future learning environments: the advent of a "spatial turn"? *Journal of Interprofessional Care* 27 (sup2): 77–81.

122 Savin-Baden, M. (2008). *Learning Spaces. Creating Opportunities for Knowledge Creation in Academic Life*. Maidenhead: McGraw Hill.

123 Savin-Baden, M. (2015). *Rethinking Learning in an Age of Digital Fluency: Is Being Digitally Tethered a New Learning Nexus?* London: Routledge.

124 Bainbridge, L. and Wood, V.I. (2013). The power of prepositions: a taxonomy for interprofessional education. *Journal of Interprofessional Care* 27 (2): 131–136.

125 Biggs, J.B. and Tang, C. (2011). *Teaching for Quality Learning at University: What the Student Does*, 4e. Maidenhead: McGraw-Hill, Open University Press.

126 Thistlethwaite, J.E., Forman, D., Rogers, G. et al. (2014). Competencies and frameworks in interprofessional education: a comparative analysis. *Academic Medicine* 89: 869–874.

127 Gruppen, L.D., Mangrulkar, R.S., and Kolars, J.C. (2012). The promise of competency-based education in the health professions for improving global health. *Human Resources for Health* 10: 43.

128 CIHC – Canadian Interprofessional Health Collaborative (2010). http://www.cihc.ca/files/CIHC_IPCompetencies_Feb1210r.pdf (accessed 12 April 2017).

129 IPEC – Interprofessional Education Collaborative Expert Panel. (2011). Core Competencies for Interprofessional Collaborative Practice: Report of an Expert Panel. Washington, DC: Interprofessional Education Collaborative. http://www.aacn. nche.edu/education-resources/ipecreport.pdf (accessed 12 April 2017).

130 IPEC - Interprofessional Education Collaborative Expert Panel. (2016). Core Competencies for Interprofessional Collaborative Practice: 2016 Update. Washington, DC: Interprofessional Education Collaborative. https://ipecollaborative.org/uploads/ IPEC-2016-Updated-Core-Competencies-Report__final_release_. PDF (accessed 23 April 2017).

131 Thistlethwaite, J.E., Davies, D., Ekeocha, S. et al. (2012). The effectiveness of case-based learning in health professional education: a BEME systematic review. *Medical Teacher* 34: e421–e444.

132 Packard, K., Chelal, H., Maio, A. et al. (2012). Interprofessional team reasoning framework as a tool for case study analysis with health professions students: a randomized study. *Journal of Research in Interprofessional Practice and Education* 2 (3): 250–263.

133 Reeves, S. and Freeth, D. (2000). An innovative interprofessional experience for pre-qualifying medical, nursing, occupational therapy and physiotherapy students. *Journal of Interprofessional Care* 14 (2): 202–204.

134 Savin-Baden, M. (2014). Problem-based learning: new constellations for the 21st century. *Journal of Excellence in College Teaching* 25 (3/4): 197–219.

135 Palaganas, J.C., Epps, C., and Raemer, D.B. (2014). A history of simulation-enhanced interprofessional education. *Journal of Interprofessional Care* 28 (2): 110–115.

136 Freeth, D. and Chaput de Saintonge, M. (2000). Helping medical students become good house officers: interprofessional learning in a skills Centre. *Medical Teacher* 22 (4): 392–398.

137 Ker, J., Mole, L., and Bradley, P. (2003). Early introduction to inter-

professional learning: a simulated ward environment. *Medical Education* 37 (3): 248–255.

138 Baker, V., Cuzzola, R., Knox, C. et al. (2015). Teamwork education improves trauma team performance in undergraduate health professional students. *Journal of Educational Evaluation for Health Professions* 12: 36.

139 van Soeren, M., Devlin-Cop, S., MacMillan, K. et al. (2011). Simulated interprofessional education: an analysis of teaching and learning processes. *Journal of Interprofessional Care* 25 (6): 434–440.

140 Hew, K.F. and Cheung, W.S. (2010). Use of three-dimensional (3-D) immersive virtual worlds in K-12 and higher education settings: a review of the research. *British Journal of Educational Technology* 41 (1): 33–55.

141 Wang, F. and Burton, J.K. (2013). Second life in education: a review of publications from its launch to 2011. *British Journal of Educational Technology* 44 (3): 357–371.

142 Davis, D.L., Hercelinskyj, G., and Jackson, L.M. (2016). Promoting Interprofessional collaboration: a pilot project using simulation in the virtual world of second life. *Journal of Research in Interprofessional Practice and Education* 6 (2).

143 Pellas, N. and Kazanidis, I. (2014). Engaging students in blended and online collaborative courses at university level through second life: comparative perspectives and instructional affordances. *New Review of Hypermedia and Multimedia* 20 (2): 123–144.

144 Minocha, S. and Hardy, C. (2016). Navigation and wayfinding in learning spaces in 3D virtual worlds. In: *Learning in Virtual Worlds: Research and Applications*. Part of the "Issues in Distance Education" series (Series Editor: Terry Anderson, Athabasca University, Canada) (ed. S. Gregory, M.J.W. Lee, B. Dalgarno and B. Tynan), 3–41. Athabasca University Press.

145 Petrakou, A. (2010). Interacting through avatars: virtual worlds as a context for online education. *Computers & Education* 54 (4): 1020–1027.

146 Wagner, C. and Ip, R.K.F. (2009). Action learning with second life: a pilot study. *Journal of Information Systems Education* 20 (2): 249–258.

147 Girvan, C. and Savage, T. (2010). Identifying an appropriate pedagogy for virtual worlds: a communal constructivism case study. *Computers & Education* 55 (1): 342–349.

148 Jarmon, L., Traphagan, T., Mayrath, M., and Trivedi, A. (2009). Virtual world teaching, experiential learning, and assessment: an interdisciplinary communication course in second life. *Computers & Education* 53 (1): 169–182.

149 Jamaludin, A., Chee, Y.S., and Ho, C.M.L. (2009). Fostering argumentative knowledge construction through enactive role play in second life. *Computers & Education* 53 (2): 317–329.

150 De Jong, N., Savin-Baden, M., Cunningham, A. M. and Verstegen, D.M.L. (2014). Blended learning in health education: three case studies, *Perspectives in Medical Education* 3(4):278–88.

151 Kim, S.H., Lee, J., and Thomas, M.K. (2012). Between purpose and method: a review of educational research on 3D virtual worlds. *Journal of Virtual Worlds Research* 5 (1): 1–18.

152 Duncan, I., Miller, A., and Jiang, S. (2012). A taxonomy of virtual worlds usage in education. *British Journal of Educational Technology* 43 (6): 949–964.

153 Steven, A., Dickinson, C., and Pearson, P. (2007). Practice-based interprofessional education: looking into the black box. *Journal of Interprofessional Care* 21 (3): 251–264.

154 Price, D., Howard, M., Hilts, L. et al. (2009). Interprofessional education in academic family medicine teaching units. *Canadian Family Physician* 55: 901–901e.5.

155 Wright, A., Hawkes, G., Baker, B., and Lindqvist, S.M. (2012). Reflections and unprompted observations by healthcare students of an interprofessional shadowing visit. *Journal of Interprofessional Care* 26 (4): 305–311.

156 Reeves, S. and Freeth, D. (2002). The London training ward: an innovative interprofessional learning initiative. *Journal of Interprofessional Care* 16 (1): 41–52.

157 Hylin, U., Nyholm, H., Mattiasson, A.-C., and Ponzer, S. (2007). Interprofessional training in clinical practice on a training ward for healthcare students: a two-year follow-up. *Journal of Interprofessional Care* 21 (3): 277–288.

158 Brewer, M.L. and Stewart-Wynne, E.G. (2013). An Australian hospital-based student training ward delivering safe, client-centred care while developing students' interprofessional practice capabilities. *Journal of Interprofessional Care* 27 (6): 482–488.

159 Thistlethwaite, J.E. (2016). Interprofessional education: 50 years and counting. *Medical Education* 50: 1082–1086.

160 Schutte, T., Tichelaar, J., Dekker, R.S. et al. (2015). Learning in student-run clinics: a systematic review. *Medical Education* 49: 249–263.

161 Haines, T.P., Kent, F., and Keating, J.L. (2014). Interprofessional student clinics: an economic evaluation of collaborative clinical placement education. *Journal of Interprofessional Care* 28 (4): 292–298.

162 Moran, M., Boyce, A.R., and Nissen, L. (2011). Competition the new collaboration? Employing inter-team competitiveness to motivate health students to learn together. In: *Sociology of Interprofessional Health Care Practice* (ed. S. Kitto, J. Chesters, J. Thistlethwaite and S. Reeves), 155–168. New York: Nova Science Publishers.

163 Luke, R., Solomon, P., Baptiste, S. et al. (2009). Online interprofessional health sciences education: from theory to practice. *Journal of Continuing Education in the Health Professions* 29 (3): 161–167.

164 Bluteau, P. and Jackson, A. (2009). An eLearning model of interprofessional education. In: *Interprofessional Education: Making It Happen* (ed. P. Bluteau and A. Jackson), 107–121. Basingstoke: Palgrave Macmillan.

165 Vroman, K. and Kovacich, J. (2002). Computer-mediated interdisciplinary teams: theory and reality. *Journal of Interprofessional Care* 16 (2): 159–170.

166 Djukic, M., Adams, J., Fulmer, T. et al. (2015). E-learning with virtual teammates: a novel approach to interprofessional education. *Journal of Interprofessional Education* 29 (5): 476–482.

167 Shoemaker, M.J., Platko, C.M., Cleghorn, S.M., and Booth, A. (2014). Virtual patient care: an interprofessional education approach for physician assistant, physical therapy and occupational therapy students. *Journal of Interprofessional Care* 28 (4): 365–367.

168 Cain, J. and Chretien, K. (2013). Exploring social Media's potential in Interprofessional education. *Journal of Research in Interprofessional Practice and Education* 3 (2).

169 Carbonaro, M., King, S., Taylor, E. et al. (2008). Integration of e-learning technologies in an interprofessional health science course. *Medical Teacher* 30 (1): 25–33.

170 Pittenger, A.L. (2013). The use of social networking to improve the quality of interprofessional education. *American Journal of Pharmaceutical Education* 77 (8): 174.

171 Casimiro, L., MacDonald, C.J., Thompson, T.L., and Stodel, E.J. (2009). Grounding theories of W(e)learn: a framework for online interprofessional education. *Journal of Interprofessional Education* 23 (4): 390–400.

172 Egan-Lee, E., Baker, L., Tobin, S. et al. (2011). Neophyte facilitator experiences of interprofessional education: implications for faculty development. *Journal of Interprofessional Care* 25: 333–338.

173 Silver, I.L. and Leslie, K. (2009). Faculty development for continuing interprofessional education and collaborative practice. *Journal of Continuing Education in the Health Professions* 29 (3): 172–177.

174 Cavanaugh, J.T. and Konrad, S. (2012). Fostering the development of effective person centered healthcare communication skills: an interprofessional shared learning model. *Work* 41 (3): 293–301.

175 Sargent, J., Hill, T., and Breau, L. (2010). Development and testing of a scale to assess Interprofessional education (IPE) facilitation skills. *Journal of Continuing Education in the Health Professions* 30 (2): 126–131.

176 Evans, S., Knight, T., Sønderlund, A., and Tooley, G. (2014). Facilitators' experience of delivering asynchronous and synchronous online interprofessional education. *Medical Teacher* 36 (12): 1051–1056.

177 West, C., Graham, L., Palmer, R.T. et al. (2016). Implementation of interprofessional education (IPE) in 16 US medical schools: com-

mon practices, barriers and facilitators. *Journal of Interprofessional Education & Practice* 4: 41–49.

178 Dalley-Hewer, J., Clouder, D.L., Jackson, A. et al. (2012). Facilitating critical discourse through "meaningful disagreement" online. *Journal of Interprofessional Care* 26 (6): 472–478.

179 Evans, S., Shaw, N., Ward, C., and Hayley, A. (2016). "Refreshed…reinforced…reflective": a qualitative exploration of interprofessional education facilitators' own interprofessional learning and collaborative practice. *Journal of Interprofessional Care* 30 (6): 702–709.

180 Reeves, S., Pelone, F., Hendry, J. et al. (2016). Using a meta-ethnographic approach to explore the nature of facilitation and teaching approaches employed in interprofessional education. *Medical Teacher* 38 (12): 1221–1228.

181 Kilminster, S., Hale, C., Lascelles, M. et al. (2004). Learning for real life: patient-focused interprofessional workshops offer added value. *Medical Education* 38 (7): 717–726.

182 Thistlethwaite, J.E. and Jackson, A. (2014). Conflict in practice-based settings: nature, conflict and resolution. *International Journal of Practice-based Learning in Health and Social Care* 2 (2): 2–13.

183 Thistlethwaite, J.E., Moran, M., Kumar, K. et al. (2015). An exploratory review of pre-qualification interprofessional education evaluations. *Journal of Interprofessional Care* 29: 292–297.

184 Interprofessional Curriculum Renewal Consortium (2013). *Curriculum Renewal for Interprofessional Education in Health*. Sydney: Centre for Research in Learning and Change, University of Technology, Sydney.

185 Gilbert, J.H.V. (2005). Interprofessional learning and higher education structural barriers. *Journal of Interprofessional Care* 19 (Supl1): 87–106.

186 Lingard, L. (2012). Rethinking competence in the context of teamwork. In: *The Question of Competence* (ed. B.D. Hodges and L. Lingard), 42–69. Ithaca: ILR Press.

187 Kvarnström, S. (2008). Difficulties in collaboration: a critical incident study of interprofessional healthcare teamwork. *Journal of Interprofessional Care* 22: 191–203.

188 Orchard, C. (2015). Assessment of learning within interprofessional client-centered collaborative practice – challenges and solutions. In: *Interprofessional Client-Centered Collaborative Practice* (ed. C. Orchard and L. Bainbridge), 171–188. New York: Nova.

189 https://nexusipe.org/informing/resource-center?f[0]=im_field_subject%3A1290&f[1]=im_field_resource_type%3A1360 (accessed 23 April 2017).

190 Barr, H. (2015). Interprofessional Education. The Genesis of a Global Movement. Fareham, UK: CAIPE. https://www.caipe.org/resources/publications/barr-h-2015-interprofessional-education-genesis-global-movement (accessed 23 April 2017).

191 World Health Organization. High-Level Commission on Health Employment and Economic Growth. (2016). Health Employment and Economic Growth: A five-year action plan (2017–2021). Version for consultation. Geneva: WHO.

192 Takahashi, H.E., Watanabe, H., and Kinoshita, M. (2015). The Japan Association for Interprofessional Education. In: *Leadership and Collaboration: Further Developments in Interprofessional Education* (ed. D. Forman, M. Jones and J.E. Thistlethwaite), 47–67. Basingstoke: Palgrave.

193 Association of American Medical Colleges (2016). Curriculum inventory and reports. www.aamc.org/initiatives/cir/ (accessed 21 June 2018).

194 Thistlethwaite, J.E. and Brandt, B. (2016). The formation and development of the National Center for Interprofessional practice and education. In: *Leading Research and Evaluation in Interprofessional Education* (ed. D. Forman, M. Jones and J.E. Thistlethwaite), 23–39. Basingstoke: Palgrave.

195 Kusumawati, K. and Orbayinah, S. (2015). Interprofessional education from pilot to formal curriculum. In: *Leadership and Collaboration* (ed. D. Forman, M. Jones and J.E. Thistlethwaite), 26–46. Basingstoke: Palgrave.

196 Tong, S.-F., Mohamed, N., Tan, C.-E. et al. (2016). Transition from uniprofessional towards interprofessional education: the Malaysian experience of a pragmatic model. In: *Leading Research and Evaluation in Interprofessional Education* (ed. D. Forman, M. Jones and J.E. Thistlethwaite), 169–192. Basingstoke: Palgrave Macmillan.

拓展阅读

Many of the other chapters in this book are valuable sources of additional reading to inform the development and delivery of IPE.

Good studies of IPE are dispersed across many journals, their location often reflecting the clinical setting for the IPE or the professional backgrounds of the authors. However, the most extensive single collection of papers about IPE – descriptions, evaluations, and theoretical debate – can be found in the *Journal of Interprofessional Care* (http://www.informa http://healthcare.com/jic).

（翻译：赵悦；审校：谷士贤）

15 医学教育中的病人参与

John Spencer¹, Judy McKimm², and Jools Symons³
¹Newcastle University, Newcastle, UK
²College of Medicine, Swansea University Medical School, Swansea, UK
³Faculty of Medicine and Health, Leeds University, Leeds, UK

 本章要点

- 医学教育中的病人参与是在更广泛的政策和实践背景下建立并逐渐完善的。
- 关于病人参与的研究越来越多，但其中大部分仍然是描述性研究，尚无确凿的理论依据。
- 已有研究阐述了医学教学中病人参与的多种方案和措施。

- 病人参与医学教育可以让更多人从中获益。
- 需要为所有参与人员提供适当的支持、培训和报酬。
- "病人"的界定包括病人本人、照护者、病人群体以及病人代表和倡导者。
- 在评价不同方法的优缺点、长期效果以及持续的影响因素方面需要做进一步的研究。

引言

　　我的方法是亲自带领学生们参与医疗实践。我每天带他们去医院看病人，这样他们才能倾听病人的症状，观察病人的体征。然后我会问同学们观察到了什么以及他们对病因的推测和进一步诊疗的想法。

Sylvius (1614—1672) [1]

　　在 17 世纪初，Sylvius 的教学方法并不普遍。事实上，在那个时代，病人参与教学被认为是非常奇特的。依赖于与病人接触的传统"师徒制"可以追溯到希波克拉底时期，但到了 13 世纪欧洲大学正式开设医学院时，病人已经完全"消失"了，直到文艺复兴之后，大学才开始引入床旁实践。而到了 18 世纪，引用一位作者的话：学生应该通过花时间"走进病房"来强化书本中的知识，这是"不言而喻的" [2]。通过与病人接触获得临床经验，逐渐成为医学教育的核心。因此，在 20 世纪初，William Osler 断言："没有病人就没有医学教育，这是一个毫无争议的概念，最好的教学方式是由病人自己做教学，这已经成为现代医学教育的一部分 [3]"。

　　尽管处于中心地位，但长期以来病人在临床医学中所发挥的作用在历史上很大程度是被动的。最糟糕的情况是，一位不幸的病人无法拒绝床旁一群叽叽喳喳的学生，"被迫"多于"参与"。即使在最好的情况下，病人虽然受到了礼貌的对待，但通常也不过是一种媒介，一种"有趣的病例"，通过他来进行临床教学。

　　本章着重讨论病人参与医生和其他卫生从业人员教育的重要性，描述参与的具体形式，探讨各类文献所提供的证据，包括优势和劣势、问题与挑战，并指出需要进一步研究的领域。然而，在此之前，我们首先明确专业术语是必要的。

病人、用户和消费者

　　该领域的术语命名规则较为复杂，容易引起争议和混淆。它所使用的语言反映了价值观和所产生的影响力及强烈的情感，并有可能对学术行为，如检索文献，以及利益集团之间的合作产生不利的影响 [4,5]。人们关于如何描述这些术语，观点差异较大，而且偏好和语言会随着时间的推移而改变 [5]。简单起见，本文主要使用"病人"（patient）一词[以及相关的"照护者"（carer）]，尽管不同的用户群体、不同的专业人员、不同国家在术语上存在差异（知识点 15.1），这两个词可能是医学教育中最被广泛认可的术语。"病人"是指存在健康问题的人，无论他们目前是否接受治疗。对于健康人群我们的理解可能存在争议，并且不会满足每个人的偏好。同时我们也认识到，"在实际工作中"，关注语言的作用是十分重要的[4]。术语的问题在病人描述中也逐渐发挥积极的作用。各种各样的术语被使用，包括指导者、教育者、专家、助理和导师。

知识点 15.1　聚焦：术语

"用户"（user）或"服务使用者"（service user）一词在英国很常用，但在北美却可能与非法药物使用密切相关。此外，该术语意味着医疗行为只是一种技术性的服务，而不是更全面的、基于关系的互动。然而，"用户"确实意味着一定程度的积极参与。

"外行"（lay）也经常使用，它认为某人不一定生病或受到积极照顾。然而，"外行"本质上不是通过具备某种属性来定义某人，而是通过不具备什么属性（如，不"专业"）和他们没有什么（如，他们没有医学专业知识）来定义。

"消费者"（consumer）、"客户"（client）或"顾客"（customer）意味着健康是一种商品，医疗保健是一种市场，因此存在一种商业关系。

"幸存者"（survivor）和"恢复中的人"（person in recovery）局限在癌症和心理健康相关领域使用。

"病人"（patient）可能是最明确的术语，尽管它意味着某人生病并接受治疗；这个词意味着被动；并且护理关系是医疗化的。

"标准化病人"（standardised patient）最初是真实病人，经过培训后能够对自己的问题进行标准化的表述；该术语经常与"模拟病人"（simulated patient）重叠。

病人参与的背景

病人和公众参与医疗工作涉及许多方面。例如，Carman 等人描述了具有三个关键维度的"病人和家庭参与医疗工作"的模型[6]：参与形式的连续统一体（从咨询到伙伴关系和共同决策），参与的不同层级（从直接护理到政策制定），以及影响是否参与及其参与程度的因素。

几十年来，病人参与医疗工作的开发、整合和管理已经融入全球医疗卫生策略。以英国为例，确保病人和公众全程参与到医疗改革工作中已成为英国国家医疗服务体系（NHS）日常实践的一部分[7,8]，这反映在标语"没有我，就没有关于我的决策"中。这一原则现已纳入 NHS 章程，其中明确规定 NHS（在英格兰）应该支持个人健康促进和实行自身健康管理，同时，

NHS 需要顾及病人及其家属、照护者的需求及偏好（选择），并为之量身定制具体方案[9]。其中包括对医疗从业人员的教育和培训[10]，而英国医学总会（GMC）的最新教育和培训标准包括"医学院校课程的开发必须听取病人、家属和照护者的建议"的要求[11]。与此同时，还制定了关于病人和公众参与的"补充指南"[12]。病人参与的趋势不局限于医学教育或英国[13]。

除了国家政策议题外，医学教学还需要体现"社会责任"，这涉及学校指导"相关教育、研究和服务活动，以解决所在社区、地区和 / 或国家的健康问题"[14]。社会责任已经发展成为时代的主题，包含诸如"社会契约"（职业与社会之间）、"社会责任"（医生和其他医疗从业人员）和机构的"社会反应能力"等概念。Woollard 和 Boelen 强调了医学院面临的挑战，即"通过与社会建立联系体现对健康的更大影响"，他们认为，这正是社会责任的目标[15]。医学院必须在"正式课程"和"隐性课程"中体现对社会责任的承诺。与此同时，在类似的社会和政治力量的影响下，"职业精神"的概念被重新审视和定义，对医学教育有着深远的影响[16-18]。尽管关于职业精神的特质、理论基础以及如何更好地教授、评价和研究仍存在争议，人们普遍认为，职业精神的基础是对病人利益的承诺，并且必须"基于美德、初心而不仅仅是行为，并需要拥有实践中的智慧"[19]。

除了预期的变化，现在人们对不健康的、与医疗相关的心理和社会影响有了深入的认识，人们需要新的模式来指导实践，例如"生物 - 心理 - 社会模型"和"以病人为中心"，这些改变都将病人的观点和优先需要解决的事项放在首位[20,21]。随着对病人价值观、偏好、对疾病的反应及其对治疗结果影响的了解，医疗卫生专业人员与病人的互动成为中心。虽然医学技术的进步提供了更多的可供选择的诊断方法和治疗手段以及更复杂的干预措施，但医疗费用的限制往往导致医生不得不在期望和可行性之间作出艰难的抉择。

这些改进措施与公众期望的变化相伴而生，也可以理解为从"家长式"向"伙伴式"关系的转变。随着人们减少对专业知识的盲从、消费主义的兴起，以及对医疗目标能否实现了解得更加深入，许多病人希望他们的担忧能够得到关注、诉求被倾听、充分知晓自己的病情、了解治疗风险、参与治疗决策，并接受相应的培训和帮助以便自我管理病情[22]。

与用户共同开发是在过去三四十年里发展起来的一种服务模式，它强调了服务用户的核心重要性[23]。

该模式涉及职责的重新分配,在特定情境中,用户被视为专家,而专家则从"解决问题的主体"转变为"促进者"[23]。这需要与专业人士建立新的关系,各方都需要接受培训以承担新的角色。与此同时,医患共同决策已成为一种新的诊疗模式。依据伦理学基本原则,病人根据自身的意愿作出决策是可取的,并应该得到医生的支持。越来越多的证据支持医患共同决策的效度,但需要运用一系列特定的沟通技巧才能达到效果[24]。

这种诊疗模式的变化就要求医生与病人合作更加紧密——例如,支持病人在不确定的情况下作出抉择,让病人了解可选择的方案及所涉及的风险,并帮助他们理解每种方案的局限性。学习如何做所有这些事情需要病人足够的投入,并要求教育者寻求最合适的方式,使学生和受训者学习,同时尊重病人的权利和需求[25]。

病人和照护者积极参与医学教育是参与其他领域,包括政策和研究的必然发展。它始于医疗、护理、社会照护和(非医师)精神卫生专业人员的教育,目前已扩展到其他学科,如作业疗法、药学和物理治疗。尽管如此,在撰写本文时,引用最近的一个研究观点,它"仍然没有被确认为医学教育实践的主流",并且"它是分散的,通常仅限于特定的病人群体……并且缺乏与之相匹配的基础工作以及可持续的领导力和资源"[26]。

病人参与的范围

许多人可能认为"病人参与的课程"仅限于直接参与教学、学习和评估,当然,这也是本章的重点。但是并不限于此,病人仍有潜力为教育过程的各个方面作出贡献。包括以下内容:

- 学生选拔和录取
- 课程开放
- 课程管理
- 教师发展
- 实习安排
- 项目评估

然而,近期的几篇主要文献强调,在上述领域中,病人参与仍属少见。许多研究帮助我们探索病人参与的潜在范围,这里我们介绍三个方法:Tew 等人的"进阶式病人参与"[27]、"剑桥框架"[28]、Towle 等人描述的主动参与的分类[5]。

进阶式病人参与

Tew 等人描述了一个"参与阶梯",它可以用于确定和监控病人在单一项目和机构中的参与情况[27]。该工具是在非医生心理健康教育和培训领域开发的,但也适用于整个教育体系和跨学科领域(知识点 15.2)。

知识点 15.2 病人参与的阶梯[27]

等级	参与状态的描述
1. 不参与	课程的计划、实施和管理没有用户(病人)或照护者的咨询或参与。
2. 有限的参与	与当地用户(病人)或照护者团体进行接触。用户(病人)/照护者受邀在指定时段"讲述他们的故事"和/或就课程计划或管理、学生选拔、学生评价或项目评估进行咨询。可以为他们提供报酬,但没有机会参与塑造整个课程。
3. 深度参与	用户(病人)/照护者定期参与以下至少两项工作:计划、实施、学生选拔、评估、管理或评价。按普通的客座讲师标准支付酬劳。但是,关于课程内容、学习成果或学生选拔等事项的关键决定是在没有用户(病人)/照护者作为代表的讨论会中作出的。在课程前后会提供一些支持,但没有同质化的培训和监督计划。不歧视以学生身份参加课程的用户(病人)和照护者。
4. 合作	用户(病人)/照护者作为完整的团队成员至少参与以下三项工作:计划、实施、学生选拔、评估、管理或评价。以一份价值声明为基础,用户(病人)/照护者要对课程内容等事项的关键决策作出贡献。为课程贡献者提供设施,以满足定期提供培训、监督和支持。采取积极措施,鼓励用户(病人)和照护者以学生身份参与课程。
5. 伙伴关系	用户(病人)、照护者和员工在各个领域系统地、有策略地合作,并以明确的伙伴关系为基础。所有关键决策都是共同作出的。用户(病人)和照护者参与实践学习的评估。有充足的资金以提供入门、支持和培训。用户(病人)和照护者受聘担任有安全合同和/或与独立团体签订合同的讲师。采取积极措施鼓励用户(病人)和照护者参加课程学习,即使(尚未)获得资格。

剑桥框架

Spencer 等人[28]回顾了病人在医学教育中的作用,并构建了一个框架("剑桥框架")以促进有关病人参与的讨论。它基于病人、学生和教师互动情境的四组属性,即"谁(Who)?""如何做(How)?""哪里(Where)?""什么(What)?",提供了一个计划或评估病人参与的模板。

谁?(人物)

这反映了每位病人的背景、文化、阅历,以及他们的家人和照护者的期望。病人表现出的临床问题、年龄、性别、种族、情感、智力以及社会经济地位各不相同。

如何做?(方式)

学生和学员在各种环境中工作(如病房、医院和社区门诊、急诊室),这些环境提供了不同的培训机会。这些取决于一些因素,如该情境是有计划的还是偶然的、是否有充足的时间、是否有监督等。考虑这些问题可能有助于教师根据预期的学习成果和环境来设计病人参与的方式。

哪里?(地点)

医疗工作会发生在不同的地点和环境中,这种环境将不可避免地影响学习的性质和质量,此处探讨与地点、安全、身份和权力相关的问题。"地点"还包括它是在"真实"或"模拟"环境(如模拟病房)以及对应的"单专业"或"多专业"环境,以区分医生与本专业病人学习的情形和与其他医疗专业人员共同学习和工作的情形。

什么?(内容)

这组属性涉及以下"内容":提出临床问题、可能学到的特定技能和知识,以及潜在的态度和价值观。考虑这些有助于教师发掘特定情境中的最大潜力,并评估对病人和学习者可能产生的影响。

病人主动参与的分类

Towle 等人[5]提出了一种综合"剑桥框架"和"进阶式参与"要素的分类法,他们认为这有助于明确病人的角色,并使研究结果更容易被阐述、综合处理和比较。该分类考虑到在工作场所可能遇到的真实病人以外的各种方式,描述了基于六个级别和五个属性的序贯参与(知识点 15.3)。

知识点 15.3　病人参与的分类[5]

病人参与学习的积极程度。注意:在所有情况下,病人都是"真实的",并假定能够代表他们自己。	与学习者接触的时间	学习过程中病人的自主权	对病人的培训	病人参与制定计划和课程	病人参与教育的制度保障
1. 纸质/电子病例或场景:病人是纸质、电子或网络案例及场景的核心。	无	不适用	不适用	无	低
2. 临床环境中的标准化病人/志愿者:病人与学生的接触有脚本,并作为一个案例来说明或加强学习,如教师要求病人向学生提供病史或学生进行临床检查。	见面时	无	无	无	低
3. 病人在有教师指导的课程中与学生分享经历:病人受邀分享经验;教师制定会面计划,但由病人决定个人舒适度和参与程度。	见面时	无至低	简明	无	低
4. 病人作为老师参与教学和/或评估学生:病人为特定的教学角色做准备,可能主动向学生提问,也可能参与反馈和评价学生表现。	可变的	中等	结构化的,广泛的	低至中	低至中
5. 病人作为教师是学生教育、评估和课程开展的平等合作伙伴:病人参与教育执行、开展和评估等多个方面,从特定课程到所有课程,建立真正的伙伴关系,能对决策作出有意义和有价值的贡献。	中等至广泛	高	广泛的	中等至广泛	中等
6. 在制度层面,病人除了作为教师持续参与学生的教育、评价和课程开发,正如上文[5]所述,还有一些制度政策确保他们参与本科、研究生和继续教育的决策。	广泛的	高	广泛的	高	高

病人参与的程度

在本节中,我们描述医学教育者在每个参与类别中可能遇到的问题,见知识点 15.3 的描述。

场景案例

长期以来,纸质病例一直被用来作为接触真实病人的补充,随着技术的发展,视频病历和电子病历的使用越来越多。有关虚拟病人(virtual patient,VP)的描述最早始于 20 世纪 70 年代。虚拟病人被定义为:"模拟现实临床场景的特定计算机程序:学习者模拟医疗保健提供者的角色,获取病史、进行体格检查并作出诊断和治疗决策"[29]。虚拟病人的模式可以是静态的或动态的、被动的或互动的,也可以是线性的或多路径的[30]。

一些研究表明,虚拟病人广泛应用的证据是不足的,但最近的一项研究发现,虚拟病人的应用在某些领域已经取得了长足的进步,虚拟病人已经被应用于各种培训课程,如 PBL 案例、互动讲座和研讨会以及形成性和终结性评价[31]。这些进展的驱动力包括国际合作、成本降低、系统升级以及传播便捷。虽然不完全取代真实的病人,虚拟病人的使用却似乎能够有效地补充临床实践——特别是从理论和经验视角,在临床推理的发展中,需要接触不同种类和病情变化的病例[31,32]。然而,对于课程中最有效的设计、课程安排顺序以及比例等方面的高质量研究相对较少。考虑到循证医学的原则,包括难度的范围、重复训练和分步骤实践、认知互动、多元学习策略、个性化学习、掌握和反馈等内容的模拟教学设计可能会有所帮助[33,34](见第 11 章)。

然而,快速发展的技术有可能构建高度仿真的虚拟病人。正如 Poulton 和 Balasubramaniam 指出的那样:"现在可以考虑将当前相对轻量级的虚拟病人扩展为真正互动的模拟病人、'电子人'或'数字人'以提供真实的病人管理、临床和沟通技巧培训,以及模拟人们健康状况或疾病的功能[31]。"实现这一目标需要医学教育工作者、学习技术和信息学专家的参与,最重要的是病人和照护者之间的合作。然而,值得注意的是,有关虚拟病人研究的系统文献回顾指出:开发虚拟病人的成本很高,因为这需要一个可以共享资源和思想的虚拟场所或在线社区[30]。

从整体的角度,越来越多的人呼吁在医疗保健、临床实践、研究和教育的各个方面采用叙事的方法,此举对各方都有潜在益处[35,36]。正如 Barbara Hardy 在 1968 年指出的那样,"我们在叙事中做梦,在叙事中做白日梦,通过叙事回忆、期待、希望、绝望、相信、怀疑、计划、修正、批评、构建、闲聊、学习、憎恨和爱"[37]。

一种类型的叙事是 Aronson 所说的"自我剖析",可以简单地称为"病人的故事",或者更悲观地称为"医学忏悔"[38]。他分析了近 300 个长篇故事的特点并进行分类。阅读和反思这些故事可能有助于卫生专业人员在培训和实践中更好地理解和同情病人,并"教他们(卫生专业人员)在教科书上学不到的东西",实际上是"通过任何其他方式都无法得到的东西"[35]。

可以通过多种方式将此类资源用于医学教育。Powley 和 Higson 提出了在教学中使用书面叙述的简化流程:阅读、讨论、推动、分析反馈和讨论应用[39]。诸如"故事讲的是什么?"和"它对我有什么影响?"之类的问题可以促进学习者反思并帮助他们专注关键信息,进而应用于新的环境中。将练习置于现实中可以增强关联,从而有助于激励学习者。过程中必须留出足够的时间进行反思和讨论。

在学习资源选择方面,Aronson 自己推荐一本书的标准是"它应该在情感表达和分析论述之间有合适的比例,它能够提供信息,最重要的是让我感到愉悦"[38]。他在文章中推荐了"前十名"的书籍,但自他写作以来,还有更多书籍已经出版并继续出版。

也许如今此类故事更多来源于互联网。"谷歌"搜索任何常见或罕见的疾病,很大一部分"点击率"将是关于该问题的个人博客,可能是病人或照护者。"病人之声"(Patient Voices)或"健康访谈"(Healthtalk)等在线资源随时可用(知识点 15.4)。可以购买或开发其他产品以满足特定需求,但不应低估这样做所需的成本、时间和具备的专业知识。这方面的文献很少,但让病人和照护者参与设计电子学习资料,显然对确保病人体验更全面、更准确地体现[40]至关重要。

标准化病人

在临床环境中向真实病人学习是医学教育的核心,这使学习者能够巩固和综合运用各种学习资源。事实上,"床旁教学"是唯一可以由临床教师做示范,将临床实践中的所有技巧性和非技巧性技能、行为、知识整合起来的方式。

Ramani 提醒我们,"床边是教师、医学生和病人之间未经排练和无法预期的完美三角互动场所……临

知识点 15.4　案例研究：叙事医学的在线资源

- "健康访谈"始于 20 世纪 90 年代后期,当时名为 DIPEX,即"病人个人体验数据库",后来命名为 Healthalkonline,即现在的 Healthtalk。该资料基于对多种疾病和不同条件的病人体验的质性研究,由牛津大学"健康体验研究小组"的研究人员牵头完成。在撰写过程中,有超过 2 500 个视频和音频剪辑,涵盖 100 多种疾病,其中有一个部分介绍了如何在教育中使用这些资源。

- "病人之声"成立于 2003 年,"旨在促进普通人讲述和聆听一些不成文和未说出口的故事,这样,那些制定和实施健康和社会护理战略的人,以及直接参与护理的专业人士和临床医生,就会以更加明智和富有同情心的方式履行他们的职责"。有关"健康和疾病、不幸的悲剧和奇迹般的康复"的故事通常在工作坊期间收集,并使用视频、音频、图像和音乐来传达每个独特的主题。它提供了来自病人、照护者和卫生工作者的 1 000 多个关于一系列主题的银屏故事。

- 另一类具有教育和培训潜力的网站最近在英国兴起,这是一种征求病人反馈的网站,最著名的网站之一是"病人观点"(Patient Opinion)。

　　此类资源可包含在面对面或电子学习教程、讲座或研讨会(如嵌入 PowerPoint 演示文稿)中,提供有关不同临床状况或关键事件的说明或触发场景,包括如何应对投诉和避免错误的讨论。当学习者不适合或难以与真实病人一起工作时,这些资源特别有用——例如,那些患有罕见疾病、身患绝症或有心理健康问题的人。

床教师应该在这个过程中敏锐地抓住可进行教学的时刻"[41]。

　　"标准化"(或"程序化")病人最早由 Barrows 和 Abrahamson 在 20 世纪 60 年代引入[42]。虽然最初真正的病人为了教学和评估的目的,被训练以相同的方式表达他们的问题,但如今,用 Barrow 本人的话来说,"病人"通常是"一个健康的人,有或无演员背景,通过训练模拟病人的病情"[43]——见本章后一部分。

　　在临床教学中,病人通常是最被动、最弱势的群体。尽管如此,大多数病人发现参与教学是有回报的,并且愿意参与其中,通过这个过程他们认识到医学生"必须学习"。但这并不意味着所有病人都会参与教学;病人的意愿和感受应该始终得到尊重,无论他们作出什么决定,他们的治疗和护理都不会受到影响。同时还需要告知病人,无论在什么环境,学习者都可能在场并提供照护。这使得他们能够为初次见面做好准备,也会产生对这件事情的渴望(见本章后

面的"伦理问题"部分)。明确地向病人介绍课程的目的、教师和学习者希望从中学到什么,以及对病人的期望(如是否要求病人提供反馈)是有益的。病人需要了解可能在场的学习者的数量和水平,应明确每个人的角色,酌情获得并记录病人的口头或书面知情同意。McKimm 设计的"三方"对话模型十分有用,它可以帮助教师设计计划并积极与病人和学习者合作,即"三个人或团体参与的讨论或对话"[44]。这一模型关注了三方之间的关系,而不是单纯只考虑教学和临床实践本身[45]。

病人分享经验并作为教师参与教学和／或评估

　　选择真实的病人进行教学通常是需要碰机会的,但使用训练有素的病人这一结构化的方法在本科和研究生培训中的应用越来越广泛。此类病人教师可以来自许多情境,包括临时教学可能对病人造成的潜在伤害表示关切的领域,例如那些身患绝症或有心理健康问题的人。

　　"专业病人"的概念体现在更广泛的病人参与事项中。例如,在英国,"专业病人倡议是政府承诺将病人置于医疗核心位置的一部分,这也是医疗管理升级转型重点工作的一部分"[46]。主要针对患有慢性疾病的人群,以帮助他们"成为自己护理需求的关键决策者"[46]。它得到了病人自我教育计划的支持,并且有部分证据表明,病人在自我管理症状(如疼痛、疲倦和抑郁)方面的信心和自我效能方面均发生变化[47]。然而,一些随机对照试验的结果未能显示专业病人对医疗工作产生任何影响[48]。专业病人可能需要支持和鼓励,最好的方式是通过其他病人分享自己的患病过程,使专业病人做好准备,得以在医学教育中发挥更积极的作用[49]。

　　与当前未接受积极治疗的病人一起工作是有优势的,特别是在教经验不足的学习者、需要花费比临床需求更多时间的情况下。"病人教师"具有以下优势:

- 对医学培训感兴趣。
- "真实的"(非模拟的),具有真实的临床病史和可能的临床体征。
- 能够从病人的角度给出结构化的反馈,例如(查体时)手的压力(导致的不适感)或询问病史的方式。

　　以患有风湿病的病人教师为例,大多数研究表明,学习者和病人教师的满意度都很高,而且病人教师可以像临床医生一样促进学习者的知识和技能方

面的提高,尤其是在讨论疾病的影响因素时[50]。另一个独特的病人教师类别是"妇科教学助理",培训女性学习盆腔和乳房的自我检查。这种方式在北美和斯堪的纳维亚被广泛使用,在其他西方国家的应用也越来越多。当然对于学生进行隐私部位检查仍存在许多争议[51]。这样的教学方式可以帮助临床教师腾出时间,因为只要接受了培训,病人教师在课程期间几乎不需要任何帮助。这种方式被认为是可行且有效的——在一项比较研究中,由病人教师辅助的学生在结业评估时的表现较未受到辅助的学生而言,技能水平更高[52]。

某些(疾病)群体在医学教育过程中的病例不足,包括有学习障碍的人、母语不是主流语言的人、身患绝症的人,以及传统上"难以接触"的人,如无家可归者、寻求庇护者和难民,还有毒品成瘾者。这些病人的参与对教学工作提出了特殊的挑战,但已经有了关于成功干预措施的描述,例如,在本书一位作者的单位,难民来到医学院讲述他们的故事,并回答有关他们经历的问题;这总能得到各方的正性评价。

照护者代表了另一个庞大而重要的人群(例如,据说英国有八分之一的人是照护者),他们自己的健康和情感需求经常被忽视,但他们可以提供很多信息。已有一些创新研究把照护者的观点置于中心地位,如有关痴呆的学习[53]。

良好的病人参与可以使病人和学习者都受益。面临的挑战是需要对病人和学习者的需求都保持敏感性,并识别有能力参与且合适的病人。见知识点15.5和知识点15.6。

病人导师作为平等的合作伙伴

医学教育中这种程度的参与并不常见,目前一些学科已经开发了相关模型,特别是在(非精神病学)心理健康、护理和社会关怀教育领域,并且已经出版了一系列指南和推荐意见[55-57]。英国关于让病人参与研究的指南强调了可能与专业教育相关的问题[58]。英国医学总会(GMC)和英国医师协会(BMA)都发布了有关病人积极参与医学教育和培训的建议[12,59]。

机构层面的病人参与

这个级别的参与比前一个级别更罕见。英国最好的例子之一是基于华威大学[60]的学校/用户教学和研究行动伙伴关系(UNTRAP),它是由华威大学和考文垂大学健康和社会护理服务的用户及其照护者,

---

知识点 15.5　案例研究:UBC 跨专业健康导师项目[54]

在英属哥伦比亚大学(UBC)的一个项目中,来自不同专业的学生与社区中的一位慢性病病人建立为期三个学期的联系。

在六次主题会议上,健康导师(通过社区团体招募的"经验专家")与学生合作,帮助他们从病人的角度了解如何在长期患病的情况下生活,并培养跨专业合作能力。这些"自我管理的学习社区"鼓励参与者探索自己的问题,并在实现目标的方法中发挥创造力。项目进行到三分之二时召开一次座谈会,分享大家的想法并进行反思。

该项目得到了导师和学生的高度评价。学生记录了一系列学习成果,例如认识到合作的好处,以及病人的专业知识和智慧。导师受益于他们的"完整过程"的描述,以及接受"反馈"的机会。各方都认识到了长期关系的重要性。

这四个因素被确定为成功的关键:

- 以病人为中心的学习的独特性,教师充当促进者。
- 与社区组织的持续伙伴关系。
- 问题简单化。
- 鼓励多样性、创造力和灵活性。

以及 NHS 组建的合作关系。病人参与的程度不同,有些是一次性参与,有些则更密切。UNTRAP 的核心理念是,如果病人、照护者、学者和专业人士分享他们的经验,那么每个人都会受益。2013 年,华威医学院推出了基于案例的课程,病人和照护者战略性地协助开发了该课程,并且在整个课程中都很活跃。UNTRAP 还为合作伙伴开发了第一个经过认证的培训[61],同时还描述了其他机构的方法[27]。

优势和缺点

在不直接接触病人的情况下培训医生的想法在今天被认为是荒谬的。医学院希望最大程度地让学生接触病人,教师和管理者则致力于为学生提供接触病人的机会,学生也对接触病人有强烈要求,病人似乎也非常愿意提供帮助。在毕业后医学教育阶段,以临床实践为基础的临床工作培训(in-service training)越来越受到重视,接触病人显然至关重要。已有大量文献——其中一个最全面的参考书目列出了400多篇相关论文[68]——为一些理论提供了佐证。病人与学习者之间的接触普遍受到好评,对于病人而言,明

知识点 15.6 聚焦:遗体捐赠

　　一个人对医生和其他卫生专业人员的教育所能作出的最终贡献可能是遗体捐赠。几个世纪以来,尸体解剖一直是解剖学教育的核心,但学生是否需要亲身体验解剖,甚至是否需要接触尸体一直是近期争论的焦点。支持者认为,它提供了一个洞察变化的三维视角,培养了动手能力、基本的外科手术技能,以及团队合作等专业素养,并促进了人文价值观和对死者的尊重。批判者强调了接触尸体可能造成的非人性化影响,认为这是一种过时的"成年礼"。以现代技术、成像、交互式多媒体、塑化模型、人体彩绘和生活绘画等替代教学方法,有可能以更具吸引力的方式促进学习[62,63]。尸体的使用受各种法律和道德法规的约束,各国之间存在相当大的差异,具体反映在文化和宗教方面(例如,使用无人认领、未经同意的尸体的许可)。因此人们呼吁出台规范的流程,其中包括知情同意、与家人联络、纪念服务和阻止商业化[64]。

　　人们对遗体捐赠的动机知之甚少,因为这是一个复杂的问题。一项对荷兰捐赠者的调查确定了三个主要因素:希望死后有用、对葬礼的消极态度(例如造成家庭经济负担)以及对"系统"的感激之情[65]。在新西兰、南非和爱尔兰的一项类似调查中,80%的受访者表示希望助力医学发展[66]。然而,同期在印度进行的一项社区调查发现,人们对遗体捐赠缺乏认识,捐赠态度相当消极,同时也担心遗体是否会受到尊重,这在一定程度上与宗教信仰和习俗有关[67]。

 知识点 15.7 寻找证据:病人参与

　　学生的获益
- 通过互动激发学习热情
- 增强同理心
- 培养专业技能和态度
- 增强信心
- 培养社会责任感
- 训练临床推理能力
- 提升认知水平
- 接受文化的多样性和生活方式因素的影响
- 提升考试中的表现

　　病人的获益
- 帮助学生学习而带来的成就感
- 改进与专业人士的关系
- 利他的感觉,例如,回馈"系统"
- 受到重视并增强自尊
- 自身技能得到提升
- 情感释放
- 增强对自身状况的了解
- 从他们的临床医生那里获得更好的服务,例如,"一次优质的检查"
- 陪伴病人摆脱社会孤立
- 在纵向项目中建立可持续发展的长期关系

　　对学生不利的地方
　　这方面的报道很少,它们包括:
- 尴尬
- 在某些情况下情绪受到挑战
- 成为病人的负担
- 担心某些病人的代表性

　　对病人不利的地方
　　主要与以下方面有关:
- 心理健康问题和潜在的尴尬情况(例如私密检查)
- 担心保密性和选择权、既往糟糕经历、学习者数量太多
　　几乎没有证据表明对学生或病人的健康和福祉产生重大不利影响。

显的不利影响或不利因素相对较少,对于学习者则更少。病人认可自身贡献包括充当自身病情的"专家",展示和讲述典型症状,帮助发展学习者的专业技能和态度以及增强他们的信心[69]。虽然大多数研究报告了病人参与整体的积极效果,但人们担心讲述痛苦和创伤经历可能对病人和学生产生情感和心理影响,以及一些病人通过重复讲述他们的故事而"专业化"[70]。另一项使用现象学方法的研究表明,对于大多数病人来说,参与临床教学实际上是很平常的事情[71]。

　　本文的大多数研究都有局限性,因为它是描述性的,没有理论依据(见下文),通常基于自身报道,并提供了关于教育干预或研究设计的信息不足。评估长期影响的研究很少,而且相关研究通过不同渠道发表,这些研究及其使用的不同术语所带来的问题一直给文献的搜索和综合分析带来困难。尽管如此,过去几年发表的几篇较为全面的综述,阐述了关于利弊的一致性发现[4,5,10,27,72-76],见知识点 15.7。

理论思考

　　迄今为止,变革和创新是基于实践的,主要是由社会发展和/或对政策的反应推动的。实践和研究似乎都没有融入于理论中,除了个别例外。Rees 等人[4]的研究使用"情境学习"的视角来探索医学生如何"与"病人一起学习,而不仅仅是"了解"病人。他们假设病人和学生都是"合法的边缘性参与者",随着他们朝着

更大的参与度迈进,他们与权力失衡、身份和角色的挑战并驾齐驱。作者提出了一系列建议以鼓励更积极的参与。Monrouxe 及其同事采用 Goffmann 的戏剧理论来探索在医院床旁教学中参与者扮演的角色,包括"演员""导演""观众""局外人"和"道具"[77]。Bleakley 和 Bligh[78] 使用后现代结构主义理论来探索参与协作知识创造的病人和学习者的概念。他们主张"彻底改革传统的以医生为主导的教育……这也挑战了以学生为中心的个人主义方法的传统观念",这可能会带来教育模式的变革,即学习的中心从作为教育者的医生和学生之间的关系,转变为病人和学生之间的关系,而医生仅仅是作为资源和促进者。Regan de Bere 和 Nunn[79] 论证了"活动理论",为如何理解病人和公众参与的复杂性提供一个框架,包括背景、变化、挑战和冲突,并为正在评价的活动提供多维度的深入描述。实践和学术研究都将从更多的理论探索中受益。

原则与实践

在本节中,我们探讨病人参与教学的一般原则,关注三个重要的伦理问题和代表性的挑战。

一般原则

如上所述,已经发表了许多支持和指导病人参与的研究,这些研究无一例外地阐述了困难和挑战。从这些日益增多的文献中[4,12,55,58,59,74,76,80],我们列出了在建立新计划时要考虑的几个实际问题(见知识点15.8)。虽然这里没有深入探讨,但认为这些困难和挑战包括以下几点:

- 不同的、有时是相互冲突的价值观和期望
- 权力失衡
- 恐惧(如陌生甚至敌对的环境)
- 缺乏知情同意、选择权和保密
- 时间有限
- 制度惰性
- 资源不足
- 缺乏培训、支持和复盘
- 语言和沟通的问题

知识点15.8中的设计应以一系列原则为基础,包括确保机构支持、提供足够的资源以及提供安全舒适的环境。应平等对待病人并注意语言(例如"协同工作"而不是"使用"),并避免使用技术术语和专业术语。教育工作者应具备灵活性,应该接受变化,并准

备好接受挑战并以新的方式思考。参与应被视为一个过程(而非一次性的)和寻求进一步发展和能力提升的机会。

知识点 15.8 实用建议:制定一项病人参与的新教育计划

1. 组建一个团队,确保病人从一开始就参与其中(而不是事后考虑,或更糟的强加于人);学习者也可以作出重要贡献;一个指定的、专门的领导是至关重要的(理想情况下,不要指定已经很忙的人)。

2. 投入时间和精力来建立关系并开发使病人和/或社区可以从参与中受益的方式。

3. 设立一个具有明确职权范围、一定权力和广泛成员资格的指导委员会,以鼓励所有权。

4. 让病人参与教育计划的设计、开发和实施,并鼓励协作学习。

5. 制定招募和遴选流程,酌情选择病人支援团和其他本地相关人员。

6. 为特定角色提供适当的指导和培训,并确保持续的支持系统到位,包括闭环的反馈机制。

7. 考虑可行性,比如时间安排(包括会议和教育课程)、地点(包括可及性)以及知识产权等。

8. 制定明确的薪酬政策,并关注其影响,例如福利。

9. 探索除薪酬之外的激励机制,例如授予头衔、颁发证书、表彰活动、使用学术设施(例如图书馆)。

10. 从一开始就将评估纳入系统,纳入所有利益相关方的观点。

11. 确保体现多样性,确保少数意见得到体现。

12. 用价值观声明来巩固以上策略(这可能包括性别、种族、宗教以及期望等问题)。

理想状况下,上述所有内容都应从一开始就由病人和照护者一起制定,而不是事后咨询,或者更糟糕的是,强加给他们。

伦理问题

涉及病人时要考虑的伦理问题,可以概括为"3C":知情同意(consent)、选择(choice)和保密(confidentiality)。已有政策文件、基于实践的研究发现,简单地假设病人会参与教与学,但没有通过正式的流程、专业的沟通和伦理实践确认,将不再被容忍。

知情同意

医疗法律和伦理奉行知情同意原则,该原则应成为指导病人参与的常规原则,而不应仅仅用于隐私

检查或侵入性手术的那些诊疗行为[59]。"不提前通知病人的观点似乎更多的是基于偏见而不是经验证据"[81]，并且在临床诊疗之前提供有关学习者参与的信息似乎不会对病人的参与决定产生不利的影响。有证据表明，征得病人同意后，他们参与的积极性更高[82]。获得知情同意应该是"一个持续的过程，从在医疗服务中与病人的第一次接触开始"[59]，并且应告知所有病人，学生可能在场，并在适当时参与医疗照护。重要的是要认识到，学习者的存在将不可避免地改变诊疗的状态，尽管几乎没有证据表明对医疗质量有显著的负面影响[83]。一个有趣的论点是，应该有一个预期，作为默认立场，所有病人都应该愿意为医学教育作出贡献，交换条件是所有学习者都应该在"放手去做"之前，在相关的模拟训练中展示出相应的胜任力[84]。

选择

当学生和学员需要在"当下忙碌混乱的医疗工作"中学习时，促进病人选择参与教学具有挑战性[84]，几乎没有时间来确保每个人的每次诊疗都以最佳方式进行。主动选择表明对病人的基本尊重，同时也承认病人是了解自身状况并对自己产生影响的专家。这种做法使临床医生远离所谓的"在强大的专家角色的舒适区进行操作，并执行去个性化的习惯性和常规化的诊疗服务"的状况[85]。

最好在学习者不在场的情况下就教学寻求知情同意，然后在他们在场的情况下进行确认[59]。为病人创造"随时"说"不"的机会是赋予他们权力并承认他们需求的另一种方式。应告知病人，即将对其进行诊疗操作的学习者的经验水平和身份。病人个人权力和空间的缺乏，以及更急切的治疗需求，意味着与初级保健或社区相比，在医院环境中可能需要采取不同的策略，社区那里通常有更紧密的关系、更多的隐私和更多的病人自主权[86]。

保密

必须对参与教育的病人信息保密。一些病人表达了对"学生查看他们的病历以及学生离开诊室后是否会议论他们"的担忧[87]，这引发了关于如何向病人提出选择权、知情同意和保密等方面的问题。

具体的步骤包括：
- 提供足够的信息，以便人们了解保密的界限。
- 向病人保证学习者与"完全成熟的"卫生专业人员有同样的保密义务。

- 让病人参与讨论。
- 寻找私人空间来讨论隐私的或令人不安的问题，记住病床围帘或小隔间是不隔音的！
- 作为准备和汇报的一部分，定期向学习者提出保密问题。

在教学中使用病人信息（图像、录音和病历摘录，尤其是可识别身份的信息）时，必须获得病人许可。越来越多地使用电子病历和移动通信技术正在带来新的挑战。

医学伦理和法律是复杂且不断变化的，所有临床医生都有责任及时了解最新情况。临床教师是重要榜样；牢记"3C"——知情同意、选择和保密——以确保其被视为最佳实践的基础而非选项。将这些原则纳入制度和政策中是非常重要的一步。

病人代表

人们很容易忘记："病人"不是一个同质的群体；事实上，多样性是常态。"病人"的想法与专业人士的想法并不相同，但许多关于"参与"的文献似乎都将用户（user）、照护者（carer）、幸存者（survivor）、客户（client）、病人（patient）等视为相同（即便只是含蓄地表达）。欧洲 Picker 研究所的 Charlotte Williamso[88] 提出了以下三大类可能参与的"病人"。

- 病人个体，他们可以描述自身经历但不一定能帮他人描述经历，这意味着他们的经历具有普遍性。
- 病人团体成员，他们通常确实了解与他们类似的其他人的经历，但可能仍然有狭隘的观点。征求当地所有相关团体的意见很重要。
- 病人代表或倡导者，他们通常具有更广泛的经验，可能与多个病人团体有合作，对战略和政策问题有更广泛的了解，并了解"大局"。

理想情况下，向"病人"的咨询应涉及所有三个类别。引用 Williamso 的观点："医疗中病人一方很复杂，但并不神秘。征求'合适的'病人意见可能是可行且有益的。"然而，在与病人团体合作时必须注意，许多（可能是大多数）与制药业有联系，虽然这本身不是问题，但与这些团体打交道的教师应该意识到潜在的利益冲突[89]。

模拟病人

我们以"模拟病人"这个话题结束本次讨论，这反映了模拟越来越多地用于补充课堂教学和临床学习。模拟不能取代真实的体验式学习，但可以帮助学习者为真实世界的临床实践做好准备。第一个模拟病人是呈现"标准化"问题的真实病人[42]，但更常见的模拟病人会描绘一系列超出其自身经验的场景（Silverman J 和 Britten N，个人交流）。在尝试确保实践效果或解释研究结果时，术语"标准化"和"模拟"（通常可互换使用）的变换使用可能会导致混淆。思考两者间差别的一种有效途径是，涉及模拟病人（或"角色扮演者"）的情况主要关注真实性，而标准化病人则强调一致性（例如临床体征）。

与模拟而非真实的病人合作的优势包括真实性、一致性、可预测性、便利性和高效性；可以探索和演练具有挑战性的状况，例如突发坏消息或就敏感问题进行交流；以及可以事先安排场景。

研究表明，人们通常无法轻易区分真实病人和训练有素的模拟病人[90,91]。模拟病人被学习者和教师所接受，并且在教学和评估中都是有效、可靠和被认可的。现在已有广泛的国际经验显示，因模仿展示不足，一些心理健康问题、儿科问题以及体弱老人的问题可能难以模拟，某些病人群体可能也是如此，例如少数民族或有学习障碍的人。在特定环境中选择使用真实病人还是模拟病人将取决于一系列因素，包括要模拟现象的性质、预期的学习成果、当地具体情况和可用资源[92]。重要的是要记住，模拟的主要目的是促进技能的训练和提高，而不是确保融入病人的意见。

关于模拟对模拟病人自身影响的文献有限。在某些情况下可能会造成伤害——例如，在描绘情绪紧张的场景时——确实，有人认为只有专业演员才应该扮演如此高要求的角色[93]，但普遍的共识是只要选择合适的人，并在角色扮演中给予支持[94]，利就可以大于弊。重要的是要注意招募，包括考察参与者是否希望参与其中、获得培训和支持、进行复盘和不再参与的理由[91,94]。模拟和模拟病人的使用在第 11 章有进一步的讨论。

进一步研究的领域

鉴于该领域大部分研究的质量参差不齐，一个庞大的研究议题已经被确定。典型的问题包括：

- 病人参与的驱动因素是什么？
- 不同方法的优势和劣势是什么？这些优势和劣势在专业和学科之间、国家和不同文化之间有何区别？
- 哪些因素会影响效果，为什么？

- 结构和组织因素如何影响项目的进展，例如地点、可及性和安全性？
- 哪些因素会影响病人的参与体验？
- 对所有人而言，各方短期和长期主要成果是什么？
- 哪些因素影响项目的可持续性？

小结

从培训的早期阶段，学生和受训者就需要积极与病人、照护者和家属接触，以便他们能够巩固已有的知识，并将从其他环境中学到的知识与技能在真实的临床环境中付诸实践。以专业和敏锐的方式进行适当的参与，不仅对学习者而且对病人都有巨大的好处。许多病人希望"回馈"照顾他们的人，参与各级医学教育就是实现这一愿望的方法之一。

教师和学员需要知道何时在"真实"病人身上学习是不合适的。然而，有许多替代方案可选择，从书面案例到高仿真模拟。更加强调专业精神，包括关注法律和道德问题、不断变化的病人赋权和社会责任、共同决策和共同协作相关的理念。出于多种原因，教育工作者需要密切关注并寻求病人和照护者积极、知情地参与教育活动。这种方法将有助于把"病人作为合作伙伴"的言论作为教学环境的中心，并最终成为临床实践的核心，见知识点 15.9。

知识点 15.9 实施中需重点关注的问题[26]

"温哥华声明"是在 2015 年的一次国际会议上提出的[26]，它总结了整个教育和培训过程中病人和公众参与的现状，包括成效和挑战。该声明列出了政策、认可和支持、创新、研究和评估以及传播等领域（这些是作者认为"对于促进病人参与非常重要的领域"）的九个优先行动。作者认为这是让病人参与其中所必需的。

1. 通过诸如认证标准、外部和内部政策、专业机构声明和最佳实践声明等指南促进病人参与。

2. 促进机构、区域、国家乃至全球对病人专业知识的认可和重视；认可该领域的成就并鼓励其进步。

3. 借助病人、社区机构、病人权益组织和社区成员的动力和热情，增加参与人员的多样性。

4. 促进学习者产生主动性，并在整个教育过程中保持积极态度。

5. 帮助病人参与到新的学习活动中，以促进更全面的伙伴关系和团队合作。

6. 探索和创建促进教育机构和社区组织合作的模式，以促进病人参与。

> 7. 针对病人合作进行高质量的研究，以提供有关病人参与的短期和长期影响的进一步证据。
>
> 8. 建议委员会让病人参与会议和教育活动的规划、实施和评估；游说社区组织、学院和大学以及资助机构，为人们参加和出席会议提供资助。
>
> 9. 创建区域合作联盟，以进行协作、传播信息、分享有前景的实践并做长远的规划。

致谢

感谢纽卡斯尔大学的 Stephen McHanwell 教授提供关于遗体捐赠的建议，感谢华威大学的 Judy Purkis 博士提供有关 UNTRAP 的信息。

参考文献

1 Jolly, B. (1998). Historical and theoretical background. In: *Medical Education in the Millennium* (ed. B. Jolly and L. Rees), 171–187. Oxford: Oxford University Press.

2 Rosner, L. (1997). The growth of medical education and the medical profession. In: *Western Medicine* (ed. I. Loudon), 147–159. Oxford: Oxford University Press.

3 Osler, W. (1905). *Aequanimitas* (ed. W. Osler), 332. Philadelphia: PK Blakiston's Son & Co.

4 Rees, C.E., Knight, L.V., and Wilkinson, C.E. (2007). User involvement is a sine qua non, almost, in medical education: learning with rather than just about health and social care service users. *Advances in Health Sciences Education* 12 (3): 359–390.

5. Towle, A., Bainbridge, L., Godolphin, W. et al. (2010). Active patient involvement in the education of health professionals. *Medical Education* 44: 64.

6 Carman, K.L., Dardess, P., Maurer, M. et al. (2013). Patient and family engagement. A framework for understanding the elements and developing interventions and policies. *Health Affairs* 32: 223–231.

7 Department of Health (2005). Creating a patient-centred NHS. http://webarchive.nationalarchives.gov.uk/+/www.dh.gov.uk/en/publicationsandstatistics/publications/publicationspolicyandguidance/dh_4106506 (accessed 1 February 2017).

8 UK Government (2014). The Health and Social Care Act 2008 (Regulated Activities) Regulations 2014. www.legislation.gov.uk/uksi/2014/2936/contents/made (accessed 24 April 2017).

9 Department of Health (2012). The NHS Constitution for England. https://www.gov.uk/government/publications/the-nhs-constitution-for-england (accessed 27 April 2017).

10 Morgan, A. and Jones, D. (2009). Perceptions of service user and carer involvement in healthcare education and impact on students' knowledge and practice: a literature review. *Medical Teacher* 31: 82–95.

11 General Medical Council (2016). Promoting excellence: standards for medical education and training. http://www.gmc-uk.org/education/27394.asp (accessed 1 February 2017).

12 General Medical Council (2010). Patient and Public Involvement in Undergraduate Medical Education. Advice supplementary to Tomorrow's Doctors. GMC, London. http://www.gmc-uk.org/Patient_and_public_involvement_in_undergraduate_medical_education___guidance_under_review_0815.pdf_56438926.pdf (accessed 1 February 2017).

13 Crawford, M.J., Rutter, D., Manley, C. et al. (2002). Systematic review of involving patients in the planning and development of health care. *British Medical Journal* 325: 1263.

14 Woollard, R.F. (2006). Caring for a common future: medical schools' social accountability. *Medical Education* 40: 301–313.

15 Woollard, B. and Boelen, C. (2012). Seeking impact of medical schools on health: meeting the challenges of social accountability. *Medical Education* 46: 21–27.

16 Royal College of Physicians (2005). *Doctors in Society – Medical Professionalism in a Changing World*. London: RCP.

17 Medical Professionalism Project (2002). Medical professionalism in the new millennium: a physicians' charter. *Lancet* 359: 520–521.

18 Hilton, S. and Southgate, L. (2007). Professionalism in medical education. *Teacher and Teacher Education* 23: 265–279.

19 Brody, H. and Doukas, D. (2014). Professionalism: a framework to guide medical education. *Medical Education* 48: 980–987.

20 Engel, G.L. (1989). The need for a new medical model: a challenge for biomedicine. *Journal of Interprofessional Care* 4: 37–53.

21 Stewart, M., Brown, J.B., Weston, W.W. et al. (2003). *Patient-Centred Medicine. Transforming the Clinical Method*, 2e. Oxford: Radcliffe Medical Press.

22 Coulter, A. and Ellins, J. (2007). Effectiveness of strategies for informing, educating and involving patients. *British Medical Journal* 335: 24–27.

23 Realpe, A. and Wallace, L.M. (2010). *What Is Co-production?* London: Health Foundation http://personcentredcare.health.org.uk/sites/default/files/resources/what_is_co-production.pdf (accessed 1 March 2017).

24 Elwyn, G., Frosch, D., Thomson, R. et al. (2012). Shared decision making: a model for clinical practice. *Journal of General Internal Medicine* 27: 1361–1367.

25 Hasman, A., Coulter, A., and Askham, J. (2006). *Education for Partnership*. Oxford: Picker Institute.

26 Towle, A., Farrell, C., Gaines, M.E. et al. (2016). The patient's voice in health and social care professional education. The Vancouver statement. *International Journal of Health Governance* 21: 18–25.

27 Tew, J., Gell, C., and Foster, S. (2004). *Learning from Experience: Involving Service Users and Carers in Mental Health Education and Training*. York: Mental Health in Higher Education/NIMHE West Midlands/Trent WDC.

28 Spencer, J., Blackmore, D., Heard, S. et al. (2000). Patient-oriented learning: a review of the role of the patient in the education of medical students. *Medical Education* 34: 851–857.

29 Cook, D.A. and Triola, M.M. (2009). Virtual patients: a critical literature review and proposed next steps. *Medical Education* 43: 303–311.

30 Saleh, N. (2010). The value of virtual patients in medical education. *Annals of Behavioral Science and Medical Education* 16: 29–31.

31 Poulton, T. and Balasubramaniam, C. (2011). Virtual patients: a year of change. *Medical Teacher* 33: 933–937.

32 Eva, K. (2005). What every teacher needs to know about clinical reasoning. *Medical Education* 39: 98–106.

33 Issenberg, S.B., McGaghie, W.C., Petrusa, E.R. et al. (2005). Features and uses of high-fidelity medical simulations that lead to effective learning: a BEME systematic review. *Medical Teacher* 27: 10–28.

34 Cook, D.A., Hamstra, S.J., Brydges, R. et al. (2013). Comparative effectiveness of instructional design features in simulation-based education: systematic review and meta-analysis. *Medical Teacher* 35 (1): e867–e898.

35 Greenhalgh, T. and Hurwitz, B. (1999). Why study narrative? *British Medical Journal* 318: 48–50.

36 Engel, J.D., Zarconi, J., Pethtel, L.L., and Missimi, S.A. (2008). *Narrative in Health Care. Healing Patients, Practitioners, Profession, and Community*. Oxford: Radcliffe Publishing.

37 Hardy, B. (1968). Towards a poetics of fiction: an approach through narrative. *Novel* 2: 5–14.

38 Aronson, J.K. (2000). Autopathography: the patient's tale. *British Medical Journal* 321: 1599–1602.

39 Powley, E. and Higson, R. (2005). *The Arts in Medical Education. A Practical Guide*. Oxford: Radcliffe Publishing.

40 Soar, S., Ryan, S., and Salisbury, H. (2014). Using patients' experiences in e-learning design. *The Clinical Teacher* 11: 80–83.

41 Ramani, S. (2003). Twelve tips to improve bedside teaching. *Medical Teacher* 25: 112–115.

42 Barrows, H.S. and Abrahamson, S. (1964). The programmed patient: a technique for appraising clinical performance in clinical neurology. *Journal of Medical Education* 39: 802–805.

43 Barrows, H.S. (1993). An overview of the uses of standardized patients for teaching and evaluating clinical skills. *Academic Medicine* 68: 443–451.

44 McKimm, J. (2016). Involving patients in clinical teaching. Health Education England Multiprofessional Faculty Development. https://faculty.londondeanery.ac.uk/e-learning/involving-patients-in-clinical-teaching (accessed 1 March 2017).

45 http://Dictionary.com 2013. [online] http://dictionary.reference.com/browse/trialogue?s=t (accessed 1 March 2017).

46 Hardy, P. (2009). The Expert Patient Programme: a critical review. MSc Lifelong learning, policy and research. (www.pilgrimprojects.co.uk/papers/epp_msc.pdf; accessed 24 April 2017).

47 Squire, S. and Hill, P. (2006). The expert patients programme. *Clinical Governance* 11: 17–21.

48 Griffiths, C., Foster, G., Ramsay, J. et al. (2007). How effective are expert patient (lay led) education programmes for chronic disease? *British Medical Journal* 334: 1254–1256.

49 Henderson, K. (2017). The Patient as Teacher. Leeds Institute of Medical Education https://medhealth.leeds.ac.uk/info/842/medical_education_for_patients/811/the_patient_as_teacher (accessed 1 March 2017).

50 Hassell, A. (2102). Patient instructors in rheumatology. *Medical Teacher* 34: 539–542.

51 Rees, C.E. and Monrouxe, L.V. (2011). Medical students learning intimate examinations without valid consent: a multi-centre study. *Medical Education* 45: 261–272.

52 Pickard, S., Baraitser, P., Rymer, J., and Piper, J. (2006). Can gynaecology teaching associates provide high quality effective training for medical students in the UK? Comparative study. *British Medical Journal* 327: 1389–1392.

53 Teodorczuk, A. (2013). Learning from carers: evaluating the effectiveness of a carer-led intervention. Paper presented at Annual Scientific Meeting of the Association for the Study of Medical Education.

54 Towle, A., Brown, H., Hofley, C. et al. (2014). The expert patient as teacher: an interprofessional Health Mentors programme. *The Clinical Teacher* 11: 301–306.

55 Levin, E. (2004). *Involving Service Users and Carers in Social Work Education*. London: Social Care Institute for Excellence www.scie.org.uk/publications/guides/guide04/files/guide04.pdf (accessed 1 March 2017).

56 Howe, A. and Anderson, J. (2003). Involving patients in medical education. *British Medical Journal* 327: 326–328.

57 O'Keefe, M. and Jones, A. (2007). Promoting lay participation in medical school curriculum development: lay and faculty perceptions. *Medical Education* 41: 130–137.

58 Involve. Developing training and support (2013). National Institute for Health Research www.invo.org.uk/resource-centre/training-resource (accessed 24 April 2017).

59 British Medical Association (2008). Role of the Patient in Medical Education. https://www.yumpu.com/en/document/view/18917736/role-of-the-patient-in-medical-education-british-medical-bma (accessed 1 February 2017).

60 University of Warwick (2013). UNTRAP [online]. www2.warwick.ac.uk/fac/cross_fac/healthatwarwick/untrap (accessed 1 February 2017).

61 Jørgensen, C.R., Purkis, J., Blaxter, L., and Tulip, S. (2016). Accredited training for user involvement in higher education teaching – exploring an innovative training programme in public involvement and partnership working. *International Journal of Practice-based Learning in Health and Social Care* 4: 49–62.

62 McLachlan, J.C., Bligh, J., Bradley, P. et al. (2004). Teaching without a cadaver. *Medical Education* 38: 418–424.

63 Bergman, E.M., Verheijen, I.W.H., and Scherpbier, A.J.J.A. (2014). Influences on anatomical knowledge: the complete arguments. *Clinical Anatomy* 27: 296–303.

64 Reiderer, B. (2016). Body donations today and tomorrow. *Clinical Anatomy* 29: 11–16.

65 Bolt, S., Venbrux, E., Eisinga, R. et al. (2010). Motivation for body donation to science: more than an altruistic act. *Annals of Anatomy* 192: 70–74.

66 Cornwall, J., Perry, G.F., Louw, G. et al. (2012). Who donates their body to science? An international multicenter prospective study. *Anatomical Sciences Education* 5: 208–216.

67 Rokade, S.A. and Gaikawad, A.P. (2012). Body donation in India: social awareness, willingness and associated factors. *Anatomical Sciences Education* 5: 83–89.

68 Towle, A. and Godolphin, W. (2016). Patient involvement in health professional education: a bibliography 1975 November 2016 https://pcpe.health.ubc.ca/node/207 (accessed 1 August 2018).

69 Stacy, R. and Spencer, J. (1999). Patients as teachers: a qualitative study of patients' views on their role in a community-based undergraduate project. *Medical Education* 33: 688–694.

70 Jha, V., Quinton, N.D., Bekker, H.L., and Roberts, T.E. (2009). What educators and students really think about using patients as teachers in medical education: a qualitative study. *Medical Education* 43: 449–456.

71 McLachlan, E., King, N., Wenger, E., and Dornan, T. (2012). Phenomenological analysis of patient experiences of medical student teaching encounters. *Medical Education* 46: 963–973.

72 Wykurz, G. and Kelly, D. (2002). Developing the role of patients as teachers: literature review. *British Medical Journal* 325: 818–821.

73 Repper, J. and Breeze, J. (2007). User and carer involvement in the training and education of health professionals: A review of the literature. *International Journal of Nursing Studies* 44 (3): 511–519.

74 Jha, V., Quinton, N.D., Bekker, H.L., and Roberts, T.E. (2009). Strategies and interventions for the involvement of real patients in medical education: a systematic review. *Medical Education* 43: 10–20.

75 Moss, B., Boath, L., Buckley, S., and Colgan, A. (2009). The fount of all knowledge: training required to involve service users and carers in health and social care education and training. *Social Work Education* 28: 562–572.

76 Spencer, J., Godolphin, W., Towle, A., and Karpenko, N. (2011). *Can Patients Be Teachers? Involving Patients and Service Users in Health Professionals' Education*. London: Health Foundation www.health.org.uk/publication/can-patients-be-teachers (accessed 1 February 2017).

77 Monrouxe, L.V., Rees, C.E., and Bradley, P. (2009). The construction of patients' involvement in hospital bedside teaching encounters. *Qualitative Health Research* 19: 918–930.

78 Bleakley, A. and Bligh, J. (2008). Students learning from patients – let's get real in medical education. *Advances in Health Sciences Education* 13: 89–107.

79 Regan de Bere, S. and Nunn, S. (2016). Towards a pedagogy for patient and public involvement in medical education. *Medical Education* 50: 79–92.

80 Towle, A. and Godolphin, W. (2015). Patients as teachers: promoting their authentic and autonomous voices. *The Clinical Teacher* 12: 149–154.

81 Westberg, K., Lynøe, N., Löfgren, M., and Sandlund, M. (2001). Getting informed consent from patients to take part in the clinical training of students: randomized control trial of two strategies. *British Medical Journal* 323: 488.

82 Haffling, A. and Håkansson, A. (2008). Patients consulting with students in general practice: survey of patient's satisfaction and their role in teaching. *Medical Teacher* 30: 622–629.

83 Price, R., Spencer, J., and Walker, J. (2008). Does the presence of medical students affect quality in general practice consultations? *Medical Education* 42: 374–381.

84 Draper, H., Parle, J., and Ross, N. (2008). Medical education and patients' responsibility. Back to the future? *Journal of Medical Ethics* 34: 116–119.

85 Hardy, P. and Stanton, P. (2007). Cultivating compassion: seeing patient voices. *British Medical Journal* 335: 184–187.

86 Benson, J., Quince, T., Hibble, A. et al. (2005). Impact on patients of expanded, general practice based, student teaching: observational and qualitative study. *British Medical Journal* 331: 89.

87 O'Flynn, N., Spencer, J., and Jones, R. (1997). Consent and confidentiality in teaching general practice: survey of patients' views on presence of students. *British Medical Journal* 315: 1142.

88 Williamson, C. (2007). How do we find the right patients to consult? *Quality in Primary Care* 15: 195–199.

89 Taylor, J. and Denegri, S. (2017). Industry links with patient organizations. *British Medical Journal* 356: j1251.

90 Kurtz, S., Silverman, J., and Draper, J. (2005). *Teaching and Learning Communication Skills in Medicine*, 2e. Oxford: Radcliffe Medical Press.

91 Thistlethwaite, J. and Ridgway, G. (2006). *Making It Real. A Practical Guide to Experiential Learning*. Oxford: Radcliffe Publishing.

92 Cleland, J.A., Abe, K., and Rethans, J.J. (2009). The use of simulated patients in medical education. AMEE guide no.42. *Medical Teacher* 31: 477–486.

93 Eagles, J.M., Calder, S.A., Wilson, S. et al. (2007). Simulated patients in undergraduate education in psychiatry. *The Psychiatrist* 31: 187–190.

94 Spencer, J. and Dales, J. (2006). Meeting the needs of simulated patients and caring for the person behind them. *Medical Education* 40: 3–5.

拓展阅读

Coulter, A. (2011). *Engaging Patients in Healthcare*. Maidenhead: Open University Press. A definitive text by one of the most prolific champions and scholars of patient engagement in health care.

Association for Standardized Patient Educators (ASPE) www.aspeducators.org (accessed 1 March 2017). ASPE is the international organisation for professionals in the field of standardised patient methodology. It is based in the USA and the website provides good ideas around the use of simulated patients.

（翻译：赵悦；审校：兰学立）

16 通过人文学科学习医学

Neville Chiavaroli[1], Chien-Da Huang[2,3,4], and Lynn Monrouxe[2]

[1]Department of Medical Education, Melbourne Medical School, University of Melbourne, Melbourne, Australia
[2]Chang Gung Medical Education Research Centre (CG-MERC), Chang Gung Memorial Hospital, Linkou, Taiwan (ROC)
[3]Department of Internal Medicine, Chang Gung Memorial Hospital, Chang Gung University College of Medicine, Taipei, Taiwan (ROC)
[4]Department of Thoracic Medicine and Medical Education, Chang Gung Memorial Hospital, Chang Gung University College of Medicine, Taipei, Taiwan (ROC)

 本章要点

- 医学实践既是艺术也是科学，因此需要通过均衡的教育培养医生，使其能够结合科学信息、技术技能和疾病模式来理解、减轻和／或治愈特定病人的疾病。

- 关于什么是医学人文学科还没有达成共识；它涵盖了多种跨学科的知识，借鉴了人类学、艺术学、生命伦理学、戏剧和电影、历史、文学、音乐、哲学、心理学和社会学等学科的创造性和知识方法论。

- 西方的医学人文模式一直受到特殊优待，通过使用经典的西方文本，世界各地地方文化传统的多样性和复杂性面临着被边缘化的风险。

- 医学教育中的人文学科有三个主要的焦点：掌握临床技能的专业知识（一种工具性基本原理）、了解病人经历的对话和相关疾病的惯常疗法（一种认识论基本原理），以及职业身份的表达／转变（批判性／内生性基本原理）。

- 人文学科已通过非正式（由个性独特、充满热情的教育者）和正式的（作为一个核心课程或可选的课程单元）方式被纳入医学课程体系之中。

- 人文学科可以被视为一种实现特定结果的方法，例如培养沟通技巧、同理心、伦理论证、叙事医学、反思性实践和职业素养／职业身份的发展。

- 关于人文学科在医学课程体系中所起到的作用，有证据表明，它对同理心、观察技巧、情绪和焦虑等方面有积极影响。

- 与医学课程体系的其他领域一样，很难找到医学教育中人文学科有效性的确切证据；人文学科的倡导者通过团结起来迎接挑战、抵制此类呼吁或重新定义问题本质的方法，已经回应了要求提供更多证据的呼声。

- 成为一名好医生可能不需要人文学科的专业知识，但人文学科对意义、判断和人文经验的关注使其非常适合支持医生人际交往能力、临床推理和职业身份形成的发展。

第一部分　为什么医学教育需要人文学科？

引言

医学实践既是艺术又是科学，这是流传最持久和最广泛的观点之一[1]。即使在今天，当科学和技术进步使医学成为一个更加客观和理性的职业时，医学实践中仍然存在一种更类似于艺术而不是科学的元素，这是无法通过教科书或教师而直接学习到的[2,3]。因此，医学艺术的概念与专业实践的直觉元素有关，不一定是通过成功完成某门课程的学习而获得。因此，这门艺术补充了与医学学位相关的科学基础和实践导向技能。但是，可以从更直接的意义上来诠释医学艺术：医学艺术从医学专业中获益匪浅，它利用了与艺术学科或更广泛的人文学科紧密相关的知识、方法和实践要素。

因此，从20世纪后期（甚至更早）开始，临床教育工作者已开始有意识地利用人文学科向医学生教授未来实践所需的知识、技能和态度。这种观点更严肃地看待医学艺术的主张，将医学人文学科视为一种审慎的尝试，旨在通过这个理念本身和课程体系设计来让该理念清晰明了。因为我们的探讨围绕医学专业人员学习医学人文学科、从中获益、透过医学人文学科视角学习医学等主题，因此人文学科在医学和卫生专业课程中的教学应用是本章的重点（知识点16.1）。

　　现在，许多教育家和学者更喜欢健康人文这一术语，因为它具有包容性和更广泛的适用性[6,7]。虽然我们赞同这种术语变化背后的哲学，但这种变化对该领域的实践和学术发展具有更广泛的影响。鉴于本书对医学教育的关注，我们将该章置于传统上被称为医学人文学科的传统、实践和学术框架之中，但特别关注人文学科应用于教育目的的方式。此外，我们意识到，虽然该领域早期的编纂源自西方，但随着东方文化的快速扩张，医学人文学科得到了全世界的接受[8,9]。因此，我们在本章中也借鉴了这些传播更广泛的文献，简要讨论了非东方文化中的医学人文学科，以及它是如何被接受和批判的。

定义医学教育中的人文学科

　　多年来，在日常医疗保健实践中经常出现"医学人文"一词，尽管该术语偶尔被嘲笑，但是仍然难以得到一个确切的定义[10,11]。人们尝试定义医学人文学科，往往侧重于获取一个能正当宣称的学科范围，例如：

　　这是一种跨学科的、日益国际化的尝试，利用不同学科的创造性和智力优势，包括文学、艺术、创意写作、戏剧、电影、音乐、哲学、伦理决策、人类学和历史，以达到医学教育的目标[12]。

　　然而，很难确定哪些学科属于医学人文范畴——尤其是由于该术语固有的模糊性、方法差异性、内在的跨学科性，以及随着时间推移不断变化的概念，甚至定义人文学科本身也面临相当大的挑战[13]。因此，任何定义都存在排除非主流或新兴学科（或方法）的风险，而这些学科或方法可能有利于将人文学科引入医学教育。

　　那么社会科学呢？人类学、经济学、心理学、政治学和社会学等学科是否属于（医学）人文学科？事实上，这些学科分布在不同学院，有时在艺术或人文学院，有时在社会科学学院，有时在医学或健康科学学院。采用任何定义都需要考虑跨医学人文项目和背景的适用性问题。因此，我们倾向于一个尽可能多的关注人类经验和表达的学科定义。例如，英国医学人文协会[14]提倡的，或 Cole 及其同事所提出的定义："一个跨学科的领域，探索医学和卫生保健的背景、经验以及关键的概念问题[15]。"此类定义指出了该领域的跨学科性质，而没有指定任何具体的名称，更好地承认了医学人文学科广泛而兼收并蓄的学科基础，并涵盖了多种方法。如果接受医学人文学科的范围仅涉及"医学的人类体验"[16]，可以说足以传达其纳入医学教育的重点及其构成来源。因此，与传统的人文学科分类相比较，类似"医学教学方法中复杂的跨学科发展，将传统人文研究与质性的社会科学和艺术相结合"这样的概念[17]，可以视为一种合理的观点。

人文学科在医学教育中的价值

　　我们为什么要将人文学科的内容、方法和观点引入到医学教育中，这个问题是至关重要的。事实上，教育中的保守主义、实证主义学习倾向，以及在已经过度拥挤的医学课程体系[18]中寻找空间的问题，都意味着将人文学科应用于临床训练需要强有力的支持论据。许多关于人文学科在临床训练中潜在收益的争论点都是基于以下四个基本原理之一[15,19]而提出的，即内在的或实用性的、工具性的或实践的、批判性的或知识性的、认识论的基本原理（知识点 16.2）。这些分类源自过去 20 年以医学人文学科的名义所发表的文献，但最近的一项调查进一步支持了这些源自不同理论的分类[5]。Dennhardt 等人[5]在对医学人文项目的定量结果进行了多次分析之后，提出了一个概念性框架，他们界定医学人文学科（在其结果中缩写为艺术）有三个主要关注点：掌握特定临床技能的专业知识（一个工具性基本原理）、理解病人经历的对话和相关疗法（一个认识论基本原理）以及职业认同过程的表达/转化（一个批判性/内在性基本原理）。

知识点 16.2　聚焦：支持和反对将人文学科纳入医学的理由

内在性（非工具性）基本原理

通过试图引入明确的人文视角，强调人文学科在医学课程体系中潜在的平衡作用[20]。

支持的论点

- 向医学生灌输人文关怀观点[19-23]。
- 专注于敏感、开放和以病人为中心的学习方法[24]。
- 平衡生物医学和技术进步的实证和客观视角[16,25]。
- 培养"受过教育的头脑"[19]并为扩大更广泛的学术公民身份作出贡献[26]。

反对的论点

- 使用工具性方法创造了"错误的二分法"[27]。
- 人文学科在医学教育中具有超出了任何内在价值的巨大实用性[27,28]。
- 内在性基本原理反映了医学知识和教育的基本工具性取向[29]。
- 关于"底线"的争论："您更愿意拥有一位技术娴熟的医生还是一位愿意牵您的手的医生[30]？"

工具性（实践性）基本原理

重点关注与临床实践直接相关的知识、技能和态度，例如沟通、同理心、反思性实践和叙事能力（在本章第二部分进一步探讨）。

支持的观点

- 提供相关资料的来源和视角，帮助学生培养对病人体验的洞察力和理解力以及专业技能[15]。
- 医学教育中的人文学科只有通过可衡量的结果来展示其工具性价值，才可能被接受[31,32]。

反对的观点

- 当我们将人文学科描述为医学教育的服务者时，人文学科的价值就被贬低了[29,33]，下面的引用就是很好的例证：

……学者们已经开始担心将医学人文学科的成功与对生物医学的有用性联系在一起……似乎是令人愉快（但或多或少无关紧要）的领域——潜伏着希望，手里拿着诗书，在临床诊疗的"原始场景"的边缘[34]。

- 人文学科教师与（生物）医学教师就学生教育进行合作的准备可以看作是一种合谋而非合作的形式：

通过引入艺术并驯服艺术，或者引入驯服的艺术（装饰性的而不是批判性的、非政治性的、美学上没有挑战性的），作为医学生从所谓的科学学习的艰苦磨炼中"获得解脱"，只是为医学教育增加了麻木不仁的医学生，反过来（确实）也伤害了艺术[35]。

批判性（知识性）基本原理

这给医学教育和卫生实践带来了批判性、独立性和争论性的视角[34-38]。

支持的观点

通过"纠缠"[34,36]、"相悖"[38]和"激进诠释学"[37]等概念，促成了对医学界的另一种观点。

质疑医学的正统性，包括医护人员和病人的表现、权力和权威的滥用，以及借科学之名试图将生物学和文化分离[39]。

重视并应用人文学科的批判性分析和跨学科研究方法，而不是简单地将叙事文本作为病人或从业者观点的来源[34]。

反对的观点

否认人文学科作为医学"服务者"的角色[36]，可能会限制人文学科与医学教育的主要目标和关注点的相关性[40]。

对于许多临床教育工作者和医学生来说，与批判性理论的关联性和其相关词汇可能显得深奥难懂。

认识论基本原理

认识论基本原理旨在确定和解释人文学科及其研究方法，这是医学教学方法和临床实践的基础[41-45]。

支持的观点

- 人文学科代表着与医学实践高度相关的独特的理解和推理方式，例如关注细节[46]、容忍歧义[35]和了解他人观点[47]。
- 临床诊断由技术和人文两部分组成，这两部分通过解释和洞察力统一起来，并分别以科学和人文艺术为基础[19]。
- 这通常被描述为亚里士多德的人格概念，代表了人文学科自然处理的思维方式：

无论科学知识多么扎实，或是医生使用的技术多么精湛，临床医学仍然是一种解释性的实践。临床治疗的成功取决于医生的临床判断能力。临床判断能力既不是一门科学，也不是一门技术（尽管人们都这样描述），而是能够确定一般规则（科学原理、临床指南）如何适用于治疗特定病人的能力。用亚里士多德的话来说，这就是实践智慧或实践推理。

它使医生能够将科学信息、临床技能和与类似病人的集体经验结合起来,以了解病人疾病的详细情况,并确定最佳的治疗或缓解措施[30]。

反对的观点

- 临床教育者可能会认为,虽然临床实践和人文学科可能存在共性,但临床实践的认识论是落在临床医学学科而不是人文推理上。
- 作为一个新观点,医学人文文献中尚未系统地探讨人文学科的效度或特定价值。

第二部分　人文学科如何融入医学课程?

人文科学可以通过各种方式纳入医学课程,包括非正式和正式的方式、作为选修或必修内容、以学科为导向或跨学科方式、用于临床能力的学习或作为支持专业形成的更广泛的投入。在本章的这一部分,我们借鉴了大量研究来说明人文学科被纳入医学课程体系的各种方式。我们还考虑到人文学科在医学课程体系中相对被忽视的两个方面:学生的观点以及在跨文化背景下采用人文学科的影响。

非正式途径

在某一层面上,人文学科可以简单地被视为提供轶事、例子和灵感的来源,甚至是一种旨在补充既定医学课程体系的推理模式。对人文学科和人文主义的认识方式具有天然倾向的临床教育工作者,通常会本能地实施这种方法。毫无疑问,有许多例子表明,教育工作者以一种天衣无缝的方式借鉴人文科学,挑战和教育学生对他们临床技能的发展和未来的实践进行更广泛、深入和敏锐的思考。有时,这些人留下的遗产往往具有持久且超越所在医学院的影响。例如,内科医生 William Osler、神经学家和流行作家 Oliver Sacks、医学教育家和伦理学家 Edmund Pellegrino 以及外科医生 Atul Gawande。他们的杰出事例说明了在临床实践中,人文学科是如何使医学更富有同情心、更鼓舞人心,甚至更能吸引公众。在医学院校中,人文学科敬业的"领军者"的努力和影响通常都在本地区。虽然对学生的临床实践产生重大影响,但遗憾的是,当这些"领军者"继续研究下去时,他们找不到人文学科在医学课程体系中的地位,医学课程体系中的传统科学基础仍旧占据主导地位,学生很少接触到这种替代的观点[48,49]。在本章作者工作的医学院可以看到这样的例子:20 世纪 70 年代,一位临床教育家在医学教学实践中,大力倡导将人文学科应用于教学实践[50,51],墨尔本大学医学院被誉为人文

科应用于医学课程体系的早期范例之一[4]。然而,这种归因会让墨尔本医学院的许多教育工作者感到惊讶,除了那些对该领域感兴趣的人之外,那位教育家留下的教学实践鲜为人知。

正式途径

就医学课程体系中正式引入医学人文学科而言,一个共性差异在于增补方法和整合方法之间[52,53]。前者将人文学科应用于本质上以生物医学为重点的课程体系,而后者导致更根本的转变,涉及"临床医学本身的性质、目标和知识基础"[52]。另一个差异是人文学科在多大程度上是医学教育项目的可选或核心要素。Macnaughton[19]描述了该主题的三种变体:纯自愿(并且非常受欢迎)的单元、必修单元(在现有案例中被许多学生抵制和贬低)和强制选修单元[通常称为特殊学习模块(special study modules)或 SSMs,允许学生在选修课的主题中进行选择][20,25]。对于 Macnaughton 来说,第三种变体提供了更成功的将人文学科纳入医学课程体系的形式:构成医学课程体系的一个组成部分和评估部分,吸引真正愿意学习人文学科的学生。虽然人文学科在医学课程中的非核心地位可能向学生和教育者表明,人文学科在临床教育[54]中的价值是相对边缘的——医学人文仅仅是"装饰性的"[55]或"观赏性的"[56]——但其他人可能会相当合理地回应说,在医学课程体系中将人文学科内容作为正式的、可被认可的基于学分的科目已经是一个重大进步。此外,强制医学生选修人文科目并不能保证他们在临床上能够学会应用课程知识,正如许多教育工作者在学生评估时发现的那样,这甚至可能起到相反的效果[57]。

这场争论的核心是本章第一部分所讨论的医学教育中的人文价值[35,58]。无论理想情况下多么可取或有益,认为人文学科本质上是外在的医学实践的基本理论最有可能导致其被酌情纳入课程体系内。当课程体系的空间高度竞争并且对分配给科学和临床学科学时的挤占都将遭到抵制时,这当然是一种有用的策略。然而,大多数人文教育者在医学教育中

所崇尚的目标是,人文学科的内容和观点成为医学课程体系必不可少的组成部分,或者如 Peterkin 所说,把以人文为基础的课程内容"渗透"到标准课程之内,并将其作为强制性、完全内在和被高度重视的组成部分[54]。事实上,从认识论角度看,如果医学课程体系中不包括人文内容或推理,只能被视为提供了次优化培训[25]。在医学教育和医学人文文献[58-65]中,特别是在特刊中,定期描述了管理医学教育的整合课程。例如,*Journal of Medical Humanities* (2013 年 12 月)、*Academic Medicine*(2003 年 10 月)、*Medical Education*(2003 年 6 月)和 *Journal for Continuing Education Professionals in Health Sciences*(1995 年第 2 卷第 3 期),以及在 *Medical Humanities* 杂志上定期刊登的"教育案例研究"。为了更全面地概述世界各地的医学人文课程,特别推荐 Alan Bleakley 所撰写的《医学人文科学从何而来,将走向何方?》[35]一章。

在本章接下来的内容中,我们将看到此类项目的结果是不确定的。尽管如此,这些报告可能会为核心课程是什么样子提供有用的范例,成为提炼和改进的机会,并作为了解相关教育者经验的来源。早期的课程设计倾向于将人文学科视为独立的学科或方法,这反映在以往对医学人文的概述之中[4,62]。然而,在最近的课程体系开发中,教育工作者试图更多地关注通过人文学科研究促进特定的临床技能,包括沟通技巧[66,67]、同理心[68-70]、伦理推理[71-73]、叙事医学[74-76]、反思性实践[77-79]和职业素养[80-86]。最后一种方法为人文学科课程进入课程体系提供了一个特别富有成效的切入点。因此,我们以最近该领域的工作为例,来说明如何将人文学科以跨学科、整合的方式融入课程体系之内,以促进临床相关技能的发展。

职业素养和职业认同

教育者们借鉴了医学人文学科的相关概念,以强化职业素养的学习,最近则用于支持职业认同的发展。此种做法的早期支持者包括 Coulehan[80,81],他借鉴叙事理论来区分基于规则和基于叙事的职业素养[80]。基于规则的职业素养随着基于胜任力的医生教育理念而盛行。从这个角度来看,不同的认证机构已经制定了医生理想属性的清单以及推荐的行为方式,从而使职业素养成为"需要实践的清单"[80]。通过区分基于叙事的职业素养,Coulehan 断言:除非职业素养深深地嵌入不同文化医生的过往和当代生活体验中,否则无法形成职业精神——这与其他学者强调医学教育变革的重要性相呼应[5,42]。这种学习提出了一个

问题:去学什么内容?达成什么目标?其他人也追随 Coulehan 的脚步,提出文献研究是形成职业素养的"解毒剂"[82]。因此,有人认为故事可以通过榜样直接学习,也可以通过虚构或非虚构小说、戏剧和电影间接学习[80-83]。

Shapiro 等人强调了文献研究如何通过细读的过程对职业素养的发展产生重要影响[82]。他们认为,细读的核心原则在于要求读者重温文本,考虑替代或补充的理解方式是什么,同时承认没有正确或错误的答案[82,84]。在细读中,读者试图理解为什么故事是这样讲述的?叙述者是谁?其他人是如何被刻画的?谁可以叙述相同的事件?以及这些可能怎样改变故事的性质[82,85]。此外,对于为什么使用某些词而省略其他词、隐喻的使用、故事的特定基调以及它如何在叙述中发生转变等问题的思考都很重要[82,86,87]。

此外,有人认为这个叙事世界在医院走廊、会议室和手术室[80]中栩栩如生。在这里,职业素养发展的障碍比比皆是[88]:医生可以是恶棍,病人可以是绞刑架上的笑柄或者用来对付学生的阴谋工具,学生可以是英雄[85,89]。因此,人们提倡通过教育策略让学生对这些事件有所感悟,通过口头叙事分享他们的经历[80,88]。通过这种分享,学生可能会了解自己对共同职业抑制情境的个人反应,刻画未来的职业自我[80,88]。除了叙事之外,一些更广泛的基于艺术的工具——例如表演、绘画、诗歌和音乐——被认定是推动职业素养发展的积极力量,包括反思、沟通、批判性思维、领导力、同理心,以及包含医学生在内的各种医疗保健团体的复杂性[90]。

学生视角

关于人文学科的一个重要视角常常被忽视,那就是学生们自身。在医学教育中引入人文学科的目标就是为了学生们的利益。对医学人文项目的评价必然包含学生的各种不同观点,其中有些观点很有趣,而且可能有些矛盾。例如,一项关于英国医学院学生对人文学科态度的调查显示,大约 90% 的学生赞同"医学专业人员接受广泛的教育很重要""医学专业人员需要融合科学知识和人道主义方法"的观点[91]。然而,当被问及是否应该向其所在医学院的学生提供医学人文教育时,表达支持或反对观点的比例持平(15%),大多数选择了"可能"的模糊性回答(69%)。进一步看,在回答"肯定"或"可能"的受访者中,四分之三的人认为所提供的教学内容应该是可选修的,几乎所有人都认为不应对其进行考试。可以预见的是,大

多数受访者(57%)认为课程体系中没有任何增加额外内容的空间。此类调查提醒我们:虽然学生的观点在这些讨论中很有价值,也值得考虑,但需要在课程体系的背景下从他们的角度来理解——很可能非常满[18],而不论更广泛教育的理论优势是怎样的。

尽管如此,学生们在展望最终的临床实践时,经常以明确的方式阐明人文学科的重要性,并表达他们的关切。例如,一位学生写了叙事医学在她的教育过程中的意义:

合格的医疗实践必然需要同情心和想象力,不能回避痛苦、苦难和死亡的性质和意义等"大"问题。然而,一个能够对这些基本问题作出有效回应的医生,需要的不仅仅是技术和科学方面的培训和技能[92]。

反思自己的训练,一位住院医师写道:

在医学院,我们表面上被教导要治疗病人,而不是疾病,这是受到所谓的"生物-心理-社会"模式的启发。但是,到了考试时间,又从病人重新回到与特定疾病相匹配的症状、体征和异常检查结果的模式之中,我们必须从 4~5 个选项中识别出这些疾病,就像警察队伍中的嫌疑人一样。毫无疑问,生物医学仍然是医学训练中的主流并传播到临床实践中[93]。

尽管这些观点可能具有启发性(和矛盾性),在教学中使用人文学科的临床教育工作者可以证明,对于许多医学生而言,人文学科的实践和视角比他们在就读医学院之前所经历的量化方法和实证主义范式更具有挑战性和深奥性。这通常被表达为对人文学科在医学教育中的地位这一前提的不满或排斥。

Wear 和 Aultman[94] 讲述了一个学生可能反对人文学科的例子。人文教育不仅没有为学生们提供丰富的文本材料和机会,让他们对所选小说中的主要人物产生同理心,反而发现他们对所要传达信息的脱离、抵制和彻底否定。作者认为,为学生提供体验式的材料不足以建立同理心或理解力:它仍然允许旁观而不是见证,特别是如果材料证明过于对抗或公然具有挑战性。如前所述,人文学科教学不会自动促成人文主义行为。回顾过去,作者得出以下结论:叙述方式必须"超越个体化、局限关系中对自我和病人的关注,转向一个涉及影响健康和福祉的社会、政治、文化和经济条件的集体过程"[94]。事情的来龙去脉似乎真的就是一切。

Birden 和 Usherwood 在研究澳大利亚医学生对于职业素养教学的观点时,探讨了另一个学生反对的例子[95]。一个关键发现是,学生通过在专业评估体系中加入他们认为评估者想听到的那种短语和情绪,以此来应付专业评估体系。同样,以被认为是不真实的或象征性的方式强制参与或反思,不太可能实现医学人文学科所追求的成果。这更像是关于课程体系理论和实践的评论,而不是人文学科本身的价值。但是,这提醒人们,仅仅将人文内容或观点纳入医学课程是不够的,人文学科需要以一种明显真实、引人入胜和激励人心的方式进行整合。

然而,我们不应将这种阻力视为完全甚至是必然消极的。正如持批判性观点者提醒我们的,人文学科还可以为学生、教师和执业者提供积极的抵抗形式[36,56]。可以用于此类目的的一种现成模式是卡通图片。在批判性和解释性推理教学以及探索重要的专业主题方面,虽然卡通图片是一种利用相对较少的媒介,但它可以成为一种强有力的工具,使学生能够批评那些给他们造成困境和不和谐经历的糟糕的临床教育和实践模式[96,97]。图 16.1 和图 16.2 展示了这类漫画里两个令人痛心的示例,描绘了将病人的人格物化和虐待学生的现象[98]。这些都是英国医学生和卫生保健专业学生(分别占参与者 45% 和 50% 以上)在最近的一项大规模多中心研究中所提到的最常见的职业困境类型,导致学生体验到道德压力[99]。

但是,这样的活动和产品在医学教育中算得上是人文学科吗?从我们的角度来看,它们体现了人文学科的几个方面,使其在医学教育背景中的独特之处在于呈现了个人叙述(无论多么简短),可以帮助我们理解特定的观点。人文学科关注并代表一个价值体系(即以病人为中心的医学和一个支持性教育体系),并且在更广泛意义上批判了与这些价值相悖的现实。我们认为,如果被认真对待,人文学科可以像任何教学课程或临床实践讲座一样,多讲授有关专业素养的内容。这正是人文科学在医学教育工作中的重要作用。

跨文化语境

在概述了人文学科在西方医学课程体系中的主要用途之后,我们现在转向医学人文的跨文化可移植性问题。近年来,医学人文在全球范围内的迅速扩张在东方地区是显而易见的。尽管我们与几位作者共同表达了对西方医学人文模式特权的担忧,这仍然是一个应该受欢迎的发展态势[100-102]。特别令人关切的是,医学人文科学的东方版本吸收了准西方版本,当经典西方文本与医学人文课程一起被采用时,当地文化传统的多样性和复杂性可能会被边缘化。解决问题需要因地制宜;在理想情况下,医学院在借鉴人文学科的观点进行医学教育时,会利用与其自身文化相

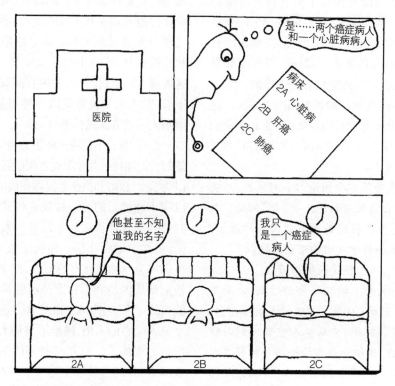

图 16.1 病人客体化。漫画作者 Jordan C. Humphrey[98]。

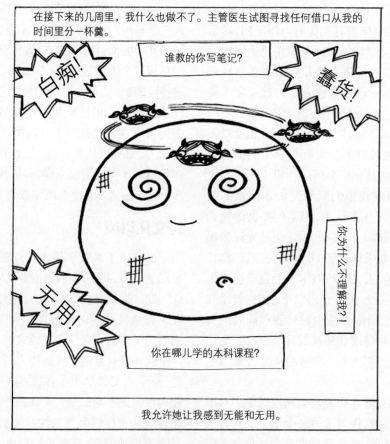

图 16.2 虐待学生。漫画作者 Trey Banbury[98]。

关的资源,这种方法与基本的人文关注点是一致的,即承认语境和文化因素(或"情境")在表达和体验上的重要性[103]。沙特阿拉伯的最新例子很好地说明了将本土文化观点纳入医学人文课程的设计(知识点16.3)[104,105]。

知识点 16.3　聚焦:跨文化的医学人文学科——来自日本、中国和沙特阿拉伯的案例

日本

近期一份有关日本医学院校的报告显示,医学人文学科在日本得到广泛实施,92%的医学院校提供一定程度的人文教育。绝大多数医学院校在第一学年提供人文教育内容,重点关注伦理学、病人权利(包括知情同意)和医生责任、安全与风险管理、解决问题和病人关系等内容[9],这些技能训练反映了国家医学教育向更加整合化核心课程的更广泛转变[109]。

中国

在过去十年中,中国经历了类似的医学课程改革,人们越来越意识到以病人为中心的方法、医学人文和终身学习对医生职业发展的必要性和价值[110]。这一新取向建立在上文所讨论的大部分中国医学教育所重视的传统文化基础之上[106,108]。然而,将人文学科融入医学课程的挑战仍然存在,例如缺乏组织独立性、缺乏合适的教师,特别是过于强调"技术导向的医学"[110]。

沙特阿拉伯

最近一篇文章概述了在沙特阿拉伯医学课程体系中引入医学人文学科的相对新颖的做法[105]。在一门医学人文课程中采用了两个核心且本土的内容——伊斯兰研究和阿拉伯研究——用作医学人文课程的教学媒介。该课程还借鉴了以学生为中心的学习方法,以伊斯兰医学史、伊斯兰医学伦理学和阿拉伯医学诗歌作为人文内容的基础,以实现课程目标,旨在培养更富有同情心、更全面、深刻反思的执业者。

东亚医学院校儒家思想的影响是西医人文课程本土改良化的另一个重要范例。儒家文化无疑具有其他任何思想学派都无法比拟的重要影响[106],也是这些国家或地区老年人保健研究中被引用频率最高的社会因素之一(包括中国、日本和韩国)[107]。儒家文化还对这些国家或地区的医学教育产生了重大影响,并与人文学科在医学中的潜在作用产生了重要的协同作用,包括对病人自主权、医患沟通、临终决定等问题产生影响的关键方法,以及需要在复杂的地方文化影响组合中质疑和理解的其他基本文化和伦理问题[108]。(参见知识点16.3,简要概述了三个东方文化空间中医学院校人文学科的最新进展。)

第三部分　寻找影响力:人文学科在医学中的证据在哪里?

参与提议或实施将人文学科融入医学教育项目的教育工作者可能会在某些时候面临这样的问题:人文学科在医学中有效性的证据在哪里?这个问题很少提及传统的课程元素,但又无法避免,人们认为人文学科扰乱了已经建立的课程体系,因此举证的责任落在新来者身上。此外,此类证据的性质及其可接受性通常由那些在人文科学范式之外工作的人决定[35]。当然,这不仅仅是医学教育的问题。面对不断变化的教育观和社会价值观,人文学科经常面临着证明自己的挑战[112]。最近关于人文价值的争论则代表了一种对于人文学科不断扩大的热情的辩护,其所针对的对象为学术界、管理机构和整个社会[113-115]。

然而,许多利益相关者,包括支持者和反对者们,都强调人文学科在医学教育中的作用缺乏明显的支持证据。在2010年发表的一篇具有里程碑意义的文章中,Ousager和Johannessen提出,已有医学人文文献似乎更关心"自我辩护",更重视在意识形态上证明医学人文应被纳入医学课程的合理性,而不是寻求其影响的证据——为此,作者认为只有"很少的"证据[31]。他们进一步提出,在结果导向的教育时代,如果医学人文学科不能解决对其效果提供实证性证据的需求,那么缺乏实证性证据可能会导致医学教育中的医学人文"步履维艰"。此外,并不仅仅是他们认为医学中的人文学科需要"更坚实"的证据,其他研究人员也提出了类似的主张[32]。这种为人文学科提供实证性证据的呼吁所带来的挑战,引发该领域学者作出了三个主要的回应。我们将依次讨论这三个回应,然后思考这些回应对未来医学教育中的人文学科可能意味着什么。

为医学人文发展而奋斗

对于医学人文学科的研究者来说,必要的回应是应对文献中正式提出的挑战,而不是执业者和怀疑论者非正式提出的挑战,并寻求一种具有说服力的定量证据来佐证人文学科在医学课程体系中的地位。知识点16.4简要概述了最近关于医学教育中人文教学具体成果的研究。当然,什么可以算作可接受的影响证据在很大程度上取决于潜在的基本原理。工具性

知识点 16.4　寻找证据：医学人文效度的证据在哪里?

对同理心的影响

- 许多研究有力地证明了阅读文学著作与同理心发展（通常被称为"思想理论"的心理构建）之间的联系[116-118]。
- 多项建立在对文学教学的小型评估之上的心理学研究表明，即使是相对较短的文献教学，也可以提高学生理解病人视角的能力[47,64,119,120]。
- 一项系统综述研究了反思性写作对同理心的影响[68]。作者发现有 8 个定量研究都报告了学生同理心的显著变化。

对观察能力的影响

一项研究艺术教育有效性的综述发现了高质量的证据，基于学生通过观看和讨论艺术作品，可以提高一般观察技能[121]。其他研究所提供的证据也表明，这种学习随后会转移到临床环境中[122,123]。

对情绪的影响

多项研究表明，系统地从事艺术和叙事会对学生的情绪状态产生影响，包括：

- 提高学生关注和推断情绪的能力[124]。
- 提高学生在医疗环境中对病人的认识和敏感性[125]。
- 提高对于他人和自己的情感意识[126]。
- 与西医课程相比，在中医课程中对亚洲学生开展叙事医学教学的情感收益更大[111]。

对模糊性或不确定性容忍度的影响

医学实践包含固有的不确定性，这些不确定性来源于知识局限性、诊断的模糊性、治疗的复杂性和结果的不可预测性[127]。更好地容忍模糊性和不确定性的能力是人文学科倡导者长期以来所主张的，但这一主张在很大程度上未经证实。然而，在一项英国医学生自我报告的毕业后调查中发现，如果在渐进式课程体系中把人文学科作为整合且核心的教学内容，其毕业生在应对不确定性和容忍模糊性方面的得分高于传统医学院的毕业生[128]。

对抑郁和焦虑的影响

自我关怀对于医学生和执业者的重要性一直是在医学培训中融入人文学科的重要理由。一项研究发现，帮助学生将人文主义与专业实践联系起来的人文课程，有益于提高学生自我感知的弹性，包括较低的抑郁和焦虑程度以及与同学较强的联系感[129]。

基本原理的观点会寻求证据，证明学生或受训者在某些方面表现出更好的专业技能，例如提高了临床评价或同理心评分；内在性基本原理的观点可能会从改进的病人反馈中获得保证；而认识论基本原理的观点可能会进一步关注诊断准确性或减少医疗错误。因此，并非所有证据都能满足人文学科的所有倡导者，可能还需要更有针对性的研究。

抵制呼吁

医学人文学科的支持者认为，对有效性证据的要求既不公平又容易误导他人。例如，Belling 批判了 Ousager 和 Johannessen 研究中的抽样方法和解释框架，认为它们导致了对一些被归类为反映人文学科在医学中作用的研究的明显误读[55]。她进一步批评了将与结果相关的定量数据视为"还原论"的做法，认为这忽视了人文学科价值的质性证据。在这个意义上，Belling 回应了教育中常见的推断，即这种方法试图"测量不可测量的研究问题"[55,130]。在回忆人文学科认识论基本原理所关注的焦点时，Belling 进一步提出：

人文学科抵制社会科学衡量指标的同质化，因为我们的关注点是具体而特殊的，正是人类文本中抵制缩减的那些方面。我们重视细微的差别，即使冒着将一个 n 值默认为 1 的风险。这正是为什么人文学科对医学如此有价值的原因，因为我们为自然科学的必要缩减提供了对应物。医学的单位是特定的病人，总是不可缩减的[55]。

毫无争议的是，医疗卫生系统的设计并不是特别以病人为考虑问题的基本单位，这种反思使人们感受到了 Belling 观点的激进性，也体现了人文学科的深远潜力。

Charon[17] 同样质疑 Ousager 和 Johannessen 的研究，包括文章的特质分类、抽样框架和研究过程的简化评估，特别是人文学科的复杂输入和细微差别目标被提炼成在狭义现象中可衡量的和显著变化的方式。在要求证明"任何新引入的课程材料"具有有效性方面，Charon 也指出了所存在的统计效力差异[17]。他认为，期望（当时）在医学课程中看到人文投入所产生的显著变化为时过早，这种变化需要在未来十年左右的时间里以更定性和更深远的方式来寻求,例如病人赋权和自我决定。

然而,即使是这种更长远的观点也未必卓有成效。正如 Cook 和 West 所指出的,诸如"稀释性、可行性、未能建立因果关系、潜在有偏倚的结果选择以及为准备考试而教学等问题都对常规使用病人结果(用于评估)提出了挑战"[131]。换句话说,医学教育中的不可控变量实在太多,以至于无法建立起许多人所期望的医学人文学科所能产生的因果论断。这是一个比医学人文学科更深远的问题,在医学教育领域[132]和更普遍的教育研究领域[133]中都深有体会。因此,毫不奇怪医学教育的大多数领域对合格医师发展影响的证据是有限的[129]。最后,一些教育工作者将对证据的需求与医学教育中基于胜任力的运动联系起来,并认为在评估人文学科的价值,尤其是在批判性和解放性方面,胜任力框架是错误的[42,134]。

重构期望

重构代表了团结和抵制之间的妥协。采用这种方法的教育者和研究人员并没有完全拒绝对效度证据的需求,而是认为人文实践的本质意味着必须在不同于定量和实证方法论的标准和方法中寻找证据。这一观点在 Dennhardt 及其同事最近的研究中得到了特别好的演示[5]。在他们对医学人文学科定量结果研究的范围综述的介绍中,他们对拒绝人文学科证据要求的立场表示了同情,但随后决定接受挑战以解释其"效果和效用",也承认在以结果为导向医学教育的时代,提供实证证据的必要性。然而,问题在于,他们随后辩称,除非我们正确理解医学人文的教学内容及其原因,否则无法找到此类证据。他们的综述表明,对于人文学科投入或教育项目的典型描述性分析不够敏感,无法公正地反映医学人文教学形式和衡量标准中存在的巨大差异——这一发现必须被理解为对 Ousager 和 Johannessen 研究中所采用方法论的进一步批判。相反,概念和话语分析被认为是必要的。这在他们的研究中产生了医学教育中人文学科的三个主要功能:①作为专业知识;②作为对话和表达;③作为个人成长和行动主义,或者很多人所说的"职业身份认同"。

这就是课程理论发挥作用的地方。正如我们在本章多处所提及的,也是在第 5 章中所广泛讨论的,课程决定不是无价值的,纳入或排除人文学科的决定往往涉及与人文学科作为医学生学习方法价值无关的其他因素。Lee 及其同事在写到"课程探究……关注课程中正在传达(或意图传达)的内容,特别是关于价值观、聚集点和方向的选择时,特别清楚地阐明了这一点。这些选择不仅仅是从有效的'证据'中推导出来的[135]"。我们仍然明确坚持用于支持医学教育中人文学科价值的基本原理的重要性,即使随之而来的争论往往会在政治层面展开,无论是否有意为之。这也可以在围绕医学"隐性课程"的讨论中看到,学生收到的信息与正式记录的课程和目标不完全一致[136]。对医学教育中人文学科的理论基础和价值进行明确和现实的阐述,有助于解决此类课程争论和意外影响;当理论基础合理、时机恰当时,无可争辩的证据可以被期待,课程也可以改变以反映新的重点和新的价值观。我们认为,针对医学人文学科的这种氛围正在日益发展,现在研究的重点应该转向如何更好地将人文学科纳入医学教育,而不是继续讨论和辩论是否将其纳入医学教育。

小结

几年前,在 *British Medical Journal* 杂志的读者来信中,读者被邀请阐明一位好医生对于他们的意义。以下回应引起了我们的注意:

当然,真正优秀的医生必须技术娴熟、精通医术。然而,除此之外,优秀的医生必须能够足够深入地了解病人,以召集由熟练治疗师所组成的团队的支持——护士、社会工作者、保险专家、瑜伽老师、心理治疗师、技术人员,以及任何必要的成员——帮助病人恢复健康(或者,在他们走向死亡的旅程中给予支持)。要做到这一点,医生必须能够被病人的生活以及他的疾病所触动。医生不必是人类学家,但必须知道如何询问一个人的文化;医生不必是婚姻顾问,但必须能够发现配偶虐待或抑郁症的迹象可能是婚姻失败的结果。优秀的医生是谦逊的医生,愿意倾听病人的心声,并汇集医疗、人力、社会和精神等所有有助于病人康复的资源[137]。

我们完全赞同,优秀的医生(或者说有效的医生?)不需要是人类学家、社会学家、心理学家、社会工作者、伦理学家,甚至人文学者。同理,他们也不需要是解剖学家、微生物学家、药理学家或神经科学家。他们需要发现学科间的微妙关系,知道何时以及如何获取相关信息,并且一次又一次地关注想要这样做。虽然关怀的意愿难以灌输,但对于文字和意义的密切关注是可以传递的。借用 Belling 的一句话,"阅读是为了意义而不是数据"[55],甚至更早的一句关于词语和意义在医学中重要性的宣言,"手术刀对于外科医生来说是什么,言语对于临床医生来说就是什么"[138]。这样的聚焦点最终是人文学科可以为医学教育提供种类繁多的内容、方法和视角——无论是"从中""通过""伴随"等方式,或以教育工作者认为合适的任何其他介词所表达的方式。

参考文献

1 Saunders, J. (2001). The practice of clinical medicine as an art and as a science. *Western Journal of Medicine* 174: 137–141.

2 Wong, J.G. (2015). The art and science of medical education. *The American Journal of the Medical Sciences* 349: 191.

3 Tooke, J. (2016). The science (and art) of medicine. *Lancet* 387: S6–S7.

4 Gordon, J.J. and Evans, H.M. (2010). Learning medicine from the humanities. In: *Understanding Medical Education* (ed. T. Swanwick), 83–98. Wiley-Blackwell.

5 Dennhardt, S., Apramian, T., Lingard, L. et al. (2016). Rethinking research in the medical humanities: a scoping review and narrative synthesis of quantitative outcome studies. *Medical Education* 50: 285–299.

6 Crawford, P., Brown, B., Baker, C. et al. (2015). *Health Humanities*. London: Palgrave Macmillan.

7 Jones, T., Blackie, M., Garden, R., and Wear, D. (2017). The almost right word: the move from medical to health humanities. *Academic Medicine* 92 (7): 932–935.

8 Tsai, D.J. (2008). Community-oriented curriculum design for medical humanities. *Kaohsiung Journal of Medical Sciences* 24 (7): 373–379.

9 Song, P. and Tang, W. (2017). Emphasizing humanities in medical education: promoting the integration of medical scientific spirit and medical humanistic spirit. *Bioscience Trends* 11 (2): 128–133.

10 Knight, L.V. (2006). A silly expression: consultants' implicit and explicit understanding of Medical Humanities. A qualitative analysis. *Medical Humanities* 32: 119–124.

11 Evans, M. and Finlay, I.G. ed. (2001). *Medical Humanities*, 7–11. London: BMJ Books.

12 Kirklin, D. (2003). The Centre for Medical Humanities, Royal Free and University College Medical School, London, England. *Academic Medicine* 78: 1048–1053.

13 Bod, R. (2013). *A New History of the Humanities: The Search for Principles and Patterns from Antiquity to the Present*. Oxford: Oxford University Press.

14 Arnott, R., Bolton, G., Evans, M. et al. (2001). Proposal for an academic Association for Medical Humanities. *Medical Humanities* 27: 104–105.

15 Cole, T.R., Carlin, N.S., and Carson, R.A. (2015). *Medical Humanities. An Introduction*. Cambridge: Cambridge University Press.

16 Evans, M. (2002). Reflections on the humanities in medical education. *Medical Education* 36: 508–513.

17 Charon, R. (2010). Calculating the contributions of humanities to medical practice – motives, methods, and metrics. *Academic Medicine* 85 (6): 935–937.

18 Kirklin, D. and Richardson, R. ed. (2001). *Medical Humanities: A Practical Introduction*. London: Royal College of Physicians of London.

19 Macnaughton, J. (2000). The humanities in medical education: context, outcomes and structures. *Medical Humanities* 26: 23–30.

20 Macnaughton, J. (2001). Why medical humanities now? In: *Medical Humanities* (ed. M. Evans and I.G. Finlay), 187–203. London: BMJ Books.

21 Greaves, D. (2001). The nature and role of the medical humanities. In: *Medical Humanities* (ed. M. Evans and I.G. Finlay), 13–22. London: BMJ Books.

22 Gordon, J.J. (2008). Humanising doctors: what can the medical humanities offer? *Medical Journal of Australia* 189: 420–421.

23 Warner, J.H. (2011). The humanising power of medical history: responses to biomedicine in the 20th century United States. *Medical Humanities* 37: 91–96.

24 Gordon, J. (2005). Medical humanities: to cure sometimes, to relieve often, to comfort always. *Medical Journal of Australia* 182: 5–8.

25 Spicer, J., Harrison, D., and Winning, J. (2013). The humanities in medical education. In: *Oxford Textbook of Medical Education* (ed. K. Walsh), 233–254. Oxford: Oxford University Press.

26 Curry, R.H. and Montgomery, K. (2010). Toward a liberal education in medicine. *Academic Medicine* 85: 283–287.

27 Blease, C. (2016). In defence of utility: the medical humanities and medical education. *Medical Humanities* 42: 103–108.

28 Wear, D. (2009). The medical humanities: toward a renewed praxis. *Journal of Medical Humanities* 30: 209–220.

29 Bishop, J.P. (2008). Rejecting medical humanism: medical humanities and the metaphysics of medicine. *Journal of Medical Humanities* 29 (1): 15–25.

30 Montgomery, K. (2006). *How Doctors Think. Clinical Judgment and the Practice of Medicine*. Oxford: Oxford University Press.

31 Ousager, J. and Johannessen, H. (2010). Humanities in undergraduate medical education: a literature review. *Academic Medicine* 85: 988–998.

32 Wershof Schwartz, A., Abramson, J.S., Wojnowich, I. et al. (2009). Evaluating the impact of the humanities in medical education. *Mount Sinai Journal of Medicine* 76: 372–380.

33 Macneill, P.U. (2011). The arts and medicine: a challenging relationship. *Medical Humanities* 37 (2): 85–90.

34 Fitzgerald, D. and Callard, F. (2016). Entangling the medical humanities. In: *The Edinburgh Companion to the Critical Medical Humanities* (ed. A. Whitehead, A. Woods, S. Atkinson, et al.), 35–49. Edinburgh: Edinburgh University Press.

35 Bleakley, A. (2015). *Medical Humanities and Medical Education: How the Medical Humanities Can Shape Better Doctors*. London and New York: Routledge.

36 Viney, W., Callard, F., and Woods, A. (2015). Critical medical humanities: embracing entanglement, taking risks. *Medical Humanities* 41: 2–7.

37 Wear, D. and Aultman, J.M. (2007). Creating difficulties everywhere: medical humanities as radical hermeneutics text. *Perspectives in Biology and Medicine* 50: 348–362.

38 Kumagai, A.K. and Wear, D. (2014). 'Making strange': a role for the humanities in medical education. *Academic Medicine* 89: 973–977.

39 Jones, T., Wear, D., and Friedman, L.D. ed. (2014). *Health Humanities Reader*. New Brunswick: Rutgers University Press.

40 Bleakley, A. (2015). When I say … the medical humanities in medical education. *Medical Education* 49 (10): 959–960.

41 Kuper, A. and D'Eon, M. (2011). Rethinking the basis of medical knowledge. *Medical Education* 45: 36–43.

42 Kumagai, A.K. (2014). From competencies to human interests: ways of knowing and understanding in medical education. *Academic Medicine* 89: 978–983.

43 Boudreau, J.D. and Fuks, A. (2015). The humanities in medical education: ways of knowing, doing and being. *Journal of Medical Humanities* 36: 321–336.

44 Chiavaroli, N. (2017). Knowing how we know: an epistemological rationale for the medical humanities. *Medical Education* 51: 13–21.

45 Kuper, A., Veinot, P., Leavitt, J. et al. (2017). Epistemology, culture, justice and power: non-bioscientific knowledge for medical training. *Medical Education* 51 (2): 158–173.

46 Bruner, J. (1985). Narrative and paradigmatic modes of thought. In: *Learning and Teaching the Ways of Knowing. 84th Yearbook of the National Society for the Study of Education* (ed. E. Eisner), 97–115. Chicago: University of Chicago Press.

47 Shapiro, J. (2008). Walking a mile in their patients' shoes: empathy and othering in medical students' education. *Philosophy, Ethics, and Humanities in Medicine* 3: 10.

48 Pattison, S. (2003). Medical humanities: a vision and some cautionary notes. *Medical Humanities* 29: 33–36.

49 Chiavaroli, N. and Ellwood, C. (2012). The medical humanities and the perils of curricular integration. *Journal of Medical Humanities* 33: 245–254.

50 Moore, A.R. (1975). The art of medicine: a missing subject? *Medical Journal of Australia* 2 (1): 27–28.

51 Moore, A.R. (1976). Medical humanities: a new medical adventure. *New England Journal of Medicine* 295 (26): 1479–1480.

52 Evans, M. and Greaves, D. (1999). Exploring the medical humanities. *British Medical Journal* 319: 1216.

53 Oyebode, F. (2010). The medical humanities: literature and medicine. *Clinical Medicine* 10: 242–244.

54 Peterkin, A. (2016). Curating the medical humanities curriculum: twelve tips. *Medical Humanities* 42 (3): 147–148.

55 Belling, C. (2010). Sharper instruments: on defending the humanities in undergraduate medical education. *Academic Medicine* 85 (6): 938–940.

56 Shapiro, J. (2012). Whither (whether) medical humanities? The future of humanities and arts in medical education. *Journal for Learning through the Arts* 8 (1): http://escholarship.org/uc/item/3x2898ww#page-4 (accessed 19 July 2017).

57 Gull, S.E. (2005). Embedding the humanities into medical education. *Medical Education* 39: 235–236.

58 Evans, H.M. and Macnaughton, R.J. (2006). A 'core curriculum' for the medical humanities? *Medical Humanities* 32: 65–66.

59 Polianski, I.J. and Fangerau, H. (2012). Toward 'harder' medical humanities: moving beyond the 'two cultures' dichotomy. *Academic Medicine* 87: 121–126.

60 Gurtoo, A., Ranjan, P., Sud, R., and Kumari, A. (2013). A study of acceptability and feasibility of integrating humanities based study modules in undergraduate curriculum. *The Indian Journal of Medical Research* 137: 197–202.

61 Supe, A. (2012). Medical humanities in the undergraduate medical curriculum. *Indian Journal of Medical Ethics* 9: 263–265.

62 Grant, V.J. (2002). Making room for medical humanities. *Medical Humanities* 28: 45–48.

63 Bleakley, A., Marshall, R., and Bromer, R. (2006). Toward an aesthetic medicine: developing a core medical humanities undergraduate curriculum. *Journal of Medical Humanities* 27: 197–213.

64 Chen, J.Y., Salter, D.J., and Chan, L.C. (2010). Pen, brush and camera: outcomes-based medical humanities. *Medical Education* 44: 1139.

65 Kitzes, J.A., Savich, R.D., Kalishman, S. et al. (2007). Fitting it all in: integration of 12 cross-cutting themes into a School of Medicine curriculum. *Medical Teacher* 29: 437–442.

66 Sklar, D., Doezeman, D., McLaughlin, S., and Helitzer, D. (2002). Teaching communications and professionalism through writing and humanities: reflections of ten years of experience. *Academic Emergency Medicine* 9: 1360–1364.

67 Choudhary, A. and Gupta, V. (2015). Teaching communications skills to medical students: introducing the fine art of medical practice. *International Journal of Applied and Basic Medical Research* 5: S41–S44.

68 Chen, I. and Forbes, C. (2014). Reflective writing and its impact on empathy in medical education: systematic review. *Journal of Educational Evaluation for Health Professions* 11: 20.

69 Muszkat, M., Yehuda, A.B., Moses, S., and Naparstek, Y. (2010). Teaching empathy through poetry: a clinically based model. *Medical Education* 44: 503–503.

70 Garden, R.E. (2007). The problem of empathy: medicine and the humanities. *New Literary History* 38 (3): 551–567.

71 Rees, G. (2010). The ethical imperative of medical humanities. *Journal of Medical Humanities* 31: 267–277.

72 del Pozo, P.R. and Fins, J.J. (2005). The globalization of education in medical ethics and humanities: evolving pedagogy at Weill Cornell Medical College in Qatar. *Academic Medicine* 80: 135–140.

73 Kanoti, G.A. (1990). Ethics and medical humanities education: the Cleveland Clinic Foundation. *Journal of Clinical Ethics* 1: 294–297.

74 Marini, M.G. (2016). *Narrative Medicine: Bridging the Gap between Evidence-Based Care and Medical Humanities*. Springer International Publishing.

75 Charon, R. (2006). *Narrative Medicine: Honoring the Stories of Illness*. Oxford: Oxford University Press.

76 Arntfield, S.L., Slesar, K., Dickson, J., and Charon, R. (2013). Narrative medicine as a means of training medical students toward residency competencies. *Patient Education and Counseling* 91: 280–286.

77 Bolton, G. (2001). *Reflective Practice: Writing and Professional Development*. London: Paul Chapman Publishing.

78 Branch, W.T. (2010). The road to professionalism: reflective practice and reflective learning. *Patient Education and Counseling* 80 (3): 327–332.

79 Liu, G.Z., Jawitz, O.K., Zheng, D. et al. (2016). Reflective writing for medical students on the surgical clerkship: oxymoron or antidote? *Journal of Surgical Education* 73 (2): 296–304.

80 Coulehan, J. (2005). Today's professionalism: engaging the mind but not the heart. *Academic Medicine* 80: 892–898.

81 Coulehan, J. (2007). Written role models in professionalism education. *Medical Humanities* 33: 106–109.

82 Shapiro, J., Nixon, L.L., Wear, S.E., and Doukas, D.J. (2015). Medical professionalism: what the study of literature can contribute to the conversation. *Philosophy, Ethics, and Humanities in Medicine* 10: 1–8.

83 Rees, C.E. and Knight, L.V. (2007). 'The stroke is eighty nine': understanding unprofessional behaviour through physician-authored prose. *Medical Humanities* 33: 38–43.

84 McCaffrey, G., Venturato, L., Patterson, J.D. et al. (2017). Bringing a novel to practice: an interpretive study of reading a novel in an undergraduate nursing practicum course. *Nurse Education in Practice* 24: 84–89.

85 Monrouxe, L.V. and Rees, C.E. (2017). Hero, voyeur, judge: understanding medical students' moral identities through professionalism dilemma narratives. In: *The Self, Social Identity and Education* (ed. K.I. Mavor, M. Platow and B. Buzumic), 297–319. Psychology Press.

86 Rees, C., Knight, L., and Cleland, J. (2009). Medical educators' metaphoric talk about their assessment relationships with students: 'you don't want to sort of be the one who sticks the knife in them'. *Assessment & Evaluation in Higher Education* 34: 455–467.

87 Rees, C., Knight, L., and Wilkinson, C. (2007). Doctors being up there and we being down here: a metaphorical analysis of talk about student/doctor-patient relationships. *Social Science & Medicine* 65: 725–737.

88 Monrouxe, L.V. and Rees, C.E. (2017). *Healthcare Professionalism: Improving Practice through Reflections on Workplace Dilemmas*. Oxford: Wiley.

89 Monrouxe, L.V., Rees, C.E., and Bradley, P. (2009). The construction of patients' involvement in hospital bedside teaching encounters. *Qualitative Health Research* 19: 918–930.

90 Lake, J., Jackson, L., and Hardman, C. (2015). A fresh perspective on medical education: the lens of the arts. *Medical Education* 49: 759–772.

91 Hodgson, K. and Thomson, R. (2000). What do medical students read and why? A survey of medical students in Newcastle-upon-Tyne, England. *Medical Education* 34: 622–629.

92 Chapple, S. (2015). Medical humanities and narrative medicine. *Australian Medical Student Journal* 6: 63–65.

93 Han, M. Artbeat: Reflections of a 4th year medical resident. Why our Companion Curriculum matters. (Undated). https://utmedhumanities.wordpress.com/reflections-of-a-4th-year-medical-resident-why-our-companion-curriculum-matters-mihan-han (accessed 19 July 2017).

94 Wear, D. and Aultman, J.M. (2005). The limits of narrative: medical student resistance to confronting inequality and oppression in literature and beyond. *Medical Education* 39: 1056–1065.

95 Birden, H.H. and Usherwood, T. (2013). 'They liked it if you said you cried': how medical students perceive the teaching of professionalism. *Medical Journal of Australia* 199: 406–409.

96 Chiavaroli, N. and Trumble, S. (2016). Not so funny: prompting reflection through single-panel cartoons. In: *Keeping Reflection Fresh: A Practical Guide for Clinical Educators* (ed. A. Peterkin and P. Brett-MacLean), 107–110. Kent State University Press.

97 Green, M.J. and Myers, K.R. (2010). Graphic medicine: use of comics in medical education and patient care. *British Medical Journal* 340.

98 Green, M., Myers, K., George, D.R. (2017). The comics revealing medical school's hidden flaws and hard lessons. *The Atlantic*, March 24.

99 Monrouxe, L.V., Rees, C.E., Dennis, I., and Wells, S.E. (2015). Professionalism dilemmas, moral distress and the healthcare student: insights from two online UK-wide questionnaire studies. *BMJ Open* 5: e007518.

100 Bleakley, A., Brice, J., and Bligh, J. (2008). Thinking the post-colonial in medical education. *Medical Education* 42 (3): 266–270.

101 Hooker, C. and Noonan, E. (2011). Medical humanities as expressive of Western culture. *Medical Humanities* 37: 79–84.

102 Tsai, S.L., Ho, M.J., Hirsh, D., and Kern, D.E. (2012). Defiance, compliance, or alliance? How we developed a medical professionalism curriculum that deliberately connects to cultural context. *Medical Teacher* 34 (8): 614–617.

103 Looseley, D. (2011). Making an 'impact': some personal reflections on the Humanities in the UK. *Arts and Humanities in Higher Education* 10 (1): 9–18.

104 Tseng, F.Y., Shieh, J.Y., Kao, T.W. et al. (2016). Developing and evaluating medical humanities problem-based learning classes facilitated by the teaching assistants majored in the liberal arts: a longitudinal crossover study. *Medicine (Baltimore)* 95 (6): e2765.

105 Abdel-Halim, R.E. and AlKattan, K.M. (2012). Introducing medical humanities in the medical curriculum in Saudi Arabia: a pedagogical experiment. *Urology Annals* 4: 73–79.

106 Guo, Z. (1995). Chinese Confucian culture and the medical ethical tradition. *Journal of Medical Ethics* 21: 239–246.

107 Koh, E.K. and Koh, C.K. (2008). Caring for older adults: the parables in Confucian texts. *Nursing Science Quarterly* 21: 365–368.

108 Chen, L.C., Reich, M.R., and Ryan, J. (2017). *Medical Education in East Asia: Past and Future*. Indiana University Press.

109 Kozu, T. (2006). Medical education in Japan. *Academic Medicine* 81 (12): 1069–1075.

110 Tang, W. (2017). Propelling medical humanities in China. *Bioscience Trends* 11 (2): 125–127.

111 Huang, C.D., Liao, K.C., Chung, F.T. et al. (2017). Different perceptions of narrative medicine between Western and Chinese medicine students. *BMC Medical Education* 17 (1): 85.

112 Weisbuch, R. (1999). Six proposals to revive the humanities. *Chronicle of Higher Education* B4–B5.

113 Gilman, S.L. (2000). *The Fortunes of the Humanities*. Stanford: Stanford University Press.

114 Nussbaum, M.C. (2010). *Not for Profit: Why Democracy Needs the Humanities*. Princeton: Princeton Unviersity Press.

115 Small, H. (2013). *The Value of the Humanities*. Oxford: Oxford University Press.

116 Kidd, D.C. and Castano, E. (2013). Reading literary fiction improves theory of mind. *Science* 342: 377–380.

117 Djikic, M., Oatley, K., and Moldoveanu, M.C. (2013). Reading other minds: effects of literature on empathy. *Scientific Study of Literature* 3: 28–47.

118 Mar, R.A., Oatley, K., and Peterson, J.B. (2009). Exploring the link between reading fiction and empathy: ruling out individual differences and examining outcomes. *Communications* 34 (4): 407–428.

119 Shapiro, J., Morrison, E., and Boker, J. (2004). Teaching empathy to first year medical students: evaluation of an elective literature and medicine course. *Education for Health (Abingdon)* 17: 73–84.

120 Graham, J., Benson, L.M., Swanson, J. et al. (2016). Medical humanities coursework is associated with greater measured empathy in medical students. *The American Journal of Medicine* 129: 1334–1337.

121 Perry, M., Maffulli, N., Willson, S., and Morrissey, D. (2011). The effectiveness of arts-based interventions in medical education: a literature review. *Medical Education* 45: 141–148.

122 Naghshineh, S., Hafler, J.P., Miller, A.R. et al. (2008). Formal art observation training improves medical students' visual diagnostic skills. *Journal of General Internal Medicine* 23: 991–997.

123 Braverman, I.M. (2011). To see or not to see: how visual training can improve observational skills. *Clinics in Dermatology* 29: 343–346.

124 Bardes, C.L., Gillers, D., and Herman, A.E. (2001). Learning to look: developing clinical observational skills at an art museum. *Medical Education* 35: 1157–1161.

125 Reilly, J.M., Ring, J., and Duke, L. (2005). Visual thinking strategies: a new role for art in medical education. *Family Medicine* 37: 250–252.

126 Shapiro, J., Rucker, L., and Beck, J. (2006). Training the clinical eye and mind: using the arts to develop medical students' observational and pattern recognition skills. *Medical Education* 40: 263–268.

127 Hancock, J., Roberts, M., Monrouxe, L., and Mattick, K. (2015). Medical student and junior doctors' tolerance of ambiguity: development of a new scale. *Advances in Health Sciences Education: Theory and Practice* 20: 113–130.

128 Bleakley, A. and Brennan, N. (2011). Does undergraduate curriculum design make a difference to readiness to practice as a junior doctor? *Medical Teacher* 33: 459–467.

129 Frank, C. and Martin, R.E. (2015). Humanities and geriatric education: a strategy for recruitment? *Canadian Geriatrics Journal* 18: 37–41.

130 Unterhalter, E. (2017). Negative capability? Measuring the unmeasurable in education. *Comparative Education* 53: 1–16.

131 Cook, D.A. and West, C.P. (2013). Reconsidering the focus on 'outcomes research' in medical education: a cautionary note. *Academic Medicine* 88: 162–167.

132 Norman, G.R. and Schmidt, H.G. (2000). Effectiveness of problem-based learning curricula: theory, practice and paper darts. *Medical Education* 34: 721–728.

133 Berliner, D.C. (2002). Educational research: the hardest science of all. *Educational Researcher* 31 (8): 18–20.

134 Wear, D. and Zarconi, J. (2011). The treachery of images: how René Magritte informs medical education. *Journal of General Internal Medicine* 26: 437–439.

135 Lee, A., Steketee, C., Rogers, G., and Moran, M. (2013). Towards a theoretical framework for curriculum development in health professional education. *Focus on Health Professional Education: A Multidisciplinary Journal* 14: 64–77.

136 Hafferty, F.W. and Franks, R. (1994). The hidden curriculum, ethics teaching, and the structure of medical education. *Academic Medicine* 69 (11): 861–871.

137 Letters, B.M.J. (2002). What's a good doctor and how do you make one? *British Medical Journal* 325: 711–715.

138 Tumulty, P. (1970). What is a clinician and what does he do? *New England Journal of Medicine* 283 (1): 20–24.

拓展阅读

Bates, V., Bleakley, A., and Goodman, S. (2013). *Medicine, Health and the Arts: Approaches to the Medical Humanities*. Routledge Chapman & Hall.

Belfiore, E. and Upchurch, A. ed. (2013). *Humanities in the Twenty-First Century: Beyond Utility and Markets*. Cambridge: Palgrave Macmillan.

Bleakley, A. (2015). *Medical Humanities and Medical Education: How the Medical Humanities Can Shape Better Doctors*. London and New York: Routledge.

Cole, T.R., Carlin, N.S., and Carson, R.A. (2015). *Medical Humanities. An Introduction*. Cambridge: Cambridge University Press.

Crawford, P., Brown, B., Baker, C. et al. (2015). *Health Humanities*. London: Palgrave Macmillan.

Dolan, B. (2015). *Humanitas: Readings in the Development of the Medical Humanities*. University of California Medical Humanities Press.

Jones, T., Wear, D., and Friedman, L.D. (2014). *Health Humanities Reader*. New Brunswick and London: Rutgers University Press.

Marcum, J.A. (2008). *An Introductory Philosophy of Medicine: Humanising Modern Medicine*. Dordrecht: Springer.

Monrouxe, L.V. and Rees, C.E. (2017). *Healthcare Professionalism: Improving Practice through Reflections on Workplace Dilemmas*. Oxford: Wiley.

Montgomery, K. (2006). *How Doctors Think. Clinical Judgment and the Practice of Medicine*. Oxford: Oxford University Press.

Schleifer, R. and Vannatta, J. (2013). *The Chief Concern of Medicine: The Integration of the Medical Humanities and Narrative Knowledge into Medical Practices*. University of Michigan Press.

Whitehead, A., Woods, A., Atkinson, S. et al. (2016). *The Edinburgh Companion to the Critical Medical Humanities*. Edinburgh: Edinburgh University Press.

（翻译：杨萌；审校：侯建林）

17 职业认同的发展

Sylvia R. Cruess and Richard L. Cruess

The Centre for Medical Education, McGill University, Montreal, Quebec, Canada

> ### 本章要点
>
> - 虽然职业认同这一议题最近才在医学教育领域被明确提出，但古往今来，各个时代的医生已经获得一种或多种职业认同。
> - 如果一个人要像医生一样"思考、行动和感觉"，获得职业认同是必不可少的。
> - 职业认同是在本科和毕业后阶段以及整个行医生涯中
> - 通过医学实践共同体的社会化获得的。
> - 目前已经在很大程度上理解了支持或阻碍职业认同获得的各种因素，以及学习者对职业认同发展进程作出的反应。
> - 现在是时候把获得职业认同作为医学教育的一个主要目标，并制定支持这一目标的教学理论和策略了。

引言

全世界是一个舞台，

所有的男男女女不过是一些演员；

一个人一生中扮演着好几个角色，

他的表演可分为七个时期。

威廉莎士比亚，《皆大欢喜》，第二幕，第七场[1]。

我们以莎士比亚的一段名篇来开始本章的内容，正如 Eriksons 夫妇在总结他们一生关于身份形成的工作时所说的那样[2]。我们这样做是为了强调，人类在他们的一生中会经历几个可识别的阶段，在不同阶段，他们的独特身份与他们所扮演的角色密切相关，这一点早已为人所知。这也适用于那些接受医学教育的人，我们可以从两个方面来理解。首先，教育过程，包括对专业人员的教育，既叠加在正常的身份发展之上，又对其产生深远的影响[3]。因此，这是我们有必要了解的一点。第二，我们认同 Merton 的观点，医学教育的目标除了为未来的医生提供实践所需的知识和技能外，同样重要的是为他们提供职业认同，以便他们能"像医生一样思考、行动和感觉"[4]。虽然作为一个戏剧家的莎士比亚可能认为他所描述的那些人是在扮演他们的角色，参与医学教育的人却希望所有水平的学习者都能停止扮演医生的角色，因为这种角色将在今后的工作中得到体现[5]。他们将产生职业的认同。

本章的目的是解决医生职业认同形成过程中的问题。在此过程中，必须要强调的是，目前对职业身份形成的重视是在医学教育中被称为"职业素养运动"[6]的基础上发展而来的。它代表了理解上的一种演变[7,8]，即我们如何最好地培养"像医生一样思考、行动和感觉"的人[4]。这促使我们能够在过去20年的经验基础上继续发展，也归因于几乎所有的医学院和毕业后课程都转向教授和评估职业素养[7,8]。在我们直接讨论身份形成时，显而易见，当个人希望加入医学实践共同体，他们会获得团体成员所期望的身份并接受其规范[9]。这些规范的性质由社会和医学界决定，并包含在"专业"一词中。因此，在考虑专业身份的形成时，有必要了解成为专业人士意味着什么，这一问题已通过发展有关教学和评估专业素养的课程在医学上得以阐明。此外，许多为确保学习者理解职业素养和其内在价值而制定的教育策略，可以被重新调整以支持职业认同的形成[10-12]。

职业、职业素养和职业认同

在医学课程中明确提出职业素养和职业认同形

成的问题是近年来的事情[7,8,10-12]。这多少令人惊讶，因为"职业"一词至少从罗马时代就开始在医学界使用，而且从古至今，人们经常提及要像专业人士一样行事的重要性[13]。从历史上看，"好医生"的特征一直与"职业"一词联系在一起[14]。

虽然早期的社会科学家对职业进行了深入研究[15]，但医疗行业似乎对概述职业素养本质的兴趣不大，直到最近，随着当代医疗系统的发展，人们认识到许多医生不专业的行为，使医生的专业地位受到了威胁[16-18]。医疗行业则回应称，会在医学教育的整个过程中加强医学职业素养的教学[19,20]。这就需要对所教授的内容进行定义，随之出现了几个公认的定义。虽然经常有人说专业和职业素养很难定义，但大多数定义的核心内容还是非常一致的[21]。由于"职业"（profession）一词起源于"教授"（professing）这一行为，因此我们选择定义和使用"职业"一词来达到教学目的。它也是"专业的"（professional）和"职业素养"（professionalism）这两个词的词根。以下是我校二十多年来教授职业精神和职业认同的基础：

职业的核心要素是掌握一套复杂的知识和技能体系，并运用所学的知识或实践经验为他人服务。职业成员受道德准则的约束，并承诺在其领域内致力于专业技能、职业道德和操守、利他主义及促进公共利益。这些承诺构成了职业与社会之间契约基础，作为回报，社会给予该行业知识库的使用垄断权，使其在实践中享有相当大的自主权，并享有自我监管的特权。同时，行业及其成员应对服务对象、职业和社会负责[22]。

专业人士作为该职业中的一员，应在日常活动中表现出专业行为。伦敦的英国皇家医学院（Royal College of Physicians）将职业素养定义为"一套价值观、行为和关系，是公众对医生信任的基础"[23]。

职业素养是一种社会建构。因此，职业素养的本质，以及医生的职业认同，在任何国家或文化中，都将与所服务的民族和文化价值观相一致[24]。早期关于职业素养的文献资料反映了部分西方社会的文化价值观[14]。这影响了医疗保健机构的组织结构、社会对该行业的期望[27,28]以及在这些文化中服务的医生的职业认同本质[24]。在19世纪后半段到20世纪中期，医疗行业在医疗保健系统和社会中一直享有主导地位[16,17,27]。基于医疗行业是利他主义的假设，它受到病人和社会的信任[17]，并拥有毋庸置疑的自主权和自我监管权[18]。医学对其他医疗卫生行业实行霸权主义，并对卫生政策产生重大影响[16]。医疗保健给社会带来的经济负担不大，因为它只消耗了发达国家国内生产总值的一小部分。第二次世界大战后，这种情况发生了巨大的变化。现代生物医学变革了医疗保健，使得获得医疗保健对公民个人和社会的福祉至关重要[27]。大多数国家建立了国家卫生服务机构，而在美国，市场需要承担提供卫生保健的重要责任[16,29]。对于医生、其他医疗工作者和日益发展的医疗产业来说，医疗成本的上升促使医疗服务成为一项有利可图的行业。随着国家或企业部门承担起支付责任，医学的主导地位在世界范围内被大大削弱[16,18]。医生获得经济利益的机会增多，导致利益冲突和不专业的医疗行为增加，进而导致人们认为医疗行业自我监管松懈[16,18]。许多人同意Shaw对职业的描述，他认为"一切职业都是针对外行的阴谋"[30]。社会和医学界的专家都意识到需要采取行动，医学界的应对措施之一就是向学习者强调职业素养教育，希望他们理解职业素养的本质和维持专业性的必要义务，展现出专业的行为[19,20]。

教授医学职业素养

这里有一个显著变化。由于人们期望个人通过模仿受人尊敬的榜样的行为而成为专业人士，因此职业素养并没有被明确地传授[19]。虽然可获得的文献资料很少，但这一体系似乎运行得相当良好，因为它在一定程度上基于一个共同价值观，即在一个相对单一的医疗行业为单一人群服务。这种情况在我们的多元文化世界中已不复存在[24-26]。医疗行业逐渐形成一个共识，必须明确教授职业素养，这已成为一项义务，因为本科生和研究生阶段的认证机构要求教授和评估职业素养[31-34]。

尽管存在多种定义[21]和不同的职业素养教学方法[31]，但在一些总体原则上已达成一致[20,35]。

第一，在整个医学教育过程中，应明确强调职业素养，并选择适合学习者所处阶段的学习策略和材料。

第二，形成一种认知基础作为教学和评估的基础，包括职业和职业素养的定义，以及职业素养作为医学与社会契约关系基础的重要性[27,28]。

第三，必须向学习者传达对医生的期望属性[36]。出于教学目的，我们选择将治疗师和专业人员的角色分开，但我们需要明白他们必须同时提供服务。虽然治疗师在有历史记载之前就已经存在于社会中，但现代专业人员直到19世纪后期才出现。这种方法使人们能够识别治疗师和专业人员的特性。知识点17.1基于文献，记录了那些社会契约下医学的社会期望属性，这些属性是医生职业认同规范的基础[7]。

知识点 17.1 治疗者和专业人士的属性

治疗者的属性

- 关心和同情:同情他人的痛苦,并希望减轻他人痛苦。
- 洞察力:自我意识;识别并理解病人及他人的行为、动机和情绪的能力。
- 开放性:愿意毫无保留或伪装地听取、接受和处理他人的意见。
- 尊重治疗本身:能识别、激发和培养每位病人内在的治愈能力。
- 尊重病人的尊严和自主权:承诺尊重和确保他人的主观幸福感和价值感,并承认病人的个人选择自由和充分参与其护理的权利。
- 在病人左右:心无旁骛地为病人服务,并在整个护理过程中给予病人全力支持和陪伴。

治疗者和专业人员的属性

- 能力:掌握并更新与医疗实践相关的知识和技能。
- 承诺:宣誓《希波克拉底誓言》或其现代版,承诺为病人的最大利益着想。
- 保密:无正当理由不得泄露病人的信息。
- 自主性:医生拥有为了病人的最大利益和社会利益而作出独立决定的自由。
- 利他主义:为他人的幸福谋福祉,无私地关怀病人,具有奉献精神;将病人需求置于个人利益之上。
- 正直和诚实:坚定地遵守道德价值准则;廉洁奉公。
- 行为符合道德和伦理:为公众利益行事;在与病人、同事和社会相处过程中遵循正确的人类理想行为。
- 诚信:值得信任,可靠。

专业人员的属性

- 职业责任:承诺保持职业道德且维护职业属性,并对自身的职业行为负责。
- 自我管理:有权制定行业标准;在医疗实践中对自己以及同事的行为负责。
- 社会责任:有义务利用自己的专业知识为社会服务,并就与公共利益相关的个人行为和职业行为向社会负责。
- 团队合作:认可并尊重他人的专业知识,通过团队合作共同为病人的最大利益服务。

第四,仅仅传达认知基础是不够的。学习者必须将医学专业的价值体系内化,以"灌输更广泛的能力和观点"[37]。这个过程依赖于榜样和导师[38],并通过反思来促进[39]。

第五,虽然教师发展本身很重要,但在教师相对不熟悉其确切性质的信息教学中变得尤为重要[40]。

第六,如果要教授职业素养,则需要有评估学习者职业素养的方法[41]。教授和评估学习者的职业素养成为医学界的一个理想目标,虽然难以实现,但却促成了一致方法的发展。随着"教授职业素养"的一些局限性越来越明显,强调职业认同形成的举措也由此产生。

从明确提出职业素养教学开始,一个长久存在的问题就一直被提及:职业素养可以被教授吗[42]?或者正如 Hafferty 抛出的问题,医疗实践是否需要"一种专业的存在,而这种存在最好建立在一个人是什么而不是一个人做什么的基础上"[43]?将重点从"做"转移到"存在"。Haidet 还想知道,职业素养是否已经成为一件可以随意穿脱的白大衣[44]。在这一背景下,职业认同的概念应运而生,首先是医学界的教育者描述

了职业认同的性质,随后将其作为教育目标。

从教授职业素养到支持职业认同形成

人们逐渐认识到,正如 Merton[4]、Becker[45]和 Bosk[46]早先提出的那样,医学生和住院医师在其教育经历中逐渐获得了医生的身份[3,7,11,47-59]。这种新的理解主要来自小组观察者,他们将主要在发展心理学中发现的有关身份形成的丰富材料应用于医学的学习者和从业者。这一概念在一开始并未产生重大影响,直到卡耐基基金会在关于未来职业教育的报告中,建议将身份认同形成作为包括医学在内的所有专业教育的基础要素[10,37]。这需要对教授职业素养这场运动进行重新评估。许多人开始意识到,医学教育的最终目标之一始终是支持个人发展其职业认同,教授职业素养应该成为达到目的的手段,而不是目的本身[7]。将医学教育的重点从职业素养教学转移到支持个人发展自己的职业认同上是有其好处的。如果职业素养教学的目标是帮助发展职业认同,那么从这种方法中衍生出来的教育策略可以直接解决职业认

同形成的目标。此外，目标从根源上就从老师教、学生学，转移到了让学习者参与发展他们自己的独特身份并支持他们完成这一过程[7,11]。然而，这也确实将医学教育者引入了一些不太熟悉的领域。人们必须理解一般认同和医学职业认同的性质。由于身份是通过社会化过程形成的，因此需要了解这个过程。关于学习的社会文化理论，如 Lave 和 Wenger[9]关于"参与"和"实践共同体"的理论，在这里特别重要，本书的第 2 章和第 12 章详细讨论了这些理论。

上文列出的一些"教学原则"仍然适用。除了专业知识和职业素养，认知基础仍然是一个基本要素，但现在应该明确提及身份形成、社会化和实践共同体[60]。由于自我认知是一个人身份的根本，所以在导师和榜样的指导下进行反思仍然是最基本的[55]。此外，大多数临床教师对身份形成和社会化是不太熟悉的，导致教师的发展变得更加重要[61]。最后，虽然评估职业素养很困难，但评估获得职业身份的进展却依然有不同程度的问题[61,62]。知识点 17.2 总结了医学职业认同形成的证据。

知识点 17.2　寻找证据：医学职业认同的形成

- 在发展心理学中，普遍认为每个人的身份形成都是分阶段发展的。
- 半个世纪以来，人们已经认识到，医学学习者形成医生的身份也是分阶段进行的。
- 医学领域现有的大量文献资料概述了医生身份的本质。
- 这些文献还记录了许多可以促进或抑制职业认同发展的因素。
- 尽管存在困难，但仍可以评估职业认同的进展。

个人身份和职业认同

个人身份

职业认同的发展是在个人身份形成的背景下进行的，认识到这一点很重要。正如莎士比亚所指出的，这个过程从出生开始，将贯穿整个人生[1]。因此，如果要将职业认同的形成置于适当的背景中，就必须了解个人身份形成的知识。Shoemaker[63]用通用术语定义身份："一个人通常在相当长的时间内保持一系列特征、能力和态度，这些将个人与其他人区分开来，代表个人的自我概念并被他人认可。"个人身份是基于个人对自己是谁以及他人如何看待自己的概念。

我们对身份形成的理解是建立在一个植根于精神分析的理论框架之上的[64]。在过去的半个世纪里，皮亚杰（Piaget）[64]、Erikson[2]、Marcia[65]、Kohlberg[66]、Kegan[67]等人对我们理解每个人所经历的各种发展阶段作出了重大贡献。皮亚杰确立了发展是分阶段进行的这一事实[64]，为后续的发展奠定了基础。Erikson 的开创性研究详述了八个发展阶段，强调了危机在发展中的作用，并将青春期描述为"角色混乱"的时期[2]。Erikson 的研究与医生的教育有关，因为他们在青春期或紧接着青春期之后进入医学院，可能仍然表现出相当程度的"角色混乱"[68]。

在 Erikson 观点的基础上，Marcia 研究了青春期的身份认同路径，青春期开始是"分散的"和不成熟的身份认同，如果身份形成成功，就会在后青春期发生"身份认同达成"[65]。有些人处于身份认同暂停阶段，推迟作出决定和行动，因而未能进展到身份认同达成阶段。此外他推测，如果个人遵守传统规范而不是发展自己的价值体系，则会过早地出现"早闭"（foreclosure），就不会实现身份认同达成。Marcia 的观察也为医学教育提供了一些启示[68]。

心理学家 Kohlberg 记录了道德发展和身份形成之间的相互依存关系，他认为个人从希望通过遵守社会可接受的是非规范而被认可为一个好人，到发展出一套内在的道德原则，将自己的行为建立在强烈的个人信念之上[66]。

身份形成受先天和后天因素的共同影响。遗传在其中发挥了很大的作用[2,43]；然而，生活经历也对此产生深远的影响，包括每个人在各自交际圈中参与的多重社会互动[67,69]。心理学理论认为，这些经历影响着每个人的人生旅程，并试图将他们的本体、私有、公共和职业自我整合成一个有意义的整体[2,43,49,55,57,67]。个体经历从婴儿期到儿童期及以后的每个阶段，都会获得经验，并有能力构建更复杂的人物角色[43,64-67]。

身份形成的理论方法提出了三个领域，个人、关系和集体，这三个领域都与医学教育有关，身份受这些领域影响，并进一步发展[69]。虽然影响这些领域的因素可能在某种程度上相互独立，但它们也是相互关联的，因为它们的影响而产生的一个或多个身份也是如此。

- 个人领域包括基因组成、自我选择或法定义务、对自己的信念以及个人生活经历的影响。
- 关系领域表达了重要个体身份的影响，如家庭成员、朋友和同事,包括榜样和导师。

- 集体领域反映了个人所属或希望加入的社会团体的影响。个人在群体中的地位和群体在社会中的地位是个人身份认同的重要影响因素[70,71]。

一个完善的身份认同提供了一种连续性、独特性和归属感。

身份的某些方面在一生中保持相对稳定,而其他方面则随着个人经历不同的发展阶段而改变。他们的个人、关系以及集体关系都发生了变化。有些变化是能够意识到的,而有些则是"无意识的、潜移默化的"[69]。虽然身份在成年早期趋于稳定,但转变却贯穿整个生命过程,一个持久的"自我"核心始终存在[2,57,69]。虽然大多数变化是渐进的,但我们必须认识到,重要个人事件、职业改变或宗教皈依等影响重大的触发性事件,这些代表着个人生活的重大改变,可能导致自我意识的快速转变[63]。

虽然"身份"(identity)一词经常以单数形式使用,但每个人都有多种身份,这些身份取决于所处的环境[57,69]。一个人除了是医生之外,还可以是儿子或女儿,已婚或单身,是某个民族或国家团体的一员,以及其他各种身份。此外,医生还可以拥有一个反映整个医疗行业以及某个专业的职业身份,并进一步被认定为从业人员、研究人员、教师或任何不同的角色。每个身份都与一个团体相关,个人可以将个人特性和价值观分享给群体的其他人[9,72]。在大多数情况下,身份的出现是在无意识的层面上发生的,取决于需求和地点[69,70]。

职业认同

个人通常在青春期晚期或成年早期进入医学院,由于其身份自出生以来一直在发展,如果他们不选择医学作为职业,他们的身份会继续向其他方向发展。叠加在这一轨迹上的是医生身份的发展:"随着时间的推移而逐步实现的自我身份,医学专业的特征、价值和规范被内化,从而使个人像医生一样思考、行动和感知[7]。"

Robert Kegan[67]在前人的工作基础上,提出了一个框架,为我们理解专业人员教育中的身份形成产生了重大影响[3,7,43]。他将自我纵向发展理解为一个兼具道德和价值的实体[8]。包括六个阶段(0~5),从童年开始,一直延伸到成年,他称之为:

0 一体化
1 冲动性
2 唯我性
3 人际性
4 法规性
5 个体间

Kegan 提出的早期和最后阶段与年轻成人(如医学生或住院医师)的发展无关,知识点 17.3 总结了第2~4 阶段,它们适用于医学专业身份的形成。在唯我性阶段,学习者扮演了一个专业角色,但并没有完全融入他们的身份。他们可能表现得像个专业人士,但仍在探索。在人际性阶段,随着职业规范的确立,个人开始认同这个职业,直到他们沉浸并融合其中。那些达到法规性阶段的人被描述为自我定义的专业人员。他们可以协商职业价值观和核心信仰之间的冲突,并批判或挑战职业的各个方面。他们用理性控制着情感和欲望,使得职业身份和其他与生俱来的身份真实而深刻地融合在一起,并重新定义自我。那些过渡到个体间阶段的人不认为自己有单一的身份,他们对许多其他的价值体系持开放和接受的态度。如果每个新入学的医学生都能达到第 5 阶段,那是非常令

知识点 17.3 个人身份和职业认同形成的阶段

阶段	个人特征	在职业背景下的表现形式
唯我性	考虑并顾及他人的意见,但自己的需要和利益占主导地位	能够承担专业角色,但主要的动机是遵守规则和保持正确;自我反省能力低。情绪大过理性
人际性	能够同时从多个角度看待问题,并将自我利益置于次要地位;关心他人如何看待自己	能够承担专业角色并以分担义务为导向;倾向于寻找可以模仿的对象;理想主义且能进行自我反思。情绪一般受到控制。一般会做正确的事情
法规性	能够承担角色并建立关系,同时以自己的原则和标准来评估它们;独立于他人进行自我定义	能够从不同的价值和期望来理解关系。职业的外部价值内化为个人价值。理性完全控制了需求、欲望和激情

来源:摘录于 Kegan[67];从 *Academic Medicine* 获得转载权。

人欣慰的,但研究表明,我们中很少有人能真正超越第 4 阶段[43]。

Bebeau,一位受 Kegan 影响的令人尊敬的调查者,这样总结这种转变:"个人通过多次转变,从以自我为中心的身份概念,转变为以职业期望为特征的道德身份,将他人的利益置于个人利益之上,或者为了服务社会而放弃自己的理想抱负[48]。"

职业认同的形成

自从 Lave 和 Wenger[9] 提出了他们的情境学习理论以来(见本书第 2 章和第 12 章),讨论身份形成时就很难不提及"实践共同体",因为从概念上看,这两个主题是相互交织的。医学被看作是一种独特的实践共同体[70],希望成为医生的个人通过学习开展医生的日常活动,自愿加入这个群体[70,71,73-75]。在这个过程中,每个人都从合法的边缘性参与到成为医疗行业的正式成员。此过程中,他获得了医生的身份,接受了医疗行业的规范、价值观和组织结构。因为个人在进入医学院时已被接受为一个新手,因此早期成员资格被定为"合法的"。正式成员资格则要求在该领域展示一定能力,标准由团体制定和评估。学习是一种社会活动,取决于与同学、医生和群体内其他医疗专业人士的互动。大部分的学习是在无意识的层面上进行的,从而获得大量的显性和隐性知识。学习是在医疗行业内"进行的",这种在相同实践环境中获得的知识具有内容真实性[76]。医疗行业是动态的,一个人从边缘性参与到全面参与,再到高级职位,然后退休,从而为新成员提供了空间。因为每个人在获得知识的同时必须重新创建医学知识库,随着新手对现有实践的挑战,知识库也是动态和不断变化的。

医疗行业不是一个单一的实践群体,而是提供了属于几个群体的机会。Wenger-Trayners 将医学专业描述为"由不同的实践群体组成的复杂职业——不仅涉及职业实践,还涉及研究、教学、管理、监管、协会等其他相关方面"[70]。可以在宏观、中观和微观层面上对这些群体进行考察。在宏观层面上,医疗行业起源于古代,强调公认的普世价值,如能力、关怀、同情心、保密性、诚实和正直——"好医生"的普遍标准[14,77]。在中观层面上,医学专业这个集体在规培阶段和后期实践中对身份认同的形成具有重大影响[78]。微观层面包括许多小型社群,如医院或大学院系、研究单位、教学单位、个体学习者和医生以及与其他医生和保健专业人员接触的许多活动[70]。因此,医生可以同时拥有多种职业身份,其表现形式取决于环境。此外,在他们的职业生涯中,他们可能会在获得新身份的时候抛弃已有身份[63]。

图 17.1 是专业身份形成过程的示意图,其上半部分显示了从合法的边缘性参与或通过实践共同体的活动到获得专业身份和正式成员的过程[79];下半部分将其与形成职业身份的社会化过程联系起来[54,63,71]。社会化是"一个人通过内化特定社会或群体的价值观和规范,学会在其中发挥作用的过程"[80]。它涉及个人的转变,因此区别于培训。Hafferty 说:"虽然任何职业培训都涉及学习新的知识和技能,但社会化与培训的区别在于将知识和技能与自我意识的改变相融合。"

新来的医学生作为青少年或年轻人,从出生就已经被社会化。虽然可能存在一些角色的"混淆"[2]或

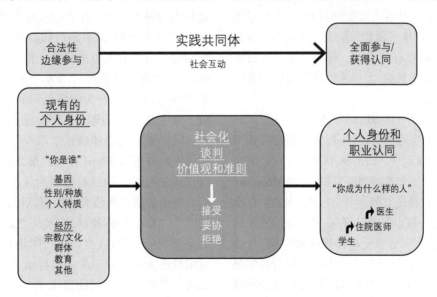

图 17.1 认同形成中社会化的作用。来源:*Academic Medicine* 授权使用。

"弥散"[65]，但个人身份的核心依然存在。这种身份的性质部分取决于个人的基因构成，它决定了某些身体特征，包括性别和种族。然而，每个人的个人经历都产生了深刻的影响，文化、宗教、阶级、教育和其他一系列因素对每个医学生的自我意识都有影响[69,81]。

每个学习者都自愿踏上从边缘到全面参与的旅程，并接触到医学领域的规范。在接受和内化这些规范的过程中，他们会自觉或不自觉地分阶段获得医生应有的身份[45,46,69,81]。医学生有一个独特的身份，随着他们与病人的接触越来越多，他们的身份会发生重大转变[3,43-50]。随着他们进入研究生培训阶段，他们获得了规培生或者住院医师的身份。尽管支撑这一说法的数据很少，但大多数人认为，规培阶段的影响是非常大的。大多数人认为他们的专业归属会给他们带来最强烈的职业认同[78]。如上所述，学习者进入实践阶段时，他们可能属于多个群体[70]。同样重要的是，在医生的职业生涯中，他们的身份可能会根据个人和职业情况发生几次重大转变[63,70]。

每个人都必须对社会化过程中产生的个人身份压力作出反应[3,43,67]。这种反应的一个主要部分是在接触并接受医疗行业的规范之后[43]。人们普遍认为，这涉及在有意识和无意识层面上与"自我"和群体的协商[68,81]。每个学习者都可以接受这些规范，尝试通过自我谈判来改变一些规范，或者拒绝某些规范。有些规范对职业认同非常重要，以至于它们是不可协商的[43]。关怀、同情、诚实、正直、利他主义、承诺和能力就是例子。如果一个学习者被认为违反了基本规范，就会产生相应的后果，包括处罚或被排除在群体之外[43]。

充分参与医疗活动和获得职业认同的进展不是线性的[68,69,81]。有一些真正改变的时间，通常与过渡期（如第一次接触尸体或死亡）、开始与病人接触或从本科生到研究生教育有关[43,50]。每一个重要的过渡时期都提供了进步的机会，但通常伴随着身份的重大变化而产生的巨大压力。

规范和行为的内化会影响个人现有的身份。改变一个人的身份是困难的，并且不可避免地会有相当程度的不适及不确定性。Erikson 认为，为了完成改变，有必要"压制"一个人的现有身份[2]，而 Monrouxe 认为，改变会导致"身份失调"[50]，并增加压力。在维持"自己是谁"这一核心需求时，存在着持续的紧张关系，因为每个人都有义务接受群体规范和实现"自己希望成为谁"[59]。此外，诸如个人失败或敌对的学习环境等经历，会让群体看起来不那么受欢迎，也会阻碍进步[68,81]。如果学习者的身份与群体的身份一致，那

么就可以最小化不一致。因此，选择与医生身份相似的人，可以使非专业人员到专业人员的过渡更容易[82]。

职业素养的定义明确了必须向学习者阐明的医学专业身份的规范[36]，包括学生个人、毕业后学员和医生对病人以及社会的义务。此外，每个学生、毕业后学员和医生个人对群体的其他成员和群体本身都负有义务[7,60]。最后，医学实践共同体与社会享有一种社会契约，所有人都必须了解其中的细节[27]，知识点 17.1 中概述的"治疗者"的属性，描述了对医疗行业的期望规范。

影响社会化的因素

将医学教育强加于身份发展的正常过程，使个人暴露于一系列直接影响社会化的因素之中。图 17.2 试图总结这些因素。

角色示范、导师和体验式学习

影响医学专业身份形成的最强大力量是角色示范和导师[38,50,51,69]，以及在医学的多重学习环境中，在临床和非临床经验过程中发生的多人及群体互动[43,50,51]。这些社会机制促进了知识和技能的获得，并对学习者在各阶段的态度和价值观产生深刻的影响。他们通过有意识的反思和无意识的途径对学习者施加影响[83,84]，从而产生大量的显性知识[85]和隐性知识[86]。

角色示范是"作为专业人士且行为方式受人尊敬的个人"[87]，而导师则与学习者有更密切和更长时间的接触，充当"经验丰富、值得信赖的顾问"[80]。两者作为群体的成员，为学习者所向往的身份提供了范例[88]。在行动、外表和信仰上变得像导师一样，成为学习者有意和无意的目标。他们的影响可能是积极的，也可能是消极的，这取决于他们的行为举止[88]。不幸的是，非专业行为的角色示范是很常见的，它导致了角色混淆，阻碍职业认同形成[52,81,88,89]。

同样重要的是体验式学习——学习者每天接触到的多种临床和非临床经验的最终结果[43,85]。然而，仅仅让学习者接触经验被认为是不够的。为了使经验对身份形成产生最大的影响，对经验的反思是必要的[82,83]。Kolb 告诉我们，在经历之后，必须进行观察和有意识的反思，这会让经历同化为个人的信念，然后根据改变后的知识库采取行动[90]。为了确保反思练习是针对职业认同的形成，应该由知识渊博的人，主要是导师和角色示范，在课程中提供反思的机会。

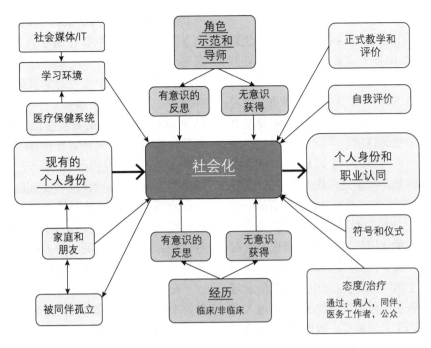

图 17.2 影响社会化的因素。来源：*Academic Medicine* 授权使用。

自杜威时代起，我们就知道，并不是所有的经验都是适用的，也不是所有的学习都是为了实现特定的教育目标[91]。有必要确保学习者接触并反思与职业身份发展相关的各种具体经验。在医学生接触的所有经验中，他们与病人的接触对其职业认同的形成影响最大[3,50,55,56]。早期和持续的临床接触，以及对这些经验的反思至关重要[84,85]。医学课程有义务让学生接触到他们将面临的各种临床问题，但也要让他们参与到自身的身份发展的过程中。在这个过程中，一些转变时刻和令人紧张的时刻提供了一个机会，既能促进身份的形成，又能通过公开讨论减少身份变化带来的压力[3,59]。进入医学院、接触尸体和体验死亡、从课堂到临床体验，再到住院医师培训，都是这种机会的例子[59,81]。

最后一点很重要。医学知识库由显性知识和隐性知识组成，而人们认为绝大部分是隐性知识[92]。隐性知识的数量非常之大，以至于无法全部明确[91,93]。医学教育者必须选择明确的知识项目，使个人有意识地参与到改变自己的过程中[94]。人们还一致认为，知识在隐性和显性类别之间不断变换[95]。很多隐性知识是通过无意识的途径获得的，个人并没有意识到它的存在[95]。这是一种"知道却无法说出"的知识[96]。例如，当医学生进入实践共同体时，他们常常无意识地改变自己的行为、着装和交流方式[68]。这一途径的重要性在于，教师必须意识到，他们在任何时候都是榜样，而不仅仅在正式教学期间[88]。隐性知识是不断

被获取的。本书第 12 章更深入地讨论了非正式学习和基于工作学习的复杂性。

教学环境

除了角色示范、导师和经验的影响外，图 17.2 还描述了教学环境中可能影响社会化进程的多种因素，概述了正式、非正式和隐性课程的许多要素[97]。

正式课程包括教师希望学习者重点学习的知识[96]。如果把职业认同形成当作一种教育目标，则必须将其作为认知基础的一部分纳入正式课程中，明确呈现给各级学习者[98]。由于"评价驱动学习"，为了使该信息产生影响，必须对该知识库的获取进行评价，可以采用多种方法完成该任务[62]。然而，目前尚无实用的方法，因此，试图评估获得职业认同的进展就更加困难[62,99]。

因为身份认同涉及"自我"的创造和呈现，所以在知识渊博的教师的协助下，自我评价变得容易实现，且有价值。在反馈的同时，鼓励学习者考查自己从外行到专业人士的进步，并找出促进和抑制这一过程的因素[59,60,99]。

学习环境，包括非正式和隐性课程，可以对社会化和身份形成产生深远的影响[47,49,51,97]。一个热情友好的群体是非常宝贵的，他们从学习者的教育经历开始就将其视为未来的同事[3,81]。尊重和奖励"好医生"的制度政策有助于形成这种群体意识[97]。另一方面，贬低或羞辱学习者的破坏性学习环境会阻碍正确的

身份形成[47,49,81]。

医疗保健系统的性质会对这种学习环境产生影响，因为学习者从系统的各个要素中获取知识并在其中发挥作用[100,101]。虽然试图定制医疗保健系统以支持身份形成是不可行的，但反思医疗系统对每个人身份的影响可以让学习者了解如何最好地应对复杂系统，同时保持"他们本身的特质"[79]。

社交媒体是近年来出现的一个因素，其对职业身份形成的影响尚不清楚。对于近几代人来说，社交媒体已经成为与同事、朋友、家人乃至全世界交流的一种自然方式[102]；尽管它的使用经常违反职业规范[103]，但它现在已经成为一种常用的手段，用来呈现个人眼中的自己。虽然证据很少，但社交媒体很可能会对学习者的职业认同产生影响，因为流通中的大量信息与个人相关。它还代表了一种强有力的手段，其他人可以通过这种手段传达个人的感受。因此，社交媒体可以对身份形成产生积极或消极的影响。

其他因素

图 17.2 的其余部分概述了影响社会化的其他因素。不同个体对待医学生的方式对他们如何看待自己有着深远的影响[3,43,45,50]。最重要的影响来自病人，其次是同伴及其他医疗保健专业人员、家人和朋友[53,55,56,104]。当学习者被当作培训中的医生或医生对待时，他们会感觉自己像医生。正如 Goffman 所指出的，当他们扮演这个角色时，这个角色就变成了他们自己[5]。

象征性事件和仪式在医学教育和影响身份形成方面也有着悠久而重要的历史[55,57,104-106]。诸如获得听诊器、"授予白大褂仪式"和宣誓《希波克拉底誓言》等象征性事件都有助于在医学实践中产生归属感[55,57,105]。

最后，由于医学教育的要求高、耗时长，在此学习环境中成长的人会逐渐孤立于与其志同道合的人，这已成为世代医学人的真实生活写照[43,49,51]。这种与先前环境（包括家人和朋友）的孤立，扩大了影响社会化的多种因素对身份形成的影响[43,68]，且是目前紧张局势的主要来源。当代学生、毕业后学员和年轻从业者强烈反对工作对他们私人生活的影响[107,108]。当他们在行业内协商实践规范时，他们实际上改变了规范，目的是建立适当的工作/生活平衡。结果是工作时间受到限制，实践模式发生重大变化[108]。

在本节结束时，还要强调一点，虽然列出的因素对每个学习者都有影响，但每个人对每个因素的反应并不相同[3,51,59]。因此，工作带来的孤独感可能会增强某些人的身份形成，而对其他人则造成压力。自我评估对某个人来说可能很容易，而对其他人来说可能是困难或无效的。然而，这些因素的总和导致个体身份的社会化，从而获得由过去到现在的身份转变。

学习者对社会化的反应

从非专业人员到专业人员的过程需要一系列的反应，这些反应虽然因人而异，但都是有据可依的。这些反应并非源于我们目前对身份形成的关注，而是长期以来医学教育的固有组成部分。图 17.3 试图对其进行总结。

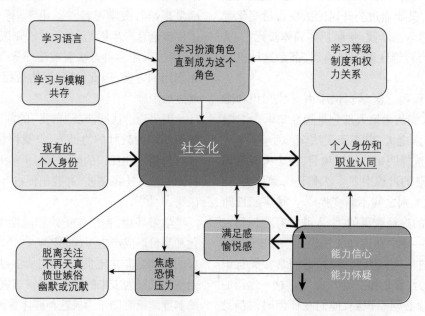

图 17.3 学习者对社会化过程的反应。来源：*Academic Medicine* 授权使用。

关于身份形成的大量文献强调了职业对个人身份形成的强大影响[72]。医学也是如此，随着能力水平的提高和信心的增强，学习者作为医生的自我意识变得更加稳固[50,52,54]。这在临床情况下发展得更快，因此对医学生强调要尽早进入临床并持续临床接触[54,57,95,108]。成就感会带来满足感和愉悦感，从而增强动力[55,57]。然而，如果能力受到质疑，自我怀疑可能会导致信心丧失，并伴随着羞愧或内疚[109]。由此所产生的压力可能会阻碍获得专业身份的进展，从而导致焦虑或恐惧[55,57,72]。这时，为了避免这种情况发生，积极的反馈就显得十分重要。

医学教育的另一个常态是压力[110]。无论获得一个新身份(实际上就需要压制现有的身份)，还是身份不协调的问题，所有人都认为某种程度的压力是不可避免的[47,53-55,69,72]。这种压力又伴随着其他各种压力，如需要学习大量知识的苛刻课程的压力，接触疼痛和痛苦的压力，接触死亡，以及人际交往等许多困难处境的压力[54,56,68]。然而，需要重点强调的是，一个多世纪以来，我们已经明白，压力在一定程度上是有利于表现和学习的[43,45,47,49,110,111]。压力 - 表现曲线告诉我们，在一定程度上，压力是有益的，但超过一个临界点，它就会具有破坏性。压力永远不会从医学教育中消失，但我们必须在压力下为学习者提供支持，并努力确保压力保持在有益范围内。

长期以来，另一个对学习者来说很重要的反应是，当他们面临一个新的角色时，他们有必要"假装"有能力[5,50-53]。在临床上，他们的导师、病人、同伴、朋友和家人都希望他们表现得能像医生一样，他们也这样做了，即使他们知道自己是在假装。从课堂到临床，从本科到研究生阶段再到临床实践，每一次角色的转变都需要重复这一过程[50,55,58]。然而，通过一次又一次地扮演预期的角色，这些角色已经融入了他们自己，他们开始"像医生一样思考、行动和感知"[4]。

学习者必须掌握几个世纪以来形成的医学语言，并学会面对医学实践中固有的模糊性和不确定性[43,45,47,49]。他们会接触到医学院、医院、行政单位、地区卫生机构以及更广泛的医疗卫生保健系统的等级制度和权力关系[49,89,97,112]。让他们了解这些机构关系对所在群体和他们自己的影响是很重要的[112,113]。

最后，已有很多文献充分记载了不同阶段医学生对在医学院遇到的压力经历的不同反应。苦中作乐或沉默是人类对压力的正常反应，这似乎从正式的医学教学开始就已经存在[114,115]。当学习者逐渐认识到医疗实践的现实与早期的理想主义愿望不同时，就会出现不再天真、不愿关心或愤世嫉俗的情况[89,116]。不幸的是，如果学习者经常接触到不可接受的做法或行为，那种情况会更加突出[47,51,53]。这些情况让学习者面临道德困境，从而进一步加剧了身份转变的压力[113]。

对医学教育的启示

历代医学教育运用各种教育理论和方法，培养出了具备实践所需知识和技能以及职业认同的医生。因此，即使将职业认同的形成作为一个明确的教育目标，也未必会导致课程的根本性转变。然而，许多世代使用的策略，在通过身份形成的视角进行审视时，可能会有所改变。此外，还可以开发一些新的活动来支持学习者发展他们的职业认同。

知识点 17.4 中总结的以下课程建议，是基于医学领域有关身份形成的有限文献[3,8,11,55,57,59,81]、我们的机构经验[117,118]，以及医学领域以外专门研究身份形成、实践共同体和职场学习的广泛文献[119-123]。

 知识点 17.4　实用建议：在医学课程中促进职业认同的形成

1. 将职业认同的形成作为教育目标。
2. 建立一个认知基础。
3. 鼓励学生参与自身的身份发展。
4. 创建并维持一个受欢迎的实践共同体。
5. 明确指出影响身份形成的主要因素(如角色示范、导师指导、体验式学习、反思)。
6. 将过渡期视作机遇。
7. 提供教师发展以支持该计划。
8. 绘制职业认同发展的进度图。
9. 识别有困难的学习者，并在需要时提供补修措施。

---

1. 将职业认同形成作为主要的教育目标[7]

我们认为，身份形成一直是医学教育的一个隐性目标，过去使用的包括职业素养教育在内的许多教育策略，都是达到这一目的的一种手段[7]。将职业认同的形成作为教育目标，使其成为医学教育的基础要素，这应该反映在使命宣言和其他概述教育机构目标和价值观的公共文件中。

2. 建立职业素养教学的认知基础[31]

应将职业认同的形成、实践共同体和社会化等概念添加到正式课程的认知基础中。目的是确保教师和学习者理解成为一名医生需要经历的所有磨难的本质，以及可能促进或抑制这一进程的各种因素。本章提供的身份形成和社会化的示意图,旨在对这些因素进行归类和总结。

3. 让学生参与自我身份的发展[3,10,11,55,57,59,81]

把支持学习者参与自我身份的发展作为教育目标,将重点从教师的教和学生的学转移到学生有意识地解决"他们希望成为谁"的问题。结合有关身份形成和社会化过程的知识,个人可以更好地理解自己的进程,追踪其轨迹,并对职业身份的获得进行一定的控制。我们应鼓励学生在成为医生时保留其个人身份的核心要素[59,81]。

4. 创建一个受欢迎的实践共同体

医学一直是一个社会群体,但并不总是受欢迎的[47,49,54,68,112,113]。学习环境需要通过身份形成的视角进行批判性的审查。通过加入实践共同体获得职业认同在概念上很重要,因为加入它的新成员或边缘性参与者即代表着医疗群体的未来[70]。因此,医疗行业有责任对未来的同事表示欢迎和支持。尽管已经取得了一些进展,但对于来自少数群体的个人来说,进入医疗行业仍然很困难,这一情况必须得到解决[47,49]。包含隐性课程和非正式课程要素的学习环境,可以通过明确支持、开放协商每个人的规范并提供反馈,对身份形成产生积极的影响[43,49,51,97]。另一方面,一个充满敌意和不受欢迎的迂腐的学习环境会破坏信心,阻碍身份形成[97,113]。从低年级到高年级的社会活动可以对建立归属感产生强大的影响,世代医疗行业的各种仪式也是如此[43,50,51,57]。

5. 处理影响身份形成的主要因素

由于角色示范与指导一直是并将持续是获得职业认同的基础,因此在课程修订时需要特别注意[75,83,88]。榜样和导师必须意识到认知基础,以及在任何时候都要传递显性和隐性知识,而不仅仅是在正式教学期间[98]。此外,他们必须意识到体验式学习和反思对建立职业认同的作用[83,84,88,90]。课程必须确保学生接触到职业认同发展的基础经验,并指导学生对这些经验进行引导性反思,召开小组研讨,这是十分有益的[123]。

6. 将转型期视为机遇

在整个医学教育过程中,身份的形成并不是以线性方式进行的[57,68]。医学生在向新角色过渡的过程中,压力尤其大,因为他们经常需要改变现有的身份[81]。对他们来说,这既是挑战,也是机遇,因为这代表了个人身份发生重大变化的时期。从进入医院,开始全职临床轮转,过渡到住院医师,再到进入临床实践,这些都是重大的挑战[68]。每个人都应该利用好这些机会,

在榜样或导师的指导下,反思自己在成为一名医生进程中的方方面面。在课程中安排越来越多的时间来适应过渡期,从身份形成的视角来看,这些活动是十分有益的。

7. 提供教师发展以支持该计划

教师发展对于支持致力于身份形成的课程尤为重要[98]。临床教育工作者并不十分了解身份形成、实践共同体和社会化的概念,如果他们要积极和明确地支持学生的成长过程,他们就必须了解这些过程和他们的角色。教师发展为榜样和临床教育者提供知识和指导,并促使他们反思自己的身份[117]。

8. 绘制职业认同发展的进程图

医学实践共同体的标准是通过与社会合作建立的。共同体有责任确定有抱负的成员是否符合这些标准[70,72,75]。由于社会认同的获得与成员资格密不可分,因此有必要评价获得职业认同的进展情况。有些方法可以用来评估职业认同的进展,但尚无法大规模实施[61,99]。由于自我呈现对职业认同有非常重要的影响[70,81],因此自我评价非常重要。个人在与导师合作过程中,评价自己在"感觉像个医生"方面的进展,是形成性反馈的重要刺激因素,并且目前已有可行的评估方法[61]。关于进展的积极反馈是职业认同发展的一个重要因素,它让人产生自信和归属感[3,68,81]。总结性反馈是难以做到的。然而,对专业行为的评价可以被视为评价职业认同的替代品,而不专业的行为将一直伴随我们[61]。因此,为评估专业行为而开发的方法可以间接衡量职业认同的情况,并作为进一步补修或移除行动的基础[41]。

9. 必要时提供补修措施

从职业认同的角度来看,补修措施最近才被纳入考虑范围[61]。他们"将关于社会和心理发展的社会科学理论应用于成人概念化和实施补修计划中"[124]。他们将补修视为终身持续的质量改进,并在很大程度上依赖于个人参与建立和实现期望目标。

小结

本章基于这样一个前提,即职业认同的形成应该是"教育未来医生的重中之重"[125]。职业认同的形成作为一项教育运动,随着以教授职业素养为基础来提高医师专业表现方法的发展而演变,虽然这是一种进步,但其固有矛盾却难以克服。那些仅仅表现得像医生的毕业生是缺乏真实性的。"好医生"的行为应该是发自内心的,并基于"他们是谁"。随着医学教

育者和医学研究者提供了更多关于身份形成和职业认同形成的信息，我们有可能设想出一种课程，专门支持个人发展自己的身份。这种课程教育的理论基础是由社会学习理论（如实践共同体、情境化学习以及完善的身份形成理论基础）提供的。我们希望这一章能够为课程的发展指明方向，这些课程的主要目标是支持个人发展他们的身份，或者作为一种选择，在传统的课程中开展活动，认识到专业身份形成的重要性，并在教学计划中具体解决这个问题。正如我们开始时所引，在结尾依旧用一句引言来概括我们试图在本章提出的观点——"学习的核心问题是成为一个实践者，而不是学习如何实践"[126]。

参考文献

1 Shakespeare, W. As You Like It. Act II, Scene 7.
2 Erikson, E.H. (1982). *The Lifecycle Completed*. New York: Norton.
3 Jarvis-Selinger, S., Pratt, D.D., and Regehr, G. (2012). Competency is not enough: integrating identity formation into the medical education discourse. *Academic Medicine* 87: 1185–1191.
4 Merton, R.K. (1957). Some preliminaries to a sociology of medical education. In: *The Student Physician: Introductory Studies in the Sociology of Medical Education* (ed. R.K. Merton, L.G. Reader and P.L. Kendall), 3–79. Cambridge, MA: Harvard University Press.
5 Goffman, E. (1959). *The Presentation of Self in Everyday Life*. New York: Doubleday.
6 Wear, D. and Kuczewski, M.G. (2004). The professionalism movement: can we pause? *American Journal of Bioethics* 4: 1–10.
7 Cruess, R.L., Cruess, S.R., Boudreau, J.D. et al. (2014). Reframing medical education to support professional identity formation. *Academic Medicine* 89: 1446–1451.
8 Irby, D.M. and Hamstra, S.J. (2016). Parting the clouds: three professionalism frameworks in medical education. *Academic Medicine* 91: 1606–1611.
9 Lave, J. and Wenger, E. (1991). *Situated Learning. Legitimate Peripheral Participation*. Cambridge, UK: Cambridge University Press.
10 Cooke, M., Irby, D.M., and O'Brien, B.C. (2010). *Educating Physicians: A Call for Reform of Medical School and Residency*. San Francisco, CA: Jossey-Bass.
11 Holden, M., Buck, E., Luk, J. et al. (2015). Professional identity formation: creating a longitudinal framework through TIME (transformation in medical education). *Academic Medicine* 90: 761–767.
12 Cruess, R.L., Cruess, S.R., and Steinert, Y. ed. (2016). *Teaching Medical Professionalism: Supporting the Development of a Professional Identity*. Cambridge, UK: Cambridge University Press.
13 Pellegrino, E.D. and Pellegrino, A.A. (1988). Humanism and ethics in roman medicine: translation and commentary on a text of Scribonius Largus. *Literature and Medicine* 7: 22–38.
14 Pellegrino, E. (2006). Character formation and the making of good physicians. In: *Lost Virtue: Professional Character Development in Medical Education* (ed. N. Kenny and W. Shelton), 1–17. Oxford, UK: Elsevier.
15 Martimianakis, M.A., Maniate, J.M., and Hodges, B.D. (2009). Sociological interpretations of professionalism. *Medical Education* 43: 829–837.
16 Starr, P. (1982). *The Social Transformation of American Medicine*. New York: Basic Books.
17 Krause, E. (1996). *Death of the Guilds: Professions, States and the Advance of Capitalism, 1930 to the Present*. New Haven, CT: Yale University Press.
18 Freidson, E. (2001). *Professionalism: The Third Logic*. Chicago: University of Chicago Press.
19 Cruess, S.R. and Cruess, R.L. (1997). Professionalism must be taught. *British Medical Journal* 315: 1674–1677.
20 Cohen, J.J. (2006). Professionalism in medical education, an American perspective: from evidence to accountability. *Medical Education* 40: 607–617.
21 Birden, H., Glass, N., Wilson, I. et al. (2014). Defining professionalism in medical education: a systematic review. *Medical Teacher* 36: 47–61.
22 Cruess, S.R., Johnston, S., and Cruess, R.L. (2004). Profession: a working definition for medical educators. *Teaching and Learning in Medicine* 16: 74–76.
23 Royal College of Physicians of London (2005). *Doctors in Society: Medical Professionalism in a Changing World*. London: Royal College of Physicians of London.
24 Helmich, E., Yeh, H.-M., Kalet, A., and Al-Araky, M. (2017). Becoming a doctor in different cultures: toward a cross-cultural approach to supporting professional identity formation in medicine. *Academic Medicine* 92: 58–62.
25 Ho, M.-J. (2013). Culturally sensitive medical professionalism. *Academic Medicine* 88: 1014.
26 Al-Eraky, M.M. and Chandratilake, M. (2012). How medical professionalism is conceptualized in Arabian context: a validation study. *Medical Teacher* 34: S90–S95.
27 Sullivan, W. (2005). *Work and Integrity: The crisis and promise of professionalism in North America*, 2e. San Francisco, CA: Jossey-Bass.
28 Cruess, R.L. and Cruess, S.R. (2008). Expectations and obligations: professionalism and medicine's social contract with society. *Perspectives in Biology and Medicine* 51: 579–559.
29 Stevens, R. (2001). Public roles for the medical profession in the United States: beyond theories of decline and fall. *Milbank Quarterly* 79: 327–353.
30 Shaw, G.B. (1946). *Introduction to The Doctor's Dilemma*, 75. Harmondsworth: Penguin Books (original published 1911).
31 Birden, H., Glass, N., Wilson, I. et al. (2013). Teaching professionalism in medical education: A Best Evidence Medical Education (BEME) systematic review. *Medical Teacher* 35: 569–574.
32 Frank, J.R. and Danoff, D. (2007). The CanMEDS initiative: implementing an outcomes-based framework of physician competencies. *Medical Teacher* 29: 642–647.
33 Accreditation Council for Graduate Medical Education (ACGME) and the American Board of Medical Specialists (ABMS) (2000). *The Outcome Project*. Iowa: Accreditation Council for Graduate Medical Education (ACGME).
34 General Medical Council (2013). *Good Medical Practice*. London: General Medical Council.
35 Cruess, R. and Cruess, S. (2006). Teaching professionalism: general principles. *Medical Teacher* 28: 205–208.
36 Stern, D.T. and Papadakis, M. (2006). The developing physician – becoming a professional. *New England Journal of Medicine* 355: 1794–1799.
37 Sullivan, W. (2005). Markets vs. professions: value-added? *Daedalus* 134: 10–26.
38 Kenny, N.P., Mann, K.V., and MacLeod, H. (2003). Role modeling in physicians' professional formation: reconsidering an essential but untapped educational strategy. *Academic Medicine* 78: 1203–1210.
39 Mann, K., Gordon, J., and MacLeod, A. (2009). Reflection and reflective practice in health professions education: a systematic review. *Advances in Health Sciences Education: Theory and Practice* 14: 595–621.
40 Steinert, Y., Cruess, R.L., Cruess, S.R. et al. (2007). Faculty development as an instrument of change: a case study on teaching professionalism. *Academic Medicine* 82: 1057–1064.
41 Hodges, B.D., Ginsburg, S., Cruess, R.L. et al. (2011). Assessment of

professionalism: Recommendations from the Ottawa 2010 Conference. *Medical Teacher* 33: 354–363.

42 Coulehan, J. and Williams, P.C. (2001). Vanquishing virtue: the impact of medical education. *Academic Medicine* 76: 598–605.

43 Hafferty, F.W. (2016). Professionalism and the socialization of medical students. In: *Teaching Medical Professionalism* (ed. R.L. Cruess, S.R. Cruess and Y. Steinert), 54–68. Cambridge: Cambridge University Press.

44 Haidet, P. (2008). Where we are headed: a new wave of scholarship on educating medical professionalism. *Journal of General Internal Medicine* 23: 1118–1119.

45 Becker, H.S., Geer, B., Hughes, E.C., and Strauss, A.L. (1961). *Boys in White: Student Culture in Medical School*. Chicago, IL: University of Chicago Press.

46 Bosk, C. (1979). *Forgive and Remember*. Chicago, IL: University of Illinois Press.

47 Beagan, B.L. (2005). Everyday classism in medical school: experiencing marginality and resistance. *Medical Education* 39: 777–784.

48 Bebeau, M.J. (2006). Evidence based character development. In: *Lost Virtue: Professional Character Development in Medical Education* (ed. N. Kenny and W. Shelton), 47–86. Oxford, UK: Elsevier.

49 Brosnan, C. (2009). Pierre Bourdieu and the theory of medical education: thinking 'rationally' about medical students and medical curricula. In: *Handbook of the Sociology of Medical Education* (ed. C. Brosnan and B.S. Turner), 51–68. London: Routledge.

50 Monrouxe, L.V. (2010). Identity, identification and medical education: why should we care? *Medical Education* 44: 40–49.

51 MacLeod, A. (2011). Caring, competence and professional identities in medical education. *Advances in Health Sciences Education: Theory and Practice* 16: 375–394.

52 Monrouxe, L.V., Rees, C.E., and Hu, W. (2011). Differences in medical students' explicit discourses of professionalism: acting, representing, becoming. *Medical Education* 45: 585–602.

53 Weaver, R., Peters, K., Koch, J., and Wilson, I. (2011). 'Part of the team': professional identity and social exclusivity in medical students. *Medical Education* 45: 1220–1229.

54 Burford, B. (2012). Group processes in medical education: learning from social identity theory. *Medical Education* 46: 143–152.

55 Goldie, J. (2012). The formation of professional identity in medical students: considerations for educators. *Medical Teacher* 34: e641–e648.

56 Helmich, E., Bolhuis, S., Dornan, T. et al. (2012). Entering medical practice for the very first time: emotional talk, meaning and identity development. *Medical Education* 46: 1074–1086.

57 Monrouxe, L.V. (2013). Identities, self and medical education. In: *Oxford Textbook of Medical Education* (ed. K. Walsh), 113–123. Oxford: Oxford University Press.

58 Wilson, I., Cowin, L.S., Johnson, M., and Young, H. (2013). Professional identity in medical students: pedagogical challenges to medical education. *Teaching and Learning in Medicine* 25: 369–373.

59 Frost, H.D. and Regehr, G. (2013). 'I am a doctor': negotiating the discourses of standardization and diversity in professional identity construction. *Academic Medicine* 88: 1570–1577.

60 Cruess, S.R. and Cruess, R.L. (2016). General principles for establishing programs to support professionalism and professional identity formation at the undergraduate and postgraduate levels. In: *Teaching Medical Professionalism: Supporting the Development of a Professional Identity* (ed. R.L. Cruess, S.R. Cruess and Y. Steinert), 113–124. Cambridge: Cambridge University Press.

61 Bebeau, M.J. and Faber-Langendoen, K. (2014). Remediating lapses in professionalism. In: *Remediation in Medical Education: A Mid-Course Correction* (ed. A. Kalet and C.L. Chou), 103–127. New York: Springer.

62 Norcini, J.J. and Shea, J.A. (2016). Assessment of professionalism and progress in the development of a professional identity. In: *Teaching Medical Professionalism: Supporting the Development of a Professional Identity* (ed. R.L. Cruess, S.R. Cruess and Y. Steinert), 155–169. Cambridge: Cambridge University Press.

63 Shoemaker, S. (2006). Identity and identities. *Daedalus* 135: 40–48.

64 Piaget, J. and Inhelder, B. (1969). *The Psychology of the Child*. New York: Basic Books.

65 Marcia, J.E. (1966). Development and validation of ego identity status. *Journal of Personality and Social Psychology* 3: 551–558.

66 Kohlberg, L. (1984). *The Psychology of Moral Development: The Nature and Validity of Moral Stages*. San Francisco, CA: Harper and Row.

67 Kegan, R. (1982). *The Evolving Self: Problem and Process in Human Development*. Cambridge, MA: Harvard University Press.

68 Cohen, M.J.M., Kay, A., Youakim, J.M., and Balicuis, J.M. (2009). Identity transformation in medical students. *American Journal of Psychoanalysis* 69: 43–52.

69 Vignoles, V.L., Schwartz, S.J., and Luyckx, K. (2011). Toward an integrative view of identity. In: *Handbook of Identity Theory and Research* (ed. S.J. Schwartz, K. Luyckx and V.L. Vignoles), 1–27. New York: Springer.

70 Wenger-Trayner, E. and Wenger-Trayner, B. (2015). Learning in a landscape of practice. In: *Learning in a Landscape of Practice: A Framework* (ed. E. Wenger-Trayner, M. Fenton-O'Creevy, S. Hutchison, et al.), 13–31. London: Routledge.

71 Kaufman, D.M. and Mann, K.V. (2013). Teaching and learning in medical education: how theory can inform practice. In: *Understanding Medical Education: Evidence, Theory and Practice*, 2e (ed. T. Swanwick), 7–29. Oxford: Wiley.

72 Skorikov, V.B. and Vondracek, F.W. (2011). Occupational identity. In: *Handbook of Identity Theory and Research* (ed. S.J. Schwartz, K. Luyckx and V.L. Vignoles), 693–714. New York: Springer.

73 Wenger, E. (1998). *Communities of Practice: Learning, Meaning, and Identity*. Cambridge: Cambridge University Press.

74 Cruess, R.L., Cruess, S.R., and Steinert, Y. (2018). Medicine as a community of practice: Implications for medical education. *Academic Medicine* 93 (2): 185–191.

75 Lave, J. (1998). Situated learning in communities of practice. In: *Communities of Practice: Learning, Meaning, and Identity* (ed. E. Wenger), 63–82. Cambridge: Cambridge University Press.

76 Wenger, E. (2010). Communities of practice and social learning systems: the career of a concept. In: *Social Learning Systems and Communities of Practice* (ed. C. Blackmore), 179–199. London: Springer.

77 Bennett, D., Solomon, Y., Bergin, C. et al. (2017). Possibility and agency in a figured world: becoming a 'good doctor'. *Medical Education* 51: 248–257.

78 Ludmerer, K.M. (2015). *Let Me Heal: The Opportunity to Preserve Excellence in American Medicine*. New York: Oxford University Press.

79 Cruess, R.L., Cruess, S.R., Boudreau, D.B. et al. (2015). A schematic representation of the professional identity formation and socialization of medical students and residents: a guide for medical educators. *Academic Medicine* 90: 718–725.

80 (1989). *Oxford English Dictionary*, 2e. Oxford: Clarendon Press.

81 Monrouxe, L. (2016). Theoretical insights into the nature and nurture of professional identities. In: *Teaching Medical Professionalism: Supporting the Development of a Professional Identity* (ed. R.L. Cruess, S.R. Cruess and Y. Steinert), 37–54. Cambridge: Cambridge University Press.

82 Kinghorn, W.A. (2010). Medical education as moral formation: an Aristotelian account of medical professionalism. *Perspectives in Biology and Medicine* 53: 87–105.

83 Mann, K., Gordon, J., and MacLeod, A. (2009). Reflection and reflective practice in health professions education: a systematic review. *Advances in Health Sciences Education: Theory and Practice* 14: 595–621.

84 Epstein, R.M. (2008). Reflection, perception and the acquisition of wisdom. *Medical Education* 42: 1048.

85 Billet, S. (2004). Conceptualizing workplaces as learning environments. *Journal of Workplace Learning* 16: 312–324.

86 Eraut, M. (2000). Non-formal learning and tacit knowledge in professional work. *British Journal of Educational Psychology* 70: 113–136.

87 Cote, L. and Leclere, H. (2000). How clinical teachers perceive the doctor-patient relationship and themselves as role models. *Academic Medicine* 75: 1117–1124.

88 Mann, K.V. and Gaufberg, E. (2016). Role modelling and mentoring in the formation of a professional identity. In: *Teaching Medical Professionalism: Supporting the Development of a Professional Identity* (ed. R.L. Cruess, S.R. Cruess and Y. Steinert), 4–97. Cambridge: Cambridge University Press.

89 Benbassat, J. (2014). Changes in well-being and professional values among medical undergraduate students: a narrative review of the literature. *Advances in Health Sciences Education: Theory and Practice* 19: 597–610.

90 Kolb, D. (1984). *Experiential Learning*. Englewood Cliffs: Prentice-Hall.

91 Dewey, J. (1963). *Experience and Education*. New York: Collier Books.

92 Mann, K., Dornan, T., and Teunissen, P.W. (2011). Perspectives on learning. In: *Medical Education: Theory and Practice* (ed. T. Dornan, K. Mann, A. Scherpbier and J. Spencer), 17–39. London: Churchill Livingstone.

93 Wenger, E. (2010). Communities of practice and social learning systems: the career of a concept. In: *Social Learning Systems and Communities of Practice* (ed. C. Blackmore), 179–199. London: Springer.

94 Billet, S. (1996). Situated learning: bridging sociocultural and cognitive theorizing. *Learning and Instruction* 6: 263–280.

95 Eraut, M. (2000). Non-formal learning and tacit knowledge in professional work. *British Journal of Educational Psychology* 70: 113–136.

96 Polanyi, M. (1958). *Personal Knowledge: Towards a Post-critical Philosophy*. Chicago, IL: University of Chicago Press.

97 Hafferty, F.W. and Hafler, J.P. (2011). The hidden curriculum, structural disconnects, and the socialization of new professionals. In: *Extraordinary Learning in the Workplace, Innovation and Change in Professional Education* (ed. J.P. Hafler), 17–35. New York: Springer.

98 Steinert, Y. (2016). Faculty development to support professionalism and professional identity formation. In: *Teaching Medical Professionalism: Supporting the Development of a Professional Identity* (ed. R.L. Cruess, S.R. Cruess and Y. Steinert), 124–140. Cambridge: Cambridge University Press.

99 Cruess, R.L., Cruess, S.R., and Steinert, Y. (2016). Amending Miller's pyramid to include professional identity formation. *Academic Medicine* 91: 155–169.

100 Relman, A.S. (2007). Medical professionalism in a commercialized health care market. *Journal of the American Medical Association* 298: 2668–2670.

101 Lesser, C.S., Lucey, C.R., Egener, B. et al. A behavioural and systems view of professionalism. *Journal of the American Medical Association* 304: 2732–2737.

102 Chretien, K.C. and Kind, T. (2013). Social media and clinical care: ethical professional and social implications. *Circulation* 127: 1413–1421.

103 Ryan Greyson, K.C., Chretien, K.C., and Kind, T. (2012). Physician violations of online professionalism and disciplinary actions: a national survey of state medical boards. *Journal of the American Medical Association* 307: 1141–1142.

104 Graungaard, A.H. and Anderson, J.S. (2014). Meeting real patients: a qualitative study of medical students' experiences of early patient contact. *Education for Primary Care* 25: 132–139.

105 Wald, H.S., Reis, S.P., Monroe, A.D., and Borkan, J.M. (2010). 'The loss of my elderly patient': interactive reflective writing to support medical students' rites of passage. *Medical Teacher* 32: e178–e184.

106 Yardley, S., Littlewood, S., Margolis, S.A. et al. (2010). What has changed in the evidence for early experience? Update of a BEME systematic review. *Medical Teacher* 32: 740–760.

107 Borges, N.J., Stephen, M.R., Elam, C., and Jones, B.J. (2006). Comparing millennial and generation X medical students at one medical school. *Academic Medicine* 81: 571–576.

108 Watson, D.E., Slade, S., Buske, L., and Tepper, J. (2006). Intergenerational differences in workloads: a ten year population-based study. *Health Affairs* 25: 1620–1628.

109 Bynum, W.E. and Goodie, J.L. (2014). Shame, guilt, and the medical learner: ignored connections and why we should care. *Medical Education* 48: 1045–1054.

110 LeBlanc, V. (2009). The effects of acute stress on performance: implications for health professions education. *Academic Medicine* 84: S25–S23.

111 Yerkes, R.M. and Dodson, J.D. (1908). The relation of strength of stimulus to the rapidity of habit-formation. *Journal of Comparative Neurology* 18: 459–482.

112 Janss, R., Rispens, S., Segers, M., and Jehn, K.A. (2012). What is happening under the surface? Power, conflict and the performance of medical teams. *Medical Education* 46: 828–849.

113 Benbassat, J. and Baumal, R. (2005). Enhancing self-awareness in medical students: an overview of teaching approaches. *Academic Medicine* 80: 156–161.

114 Wear, D., Aultman, J.M., Varley, J.D., and Zaeconi, J. (2006). Making fun of patients: medical students' perceptions and use of humor in clinical settings. *Academic Medicine* 81: 854–862.

115 Lingard, L. (2012). Language matters: towards an understanding of silence and humor in medical education. *Medical Education* 47: 40–48.

116 Feudtner, C., Christakis, D.A., and Christakis, N.A. (1994). Do clinical clerks suffer ethical erosion? Student perceptions of their ethical environment and personal development. *Academic Medicine* 69: 670–679.

117 Boudreau, J.D., MacDonald, M.E., and Steinert, Y. (2014). Affirming professional identities through an apprenticeship: insights from a four-year longitudinal case study. *Academic Medicine* 89: 1038–1045.

118 Boudreau, J.D. (2016). The evolution of an undergraduate medical programme on professionalism and identity formation. In: *Teaching Medical Professionalism in Support of Professional Identity Formation* (ed. R.L. Cruess, S.R. Cruess and Y. Steinert), 217–231. Cambridge: Cambridge University Press.

119 Wenger, E. (2010). Communities of practice and social learning systems: the career of a concept. In: *Social Learning Systems and Communities of Practice* (ed. C. Blackmore), 179–199. London: Springer.

120 Stoll, R.B., McMahon, A., Wallace, M., and Thomas, S. (2006). Professional learning communities: a review of the literature. *Journal of Educational Change* 7: 221–258.

121 Billett, S. (2002). Workplace pedagogical practices: co-participation and learning. *British Journal of Educational Studies* 50: 457–481.

122 Eraut, M. (2000). Non-formal learning and tacit knowledge in professional work. *British Journal of Educational Psychology* 70: 113–136.

123 Imel, S. (1999). Using groups in adult learning: theory and practice. *Journal of Continuing Education in the Health Professions* 19: 54–61.

124 Arnold, L., Sullivan, C., and Quaintance, J. (2016). Remediation of unprofessional behaviour. In: *Teaching Medical Professionalism in Support of Professional Identity Formation* (ed. R.L. Cruess, S.R. Cruess and Y. Steinert), 169–186. Cambridge: Cambridge University Press.

125 Sullivan, W.M. (2016). Foreword. In: *Teaching Medical Professionalism in Support of Professional Identity Formation* (ed. R.L. Cruess, S.R. Cruess and Y. Steinert), ix–xvi. Cambridge: Cambridge University Press.

126 Brown, J.S. and Duguid, P. (1991). Organizational learning and communities of practice: toward a unified view of working, learning and innovation. *Organization Science* 2 (1): 40–57.

拓展阅读

Frost, H.D. and Regehr, G. (2013). 'I am a doctor': negotiating the discourses of standardization and diversity in professional identity construction. *Academic Medicine* 88: 1570–1577.

Goldie, J. (2012). The formation professional identity in medical students: considerations for educators. *Medical Teacher* 34: e641–e648.

Helmich, E., Yeh, H.-M., Kalet, A., and Al-Araky, M. (2017). Becoming a doctor in different cultures: toward a cross-cultural approach to supporting professional identity formation in medicine. *Academic Medicine* 92: 58–62.

Jarvis-Selinger, S., Pratt, D.D., and Regehr, G. (2012). Competency is not enough: integrating identity formation into the medical education discourse. *Academic Medicine* 87: 1185–1191.

（翻译：王丹；审校：于晨）

18 档案袋在个人及职业发展中的应用

Erik Driessen¹ and Jan van Tartwijk²
¹Department of Educational Development and Research, Faculty of Health, Medicine and Life Sciences, Maastricht University, Maastricht, The Netherlands
²Department of Education, Utrecht University, Utrecht, The Netherlands

---

 本章要点

- 档案袋作为一种工具,可以有效支持和评价在临床工作场景中的学习。
- 在医学教育领域,档案袋主要致力于 3 个目标:监测和规划学习者的发展、评价表现和激发反思。

- 基于不同的目的,档案袋可能在范围、结构和内容等方面显著不同。
- 对档案袋的评估需要采取定性的解释方法。
- 导师是影响档案袋效度的一个重要因素。

引言

1990 年,Miller 评述了评价"临床技能 / 能力 / 表现"所面临的挑战。当时他指出,在医学教育领域中工具可以被用来评价知识、技能和能力,但并不能用来评价一个毕业生在临床实践中独立工作时的表现[1]。由于使用档案袋可以弥补评价体系中的这一空缺,近几十年来,档案袋在医学教育中获得了突出的地位[2,3]。

档案袋的概念借鉴自艺术和建筑领域,该领域的一个传统做法是将工艺作品和其质量证据保存在一个便于携带的盒子里,即档案袋。如今,许多致力于培养能力的教学项目中都在使用档案袋,而且大多数教学档案袋都以电子形式呈现(知识点 18.2)。档案袋的内容可以是规定的,也可以由学习者自行决定,档案袋可以记录的内容有:对已完成工作的报告、收到的工作反馈、取得的进展、提高能力的计划以及对表现和发展的反思[4,5]。档案袋尤其适合支持和评价在临床工作场景中的学习,这得益于其能够适应行为表现相关的非标准化信息,从而公正地对待学习者和具体工作场景的特点及面临的挑战[6]。因此,档案袋评价法和最近教育领域的发展趋势完全一致,都高度关注在实践中的学习,如基于结果的教学和基于能力的学习。

本章关注以下几个话题:

- 档案袋的多样性
- 使用档案袋监测和规划能力发展
- 档案袋评价法
- 使用档案袋激发反思

将档案袋应用于医学教育领域的证据基础已经全部总结在知识点 18.1 中了[2,5,7,8]。本章中,学习者指任何在院校医学教育、毕业后医学教育阶段的学生或参加继续职业发展的从业者。

档案袋的多样性

范围

不同档案袋所适用的范围可能大相径庭[9]。档案袋的范围可能非常有限(比如只针对演讲技能的档案袋),专注于单一的技能、能力领域或课程组成,也可能很宽泛地涵盖学习者在很长一段时间内所有与其能力领域相关的发展。

封闭式和开放式

撰写档案袋的学习者可以获得不同程度的档案袋结构安排或指导,并被明确告知拥有这些内容和结构的档案袋会产生什么样的结果。

封闭式档案有详细的指导方针和严格的规定,相对来说,学习者几乎没有决定自己档案格式和内容的自由。封闭式档案易于比较和浏览,尤其是在进行大

知识点 18.1 寻找证据：促进档案袋成功的因素[2,5,7,8]

因素	建议
目标	清楚地解释使用档案袋的目标，并将这些目标结合起来（学习和评价）
介绍档案袋	提供有关使用档案袋的步骤、档案袋格式和内容的清晰指导方针。防止信息技术类问题的出现
	进行实操示范，简要介绍档案袋的目标和其使用步骤
监测／互动	安排教师、培训者、监管人或同侪的监测
评价	在评价流程中加入一些保障措施，例如间歇性反馈周期、顾问或相关人员（包括学习者）的参与和一系列判断程序
	根据评价的利害关系，使用由 2~3 名评价者组成的评价小组
	训练评价者
	使用统一的评分标准（全球行为表现描述）
档案袋格式	保持档案袋格式的灵活性
	避免在档案袋内容方面的过度规定
	避免过度的文书工作
在课程中的定位	将档案袋与课程中的其他教学活动相结合
	在低年级本科生中合理使用档案袋

规模的档案评价时。但其缺点是不能真正做到公正地评判学习者和工作场所的特点，而这恰恰是使用档案袋评价法的重要原因之一。

当学习者的学习目标相对宽松和常规时，一个更加开放的档案袋将赋予学习者相当大的自由来决定档案的内容和格式，学习者进而可以对他们的学习过程进行更加丰富的描述，并关注他们工作场所的具体特征。但这也导致浏览这样的档案更加困难，对其作出可靠的评价也更富有挑战性。

档案袋目标与档案袋设计方案的关系

在医学教育中，档案袋服务于三个主要目标：学习者发展、评价和反思。档案袋的目标（可以是多个）主导着该档案袋的结构和内容，正如图 18.1 总结的那样[2]。在用于监测和规划发展的档案中，其主要特征是对成就和目标进行概述。在用于评价的档案袋中，能力成就的证据占据了中心地位。在主要目标是激发反思的档案袋中，核心是书面评估和行为分析，以指导行为的提升。上述这些学习档案袋中的评价和反思会有重叠，如图 18.1 所示。在实践中，大多数档案袋将所有或部分目标结合起来，而决定档案袋是什么样子的正是这一混合目标（知识点 18.2）。不存在一种普遍适用的档案袋类型，在本章余下的部分中，我们将关注使用档案袋的三个目的：监测和规划发展、评价、激发反思。

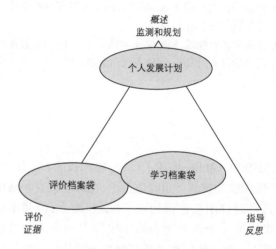

图 18.1 档案袋的目的和内容

知识点 18.2 电子档案袋

电子档案袋在医学教育领域广泛使用[9]；在大多数情况下使用由供应商提供的平台，但使用标准应用程序也是可以的[2]。

电子档案袋有三项功能：

1. 提供了一个储存所有材料（档案）的仓库。

2. 促进评价过程中的管理和后勤保障（例如通过多个平台直接在线加载评价和反馈表格，管理谁有权访问何种信息，并将信息片段连接到整体框架上）。

3. 支持对汇总信息的快速概览（例如反馈报告的概述和能力增长的概述）。

电子档案袋应易于被任何有权限的利益相关方访问。电子档案袋将阻止未经授权的访问，将良好的可访问性和安全性结合起来。一个用户友好型和切实可行的平台是至关重要的。

监测和规划发展型档案袋

从教学的角度来看,工作场所并不是合适的、能让学习者符合结构化课程要求的学习环境。虽然可以提前确定学习的目标和能力,但工作场所是否提供机会实现这些需求取决于那些有着不同病状的病人和监督学习者的临床带教教师。换句话说,在工作场景中的学习取决于学习机会的可获得性,而对于每位学习者来说,这不可避免地因时因地而异[10]。更重要的是,在本科教育阶段(或许规培阶段也如此),学生很少能够拥有同一位监管教师超过一个或两个星期[11]。因此,临床工作场景本质上是一个不稳定的环境,学生很难在其中主导自己的学习。当一心一意地沉浸在临床实习中时,学生们很难确切地理解这些实习经验将如何帮助他们完成总体学习目标和获得课程要求的能力。此外,连续性监督的缺乏和对学生活动的有限观察,阻碍了对学习者发展的有效监测。要解决这些问题,需要在档案袋中纳入一个系统概述,包括为获得某种特定能力而进行的任务、已经实现的能力水平以及需要更多工作的领域[12](见知识点 18.3)。

设置学习目标

要使该类型档案袋有效,为每一特定时期设定明确的学习目标至关重要。旨在实现这些学习目标的、有目的性的活动是基于工作场景的学习的支柱之一[15]。学习目标通常包含在职业发展规划中,这些规划收录在档案袋中,并且被用于指导关于进度的面谈。学习目标的确定取决于下列因素[16]:

- 项目要求和下阶段获得实习工作的可能性。
- 对档案袋的分析和关于进度的面谈——用来确定哪些方面需要特别注意。
- 学习者的个人学习目标——选修课和特殊兴趣等。

要想使学习目标能够有效指导发展,学习者和教师双方都必须全身心地投入去实现它们。教师必须确保目标是具体的,并制定可行的计划来实现它们。一个有用的辅助工具是"SMART"模型:即目标应该是明确具体的(specific)、可衡量的(measurable)、可实现的(attainable)、相关联的(relevant)和有时限的(time-bound)。只有符合这些条件时,目标才有可能真正实现[17]。

档案袋的结构和内容

在作为促进和监测发展的工具而使用的档案袋中,对已经掌握的内容和尚待学习的内容进行概述是

知识点 18.3　聚焦:置信职业行为
(图 18.2)

通常利用胜任力来构建基于工作场景的学习的教学框架。胜任力框架强调,医学教育的重点不仅仅是医学知识和技能,也包括非技术层面的能力。此外,胜任力还经常被用来指导工作场景中的学习和评价。工作场景中的学习活动可以和胜任力联系起来。但是在实践中,将抽象的胜任力与实际临床工作相关联可能会有问题。虽然学习者的学习表现记录可能表明他们遵循了正式的课程安排,但实际上,正式课程和学习者在工作场景中真切学到的东西之间的联系微乎其微。为了弥合抽象的胜任力和临床实践之间的差距,ten Cate 和 Scheele[13]引入"置信职业行为"(entrustable professional activities,EPAs)的概念。EPAs 被视为对某一职业至关重要的任务,每位学生必须在课程结束时完成这些任务。考虑到 EPAs 的重要性,它们在项目进行的过程中受到特别关注。Scheele 等[14]提出三条用来定义 EPAs 的标准:对日常工作实践有重要意义的任务;具有高风险性或易出错的任务;可以作为某种特定胜任力的典范的任务。在档案袋,学习者可以收集材料来证明自己已经掌握 EPAs 中的某一项胜任力。下面的示意图提供了一个例子,说明了 EPAs 是如何在毕业后医学教育的培训阶段工作的。

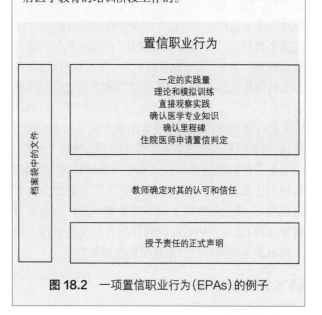

图 18.2　一项置信职业行为(EPAs)的例子

很重要的。许多档案袋为学习者提供其需要完成的概述,以展示他们做了什么、在何处做的、他们学习到了什么东西以及他们计划如何推进[12]。

这类概述可以包含以下信息:

- **手术或病例**　何种手术? 监督的级别是什么? 病人的类型是什么? 学到了什么东西? 这些活动被

评价了吗？规划是什么？

- **之前的工作经验**　何地？何时？何种任务？优点和缺点？发展了哪些胜任力和技能？学习者的评价？
- **之前接受的教育和培训**　哪些课程或项目？何地？何时？学到了什么东西？是否成功完成？学习者的评价？
- **在课程/项目之内或之外获取的经验**　何地？何时？何种任务？优点和缺点？发展了哪些胜任力和技能？学习者的评价？规划是什么？
- **课程/项目的组成**　目前为止，哪些组成成分已经取得了？哪些还尚待获取？何时？学到了什么东西？是否成功完成？学习者的评价？规划是什么？
- **能力或技能**　哪种技能？熟练程度？规划是什么？偏好是什么？

评价型档案

近年来，关于应当如何评价档案的思考发生了显著的变化。传统的心理计量学方法以基于标准化和分析性评价标准的客观判断为特征，已经被发现与许多档案袋本质上非标准化的性质不一致，这些档案袋以学习者及特定工作场所的特征和面临的挑战为中心[18,19]。除了数字信息（分数）外，这种心理测量学的定量方法不适用于如今包含许多质性信息的档案[6,20]。档案不再仅仅用于评价专业技能，它们还尤其适合评价非技术型技能，例如职业精神等[21]。这种评价任务不能被转化为那些拥有标准化清单和严格规定标准的分析性程序[22]。因此，由于存在不同的质性信息，当评价人员权衡档案中的信息能否用来评价学习者的能力时，他们不可避免地将要依赖自己的个人判断[19,23,24]。

为了使档案的评价方式匹配档案的特征，我们提倡使用主要依靠质性研究的方法[18,19]。正如大多数档案那样，质性研究需要对不同类型的质性信息进行解释，以对定义不明确的问题作出有意义的表述。以下列出的是一些评价档案袋时的实用策略[2,18]。

档案袋评价策略

设置反馈周期

使用周期性反馈循环制度可以确保学习者在最终的评价到来时不会感到惊讶。鉴于档案袋的内容通常是在很长一段时间内编纂而成的，因此一直等到这段周期结束才声明档案袋的质量是很不明智的。中期时的形成性评价，例如来自指导者的反馈，有助于学习者调整和改进他们的档案袋。不仅是从评价的角度，站在学习的角度来看，在一个档案袋发展的不同阶段进行定期反馈都是可取的[12,25]。

使多位评价者参与

除了评价者在周期结束时对已经完成的档案袋作出评价，那些以某种方式参与到该档案袋发展过程中的各类人员也可以对评价作出有价值的贡献。指导者通常是第一个对档案袋质量作出评价的人[26]。他通常是最了解学习者的人，能够确定档案材料的真实性，熟知学习者的工作习惯[27]。关于如何将导师角色和评价者角色相结合的更多信息，请参见知识点18.4。同伴是另一可以对评价作出贡献的群体。同伴评价的优势有两个方面：同伴从自身经验中知道制作一个档案袋意味着什么，并且在参与同伴评价的过程中，他们可以使自身熟悉档案袋的评价标准。最后，学习者还可以对档案袋的质量进行自评，例如通过回应导师的评价和/或自己评价自己的能力水平。文献表明，自我评价可能带有倾向性[28]。为了减轻这种倾向性，Eva 和 Regehr[29]建议鼓励学习者积极地寻找有关他们表现的外部信息，以得到有效的自我评价。同样，学习者对其档案袋的自我评价也可以在导师所作出的判断的支持下来获得证实[30]。

培训评价者

组织一次会议（在一个档案袋周期的中间阶段之后，最后一轮评价之前）使评价者可以校准他们的判断，讨论评价的过程及其结果。在个性化档案袋中，评价大量高度多样化的信息需要专业的判断。评价者将不可避免地使用带有自身特质的评价标准，比如，判断可能会取决于他们之前的经验、个人对教育的观念和信念以及对将要被评价的能力的观念等[31]。但可以通过让他们参与对评价过程的讨论来减少这些差异[32]。例如，在讨论完一个基准档案袋后，评价者对评价标准的解读可能会交汇融合，对这个将要遵循的流程的共同理解也会被建立起来。这样的讨论最好是不仅安排在最后一轮评价之前，而且在档案袋周期的中间阶段也要安排，这样评价者就可以将自己对档案袋的判断与其同事的判断进行比较，并讨论彼此之间在理解上的差异[33]。在最终的评价之后，应将所有的评价信息传达给评价者，以帮助促进他们对整个过程的理解。

发展顺序性评价体系

在马斯特里赫特医学院，一套被用来优化评价时

知识点 18.4 实用建议:将导师角色和评价者角色相结合

教师通常同时扮演着学生的导师和评价者的角色。然而,有人认为,将这些角色结合起来会威胁到学习环境的安全性[43]。在其他地方,我们已经描述了导师角色在评价过程中的其他情境[2]。

博士生导师

在某些情况下,指导者在档案袋评价程序中的作用类似于博士研究生的导师。在许多国家,学位论文是由一个委员会正式评价的。当博士生导师认为论文符合标准时,他会邀请具有相关专业知识的同行参加评价委员会,而博士生导师并不是该委员会的成员。鉴于负面评价会对博士生导师的声誉造成损害,因此除非博士生导师确信论文已经达到标准,否则他们不会轻易召集评价委员会。在这类过程中,指导者和学习者有共同的利益,即产生一个值得肯定的学位论文或档案袋。

驾校教练

在这一模式中,指导者的角色和评价者的角色全然是分开的。指导者 / 驾驶教练员训练学习者获得所需的能力,这些能力展现在学习档案袋中。当教练员认为学习者已经具备足够的能力时,他会从相关专业机构(即驾驶及车辆牌照事务处)邀请评价者来测评学习者的能力。学习者也可能主动与驾照管理部门联系。

私教

在这一模式中,学习者采取主动。他们也许会拜托一位资深同事来指导他们,直到他们能够达到所需的能力水平。这种情况适合那些想要取得额外资格的专业人员。评价者将是来自外部机构的人。

间、使有限时间得到高效利用的程序已经被开发出来,以解决评价过程中出现有冲突的信息而引发更多信息收集的问题[18]。导师对其指导的学生的档案袋的评价提出建议。学生个人和评价者决定他们是否就导师给出的建议达成一致。达成一致意味着评价程序的完成。如果没有达成一致,那么该档案袋会被递交给由更多评价者组成的评价小组。通过这种方式,可以确保引起异议的档案袋会比那些获得一致判断意见的档案袋得到更加仔细的审裁。由于征求了更多评委的意见,评价的信度也提高了。此外,评价者之间的讨论也会使应用评价标准这一方面更加清晰(参见上文"训练评价者"部分)。

纳入叙述性信息

将提供质性的、叙述性反馈作为档案的要求,并在评价过程中给予这些信息很大的权重。因为叙述性信息,相较于定量的数字数据反馈,能够为学习者和评价者提供更加丰富和详细的信息[15]。在一个 10 分制量表中获得 7 分几乎不能让人了解到学习者到底是在哪些方面做得好,在哪些方面做得不好。只有当行为表现的优势和缺陷在叙述性反馈中得到阐释时,评价才真正具有信息量。工作场所中的评价面临的一个相关问题是评分者的宽松。出于各种各样的原因,在实际操作中,低分是很罕见的情况,因此分数通常不具有很好的区分度[34]。然而,叙述性反馈往往能就学习者的表现提供更加详细和具有鉴别力的信息。可以通过在评价表格中提供专门的空间来鼓励评价者提供叙述性反馈。

使用清晰的评分标准或描述符

教学机构通常会投入大量的精力来生成能力简介。其中,重要的一点是要在详细列出学习者必须能够达到的具体标准清单(能够做到的声明)和为评价者提供总纲领但几乎没有实际指导的全面描述之间取得适当的平衡。换句话说,诀窍就是正确平衡分析性标准和整体性标准。为了实现这一目标,可以让学习者和评价者了解每一项整体性能力需要达到的水平。一个非常有用的工具是评分标准或描述符,它通常包含对每项能力在不同水平上的期望描述,如新手水平、具有胜任力的专业人士水平和专家水平[35]。

档案袋的结构和内容

起初,档案袋是出于便于评价的目的而被引入医学教育。档案袋本质上来说,不过是作为存储反映各种行为表现的质量信息的容器。然而,关于档案袋的实验显示,档案袋中的证据要想对评价者有意义,就必须被有条理地组织起来,以反映出学习者希望展示的能力和他们希望阐明的任务[36]。因此,档案中的证据应该附上标题,以解释这些证据应该显示什么。证据材料的性质和多样性决定了档案袋对学习者学习活动和成就的描绘的丰富程度。因此,尽管学习者倾向于呈现大量的证据并让评价者决定这些证据材料的价值,这种做法是不被鼓励的。因为这样会增加评价者的负担,还可能使评价者一叶蔽目,不见泰山。所以,对于学习者来说,有选择很重要,一个优秀的挑选标准是证据材料应能够反映出学习者的发展和进步。

激发反思型档案袋

反思周期

在其他地方,我们将"反思"定义为"对过去的行为及结果进行系统性和批判性分析,用以指导未来的行为"[37]。在工作场合中学习,是一个将经验转化为知识、技能、态度和价值观的过程,该过程可以用体验式学习周期图来表示,比如由 Korthagen 及其同事或 Kolb 和 Fry 提出的那些[38,39]。这些周期模型的各个阶段由具体的经历、评估、分析、抽象概念的形成和泛化,以及在新情形中检验之前得到的结论等部分组成。这其中的好几个阶段,档案袋都有贡献。我们将用 Korthagen 的 ALACT 模型(见图 18.3)来说明这一点[30,37,38]。

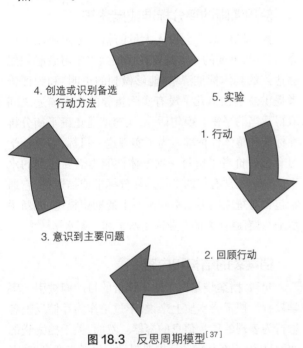

4. 创造或识别备选行动方法

5. 实验

1. 行动

3. 意识到主要问题

2. 回顾行动

图 18.3 反思周期模型[37]

行动

反思周期从行动开始。为了使学习者在提升现有能力的同时获得新的能力,必须预先选择一个涵盖所有能力要求的任务组合。

回顾行动:评估

由于没有指导的自我评价通常质量很差,Eva 和 Regehr[29] 提出"寻求自我主导的评价"作为职业发展周期中这一阶段的替代方案。在继 Boud 之后[40],他们把寻求自我评价描述为一个通过向外探查而承担个人责任的过程,即直接从外部资源获取反馈和信息。在这个阶段,档案袋将发挥"文件夹"的作用,里面的信息按照需要达到的不同能力来进行存储和组织,并配有标题,以说明证据所表达的内容和关于表现水平的结论。

意识到主要问题所在:分析

下一步就是分析,检查数据、发现模式并确定因果关系。在这一阶段,理论可以帮助识别模式和因果关系。研究表明,学习者并没有很明显地表现出能够正确地分析自己的表现行为[41]。有鉴于此,Korthagen 等建议[38],导师应该提出问题,以激励学习者发现并解释自己行为和他人行为背后的原因,并分析时准确找出不一致的地方。

创造或识别备选行动方法:改变

接下来,在分析的基础上,应该选择备选行动方法。导师的作用是鼓励学习者考虑备选行动方案,决定使用哪一种,并证明这一选择是正确的。一个"SMART"(具体的、可衡量的、可实现的、相关联的和有时限的)行动计划可以启动下一轮的反思性学习。

关于反思和反思性实践的更多内容,请参见本书的第 4 章和第 25 章。

档案袋的结构和内容

在激发反思型档案袋中,书面材料的作用非常突出。这些反思可能与学习者希望习得的能力有关,而且学习者通常也会评估自己的表现,分析已经掌握的能力和确定需要进一步发展的能力[30]。反思还可以涉及学习者参加课程的动机,和/或学习者如何看待他自己作为一名医生/专业人员。进行这些反思可以作为学习者长期的一个日常工作事项。

在专门致力于激发反思型档案袋中,反思部分是档案袋结构的核心,档案袋中的材料和概述是支持学习者反思的佐证[42]。这有助于将精力聚焦于反思,因为学习者很可能会将反思和证据材料的一致性作为目标。例如,学习者不能只是简单地声称他们已经学会了如何做临床报告;他们必须用证据材料和概述来证实这一说法,说明他们是为什么和如何做到这一点的。

小结

档案袋的使用无论是在理论层面还是实践层面

都具有优势。它可以捕捉工作场所中有关行为和发展的质性信息,并且可以考虑到该工作场所的独特特征。这样一来,档案袋就通过在 Miller 所说的"做"的层面上进行评价而发挥评价部分的作用[1]。包含反思性写作模块的档案袋要求学习者进行一次"与自己的对话",这一部分可以通过与另外一个人进行反思性讨论和力求与档案袋中的证据材料相一致来增强。反思为学习者和导师提供了一种手段,使他们可以对已经取得的成就和待完成的事情有一个总体的认识。

档案自身并不能发挥作用。要使档案袋有效,必须满足某些条件。导师也许是最关键的因素,即与学习者共同沟通他的档案袋内容的人(见知识点18.4)。

致谢

我们诚挚地感谢 John Pitts,他在本书第 1 版中的章节为我们撰写本章节提供了参考。

参考文献

1 Miller, G.E. (1990). The assessment of clinical skills/competence/performance. *Academic Medicine* 65 (9 Suppl): S63–S67.

2 Van Tartwijk, J. and Driessen, E.W. (2009). Portfolios for assessment and learning: AMEE guide no. 45. *Medical Teacher* 31 (9): 790–801.

3 Driessen, E.W. (2017). Do portfolios have a future? *Advances in Health Science Education* 22 (1): 221–228.

4 Paulson, F.L., Paulson, P.R., and Meyer, C.A. (1991). What makes a portfolio a portfolio. *Educational Leadership* 48 (5): 60–63.

5 Driessen, E., van Tartwijk, J., van der Vleuten, C., and Wass, V. (2007). Portfolios in medical education: why do they meet with mixed success? A systematic review. *Medical Education* 41 (12): 1224–1233.

6 Snadden, D. (1999). Portfolios – attempting to measure the unmeasurable? *Medical Education* 33 (7): 478–479.

7 Buckley, S., Coleman, J., Davison, I. et al. (2009). The educational effects of portfolios on undergraduate student learning: a Best Evidence *Medical Education* (BEME) systematic review. BEME guide no. 11. *Medical Teacher* 31 (4): 282–298.

8 Tochel, C., Haig, A., Hesketh, A. et al. (2009). The effectiveness of portfolios for post-graduate assessment and education: BEME guide no. 12. *Medical Teacher* 31 (4): 299–318.

9 JChertoff, J., Wright, A., Novak, M. et al. (2015). Status of portfolios in undergraduate medical education in the LCME accredited US medical school. *Medical Teacher* doi:10.3109/0142159X.2015.11145952.

10 Billet, S. (2006). Constituting the workplace curriculum. *Journal of Curriculum Studies* 38 (1): 31–48.

11 Jones, M.D. Jr., Rosenberg, A.A., Gilhooly, J.T., and Carraccio, C.L. (2011). Perspective: competencies, outcomes, and controversy–linking professional activities to competencies to improve resident education and practice. *Academic Medicine* 86 (2): 161–165.

12 Driessen, E.W., van Tartwijk, J., Govaerts, M. et al. (2012). The use of programmatic assessment in the clinical workplace: a Maastricht case report. *Medical Teacher* 34 (3): 226–231.

13 ten Cate, O. and Scheele, F. (2007). Competency-based postgraduate training: can we bridge the gap between theory and clinical practice? *Academic Medicine* 82 (6): 542–547.

14 Scheele, F., Teunissen, P., Van Luijk, S. et al. (2008). Introducing competency-based postgraduate medical education in the Netherlands. *Medical Teacher* 30 (3): 248–53.

15 Ericsson, K.A. (2015). Acquisition and maintenance of medical expertise: a perspective from the expert-performance approach with deliberate practice. *Academic Medicine* 90 (11): 1471–1486.

16 Driessen, E., Kenter, G., de Leede, B. et al. (2011). Richtlijn voortgangs-gesprek in de medische vervolgopleiding. *Tijdschrift voor Medisch Onderwijs* 30 (6 Suppl 3): 51–62.

17 Overeem, K., Driessen, E.W., Arah, O.A. et al. (2010). Peer mentoring in doctor performance assessment: strategies, obstacles and benefits. *Medical Education* 44 (2): 140–147.

18 Driessen, E., van der Vleuten, C., Schuwirth, L. et al. (2005). The use of qualitative research criteria for portfolio assessment as an alternative to reliability evaluation: a case study. *Medical Education* 39 (2): 214–220.

19 van der Vleuten, C.P., Schuwirth, L.W., Scheele, F., Driessen, E.W. and Hodges, B. (2010). The assessment of professional competence: building blocks for theory development. *Best Practice and Research. Clinical Obstetrics and Gynaecology* 24 (6): 703–19.

20 Pitts, J. and Coles, C. (2003). The challenge of non-standardised assessment of professionals-the need for a paradigm shift. *Education for Primary Care* 14: 397–405.

21 Driessen, E. (2009). Portfolio critics: do they have a point? *Medical Teacher* 31 (4): 279–281.

22 Kuper, A., Reeves, S., Albert, M., and Hodges, B.D. (2007). Assessment: do we need to broaden our methodological horizons? *Medical Education* 41 (12): 1121–1123.

23 van der Vleuten, C.P., Schuwirth, L.W., Driessen, E.W. et al. (2012). A model for programmatic assessment fit for purpose. *Medical Teacher* 34 (3): 205–214.

24 Eva, K.W. and Hodges, B.D. (2012). Scylla or Charybdis? Can we navigate between objectification and judgement in assessment? *Medical Education* 46 (9): 914–919.

25 Altahawi, F., Sisk, B., Poloskey, S. et al. (2012). Student perspectives on assessment: experience in a competency-based portfolio system. *Medical Teacher* 34 (3): 221–225.

26 Dekker, H., Driessen, E., Ter Braak, E. et al. (2009). Mentoring portfolio use in undergraduate and postgraduate medical education. *Medical Teacher* 31 (10): 903–9.

27 Driessen, E., van Tartwijk, J., Vermunt, J.D., and van der Vleuten, C.P. (2003). Use of portfolios in early undergraduate medical training. *Medical Teacher* 25 (1): 18–23.

28 Davis, D.A., Mazmanian, P.E., Fordis, M., Van Harrison, R., Thorpe, K.E. and Perrier, L. (2006). Accuracy of physician self-assessment compared with observed measures of competence: a systematic review. *Journal of the American Medical Association* 296 (9): 1094–102.

29 Eva, K.W. and Regehr, G. (2008). 'I'll never play professional football' and other fallacies of self-assessment. *Journal of Continuing Education in the Health Professions* 28 (1): 14–19.

30 Driessen, E., Overeem, K. and Van Tartwijk, J. (2010). Learning from practice: mentoring, feedback, and porfolios. In: Dornan T, Mann K, Scherpbier A and Spencer J (eds) *Medical Education: Theory and Practice*, 211–27. Edinburgh: Churchill Livingstone Elsevier.

31 Govaerts, M.J., Van de Wiel, M.W., Schuwirth, L.W., Van der Vleuten, C.P. and Muijtjens, A.M. (2013). Workplace-based assessment: raters' performance theories and constructs. *Advances in Health Sciences Education* 18 (3): 375–96.

32 Pitts, J., Coles, C., Thomas, P., and Smith, F. (2002). Enhancing reliability in portfolio assessment: discussions between assessors. *Medical Teacher* 24 (2): 197–201.

33 Rees, C.E. and Sheard, C.E. (2004). The reliability of assessment criteria for undergraduate medical students' communication skills portfolios: the Nottingham experience. *Medical Education* 38 (2): 138–144.

34 Williams, R.G. and Dunnington, G. (2004). Prognostic value of resident clinical performance ratings. *Journal of the American College of Surgeons* 199 (4): 620–627.

35 Meade, L.B., Borden, S.H., Mcardle, P. et al. (2012). From theory to actual practice: creation and application of milestones in an internal

medicine residency program, 2004–2010. *Medical Teacher* 34 (9): 717–723.

36 Bird, T. (1990). The schoolteacher's portfolio: an essay on possibilities. In: *The New Handbook of Teacher Evaluation: Assessing Elementary and Secondary School Teachers* (ed. J. Millman and L. Darling-Hammond), 241–256. Newbury Park, CA: Corwin Press Inc.

37 Driessen, E., van Tartwijk, J., and Dornan, T. (2008). The self critical doctor: helping students become more reflective. *British Medical Journal (Clinical Research Edition)* 336 (7648): 827–830.

38 Korthagen, F.A.J., Kessels, J., Koster, B. et al. (2001). *Linking Theory and Practice: The Pedagogy of Realistic Teacher Education*. Mahwah, NY: Lawrence Erlbaum Associates.

39 Kolb, D.A. (1984). *Experiental Learning: Experience as the Source of Learning and Development*. Englewood Cliffs, NJ: Prentice Hall.

40 Boud, D. (1999). Avoiding the traps: seeking good practice in the use of self assessment and reflection in professional courses. *Social Work in Education* 18: 121–132.

41 Mansvelder-Longayroux, D.D., Beijaard, D., and Verloop, N. (2007). The portfolio as a tool for stimulating reflection by student teachers. *Teaching and Teacher Education* 23 (1): 47–62.

42 Van Tartwijk, J., Van Rijswijk, M., Tuithof, H. and Driessen, E.W. (2008). Using an analogy in the introduction of a portfolio. *Teaching and Teacher Education* 24: 927–38.

43 Tigelaar, D., Dolmans, D., Wolfhagen, H. and van der Vleuten, C. (2004). Using a conceptual framework and the opinion of portfolio experts to develop a teaching portfolio prototype. *Studies in Educational Evaluation* 30: 305–21.

拓展阅读

Driessen, E., van der Vleuten, C., Schuwirth, L. et al. (2005). The use of qualitative research criteria for portfolio assessment as an alternative to reliability evaluation: a case study. *Medical Education* 39 (2): 214–220.

Driessen, E.W. (2017). Do portfolios have a future? *Advances in Health Science Education* 22 (1): 221–228.

Franco, R.S., Giuliani dos Santos Franco, C.A., Pestana, O. et al. (2016). The use of portfolios to foster professionalism: attributes, outcomes, and recommendations. *Assessment & Evaluation in Higher Education* doi: 10.1080/02602938.2016.1186149.

（翻译：仲彧欣；审校：刘璐）

19 继续职业发展

Simon Kitto[1,2], David Price[3,4], Dahn Jeong[1], Craig Campbell[5], and Scott Reeves[6]

[1]Office of Continuing Professional Development, Department of Innovation in Medical Education, Faculty of Medicine, University of Ottawa, Ottawa, Ontario, Canada

[2]Department of Surgery, University of Toronto, Toronto, Ontario, Canada

[3]Deparment of Family Medicine, University of Colorado School of Medicine, Denver, CO, USA

[4]ABMS Research and Education Foundation, American Board of Medical Specialties, Chicago, IL, USA

[5]Office of Specialty Education, Royal College of Physicians and Surgeons of Canada, Ottawa, Ontario, Canada

[6]Faculty of Health, Social Care and Education, Kingston University and St George's University of London, London, UK

 本章要点

- 医生的职业发展和终身学习模式已经转变为一种更广泛的继续职业发展（CPD）模式。CPD包含各种各样的活动，涉及医生能力的方方面面，并且涵盖各种类型的专业人员，突出基于团队的跨专业教育的重要性。

- 作为一种CPD活动，自主学习（SDL）允许医生们掌控自己的学习，并且有效管理自己的时间。要想使SDL最大限度地在CPD中发挥其有效性，需要考虑到个人因素和环境因素。

- 当代基于胜任力的CPD形式强调学习对表现、照护质量和健康结果的影响。

- 认证维持为医生们在其整个职业生涯中持续性的职业发展和能力提升提供了一个框架。

- 基于团队的学习也是一种CPD活动，可以提高个人在团队中工作的能力，并对临床实践所在的机构和病人结局产生积极的影响。

引言

近年来，医生职业发展的重点已经转变为一种更广泛的继续职业发展（continuing professional development，CPD）概念，不再是传统观点中相对狭义地将其视作一种说教和临床导向的活动[1]。根据Sargeant和其同事们的观点[1]，CPD "包含各种各样的教育性和发展性活动，医生通过进行这些活动以保持和提高他们在提供医疗照护服务时所需的知识、技能、表现和人际关系"。CPD是一个广泛的概念，不仅在于它包含各种各样的活动，而且在于它涉及医生能力的方方面面[1]。有观点认为，CPD的最终目标是提升照护质量和公众的健康水平[1]。

关于CPD未来发展的几个趋势已经被预测[2]：对跨专业教育的更大关注度引起对跨专业和基于团队的学习的日益重视；更多地使用纵向和多维的教学干预措施；更频繁地利用研究来发现探索CPD中什么是最有效的、在什么条件下以及为什么；需要更多关于团队如何改良其实践的知识；摆脱只关注基于证据的临床实践的狭隘观念，承认其他的学习方式；强调同行之间的学习；以简单的个人主义CPD模式为前提的认证政策与当前CPD的实践现况产生的矛盾；更好地将CPD活动与工作场所结合等。受Olson对CPD未来预测的启发[2]，我们列出了一个关于CPD的广泛概念，包括一系列不同的元素：

- 自主学习。
- 医学教育连续统一体中所涉及的能力。
- 认证维持和职业发展之间的关系。
- CPD中基于团队的教育。

继续职业发展中的自主学习

随着新的医学和科学知识以前所未有之势涌现，医学领域逐渐形成临床、科学和技术知识快速发展的特征。这种新的医学知识呈指数增长的局面突出了医疗卫生领域专业人员终身学习的重要性，他们需要及时学习当前与临床相关的知识，保持其能力的与时俱进。在世界各地，医生的终身学习都受到鼓励和支持，并由相关CPD项目管理。得到120多个国际组织认可的《医师宪章》也倡导 "医生必须致力于终身学习"[3,4]。此外，在许多国家，包括加拿大和美国，其医学专业学会和相关管理协会都要求医生进行自我主导的终身学习，以获得相关组织的认证和认证的维持[5-7]。

自主学习（self-directed learning，SDL）是一系列可以被教授、学习和习得的技能[8]，并且被认为是 CPD 中可以让医生不断更新知识，保持与时俱进这一过程的关键部分[9]。SDL 是成人学习中的一个核心概念，在其成为 CPD 的核心要素之一之前，已经有相当长的历史[10]。教育心理学家认为，SDL "是一个由相互交织的元素构成的复杂循环周期，这些要素主要有心理特征（如自我效能感、动机、信念和学习风格）、个人选择（付出和学习策略）、评价（自我评价和归因）和个人行为（如目标设定和调整）等"[11]。关于 SDL，有许多不同的定义方式、模型和理论。有兴趣了解更多关于 SDL 不同理论方法的读者可以参考本书的第 4 章。

在医学上，没有形成一个对 SDL 的共同定义。许多医学协会都针对 SDL 提出自己的定义。例如，在加拿大，皇家内科及外科医师协会将 SDL 定义为 "一些特别策划的活动，目的是满足特定的需求、加强对可能与医疗实践相关的新证据的认识或提高医疗卫生体系的质量"[5]。在一般的成人教育领域中，最广为接受和经常使用的 SDL 定义来自 Knowles[12]，该定义将 SDL 描述为 "一个过程，在这个过程中，个人自己或在他人的帮助下，主动判断他们的学习需求、制定学习目标、确定学习的人力资源和物质资源、选择和制定适当的学习策略并且评估学习结果"。Knowles 还确定了 SDL 过程中所进行的认知活动的 5 个组成部分：①判断学习需求；②制定学习目标；③确定学习的人力资源和物质资源；④选择和实施适当的学习策略；⑤评估学习结果[12]。针对医学领域的 CPD，Sargeant 等提出了一个 SDL 的概念框架，其中包括两大构成要素，一是 Knowles 提出的五大认知活动要素，二是学习者（即医生）推进自己学习的意愿[1,13]。根据 Sargeant 等人[1]的观点，医生主导自己学习的意愿是终身学习和有效的继续职业发展的关键。

由 Murad 等进行的系统综述发现[9]，有几大与提升 SDL 效度相关的因素，包括：①学习者参与选择学习方法、策略和资源；②使有更多经验的学习者加入，而不是新手；③学习者的专业领域（例如，与其他卫生领域的专业人员相比，护士进行 SDL 的影响更大）。另外，Naumann 等也对继续医学教育（continuing medical education，CME）中的 SDL 活动进行了文献评述。知识点 19.1 介绍了一些 SDL 的策略和如何使 SDL 结果有效性最大和最小的因素（例如知识变化的影响大小、医生表现和病人结果的影响大小等），均改编自 Naumann 等人[14]的文献评述。

此外，Curran 等[34]还指出了 SDL 面临的障碍，尤其是那些使用社交媒体和科学技术的 SDL。

医生们进行 SDL 面临的障碍包括：

- 缺少时间。
- 对哪些资源可以使用、如何使用以及如何找到它们缺乏足够的知识或理解。
- 偏向于使用更传统的合作方式。
- 信息过载。
- 隐私和职业素养。
- 技术性困难，例如无线网络和互联网接入不足。
- 难以确保信息/内容是准确的、经同行评审的和/或可信的。

 知识点 19.1　聚焦：致使 SDL 结果有效性最大和最小的因素[14]

促使 SDL 结果最有效的因素/项目	导致 SDL 结果最不有效的因素/项目
• 社会互动[1,15-17]	• 熟悉的内容[28]
• 基于问题的学习[18]	• 不准确的需求评价[29,30]
• 关注点学习[19,20]	• 不正确的"浏览"方法[31]
• 致力于正确的学习目标[21]	• 学习者的缺乏经验[32]
• 受指导的自我评价[22-24]	• 学习者的年龄较大[31,32]
• 反思[15,24]	• 无指导的自我评价[1]
• 混合式学习[25-27]	• 社会互动的缺乏[31]
• 科学技术的使用[28]	• 无条理的反思或对总体表现进行笼统地反思[24,33]

一些研究已经找到了能够使 SDL 取得良好成果的策略：投入时间，建立问责制，在导师的指导下或更多地基于外部评价而非只基于自我评价生成目标[35-37]。

另外，2018 年发表的一篇范围综述（scoping review）详细列出了阻碍和促进医生在 CPD 中进行 SDL 的因素，并且发现当前在 CPD 项目中设计和实施 SDL 所面临的一些问题。该综述发现，正如前文所说，文献中最常讨论的 SDL 阻碍因素与环境背景和资源有关，而最常讨论的 SDL 促进因素与医生经历中的社会要素有关，例如团队工作和协作工作[38]。作者们还强调，SDL 开发者对外部因素的了解程度存在差距，而这会影响 SDL 的设计和实施[38]。

上述这些研究都表明，目前针对 SDL 的讨论大多集中在学习者的个人特征上，如识别和解决自身学习需求的能力。然而，在 Knowles 当初对 SDL 活动的定义中，一些外部来源（即不同类型的帮助者，如教师、导师、辅导员、资源提供者和同伴）也起着相当重要的作用[12,39,40]。Schumacher 等[39]提出,在缺乏外部反馈和信息来源的情况下,SDL 只能完全依赖于学习者的自我评价能力,而这可能导致 SDL 无法达到效果[41]。他们还确定了三条原则,在基于胜任力的教育模式的情境中,这些原则是培养"大师级学习者"的关键[39]:①尽管学习者应当对自己的学习负责,但他们也必须寻求外部信息资源来指导他们所做的努力并校准自我评价;②尽管教师应当允许学习者对自己的学习负责,但教师也必须为学习者的学习和评价提供必要的角色示范、支持和反馈;③尽管学习环境通过定义能够孕育专业形成的文化和情境而影响学习者和教师,但是学习者和教师同样应当关注他们对学习环境的相互影响,以确保他们能够为别人也创造一个有意义的学习环境。作者们对"大师级学习者"的定义是"拥有最高等的终身学习技能水平的学习者"[39]。通过培养"大师级学习者",这三条原则可以起到帮助指导CPD 的作用:"大师级学习者"能够有效且独立地进行SDL,是成功的 CPD 的一个重要组成部分。

另外,来自不同领域的研究表明,自主学习者可以更好地应对变化[42],有适应能力[43],与被动学习者相比,有更多的机会获取新知识和新技能[44]。而且,SDL 通过纵向的学习过程和给予学习者更多有关自身学习的责任,可以在学习和知识保持方面产生更好的效果[12]。对于执业医师群体来说,研究已经发现SDL 为其带来的几个好处,比如提升表现、维持能力、改善病人结果和提升照护质量[45-49]。再者,SDL 还鼓励医生适应迅速崛起且不断发展的循证实践[12]。

医生们繁忙的工作日程和巨大的工作负荷是其开展 SDL 的两个主要挑战。他们发现很难接受并将新证据应用到繁忙且要求极高的医疗实践中去。然而,SDL 是很灵活的,学习者对其学习拥有掌控权[50]。SDL 使医生能够按照自己的节奏和时间进行学习,制定自己的目标,并选择能够与其工作环境压力相适应的学习策略。

但相反的是,一些研究结果对 SDL 的有效性提出了质疑。例如,存在学习者产生误解、高估实践的准备程度、养成一些不加约束的坏习惯等可能的风险[14,51]。加之 SDL 和终身学习在很大程度上依赖准确的自我评价,但是一些研究发现医生们对于其知识和技能的自我评价并不准确。那些外在行为表现最有待改进且经验较少的医生往往会高估自己的能力[21,52-55]。针对这些与 SDL 有关的矛盾证据,有些人认为这可能是由于对 SDL 的定义和解释不一样而引起的,尤其是当其被应用于医学领域的 CPD 项目时[8,56,57]。其他

作者认为,为了探索这种方法的有效性,在整个医学教育持续阶段,有必要在不同的项目中使用一致的、基于证据的 SDL 模式[8]。

Hiemstra 和 Brockett[58]从个人(person)-责任(responsibility)-取向(orientation)的 PRO 模型[59]中构造出一个更新的 SDL 模型,该 SDL 模型基于对自主学习概念更深刻的理解。更新后的 PPC 模型,强调 SDL 中三个维度的同等重要性,即个人(person)、过程(process)和情境(context)。知识点 19.2 改编自Hiemstra 和 Brockett 的 PPC 模型,展示了这三个维度的组成要素。通过这个更新后的模型,作者们推断过去的 SDL 模型没有充分强调情境在 SDL 中的重要性,并进一步强调,SDL 是一个复杂的过程,只有当个人、过程和情境这三个维度处于平衡状态时才能够实现最佳效果[58]。

	知识点 19.2 聚焦:"个人、过程、情境"(PPC)模型[58]	
个人	过程	情境
个人特征	教与学的转换	环境和社会政治氛围
● 创造力	● 引导作用	● 文化
● 批判性反思	● 学习技巧	● 权力
● 激情	● 学习风格	● 学习环境
● 生活经验	● 计划	● 经济状况
● 生活满意度	● 组织	● 性别
● 动机	● 评估能力	● 学习氛围
● 教育经历	● 教学风格	● 组织的方针政策
● 韧性	● 技术能力	● 政策环境
● 自我意识		● 种族

因此,我们建议,为了最大程度地发挥 SDL 在 CPD 过程中的潜在价值,学习者和教育者都必须考虑和调配各种有促进作用的因素。

贯穿医学教育连续统一体的胜任力

受 1910 年 Flexner 报告的影响[60],时至今日,培训医生的体系和过程很大程度上都保持不变。正如本章之前所指出的那样,医学知识和用于指导实践的证据呈指数型增长,这对医学院校和住院医师教学项目造成了挑战,即如何确保他们的毕业生获得必要的知识、技能和能力,使其能够满足病人和大众的健康需求。虽然传统上使用以胜任力为导向的医学教育

的领域主要集中在住院医师教学上,但一些胜任力框架,如苏格兰医生[61](the Scottish Doctor)框架、荷兰国家本科生框架(Netherlands National Undergraduate Framework)[62]和 CanMEDS 2005 框架[63]等,均已被用来指导课程设计和评价,以促使学生们更多地负起反思的责任,"监测自己在实现既定目标方面的进展,并选择关注那些能帮助他们弥补任何不足的活动"[64]。医学院校的这种学习和评价方法被认为可以帮助学生们发展自我反省的能力、对学习过程进行控制并获得终身学习的技能。有趣的是,直到最近才将继续医学教育(CME)和继续职业发展(CPD)纳入有关以胜任力为导向的医学教育的探讨中。传统上,CME 是以短期课程的模式组织的,学习者基本上是被动地接受专家们讲授的医学知识或证据。随着时间的推移,这种说教模式逐渐被互动性更强的、基于跨专业胜任力的教学模式所取代。

但其实关于实施以胜任力为导向的医学教育的呼声并不新鲜[65],1993 年《明日医生》[66]一书中就提出要从基于时间的教学方法(即在一段时间内将学习者置于特定的环境中)向以胜任力为导向的住院医师教学方法转变。这种向结果导向型教育模式的转变,旨在转移对教学结构(轮转站点的构成、半日学术活动)和教育实施过程(建立轮转或课程目标、强制性要求和为实现预期目标而设计的教学过程)的过分强调,转而注重教育、有定期评价及反馈的课程项目如何能使学员展现出课程所要达到的结果(胜任力或能力)。在以胜任力为导向的医学教育中,时间是一种资源,而非衡量能力或胜任力的标准。几年后,本科医学教育阶段也发出类似的倡议[67],此后的 20 年里,向以胜任力为导向的医学教育模式转变已经成为一场全球性的运动。

国际上一些医学教育家将以胜任力为导向的医学教育定义为"一种利用胜任力的组织框架,以结果为导向设计、实施、评估和评价医学教育项目的方法"[68]。重视界定毕业生应达到的能力,可以提高有关培训课程结束时必须学习和展示内容的透明度,达到促进学习者参与教育过程的目的。以胜任力为导向的医学教育正在将关注重点从衡量学员在某一特定轮转站点或内容领域中(如急诊室或内分泌学)所花费的时间转移到确保所有毕业生能成功获得所有基本领域所需要展现的胜任力上来。

使用胜任力作为课程发展的组织框架,通常是通过里程碑(milestones)来表达的,里程碑描述了学员在特定时间点应作出的行为或具备的能力。无论采用

哪种方法,里程碑都是为了指导课程的开发、教学以及学习者的发展,引导和监测"胜任力的进步"以"提高住院医师"提供高质量病人照护的能力,并在当前不断发展变化的医疗保健服务体系中高效工作[69]。尽管里程碑对 CPD 的影响仍是未知的,但里程碑可以指导医生选择学习活动并评价实践结果。

基于胜任力的医学教育也对传统的评价方法进行了重新构建。当前,轮转结束时的培训评估报告(in-training evaluation reports,ITERs)和一些补充性评价策略(如 MCQs、OSCEs、模拟和其他基于工作的评价策略)已经转变为围绕置信职业行为(EPAs)构建的程序性评价模式。

虽然以胜任力为导向的医学教育的不同教学方法之间有很大的差异,但使用里程碑和 EPAs 的目的是定义一系列目标,使项目能够提供经常性反馈,并监测实现预期目标的进展情况。采用以胜任力为导向的医学教育是基于使医学教育与社会和病人的需求相一致、对公众展现出更大的责任感这两个同样重要的需求[70]。关于 EPAs 和里程碑的更多介绍,请参见本书的第 5 章和第 22 章。

以胜任力为导向的医学教育如何影响 CPD 在很大程度上还是未知数。大多数国际 CPD 体系或计划要求医生在参与 CPD 时使用学分(花费的时间)作为衡量标准,报告他们参与学习和评价活动的情况。根据惯例,为医生参与 CPD 提供支持的规划策略依赖于医生自我评价其需求的能力,但有研究证据表明没有指导的自我评价是不准确的[37]。正如本章前文所述,参与高质量评价和识别病人结果并非易事,好的评价需要为医生个人、团体或医疗团队提供多种渠道的信息,如来自病人和同事的反馈和工作场所中正式的绩效评估等,病人结果要能够指导未来的学习并不断提高病人照护的质量,而这些都面临诸多挑战。以胜任力为导向的医学教育使 CPD 从其最初的"根源"——基于实践的学习和自我评价策略,转变为要求医生展示参与学习和评价是如何影响其表现、所提供照护的质量和病人的健康结果(结果导向型)。

以胜任力为导向的 CPD 应使医生能够回答以下问题:

- 我在胜任力和行为表现方面的发展是否有所改善?
- 我为病人提供的照护服务是否基于最佳证据的反映?
- 我的病人是否境况良好?
- 我的工作场所对病人来说是否安全?

加拿大皇家内科及外科医师学院的"胜任力设计"项目旨在阐释一种以胜任力为导向的医学教育连

续统一体模式。该项目定义了一个胜任力连续统一体，包括住院医师培训之外的两个额外阶段[71]。2015年颁布的修订版 CanMEDS 框架又提出了 CPD 阶段的里程碑[72]。有关以胜任力为导向的 CPD 的共同愿景逐渐发展为"利用胜任力不断改善专业实践、病人结果和卫生体制的模式"[73]。当时该模式仍处于开发之中并计划于 2020 年正式实施。但引入以胜任力为导向的 CPD 的目的是将胜任力作为制定医生终身学习策略的基础，这些学习策略要与医生个人的专业和实践相关。以胜任力为导向的 CPD 将更注重展现学习是如何影响医生的表现和提供给病人的照护服务质量的。基于对病人和公众健康需求的回应制定学习计划，需要将医生自我评估的需求与外界对医生表现和病人健康结果的外部评估相结合。Sargeant 等[74]所提出的"有依据的自我评价"模式，加上有证据依据的反馈策略[21,74-76]，被认为对"理解"外部渠道的信息非常重要，特别是当这些信息与医生对自身表现的看法相冲突时。

在英国[77]和加拿大[78]，医疗监管机构预期同时基于内部和外部的数据来源制定学习计划，以持续改进医生的表现和实践，这一点在加拿大医疗监管机构联合会（the Federation of Medical Regulatory Authorities of Canada）的《医生实践改进》（*Physician Practice Improvement*）文件中也有体现。向以结果为导向的教育模式转变可以使医学教育更加透明、负责并且能够回应社会，但在这场尝试转变的运动中，出现了许多担忧和反对的声音。这些批评的意见主要有：语言（医学教育整个连续体中的专业术语和定义）使用的不一致；评价方法向简化主义偏移；针对一些胜任力或胜任力领域（如健康倡导或职业精神）缺乏评价策略；管理成本的增加；以及在没有提供充分的教师发展的情况下给临床教师造成负担[79]。此外，强调关注胜任力和评价"可测量的任务"，可能会忽略胜任力的发展和形成身份认同感之间的联系，而这涉及一个更为广泛的关注焦点，即"成为一名医生"，而不是只简单地注重"做医生的工作"[80]。基于胜任力的教育模式强调教育结果以及如何应用这些结果来应对不断变化的病人和公众期望、达到复杂卫生系统成员的执业要求[81]等，这些都使该模式具有直接的吸引力，但也让其不断受到批评，认为该教育模式"在经验不足的情况下被一致采纳"[82]。最近甚至有人将以胜任力为导向的医学教育表述为"基于信仰的医学教育"[83]。

这些担忧合乎情理，这对基于胜任力的医学教育提出挑战以促成有关这次转变的影响的实证证据，并通过研究和项目评估策略解决这些担忧。研究的问题可以是：

- 院校[64]、毕业后[84]或继续医学教育阶段的项目必须达到的结果是什么？
- 将如何评价这些结果？
- 以胜任力为导向的医学教育对教师发展有何启示[85]？
- 对个人胜任力的关注如何与不断发展的团队合作能力相协调[86]？
- 以胜任力为导向的医学教育将如何促进提升临床表现、为病人实现更好的健康结果？
- 以胜任力为导向的 CPD 将如何促进卫生体系的改善？

总之，未来十年还将有许多机会来探索以胜任力为导向的医学教育培训对医学生、住院医师和执业医师的影响。

医师职业发展和认证维持

一些适用于院校医学教育（undergraduate medical education，UME）和毕业后医学教育（graduate medical education，GME）的胜任力框架同样适用于执业医师，包括由美国医学专业委员会（American Board of Medical Specialties，ABMS）/美国毕业后医学教育认证委员会（Accreditation Council for Graduate Medical Education，ACGME）制定的能力框架[87]，CanMEDS[63]框架，优质医疗实践[88]（Good Medical Practice）框架，以及苏格兰医生（the Scottish Doctor）[61]框架等。这些框架强调，医生的胜任力不仅仅由医学知识组成，还包括以下能力：实施以病人为中心的医疗实践，参与基于团队的照护服务，在执业实践中参与提升医疗保健系统的表现和结果，改善病人安全，以及通过提供高质量、高成本效益的照护来发挥医疗保健资源管理者的作用。

医疗卫生专业人员拥有对社会极具意义的知识和技能。社会赋予医学行业确定其教育标准、自我评价和自我监管的自主权。作为回报，在该社会契约[89,90]中，医疗卫生专业人员承诺会为了社会的利益而使用他们的专业知识和技能，并将社会需求置于个人私利之上。

学会认证是医生自我评价和自我管理的一种手段，是一种面向公众的认定，证明该医生具有作为一名专家所需的知识、技能和能力。它在美国已经存在了 100 多年。最初，学会认证是在完成毕业后医学培训阶段后，通过标准化的书面（有时是口头）知识测评授予的一种结课、类似于文凭的委任证明。

1969 年,家庭医学开创了定期重新认证的先例,建立了一个定期重新评价的过程,以确保医生能跟上医学科学知识和医疗实践的快速变化。自此之后,科学(如基因组学、人类免疫缺陷病毒)和实践(如消化性溃疡病与心肌梗死照护的变化、新医疗技术)的变化进一步推动其他医学专业进行定期再认证。医学复杂性的持续增加,加上有关医疗保健质量[90,91]和安全性[92]之间持续存在的差距报告,都使人们对每6~10 年一次的高利害、安全考试提出质疑,认为其作为学会专业再认证的唯一机制是不够充分的[93]。

上述担忧和社会对医生期望值的变化(从有益的家长制转向共享照护和病人自主权)以及向基于团队的照护模式的转变,都有助于促进医师认证的过程向更加持续的方向迈进。美国在 2003 年实施了这种持续的认证过程,即认证维持(maintenance of certification,MOC)[94]。美国医学专业委员会的 MOC框架以 ABMS/ACGME 制定的胜任力框架为基础,有四个组成部分:

* 职业素养和职业声望
* 终身学习和自我评价
* 知识、判断力和技能的评价
* 医疗实践的改进

ABMS 的每个专业(即成员委员会)根据其专业实践的需要,制定一套可以满足上述四个组成部分的机制。医师用 3~10 年的时间接受毕业后培训,然后往往花 30 年或更多的时间进行实践。在当代医学事业的发展过程中,医学知识迅速扩展,使新技能被需要,而病人也更多地参与其自身的照护服务,医学专业人员跨学科、跨团队合作,以提升照护质量。相应地,在当代医学事业的发展之路上应用胜任力的相关理念时也需要作出改变。认证维持为医生提供了一个框架,让他们可以在整个职业生涯中不断提高这些胜任力。

其他国家也制定了相关制度,将专业认证视为不断进行的 CPD,而不是在完成医生毕业后培训时能够使其事业臻于圆满的一次性顶峰活动。加拿大皇家学院的认证维持项目开始于 1991 年。该项目框架目前由三部分组成,分别是团队学习、自主学习(包括个人和系统要素)以及对知识和行为表现的评价[95,96]。2012 年,英国建立了一个再认证的过程,与医疗执照而不是专业认证本身相联系。该认证五年一个周期,由一名资深医生对医生档案进行年度审查,审查和评价的方面有知识、技能和表现,安全性和质量,沟通、

合作和团队精神,以及信任保持等[97,98]。

美国和加拿大的认证维持计划和英国的再认证程序都对更广泛的胜任力框架起到了巩固的作用,这些框架适用于从院校医学教育到毕业后医学教育再到实践的整个连续过程,并且不局限于医学知识。继续医学教育也被纳入每个框架中。虽然继续医学教育仍然很重要,但仅靠其作为医生的 CPD 机制是不够的。鉴于没有指导的自我评价存在困难、不准确性和众所周知的不可靠性[37,54],而考试在一些研究中被发现其测得的成绩与临床表现的测量方式有关[99],因此对知识、判断力和技能的客观评价仍然是 MOC 的核心部分。按照惯例,定期可靠的考试在美国医学专业委员会的 MOC 中起着评价作用,而一些委员会的下属成员委员会目前正在试行(和研究)更频繁的、常规的、小众的、心理学层面上深度的纵向评价,以作为评价知识的替代方法。需要更多地整合 MOC 各个组成部分,以促进建立"一个持续认证和职业发展协调统一的综合框架"[100]。

使用心理学深度客观测试和评价可以全面客观地发现相对存在优势的领域和知识上的差距。在行为表现上的差距(某些情况下可能是由知识上的差距造成)可以通过对病人和同行的调查以及电子健康记录中基于实践的过程和结果指标来确定,并将其报告给卫生系统、政府、保险公司或其他相关方。继续医学教育活动可以用来解决知识("知道是什么")、能力("知道如何做")或条件性知识("知道何时")等方面的差距[101-103],并帮助医生制定策略来调整他们的实践。随后,进行质量和表现改进工作,医生(和他们的团队,如前所示)评价他们的表现基线(在预先存在的数据帮助下),在医疗实践中实施他们的学习和调整策略,借助数据来评价其干预效果,分析改进过程中成功的地方和遇到的障碍,重复这个流程直到达到预期的改进水平,并保持跟进以确保这些改变在实践中的可持续性。之后,医生们就可以继续解决其他方面存在的不同差距。后续对知识和判断力的客观性评价就可以用来确定医生们知识方面的差距是否已经消除,并评定是否出现了新的知识差距。

除了照护病人,许多其他事情也迫切需要占用医生们的时间和注意力。要想让医生们真正参与进来,CPD 和 MOC 体系必须与医疗实践需求和情境保持一致。MOC 体系需要严格而缜密,并建立在合理的教育、体制和改善科学的基础上,但若失去适切性或未做到使其带来的负担最小化,那么医生就有可能将这些认证维持活动视为"一次性的",或者抵制"又一个

要求"。这种将 MOC 的内容与医疗体系的需求相结合的方法有望同时为医生和卫生体系创造利益,卫生体系的资源(包括数据供给、为改进措施的实施提供人员支持)可以帮助 MOC 减少一些行政方面的事务。这样的一个例子是美国医学专业委员会的多专科档案袋项目(Multispecialty Portfolio Program™)[104],该项目允许医生通过有意义地参与一些严格的、系统的改善活动来获得 MOC 学分,但这些活动必须由具有成熟的质量 / 表现提升计划的组织提供。截至 2017 年 1 月,超过 11 800 名医生在 16 000 多项改进活动中获得了 MOC 学分,这些活动针对的领域有:特定疾病(高血压、抑郁症、糖尿病)、健康促进和疾病预防、病人安全、照护环境之间的转换、医生和病人之间的沟通以及与病人的照护体验感相关的其他方面。

医生们的 CPD 需求和实践情境各不相同,每位医生都代表着一个独立的 CPD "使用案例"。MOC 项目在不断地接受评估,以帮助确定"什么内容在何种情形下对谁有效"[105],与此同时,这些机制也是将医学知识以外的能力纳入医生 CPD 和终身改进框架的一种手段[106]。

基于团队的继续职业发展

如上文所述,Olson[2]认为 CPD 将继续成为一种越来越以团队为基础的互动活动。在本章中,我们将基于团队的 CPD 定义为"在获得初始资格后,两个或多个卫生和 / 或社会照护相关专业成员相互学习、相互交流和相互了解,以改善合作和照护质量的一种活动"[107]。当然,同一专业内的团队(即参与的学习者们来自同一专业或专科)也可以进行 CPD。然而,鉴于有关 CPD 的文献对跨专业团队的兴趣越来越大,我们在本章中只关注这种形式的学习。关于医学教育连续体中跨专业学习的更多内容,请参见本书第 14 章。

协作和团队合作方面存在的问题在以往文献中已得到证实,不断显示这些问题将危及病人的安全[108,109]。这些研究表明,传统的(专业间彼此孤立的)CPD 方法未能在提升能力以提供有效照护服务方面起到支持作用[110,111]。因此,世界各地在卫生专业人员的教育和培训中,又重新将重点放在提供一些共同工作的机会,发展有效合作所需的态度、知识、技能和行为,以提供安全、高质量的照护服务上来。在这项研究的基础上,医疗卫生政策制定者确定了基于团队的 CPD 在改善卫生保健系统组织和结果方面的关键作用[112,113]。作为结果,我们看到世界各地已经出现

了越来越多的基于团队的 CPD 项目[109,114]。

就提供有效的基于团队的 CPD 而言,互动型策略是一项关键要求。Barr 及其同事[114]概述了一系列不同类型的互动学习方法,这些方法可用于基于团队的学习形式(见知识点 19.3)。文献中包含了大量关于如何将这些互动学习活动应用于一系列基于团队的 CPD 活动的例子——例如,Owen 及其同事关于通过加强医疗团队协作来改善脓毒症病人照护的 IPE 项目研究[115],以及 Luetsch 和 Rowett[116]关于发展跨专业沟通技能、提升跨专业合作的研究。

知识点 19.3　聚焦:互动型学习方法分类[114]

互动方法	细节
基于交流	基于研讨会的讨论
基于观察	共同拜访病人 / 客户的家
基于行动	基于问题或案例的学习
基于模拟	模拟临床实践
基于实践	基于团队的实习工作
在线学习	在线讨论
混合式学习	将在线学习和其他传统方法相结合

推行基于团队的 CPD 活动可能极具挑战性,它需要技能、经验和充足的准备以承担和应对各种责任和要求。做这项工作需要具备一系列特质:团队合作的经验、对协作的投入、对互动学习方法的理解、管理处于动态之中的团队的知识、与医疗团队合作的信心、灵活性、平易近人性和良好的幽默感[117]。

与其他小组教学类似,CPD 协调者需要:关注团队的形成和团队的维护,创造一个没有威胁性的环境,并使所有学习者都能平等参与,但鉴于卫生专业和社会照护相关专业成员过去在社会、经济地位方面的不平等,以及他们之间存在的摩擦,实现这些目标在基于团队的情境中更具挑战性[109]。

在过去的十年里,已有许多与基于团队的 CPD 及其他合作学习形式有关的系统综述,其目的是考察这类学习方式与日俱增的证据基础[118,119]。该项工作的一个重要特点是使用类型学方法(知识点 19.4)来对基于团队的 CPD 活动的结果进行分类。

正如知识点 19.4 所示,基于团队的 CPD 活动可以生成一系列可能的成果——记录学习者的反应、衡量此类活动如何改善病人照护质量等。

知识点 19.4 实用建议:使用类型学方法对基于团队的 CPD 成果进行分类[118,119]

成果	细节
1 级:反应	学习者关于基于团队的 CPD 经历的看法
2a 级:改变态度/看法	专业团体间相互态度或看法的改变
2b 级:获取知识/技能	增加与合作及团队工作有关的知识和技能
3 级:改变行为	将个人从基于团队的 CPD 活动中所学迁移到他们的执业表现中
4a 级:改变组织层面的实践	基于团队的 CPD 活动为整个组织和提供照护服务方面带来更为广泛深远的变化
4b 级:使病人获益	基于团队的 CPD 活动使病人的健康或福利得到改善

有学者利用类型学方法对文献综述进行了综述,以对当前不断增加的证据基础进行 meta 分析[120]。经过全面检索,最终选定了 6 篇综述。从整体上看,这些综述报告了 200 多项研究的成果,时间跨度超过 40 年,其所涵盖的研究中有大约 60% 是关于基于团队的 CPD 活动的。meta 分析分析显示,在这些研究中,基于团队的 CPD 在各种急性、初级和社区照护环境中进行,并涉及一系列不同的临床慢性或急性疾病。虽然不同的专业群体都参与这种形式的 CPD,但医学和护理专业是核心参与者。研究发现,在以团队为基础的 CPD 活动中,经常使用质量改进原则。一般来说,跨专业教育项目对学习情况进行形成性评价,通常使用个人书面任务和/或合作/团队展示的评价手段,对学习者基于团队的经历进行一个总体描述[120,121]。

综述发现,大多数研究报告的是基于团队的 CPD 为学习者在其反应、认知/态度、对团队工作的看法以及合作知识和技能方面带来的积极变化(1 级、2a 级和 2b 级)。相形之下,与个人行为、组织实践或病人利益等方面成果有关的研究较少。在这些研究中,它们倾向于报告个体从业者互动行为的积极改变(3 级);基于团队的转诊实践/工作模式的积极变化或支持性文件资料(即指南、共享记录)的改善,以提高组织层面的照护质量(4a 级);和/或临床结果的积极变化(如感染率、临床错误率)、病人满意度评分和/或病人住院时间。最近,这项工作得到了更新,又出现了八篇

关于跨专业教学的综述[121]。尽管这篇较新的综述中所包含的证据有所增加,但本质性的关键结果仍然没有改变。

正如前文讨论的那样,在过去的几十年里,基于团队的活动在全球范围内不断普及,以应对过去因失败的团队工作而损害的病人照护质量和安全。相关证据的综合分析显示,这种类型的 CPD 可以在参与者的反应、态度、知识/技能等方面产生积极的结果,并为合作行为、组织实践和病人利益带来改善。未来对基于团队的 CPD 进行投入时,必须基于这些不断增加的证据基础。进一步的研究需要重点解决当前在基于团队的 CPD 所带来的长期影响这一方面的认识差距。此外,还需要进行经济层面的分析,以说明该形式 CPD 的成本和收益。

小结

医师职业发展和终身学习的模式已经从相对狭义的传统 CME 观点转向更为广泛和全面的 CPD 模式,其中包括自主学习(SDL)、连续的认证维持(MOC)项目、基于胜任力和团队的模式等多个组成部分和方面[1]。在本章中,我们讨论了四个不同的部分,在我们看来,这些是与医生和医疗卫生行业其他人员当前的 CPD 模式相关的。SDL 是一个学习过程,被认为是医生进行 CPD 最合适的策略之一[9],这一策略的核心优势是使医生能够控制他们的学习,更有效地管理他们的时间。在整个医学教育过程中采用一致的、以证据为基础的模式,并考虑可能影响 SDL 的不同因素,这对于制定有效的 CPD 计划以使其产生积极的结果至关重要。

另外,本章试图将当前的 CPD 方法置于以胜任力为导向的医学教育的发展历程中。根据使教育与社会和病人需求相一致的需要,以胜任力为导向的医学教育强调学习者应达到的能力(结果),而不是在特定环境中所花费的时间。在 CPD 方面,以胜任力为导向的 CPD 更加强调展现学习如何影响表现、照护质量和健康结果。为了解决以胜任力为导向的医学教育面临的一些担忧和挑战,进一步的研究和项目评估非常重要,以提供更多关于向该方法过渡会造成何种影响的实证证据。

此外,医师认证项目的维持也从传统的一次性认证转向持续性的终身认证过程。近年来,许多国家都建立了持续的 MOC 项目,以使医生能够跟上医学知识和医疗实践的快速变化。本章所提供的美国、加拿

大和英国 MOC 项目的例子表明,已颁布的胜任力框架基础越来越广泛,这些框架不仅关注医学知识,还将 CPD 与病人安全和质量改进活动相结合。

最后,我们探讨了 CPD 的重点从个人型活动向团队型活动的转变。我们强调为医疗卫生专业人员提供合作机会的重要性,合作可以发展团队工作所需的态度、知识、技能和行为,从而在现在和未来提供安全和高质量的照护服务。基于团队的 CPD 活动所产生的积极结果的证据包括:学习者积极的反应、看法和态度,对团队工作、知识和协作技能看法的积极转变,以及合作行为、组织实践和病人利益的改善。

本章总结了我们认为当前和未来 CPD 的四个核心要素:自主学习,认证维持和职业发展之间的关系,医学教育连续统一体中的胜任力,以及 CPD 中基于团队的教学。总的来说,我们认为这些 CPD 领域意味着需要以一种广泛和联系的方式来看待 CPD。CPD 是医生个体和医疗卫生团队之间的联结,贯穿于认证和职业发展的过程和联系中。因此,我们认为,CPD 研究者和教育工作者需要从宏观角度看待医学教育的连续性,从而使 CPD 活动可以从院校教育、毕业后培训以及提供 CPD 的工作情境中得到启发。

致谢

我们诚挚地感谢本章的作者 Scott Reeves 教授,他是我们的朋友、同事、导师和全球医学教育的领导者。我们将深切怀念他的和蔼、智慧、慷慨、热情和支持。

参考文献

1 Sargeant, J., Bruce, D., and Campbell, C.M. (2013). Practicing Physicians' needs for assessment and feedback as part of professional development. *Journal of Continuing Education in the Health Professions* 33: S54–S62.

2 Olson, C.A. (2012). Twenty predictions for the future of CPD: implications of the shift from the update model to improving clinical practice. *Journal of Continuing Education in the Health Professions* 32: 151–152.

3 ABIM Foundation. American Board of Internal Medicine, ACP-ASIM Foundation. American College of Physicians-American Society of Internal Medicine, European Federation of Internal Medicine (2002). Medical professionalism in the new millennium: a physician charter. *Annals of Internal Medicine* 136: 243–246.

4 Blank, L. (2002). Medical professionalism in the new millennium: a physicians' charter. *Lancet* 359: 520–522.

5 The Royal College of Physicians and Surgeons of Canada. Accreditation of Continuing Professional Development (CPD) Activities. http://www.royalcollege.ca/rcsite/cpd/accreditation-continuing-professional-development-cpd-activities-e (accessed 3 March 2017).

6 American Board of Medical Specialties. Board Certification and Maintenance of Certification. http://www.abms.org/board-certification (accessed 3 March 2017).

7 Merkur, S., Mladovsky, P., Mossialos, E., and McKee, M. (2008). Do lifelong learning and revalidation ensure that physicians are fit to practise?. http://www.euro.who.int/__data/assets/pdf_file/0005/75434/E93412.pdf (accessed 28 June 2018).

8 White, C.B., Gruppen, L.D., and Fantone, J.C. (2014). Chapter 15: Self-regulated learning in medical education. In: *Understanding Medical Education: Evidence, Theory and Practice* (ed. T. Swanwick). Chichester, West Sussex: Wiley.

9 Murad, M.H., Coto-Yglesias, F., Varkey, P. et al. (2010). The effectiveness of self-directed learning in health professions education: a systematic review. *Medical Education* 44: 1057–1068.

10 Brockett, R. and Hiemstra, R. (1985). Bridging the theory-practice gap in self directed learning. *New Directions in Adult Continuing Education* (25): 31–40.

11 White, C.B. et al. (2014). Self-regulated learning in medical education. In: *Understanding Medical Education: Evidence, Theory and Practice* (ed. T. Swanwick). Chichester, West Sussex: Wiley.

12 Knowles, M.S. (1975). *Self-Directed Learning: A Guide for Learners and Teachers*. New York: Association Press.

13 Candy, P.C. (1991). *Self-direction for lifelong learning*. Wiley.

14 Naumann, D.N., Mascaro, C., and Smith, K. (2015). Self-Directed Learning in CME: A Literature Review.doi: 10.13140/RG.2.1.3729.3922; https://www.researchgate.net/publication/280723052_Self-Directed_Learning_in_CME_A_Literature_Review (accessed 25 June 2018).

15 Bernabeo, E.C., Holmboe, E.S., Ross, K. et al. (2013). The utility of vignettes to stimulate reflection on professionalism: theory and practice. *Advances in Health Sciences Education* 18: 463–484.

16 Hess, B.J., Johnston, M.M., Iobst, W.F., and Lipner, R.S. (2013). Practice-based learning can improve osteoporosis care. *Journal of the American Geriatric Society* 61: 1651–1660.

17 Fox, R.D. and Bennet, N.L. (1998). Learning and change: implications for continuing medical education. *BMJ* 316: 466–468.

18 Davis, N., Davis, D., and Bloch, R. (2008). Continuing medical education: AMEE education guide no 35. *Medical Teacher* 30: 652–666.

19 Ebell, M.H., Cervero, R., and Joaquin, E. (2011). Questions asked by physicians as the basis for continuing education needs assessment. *Journal of Continuing Education in the Health Professions* 31: 3–14.

20 Ebell, M.H. and Shaughnessy, A. (2003). Information mastery: integrating continuing medical education with the information needs of clinicians. *Journal of Continuing Education in the Health Professions* 23: S53–S62.

21 Sargeant, J., Mann, K., Van Der Vleuten, C., Metsemakers, J. (2008). Directed self-assessment: practice and feedback within a social context. *Journal of Continuing Education in the Health Professions* 28: 47–54

22 Galbraith, R.M., Hawkins, R.E., and Holmboe, E.S. (2008). Making self-assessment more effective. *Journal of Continuing Education in the Health Professions* 28: 20–24.

23 Duffy, D.F., Holmboe, E.S., Duffy, F.D., and Holmboe, E.S. (2006). Self-assessment in lifelong learning and improving performance in practice. *Journal of the American Medical Association* 296: 1137.

24 Eva, K.W. and Regehr, G. (2007). Knowing when to look it up: a new conception of self-assessment ability. *Academic Medicine* 82: S81–S84.

25 Shaw, T., Long, A., Chopra, S., and Kerfoot, B.P. (2011). Impact on clinical behavior of face-to-face continuing medical education blended with online spaced education: a randomized controlled trial. *Journal of Continuing Education in the Health Professions* 31: 103–108.

26 Gyorki, D.E., Shaw, T., Nicholson, J. et al. (2013). Improving the impact of didactic resident training with online spaced education. *ANZ Journal of Surgery* 83: 477–480.

27 Kerfoot, B.P. and Baker, H. (2012). An online spaced-education

game for global continuing medical education: a randomized trial. *Annals of Surgery* 256: 33–38.

28 Brown, J.A., Beaser, R.S., Neighbours, J., and Shuman, J. (2011). The integrated Joslin performance improvement/CME program: a new paradigm for better diabetes care. *Journal of Continuing Education in the Health Professions* 31: 57–63.

29 van de Wiel, M.W.J., van den Bossche, P., Janssen, S., and Jossberger, H. (2011). Exploring deliberate practice in medicine: how do physicians learn in the workplace? *Advances in Health Sciences Education* 16: 81–95.

30 Kruger, J. and Dunning, D. (1999). Unskilled and unaware of it: how difficulties in recognizing one's own incompetence lead to inflated self-assessments. *Journal of Personality and Social Psychology* 77: 1121–1134.

31 Goulet, F., Hudon, E., Gagnon, R. et al. (2013). Effects of continuing professional development on clinical performance. *Canadian Family Physician* 59: 518–525.

32 Abadel, F.T. and Hattab, A.S. (2013). How does the medical graduates' self-assessment of their clinical competency differ from experts' assessment? *BMC Medical Education* 13: 1.

33 Epstein, R.M. (1999). Mindful Practice. *Journal of the American Medical Association* 282: 833.

34 Curran, V., Fleet, L., Simmons, K. et al. (2016). Exploratory study of rural Physicians … self-directed learning experiences in a digital age. *Journal of Continuing Education in the Health Professions* 36: 284–289.

35 Li, S.T., DA, P., Co, J.P.T., and West, D.C. (2010). Successful self-directed lifelong learning in medicine : a conceptual model derived from pediatric residents. *Academic Medicine* 85: 1229–1236.

36 Stuart, E., Sectish, T.C., and Huffman, L.C. (2005). Are residents ready for self-directed learning ? A pilot program of individualized learning plans in continuity clinic. *Ambulatory Pediatrics. Program* 5: 298.

37 Davis, D.A., Mazmanian, P.E., Fordis, M., Van Harrison, R., Thorpe, K.E. and Perrier, L. (2006). Accuracy of physician self-assessment compared with observed measures of competence a systematic review. *Journal of the American Medical Association* 296:1094–1102

38 Jeong, D., Presseau, J., ElChamaa, R. et al. (2018). Barriers and facilitators to self-directed jearning in continuing professional development for physicians in Canada: A scoping review. *Academic Medicine*. April 10: 2018. doi: 10.1097/ACM.0000000000002237.

39 Schumacher, D.J., Englander, R., and Carraccio, C. (2013). Developing the master learner. *Academic Medicine* 88: 1635–1645.

40 Bennett, E.E., Blanchard, R.D., and Hinchey, K.T. (2012). AM last page: applying Knowles' andragogy to resident teaching. *Academic Medicine* 87: 129.

41 Norman, G.R. (1999). The adult learner. *Academic Medicine* 74: 886–889.

42 Tough, A. (1979). *The Adult's Learning Projects: A Fresh Approach to Theory and Practice in Adult Learning*. Toronto: The Ontario Institute for Studies in Education.

43 Scott, K.W. (2006). Self-directed learners' concept of self as learner: Congrouous autonomy. *International Journal of Self-Directed Learning* 3: 1–13.

44 Davis, S.A. (2006). Enhancing self-directed learning in new professionals. *ERIC Education Resources Information Center* 245–249.

45 Mamary, E. and Charles, P. (2003). Promoting self-directed learning for continuing medical education. *Medical Teacher* 25: 188–190.

46 Candy, P.C. (1995). Physician teach thyself: the place of self-directed learning in continuing medical education. *Journal of Continuing Education in the Health Professions* 15: 80–90.

47 Davis, D., Andrew, M., and Oxman, A.H.B. (1995). Changing physician performance : a systematic review of the effect of continuing medical education strategies. *Journal of the American Medical Association* 274: 700–705.

48 Jennett, P., Jones, D., Mast, T. et al. (1994). The characteristics of self-directed learning. In: *The Physician as Learner: Linking Research to Practice* (D.A. Davis and R.D. Fox ed.), 47–66. Chicago, IL: American Medical Association.

49 Kaufman, D.M. and Mann, K.V. (2010). Teaching and learning in medical education: how theory can inform practice. *Understanding Medical Education* 16–36.

50 Kaufman, D.M. (2003). ABC of learning and teaching in medicine: applying educational theory in practice. *BMJ* 326: 213–216.

51 Brydges, R., Dubrowski, A., and Regehr, G. (2010). A new concept of unsupervised learning: directed self-guided learning in the health professions. *Academic Medicine* 85: S49–S55.

52 Violato, C. and Lockyer, J. (2006). Self and peer assessment of pediatricians, psychiatrists and medicine specialists: implications for self-directed learning. *Advances in Health Sciences Education* 11: 235–244.

53 Mann, K., van der Vleuten, C., Eva, K. et al. (2011). Tensions in informed self-assessment: how the desire for feedback and reticence to collect and use it can conflict. *Academic Medicine* 86: 1120–1127.

54 Eva, K.W. and Regehr, G. (2005). Self-assessment in the health professions: a reformulation and research agenda. *Academic Medicine* 80: S46–S54.

55 Ward, M., Gruppen, L., and Regehr, G. (2002). Measuring self-assessment: current state of the art. *Advances in Health Sciences Education* 7: 63–80.

56 Ainoda, N., Onishi, H., and Yasuda, Y. (2005). Definitions and goals of 'self-directed learning' in contemporary medical education literature. *Annals of the Academy of Medicine, Singapore* 34 (8): 515–519.

57 Mazmanian, P. and Feldman, M. (2011). Theory is needed to improve education, assessment and policy in self-directed learning. *Medical Education* 45: 324–326.

58 Hiemstra, R. and Brockett, R.G. (2012). Reframing the Meaning of Self-Directed Learning: An Updated Model. *Proceedings of the 54th Annual Adult Education Research Conference*, pp. 155–161.

59 Brocket, R.G. and Hiemstra, R. Self-direction in adult learning: perspectives on theory. *Research and Practice* 1991: 18–33.

60 Flexner, A. (1910). Medical Education in the United States and Canada: A Report to the Carnegie Foundation for the Advancement of Teaching. Carnegie Foundation Bulletin No. 4. New York.

61 The Scottish Doctor (2011). Learning Outcomes for The Role of the Doctor within the Health Service. http://www.scottishdoctor. org/node.asp?id=1100000000 (accessed 23 March 2017).

62 Laan, R.F.J.M., Leunissen, R.R.M., and van Herwaarden, C.L.A. (2010). The 2009 framework for undergraduate medical education in the Netherlands. *Tijdschr voor Med Onderwijs* 29: 1–6.

63 Frank, J.R., Jabbour, M., Fréchette, D., et al. (2005). The CanMEDS 2005 Physician Competency Framework. Better Standards. Better Physicians. Better Care. Royal College of Physicians and Surgeons of Canada.

64 Harris, P., Snell, L., Talbot, M., and Harden, R.M. (2010). Competency-based medical education: implications for undergraduate programs. *Medical Teacher* 32: 646–650.

65 McGaghie, W.C., Miller, G.E., Sajid, A.W., and Telder, T.V. (1978). Competency-based curriculum development on medical education: an introduction, Public Health Papers, vol. 68. Geneva: World Health Organization http://www.who.int/iris/handle/10665/39703 (date accessed 25 June 2018.

66 General Medical Council (1993). *Tomorrow's Doctors*. doi: 10.1016/S0140-6736(09)62088-2

67 Smith, S.R. (1999). AMEE guide no. 14: outcome-based education: part 2-planning, implementing and evaluating a competency-based curriculum. *Medical Teacher* 21: 15–22.

68 Frank, J.R., Snell, L.S., Ten, C.O. et al. ed. (2010). Competency-based medical education: theory to practice. *Medical Teacher* 32: 638–645.

69 Swing, S.R. (2007). The ACGME outcome project: retrospective and prospective. *Medical Teacher* 29: 648–654.

70 Boelen, C., Dharamsi, S., and Gibbs, T. (2012). The social accountability of medical schools and its indicators. *Education for Health (Abingdon)* 25: 180–194.

71 Royal College of Physicians and Surgeons of Canada (2017). Competence by Design: The Rationale for Change. http://www.

royalcollege.ca/rcsite/cbd/rationale-why-cbd-e (accessed 24 April 2017).

72 Frank, J., Snell, L., and Sherbino, J. (2015). CanMEDS 2015 Physician Competency Framework, Ottawa.

73 Royal College of Physicians and Surgeons of Canada: Competence By Design (2017). Rationale for a Change to Competency Based Continuing Professional Development. In: Royal College of Physicians and Surgeons of Canada White Paper on Continuing Professional Development. http://www.royalcollege.ca/rcsite/cbd/cpd/competency-cpd-white-paper-e (accessed 24 April 2017).

74 Sargeant, J., Armson, H., Chesluk, B. et al. (2010). The processes and dimensions of informed self-assessment: a conceptual model. *Academic Medicine* 85: 1212–1220.

75 Bing-You, R.G. and Trowbridge, R.L. (2009). Why medical educators may be failing at feedback. *Journal of the American Medical Association* 302: 1330–1331.

76 Boud, D. and Molloy, E. (2013). *Feedback in Higher and Professional Education: Understanding it and Doing it Well*. doi: 10.4324/9780203074336

77 Southgate, L. and Pringle, M. (1999). Revalidation in the United Kingdom: general principles based on experience in general practice. *BMJ* 319: 1180–1183.

78 Federation of Medical Regulatory Authorities of Canada (2016). Physician Practice Improvement. http://fmrac.ca/physician-practice-improvement (accessed 24 April 2017).

79 Hawkins, R.E., Welcher, C.M., Holmboe, E.S. et al. (2015). Implementation of competency-based medical education: are we addressing the concerns and challenges? *Medical Education* 49: 1086–1102.

80 Jarvis-Selinger, S., Pratt, D.D., and Regehr, G. (2012). Competency is not enough: integrating identity formation into the medical education discourse. *Academic Medicine* 87: 1185–1190.

81 Harden, R.M. (1999). AMEE guide no. 14: outcome-based education: part 1-an introduction to outcome-based education. *Medical Teacher* 21: 7–14.

82 Morcke, A.M., Dornan, T., and Eika, B. (2013). Outcome (competency) based education: an exploration of its origins, theoretical basis, and empirical evidence. *Advances in Health Sciences Education* 18: 851–863.

83 Whitehead, C.R. and Kuper, A. (2017). Faith-based medical education. *Advances in Health Sciences Education* 22: 1–3.

84 Iobst, W.F., Sherbino, J., Ten, C.O. et al. (2010). Competency-based medical education in postgraduate medical education. *Medical Teacher* 32: 651–656.

85 Dath, D. and Iobst, W. (2010). The importance of faculty development in the transition to competency-based medical education. *Medical Teacher* 32: 683–686.

86 Hodges, B.D. and Lingard, L. (2012). *The Question of Competence : Reconsidering Medical Education in the Twenty-First Century*, 1e. Ithaca: Cornell University Press.

87 American Board of Medical Specialties Board Certification. Based on Core Competencies. http://www.abms.org/board-certification/a-trusted-credential/based-on-core-competencies (accessed 23 March 2017).

88 Good Medical Council. Good Medical Practice. http://www.gmc-uk.org/guidance/index.asp (accessed 3 March 2017).

89 Cruess, R.L. and Cruess, S.R. (1997). Teaching medicine as a profession in the service of healing. *Academic Medicine* 72: 941–952.

90 Cruess, S.R. and Cruess, R.L. (2005). The medical profession and self-regulation: a current challenge. *Virtual Mentor* doi: 10.1001/virtualmentor.2005.7.4.oped1-0504.

91 Institute of Medicine (US) (1994). America's Health in Transition: Protecting and Improving Quality. The National Academies Press.

92 Institute of Medicine (US) Committee on Quality of Health Care in America (2001). *Crossing the Quality Chasm. A New Health System for the 21st Century*. doi: 10.17226/10027

93 Kohn, L., Corrigan, J., and Donaldson, M. (2000). *To Err Is Human: Building a Safer Health System*. doi: 10.17226/9728

94 American Board of Medical Specialties (2014). Standards for the ABMS Program for Maintenance of Certification (MOC): For implementation in January 2015 https://www.abms.org/media/1109/standards-for-the-abms-program-for-moc-final.pdf (accessed 28 June 2018).

95 Campbell, C.M. and Parboosingh, J. (2013). The Royal College Experience and plans for the maintenance of certification program. *Journal of Continuing Education in the Health Professions* 33: S36–S47.

96 The Royal College of Physicians and Surgeons of Canada. Framework of Continuing Professional Development Activities. http://www.royalcollege.ca/rcsite/cpd/moc-program/moc-framework-e (accessed 23 March 2017).

97 Archer J, De Bere SR (2013) The United Kingdom's experience with and future plans for revalidation. *Journal of Continuing Education in the Health Professions* 33:S48–S53.

98 General Medical Council Working with Doctors, Working for Patients: Registration and licensing - An introduction to revalidation. http://www.gmc-uk.org/doctors/revalidation/9627.asp (accessed 23 March 2017).

99 Hawkins, R.E., Lipner, R.S., Ham, H.P. et al. (2013). American Board of Medical Specialties Maintenance of certification: theory and evidence regarding the current framework. *Journal of Continuing Education in the Health Professions* 33: S7–S19.

100 Price, D. (2017). Maintenance of certification, continuing professional development, and performance improvement. In: Rayburn W., Turco M., and Davis D.A. (eds.). Continuing Professional Development in Medicine and Health Care: Better Education, Better Patient Outcomes. Philadelphia, PA: Wolters Kluwer. p.191–202.

101 Moore, D.E., Green, J.S., and Gallis, H.A. (2009). Achieving desired results and improved outcomes: integrating planning and assessment throughout learning activities. *Journal of Continuing Education in the Health Professions* 29: 1–15.

102 Bruning, R.H., Schraw, G.J., Norby, M.M., and Running, R.R. (2004). *Cognitive psychology and instruction, Long-term memory: Structures and models*, 4e. Chapter 3. Upper Saddle River, NJ: Pearson/Merrill/Prentice Hall.

103 Bruning, R.H., Schraw, G.J., Norby, M.M., and Ronning, R.R. (2004). *Cognitive psychology and instruction, Sensory, short-term, and working memory*, 4e. Chapter 2. Upper Saddle River, NJ: Pearson/Merrill/Prentice Hall.

104 American Board of Medical Specialties (ABMS) Multi-Specialty Portfolio Program. http://mocportfolioprogram.org (accessed 23 March 2017).

105 Clarke, A., Pawson, R., and Tilley, N. (1998). Realistic Evaluation. *British Journal of Sociology* doi: 10.2307/591330.

106 Price, D., Havens, C., and Bell, M. (2011). Continuing professional development and improvement to meet current and future continuing medical education needs of physicians. *Continuing medical education: Looking back, planning ahead*. Lebanon, NH: Dartmouth College Press. p. 1–14.

107 Reeves, S. (2009). An overview of continuing interprofessional education. *Journal of Continuing Education in the Health Professions* 29: 142–146.

108 The Joint Commission (2016). Sentinel Event Data: Root Causes by Event Type 2004–2015.

109 Reeves, S., Lewin, S., Espin, S., and Zwarenstein, M. (2010). *Interprofessional Teamwork for Health and Social Care*. Oxford: Wiley-Blackwell. doi: 10.1002/9781444325027

110 Kitto, S.C., Bell, M., Goldman, J. et al. (2013). (Mis)perceptions of continuing education: insights from knowledge translation, quality improvement, and patient safety leaders. *Journal of Continuing Education in the Health Professions* 33: 81–88.

111 Kitto, S., Goldman, J., Etchells, E. et al. (2015). Quality improvement, patient safety, and continuing education. *Academic Medicine* 90: 240–245.

112 Frenk, J., Chen, L., Bhutta, Z.A. et al. (2010). Health professionals for a new century: transforming education to strengthen health

systems in an interdependent world. *Lancet* 376: 1923–1958.

113 Institute of Medicine (2015). *Measuring the Impact of Interprofessional Education on Collaborative Practice and Patient Outcomes.* Washington, DC: The National Academies Press.

114 Barr, H., Koppel, I., and Reeves, S. (2005). *Effective Interprofessional Education: Argument, Assumption and Evidence.* Blackwell Pub [in association with] CAIPE.

115 Owen, J.A., Brashers, V.L., Littlewood, K.E. et al. (2014). Designing and evaluating an effective theory-based continuing interprofessional education program to improve sepsis care by enhancing healthcare team collaboration. *Journal of Interprofessional Care* 28: 212–217.

116 Luetsch, K. and Rowett, D. (2016). Developing interprofessional communication skills for pharmacists to improve their ability to collaborate with other professions. *Journal of Interprofessional Care* 30: 458–465.

117 Reeves, S., Pelone, F., Hendry, J. et al. (2016). Using a meta-ethnographic approach to explore the nature of facilitation and teaching approaches employed in interprofessional education. *Medical Teacher* 38: 1221–1228.

118 Reeves, S., Perrier, L., Goldman, J. et al. (2013). Interprofessional education: effects on professional practice and healthcare outcomes (update). *Cochrane Database of Systematic Reviews* (Art. No.: CD002213. doi: 10.1002/14651858.CD002213.pub3.

119 Reeves, S., Fletcher, S., Barr, H. et al. (2016). A BEME systematic review of the effects of interprofessional education: BEME guide no. 39. *Medical Teacher* 38: 656–668.

120 Reeves, S., Goldman, J., Burton, A., and Sawatzky-Girling, B. (2010). Synthesis of systematic review evidence of Interprofessional education. *Journal of Allied Health* 39: 198–203.

121 Reeves, S. and Zierler, B. (2017). An updated synthesis of review evidence of interprofessional education. *Journal of Allied Health* 44: 0–5.

（翻译：仲彧欣，吴红斌；审校：李曼）

第三部分
评价与选拔

20 如何设计一个有用的测试：评价的原则

Lambert W. T. Schuwirth[1,2,3,4] *and Cees P. M. van der Vleuten*[5]

[1]Medical Education, Flinders University, Adelaide, Australia
[2]Innovative Assessment, Maastricht University, Maastricht, The Netherlands
[3]Medical Education, Chang Gung University, Taoyuan, Taiwan
[4]Medicine (Education), Uniformed Services University for the Health Professions, Bethesda, MD, USA
[5]School of Health Professions Education, University of Maastricht, Maastricht, The Netherlands

---

 本章要点

- 良好的评价需要多种方法，没有任何一种单一方法可以测试整体医疗能力与表现。
- 在一个良好的评价项目中，整体效果大于部分之和。为实现这一点：
  1. 每一种工具都必须根据其优缺点进行选择。

2. 所有决策均基于理性论证和／或科学的基础。
3. 对如何合并结果作出合理决策。
4. 整个程序是全面质量管理体系的一部分。
- 现代医学教育评价是一个有关良好教育设计的问题，而不仅是一个心理测量问题。

引言

设计一个评价系统并不简单。医学教育文献中描述了许多不同的工具，每种工具都有各自的优缺点。当前，已有许多学者发表了有关评价的研究，然而，研究结果往往与长期以来基于传统和直觉的做法相矛盾。此外，该学科还拥有一套自己的术语和统计概念。其中，建立公平评价系统的责任通常落在医学教师身上。基于此，本章旨在解释评价背后的基本概念，从而帮助减少这种"负担"。但是，这并不是一份提供评价"解决方法"的处方；相反，我们希望医学教育工作者在阅读本章后，能够在评价问题上作出更明智的选择。

什么是评价

尽管人们普遍认为评价是教育过程的基础，但该术语具有许多不同的解释，包括导致通过／不通过决策的认证程序、教育中的评价或反馈行为。在这里，我们将使用"任何声称意在获取考生能力和表现信息的行动或正式行动"作为评价的工作定义。

评价不会在没有特定目的的情况下进行。这个目的可以是终结性的和／或形成性的。终结性意味着评价是为了决策或认证目的而进行的，例如决定谁被录

取了、谁进步了或谁合格了。形成性则与评价的反馈功能有关，或者更准确地说，与评价如何让学生了解他们的表现有关。人们有时认为，形成性评价与终结性评价的目的不应该混合在一个评价项目中，但在教育环境中，我们倾向于提出不同的建议。纯粹的终结性评价（仅"通过"或"失败"）无助于学生规划学习和提高。学生如果在这一次评价中不及格，那么他不知道自己需要做什么才能在下一次评价中通过。另一方面，完全没有结果的纯粹的形成性评价往往不被重视。

如何选择最佳的评价方法

建立评价体系的第一步是选择最合适的方法。这不是一件容易的事。在过去的几十年中，有各种各样的工具被开发出来并用于医学教育，而且作者常常声称他们的工具适用于所有目的。然而，我们可以有把握地假设，每一种方法都有自己的优势和劣势，而且这些优势和劣势必须与评价的预期目的进行仔细权衡。一个以授权许可为目的的测试机构可能会对来自医学院等的方法提出不同的优势要求。文献[1]中描述了在这个评价过程中可以使用的几个标准。以下是最受欢迎的标准。

信度

方法的信度主要与其结果的再现性有关，即获得

相同结果的频率。让我们用三个例子来说明这一点。

示例 1：约翰在测试中的得分为 83。如果给约翰一个不同但类似的测试——所谓的平行测试——他会再次获得 83 的分数吗？

示例 2：约翰是班上成绩最好的学生。接下来是哈利，彼得的分数稍低，吉姆的分数最低。如果给这个班的学生进行平行测试，分数的排名顺序会和第一次测试一样吗？

示例 3：在另一个测试中，约翰通过了。他的得分为 83，测试的界定分数为 50。如果约翰接受了平行测试，他会再次通过吗？

这些例子说明了信度的三个操作定义。第一个例子是从领域参照的角度出发。这里的测试旨在测量约翰对某一领域的了解程度。直觉上可能很清楚，但要想得出约翰的知识正好是 83 分的结论，你需要

一个非常精细的——高度可靠的——测量。第二个例子，从常模参照的角度来看，要求并不高。在这里，我们不关心约翰的分数是否正好是 83 分，而只关心他的分数是否比哈利、彼得和吉姆的分数高，因而测量可以稍微粗糙一些。在第三种情况下，对测量的要求就更低了。

现在让我们把这个概念转过来。如果我们有全班学生的测试结果，不管我们要得出三个结论中的哪一个，测试或多或少是可信的。这在理论上很好，但是由于没有平行测试，因此无法进行验证，那么我们如何建立平行测试分数呢？一种典型的做法是将测试回溯性地随机分成两半，并将它们视为平行测试。经典测量理论中大多数著名的信度指标，例如 Kuder-Richardson 和 Cronbach 系数，都是建立在这种方法之上（见知识点 20.1）。

 知识点 20.1　聚焦：信度的测量

信度是测试理论中的一个核心概念，因为考官和考生都希望在不同的场合、不同的考生能得到相似的结果。重测分析是评估同一考生在两个不同场合的同一测试中的表现，而平行测试则是用包含不同问题的测试来评估同一考生，这些问题被认为是等同的。在每一种情况下，可信的测试都应该在两个场合给出非常相似的分数。在数学上，心理测量学家以不同的方式对考生的反应进行建模，大致有三种方法。

● **经典测量理论（classical test theory，CTT）**

经典测量理论已经有半个多世纪的历史。其主要假设是考生具有真正的能力或分数（真分数），但由于测量误差的存在，无论出于何种原因，即使使用相同的测试测量两次，考生也不会获得完全相同的分数。两次测试中分数的相似性被用来计算信度，信度随测量误差的减小而增大。类似的方法可用于比较平行测试。

CTT 最适合所有考生回答相同问题的选择题测试。其主要缺点是，从一组考生中计算出的信度不能轻易外推到其他组。一项测试的表面信度可能会因为包括一些非常糟糕的考生而被夸大。此外，CTT 的信度也非常具有误导性，因为它描述了高利害考试中界定分数（通过／不通过边界）的准确性。

● **概化理论（generalisability theory，GT）**

CTT 在典型的临床考试中应用效果不佳，不是所有的考生都能看到所有病人或被所有考官看到。因此，由于考官、临床情境以及病例的特殊性存在差异，一些考生在某些类型的病例中比其他考生表现得更好。GT 将 CTT 概括为包含这些成分的理论，可以计算出一个相当于信度（"概化"）的指标；实际上，在不同的考官和不同的情境下，考生的分数会有多大的相似性？

GT 允许对不同类型考试的影响进行复杂的计算——"假设"问题——例如，"如果考站越多，每个站的考官越少，考试是否会更具信度"？一个未经检验的、也许是不切实际的假设是：考官和考生在这种新情况下的行为方式完全相同。与 CTT 一样，普遍性的 GT 估计不能轻易外推到新情况。

● **Rasch 模型（Rasch modelling，RM）和项目 - 反应理论（item-response theory，IRT）**

RM 假设每个测试题目都有特定的难度，考生回答正确的概率取决于题目的难度和考生的能力。数学建模可以估计出题目难度以及考生的能力。一个新的测试由之前标定好的题库中的不同题目组成，可以在使用测试之前计算其信度。还可以针对不同能力的考生（例如四年级学生而不是三年级学生）计算信度。IRT 是 RM 的扩展，不仅可以计算题目的难度，还可以计算区分度和猜测率。

IRT 需要大量数据，最适合超过 1 000 名考生的大规模考试。然而，RM 在小样本量的情况下是稳健的。基础的 RM 不能处理有不同场景和考官的情况，但这些可以用多侧面 RM 来处理。RM 和 IRT 的主要问题不是严谨、强大和现实的概念基础，而是大多数生物医学考官的数学和统计技能。

为什么设计一个完全可信的测试如此困难？不可信的最大来源是抽样误差。出于现实的原因，测试通常包含从所有可能问题领域中抽取的问题样本。但是，由于题目难度不同，且不同的学生对不同的题目认知的难度不同——约翰在心肌梗死的题目上做得更好，哈利在心律失常题目上做得更好——抽样误差就出现了。这同样适用于其他评价方式，例如考官在口试或小论文考试中对问题的选择。因此，如果抽样误差是一个重要的问题，那么简短的评价和只基于一个考官判断的评价就很可能是不可信的。

关于信度，还有最后一个需要讨论的问题，即信度和客观性之间的关系。一个常见的误解是，主观评价总是不可信的，而客观评价总是可信的[2]。以下两个例子表明，情况并非一定如此。第一个例子是单项选择题考试。这是一个所谓的客观测试，但由于只有一个题目，因此并不可信。另一方面，假设你要写十首乐曲，并随机选取莫扎特创作的十首曲子，并将其全部提交给一个专家小组，由他们来评估作曲家的音乐艺术水平。专家组将作出莫扎特是更好的作曲家的决定。即使我们从你自己的作品中再选取另一个样本，或者从莫扎特的作品中选取另一个样本，或者从专家的作品中选取另一个样本，结果仍是一样的。显然，音乐艺术鉴赏并不是"客观的"，而是高度主观的。然而，专家小组的决定具有高度的可重复性，因此是可信的。

总之，信度是一个仔细抽样的问题。它依赖于通过控制所有可能的误差来源（例如，题目、考官和测试场合）以获取足够大的样本。但是，信度并不是全部。

效度

效度指的是评价测量工具对所要测量能力实际测量的程度。证明特定测试方法的效度是一个从不同角度和来源收集证据的问题，这并不是一个容易的过程。

第一步是准确定义该测量方法对于什么目的是有效的。就像温度计是测量温度的有效仪器，而且只能用来测量温度（例如，不用来测量体重）一样，一种评价方法只对能力的某一方面有效。因此，任何测试开发者声称他们的仪器是测量医疗能力的有效工具，都应该被怀疑。效度的定义有很多不同的方式。为了阐述本章的内容，我们将把不同种类的效度分为以下两类[3,4]。

内容效度（也称直接效度）

内容效度指的是在验证过程中收集的判断型证据。这既可以是专家对具体题目构建的判断，也可以是考官必需的教师发展等。内容验证中的一个特定要素是考试大纲。之所以需要考试大纲，是因为考试必须对整个可测试领域具有最佳代表性。例如，心脏病学的考试不应只由心肌梗死的题目组成。为了确保足够的覆盖面，考试通常是根据考试大纲来构建的。考试大纲是一张规格表，由考试开发者决定每个科目或类别需要询问多少个题目。一份考试大纲可能有多个维度（例如，基于学科或认知水平的器官系统）。内容效度的一个相关问题是题目的相关性，只有相关的题目才有助于提高考试的内容效度。

构念效度（也称间接效度）

另一类效度是基于评估分数的"行为"。测试获得的分数是否与我们对想要评估的能力类型的期望相一致？能力可以被视为一种构念或潜在特质，一种无法直接观察但被认为存在的个人心理特征。我们假定这种构念具有某些特征：与不那么聪明的人相比，更聪明的人可以学得更快，有更好的记忆能力，并且能够更好地解决问题。如果我们要设计一个新的测试来测量智力，我们希望学习速度快的人比学习速度慢的人表现得更好，而证明这一点将有助于证明我们的测试测量智力构念的效度。因此，智力测试的分数会根据我们的理论假设而"表现"出来。例如，将这一原则应用于医学问题解决的测试，意味着要使测试具有良好的构念效度，就必须让那些更擅长解决问题的人胜过那些不擅长解决问题的人。

还有许多其他类型的效度评价方式：两个被认为是测量不同构念的测试之间的弱相关；两个被认为是测量同一构念的测试之间的强相关等。尽管它们有时被称为不同形式的效度，但实际上它们都有助于证明一个测试对特定构念的效度。

有关效度的概念存在各种各样的观点。有些人认为只有构念效度是有价值的，而对内容效度和表面效度不屑一顾，认为它们只是意见的集合[5]。有些人把测试的可用性以及测试与考生之间的关系作为效度[6]的重要因素。我们认为 Kane（引用 Messick 的话）在效度定义上取得了明智的平衡："经验证据和理论依据在多大程度上支持基于测试分数或其他评估方式的推论和行动的充分性和适当性[7]。""推论"和"行动"使我们很容易考虑到测试的教育后果[8]。

教育影响

"学生不做你所期望的事情，学生做你检查的事情"，这句话概括了评估的教育影响。尽管这一概念仍需要更多的实证支持，但新兴研究确实表明评估对学生的学习方式有重大影响[9-13]。通常情况下，教师的标准反应是指责学生的这种战略性学习方法，但更合理的反应是指责评估开发者要利用这种行为。这只是正常的人类行为，它不会消失；事实上，我们都很容易受到这类外部动机的影响。更重要的是，评估的驱动力是一个强大的工具，可以确保学生学习教师想要他们学习的内容和方式。为了最大限度地发挥这种协调的效果，我们必须认识到，评价会在以下几个方面影响学生的学习：评价的内容、形式、考试安排以及评估程序的监管结构。更重要的是要意识到，这种驱动力是通过在评价中谨慎地结合行为主义（赌注、奖惩）和建构主义（意义创造、将结果转化为有益的学习活动等）因素而得到优化的，这就是为什么纯粹的终结性评价（忽视意义创造）和纯粹的形成性评价（忽视行为主义因素）不起作用的原因。

内容的影响是显而易见的。在考试中反复出现的题目最受到学生重视。当涉及评价形式时，不同文献给出了不同的观点。一些研究似乎表明，学生对不同形式的考试有不同的准备，特别是选择题与开放式考试[14]。另一些研究则表示这只是学生的看法，而实际上他们做了相似的准备行动[15]。根据经验，我们提倡在评价项目中使用多种形式。这样，学生就不会习惯一种类型的准备。

一个典型的考生日程安排问题，例如，每年的考试周期。如果几场考试在同一周内举行，学生将无法为所有考试做好充分准备。因此，他们必须有策略地选择充分准备哪些考试和不准备哪些考试。从教师的角度来看，这是一种资源的浪费，因为为构建一个高质量的考试而付出的努力并没有得到认真对待。因此，更好的办法是分散考试，而不是集中考试。评估项目从整体上判定了学业上的成功。每个部分的学分、分数的组合方式、进步所需的最低分数等决定了学生将如何学习或准备考试[9-11]。持续评估项目将促进持续学习；精确的评估将促进死记硬背式行为。由于教育影响是评估主要结果，它通常也被视为效度的一部分，具体称为"结果效度"[9-11]。

成本 - 效益

这似乎是一个简单且显而易见的问题，但实践有时与理论不同。例如，一个具有成本 - 效益的评价项目的先决条件是对其目标的明确描述，包括要评估的内容和评估的方式。只有这样，才能对该项目是否具有最佳的成本 - 效益进行评估。阻碍成本 - 效益的最重要因素来源于基于传统和直觉的误解、支持性较差的基础设施以及缺乏合作。

第一类的典型例子是面试、口试和开放式问题。有关非结构化面试用于医学院选拔的文献一致认为，其预测效力低得令人难以接受[16-18]。最近发展起来的多重小型面试（multiple mini-interviews，MMIs）似乎成功地解决了这些问题，其不仅在信度和效度方面有所改进，而且也有更佳的成本 - 效益表现[19]。这也适用于许多非结构化的口试[20]。此类口试的信度较差，通常用于测试简单的事实知识，因此，可以使用其他更具成本 - 效益的方法进行更好的测试。这并不是说口试在评价项目中没有一席之地，而是说只有在口试比其他形式的考试更具附加值的情况下才应该使用口试[21]。同样，有一种根深蒂固的认知，即开放式问题可以测试高阶认知技能，而选择题则不能。对此，文献中也有这样的观点：问题的形式是微不足道的，问题的内容才是关键[22-24]。当然，在一个评价项目中，比如当答案的创造力或自发生成答案比较重要时，可能会有使用开放式问题的迹象。在其他情况下，有更具有成本 - 效益的替代评价。

基础设施支持不足的典型例子是缺乏良好的题库，以及缺乏对考试组织和考试管理的集中管理和行政支持。如此的结果是，"昂贵"的科研人员从事的工作本来可以由行政人员完成，甚至更好。

合作的好处也是显而易见的。许多医学院都有相似的课程和最终目标，分享测试材料将是一种降低成本的方式，因为这意味着不是每个人都必须重新发明轮子[25]。当然这并不是说合作很容易。仔细的计划、所有伙伴的承诺以及某种预先投资，都是使合作成功的必要条件[26]。

关于成本 - 效益的最后一个争论与教育环境中的评价有关。医学教育的主要目标是培养学生成为有能力、保障医疗安全和独立的实践者。因此，在这种教育环境下，专门为提供通过 / 不通过的终结性决策而设计的评价项目是低效的，仅在一个两分法的决策上就花费了大量资源，没有向所有利益相关者提供关于如何最好地学习并成为一个有能力、保障医疗安全和独立的从业者的丰富信息。对学习开展的程序性评价旨在解决这一问题，从学习 / 教育的角度使评价更有用，重视培养有能力、保障医疗安全和独立的毕业生的目的[27-29]。

更多关于程序性评价的信息见知识点 20.2。

知识点 20.2　聚焦：程序性评价

在临床医学中,我们使用某些原则来诊断疾病。首先,我们不依赖单一的"测试"结果。其次,我们不会将同一工具中不同结果的信息结合起来,例如用低钠水平来补偿高血糖水平,仅仅因为它们都是实验室值。最后,我们不会仅仅基于一个测试就作出高利害的决定。相反,我们使用多种工具及其相关结果来作出临床决策。一个例子是糖尿病的诊断,要综合考虑病人有口渴和疲劳的病史,体格检查显示伤口愈合不良和体重减轻,以及实验室检查显示高血糖。

类似的原则是程序性评价的基础。

在程序性评价中,使用了各种评价工具,并且将有关学生进步和获得能力的信息跨工具组合在一起。因此,在腹部检查中表现不佳并不能通过肩部检查中的良好表现来弥补。但它可以结合笔试的腹部解剖部分来确定表现不佳是由于解剖知识不足还是只是缺乏技术。从逻辑上讲,根据这种组合的结果,对个别学生的补救建议会有所不同。

在程序性评价中,评价是连续进行的,所有信息都被收集并整理到档案或组合中。定期审查和评价所有信息,以便对学生的进步作出决策。如果可用信息很少,则只能作出低利害的决策,但是当必须作出高利害的决策时,它们将基于长时间收集的丰富信息。

因此,简而言之,程序性评价的基本特征是:

- 使用多种工具,其中每个工具都告知几个能力领域的进展,而每个能力领域都由多种工具告知。
- 信息是根据信息内容(腹部解剖学知识贫乏导致腹部检查表现不佳)而不是评价的形式(腹部检查表现不佳结合肩部检查表现良好)来组合的。
- 关于学生进步的决策时刻与评价时刻无关,只有在获得关于学生进步和能力的足够丰富的信息时才会进行决策。
- 信息被收集并整理到档案 / 档案袋中,关于学生进步的决策是基于人为判断作出的。这些判断由受过专门培训和拥有评价专业知识的教师作出,并且由组织中的透明度、审计跟踪和安全网支撑。

可接受性

不能凭空建立评价系统。有时,必须在科学上和教育上的优势与利益相关者的可接受性之间取得谨慎的平衡。如果师生不认同,再好的评价方法也是无用的。有些人甚至将这个问题纳入测试效度的论证中[6]。这种观点并不奇怪,因为工具只有在正确使用时才有效。

流行的评价工具

没有一个评价工具是完美的,也没有一个工具可以测试医疗能力和表现的所有方面。每种工具都有其优势和劣势。因此,一个好的评价项目应该是有目的、有意识地组合各种方法,而每一种方法都是为特定目的而选择的,每一种方法都有其适应证和禁忌证[27,30-32]。本节描述了不同组常用评价方法的主要优点和缺点,使用了上述的五个标准:信度、效度、教育影响、成本 - 效益和可接受性。

书面评价工具

目前在用的有许多不同的书面评价工具。有些是基于案例的,有些是与情境无关的。有些使用开放式问题,有些使用选择题。

一般来说,回答一个问题所需的时间会对测试的信度产生负面影响。你可能还记得,一个测试只能从整个可能的题目总体中抽取样本,样本必须足够大才可靠。因此,一个测试包含的题目越多,它的信度就越高。这使开放式问题处于不利地位,因为它们需要更多的答题时间。因此,在每小时的测试时间中,小论文的信度通常低于简答题。

在书面评价中,信度是一个相当直接的问题,而效度则要复杂得多。对于不同类型问题的效度,有一些流行的看法。例如,人们通常认为开放式问题可以测试高层次的认知技能,而选择题只能测试事实性知识。这是一个普遍的误解:就效度而言,问题格式相当不重要,而问题内容却非常重要[22-24]。所以,你问什么很重要,而不是你如何记录答案。当然,有些内容并不适合某些格式。最好不要用选择题的形式询问那些需要自发地、创造性地产生答案的题目,而需要从有限的现实选项中进行选择的题目最好不要用开放式的询问形式。

因此,对内容的仔细考虑是至关重要的。另一个重要的区别与情境有关。情境丰富的题目包含一个案例描述和要求作出(基本)决策或对问题进行评估的问题。这方面的典型例子是扩展匹配题目或关键特征方法题目[33-35]。无语境题目没有案例描述,只要求提供一般知识。情境丰富的题目可以测试知识的应用和问题的解决,但无情境的题目则不能[36]。然而,两者是同等重要的评价方式,没有哪一个更优越。

开放式问题比选择题更能测试出优秀的认知技能的想法在学生中也很普遍。尽管实际上可能并非如此,但它仍然会影响学生的感知和学习。需要向学生传达一个明确的信息,即无论评价形式如何,他们都必须掌握该学科的知识。题目形式也会对测试制定者产生影响。例如,如果所有的测试都必须采用选择题的形式,那么测试开发者可能只构建符合这种形式的题目,而需要自发产生答案的题目可能会被低估。

另一方面,如果所有的题目都是开放式的形式,测试开发者可能会因为纠正测试的高工作量而感到负担沉重,从而开始问一些容易得分的简单问题,这也意味着可能会忽略某些重要的方面。

使用基于选择题的评价具有很高的成本-效益。它们的制作可能稍显困难,但使用光学阅卷扫描仪无疑使其更容易评分。现在,可以使用软件进行在线评价。在每年有大量学生的医学院中,这是一个特别相关的考虑因素。花在不必要的昂贵评价方法上的钱并不能用于改善教育。因此,从成本-效益的角度来看,只有在更有效的形式无法满足的情况下,才会选择开放式问题。

可能有大量的科学文献证明考试形式并不重要,但有时信念可能非常强烈,以至于利益相关者无法被说服。在这种情况下,人们会使用一些论据,声称选择题评价太容易了,使学生变得懒惰,不值得在学术环境中使用,并且现实生活和实际实践并不是简单地从列表中选择选项的问题。从单纯的心理测量学/理性主义的观点来看,这样的论点可能是不正确的,但它们可能非常强烈地嵌入到教师和机构的核心价值观中。对所谓的天真信念(naïve beliefs)是如何形成和维持的研究表明,这些信念是很难改变的,尽管这项研究最初与物理学概念有关(例如重力),但它同样适用于教育信念[37-39]。因此,重要的是要考虑反驳它们是否有用。有时,这些价值观非常强烈,最好首先针对评价系统的高可接受性,然后再讨论。这样做精力可能会更好地花在优质的教学和足够好的评价上。更重要的是,任何测试只有在正确使用的情况下才会有效,为此,它必须为所有利益相关者所接受。本书第21章介绍了更多关于书面评价的内容。

客观结构化临床考试和模拟病人

客观结构化临床考试(objective structured clinical examination,OSCE)和基于模拟病人(simulated patients,SPs)的考试在评价(实践)技能方面已经非常流行[40,41]。两者都基于考生必须处理的一系列结构化病例。在OSCE中,考生依次进入一系列不同的房间或站点。在每个房间里都有一个指定的任务(例如,进行急救或测量血压),一个模拟的病人或人体模型,以及一个带有检查表或评分表的考官。考生必须完成任务,他们的表现将按检查表或评分表进行评分。在一段固定的时间后,发出信号,考生进入下一个站点。

OSCE和基于SPs的考试是针对实践中的非结构性观察而开发的。它们的巧妙之处在于,其从三个方面解决了观察实践中固有的不可信的问题。第一,通过给观察增加一些结构,使它们变得更加可信。第二,通过保持每次观察的短暂性(最初的OSCE有5分钟考站),令每小时可以进行许多不同的观察,从而使抽样更加广泛和有效。第三,通过让考生从一个考站到另一个考站,这样的评价也可以在不同的考官之间进行抽样。"鹰派"会被"鸽派"所弥补,或者更好的是,所有的考生都会接受同一个考官小组的评价。以上第二点,在许多情况下取样是最重要的,因为对信度最大的威胁是样本太小。许多关于OSCE的信度研究已经反复证明了这一点。其中一个实际意义是,每站有一个考官并设置更多站点比每站有两个考官而减少站点要好[42]。尽管有巧妙的信度方法,但作为经验法则,要达到可接受的终结性决策的信度,OSCE要求每个考生平均需要进行至少2~3小时的测试。

在效度方面,有两个问题是最重要的:各考站的时间、使用整体评分表还是核查表。人们可能倾向于认为时间较长的站点,即超过5分钟的站点,内容可能更有效,但这并不可靠,因为情况并不一定如此。较长的案例比较短的案例包含更多的信息,而且在OSCE的时长和案例的数量之间似乎有一个最佳的平衡。因此,一般来说,最好是根据案例的内容来调整站点的时长,所以站点的时长可以设计为5~20分钟不等[43]。

核查表是行为的详细清单,它们精确地描述了要采取的行动——例如,"洗手""将左手放在病人的胸骨上";而评分表允许考官进行更多的解释,它只概括地描述要执行的技能——例如,"了解病人关心的问题""得出正确结论"。那么应该使用核查表还是评分表呢?

人们倾向于认为,由于核查表的结构性更强,它们会更可信,但情况并非总是如此[44]。选择使用核查表还是评分表,主要应根据要评价的技能类型来决定。技术性技能,如测量血压或进行抢救,可以很容易地用核查表来测试;而更复杂的技能,如与病人的短暂接触,用评分表来测试似乎更好[45]。许多医学院在低年级学生中使用带有核查表的短站来测试技术技能,而在高年级学生中则使用带有评分表的综合长站。

一般来说,学生对 OSCE 非常重视,并且 OSCE 对学生的学习行为有很大的影响。这既带来了风险,也提供了机会。风险来自详细的核查表,它们即使没有正式发放,旧的核查表也可能发展起来,记住这些核查表可能是学生成功的学习策略。背诵评分表的作用不大。在 OSCE 中使用评分量表会引发更多旨在练习技能的学习行为,这里的机会是在每个站结束时留出一些时间——大约 2 分钟——以获得具体反馈。当 OSCE 仅用于认证目的时,这是不可取的。在这种情况下,优化信度(从而优化抽样)更为重要。然而,大多数 OSCE 是在医学院的教育环境中进行的,它可以提供一个很好的学习机会。

不幸的是,OSCE 的运行成本很高。它们需要大量的资源和良好的后勤保障。因此,有效地使用 OSCE 是很重要的,用大量的 OSCE 时间来探索一般的知识是没有效率的。这并不意味着在 OSCE 中不应该测试任何识记知识,而是说测试的知识应该具有背景知识,并且应该与案例有直接关系。

OSCE 在全世界被广泛接受和流行。对其可接受性的唯一威胁是当 OSCE 被用来测试高度技术性的技能,并使用非常详细的核查表时,它们往往会变成猴子的把戏,考官们可能会觉得他们的专业知识没有被利用或重视。第 23 章对 OSCE 和其他结构化的临床能力评价进行了更详细的探讨。

口试

口试有各种形式,包括从完全没有结构化的考试到高度结构化的基于案例的考试。口试因为被认为太不可信且太昂贵而倾向于被抛弃。然而,最近对口试的看法已经向更有利的方向转变[21,46]。普遍的看法是,在评价项目中存在口试的空间,需要用正确的方式和目的来使用它。

不过,这也意味着,要想让口试被接受,口试的构建方式必须能够达到足够的信度。为此,需要一些结构——但不是太多;这种情况类似于 OSCE,在 OSCE 中,详细的核查表不会比评分表带来更高的信度。通过询问多种多样的主题而不是只针对一个主题,可以

进一步提高口试的信度。如果使用多个考官,最好是在考官中"嵌套"案例,而不是使用评审小组[20]。

有一种未经证实的观点认为,口试在某种程度上比书面考试更有效。你可能记得,在考虑一项评价的效度时,内容比形式更重要。通常情况下,口试问题的答案需要大量的(事实)知识,而这些知识也可以通过成本较低的方法来评价。如果要正确使用口试,就必须以考察其他方式无法考察的方面为目标,如假设的产生、解释以及通过各种语境的原理转移。另一个误解是口试在贯彻某个主题方面有优势——"看他们是否真的理解"。在这种情况下,收益递减法则规定:关于某个主题的第一个问题可能被证明是关于考生能力的丰富信息来源,但第十个问题几乎不会增加任何新内容。

当然,就像任何类型的考试一样,学生们会为口试做策略性的准备。在这样做的过程中,他们往往试图寻找宽松的考官,或找出考官的爱好。因此,最好采用轮流的方式,让学生在考官之间轮流,每个考官处理一个不同的、但预先确定的案例或话题。

尽管口试的成本很高,但它们在评价项目中被广泛接受,许多机构的经验是,口试产生的专家判断与书面评价一样,不经常成为上诉和诉讼的对象。

基于工作场所的评价

最近的发展再次将评价置于真实的医学环境中。OSCE 是为了在模拟环境中测试学生而开发的,而小型临床评估演练(mini-clinical evaluation exercise,mini-CEX)、临床操作技能评估(direct observation of procedural skill,DOPS)、技术技能的客观结构化评价(objective structured assessment of technical skill,OSATS)和 360° 反馈等工具则是在考生的专业环境中进行评价[47-49]。

mini-CEX 使用一个带有评分表的通用表格,由考官对学生在与病人接触时的表现进行评分。项目包括病史采集、体格检查、专业性、临床判断、咨询、组织和效率,以及总体印象。考生的能力是通过一系列的直接观察来评价的。另一种基于工作场所的方法,即 360° 反馈,使用发送给各方的评分量表项目的标准列表。因此,不仅是同事,还有护理人员和病人,都会收到一份表格,要求他们对这些项目进行评分。项目的示例包括以下内容:

- 诊断病人的能力。
- 在实践中使用循证医学方法的能力。
- 与同事的口头交流。

乍一看,这两种方法似乎都回到了过去培训中的判断,但事实并非如此。mini-CEX 借鉴了从 OSCE 中获得的关于结构和抽样的经验。只要考官有一些标准,有足够数量(大约 7~10 个)的不同观察案例,有一个以上的观察者,那么实践中的观察,如 mini-CEX,就能变得可靠[50,51]。额外的价值是,被评价的内容比在模拟环境中更真实。在许多模拟评价中,某些症状是无法模拟的,但在真实环境中,这些症状是存在的。该领域最近的一项有前景的发展将 mini-CEX 与置信职业行为相结合,要求考官在考生进行临床活动时,标记他们对考生的信任程度,而不是更抽象的"能力"结构[52,53]。此类方法承认,任何基于观察的评价要想有效,必须依靠评价者的评价素养[54],并使用他们熟悉的行话。

360° 反馈方法不是基于直接观察,而是基于回顾性的判断。通常情况下,这是不明智的,因为这种判断往往是不可信的,但有两个方面可以补救这个问题。首先,许多不同的人被问及,因此获得了广泛的观察样本。其次,评价者不需要提供总体印象,而是对某人的优缺点的具体方面作出判断。在这两种情况下,评价者都需要接受培训以正确使用工具,而且工具的设计必须支持他们作出判断。

除了作为表现的"衡量标准"外,这些工具还旨在为考生提供广泛的反馈。最近的研究表明,叙述性反馈比评级或分数更有参考价值[55]。这对于影响学习行为至关重要。因此,与其说它们是单纯的测量工具,不如说它们也是旨在提高考生表现的教育工具。此外,如果评价者没有直接观察过考生,就无法完成它们。因此,在那些教育文化中不包含直接观察的教育环境中,使用这些工具可能有助于改变教育常规。

很好地使用基于工作场所的工具并不一定很耗时,尤其是在频繁观察和反馈已经成为教学文化一部分的情况下。但是,重要的是不要使表格太长,因为这会阻碍评价者接受这种方法。第 22 章更详细地阐述了基于工作场所的评价。

档案袋

"档案袋"一词是一个容器术语,用于描述各种教育工具。从评价的角度来看,这里讨论档案袋的以下两种用途:

- 档案袋作为衡量考生反思能力的工具。
- 档案袋作为整理来自各种来源评价信息的工具。

在这两种情况下,档案袋都包含一个"档案"和一个"分析"。分析包含对优势和劣势、学习目标和学习

计划的自我评价。

反思性档案袋侧重于自我评价,它被用来评价考生的自我评价在多大程度上显示了良好的反思能力。第二种档案袋整理了关于学生的所有评价信息。分析部分用于评价当前的表现和计划未来的学习。这种方法最适合被比作病人的病历,其中收集了各种来源的信息,如实验室数据、影像学数据、病史采集和体格检查的结果,但它也包含了对病人健康的定期评价以及进一步诊断和治疗行动的计划。因此,档案袋不仅是一种评价,也是一种教育工具。

关于档案袋的信度和效度,很难有明确的说法。以传统的心理测量方法计算信度的研究,使用概化理论或评分者间一致性度量,如使用 Cohen 的 Kappa 系数,最多报告中等信度[56]。其他作者建议使用质性研究方法中的概念,例如标杆分析法、同行评价、成员核查和逐步复制[57],采用一种组织方法来使档案袋变得可信。在这种情况下,信度不能用数字来表示,而必须源自对学习者进步的决策过程的谨慎性。

档案袋的效度需要进一步研究。显然,传统的验证构念效度的方法在这里并不适用,所以需要开发其他的方法。此外,由于档案袋的用途非常多,所以内容效度不容易建立。

同样明显的是,档案袋的成本很高。它们往往被认为不仅制作费时,而且评价费时,特别是如果有一个以上的评价者要评价每个档案袋的话。因此,试图制作一个简单的评分表或评分标准来提高效率是很诱人的,但这只会使评价工作变得微不足道。对评价者进行培训并使用整体标准来评判档案袋是一种更好的方法,并且建立一种程序,即只有在对结果有疑问的情况下才使用多名评价者,在所有明确的情况下只使用数量非常有限的评价者,将可能更有效率[57]。

你可以在第 18 章阅读更多关于档案袋的内容。

计算机在评价中的应用

计算机可以通过多种不同的方式在评价中发挥作用。最明显的是计算机化管理。但是计算机在评价中还有其他更重要的作用,下面将简要讨论这些作用。

行政支持

题目库在支持质量控制方面非常强大。事实上,这一点往往比它们在重新使用旧题目方面的作用更为重要。试图建立一个完整的题目库,并从中随机抽

取题目,往往被证明是不成功的。这有两个原因。首先,考试不仅仅是一组随机产生的题目,即使单个题目的质量很好。它总是需要一个额外的质量控制步骤来确保题目的组合是好的。第二个原因是与医学和其他健康科学的性质有关。在这些学科中,事物的发展相当迅速,很快就会使题目过时。另外,关于什么是好的题目的想法也可能发生变化。因此,题目库在质量控制过程中跟踪题目更有用。它们还提供了快速扫描领域覆盖面的机会,这样就可以防止产生多余的题目,并且可以用特定的新题目来填充未被充分代表的主题。

有许多好的商业产品可用于构建题库。对于简单的目的,也可以使用带有自产脚本、外壳或查询的标准数据库软件。开发完整的高大上的软件系统总是比人们想象的要耗费时间。当需要一个题库系统时,最好的方法是仔细确定组织的需求,功能和操作规范,然后确定哪些可用的软件能够充分满足这些需求。

测试分析

在测试的质量控制中,计算机可以用来评价测试结果。最著名的应用是标准的题目分析,包括 p 值、a 值、题目与总数或题目与其余题目的相关性,以及信度的计算。p 值代表了正确回答问题的学生的比例。因此,它显示了这个题目对这组考生的难度。p 值为 1.00 意味着每个考生都正确地回答了这个题目,而 p 值为 0.00 意味着没有人给出正确的答案。a 值表示在选择题中选择每个选项的考生比例,因此是每个干扰项吸引力的一个指标。题目与总数或题目与其余题目的相关性表明该题目在测试中被高分者正确回答和被低分者错误回答的程度。标准的统计软件,如 SPSS,通常可以进行这样的分析,这种结构化的题目分析是非常有价值的,可能对测试的质量有很大的影响。

计算机化测试

计算机化测试有许多明显的优势。无须手动评分,可立即计算结果,并可轻松获得用于进一步分析的数据文件。此外,试卷和答题纸的复制不会产生额外费用。可以添加音频和视频剪辑,有助于提高测试的内容效度。

但是,计算机化测试也有缺点。第一,开放式问题很难自动评分,可能需要手工评分,或者至少需要对计算机评分程序进行核实。尽管键入文本评分可能比手写(有时难以辨认)更容易,但这仍然抵消了即时结果和数据文件可用性的优势。这可能会导致测试开发人员专门使用选择题类型的问题。第二,如果考生人数多于可用计算机的数量,则必须开发等效的考试表格。尽管聚集学生是防止不必要的信息交流的一种选择,但这只能在有限的范围内进行。制作额外的等效测试比复制成本更昂贵。第三,计算机网络系统管理员的必要性增加了成本。第四,如果没有足够的备份系统,计算机或网络问题可能会干扰测试管理。尽管随着技术的发展,这些问题可能会变得越来越少,而且纸笔测试也可能出现问题,但计算机化测试仍然更有可能出现问题。因此,在决定使用计算机来管理也可以是纸笔练习的测试之前,必须非常仔细地考虑所有的利弊。

计算机化测试特有的评价可能性

基于计算机的评价提供了一些有趣和潜在的可能性,这些可能性是该形式所独有的,而不仅仅是后勤方面的优势。我们在这里讨论其中的三个——即实时模拟、顺序测试和计算机自适应测试(computer-adaptive testing,CAT)。

实时模拟可用于测试在现实生活中时间至关重要的病例的管理,例如急诊医学。作为一种形成性工具,向考生展示他们解决案例所花费的时间以及可以在哪些方面提高效率也很有帮助。对于终结性测试,它往往会使事情复杂化,因为人们不能简单地将响应时间和熟练程度相加。因此,要作出通过/不通过的决定,必须找到一种有效的方法将这些不同的品质组合成一个单一的分数,这并不容易。

顺序测试是一种能够在评价中更有效地利用时间和资源的方法。它基本上可以归结为对所有考生进行一个简短的筛选测试。基于这个测试的信度,可以围绕通过/不通过的分数计算出一个(95%)置信区间。对于每一个分数在这个区间之外的考生,有足够的把握($P \leqslant 0.05$)说他或她的分数是通过或失败。其余的学生必须回答一组额外的问题。这些问题的分数将与他们在第一部分测试中的分数相加。这样一来,只有那些对通过或不通过有疑问的考生才会出现较长的测试。这种方法只有在分数和置信区间可以快速计算并且可以根据要求提供额外的测试时才是可行的[58]。

一个进一步的发展是 CAT。这种方法是基于一个所谓的校准过的题库,即一个事先知道所有题目的精确难度的题库。对于这样的校准,经典测量理论

(CTT)往往是不够的。需要使用一种更复杂的统计方法——IRT(见知识点 20.1)。与 CTT 不同的是,使用 IRT 可以估计题目的难度和区分度,而不考虑具体的考生群体。在 CAT 中,计算机为考生选择一个难度适中的题目。当考生回答正确时,计算机会选择一个难度稍大的题目,而当回答错误时,就会选择一个较容易的题目。这个过程重复进行,直到有指定数量的题目被回答,或者直到测试的精确性达到一定水平[59]。在前者中,能力估计的精度在不同的考生中是不同的(但在大多数情况下比标准测试要好);在后者中,精确性是固定的,但需要的题目数量可能因考生而异(在大多数情况下使用的题目数量比标准测试要少)。尽管 CAT 是一个很好的概念,但要达到一个足够好的校准题库的统计要求是相当高的,需要对所有题目进行大量的预先测试[59]。

组合评价方法

目前人们普遍认为,为了全面了解一个人的能力和表现,仅使用一种评价工具是不够的,需要有多种精心选择的工具[27,30,31]。那么应该如何组合评价方法呢? 基本上有两种方法,一种是定量的,另一种是质性的。

定量方法包括:

- 补偿性
- 部分补偿性
- 联合性

质性方法包括:

- 专家判断
- 明确的程序

在定量组合中,结果首先以某种方式编码为数值,然后将这些数值以补偿性、部分补偿性或联合性的方式组合。

补偿性是指对测试结果进行平均或求和,只考虑平均值或总分是否高于临界值,而不考虑个别测试的分数。例如,将 4/10 和 8/10,以及 2/10 和 10/10 这两组分数分别求平均值,结果都是 6/10。另一种补偿性模式是求加权平均值,即每项测试结果都以一定的百分比贡献给总分,例如,测试 1 占 30%,测试 2 占 20%,等等。补偿性模型通常会导致最终决定的高信度,因为这种决策是在不同场合举行的多次测试中的许多题目的基础上作出的,所以要对许多误差源进行抽样。然而,补偿性模型主要的缺点是可能会诱发一种最低限度的学习策略,即一些学生可能在以前的测试中获得了很高的分数,以至于他们倾向于不认真对待后面的测试(以及相关的课程)。

部分补偿性模型可以纠正这一问题。在这里,分数仍然可以被平均,但对于每一次测试都有一个绝对的最低分数,如果达不到这个分数,学生就必须重考。这是一种折中程序,虽然综合信度比完全补偿性模式低一些,但对教育的负面影响也会减弱。

(完全)联合模型要求学生在所有测试中均获得高于分数线的分数才能获得整体通过。这种方法会促使学生认真对待所有单独的测试(和课程)并为所有测试努力学习,但总体上信度不高。在每项测试中,都有可能出现假阴性结果,也就是说,一个学生实际上应该通过测试但不及格。这种失败主要是由于测量误差,而不是没有能力。而且,由于每次失败都会导致后果(在联合模型中是这种情况,而在补偿性模型中则不然),实际上所有单个测试的假阴性结果都被合并在一起,从而导致整体信度较低。

还有一些评价结果本质上不是定量的,不可能将它们加起来算总分。虽然将质性评价的结果转换为数字分数是常见的做法,但我们希望提出警告,这在方法学上是不正确的做法[60]。这也许可以通过与医疗实践的类比来说明。你不会将"重病病人"的第一印象添加到 133mmol/L 的钠水平上——这两条信息需要质性地结合起来。这同样适用于不同的观察结果,例如"表现非常好"和"良好的床边态度"。这些评价不能以定量的方式结合,而需要质性评价。这种组合需要——同样类似于医疗实践——专家判断和谨慎程序。英国医学总会的实践表现程序和一些档案袋评价是使用这种方法的良好示例[57,61,62]。

目前,人们似乎在重新评价组合信息的质性方式,因为人们越来越清楚地认识到,像"能力"这样的多面体不能只用数字来评价,就像病人的健康状况不能只用实验室数值来确定一样[63]。

标准设定

或许评价中争论最激烈的问题是标准设定问题。它是决定评价结果的分界线,也就是说,谁通过,谁失败。这是一个重要的问题,因为分界线的微小变化往往代表着通过和失败的学生人数的巨大变化。因此,圣杯(Holy Grail)就是真正的划界分数。不幸的是,就像其神话中的对应物一样,没有这样的东西。文献中描述了各种各样标准设定的方法[64],每一种方法都有其特定的目的,且通常会对相对标准和绝对标准进行区分。对于所有的测试来说,没有一种单一的最佳标准设定方法,但是对于特定环境下的每个测试来说,可能都有一种最合适的方法。

无论使用哪种标准设定方法,都是任意的,因为对所要求的水平总是有假设的。相对方法是基于对大量学生平均能力稳定性的假设。在许多国家(但不是所有国家),来自各年级和大学的特别是大班级的医学生之间似乎是可比的。绝对方法是基于对所要求的能力水平、考生所接受的教学以及课程最终目标的假设。因此,在每一种情况下,关于标准设定方法的决策至少要有一个明确的理由。这一点有时可以用一句谚语来表达:"标准的制定可以是任意的,但决不能是任性的。"因此,任何标准都必须是:

- 可解释的,决策背后存在理由。
- 可辩护的,在一定程度上,它可以向利益相关者保证其效度(这其中的一个问题可能是"尽职调查",即证明在制定标准时付出了巨大努力)。
- 稳定的,因为标准每年都不同是站不住脚的[65]。

应该认识到,测试题目,以及整个测试,在难度上有很大的差异。除非用先进的心理测量技术进行控制,否则测试难度的变化是相当大的。这意味着,任何不能调和这种难度变化的标准设定方法都是不可靠的。最广泛使用的固定标准,例如,成绩应该超过55%,是最不可信的标准。在选择标准设定方法时,应考虑到成本因素。有些方法比其他方法要贵得多。

第24章更详细地研究了标准设定的问题,并探讨了测试开发者目前使用的不同方法。

未来方向

撰写有关未来方向的章节总是很危险的,因为所谓的"未来发展",事后看来可能只是侥幸。不过,我们还是想做一些预测。

从用构念定义教育结果——比如知识、技能、态度和解决问题的能力——到米勒金字塔所描述的行动(知道、知道如何做、显示如何做和实际去做),以及进一步转变为需要及时提供相关知识、技能、态度和解决问题能力的程度的复杂任务,即所谓的胜任力或置信职业行为[52],必定对我们思考评价的方式产生影响。

此外,新的评价方法的出现也一定会对我们的评价思维方式产生影响,如mini-CEX、360°反馈和档案袋,其主要目标不是将各个项目相加得出一个总分。

我们在这里看到以下三个主要的发展方向。

1. 评价将不再被视为对教育过程结果的外部测量,而更多地被视为教育过程的一个组成部分。目前,把学生带出真实的教育环境来测试他们的能力仍然是相当普遍的。诸如mini-CEX这样的评价则将评价带回到真实的教育环境中。目前评价职业行为的方法甚至承认不可能在真实环境之外进行评价。在我们看来,这导致了第二个发展。

2. 评价不再被完全看作是一个心理测量的问题,而更多地被看作是一个教育设计问题。这意味着评价的目的不仅仅是确定考生是否达标,更多的是如何最好地利用关于考生能力的信息来调整教学或课程以满足个人的需要。因此,与其争取标准化的课程和标准化的测试,不如发展有针对性的评价和灵活的课程。这反过来可能导致第三个发展。

3. 对于考试的公平性和可辩护性等问题,标准的心理测量方法必须用其他测量方法来扩展。例如,标准心理测量方法的基本假设,如稳定和通用的结构、整体同质性(如可能题目的总体),以及观察的局部独立性假设,不能总是被满足。此外,一些现代工具的目的正是要针对局部独立的观察(mini-CEX、纵向测试)、承认整体异质性(360°反馈)并承认能力特征的不存在(档案袋)。因此,评价变得更像是一个诊断过程(很像医疗保健),以定制的方式使用多种方法来诊断"能力障碍",而不是引导每个学生通过相同的标准化过程[63]。这并不意味着可辩护性、公平性和谨慎性问题的消失。公平性和谨慎性的问题,需要不同的统计模型[66]或策略来验证质性数据[67]。

小结

设计评价项目并为每种目的选择最佳工具并不容易。更加复杂的是,医学教育是一门迅速发展的学科。这很容易导致一种看法,即评价是不科学的,因为昨天的真理已经过时了,将被新的真理所取代。我们认为恰恰相反:任何不断发展的学科都会对真理进行批判性和科学性的质疑,这是一种力量而不是一种弱点。医学教育与医学没有区别。在这方面——我们还是学生时的事实往往在今天已经不再正确。本章的目的是通过提供背景信息和一些准则来引导读者了解医学能力和表现的评价领域。我们试图传达的最重要的信息是:在设计高质量的评价时,基于最佳可用证据和谨慎质量控制的理性决策是基础。

致谢

　　感谢伦敦大学学院的 Chris McManus 教授在知识点 20.1 中提供了对信度评价方法的清晰总结。

参考文献

1 Van der Vleuten, C.P.M. (1996). The assessment of Professional Competence: developments, research and practical implications. *Advances in Health Science Education* 1 (1): 41–67.

2 Van der Vleuten, C.P.M., Norman, G.R. and De Graaf, E. (1991). Pitfalls in the pursuit of objectivity: issues of reliability. *Medical Education* 25: 110–8.

3 Cronbach, L.J. (1983). What price simplicity? *Educational Measurement: Issues and Practice* 2 (2): 11–12.

4 Ebel, R.L. (1983). The practical validation of tests of ability. *Educational Measurement: Issues and Practice* 2 (2): 7–10.

5 Downing, S.M. and Haladyna, T.M. (2004). Validity threats: overcoming interference with proposed interpretations of assessment data. *Medical Education* 38 (3): 327–333.

6 Evaluation Checklists. https://www.wmich.edu/evaluation/checklists (accessed 28 June 2018).

7 Kane, M.T. (2006). Validation. In: *Educational Measurement* (ed. R.L. Brennan), 17–64. Westport: ACE/Praeger.

8 Messick, S. (1994). The interplay of evidence and consequences in the validation of performance assessments. *Educational Researcher* 23 (2): 13–23.

9 Cilliers, F.J., Schuwirth, L.W.T., Herman, N. et al. (2012). A model of the pre-assessment learning effects of summative assessment in medical education. *Advances in Health Sciences Education* 17 (1): 39–53.

10 Cilliers, F.J., Schuwirth, L.W.T. and Van der Vleuten, C.P.M. (2012). A model of the pre-assessment learning effects of assessment is operational in an undergraduate clinical context. *BMC Medical Education* 12 (9).

11 Cilliers, F.J., Schuwirth, L.W.T., Adendorff, H.J. et al. (2010). The mechanisms of impact of summative assessment on medical students' learning. *Advances in Health Sciences Education* 15: 695–715.

12 Frederiksen, N. (1984). The real test bias: influences of testing on teaching and learning. *American Psychologist* 39 (3): 193–202.

13 Newble, D.I. and Jaeger, K. (1983). The effect of assessments and examinations on the learning of medical students. *Medical Education* 17: 165–171.

14 Stalenhoef-Halling, B.F., Van der Vleuten, C.P.M., Jaspers, T.A.M. et al. (1990). A new approach to assessing clinical problem-solving skills by written examination: conceptual basis and initial pilot test results. In: *Teaching and Assessing Clinical Competence, Proceedings of the fourth Ottawa Conference* (ed. W. Bender, R.J. Hiemstra, A. Scherpbier et al.), 552–7. Groningen: Boekwerk Publications.

15 Hakstian, R.A. (1971). The effects of type of examination anticipated on test preparation and performance. *Journal of Educational Research* 64 (7): 319–324.

16 Eva, K., Rosenfeld, J., Reiter, H. et al. (2004). An admissions OSCE: the multiple mini-interview. *Medical Education* 38 (3): 314–326.

17 McManus, I., Iqbal, S., Chandrarajan, A. et al. (2005). Unhappiness and dissatisfaction in doctors cannot be predicted by selectors for medical school application forms: a prospective longitudinal study. *BMC Medical Education* 5 (38).

18 Salvatori, P. (2001). Reliability and validity of admissions tools used to select students for the health professions. *Advances in Health Science Education* 6 (2): 159–175.

19 Eva, K., Rosenfeld, J., Reiter, H. et al. (2004). The ability of the multiple mini-interview to predict preclerkship performance in Medical School. *Academic Medicine* 79 (10): S40–S42.

20 Swanson, D.B. (1987). A measurement framework for performance-based tests. In: *Further Developments in Assessing Clinical Competence* (ed. I. Hart and R. Harden), 13–45. Montreal: Can-Heal publications.

21 Wass, V., Wakeford, R., Neighbour, R. et al. (2003). Achieving acceptable reliability in oral examinations: an analysis of the Royal College of General Practitioners membership examination's oral component. *Medical Education* 37: 126–131.

22 Maatsch, J. and Huang, R. (1986). An evaluation of the construct validity of four alternative theories of clinical competence. *Proceedings of the 25th Annual RIME Conference*, Chicago, pp. 69–74.

23 Norman, G.R., Smith, E.K.M., Powles, A.C. et al. (1987). Factors underlying performance on written tests of knowledge. *Medical Education* 21: 297–304.

24 Schuwirth, L.W.T., Van der Vleuten, C.P.M. and Donkers, H.H.L.M. (1996). A closer look at cueing effects in multiple-choice questions. *Medical Education* 30: 44–9.

25 Van der Vleuten C, Schuwirth L, Muijtjens A, et al.(2004). Cross institutional collaboration in assessment: a case on progress testing. *Medical Teacher* 26 (8): 719–25.

26 Schuwirth, L.W.T., Bosman, G., Henning, R.H. et al. (2010). Collaboration on progress testing in medical schools in the Netherlands. *Medical Teacher* 32 (6): 476–479.

27 Van der Vleuten, C.P.M. and Schuwirth, L.W.T. (2005). Assessing professional competence: from methods to programmes. *Medical Education* 39 (3): 309–17.

28 Schuwirth, L.W.T. and Van der Vleuten, C.P.M. (2011). Programmatic assessment: from assessment of learning to assessment for learning. *Medical Teacher* 33 (6): 478–85.

29 Schuwirth, L.W.T., Van der Vleuten, C.P.M., Driessen, E. et al. (2012). A model for programmatic assessment fit for purpose. *Medical Teacher* 34: 205–14.

30 Dijkstra, J., Galbraith, R., Hodges, B. et al. (2012). Expert validation of fit-for-purpose guidelines for designing programmes of assessment. *BMC Medical Education* 12 (20): 12–20.

31 Dijkstra, J., Van der Vleuten, C. and Schuwirth, L. (2010). A new framework for designing programmes of assessment. *Advances in Health Sciences Education* 15: 379–93.

32 Schuwirth, L.W.T., Southgate, L., P.G.G. et al. (2002). When enough is enough: a conceptual basis for fair and defensible practice performance assessment. *Medical Education* 36: 925–930.

33 Bordage, G. (1987). An alternative approach to PMP's: the "key-features" concept. In: *Further Developments in Assessing Clinical Competence, Proceedings of the Second Ottawa Conference* (ed. I.R. Hart and R. Harden), 59–75. Montreal: Can-Heal Publications Inc.

34 Case, S.M. and Swanson, D.B. (1993). Extended-matching items: a practical alternative to free response questions. *Teaching and Learning in Medicine* 5 (2): 107–115.

35 Page, G. and Bordage, G. (1995). The Medical Council of Canada's key features project: a more valid written examination of clinical decision-making skills. *Academic Medicine* 70 (2): 104–110.

36 Schuwirth, L.W.T., Verheggen, M.M., Van der Vleuten, C.P.M. et al. (2001). Do short cases elicit different thinking processes than factual knowledge questions do? *Medical Education* 35 (4): 348–56.

37 Vosniado, S. (2012). Reframing the classical approach to conceptual change: preconceptions, misconceptions and synthetic models. In: *Second International Handbook of Science Education* (ed. B.J. Fraser, K. Tobin and C.J. McRobbie), 119–130. Dordrecht: Springer.

38 Vosniadou, S. (1994). Capturing and modeling the process of conceptual change. *Learning and Instruction* 4: 45–69.

39 Jacobs, J.C., Muijtjens, A.M., Van Luijk, S.J. et al. (2015). Impact of institute and person variables on teachers' conceptions of learning and teaching. *Medical Teacher* 37 (8): 738–46.

40 Harden, R.M. and Gleeson, F.A. (1979). Assessment of clinical competence using an objective structured clinical examination (OSCE). *Medical Education* 13 (1): 41–54.

41 Stillman, P., Ruggill, J., Rutala, P. et al. (1980). Patient Instructors as teachers and evaluators. *Journal of Medical Education* 55:

186–193.

42 Swanson, D.B. and Norcini, J.J. (1989). Factors influencing reproducibility of tests using standardized patients. *Teaching and Learning in Medicine* 1 (3): 158–166.

43 Petrusa, E. (2002). Clinical Performance Assessments. In: *International Handbook of Research in Medical Education* (ed. G.R. Norman, C.P.M. Van der Vleuten, D.I. Newble, et al.), 673–709. Dordrecht: Springer.

44 Regehr, G., MacRae, H., Reznick, R. et al. (1998). Comparing the psychometric properties of checklists and global rating scales for assessing performance on an OSCE-format examination. *Academic Medicine* 73 (9): 993–997.

45 Ilgen, J.S., Ma, I.W., Hatala, R. et al. (2015). A systematic review of validity evidence for checklists versus global rating scales in simulation-based assessment. *Medical Education* 49 (2): 161–173.

46 Wass, V., Jones, J. and Van der Vleuten, C. (2001). Standardized or real patients to test clinical competence? The long case revisited *Medical Education* 35 (4): 321–5.

47 Norcini, J., Blank, L.L., Arnold, G.K. et al. (1995). The Mini-CEX (Clinical Evaluation Exercise); a preliminary investigation. *Annals of Internal Medicine* 123 (10): 795–799.

48 Bodle, J.F., Kaufmann, S.J., Bisson, D. et al. (2008). Value and face validity of objective structured assessment of technical skills (OSATS) for work based assessment of surgical skills in obstetrics and gynaecology. *Medical Teacher* 30 (2): 212–216.

49 Garnan, A.N., Tyler, J.L., and Darnall, J.S. (2004). Development and validation of a 360-degree-feedback instrument for healthcare administrators. *Journal of Healthcare Management* 49 (5): 307.

50 Williams, M., Klamen, D., and McGaghie, W. (2003). Cognitive, social and environmental sources of bias in clinical performance ratings. *Teaching and Learning in Medicine* 15 (4): 270–292.

51 Norcini, J.J., Blank, L.L., Duffy, F.D. et al. (2003). The mini-CEX: a method for assessing clinical skills. *Annals of Internal Medicine* 138 (6): 476–481.

52 Ten Cate, O. (2005). Entrustability of professional activities and competency-based training. *Medical Education* 39: 1176–7.

53 Weller, J.M., Misur, M., Nicolson, S. et al. (2014). Can I leave the theatre? A key to more reliable workplace-based assessment. *British Journal of Anaesthesia* 112 (6): 1083–1091.

54 Popham, W.J. (2009). Assessment literacy for teachers: Faddish or fundamental? *Theory Into Practice* 48: 4–11.

55 Ginsburg, S., Vleuten, C.P., Eva, K.W. et al. (2017). Cracking the code: residents' interpretations of written assessment comment. *Medical Education* 51: 401–410.

56 Roberts, C. (2002). Portfolio-based assessments in medical education; are they valid and reliable for summative purposes? *Medical Education* 36: 899–900.

57 Driessen, E., Van der Vleuten, C.P.M., Schuwirth, L.W.T. et al. (2005). The use of qualitative research criteria for portfolio assessment as an alternative to reliability evaluation: a case study. *Medical Education* 39 (2): 214–20.

58 Melnick, D. (ed.) (1998). Pioneering a sequenced OSCE for the Medical Council of Canada: an administrative overview. *The 8th International Ottawa Conference of Medical Education and Assessment.*

59 Clauser, B.E. and Schuwirth, L.W.T. (2002). *The use of computers in assessment. International handbook of research in medical education.* Dordrecht: Kluwer Academic Publishers.

60 Delandshere, G. and Petrosky, A.R. (1998). Assessment of complex performances: limitations of key measurement assumptions. *Educational Researcher* 27 (2): 14–24.

61 Southgate, L., Campbell, M., Cox, H. et al. (2001). The General Medical Council's Performance Procedures; the development and implementation of tests of competence with examples from general practice. *Medical Education* 35 (1): 20–28.

62 Southgate, L., Cox, J., David, T. et al. (2001). The General Medical Council's Performance Procedures; Peer review of performance in the workplace. *Medical Education* 35 (1): 9–19.

63 Schuwirth, L., Van der Vleuten, C., Durning, S.J. (2017). What programmatic assessment for learning in medical education can learn from healthcare. *Perspectives on Medical Education* 6 (4), 211–215 doi: 10.1007/s40037-017-0345-1

64 Cusimano, M.D. (1996). Standard setting in medical education. *Academic Medicine* 71 (10 Suppl): S112–S120.

65 Norcini, J. (2003). Setting standards on educational tests. *Medical Education* 37: 464–469.

66 Schuwirth, L.W.T. and Van der Vleuten, C.P.M. (2006). A plea for new psychometrical models in educational assessment. *Medical Education* 40 (4): 296–300.

67 Cook, D.A., Kuper, A., Hatala, R. et al. (2016). When assessment data are words: validity evidence for qualitative educational assessments. *Academic Medicine* 91 (10): 1359–1369.

（翻译：周文静；审校：江哲涵）

21 笔试评价

Brian Jolly[1,2] and Mary Jane Dalton[1]
[1]School of Medicine and Public Health, University of Newcastle, Callaghan, New South Wales, Australia
[2]School of Rural Medicine, University of New England, Armidale, Australia

---

 本章要点

- 尽早开始;至少在考试前 6 个月开始校内评价。
- 审查或为正在被评估的培训方案、课程或单元制定评价方案。
- 确定设计方案中需要用书面形式进行评价的目标或领域。这些目标通常要求记忆信息、识别症状模式、临床决策、诊断试验的选择、资料分析和综合意见,以及选择管理策略。
- 决定是否有必要使用建构式回答来评价目标,或者采用选择性回答是否可行。
- 为设计方案的每个题目选择适当的格式。

- 将所有的题目收集到它们的格式单元中。
- 安排一次研讨会,按照上面确定的路径,以适当的形式开发任何新的必要题目。
- 一旦测试完成并准备就绪,再安排一次研讨会来制定标准,制定标准的方法可能因项目类型和环境而异。
- 交付测试。
- 在确定结果之前,使用题目分析软件彻底审查题目。确保关键人员知道如何解释测试结果。
- 剔除所有质量较差的题目后,确定最终分数。

引言

评价是医学教育中运用教育和认证策略的一个重要组成部分。长期以来,这一领域的专家对此一直有很高的标准,并制定了完善的手段来确保这些标准的执行[1]。随着全球对病人安全的关注增加[2,3],对高效、可靠和有效的评价体系的需求日益强烈。反过来,这也导致了人们对评价复杂性的追求,主要是针对高仿真模拟和基于实践的评价的进展[4,5]。然而,医疗从业人员的工作范围非常广泛,从倾听和与病人沟通,到复杂的和需要体力的干预。知识和思维在这些工作中起着至关重要的作用,有大量证据表明,知识及其在临床上有用的框架中的存储形式,是区分新手和专家的最重要标志[6,7]。

了解人们知道什么的最有效方法之一是向他们提问。当这种询问被写下来,或者要求当事人给出书面回答时,我们就进入了笔试评价的领域。本章将向读者介绍笔试评价在医学和健康教育中的应用,包括以下四个关键领域:

- 在课程或培训计划中安排评价
- 不同形式的笔试评价
  - 建构式回答
  - 选择性回答
  - 建构式回答和选择性回答相结合
- 笔试题目完成的如何
- 如何为这些评价制定合适的标准

历史背景

医学评价在历史上涉及一些口头活动:日常讨论、病例讨论、示范、床旁教学等。基于上述传统教学活动,1858 年,新成立的英国医学总会采用了长案例,作为医生学徒能力的一种保障手段[8]。然而,随着后 Flexner时代(约 1910 年)对医学基础科学工作的强调,通过可靠和明确的手段对知识进行测量变得越来越重要[9]。通常心理测量学的观点反映了对效能、信度和效度的需求,而建构主义的观点则强调评价过程需要对学习产生适当的影响[10,11]。近年来,这两种观点有了很大的融合。

在过去的 40 年里,关于医学评价的研究卓有成效[12],我们不打算在这里介绍所有的研究;有一些书籍总结了这个领域的成就以推荐给感兴趣的读者[13-16]。不过,我们将努力对该领域提供一个中立的概览,并尽可能详细地分析评价的理论决定因素,这对一个刚进入该领域的人来说很有必要。

课程评价

在设计任何评价活动之前,考虑一下评价的目的是很有用的。尽管我们对"评价"一词的使用比较宽泛,但学习者所进行的每一项评价通常都有一个特定的功能,这反映了专业培训的复杂性。这些功能包括以下几个方面:

- 评估能力
- 评价绩效
- 发现学员的问题
- 评价改进
- 自我评估
- 选择个体
- 确定有效的学习 / 教学
- 展示项目的效度
- 评价课程改革

这些目标中的每一项都会对评价的内容、使用的策略和采用的技术产生制约性的影响。例如,用于证明能力的评价需要与核心题目的目标紧密结合,也就是要证明内容的效度。它们还要可靠,并集中在预先指定的能力水平上。然而,用于选择受训者进入选拔性毕业后培训项目的评价可能是以卓越水平为目标,理想情况下应包含预测该项目培训成功的具体要素[17]。

确保评价内容效度的过程被称为"蓝图设计"[17-19]。从本质上讲,在设计各个组成部分之前,需要对课程整体的评价方案或策略进行评估,因为这是确保内容被恰当地分配给那些最适合被评价的心理过程的组成部分的一种方法。也就是说,有一些特定的活动领域更适合用某种类型的评价方法。当对课程进行整体全面的方案设计,反映完整的评价策略时,这种情况就会显现出来。在本科阶段,这个设计方案可以通过制定课程目标来完成,并可能主要反映知识和基本技能。在毕业后阶段,对结果方面的反映可能要广泛得多,如按照 CanMEDS 等框架[20],设计方案可能会很复杂,涉及更多的模式。在没有充分规划评价题目整体设计方案的情况下,试图仅对笔试部分进行评价,很可能会导致评价的不均衡。

知识、推理和笔试评价

当设计方案制定完成后,它将确定合格的医疗从业人员的一组属性,这些属性反映了人类认知能力的不同特质——理解、记忆、辨识、推理、假设、演绎和决策。这些特质可以通过多种方式进行评价,毫无疑问,一个合格的临床医生需要能够在临床情境下与病人和同事一起做所有这些事情。然而,在临床情境下全面或有效地评价这些属性不仅是不切实际的,而且有一些证据表明,这会导致测量过程受到其他因素的影响——这些因素通常被称为"建构无关的误差"[21]。例如,据称旨在考核临床思维能力的面试会被简化为对事实回忆的考查,经常关注细节,可能会暴露出考官的"文化胜任力不足"[22]。

避免这些因素影响的方法之一是对评价进行反文字化的处理。在 20 世纪的大部分时间里出现了这种趋势,人们逐渐认识到,从心理测量学的角度来看,要想对一个人掌握的知识做一个客观的评价,只需要对某一主题进行最少数量的提问,这就催生了评价的发展。这包括各种形式的多选题(MCQ)和简答题(SAQ)。然而,在过去的 20 年里,研究人员重新认识到情境是记忆和思维的关键因素。一般来说,学习环境对记忆的形成起到重要作用[23],特别是在临床推理中[24]。这些知识的获得和组织方式与它的数量同等重要;专业水平在很大程度上取决于稳固的知识结构[25]。对于专业的临床医生来说,知识的可检索性和实用性至关重要,这取决于学习的效率以及学习的地点和方式。简而言之,临床推理取决于知识的综合运用,最好是由学习者在复杂的临床环境中学习或反复获取的知识,其中通过阐述适当的科学原理来解决病人的问题[23-26]。这些发现意味着我们现在有了新的笔试考核类型。在 MCQ 形式中,扩展的匹配题目和脚本协调测试都为向被试者提出的问题建立了一个临床背景。简答题的新方法包括关键特征题项。同时,以前流行的类型,如多重选择的 MCQ(X 型 MCQ)也受到了强烈的批评[27]。

笔试评价还有一个需要考虑的问题:答案的性质。这可以是选择题,也可以是应试者自己建构的回答。一般来说,尽管对此存在一些争议,但人们认为建构式回答比选择题要求考生具备更高层次的认知,例如,记忆和综合、识别和选择。

在下一节中,我们将讨论各种类型的命题。文献中对其中的许多类型都有详尽的论述[15,27]。在这里,我们将简化这些广泛的论述,以帮助新手在评价方面做出一些实际的决定。

笔试评价的形式

Epstein 总结了一下较为实用的评价技术和它们潜在的用途[28]。我们在知识点 21.1 中对他的总结表进行了适度扩展,用于笔试评价部分。我们还删除了 Epstein 关于每种方法的最佳用途一栏,以增加其灵活性。评价设计者需要仔细考虑以下所有因素并作出适当的选择:

- 需要评价的活动领域或目标。
- 需要反映设计方案的结果。
- 需要包含局部对某些属性的评价要求。

知识点 21.1　笔试评价的类型及其主要用途。改编自 Epstein[27]。

方法	应用领域 / 回答模式	设计要素	局限性	优点
建构式回答的形式				
1a 传统论述题 典型的学校论述题,可以是"可见"或"不可见"的,作者需要描述、讨论并提出对一个或多个问题的新观点。答案可能是预先确定的,也可以不是预先确定的	需要详细解释或说明的任何情况。对信息的详细综合分析;对文献的解读,对管理方案的评价。候选人经常提供相关背景情况	传统上,问题可以从显而易见的问题到非常模糊的问题不等。建构式回答涉及很多方面。正确回答问题需要时间。标准答案或要点有助于评分。评卷工作量大	可以被修改为提供清单,例如治疗清单。可能成为记忆的转储。可能被误解。每个题目的测试时间长,所以可能覆盖面有限。信度不稳定,容易受到评分者和考生偏见的影响	在问题设置方面具有灵活性。可以避免提示。被视为运用高阶认知的过程
1b 修改后的论述题 专为医学开发——主要用于全科医学。高度结构化的案例故事,随后是关于任何方面的问题。关注于考生对一个或多个案例的管理。答案通常是预先确定的	临床管理问题。需要进行一些线索识别和推理,例如将体征和症状与调查和管理联系起来。问题所提供的背景	通过使用略有不同的案例来处理问题,能从临床管理的一个阶段轻松地转到另一个阶段。如在一个案例中考核病人管理,而在另一个类似的案例中解决伦理问题。可以对广泛的知识领域进行更有效的抽样调查	需要精心设计以避免提示。因此,在不同的案例中,对知识的抽样可能是不完整的	可以避免提示。语境可由问题设置者控制。可以要求广泛的认知过程。在未来 5~10 年内,可能会通过机器进行评分
2a 简答题—传统类 一个简短的问题,要求建构特定答案,通常需要一个词、一个短语或一两行文字。答案大多是预先设定好的	回顾有关生物医学或临床过程的具体事实或陈述。问题所提供的背景	看似简单的建构。可以很容易地对广泛的不同的知识领域进行抽样调查	形式非常广泛,对其使用和心理测量特性的研究很少。可能会导致跨题目的提示。由问题提供背景	机器评分正在成为现实。可以取代被认为是对记忆评价至关重要的 MCQ(例如,基于核心知识和经验的问题决定)
2b 简答题—扩展类 一个要求扩展答案的问题,通常需要一到两段,可能涉及问题的不同方面或扩展。答案可能是预先设定好的	记忆相关的概念或相对简短的解释。问题所提供的背景	看似简单的构建。可以对不同的知识领域进行抽查,但比简答题更有深度	同上。得分较难,因为取决于文章结构中涉及的答案的多种属性。机器评分是不可能的。由问题提供背景。最近对答案的分析研究显示可以更深入地了解考生的能力水平	在问题设置方面具有完全的灵活性
3. 图文组合 收集学习证据的一种手段。有时以硬拷贝的形式,但越来越多地以电子形式储存	可以包括这里讨论的任何形式,但也可以保留活动和 / 或学术成果的照片、音频和视频证据	有可能成为计划中评价的有力调解者或工具	难以使用心理测量方法进行评价。关于是否应该使用心理测量方法存在争论	图文组合可以包含的内容几乎具有无限的灵活性

续表

方法	应用领域 / 回答模式	设计要素	局限性	优点
选择性回答的模式				
1a MCQ—对 / 错（T/F） 通常是一个简短的陈述或简短的段落,然后是几个(3~6个) 选项。要求考生根据初始陈述确定哪些选项是正确的,哪些是错误的	对两个事实、属性或概念之间的一致性的认识。可以测试对许多领域中确定的知识的理解。已经使用了需要计算或解决问题的复合题目	要求所有选项都是绝对的正确或错误。可以通过"错误"选项测试禁忌证的相关知识	难以书写。大多数评价中使用的数字会导致交叉提示。由于缺乏绝对的假话,可能涉及低级或不相关的选项。让语句进入绝对的对 / 错模式,有时需要进行调整,如双重否定句。对"猜测校正"的争议很大,因为随机选择选项的结果是得到 50% 的分数。普及性迅速降低	可以在有限的评价时间内测试一系列的知识。可由机器评分。对 / 错的要求限制了适用性并产生了人为因素
1b MCQ—N 选 1 通常是一个简短的陈述或简短的段落,后面有几个(3~6个) 选项。考生被要求确定与最初的陈述最匹配的选项或最佳结果	对两个事实、属性或概念之间的一致性的认识。可以反映基本的临床决策、基础科学或假设的产生	比 MCQ—T/F 更容易写。选择一个最佳答案对医学的大多数领域来说更为重要	大多数评价中使用的数字会导致交叉提示。不需要涉及对猜测的校正	有效的知识抽样。允许有比 T/F 类型更微妙的区分。可进行机器评分
1c MCQ—扩展匹配 通常是一个主题领域(如头痛),后面有许多个(6~26 个)与临床分组(如诊断)同质的选项。有一个相关问题要求考生选择最可能的诊断。然后是一个或多个段落,每个段落包括一个临床案例,包括例如头痛在不同发展阶段的表现,每个段落可能表明不同的"最佳"诊断	认识到(典型的)临床表现与其基本病理、检查和结果之间的一致性;诊断、预后、检验、药理学等。题目似乎涉及基本的临床推理。学生们反映对"真实"的医学呈现更加精准	相对容易产生初稿。对大多数依赖临床背景的医学领域有意义	在医学的某些领域,尤其是非临床领域,不容易进行,如流行病学。有些人认为,"扩展"的选项清单并不像最初想象的那样有用——许多选项是多余的	由于难度增加,似乎比 N 选 1 的 MCQ 和 T/F 类型的 MCQ 更可靠。无须对猜测进行校正。对较高的能力水平有很好的鉴别
1d MCQ—综合型 通常是一个主题领域(例如头痛),和一个简短的基于病人的小故事,然后是一系列最佳答案的 MCQ,每一个 MCQ 都从不同的角度,如解剖学、生理学、流行病学、进展阶段等来处理这个主题	评价知识的广度和对相关基本过程的理解。最佳形式仍在研究中	生成初稿相对容易。可以涵盖比该主题的单个方面更广泛的框架	可能需要由不同的专业组进行审查,以验证题目与学科观点之间的联系。对同一案例使用多个问题可能会限制整个题目设计方案的抽样	工作正在进行中……

续表

方法	应用领域 / 回答模式	设计要素	局限性	优点
2d MCQ—脚本的一致性 通常是在一个案例后,例如在关于诊断的题目中,给出额外的体征或症状的陈述,并询问如果案例中存在这样的属性,特定的诊断是否更有可能或更不可能(见文中的例子)。例如,在描述一个有胸痛的 67 岁男子时,如果出现向左臂放射的疼痛,心肌梗死的可能性会不会"大大增加……大大减少"	认识到病例表现的属性之间的关系,并与专家组达成一致,这些属性对诊断、预后、检查结果等有预测作用。似乎涉及基本的临床推理和个人的可能性	新的类型,建构经验有限。由专家组生成的评分。可能有不止一个得分的答案。在某些专业,似乎可以有效区分专家和非专家	可能仅限于诊断和预后决策	需要更多的研究,但确实显示了临床经验的高建构效度。编写协议和规则仍在开发中

建构式回答和选择性回答

简答—主要特点 通常是一个简短的案例,然后有 1~3 个问题,以考查应试者对案例主要问题的理解。可以构建或选择答案,通常需要单词或短语	试图仅关注临床病例的关键点的答案,例如,关键决策和支持这些决策的因素。旨在反驳那些认为简答会导致对事实的孤立记忆和琐碎化的论点(20世纪 90 年代)。问题提供的背景	严格的设计规则,通常由一组人完成。内容可能涉及一些选择性回答以及建构式回答。可以探索各种各样的案例。可以将回答方式与背景的属性相匹配——例如,选择临床研究结果中最重要的特征。分享修改后的论述题的一些特性	评分和标准设定可能很复杂。例如,虽然单个词语的答案很常见,但一个问题可能有几个答案,每个答案的权重不同。可能会有应试者给出完全不恰当或荒谬的答案。要避免在题目的不同部分之间进行提示,这可能很有挑战性	机器的部分评分现在正成为现实。可以替换认为记忆很重要的 MCQ 式问题(例如,基于核心知识和经验的决策)。已经迅速融入医学评价技术中

建构式回答的形式

论述

论述是一种评价形式,"它要求考生作出的回答,通常是以一个或多个句子的形式,任何单一的回答或回答模式都不能被列为标准答案,其准确性和质量只能由熟练或了解该主题的人做主观判断"[29]。

从表面上看,论述是考核学生对一个具有挑战性的问题作出复杂反应能力的最有效方法之一。其他可能使用的方法有口试、方案设计、观察讨论等。然而,这些方法中有许多都会因外在的偶然因素而发生变化。例如,在口试中没有"答卷",所以对表现的判断是"在进行中"作出的,除非对考试进行记录并在之后进行分析,而这将大大增加管理的负担。

论述可以在两种情况下进行,即"不可见"或"可见"。在前一种情况下,一个问题,或者通常是一组问题,被准备好并在考试中"首次"提供给学生。在后一种情况下,向学生提供一个主题,并给他们一个时间限制来解决这个问题。他们可以使用他们能找到的任何资源。偶尔,问题可能会提前给学生,但论述是在考试条件下撰写的。

论述的属性和问题的构建、提交和评分方面的问题远不是那么简单的。在选择任何评价时要考虑的关键问题包括:

- 需要什么类型的回答? (内容效度问题)
- 涉及哪些认知过程? (内容和结构效度问题)
- 该回答和认知过程在多大程度上符合评估者对学生表现的期望以及课程目标? (内容效度问题)

显然,在非公开考试中,一项成功论述的关键组成部分将取决于记忆力(短期和长期)。论述的质量也取决于学生构建适当长度的、不含糊的、语法正确的句子,并以解决问题的方式组织知识的能力。如果这些能力都是该课程或本次考试可能进入的环境(如实习)的关键因素,那么论述可能是一个合理的评价。

如果它们只是先决条件,并在之前被评价过,或者只有知识和记忆是重要的,那么采用另一种评价方法是否会更好?

构建论述题目

确定你需要评价的一系列属性,并决定选择"不可见"(事先不告知题目)还是"可见"(告知题目)。例如,如果你要求学生或学员掌握的大部分知识是基本的、核心的和广泛的,而且必须使他们能够在未来某个时候解决、管理和监测一个真实的临床问题,并对相关或差异性的情况有深入的了解,那么可能适合用"不可见"的论述题。然后:

- 选择一个在分配时间内可被很好地解决的问题或议题,或以使其可回答的方式对其加以限制。
- 界定问题/议题并清楚地描述任务。
- 说明答案应采取的结构并限定其范围。
- 不要在问题中使用复杂的语言,如双重否定句、引起歧义的表达和缩写。
- 使用涵盖认知过程的术语。例如,比较、预测、确定优先次序,而不是讨论、概述、检查、阐明。(见知识点 21.2)
- 避免出现可以有两种截然不同答案的问题。这在小组讨论或辩论中是可以的,但会给论述题评分带来困难,特别是当评价者可能倾向于其中一个答案时。
- 对于每一个问题,最好是构建一个示范答案,或者列出答案中应该包含的基本要素。
- 在应该知道答案的团队中试做这些问题。
- 确保所有定义的基本特征都出现在试验组的整体答案中,而不一定出现在每个成员的答案中。
- 每次使用不同的审阅人对论述题进行三次校对。

知识点 21.2 在回答论述题问题时,可以使用引导学习者进行某些认知过程的词语。

分析	诊断	证明
应用	解释	匹配
分类	评估	计划
比较	产生	预测
构成	识别	建议
辩护	推断	总结
发展	理解	综合

阅卷时,最好由两位独立工作的评阅人对每个答案进行评分。如果无法做到这一点,则应由同一评分

员为所有考生的同一问题评分。这样可以最大限度地减少因每个考官对不同问题的评分方式不同而产生的不相干的差异。为了保证评分的质量,一个问题的所有考官最好都能看到该问题的所有答案,或者至少是完整范围的答案。一道题的分数应该是所有考官对该题评分的平均值。

尽管对于大多数笔试评价来说,需要对评阅人进行培训,但标准答案往往优于尝试校准。事实上,一系列专门写在两个等级之间的标准答案是实现准确分类的一个非常有效的方法。例如,在 A~E 等级体系中,标准答案应该处于 A/B 和 B/C 的边界。这使得大多数论述题可以用两个锚点来评分,因为大多数论述题都会落在边界之间。当论述题中有一个共同的核心内容需要涵盖时,标准答案也是很有帮助的。而且,标准答案可以帮助最大限度地避免来自不同考官的看法或偏见的无关差异。例如,评分可能会受到与你评分的回答相邻的更好或更差的回答的影响。这一点可以通过等级界线标准答案来减少;你可以检查当前的论述题与它们的关系。另一个诀窍是,如果没有标准答案,在开始之前,简要地浏览所有的回答,挑出看起来好的、中等的和差的回答作为你评分的前三个。如果是双人评分,分享这三篇同样的文章可以起到校准的作用。

如果学生就预先分配的或选定的主题写一份个人作业,可能就没有标准答案(标准数量必须与问题/学生数量一样多)。在这种情况下,可以使用一个基于过程的框架(见知识点 21.3)。论述题应以匿名方式进行评分。需要有一个程序来处理针对一个问题中存在的较大差异。

评阅人经常被敦促使用完整的评分范围,避免集中化的倾向。然而,医学专业的学生往往成绩非常好,所以测试中出现偏态分布的情况并不罕见。如果看起来是有必要给高分,就应该给高分。

论述题是有局限性的。许多临床教师不认为它们是相关的,但有人建议他们在梳理论据和写作练习方面进行培训。然而,论述题提供的练习可能是"糟糕"的写作——仓促、未经编辑、计划不周(因为时间有限)和组织不完善[30]。许多作者喜欢把问题在头脑中酝酿一段时间后再开始打印(如本章节的作者),但这在考试条件下是不可能实现的,甚至在有准备的论述题中也很难做到。

论述题不一定能评价高层次的认知能力。它往往只是评价记忆力,只是修饰得更有深度。这两种情况,要么是由学生造成的,要么是由教师造成的。学

知识点 21.3　示例：住院医师/医学生论述题评分指南

A. 内容（25%）

审查与主题相关的主要文献是最新的。

内容是准确且深入的；有足够的细节来解释所讨论的问题。

所引用的文献对讨论很有意义。

B. 评论（15%）

对所引研究中使用的方法进行评判。

评价所引用的研究质量，并与所关注的人群进行比较。

提出不同的观点；进行比较和对比。

C. 结论/综述（25%）

综合所提交的数据。

提出明确的建议，具有临床和/或研究意义；包括对临床实践的影响。

结论是基于批判性思考。

D. 组织（20%）

标题反映论述题的内容。

存在一个摘要和概要。

摘要反映了论述题的内容，而不是简单地重复导论的内容。

引言包括对文章内容的陈述。

各部分按照逻辑顺序排列，并使用标题和小标题。

E. 风格（15%）

正规的科学写作形式。

思路清晰且易读。

使用平实的语言，句子长度合适，并善于运用段落。

避免不必要的专业术语。

改编自加拿大物理医学协会，已经许可使用。

生可以记住大量的内容。在汇报会上询问学生如何去回答问题，将有助于你判断论述题是如何形成的。然而，要小心那些聪明的学生，他们不假思索地使用记忆，并报告他正在"思考"。如果你设计的论述题题目旨在判断高阶处理问题的能力，但在安排评分框架时却把分数分配给了记忆能力，或者偏向于记忆，那么就不是在评价高阶认知。

论述题的证据

有大量的证据表明，与结构无关的差异对论述题和其他质性评价的影响；然而，这些证据很少来自第三方的医学和健康科学研究。

首先，在高等教育中，在某些类型的评价中作弊的问题越来越多。论述题可能比其他类型的评价更容易出现这样的问题。所有预先告知主题的论述题都应该通过 TurnitIn 等系统检查是否有多次使用的内容（查重）[31]。在每年都有类似作业的课程中，对照往届学生的作业检查也会有帮助，因为"借用"以前学生的论述题并不罕见。

此外，评阅人的观点对评分过程结果的影响也不容小觑。最近一项关于四个学科（心理学、护理学、化学和历史）的评分研究[32]试图评价和分析评阅人在评判论述题中的影响因素。与以往的研究结果相似，不同评阅人的评分标准存在较大差异。这项研究提取了造成这种差异的五个潜在原因：评阅人实际上使用的标准与公布的评分标准不同，评阅人对相同的标准有不同的理解，他们对标准有各自不同的看法，他们使用的标准包含各种不同的子标准，评阅人对标准的评价和权重是个性化的[32]。因此，为了达到一致性评价，这五个问题都需要解决。该研究得出的结论是，至少就复杂的评价而言：

真正的问题并不是在没有参考依据的情况下人为地操纵分数。比这更重要的是，我们应该认识到在如此复杂的评价体系中是不可能得出"正确"的分数的，也不可能避免过度宽泛、细化、内部或外部的评分审核制。或许，更好的方法是认识到，由多个评卷人的判断组成的概况，是确定个人最终学位结果的更准确、更公平的方法。

在论述题的文字表达方面，有关改变写作质量而不改变内容的研究结果表明：文体或结构因素对语言和写作的评价会有适度的影响，但对其他领域如科学和数学则没有影响[33]。此外：

"如果由经过专业评审专家培训过的教师进行评分，分数似乎不会受到写作风格的太多影响。阅读、社会研究、科学和数学的评分应该不受写作风格的影响。研究结果表明，评阅人在评价这些内容的评判水平很高，不会受到写作风格的影响"[33]。

在一项关于法律专业论述题的研究中，法学教授们对一道典型论述题的评分结果的一致性为 0.58（组内相关系数）[34]。然而，虽然没有调查这种一致性的基础，研究中也没有明确说明这些论述题是否被匿名评分的，但是评阅人给较长的答案和那些成绩较好的（平均分较高的）学生写的论述题的分数较高。值得注意的是，对论述题长度和智力水平的测量是不相关的。然而，这两个因素的组合与评阅人的分数产生了非常高的相关性。换句话说，即使是由较差的学生写的长篇论述题，也能得到较高的分数，而由能力较强的学生写的长篇论述题甚至能得到更高的分数。没有接受过法律专业培训的评阅人对论述题的评分通常与法学教授的评分一致。因此，教授和非专业评阅人似乎都能识别那些对问题给出有说服力的"常识性"答案的论述题。

一项更精细的研究表明,学生围绕主题的写作量、术语的使用、过渡性短语的使用以及笔迹的质量都与成绩存在明显的正相关,而语法和结构错误则是明显的负相关[35]。另外两个预判好成绩的因素是"结论的论证力度"和"对一个问题的双向论证的倾向"。在进一步的研究中,笔迹质量也被证实是一个因素[36]。然而,总的来说,手写的文章往往比那些由计算机程序"标记"的文章得分高[37]。

一项关于医学论述题问题结构化的研究表明,结构化问题的信度更高,因为这种形式下考官之间的差异减少了,而且在结构化形式下单个问题的分数之间的一致性更好[38]。

最后,传统论述题的主要缺点是,它的评价来自一个小领域的深度研究,代表性差,这就限制了对一个人能力的全方位判断,即只限于这些特定的领域。

改进型论述题

改进型论述题(modified essay question,MEQ)包括一个简短的情境或临床小故事,然后是一个或多个简短但有针对性的问题。MEQ 的应试者需要构建答案,通常为一两段。每个问题的设计都是为了评价宽泛的问题以及理性和横向思考的能力。为了说明问题(感谢英国皇家全科医师学院),这里有两个例子。

- Daisy Boyd,68 岁,在例行预约复诊时迟到,身上有一股尿骚味。你会如何处理这种情况?

这个问题可能包含各种不同的问题,如尿失禁的管理、时间的管理和医生自身的感受。

- Mike Hornby,44 岁,处于运动神经元疾病的晚期。他说,"到时候你会帮我吗?"哪些因素会影响你的反应?

这样的问题可能会引起临床、伦理、法律、转诊和个人问题。它可能需要进一步的限定,将答案的范围限制在你想要的领域内,或者将回答的长度限制在可以作出可靠评价的范围内。

MEQ 起源于澳大利亚和英国,目的是克服传统论述题和现已基本废弃的"病人 - 管理 - 问题"(PMP)有关的抽样和评分的局限性。该技术要求考生通过一系列基本选定问题的回答,从最初的诊断到管理和随访,充分探讨一个案例。但是,它存在着心理测量方面的不足[39]。MEQ 允许通过使用建构式的回答来探索案例的不同方面。最初,对整个案例分步骤获取信息,但这种形式的提示对评判影响很大,一般来说,现在的原则是通过更广泛的抽样调查来评判考生对

案例和相关管理知识的了解。关于 MEQ 研究的文献很多[40,41],它们非常适用于计算机管理和答案的收集,而且可以用计算机进行标记。

MEQ 评价涉及的主要困难与论述题评阅类似,即评分者之间会存在差异[42,43],而且分数权重可能存在问题。此外,由于提示在 MEQ 中是很难避免的,许多评价开发人员将每个临床问题的范围限制在一两个问题上,因此在一个时间段内处理完整的案例(使用 MEQ 的最初观点之一)变得不可能。这一点可以通过在电脑上展示 MEQ 的各个部分来规避。

构建 MEQ

首先决定你希望评价的目标类型——诊断、决策、病人管理或自我管理。在 MEQ 的案例中,设计者正在寻找可能会考核到的情感表达、专业能力以及认知水平。在一些考试中,这一要求可能需要更明确地标识出来。

决定在多大程度上可以深入到案例中,又能规避提示的风险,并避免措辞含糊的问题。为了说明这些问题,这里有一个设计好的问题案例。

- 布朗夫人是一位 38 岁的小学教师,主诉"疲劳和心动过速",被你所在的综合医疗部门收治,以进行进一步检查。

  问题 1:说出三种最可能的诊断?

  问题 2:列出五个具体问题,以帮助你鉴别上述诊断。

- 常规血液检查显示小细胞低色素性贫血,血红蛋浓度为 98g/L。

  问题 3:当你检查病人时,请列出两个需要关注的体征。

  问题 4:这些信息是否影响你的初步诊断? 如果是,如何影响(简要解释)?

在这个例子中,为了避免提示,需要用计算机呈递或手动移除答案,首先是问题 1,然后是问题 2,然后才是关于贫血的信息和向考生提出问题 3 和 4。问题 1 和 2 评估了有关此类临床表现和初步诊断策略的宽泛知识。它们要求理解这种情况的临床意义。问题 3 测试从检查中获得的数据(应试者最初可能没有考虑过)与后续提问之间的联系。问题 4 是模糊的,容易被误解——例如,问题 1 要求三种可能的诊断——问题 4 指的是哪一种? 在问题 3 中,应试者是否应该从他们对体征的检查中假设某些阳性或阴性的结果? 第 4 题中的"信息"是什么意思? "影响"是什么意思? 设计者在提供血常规信息后问问题 3 的理由是什么? 这个信息在问题 3 之后提供会更好吗?

MEQ 的证据

20 世纪 80 年代对 MEQ 的心理测量研究表明，60 道题目的测试信度在 0.43 和 0.90 之间（Cronbach's alpha），这取决于研究的领域[41]。然而，一项研究表明，在针对医学和外科本科生的综合评价中，超过 50% 的 MEQ 题目测试的只是记忆力[42]。这与 MEQ 强调其反映分析、解释和临床决策能力的初衷形成鲜明对比。最近，同一机构的另一项研究导致 MEQ 被从本科生评价题目中删除[43]。在过去的十年中，关于 MEQ 发表的研究已经明显减少。然而，MEQ 仍然在一些专业中使用[44]，并在本科阶段通过计算机完成[45]。

简答题

许多教育工作者会以某种形式使用简答题（short-answer question，SAQ）。SAQ 经常被用作评价学生的基础知识或理解力的手段，例如，在讲座和查房时。在这种口头形式中，它们往往相当简短，要求在特定的背景下回答一个问题或在几个备选答案中作出选择，如下面的例子：

- 在该病人身上，我们可能看到的糖尿病视网膜病变的最常见特征是什么？

SAQ 的另一个主要用途是评价。可以各种形式，要求应试者完成句子或补充一个缺失的单词，给出简短的描述性或分析性答案，或对图表进行注释。这类问题要求回答的范围很广，从一个或几个词、一个段落到超过一页的内容都有。不同形式的 SAQ 在使用上有很大的不同，但也使分类变得困难。一个单独的问题可以用来评价一个特定的目标，与 MCQ 不同，SAQ 的优点是要求学生构建一个答案，而不是从提供的选项中选择（或猜测），因此避免了提示（至少当 SAQ 被谨慎使用的时候）。

SAQ 比论述题更容易评分，通常需要一张结构化的评分表，标注所有可能的答案，以及那些应该或不应该得到的分数。评分表还应说明评价表达是否准确，或者哪些常见的拼写错误可以接受。一个词的答案是可以用电脑评分的。目前正在开发涉及较长答案的评分软件[45]。

阅卷时，考官对考生的身份不得而知，不同的评阅人分配给不同的问题或问题集。这样一来，就会弱化考官对考生的偏见。一些评阅人的体会是，在一个大房间里一次性完成评分，所有考官都能在发现问题时相互交流，这有利于高效和公平的评分。评价设计者需要准备接受不在评分表上的答案，其中一些答案可能是没有预测到的。需要有一个将这些答案提交给评价召集人或委员会的制度，不允许在评阅人层面自由裁量，有些评阅人可能无法作出评判。

这种评价形式的难点在于阅卷，尽管大多数建构式回答类型的问题，评阅人之间存在差异。增加评分人员的数量和问题的数量可以纠正这样的偏差，但这种做法往往是不切实际的[46,47]。许多教育工作者声称，SAQ 弱化了学生寻找学科目标或章节之间关联的学习动机，而且复杂的问题不可能总是能够作出简短且准确的解答。然而，这些断言几乎没有实证证据。

构建 SAQ

- 明确题目将涵盖的具体考核目标。这些目标通常是在知识记忆、理解、应用或分析层面。更高层次的，如评价或综合，可能需要更长的测试形式，如修改后的论述题。

- 为目标选择最合适的 SAQ 形式——完形填空或补全题目，开放式词语或短语答案，一系列的答案或一个需要简短的段落。

- 用清晰、准确的语言简明扼要地陈述题目。一个好的 SAQ 测试知识运用、分析以及解释一个临床情境的能力。在评价中引入应试者理解问题能力的因素，会带来结构上的不确定性。

- 从一些不同的角度来审视题目——思考各种合适和不合适的回答。理想的情况是，针对一个题目应该只有一个答案，而针对备选的题目（例如，鉴别诊断）应该有尽可能多的答案。然而，你可能认为是一个清晰、直接的问题，却经常会有多种答案，这取决于读者的阅读方式。

- 向应试者说明所需答案的长度，并说明该问题有多少分，这是值得推荐的做法。

- 一些研究表明，要求正面观点的题目（如了解最佳方法、描述好的做法或确定最相关的事实）比知道差的方法、不满意的做法或最不相关的问题具有更大的教育意义（如在评价能力方面）。然而，临床科学有时取决于排除罕见或不可能发生状况的能力，因此，在普通教育中进行的研究可能并不总是适用于医疗环境。如果你必须对一个题目进行否定的措辞，建议对否定的词语使用某种形式的强调（例如，"在这种情况下，<u>不合适</u>的处理方案是什么？"），使用斜体字、粗体字或下划线来向应试者强调这一点。

- 尽量避免对答案进行语法诱导，或提供与所需回答长度相等或相称的答题空间。

- 如果必须提供数字答案，例如基于临床数据的计算，应说明两点：

a) 预期的精确程度(例如,将你的答案精确到小数点后一位,答案在正确值的 5% 以内将被给予计分)。

b) 必须注明合适的单位。

如果不这样做会导致评分者不确定所提供的答案是否能被接受。

SAQ 的证据

关于 SAQ 的研究非常少,尤其是在医学方面。但是,有一些来自中学教育的证据表明,只要题干相同,建构式回答的 SAQ 所测量的内容与 MCQ 题目完全相同[48]。换句话说,给应试者设定的认知任务比回答形式更重要。然而,一旦任务出现分歧,即使是在同一领域,这两种形式之间的相关性也会下降。另外,SAQ 的评分比论述题更可靠[49,50],这主要是因为避免了对冗长答案进行评分带来的弊端,而且 SAQ 可以在一定时间内进行更广泛的考查。此外,使用 SAQ 可以减少因男性和女性、黑色人种和白色人种群体汇报在 MCQ 评价中所产生的差异[51]。在医学领域,SAQ 已经成功地在荷兰的一项进阶式测验中被用作 MCQ 题目的可靠替代方法[52]。一项研究表明,使用 SAQ 评价可以使信息在一段时间内得到更好的保留,只要延迟的测试是一个简短的答案。如果评价是 MCQ 测试,则组间没有差异[53]。

SAQ 的计分

使用 SAQ 的最大障碍之一似乎是评分工作。他们需要由专家以可靠的方式进行打分,并且不能引起考官效应(严格性和戏剧性)而掩盖了结构的差异。然而,在智能计算方面有了很大的发展,因此在几年内,这些题目有可能由计算机来评分,这个想法最早是在 1966 年提出的。Perera 和他的同事已经开发了一些程序,使用矢量空间模型和自然的程序语言处理(NLP)技术来匹配学生的回答和模型答案[54]。为了处理学生答案中的变化,NLP 技术(词组化——将同一单词的变化组合在一起,标记化——对敏感数据进行编码的手段,处理拼写错误,识别对象的关系,以及识别单词的大写和小写)被成功用于准确反映人性化的评分。在一些研究中,SAQ 的机器评分和人工评分的一致度高达 95%~98%,只要存在一个标准答案,同样的技术也可以用于论述题[40,55]。

在一个工具中使用多种结构化的回答

已经开发了一些应用计算机进行笔试评价的案例,利用案例展示可能出现的操作,也可以说这是一种更真实的方式。美国国家医学考试委员会开发了一种基于计算机的模拟案例,在模拟过程中,考生会看到病人情况的描述[56]。随着虚拟时间的推移,考生可以通过各种方式管理"病人",包括提问、安排检查和核对病人的记录。针对考生的表现,"病人"会表现出与基础疾病相关的症状和行为。分数根据一个统计程序产生,该程序将考生的处置与专家的处置进行比较。为了完善这些计算,临床专家对少数考生的案例方法进行评分,然后利用这些判断得出基于病例的回归公式,这些公式可以应用于整个应试者群体[57]。这项研究发现,模拟的分数与仅基于 MCQ 的类似测试的分数仅存在部分相关性,这表明模拟场景能够测量不同的技能。

有些人试图对学生或学员实际工作中的书面内容进行评价。英国的一项研究试图考查注册医师书写儿科转诊单的质量[58]。这项研究调查了是否可以用一系列的标准来可靠地评价注册医师的临床思维以及向在社区照顾这些病人的全科医生传递他们判断的能力。

在美国,研究人员采用类似的方法开发了一个系统,可用于教学和评价学生的临床决策能力[59]。它被称为 IDEA 工具,包含了解释性总结、鉴别诊断、推理解释和可选择的替代方案等。选择医学生接诊新病人书写的入院记录作为评分的依据,因为书面文件很方便,而且可以在远离病人的地方进行评价,但又可以考查学生和病人之间的诊疗过程。作者认为,建立有效的书写记录标准将有助于评价临床技能,并且是评价病史采集和体格检查所需的附加元素。

一个类似例子是,外科考试使用了混合 SAQ、论述题和算法的形式,重点关注关键特征,都与临床场景相联系,以评价外科的临床推理能力[60]。所用的情境是线性的,而不是分支的,而且内容并不因学生对早期问题的回答而变化,因为是计算机操作,应试者无法修改。随着题目的进展,会提供关于案例的其他信息。然而,这种形式允许学生在后面的问题中调整对案例的思考。这样一来,临床推理的最初错误并不能影响在高阶问题的表现。作者声称,这种考试是真实的,并提供了真正的机会进行"临床思考",并可以判断出外科医生的临床决策能力。对每个学生进行评分需要 1 小时。

档案袋

这种潜在的评价方式,虽然主要是"写",但可能包含广泛的"学习对象",或者作为评价能力的证据,或者作为已经被评价过的成绩记录,如作业和项目报告。模拟活动的视频、讨论的音频记录等都可以被存储。档案袋是一种学术上的、更受控制的社交工具[61]。本书的其他部分讨论了使用档案袋进行评价的相关问题(见第 18 章)。在评价专业和个人发展以及学习者的"自我调节"方面,它可能是最有用的,因为它具有纵向监测的功能,并能让学习者对他们在学术和临床环境中的成功和奋斗进行批判性反思。

选择性回答的形式

多选题:多重对 / 错形式

在诸如医学、生物科学和工程学等"知识丰富"或依赖知识的环境中,MCQ 测试曾被视为可靠和有效测量知识优势的考核方式。1914 年,美国堪萨斯州一所培训学校的校长 Frederick Kelly 发明了选择题,到 1926 年,选择题已经成为美国中学后教育的通行证。MCQ 被发展成几种形式。其中一种是对 / 错题,在北美被称为"X 型"题,在过去的 50 年中已经成为医学和其他许多专业知识评估的一个重要方法。

从本质上讲,MCQ 提供几个答案,必须从中选出一个或几个正确答案。在多重对 / 错类型中,给出了一组选项,通常是 4~6 个,每个选项都可以是对的或错的,考生需要指出每个选项中哪个是正确的。知识点 21.4 展示了一个例子。

知识点 21.4　多重对 / 错题目的示例		
题干	选项	
以下在胸片上可以表现为慢性(>3 个月)空洞的疾病	A. 链球菌性肺炎	T/F
	B. 成人呼吸窘迫综合征	T/F
	C. 肺部水肿	T/F
	D. 石棉沉着病	T/F

在过去的几年里,多重对 / 错题目受到了很多质疑。许多考试机构(例如,美国国家医学考试委员会)已经完全放弃使用。主要原因已经引用大量的实证证据进行了阐释[27]。Case 和 Swanson 总结如下[27]:

- "对"与"错"的划分并不总是很清楚,而且随后的阅卷者改变答案的情况也很常见。
- 阅卷者改写或放弃对 / 错题目的频率远远高于以其他形式编写的题目。
- 有些歧义的地方可以澄清,但有些却不能。
- 为了避免歧义,题目编写者不得不对某一孤立事件进行回忆,这在大多数情况下是不可取的。
- 知识的应用、知识的整合以及围绕临床决策的综合

和判断,可以更好地通过一个最佳答案的问题来评价。

同时,使用对 / 错题也限制了对答案的选择。正如美国医学考试委员会指南[27]中所阐述的那样,使用对 / 错将答案的选择限制到一个子集,这个子集最好被归类为"始终完全正确"或"始终完全错误"。因此,我们强烈建议不要使用这种类型的题目。

多选题:单项最佳答案

在单项最佳答案的题目中,题干要求应试者从一组 4 或 5 个选项中选择一个最佳答案。知识点 21.5 中给出了一个例子。

知识点 21.5　单项最佳答案的示例	
题干	选项
一名 32 岁的女性描述在膝关节完全伸直的情况下脚背弯曲时小腿疼痛。她说,当她屈膝做同样的动作时没有疼痛。最有可能受伤的肌肉是	A. 趾长伸肌
	B. 腓骨肌
	C. 腓肠肌
	D. 比目鱼肌
	E. 胫骨前肌

MCQ 题目通常是通过人工评分或直接通过计算机评分。有一些标准程序可以直接从扫描仪中对测试数据进行评分和分析。标准答案——包含每个题目的正确选项的一行数据——在这个过程中被使用且在使用前应进行两次甚至三次验证。在评分或题目分析阶段出现问题的最常见原因是标准答案存在错误。这可能是因为答案被抄错,或者是因为题目编写者没有提供最佳答案(这种情况并不罕见)。

大多数 MCQ 正确或错误答案分别计为 1 或 0 分。对于最佳答案题目来说,不需要加权;它对学生的排名影响很小,而且会降低信度。不需要使用所谓的"猜测校正"[62]。

如何构建单项最佳答案的问题

编写多项选择题需要遵循一系列的基本规则,这些规则大部分都适用于所有类型的题目。编写题目的一个明智的方法是举办题目编写研讨会,使得题目编写者以小组(2~3 人)的形式工作。其次,对于忙碌的人来说,最好的选择是要求个人在每堂课 / 基于问题的学习(PBL)课程中写 4~5 个题目。在这两种活动之后,这些题目必须由一个更大的小组来审核。在研讨会上,相关规则作为检验而应用于你建构的每

个题目。每个题目都应该符合所有的规则。具体规则如下：

- 重点关注一个重要的（具有一定复杂度的）概念，通常是一个常见的或潜在的严重临床问题。避免不重要的、"棘手的"或过于复杂的问题。
- 关注知识如何应用于临床情境，而不只是一个孤立的事件或概念与案例之间的联系。
- 题干必须陈述一个明确的问题，而且在隐藏/遮盖选项的情况下，应该可以得出答案（遮盖测试）。为了确定问题是否重点明确，将选项遮盖起来，并阅读题干，以确保其清晰易懂，而且其他命题者可以提供一个基于阅读题干产生的答案。
- 所有的干扰选项和正确答案都应该是同质的，也就是说，它们应该属于同一类别的内容。例如，在解剖学问题中，所有的答案都应该是同一类型的——如骨骼、血管、神经等。在临床题目中，所有答案都应该是诊断、检查、治疗、预后等。
- 所有干扰选项都应该是明显且合理的。按数字顺序或字母顺序排列选项（知识点21.5）。如果你找不到4个干扰项来配合正确的选项，就用3个。
- 尽量编写难度适中的题目——如果任何一个命题者都对该题目有疑问，就说明可能太难了。确保正确答案与题干中确定的所有条件下的干扰选项相比，具有足够的区分度。例如，让我们假设正在评价一种影响男性（通常是老年男性）疾病的知识。如果一个错误的选项（干扰因素）是一种有时确实发生在题干所确定的年龄组中的诊断，而正确答案是一种比较罕见的诊断，那么这两个选项可能相差不大，无法明确区分。然而，最正确的选项和次正确的选项之间的这种正确程度可能因考生的水平不同而不同。例如，在专业认证水平上，临床医生应该能够在诊断方案或处理计划之间作出更精细的区分，并对发病率的环境或流行病学变化作出更多反应。但是，无论该群体处于何种培训阶段，都应寻求题目的适当难度，这应与预期的培训水平或课程结果有关，而不是与命题者的特殊兴趣领域有关。
- 避免题目技术上的缺陷。例如，所有的题目和选项应该在语法上一致、在逻辑上兼容，并且与正确答案的长度相同（相对）。
- 以"以下正确的是？"形式写出问题，然后是一组简短的、可能不相关的假设，其中一个是正确的，这样的问题是不可取的。这些题目基本上是伪装成一个最佳答案的对/错题目。此外，这些题目过于专

注在无关紧要的内容上，或者更有可能包含低级或不相关的干扰项。这些问题不会以连贯的方式针对课程目标，并且可能包含多种不同的选项。

MCQ 的证据

关于MCQ的研究太多了，在本章中无法进行总结。有兴趣的读者可以看看Wood[15]、Downing[21,63]和Haladyna等人最近提出的基于证据的指南[64]，以了解对许多问题的全面处理。一个有趣的事实是，为了实现最大信度，在一个最佳答案题目中使用的选项数量更可能是3或4而不是5或6。有长期的理论和实证证据来支持这一观点[65]。这是因为当额外的干扰选项（通常是为了提供标准数量的选项）没有发挥足够的作用时，就会产生较低的信度或可辨别性。在4个或5个干扰选项有效运作的题目中，该题目往往具有更高的信度，但是这种情况并不常见——通常很难找到4或5个显著且可行的干扰因素。也有相互矛盾的证据表明，扩展匹配问题的干扰选项（见知识点21.7），通常是自然发生在相当大的一组（10~15个），可能比3或4个预选的干扰选项操作更有效[27,66]。我们希望学生用来回答一个最佳答案的MCQ题目的过程至少是分析性的，而且是富于推理的。然而，有证据表明，"多选项选择题的问题不在于它们仅仅是识别的练习，而在于我们无法预测将被触发的过程"[67]。

综合性单项最佳答案题目

最近，我们一直在尝试一种题目类型，它可以提供学生围绕主题整合知识能力的信息。这种题型试图发现以学生为中心的学习策略的优势，比如PBL和基于案例的学习，并以一种反映学生学习的方式来评价他们。综合性单项最佳答案（ISBA）类型的题目介于单项最佳答案（SBA）和扩展匹配以及关键特征形式之间（见下文）。知识点21.6中给出了一个ISBA的例子。在综合选项题中，一些来自不同学科或临床专业的问题会被作为题干或小故事焦点的案例被问及。题干可以稍作改变，或者增加一些信息（如知识点21.6中的第2~4部分），以便对该案例有一个更广泛的了解，并探究基础科学或其他重要方面的表现。

在知识点21.6中，案例始于一名女性在几个月内运动时出现呼吸困难加重，该案例扩大到包括肺活量测定结果解读、必要的实验室检查和基本机制。在这里，我们展示了这个题目的8个关联MCQ中的4个。对于终结性评价来说，这些题目可能需要通过计算机操作以避免提示，但在形式上，它们可以测试学生对基础科学以及临床推理的整合。同样的指导原则也

知识点 21.6 综合性单项最佳答案题目的示例

　　Sigrid 是一名 39 岁的女性,她向她的全科医生抱怨说,几个月来,她劳累时就会出现呼吸困难。她说她一直认为自己有某种形式的哮喘或慢性肺部感染,因为最近她在任何活动时都会感到呼吸急促,非常困难。她目前没有咳嗽、咯血、胸痛、体重减轻、盗汗或发热。Sigrid 表示,她年轻时曾每天抽几支烟,但几年前就戒了。检查时发现有轻微的呼气性喘息。胸部 X 线检查见图 21.1。

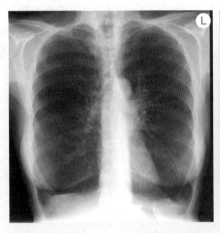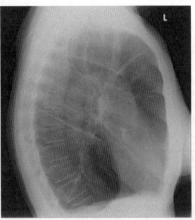

图 21.1 案例由 Andrew Dixon 博士提供。

　　1. 该病人的表现和胸部 X 线检查与下列哪项最一致

　　A. 复发性哮喘　　　　　　B. 气管支气管肺炎　　　　C. 肺气肿　　　　　　D. 肺纤维化

　　2. 在肺活量测定中,FEV_1 是预测值的 40%,在使用支气管舒张剂后有 9% 的改善。FEV_1/FVC 为 0.50。以下哪项是对这些肺活量测定结果的最佳解释

　　A. 可逆试验阴性的严重阻塞性肺疾病　　　　B. 可逆试验阳性的中度阻塞性肺疾病

　　C. 可逆试验阳性的重度支气管哮喘　　　　　D. 中度的限制性通气功能障碍

　　3. 以下哪项检查可用于判断 Sigrid 肺部疾病的根本原因

　　A. 囊性纤维化检查　　　　　　　　　　　　B. α_1 抗胰蛋白酶水平

　　C. 痰培养　　　　　　　　　　　　　　　　D. 血常规检测嗜酸性粒细胞计数

　　4. Sigrid 被发现缺乏 α_1 抗胰蛋白酶(AAT)。这种缺陷被认为会加速 COPD 的进展,其原因是什么

　　A. 不能灭活中性粒细胞弹性蛋白酶　　　　　B. 不能吞噬病原菌

　　C. 不能修复肺泡结构蛋白　　　　　　　　　D. 不能合成丝氨酸蛋白酶

适用于 ISBA,正如上面关于 SAQ 的部分所讨论的那样。探索整合的主要问题是题目都集中在单个案例上。这可能会限制在设定长度的测试中可涵盖的案例数量。然而,由于许多课程的目标之一是整合知识,如果评价设计者想在不采用 SAQ 的情况下测试整合,这是一种选择。

扩展匹配题目

　　扩展匹配题目(extended matching question,EMQ)是在 20 世纪 90 年代初开发的[27]。然而,早在 1983 年,Sue Case 就在她的博士论文中首次提出了这个想法的核心思想[68]。她和 David Swanson 在美国国家医学考试委员会工作时,对这种题型的开发功不可

没。EMQ 是一种选择题,其中的题干已经被扩展,通常是一个简短的临床事件或场景,选择也被扩展到包括所有潜在的可接受的临床问题或题目所涉及的问题。这种形式最初是针对临床知识在诊断和处理问题上的应用,但现在已经扩展到其他领域,如基础科学。在示例中(知识点 21.7),有 20 个选项与腹痛的诊断有关。随后是一个或多个临床描述。这些选项都是腹痛的原因。在这类题目中,通常试图以这种方式使所有的问题和选项同质化,因此有关腹痛的其他问题,如初始管理或检查,并不包括在内。一个题目应该集中在临床认知活动的一个特定领域,与临床过程的一个特定阶段相关联——在这里是指诊断。

知识点 21.7 扩展匹配题目的示例

领域:腹痛——诊断选项

A. 腹部动脉瘤	K. 肾结石
B. 阑尾炎	L. 肠系膜淋巴结炎
C. 肠梗阻	M. 肠系膜动脉栓塞
D. 胆囊炎	N. 卵巢囊肿破裂
E. 结肠癌	O. 胰腺炎
F. 便秘	P. 盆腔炎
G. 憩室炎	Q. 消化性溃疡
H. 异位妊娠破裂	R. 消化性溃疡穿孔
I. 子宫内膜异位症	S. 肾盂肾炎
J. 疝	T. 扭转

导引:对于下列描述的腹痛病人,选择最可能的诊断。

病例简介:一名 25 岁的女性突然出现持续的右下腹疼痛,且疼痛的程度越来越重。伴恶心,但没有呕吐。在疼痛发生前,排便规律。查体发现右下腹有明确的深压痛,无反跳痛;可闻及肠鸣音。盆腔检查提示右侧可触及一个 7cm 的肿块,质软。血细胞比容 32%。白细胞计数为 18×10^9/L。血清淀粉酶在正常范围。大便隐血试验为阴性。

答案:

[该领域的下一个场景(腹痛诊断)将出现在此处。]
来源:美国国家医学考试委员会[27]。

EMQ 通常是正确的回答得 1 分,错误的回答得 0 分。有时可能会有一个以上的最佳答案——例如,考虑到病情介绍中的信息,两个(或更多)诊断的概率相同。然而,在浏览过程中,对这些答案的评分需要更多的关注,因为对于人工评分来说,需要对评分表进行两遍(或更多)的检查,每遍都要对每个正确的答案进行标记。除非在临床上必须能够从同一病情介绍中识别出两个潜在的诊断,否则最好避免这种多重回答(例如,从列表中删除两个诊断中的一个)。

对 EMQ 的信度和效度的研究表明,EMQ 具有良好的测试特性,并与其他记忆、识别和认知功能的考核方法有较好的相关性[69]。最近,对专家和新手在试图完成 EMQ 题目时的研究表明,EMQ 对临床推理具有良好的结构效度,可以可靠地用于评价临床推理[70],即使新手和专家以不同的策略(分别是反向推理和正向推理)来处理同一题目[71]。此外,当用于病理学时,EMQ 更可靠,能更好地区分有能力的学生和边缘学

生,并能明确地写出测试核心内容[72]。

EMQ 似乎比对/错或其他类型的单项最佳答案题目更容易编写,因为在这种类型的题目中,编写者不需要经过反复推敲,将题目集减少到一个较小的数目,每个题目都是对或错型的,或者有一个明显的最佳答案[73]。来自一些学科的临床医生,如公共卫生、流行病学和统计学,认为 EMQ 很难为这些内容领域编写,但最近的研究表明,它们已经被采用或正在被开发到一些迄今为止尚未探索的领域中(如精神病学[74])。

如何构建 EMQ

在撰写这些题目时,最好先考虑评价设计方案中需要撰写题目的区域或领域(例如,知识点 21.7 中的腹痛)。然后提出一个一般性的问题,接着是这个问题的所有可能的答案(例如"成人腹痛的原因是什么?")。在确定了这些答案后,建构与一个或多个答案相关的情境。理想的情况是,在大约 8~12 人(4~6 对)的研讨会上,以成对的编写者形式创建题目(尤其是题干/情境),每 2 小时左右在一个较大的小组中进行审核。这是一种有效的,而且根据大多数考官的经验,是一种令人愉快的编写题目的方式。具体步骤如下:

- **确定测试的领域或主题**。领域是认知活动的一个领域(如诊断、处理计划)。主题可以是一个或多个身体系统的主诉(如腹痛,所以诊断是该题目的重点),或一个预先诊断的条件(如社区获得性肺炎,所以处理是该题目的重点)。有时,直接从一个非诊断性的主诉(如腹痛)转到一个检查计划(如超声)或治疗计划(如限制饮食)也是可以的。然而,在主诉和题目的重点(如询问处理计划)之间涉及的认知步骤越多,就越不容易了解考生为什么会错误地回答这个题目。例如,应试者可能认为溃疡性结肠炎病人是阑尾炎,并要求进行外科干预。

- **写出这组题目的引导句**。例如,"对于下列描述的病人,选择最可能的诊断"(知识点 21.7),引导句表明题干和选项之间的关系。它对考生来说必须是一个明确的问题。它是扩展匹配组的一个重要组成部分。有时可以同时写两个引导句——例如,一个是基于诊断的,一个是基于检查或处理指征的。随后的情境可以运用,通常只需稍加修改,就可以使用任何一个引导句。总之,引导应该由一个单一的、清晰的任务组成,以便考生在必要时可以在不看选项的情况下作答。

- **准备选项列表**。选项列表应该是单个词语或非常短的短语。这个列表最好以全组的形式来制定。它将以一个相当随机的顺序产生,但在最后的题目

陈述中,应按字母顺序重新排列选项。例如,知识点 21.7 的初始列表应包含所有可能导致腹痛的原因作为选项。有时,有些特定的原因只发生在或主要发生在某一特定的人群中——例如,女性(如异位妊娠)、男性(睾丸扭转)、老年人(痴呆)。这类选项有时会成为"斑马"(过于明显的排除选项)[27],因为它们明显适用于某一亚组的病人,所以不建议将其纳入。在知识点 21.7 中,有一些这样的选项,但列表中也需要有足够重要的鉴别诊断,以保证在特定情况下将其纳入。

- **写出题干**。一组中的题干(题目)在结构上应该是相似的。大多数情况下,病人的介绍是合适的。场景应该包含人们通常期望从任何有意识的病人那里得到的所有信息:主诉、病史(包括症状和体征的持续时间)、体格检查结果,然后是任何立即进行的诊断试验的结果。有些时候,对于一个复杂的病例,可能还会提供与几天内症状发展有关的其他信息——例如,最初的处理和随后的病情变化。情境可以包括较少的信息,但如果不列出应试者在真实的临床环境中为病人看病时通常会收集或获得的信息,则是不明智的。以标准化的顺序呈现这些信息可以缩短阅读时间,从而可以在一定时间内提供更多的题目。

- **审查题目**。确保每个问题只有一个"最佳"答案。有两个正确答案是可能的,但需要付出更多精力去评分,这通常是不值得的。还要确保每个题目至少有 4 个合理的干扰项,以尽量减少猜测效应。评估引导句中明确指出任务的程度。看看其他考官是否能在不看选项的情况下列出答案。满足这个"覆盖选项"的规则是一个好问题的重要特征,因为如果考生不能做到这一点,就意味着这个问题太模糊了,没有适当地针对考试所测试的技能,或者有其他试题命制的缺陷。作为最后的检查,请命题组中其他出题人审查题目(没有标明正确答案)。如果其他出题人难以确定正确答案,则修改选项列表或题目以避免歧义。

EMQ 的证据

有证据表明,一些 MCQ(其中 EMQ 类型似乎是最适合于临床考核)可以涉及比通过死记硬背学到的知识更多的内容[67]。然而,这些作者认为,没有重点的题目或那些带有否定词句的题目,如有时必须出现在典型的对 / 错或五选一类型的题目中,似乎并不能激发解决问题的技能和做前瞻性推理。虽然题目类型和认知反应之间联系的证据正在研究中,但他们建

议集中在低仿真模拟临床情境的题目,这些题目与应试者的任务有关(如诊断和处理)。EMQ 非常适合这一角色。EMQ 还大大降低了仅靠运气获得正确答案的可能性。

虽然这个领域充满争议,而且并不是所有提供给任何一个 EMQ 题干的选项都是有效的,但模型研究表明,EMQ 设置 7~12 个有效的干扰项将会提供较好的保证,以避免在选择题测试中出现所谓的"猜测"因素[75]。对 EMQ 形式的研究表明,从以前认为必要的15~20 个基础上减少题目选项列表的长度,是可以做到的,这不会对题目质量产生很大的影响[76,77]。8 个选项似乎是一个合理的最低数量。一般来说,有更多选项的题目会更难,需要更多的时间来完成,而且与有 8 个选项的题目有类似的区分性。将整个列表减少到 8 个左右的"短名单",可以通过仔细建构医生小组来选择最合适的集合。此外,长题目的回答统计数据显示似乎并不能改善对选项的选择。使用较少的选项可以减少应试者在每个题目上花费的时间,从而增加在规定时间内可以使用的题目数量[76,77]。Swanson等人建议:"我们计划开始建议(考官)减少选项列表上的选项数量,以便更有效地利用考试时间"[76]。由于过去几年一些国家医学院的学生人数急剧增加,该建议现在实施起来可能比较谨慎。

脚本一致性题目

在过去的 15 年里,人们对构建一个能够反映医生在临床上权衡证据能力的多项选择测试产生了兴趣。这项工作的基础是对临床医生如何处理诊断任务以及如何记忆这些信息有了更清晰的认识[78,79]。最近,这项工作有了很大的进展;在过去的 5 年间,关于这个问题的论文比前 20 年都要多。其原因可能是在临床决策中适当和有效地存储知识的价值,以及评价这些认知过程的必要性,已经通过关于不良决策及其与病人安全关系的文献得到关注。

对临床重要信息的记忆是一个进阶式的过程。作为一名学生,可能是由于大多数教育计划中的临床前 / 临床的划分,生物医学知识占主导地位。随着学生获得更多的临床经验,他们对临床问题有了更多的了解,并将他们的知识阐述为解释性框架以及症状、病因、发病机制和诊治之间的联系。随着临床经验的丰富,这些框架较少依赖于生物医学的知识,而更多依赖于涉及应用(功能)知识的"疾病脚本",并与常见(容易)和不常见(较困难)的病人临床表现有关。最终,这些疾病脚本的"拥有者"用它们来促进对病人临

床表现做快速模式识别,并将任何不熟悉的表现与以前的表现相比照。然而,当出现具有挑战性的表现时,专家级的临床医生必须利用他们现有的知识,并积极使用生物医学原理和知识(尽管通常与特殊的病人或经典的情境相联系),但随着专业知识的发展,这些场合出现的频率越来越低[80]。此前,试图通过病人诊治问题和修改后的论文问题来创建反映这一过程的测试已经失败,主要是因为临床医生对这些问题有不同意见,再加上这类题目能从应试者那里产生各种不同的结构性回答,导致评分非常困难。此外,在典型的MCQ 题目中,当命题者在题目使用之前或之后不能就最佳答案达成一致时,该题目通常会从测试中删除。

然而,加拿大的一个小组在开发克服这些问题的题目形式方面做了卓有成效的工作[79],这就是脚本一致性题目(script concordance item,SCI)。

SCI 是一个选择性回答的题目,取决于考生对信息片段与特定临床问题的诊断或处理策略之间关联程度的理解。如上所述,脚本是专家用来对信息进行分类并迅速产生或选择假设的内部评分标准。在 SCI 中,一致性是指应试者的脚本与"专家"认为最合适的评分标准元素的一致性。这些题目估计的是在某一临床情境或生物医学信息中,诊断概率的权重。测试题目要求根据应试者推算的临床概率作出选择。因此,他们的评分方式考虑到了应试者和测试者的疾病脚本之间的相似程度(一致性)。知识点 21.8 给出了一个例子。

其原始格式的评分方案是基于专家组的表现,用各种方法来计算出分数。在一种方法中,专家们就每个题目的最佳答案达成共识。在其他方法中,每个答案的分数与专家组选择该答案的频率成正比。关于具体操作的建议因来源不同而不同。一些作者建议给专家的示范答案打 1 分,然后根据其他答案的频率比例给备选答案打分。例如,如果一组 20 名专家在一个题目中选择 +2、+1 和 0 选项的人数分别是 12、6 和 2,这些选项分别得分是 1、0.5 和 0.167 分,而其他选项则为 0 分。其他资料建议按百分比分配分数,因此,对于三个"正确"的选项,每个选项可得 0.6、0.3 和 0.1。

评分标准的另一个有趣的特点是,它可以有一个以上的专家咨询小组,这取决于题目涉及的具体情境——例如,在城市或农村环境中,在全科医生、急诊科或医院病房中。这是因为一些决策或假设的概率可能会因环境不同而改变。

因此,SCI 是一种非常灵活的考核方式,并且能够

知识点 21.8 脚本一致性题目的示例

一名 25 岁的男性病人从摩托车上摔下,直接撞击到耻骨,被送入急诊室。生命体征正常。X 线片显示骨盆骨折,耻骨联合脱位。

如果你正在考虑	然后你发现	这个假设可以被评为:(标记出最佳选项)				
尿道破裂	尿道出血	-2	-1	0	+1	+2
腹膜后膀胱破裂	膀胱膨胀	-2	-1	0	+1	+2
尿道破裂	会阴血肿	-2	-1	0	+1	+2

其中:
-2 = 假设几乎被排除。
-1 = 假设的可能性变小。
0 = 信息对假设没有影响。
+1 = 假设变得更有可能。
+2 = 假设非常可能是正确的。
来源:Charlin 等[67]。

在一定程度上巩固碎片化的或不完整的知识。迄今为止的研究表明,由 SCI 组成的测试非常有效,用相对较少的题目就可以达到较好的信度[81]。SCI 的建构方式显然对如何发挥其价值有重要的影响。它们是一类特殊的题目类型,适合考查应试者制定和推进具体的诊断和处理决策的能力。

一项关于 SCI 开发方法的系统综述已经总结了几种对 SCI 编写和评分有益的策略[82],这些策略对信度和效度都会有影响。同时对达成共识的小组所需的专家数量也进行了研究。需要由 10 名以上专家组成的小组才能达到令人满意的内部一致性,而当小组人数超过 20 人时,则没有更多获益。较大的小组会产生较高的群组平均分,这可能是因为小组越大,一个选项被小组成员赋予权重的机会就越大,特别是当案例本身显示出高度的不确定性时。

在 SCI 专家小组中,一些小组成员可能会采用特殊的方式给出答案,如选择低概率事件或明显不正确的选项,特别是在不确定性较高的试题中。这可能会引起题目设计者或被考核者的关注,尽管对这些答案所给予的分数很少。有人建议将一些明显不符合要求的答案或所有出现偏差或低分的小组成员的答案删除(因为低分会表明这些专家毕竟不是那么专业)。然而,只要小组有 15 个或更多的成员,在推导分数时排除这些小组成员的回答,对心理测试的影响是最小的。如果教育者希望删除这些答案,现有的方法对于心理测试结果的影响似乎是等效的[82]。

如何编写脚本一致性题目

SCI 的构建方式与 EMQ 类似,不同之处在于具体对诊断概率的判断是选择的关键,而不是可能的诊断列表,因此 SCI 中的数据可能比 EMQ 少。分为两个步骤,如下所示:

- 设计一份临床病情的简要介绍,涵盖需要考核的临床问题。这通常是文字,但其他信息,如 X 线检查或其他相关数据,也可以提供血液分析,这取决于被测试者正在进行的临床决策。并非所有需要的信息都提供,因为这些信息可以作为题目假设——信息链接的一部分被揭示。这些与临床相关的信息中的每一条都可能帮助临床医生完善、改进、确认或排除关于正在发生的事情而作出的临床决策或假设。对应试者的要求是评价每条新信息对原有假设的影响。

- 选项是预先准备好的,采用五级评分法,从 –2(假设或决策不太可能)到 +2(假设或决策更有可能)。为了使题目得到最好的效果,并对知识进行广泛的抽样调查,在提供的不同回答之间不应该有任何关联(线索)。一旦设计完成,一组经验丰富的临床医生会先做一遍试题,并对答案进行整理。然后用这些答案来决定题目的评分方案。

虽然设计这样的题目似乎相对容易,但 Charlin 和 Vander Vleuten 强调,编写题目的专家组必须熟悉该工具,并能够选择足够复杂的案例,以符合被考核者的水平[83]。另外,题目的设计是为了评价以证据为基础的决策,而不是传统公认的才智,所以必须提供足够的关于案例临床解决方案的信息,而且案例中提供的链接必须被该领域的专家广泛认可。

脚本一致性题目的证据

出于信度和效度的考虑,应该注意测试中抽样的案例数量和每个案例使用题目的数量[82]。一般来说,在 25~36 个案例之间取样,每个案例大约有三个题目,这样 SCI 测试的信度应该在 0.75~0.86 之间。增加题目(如每个案例超过一个),而不是案例,对提高测试的信度更有效,并且可以减少题目设计人员的工作量,但每个案例增加 3 或 4 个题目后,似乎会存在天花板效应。

SCI 在很大程度上侧重于对不确定领域的临床判断。这使得它们在考核临床判断和推理能力时具有"内容"和"结构"的效度。许多研究都证明了 SCI 具有良好的结构效度。SCI 可以区分不同的外科专业知识,也被用于药学教学[84,85]。

由于 SCI 常被用于存在不确定性的案例,这可能意味着比起临床经验丰富的受训者,SCI 不太适合于临床经验缺乏的低年级学生。事实上,一项将 SCI 与传统 MCQ 进行比较的研究表明,实习生对于将 SCI 作为一种评价方法的评分会更高,而且实习生队列中这些题目的信度也高于医学生队列[86]。SCT 考核方式也被证明是发现表现不佳医生的辅助工具[87]。关于 SCT 最合理的评分方法存在越来越多的争议[88-90]。争议的焦点是,除了专家小组的主流意见之外的竞争性假设,在多大程度上吸引分数,以及应试者在多大程度上会不选择极值 –2 或 +2,因为在临床决策中,这些并不常见。然而,最近的一项研究[91]表明,一组不同的评分方法具有很高的相关性,除了一种基于单项最佳答案(模式)的评分方法——该选项的评分为 1 分,而其他选项为 0 分。该研究还表明,专注于四年级和五年级医学生围绕急腹症表现作出决策的 SCT 与涵盖相同内容的 MCQ 不相关,这表明 SCT 可能是在测量超出实际知识的结构。此外,当前评分系统的批评者之一 Kreiter 最近提出了一些运用贝叶斯定理的修订模式,可以使题目评分的 SCT 形式的信度提高[92]。这种形式的题目仍在开发中。

选择和建构的组合命题模式

关键特征题项

关键特征题项(key-features item,KFI)是一种 SAQ,可以使用选择和建构式的回答。它旨在评价应试者是否能够识别、演绎或推断出最具特征性的临床问题,并在必要时,针对该临床问题选择最重要、最急需和最有效的处理策略[93]。

读者可能会顺理成章地认为所有 SAQ 都具有这些特性。可在 20 世纪 70 年代和 80 年代,情况并非如此[94]。课程和评价通常从学科或专业的角度设计,每个课程和评估都专注于其专业的特征或深度,以便区分真正基础扎实的学生和其他学生。这导致了一种文化,在这种文化中,细枝末节、罕见的发病率、非典型的陈述和特殊的专业问题主导了简答题。人们还认为决策技能是普适性的,因此许多简答题都集中在一个或两个问题上,而"简答题"实际上耗尽了有关该问题的所有可得性知识[95]。

Georges Bordage 和 Gordon Page 两位研究人员在对临床决策技能的性质和评价进行了批评性思考和进一步研究后,创造了"关键特征"一词[96]。他们的核心理念是"在任何临床案例中,决策中都有一些独特的基本要素,这些要素单独或结合起来,是成功解决临床问题的关键步骤"[96]。在加拿大医学委员会的资助下,他们的理念促成了一种评价决策技能的新形式的创建。此外,通过仅评价关键步骤,应试者在重要目标和大量临床问题上都接受了测试,这比以前的形式要多得多。知识点21.9中展示了一个带有评分要点的典型关键特征题项。

这些问题的关键特征是:①综合分析提炼主诉,以识别重要和威胁生命的状况;②确定病史需要核查的关键信息以确认或排除之前假设的能力。

在知识点21.9中,问题1和2直接涉及这些关键特征。每个题目都要求应试者将其知识应用于临床决策。在这个题目中,问题1有一个建构式回答,只需要一个答案;问题2则是从28个选项列表中选择6个选项。

通常,考生会将问题1和问题2的答案都写在一张人工记分表上。问题1将有空白文本空间,问题2将有按钮或椭圆形标记。

KFI需要一个评分标准,以反映案例的各种关键要素的权重。它有助于与同事和一些"虚拟"应试者一起测试评分标准。应该鼓励对更重要的答案给予更高的加权分数。在知识点21.9中,诊断为1分,病史要点共6分。评分要点显示28个选项中只有7个被认为是合适的,因此应试者必须选择其中的6个才能获得最高分。该问题相比获得正确诊断而更加重视病史提供的线索。可能是因为在这种情况下,如果最初问题1给出的答案不合适,那么知道要问的最佳问题可能会导致倾向性诊断的发生。真正评价临床决策的命题形式很少,但KFI可以做到这一点。当然,对形式的效度和信度所做的研究工作表明,KFI可以有效地评价这些方面的能力,并且让应试者感受到在临床实践中的成就感[96]。然而,KFI很难建构好,虽然评分看起来很简单,但有些问题很难进行合适的加权。KFI的标准制定也很复杂,因为虽然已经使用了改进的Angoff法和Ebel法,但一些考官认为,它们不适用于这种形式。这是因为题目通常是多维的,可以包括案例的许多方面,其中一些方面是相互关联的。决定中等能力的应试者将如何回应此类题目是一项挑战。

如何编写KFI

- 从评价设计方案中选择一个临床问题,其中需要以对场景的分析、对临床状况的识别以及综合诊断和/或处理(临床决策)为目标。
- 找几个日常实践中的真实案例。关于这些案例,考

知识点21.9 关键特征题项的示例

Paul Young,56岁,男性,因为他的左腿两天前开始疼痛,并逐渐加重,到你所在的外科就诊。他的腿在膝盖以下位置有压痛,脚踝周围肿胀。之前从来没有过类似的问题,另一条腿是好的。

问题1
主要诊断是什么? 仅以注释形式列出你的单一诊断。

答案1

问题2
为了确定你的诊断,你特别想从他的病史获取哪些信息? 从以下列表中最多选择6个。

1. 出现症状时的活动状况	15. 心悸
2. 酒精摄入量	16. 感觉异常
3. 过敏	17. 夜间阵发性呼吸困难
4. 心绞痛	18. 烦渴
5. 抗炎治疗	19. 既往背部问题
6. 吸烟	20. 既往膝盖问题
7. 大便颜色	21. 既往肿瘤
8. 咳嗽	22. 既往尿路感染
9. 头痛	23. 近期的牙科手术
10. 呕血	24. 近期做过的制动手术
11. 阳痿	25. 近期的咽喉痛
12. 间歇性跛行	26. 近期的手术
13. 腰痛	27. 脚外伤
14. 夜尿	28. 手外伤

答案2
1. .... 2. .... 3. .... 4. .... 5. .... 6. ....

评分要点
问题1
深静脉血栓必须是鉴别诊断(得分1)。
要求总分=1,可接受的总分=1,总分=1,多于一个答案得0分。

问题2
以下最多选择6项:
症状出现时的活动状况
吸烟
既往膝盖问题
既往肿瘤
近期做过的制动手术 近期的手术
脚外伤
每项得1分,要求总分=6,可接受的总分=6,可能得到的总分=6。
超过6个答案得0分。

来源:Royal Australian College of General Practitioners Key Features Practice Paper 2007。

虑解决这个问题的基本(必要和充分)步骤是什么。这将使你能够专注于每个案例中最关键决策。努力区分哪些决策或步骤是合适的,但不是关键的,以及哪些是真正至关重要的。通过识别最有可能导致特定应试者在处理该案例时出现临床错误的特征或不一致之处,可有助于阐明该病例的关键特征。

- 任何典型的认知过程或计划中的诊疗行为都可以在 KFI 中进行测试——范围取决于被测试的目标和案例呈现方式。例如,提出最初的假设,寻找临床线索,选择检查、诊疗方案或特定药物都是可能的。

- 选择一个真实的案例,改编成脚本并提取出相关问题。案例可以按照与 EMQ 题目相同的规则来编写(参见"如何构建 EMQ"一节),即年龄、性别、临床情境。当编写完情境后,使用关键特征来建构案例的问题。通常情况下,只有 2~3 个问题可以在不给出提示或暗示的情况下完成。对某一特定案例提出的问题越多,提示的机会就越多。例如,为了询问管理问题,可能需要提供有关进一步检查结果的信息,这将强烈暗示诊断,所以在同一题目中询问鉴别诊断、病史、检查、处理和随访就会变得很困难。(这与 MCQ 中出现的问题相同,见"如何构建单项最佳答案的问题"一节。)

- 确定回答的形式,或者说是格式——主观题(建构)或客观题(选择)。这需要斟酌,基本原则是,如果考核的重点是一个需要由专业人员作出决策的认知过程(例如,识别心肌梗死并决定立即治疗),那么回答应该是建构形式。题目必须注明所需答案的数量。这是为了防止"误打误撞"——应试者倾向于写下他们所能想到的所有答案,希望正确的答案能包含在其中。超出要求数量会被扣分。填空题目需要做标记,而选择题可以用电子系统评分。

KFI 的证据

KFI 已被用在不同情境的终结性和形成性评价[97,98]。澳大利亚皇家全科医师学院的 KFI 论文(26个题目)的信度从 1999 年的 0.64 提高到 2005 年的 0.83 左右[99]。在 2004 年的专科医师考试中,大约 90% 的考生认为 KFI 特别适用于临床决策能力的考核。直结肠外科医生(N=256)认为它们可以作为自评的手段,9 个 KFI 几乎与 50 个 MCQ 的信度相等(分别为 0.95 和 0.97)[81]。

尽管对 KFI 的研究没有跟上 EMQ 和 SCI 的步伐,但值得一提的是,为家庭医学中广泛的共同优先主题提取关键特征是加拿大家庭医生学院 7 年来工作的重点[100]。这项工作的目的是在特定的 KFI 方法之外,提取用于其他学习和评价方法的关键特征。

基于计算机的笔试评价

随着个别教师和评阅人可以使用具有高级处理能力的计算机,本章所讨论的一些考核现在可以通过计算机设计、呈递和批改。甚至 SAQ 和论文也将会由计算机来评分。计算机呈递的笔试题目的另一个特点是可以完成个性化测试的功能。美国国家医学考试委员会和澳大利亚医学委员会都已经在使用这种方法。计算机向考生提供针对考生能力水平的题目。计算机会根据考生对前一个问题的回答,根据他们的困难程度来调整下一步的题目。这个过程一直持续到计算机确信(使用预先设计的算法)它已经可靠地确定了考生的能力水平,然后它就停止评价。这在提供量身定做的评价方面有巨大的潜力,可以保护大型题目数据库不被盗用或被考生记住,而且由于很少有考生会接受相同的测试,所以会提高考试效率。

计算机也具有提供即时反馈的功能。这就产生了一种新的题目形式——F 类型——目前正在开发中。F 型题目[101]已经被试用,以填补病人处理问题终结而留下的空白[94]。F 类型基本上是扩展匹配和 PMP 形式的混合体。F 型测试呈现了随着时间推移而发展的真实的病人管理场景。一般来说,一个案例中有两到三个测试题目。每个题目都涉及一个或多个临床决策。测试题目在案例中以固定的顺序出现:题目从病情介绍开始,以管理或解决结束。由于每个案例中的题目反映了案例随时间推移而不断进展的特征,有时考试会从随后的题目中了解到他们之前的答案。因为这些线索可能会影响考生的决策,所以不允许他们修改之前题目的答案;计算机禁止他们回去修改答案。然而,在完成每个题目后,考生可以得到反馈或不得到反馈(取决于题目)。随着案例的进展,对题目的回答后反馈可以使所有考生处于平等的地位。例如,当一个临床场景出现时,考生会被要求确定下一步最合适的检查。在下一个测试题目中,该场景可能会被展示为已经采取了正确的下一步措施,病人将被送去做进一步检查以明确诊断。呈现这种最新的信息会自动"泄露"前一个问题的正确答案,但可以使以前回答错误的人在新的背景下回到正轨。通过这种方式,考试可以提高他们对案例的理解,并且/或者能够回答后面的问题,而不会因为之前不准确的看法而处于不利地位。这些题目类型仍在开发中,但对于案例可能相当复杂或在没有交叉题目提示的情况下很难编写的领域,如关键特征测试,这类题目看起来很有前途。这些令人振奋的进展预示着有可能出现一种全新的题目编写方法,即在同一个题目中使用不同形式的元素。

题目分析

在测试中使用了题目后,我们希望知道每个题目的执行情况。从本质上讲,我们希望了解以下情况:

a) 试题是否在理解测试内容的特定元素方面发挥了作用? 这将包括识别任何导致应试者误解的结构问题。对于选择回答的题目,可能包含了一些不能有效发挥作用的干扰因素,或者与正确的回答过于接近,甚至让优秀的考生也无法作出合适的选择。

b) 该题目是否与测试中其他题目的内容以及整个测试的内容有明显的关联性? 这包括查看题目间的相关性,查看题目形式与测试的相关性,查看与评价制度的其他部分的关系,例如,同一领域的其他评价,以及不同领域的其他评价,如程序性技能。

解决第一个问题的一个方法是再次阅读测试中的每个题目。当然,大多数题目已经被阅读了很多很多遍,在阅读了数百个题目之后,考试设计者将不会受到这些题目潜在不足的影响。

另一种方法是使用基本的题目分析。然而,所有的题目分析数据都必须在极其谨慎的情况下进行解释,并参考测试的整体目标。还需要避免删除或修改题目的经验法则(例如,基于题目的低区分度)。

许多程序都可以用来处理试题数据,而且大多数程序的操作方式都大同小异。试题分析的核心是研究每个试题的一系列参数,这些参数描述了它作为一个试题的特征,它与整个测试的关系,以及它对当前人群在该测试中发挥的作用。在一个选择题形式测试中,参数包括以下几项:

- 哪些选项被选择的频率最高?
- 在整个测试中,高、中、低成绩的人都选择了哪些选项?
- 在每个题目上的正确率与整个测试中的表现有何关联?
- 题目间的相关性是什么? (这对简答题和关键特征题项可能特别重要。)

本节展示了如何使用一组典型的题目分析数据来对这些问题进行推导。这里显示的是来自 IDEAL Consortium 题目分析软件的特殊数据,但许多其他软件也提供类似的信息。

知识点 21.10 中的题目,是为三年级医学生准备的关于急救护理的 100 道 MCQ 测试题中的第 87 题。一组 148 名学生(见知识点 21.11 中,N 为总数)将该题目作为应急管理 100 题测试的一部分。之所以选择这个题目,是因为我们认为学生需要了解这些年来指南的进展,并且认识到好的指南会提供重要的决策。一些以前推荐的比例被列为干扰因素。知识点 21.11 显示了分析软件对这个题目的分析结果。

知识点 21.10　分析题目示例(1)

第 87 题

在澳大利亚墨尔本,一名男子在一名医护人员面前晕倒,该医护人员对病人进行仔细评估后,在等待急救医生到来的同时,决定进行心肺复苏术(CPR)。

该医护人员开始进行心肺复苏,最合适的呼吸与按压比例是:

A. 1∶30

B. 2∶30

C. 2∶15

D. 3∶15

E. 3∶30

* 正确答案(澳大利亚复苏委员会指南)是 B。

知识点 21.11 在最上面一行显示了一些题目参数,然后在该行下方,可以将其作为一个表格来阅读,比较选择测试中每个选项的整个队列(总数)和三个分组(高分组、中分组、低分组)的比例。最后三行描述了选择不同干扰项的不同组的参数。

回到这些区域,我们需要调查以下情况:

- 该题目是否在考查个人对测试内容的特定元素的理解方面发挥了作用?

所有应试者都完成了这一题目(INV 指没有对该题目作出正确回答的考生人数,OMIT 指忽略该题目的考生人数,其数值为零)。此外,从这个题目开始没有完成测试的考生人数(NF)也是零。考生在回答这个题目时没有被"卡住",也没有因此而没有时间完成。由于这个题目是 100 个题目中的第 87 个,我们可以断定所有的考生都完成了考试,而且我们已经知道所有的考生都做了这个题目。大多数考生都做对了——实际上是 90%,在本表中表示为"DIF"(答对该题目的考生比例,0.90。在一些数据分析包中,难度

知识点 21.11　第 87 题的题目分析数据

DIF=0.90, RPB=−0.039, CRPB=−0.075,（95%CON =−0.298, 0.157）

RBIS=−0.068, CRBIS=−0.130, IRI=−0.012

分组	N	INV	NF	OMIT	A	B	C	D	E
总体	148	0	0	0	0.03	0.90	0.01	0.03	0.03
高分组	38	0			0.05	0.84	0.05	0.05	0.00
中分组	64	0			0.00	0.97	0.00	0.00	0.03
低分组	46	0			0.04	0.87	0.00	0.04	0.04
测试分数的平均百分比					68	68	79	69	67
区分度（D.P.）					0.01	−0.03	0.05	0.01	−0.04
区分度的标准误差					0.07	0.11	0.05	0.07	0.05

指数通常被称为"容易"指数更合适）。这个数字也出现在知识点中，表示将 B 确定为正确答案的考生总数比例——B 栏中为 0.90。

这个题目是如何设计的？正如我们所看到的，很少有人答错题目（148 人中只有 15 人；比例为 0.10）。选择每个干扰项的比例在 0.03 和 0.01 之间（请参阅表格中总行的其他比例）。由于选择干扰项的人数较少，因此不可能有把握地说任何一个干扰项比其他干扰项更有吸引力或更没有吸引力。测试分数的平均百分比是那些对这一题目作出指定回答的考生在总测试中的平均得分。这一行的变化表明，也许有一个或多个干扰项对高分或低分群体有吸引力。如果某组考生选择了一个特定的干扰项，而该组考生在考试中整体表现良好，那么可能有一些教学对这些学生产生了影响。对于选择 C（旧指南）的 5% 的学生来说，可能就是这种情况，他们在这次考试中总共得到了 79% 的分数。然而，由于涉及的人数非常少，这种解释是有风险的。

现在我们将考虑第二个问题：

• 该题目是否与测试中其他题目的内容以及整个测试的内容有明显的关联？

这包括考察题目间的相关性，以及考察题目与测试的相关性。

RPB 是第 87 题与整个测试的分数（包括本题）之间的点双序列相关。点双序列相关是用来确定一个连续变量（测试中的总分）与一个具有真正二分分布的变量（在这个例子中是第 87 题）的共同变化。点双序列相关在数学上等同于 Pearson 相关系数，其中一个变量只有两个值。这个题目的 RPB 几乎为零。如果这个测试的目的是对个别应试者进行区分，那么就

有理由排除这个题目，因为它不能将优秀和不优秀的应试者分开。然而，这个题目的重点是评估每个人都应该知道的核心知识——事实上，这正是题目分析所产生的作用。

CRPB 是指修正的双序列点。在这个计算中，目前的题目从测试总数中删除，同时计算相关度。这样做是因为在某些测试情况下，将被分析的题目（第 87 题）纳入测试总数会使这个值夸大，并引入额外的协变。在分析 SAQ 的时候，这个问题就会比较麻烦。通常情况下，每个简答题的权重都大于 1 分，因此题目的变化会对总分产生很大的影响，从而导致统计学的修正版和未修正版之间的差异，未修正版的分数会有些夸大（阳性数值增加）。即使在第 87 题的数据中，我们也可以看到 RPB 和 CRPB 之间存在相当大的差异。

RBIS 和 CRBIS 是前面讨论过的相关性的"非重点"版本。严格说来，双序列系数是在二分变量实际上有一个基本的连续性且被分离或重新编码为二分变量的情况下使用。RBIS 和 CRBIS 总是大于它们各自的"点"值，对于事实上不存在连续性的变量，可能会给出一个夸大的值。

IRI 是题目的总体信度指数，几乎为零。然而，在未来的测试中是否保留它，将取决于测试的目的。正如我们上面所讨论的，如果测试的目的是考查学生在急救医学方面的决策能力，那么去除所有学生得分较高的题目可能会违背测试目的。如果测试有一些选择性的目的——例如，识别那些可能在以后几年竞争选择急诊医学的学生——那么排除第 87 题可能是合适的。

综上所述，几乎所有的队列都能正确回答这个题目，作为测试总分的预测因素，它的区分度很小，这似

乎反映了以前的心肺复苏指南(选项 C)被少数人使用的可能性,而大多数人都知道在单人徒手心肺复苏中使用 2∶30 的新建议。

题目分析是识别题目问题的一种相对快速的方法,特别是当这些问题存在于分散注意力的选项中。令人惊讶的是,经常有一些题目被认为有被相当多的学生选择的干扰项,然后却发现"正确"选项的效度或问题表述有措辞含糊不清的问题。

至关重要的是,设计题目的一组学者 / 临床医生中,需要有一人或多人了解如何使用题目分析软件,并了解需要根据测试的目的对题目进行决策。不加区分地使用题目参数作为排除标准是非常不可取的,尽管这看起来更"客观",但它带来的问题会比解决的问题更多。

在知识点 21.12 中,我们有另一个测试题目:题目 46。在知识点 21.13 中,是该题目的分析数据。看看您是否同意我们的解释。

知识点 21.12　分析题目示例(2)

第 46 题
骨关节炎的易感因素包括以下所有因素,除了
A. 运动
B. 酗酒
C. 体力劳动
D. 肥胖
E. 遗传
* 正确答案是 B。

简而言之,这表明在同龄人的头脑中存在着竞争,哪一个是正确的答案,运动和酗酒是两个主要的

竞争者,还有一个次要的竞争者,即遗传。这个题目的措辞并不是特别好,因为选项并不都是按照语法顺序排列的。这可能会给选项的选择带来一些偏差。它也是双重否定的措辞,如果问"以下哪一项不是骨关节炎的易感因素"可能会更好。

难度为 0.50 说明只有一半的人能正确回答这个题目。碰巧的是,难度在 0.45~0.55 范围内的题目通常区分度最高(这是一个数学函数),当然它们可能具有负面区分度(这在精心选择的内容中很少见,通常是正确答案的选择错误造成的)。这里的区分度是很好的:排名后 1/3 的学生中近一半(0.48)选择了"A"作为正确答案,但排名前 1/3 的同学中大约十分之一(0.11)也选择了"A"。也许这是因为运动在健康宣传资料中的作用太大,以至于一些学生认为它几乎没有副作用。尽管该题目具有一定区分度,并且在修正和未修正的版本中都具有良好的题目测试相关性,但人们可能会提出,在急诊情况下,这些知识可能不太相关;也许它在肌肉骨骼诊所或全科诊疗评价中会更适用。整体题目的信度是好的——100 个类似题目的测试将提供一个高度区分度的测试,尽管从设计方案的角度来看,50% 左右的合格分数可能是不成立的。如果所有这些题目的难度都是 50%,那么就很难说它们所包含的知识被应试者视为核心知识。

笔试评价的标准制定

在上一节中,我们注意到测试的目的是如何解释题目分析数据。我们不难发现主要示例题目有 90% 的人回答正确。那么,在这个题目的测试中,合适的合格分数应该是多少呢? 测试的平均分是 69%,标准

知识点 21.13　第 46 题的题目分析数据

DIF=0.50, RPB= −0.438, CRPB=0.378, (95%CON =0.164, 0.559)
RBIS=0.549, CRBIS=0.474, IRI=0.219

组	N	INV	NF	OMIT	A	B*	C	D	E
总体	148	0	0	0	0.23	0.50	0.07	0.08	0.12
高分组	38	0			0.11	0.68	0.05	0.05	0.11
中分组	64	0			0.12	0.63	0.06	0.09	0.09
低分组	46	0			0.48	0.17	0.09	0.09	0.17
测试分数的平均百分比					64	72	66	65	67
区分度(D.P.)					−0.37	0.51	−0.03	−0.03	−0.07
区分度的标准误差					0.14	0.15	0.08	0.08	0.11

差是 5.7，最高分是 91%，最低分是 52%，所以即使是一个得分低于平均分 3 个标准差（SD）的学生也获得了超过 50% 的分数。

最近，人们对定义笔试评价的标准很感兴趣，因为"标准总是存在差异的，但不应该是随意的"，这句话经常被 Ronald Berk 引用，但这句话是从美国的上诉法律制度中借用的[102]。在对高素质医疗专业人员的测试中，似乎没有什么比 50% 的合格分数更随意了——这位医生在实践中所需要的知识是半满还是半空的？

因此，在描述测试中的合格表现这件事情上，我们需要花很多心思。显然，这在不同的考试和不同的时间段可能会有所不同；随着知识的变化，题目的内在难度不同，人们的期望值也在变化。第 24 章详细讨论了标准制定，其他地方也有一些很好的、注重实践的论述[103]。然而，还有一些与笔试评价相关的重要原则，如下所示：

1. 所有的高风险笔试测试都应该努力设定"验前"标准。这在"客观"和其他类型的笔试测试中都是有必要的，如 SAQ。

2. 通常情况下，这些标准应该建立在对测试内容及其是否符合课程/专业要求之上，由一组熟悉学员、课程、内容和背景的评委来制定。研究表明，在标准制定小组中加入讨论阶段可以减少所需的最低评委人数，并能提高测试标准的信度。在没有讨论的情况下，获得合理的测试标准误差的最低评委人数为 10 人，讨论后为 6 人。这对以前的一些估计（需要 10~15 名评委）来说，会显著提升效率[104]。

3. 应该选择最适合测试目标的标准制定方法。设定一个最低的能力标准与选择学生进入高级课程或认证某一专业的目的不同。向学生提供反馈与认证他们领导高级生命支持团队是不同的目的。

4. 能力认证测试中使用的笔试不能采用常模参照。这些测试的重点是考生的临床实践安全，以及其他事项。需要确定一个清晰的合乎情理的标准。

5. 通常情况下，对于笔试评价，应该在测试前确定最低可接受的标准。在这种情况下（高风险的考试和对病人安全的关注），测试的变化，也就是题目的难度是一个关键问题。应该采用以题目为中心的方法（如 Angoff 法、改良的 Angoff 法或 Ebel 法[105,106]），逐一为每项测试制定标准。见第 22 章。

6. 最终选择哪种方法将取决于可利用的资源以及将考生错误地划分为合格或不合格的后果。

7. 通常为单项最佳答案选择题制定标准比为脚本一致性题目制定标准更简单，特别是比为关键特征题项制定标准更容易。这是因为，在后者中，关键特征的某一部分的决策可能会对其他部分的回答产生影响，而且每个部分的权重也可能完全不同。这个问题仍在讨论之中[97]。

8. 最稳妥的方法必然也是最耗时的，但是由于每个题目或回答都被仔细检查过，因此通常可以很好地洞察测试结构缺陷。

小结

笔试评价是高等教育和专业教育中最常用的测试形式。已经在选择题形式和论文评价方面开展了大量的研究。在医学专业的评价中，这些方法有很多变化。较新的形式，如 F 型和脚本一致性的题目，仍在开发中。这里我们介绍了最常用的笔试评价类型的基本原则。有许多其他的主题可以与笔试评价相关，本书的其他章节会涉及这些主题。

我们在这里讨论的这些评价类型通常发生在学期或年度结束时。然而，做好准备还需要大量的时间，因为每个题目都需要编写、审查、根据设计方案进行验证，并编入整个测试中。题目缺陷会对质量产生重大影响[107]。然后，需要对测试进行审查，以检查题目之间是否存在交叉提示或重复，并准备人工评分表，以反映测试中不同类别的回答（例如，关键特征题项），然后打印以进行评价。对于一个复杂和/或全面的评价，这可能需要 2~6 个月的时间。

教师发展是改善评价策略的一个重要组成部分。有些笔试评价，粗略一看觉得很简单，但其质量却取决于教育学家在该学科中的专业知识以及题目撰写能力。好的题目还需要认真细致的准备，以及对题目进行广泛的测试和分析。

最后要强调的是，不同的题目有不同的用途。仅用 MCQ 来对医学专业的认知技能进行很好的评价是不可能的。它需要精心选择一组与课程相匹配的题目，使用一系列不同的回答模式以适应 21 世纪医学的复杂性。

参考文献

1 Dauphinee, D. (2002). Licensure and certification. In: *International Handbook of Research on Medical Education*, vol. 2 (ed. G. Norman, C. van der Vleuten and D. Newble), 835–882. Dordrecht: Kluwer.

2 Smith, J. (2004). The Shipman Inquiry – 5th Report. Safeguarding patients: lessons from the past – proposals for the future. HMSO. (http://webarchive.nationalarchives.gov.uk/20090808160144/

http://www.the-shipman-inquiry.org.uk/fifthreport.asp (accessed 26 June 2018).

3 Walton, M., Shaw, T.J., Barnet, S., and Ross, J. (2006). Developing a national patient safety education framework for Australia. *Quality and Safety in Healthcare* 15: 437–442.

4 Scalese, R.J., Obeso, V.T., and Issenberg, S.B. (2008). Simulation technology for skills training and competency assessment in medical education. *Journal of General Internal Medicine* 23 (Suppl 1): 46–49.

5 Norcini, J.J. (2003). ABC of learning and teaching in medicine: work based assessment. *British Medical Journal (Clinical Research Ed.)* 326: 753–755.

6 Glaser, R. (1984). Education and thinking: the role of knowledge. *American Psychologist* 39: 93–104.

7 Boshuizen, H.P.A. and Schmidt, H.G. (1992). On the role of biomedical knowledge in clinical reasoning by experts, intermediates and novices. *Cognitive Science* 16: 153–184.

8 Newble, D.J. (1991). The observed long case in clinical assessment. *Medical Education* 25: 369–373.

9 Hubbard, J.P. and Clemens, W.V. (1961). *Multiple-Choice Examinations in Medicine*. Philadelphia, PA: Lea and Febiger.

10 Newble, D.I. and Swanson, D.B. (1988). Psychometric characteristics of the objective structured clinical examination. *Medical Education* 22: 325–334.

11 Rust, C., O'Donovan, B., and Price, M. (2005). A social constructivist assessment process model: how the research literature shows us this could be best practice. *Assessment & Evaluation in Higher Education* 30 (3): 231–240.

12 Norman, G. (2002). Research in medical education: three decades of progress. *British Medical Journal (Clinical Research Ed.)* 324: 1560–1562.

13 Newble, D.I., Jolly, B.C., and Wakeford, R.E. ed. (1994). *Certification and Recertification in Medicine: Issues in the Assessment of Clinical Competence*. Cambridge: Cambridge University Press.

14 Norman, G., van der Vleuten, C., and Newble, D. ed. (2002). *International Handbook of Research on Medical Education*, vol. 2. Dordrecht: Kluwer.

15 Wood, R. (1991). *Assessment and Testing*. Cambridge: Cambridge University Press.

16 Newble, D.I. and Cannon, R. (2001). *A Handbook for Medical Teachers*, 4e. New York, NY: Springer.

17 Dauphinee, D. (1994). The content of certifying examinations. In: *Certification and Recertification in Medicine: Issues in the Assessment of Clinical Competence* (ed. D.I. Newble, B.C. Jolly and R.E. Wakeford), 92–104. Cambridge: Cambridge University Press.

18 Hamdy, H. (2006). Blueprinting for the assessment of health care professionals. *Clinical Teacher* 3: 175–179.

19 Kane, M.T. (1992). The assessment of professional competence. *Evaluation and the Health Professions* 15: 163–182.

20 Frank, J.R., Snell, L., and Sherbino, J. (2015). *The Draft CanMEDS 2015 Physician Competency Framework–Series IV*, 11–12. Ottawa: The Royal College of Physicians and Surgeons of Canada.

21 Downing, S.M. (2002). Threats to the validity of locally developed multiple-choice tests in medical education: construct irrelevant variance and construct under-representation. *Advances in Health Sciences Education* 7: 235–241.

22 Roberts, C., Sarangi, S., Southgate, L. et al. (2000). Oral examinations – equal opportunities, ethnicity and fairness in the MRCGP. *British Medical Journal (Clinical Research Ed.)* 320: 370–375.

23 Hobus, P.P., Schmidt, H.G., Boshuizen, H.P., and Patel, V.L. (1987). Contextual factors in the activation of first diagnostic hypotheses: expert-novice differences. *Medical Education* 21: 471–476.

24 Bowen, J.L. (2006). Educational strategies to promote clinical diagnostic reasoning. *New England Journal of Medicine* 355: 2217–2225.

25 Mylopoulos, M. and Regehr, G. (2007). Cognitive metaphors of expertise and knowledge: prospects and limitations for medical education. *Medical Education* 41: 1159–1165.

26 Croskerry, P. and Norman, G. (2008). Overconfidence in clinical decision making. *American Journal of Medicine* 121: 24–29.

27 Case, S. and Swanson, D. (1998). *Constructing Written Test Questions for the Basic and Clinical Sciences*, 3e. Philadelphia, PA: National Board of Medical Examiners http://www.nbme.org/publications/index.html#iwman (accessed 1 December 2012).

28 Epstein, R. (2007). Assessment in medical education. *New England Journal of Medicine* 356: 387–396.

29 Stalnaker, J.M. (1951). The essay type of examination. In: *Educational Measurement* (ed. E.F. Lindquist), 495–530. Menasha, WI: George Banta.

30 Ebel, R.L. and Frisbie, D.A. (1991). *Essentials of Educational Measurement*, 5e. Englewood Cliffs, NJ: Prentice-Hall.

31 Heckler, N.C., Rice, M., and Hobson Bryan, C. (2013). Turnitin systems: a deterrent to plagiarism in college classrooms. *Journal of Research on Technology in Education* 45 (3): 229–248.

32 Bloxham, S., den-Outer, B., Hudson, J., and Price, M. (2016). Let's stop the pretence of consistent marking: exploring the multiple limitations of assessment criteria. *Assessment & Evaluation in Higher Education* 41 (3): 466–481.

33 Schafer, W.D., Gagné, P., and Lissitz, R.W. (2005). Resistance to confounding style and content in scoring constructed-response items. *Educational Measurement: Issues and Practice* 24: 22–28.

34 Klein, S.P. and Hart, F.M. (1968). Chance and systematic factors affecting essay grades. *Journal of Educational Measurement* 5: 197–206.

35 Linn, R.L., Klein, S.P., and Hart, F.M. (1972). The nature and correlates of law school essay grades. *Educational and Psychological Measurement* 32: 267–279.

36 Markham, L.R. (1976). Influences of handwriting quality on teacher evaluation of written work. *American Educational Research Journal* 13: 277–283.

37 Powers, D., Fowles, M., Farnum, M., and Ramsey, P. (1994). Will they think less of my handwritten essay if others word process theirs? Effects on essay scores of intermingling handwritten and word-processed essays. *Journal of Educational Measurement* 31: 220–233.

38 Verma, M., Chatwal, J., and Singh, T. (1997). Reliability of essay type questions – effect of structuring. *Assessment in Education* 4: 265–270.

39 Grosse, M.E. and Wright, B.D. (1988). Psychometric characteristics of scores on a patient-management problem test. *Educational and Psychological Measurement* 48: 297–305.

40 Lim, E., Hian, C., Seet, H. et al. (2007). Computer-based testing of the modified essay question: the Singapore experience. *Medical Teacher* 9: e261–e268.

41 Feletti, G.I. (1980). Reliability and validity studies on modified essay questions. *Journal of Medical Education* 55: 933–941.

42 Palmer, E. and Devitt, P.G. (2007). Assessment of higher order cognitive skills in undergraduate education: modified essay or multiple choice questions? Research paper. *BMC Medical Education* 7: 49–53.

43 Palmer, E., Duggan, P., Devitt, P., and Russell, R. (2010). The modified essay question: its exit from the exit examination? *Medical Teacher* 32 (7): 300–307.

44 Lampe, L. and Ferguson, J. (2015). RANZCP 2015 Examination Information Session. Approaching the critical essay question and the modified essay questions in the RANZCP written examination. *Australian and New Zealand Journal of Psychiatry* 49: 5–6.

45 Jordan, S. and Mitchell, T. (2009). E-assessment for learning? The potential of short free-text questions with tailored feedback. *British Journal of Educational Technology* 40 (2): 371–385.

46 Smith, B., Sinclair, H., Simpson, J. et al. (2002). What is the role of double marking? Evidence from an undergraduate medical course. *Education for Primary Care* 13: 497–503.

47 Cannings, R., Hawthorne, K., Hood, K., and Houston, H. (2005). Putting double marking to the test: a framework to assess if it is worth the trouble. *Medical Education* 39: 299–308.

48 Edwards, B.D. and Arthur, W. Jr. (2007). An examination of factors contributing to a reduction in subgroup differences on a constructed-response paper-and-pencil test of scholastic achievement. *Journal of Applied Psychology* 92: 794–801.

49 Rodriquez, M.C. (2003). Construct equivalence of multiple-choice and constructed-response items: a random effects synthesis of correlations. *Journal of Educational Measurement* 40: 163–184.

50 Grant, D.L. (1957). Studies in the reliability of the short-answer essay examination. *The Journal of Educational Research* 51: 109.

51 Matters, G. and Paul, C. (2003). Psychological predictors of the propensity to omit short-response items on a high-stakes achievement test. *Educational and Psychological Measurement* 63: 239–256.

52 Rademakers, J., Ten Cate, T.H.J. and Bar, P.R. (2005). Progress testing with short answer questions. *Medical Teacher* 27: 578–82.

53 Gay, L.R. (1980). The comparative effects of multiple-choice versus short-answer tests on retention. *Journal of Educational Measurement* 17: 45–50.

54 Perera, G.R., Perera, D.N., and Weerasinghe, A.R. (2015). A dynamic semantic space modelling approach for short essay grading. *Advances in ICT for Emerging Regions (ICTer), 2015 Fifteenth International Conference*, pp. 43–49.

55 Roy, S., Dandapat, S., Nagesh, A., and Narahari, Y. (2016). Wisdom of Students: A Consistent Automatic Short Answer Grading Technique. *13th International Conference on Natural Language Processing*, p. 178.

56 Dillon, G.F., Boulet, J.R., Hawkins, R.E., and Swanson, D.B. (2004). Simulations in the United States Medical Licensing Examination™ (USMLE™). *Quality and Safety in Health Care* 13: 41–45.

57 Dillon, G.F., Clyman, S.G., Clauser, B.E., and Margolis, M.J. (2002). The introduction of computer-based case simulation into the United States Medical Licensing Examination. *Academic Medicine* 77: S94–S96.

58 Sterling, M., Leung, P., Wright, D., and Bishop, T.F. (2017). The use of social media in graduate medical education: a systematic review. *Academic Medicine* 92 (7): 1043–1056.

59 Crossley, J.G., Howe, A., Newble, D. et al. (2001). Sheffield Assessment Instrument for Letters (SAIL): performance assessment using outpatient letters. *Medical Education* 35 (12): 1115–1124.

60 Baker, E.A., Ledford, C.H., Fogg, L. et al. (2015). The IDEA Assessment Tool: assessing the reporting, diagnostic reasoning, and decision-making skills demonstrated in medical students' hospital admission notes. *Teaching and Learning in Medicine* 27 (2): 163–173.

61 Reinert, A., Berlin, A., Swan-Sein, A. et al. (2014). Validity and reliability of a novel written examination to assess knowledge and clinical decision making skills of medical students on the surgery clerkship. *The American Journal of Surgery* 207 (2): 236–242.

62 Downing, S.M. (2003). Guessing on selected-response examinations. *Medical Education* 37: 670–671.

63 Downing, S.M. (2002). Assessment of knowledge in written test forms. In: *International Handbook of Research on Medical Education*, vol. 2 (ed. G. Norman, C. van der Vleuten and D. Newble), 647–672. Dordrecht: Kluwer.

64 Haladyna, T.M., Downing, S.M., and Rodriquez, M.C. (2002). A review of multiple-choice item writing guidelines for classroom assessment. *Applied Measurement in Education* 15: 309–334.

65 Haladyna, T.M. and Downing, S.M. (1993). How many options is enough for a multiple-choice test item? *Educational and Psychological Measurement* 53: 999–1009.

66 Case, S.M., Swanson, D.B., and Ripkey, D.R. (1994). Comparison of items in five-option and extended-matching format for assessment of diagnostic skills. *Academic Medicine* 69 (Suppl): S1–S3.

67 Skakun, E., Maguire, T., and Cook, D. (1994). Strategy choices in multiple choice items. *Academic Medicine* 69 (Suppl): S7–S9.

68 Case, S.M. (1983). The development and evaluation of a new instrument to assess medical problem solving. *Dissertation Abstracts International* 44: 1764.

69 Bhakta, B., Tennant, A., Horton, M. et al. (2005). Using item response theory to explore the psychometric properties of extended matching questions examination in undergraduate medical education. *BMC Medical Education* 5: 9.

70 Beullens, J., Struyf, E. and Van Damme, B. (2006). Diagnostic ability in relation to clinical seminars and extended-matching questions examinations. *Medical Education* 40: 1173–9.

71 Beullens, J., Struyf, E. and Van Damme, B. (2005). Do extended matching multiple-choice questions measure clinical reasoning? *Medical Education*. 39: 410–7.

72 Fenderson, B.A., Damjanov, I., Robeson, M.R. et al. (1997). The virtues of extended matching and uncued tests as alternatives to multiple choice questions. *Human Pathology* 28: 526–532.

73 McCoubrie, P. (2004). Improving the fairness of multiple-choice questions: a literature review. *Medical Teacher* 8: 709–712.

74 George, S. (2003). Extended matching items (EMIs): solving the conundrum. *Psychiatric Bulletin of the Royal College of Psychiatrists* 27: 230–232.

75 Zimmerman, D.W. and Williams, R.H.A. (2003). New look at the influence of guessing on the reliability of multiple-choice tests. *Applied Psychological Measurement* 27: 357–371.

76 Swanson, D.W., Holtzman, K.Z., Clauser, B.E., and Sawhill, A.J. (2005). Psychometric characteristics and response times for one-best-answer questions in relation to number and source of options. *Academic Medicine* 80 (Suppl): S93–S96.

77 Swanson, D.B., Holtzman, K.Z., and Allbee, K. (2008). Measurement characteristics of content-parallel single-best-answer and extended-matching questions in relation to number and source of options. *Academic Medicine* 83 (Suppl): S21–S24.

78 Charlin, B., Brailovsky, C., Leduc, C., and Blouin, D. (1998). The diagnosis script questionnaire: a new tool to assess a specific dimension of clinical competence. *Advances in Health Sciences Education* 3: 51–58.

79 Charlin, B., Brailovsky, C., Roy, L. et al. (2000). The script concordance test: a tool to assess the reflective clinician. *Teaching and Learning in Medicine* 12 (4): 189–195.

80 Schmidt, H., Norman, G., and Boshuizen, H. (1990). A cognitive perspective on medical expertise: theory and implications. *Academic Medicine* 65: 611–621.

81 Gagnon, R., Charlin, B., Roy, L. et al. (2006). The cognitive validity of the script concordance test: a processing time study. *Teaching and Learning in Medicine* 18: 22–27.

82 Dory, V., Gagnon, R., Vanpee, D., and Charlin, B. (2012). How to construct and implement script concordance tests: insights from a systematic review. *Medical Education* 46: 552–563.

83 Charlin, B. and van der Vleuten, C. (2004). Standardised assessment of clinical reasoning in contexts of uncertainty: the script concordance approach. *Evaluation and the Health Professions* 27: 304–319.

84 Sibert, L., Darmoni, S.J., Dahamna, B. et al. (2006). On line clinical reasoning assessment with script concordance test in urology: results of a French pilot study. *BMC Medical Education* 6: 45–47.

85 Meterissian, S., Zabolotny, B., Gagnon, R., and Charlin, B. (2007). Is the script concordance test a valid instrument for assessment of intra-operative decision-making skills? *American Journal of Surgery* 193: 248–251.

86 Kelly, W., Durning, S., and Denton, G. (2012). Comparing a script concordance examination to a multiple-choice examination on a core internal medicine clerkship. *Teaching and Learning in Medicine* 24: 187–193.

87 Goulet, F., Jacques, A., Gagnon, R. et al. (2010). Poorly performing physicians: does the script concordance test detect bad clinical reasoning? *Journal of Continuing Education in the Health Professions* 30: 161–166.

88 Lineberry, M., Kreiter, C.D., and Bordage, G. (2013). Threats to validity in the use and interpretation of script concordance test scores. *Medical Education* 47: 1175–1183.

89 Bland, A.C., Kreiter, C.D., and Gordon, J.A. (2005). The psychometric properties of five scoring methods applied to the script concordance test. *Academic Medicine* 80: 395–399.

90 Wilson, A.B., Pike, G.R., and Humbert, A.J. (2014). Analyzing script concordance test scoring methods and items by difficulty and type. *Teaching and Learning in Medicine* 26: 135–145.

91 Goos, M., Schubach, F., Seifert, G., and Boeker, M. (2016). Validation of undergraduate medical student script concordance test (SCT) scores on the clinical assessment of the acute abdomen. *BMC Surgery* 16 (1): 57–68.

92 Kreiter, C.D. (2017). A Bayesian perspective on constructing a writ-

ten assessment of probabilistic clinical reasoning in experienced clinicians. *Journal of Evaluation in Clinical Practice* 23 (1): 44–48.

93 Farmer, E.A. and Page, G. (2005). A practical guide to assessing clinical decision-making skills using the key features approach. *Medical Education* 39: 1188–1194.

94 Norman, G., Bordage, G., Curry, L. et al. (1985). Review of recent innovations in assessment. In: *Directions in Clinical Assessment. Report of the Cambridge Conference on the Assessment of Clinical Competence* (ed. R. Wakeford), 8–27. Cambridge: Office of the Regius Professor of Physic, Cambridge University School of Clinical Medicine, Addenbrooke's Hospital.

95 McGuire, C.H., Solomon, L.M., and Bashook, P.G. (1976). *Construction and Use of Written Simulations*. New York, NY: Psychological Corporation of Harcourt, Brace, Jovanovich.

96 Page, G. and Bordage, G. (1995). The Medical Council of Canada's key features project: a more valid written examination of clinical decision-making skills. *Academic Medicine* 70: 104–110.

97 Fischer, M., Kopp, V., Holzer, M. et al. (2005). A modified electronic key feature examination for undergraduate medical students: validation threats and opportunities. *Medical Teacher* 27: 450–455.

98 Trudel, J.L., Bordage, G., and Downing, S.M. (2008). Reliability and validity of key feature cases for the self-assessment of colon and rectal surgeons. *Annals of Surgery* 248: 252–258.

99 Farmer, E.A. and Hinchy, J. (2005). Assessing clinical decision making skills in general practice: the key features approach. *Australian Family Physician* 34: 1059–1061.

100 Lawrence, K., Allen, T., Brailovsky, C. et al. (2011). Defining competency-based evaluation objectives in family medicine key feature approach. *Canadian Family Physician* 57: E373–E380.

101 Baldwin, P., Baldwin, S.G., and Haist, S.A. (2011). F-type testlets and the effects of feedback and case-specificity. *Academic Medicine* 86: S56–S59.

102 Cizek, G.J. ed. (2001). *Setting Performance Standards. Concepts, Methods and Perspectives*. Mahwah, NJ: Lawrence Erlbaum Associates.

103 Norcini, J.J. (2003). Setting standards on educational tests. *Medical Education* 37: 464–469.

104 Fowell, S.L., Fewtrell, R., and Mclaughlin, P.J. (2008). Estimating the minimum number of judges required for test-centred standard setting on written assessments. Do discussion and iteration have an influence? *Advances in Health Sciences Education* 13: 11–24.

105 Cizek, G.J. (1996). Standard setting guidelines. *Educational Measurement: Issues and Practice* 15: 13–21.

106 Ebel, R.L. (1972). *Essentials of Educational Measurement*, 2e. Englewood Cliffs, NJ: Prentice-Hall.

107 Rush, B.R., Rankin, D.C., and White, B.J. (2016). The impact of item-writing flaws and item complexity on examination item difficulty and discrimination value. *BMC Medical Education* 16 (1): 250.

（翻译：贾娜丽；审校：兰学立）

22 基于工作场所的评价

John J. Norcini[1] and Zareen Zaidi[2]
[1]Foundation for Advancement of International Medical Education and Research (FAIMER), Philadelphia, PA, USA
[2]Department of Medicine, University of Florida College of Medicine, Gainesville, FL, USA

🔑 **本章要点**

- 虽然临床培训情境下的评价尚不完善,但基于观察学员日常诊疗的方法有多种多样的选择。
- 基于观察的评价框架包含两个方面:作出评判的依据(单次诊疗或日常表现)和评判本身的性质(发生、评价质量或评价适宜性)。

- 小型临床评估演练(mini-CEX)、临床操作技能评估(DOPS)、基于案例的讨论(CbD)和小型同行评价工具(mini-PAT)等评价工具可提供有效的评价。
- 教师发展是成功运用这些方法的关键。
- 反馈与评价的过程同等重要。

引言

在过去 50 年中,医学教育的评价发生了巨大变化[1]。从起初几乎完全依赖于论述题和临床现场测试,到如今评价方法激增,特别是那些适合在本科医学教育环境中使用的方法。这些新的方法涵盖了医生所需的更多胜任力,人们对如何运用这些方法来得出有效且可靠的评分也有了更好的理解。

临床培训中的评价,特别是毕业后培训情境下的评价不如院校教育领域中发展完善。大多数临床培训情境下的课程结构比较松散,并且学员往往承担了更多的责任。因此,评价需要涉及更广泛的病人问题,包括更复杂和更急迫的照护、多系统疾病和操作技能。此外,重点往往侧重于综合技能的评价,而不是能力的特定方面。与执业医师相比,学员还没有对病人完全负责,并且他们在专业范围内区别不大。因此,评价需要侧重于实践的潜力,而不是实际的实践工作,所以评价工作结果可能用处不大[2]。此外,评价的结果需要有助于教育事业。

高质量的笔试或基于行为表现的评价在局部小范围很难开展,尤其是在毕业后培训的情境中。学员和工作人员数量相对较少,各专业之间的资源分散,并且评估专家稀缺。还需要评价复杂的内容和技能,这很难在高年级学员的层级上进行模拟。

尽管存在这些挑战,但临床情境下的培训在两个方面为评价提供了显著优势。首先,医疗团队成员之间以及在学员和病人之间存在日常互动,因此易获得作为评价依据的临床材料。其次,这里有临床经验丰富的临床教师,经过培训后可担任考官。因此,在临床培训的情境中,基于观察学员日常诊疗的评价方法最为可行。此外,这些评价方法的使用支持了教育过程,因为它们提供了形成性反馈的机会,并能在需要时制定补救计划。

1990 年,Miller 提出了一种金字塔结构,用于对评价方法进行分类[3]。知识("知道")处于金字塔的最低层级,随后依次是能力("知道如何做")、表现("展示如何做")和行为("做")(见图 22.1)。基于工作场所观察的评价代表了金字塔顶端的两个层级。Miller

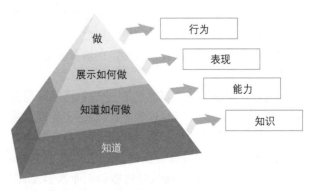

图 22.1 评价临床能力的 Miller 金字塔

根据学员是否处于人为测试情境(即他们是否意识到自己正在接受评价)来区分这两个层级。这种区别的背后是一个合理但未经证实的假设,即最接近于捕捉医生真实表现的评价方法,其评价结果最有效。当然,获取真实的表现也存在问题,因为临床情境会影响效度(例如,不同案例中与之合作的医生们的差异以及病人疾病严重程度的差异)[2]。

一种基于观察的评价框架

在工作情境中,评价者被要求根据他们的观察作出许多不同类型的评判。本章旨在使用一种二维框架来描述这些评判[4,5]。第一个维度涉及作出评判的依据——单次诊疗或日常表现。第二个维度涉及评判的性质——发生、质量或适宜性。

评判的依据

单次诊疗

在这种情况下,评价者基于对单个事件的观察作出评判。例如,教师可以观察学员与特定病人的互动、病人记录或操作,然后对其进行评估。传统的临床现场测试正是如此。学员对病人进行问诊和体格检查并作出诊断,然后向一名或多名评价者介绍以上内容。对学员的评判是基于这次事件作出的。

基于单个事件作出评判的优势在于,可以确保评价者已实际观察到学员表现,并完全依据学员表现得出结论。从理论上讲,这减少了先前接触的偏倚效应,并阐明了需要评估的内容。缺点是医生的表现取决于具体案例或任务[6]。这意味着一个事件上的表现不能高精度预测另一个事件上的表现。因此,需要选取几个不同的事件进行评判,才能评价其总体表现(知识点22.1)。

日常表现

在这种情况下,评价者基于一段时间内所做的观察作出评判。这是最常见的评价类型之一,美国和英国的大多数培训项目都要求教师定期填写评价表,以证实学员的能力。

这种评判依据的主要优点是,它应包括不同场合对学员的观察结果。通过这种方式,在一定程度上减少了表现的案例特异性问题。然而,评价者有时会对他们没有观察到的表现方面进行评估。例如,Pulito等人发现,教师主要观察认知技能和职业素养,而在评价能力的其他方面时几乎没有依据[7]。此外,Silber

知识点22.1　聚焦:需要多少次诊疗观察?

在大多数评价方案中,所有学员被观察的诊疗次数都是相同的。

例如,英国基础培训阶段要求每名学员每年至少接受9次直接的临床实践观察,其中6次必须是小型临床评估演练(mini-CEX),还包括6次基于案例的讨论(CbD)。这些估算平衡了传统的信度估算和可行性估算。然而,根据评价的目的,可能会出现某些学员诊疗观察次数太少或太多的情况。运用测量标准误(standard error of measurement,SEM)就可以应用更精确的策略来作出决策。

SEM是传统信度测量的替代方法,可用于构建围绕分数的95%置信区间[9]。例如,来自一项mini-CEX研究的数据表明,临床能力总体评级的95%置信区间在两次诊疗观察后为±1.2,四次诊疗观察后为±0.8,并且随着诊疗观察次数的增加,其下降速度会越来越慢[10]。这些数据基于一种9分制量表,其中1~3分表示不满意,4~6分表示满意,7~9分表示非常满意。因此,我们可以有95%的信心相信,在两次诊疗观察中平均得分为4.0的学员中,他们的真实得分介于2.8和5.2之间。

如果评价的目的只是确定哪些学员令人不满意,那么对许多学员来说,即那些平均得分6分或以上的学员,他们两次诊疗观察可能就足够了。另一方面,对于平均得分在2.8和5.2之间的学员,还需要额外的诊疗观察。随着诊疗观察次数的增加,置信区间的宽度缩小,并且可信决策的数目增加。因此,有限的评价资源可以集中在它们能发挥最大作用的地方。

这一策略的评价优势与显著的教育优势相辅相成。临界水平的学员将进行更多次的诊疗观察,由于每次都伴随着反馈,因此他们将得到更多的教育干预。

等人发现,教师倾向于从医学知识和人际交往技能两个维度来评价能力,而不区分能力的其他方面[8]。

评判的性质

根据评价者对单次诊疗或日常表现的观察,他们所作出的评判在性质上可分为三类:
- 发生——是否表现出特定行为。
- 质量——表现的"好坏"。
- 适合性或适宜性——表现是否足够适合用于某一特定目的。

发生

评价者有时会被要求说明他们是否观察到了某

一特定行为,要求他们在核查单上面记录发生的情况。例如,Martin 等人制定了包含 22~32 个任务步骤的诊疗操作特定核查单[11]。评价者将其应用于观察学员完成的诊疗操作。每完成核查单上的一个步骤时,评价者都会记录下来,并在诊疗操作结束后对得分进行统计。

仅简单评判行为的发生与否通常被视为是客观的,但评价者很难据此作出评判。它构成了评价者任务的一部分,并确保其在观察和评价者之上更加集中和一致,但如果评价者是临床教育者,仅仅要求他们记录特定行为的发生与否,则没有充分利用他们的能力来区分不同的表现。

质量

更常见的情况是,评价者被要求对他们观察到的表现质量作出评判。他们通常将这些评判记录在评分表上。例如,在 Martin 等人的研究中,观察者还被要求填写一份包含 7 项内容的总体分级评分表,该表是一种 5 分制的量表,用于衡量学员操作技能的质量[11]。所有操作均采用相同的表格,考察后对评分进行统计。

在 Martin 等人的研究中,虽然核查表只记录了行为发生与否,但质量的总体评分表与核查表密切相关[11],该结论表明他们都观察到了相同的能力方面[12]。然而,总体分级评分往往更为有效。例如,在 Martin 等人的研究中,他们区分了不同的培训水平,而核查表却没有做到这点。

适宜性

在某些情况下,要求评价者确定表现是否令人满意或是否符合目的。例如,在 Martin 等人的研究中,还要求评价者做出通过 / 不通过的评判[11]。本质上,这要求他们依次作出两项评判。首先他们需要确定表现的质量,然后必须决定此表现是否足够好、达到了某一特定目的。在 Martin 等人的研究中,通过 / 不通过的结果与其他指标(如培训年数)不相关,因为太多的参与者通过了评判[11]。

在学术环境中,基于适宜与否的单一评判同时作出决策非常高效,很重要的是,这同时还可以识别需要进步和进行补救的个体。然而,它将两个有点不可信的评判合并为一个,并使结果的含义在一定程度上不清晰。例如,由于被评价者表现不佳或评价者的评价标准较高,都可能会导致评判没有通过。由于不可能将其彻底分隔开,因此最好像 Martin 等人在研究中所做的那样,分别作出关于质量和适宜性的评判[11]。

常用方法

临床培训中使用了许多基于观察的不同评价方法,每种评价方法的首字母缩略词都令人眼花缭乱。这些方法可分为三种常见类型:

- 直接实践观察(如 mini-CEX、DOPS、OCAT)
- 病例引导回顾(如 CbD)
- 多源或 360° 反馈(MSF)[13]

特征性的是,这些评价结果会被收集到学员的档案袋中,从而构成了对教育进展作出评判的基础。下面将重点讲解上述评价方法。

小型临床评估演练

在小型临床评估演练(mini-clinical evaluation exercise,mini-CEX)中,教师观察学员在临床环境中与病人的互动[13,14]。学员参与临床活动(例如,采集病史并进行相关方面的体格检查),然后总结诊疗过程(例如作出诊断和 / 或治疗计划)。教师对学员的表现进行评分,之后提供反馈。诊疗过程预计耗时约 15 分钟,学员应接受由不同的教师进行的多次评估。

该方法最初在美国开发设计,用于内科毕业后培训项目。教师单独负责决定何时对学员进行评价,并确定合适的病人。评分采用 9 分制量表,其中 1~3 分表示不满意,4~6 分表示满意,7~9 分表示非常满意。观察和评估的表现维度包括问诊技巧、体格检查、职业素养、临床判断、诊疗建议、组织效能以及总体能力。并非每次诊疗都能够对所有这些维度进行评价。根据评价的目的,对每个学员的各能力维度和诊疗情况进行综合评分[13,14]。

从结构上考虑,支撑 mini-CEX 评判的基础始终是单次诊疗。然而,根据其开展情况,评判的性质因评价目的而异。例如,在美国,要求评价者同时评判表现的质量(评级从 1~9)以及对于第一年住院医师的适宜性(不满意还是满意 / 优秀)。

在美国,mini-CEX 已用于住院部、门诊和急诊等许多部门。在这些环境下,mini-CEX 广泛应用于病人的各种问题。例如,在 Norcini 等人的一项研究中,主诉包括腹痛、胸痛、咳嗽、头晕、发热、头痛、腰痛、气促和体重增加,常见的内科问题如关节炎、哮喘、慢性阻塞性肺疾病、充血性心力衰竭、冠心病、糖尿病和高血压,以及其他常见问题如惊厥、药物滥用、抑郁、痴呆和皮疹,这些构成了评价的基础。mini-CEX 还应用于学员评价多种共患病的病人,如充血性心力衰竭、高血压和糖尿病,以及急症病人,如败血症和心肌梗死[10]。

mini-CEX 类似于临床环境中的课堂测试。其目的是识别出表现完全令人不满意的少数学员,并提供描述其缺点的记录。这类记录可作为支持日后对学员教育决策的证据。然而,更重要的是,对于绝大多数学员来说,它提供了一个持续形成性评价和反馈的机会。它还旨在确保教师能够对学员的临床技能进行观察和评估。遗憾的是,在繁忙的临床情境中,观察和反馈发生得太少[15]。

mini-CEX 不适用于高利害的考试情境,也不应该用于比较不同项目的学员或对其进行排名。

尽管还有更多的工作要做,但最近的一篇系统综述概述了一些能为 mini-CEX 的效度提供证据的研究[16]。例如,在本科院校教育中,Kogan 等人发现,mini-CEX 分数与考试分数、住院部临床见习评级、门诊临床见习评级和期末课程成绩有一定的相关性[17]。在毕业后教育中,Duing 等人发现,mini-CEX 的个别组成部分与教师相应的月度评估以及培训考试结果之间存在相关性[18]。在 Boulet 的一项研究中,教师使用 mini-CEX 表格评估了学员诊疗标准化病人(SPs)的录像带[19]。SPs 核查单预测了教师的总体评分,SPs 对医患沟通的评分与教师对沟通的评分存在相关性。最后,Holmboe 等人制作了表现令人不满意、令人满意或非常满意学员的录像带。使用 mini-CEX 表格,教师成功地在三个表现水平之间进行了区分[20]。

自最初开发以来,mini-CEX 经过改良,可在多种不同情境下使用,原始表格已被翻译成几种不同的语言。所评价的能力是针对特定需求(例如,职业素养小型评估演练),以及为各种本科院校教育、毕业后教育专业和临床情境量身定制[21-23]。评分表也进行了改良,评分表上的分数及其定义发生了变化,在某些情况下,评分表被书面评价所取代。所有这些改良都是适当的,以确保评价方法与它被使用的情境之间的相关性。

英国基础培训阶段中的评价项目提供了一个案例,其中 mini-CEX 已被适当地修改,使其与特定情境更加相关[13]。学员每年都要接受多次评价,每次诊疗由不同的教师进行评价。评价者和病人均由学员选择,但评价者必须认可诊疗观察是合适的。评价者包括顾问医师、经验丰富的专科医师、助理专家以及全科医师。有一个核心问题列表作为课程的一部分,学员应从中抽样。诊疗观察之后给出的即时反馈包

括优点、缺点和进一步努力的行动计划。起初,还需收集表现评级,但最近这些评级已被提供书面评价所取代。

图 22.2 展示了一个典型的评价表。描述语要求评价者评判学员的表现质量,以及是否符合完成培训年度的预期。

临床操作技能评估

DOPS 是 mini-CEX 的一种变体,最初由英国皇家医学院设计,用于对操作技能进行评价并提供反馈[24]。就像 mini-CEX 一样,它可以观察学员与真实的病人接触,但在 DOPS 中,学员进行的是技能操作。观察后,教师对学员的表现进行评分,并提供反馈。观察要简短(通常不到 15 分钟,5 分钟用于反馈),学员需要接受由不同教师进行的多次评估。

DOPS 的一个例子是它在英国基础培训阶段中的应用。学员必须从认定的清单中进行选择,该清单包含实践中经常用到的许多操作[13],例如:各种注射、插管、心电图、鼻胃管插入、静脉穿刺、置管和动脉采血。评价学员对适应证、解剖、操作技术、无菌技术、适当镇痛、沟通和其他操作技能重要方面的理解。他们还被问到进行以上操作的频率。最近,评级已被取消,并向学员提供免费的书面评价和反馈。

学员将在一年中接受多次评价,每次评价的操作技能和教师各不相同[13]。与此类项目中使用的所有工具一样,时间点、技能操作和评价者由学员选择,但评价者必须认可该技能操作是适当的。与 mini-CEX 一样,评价者包括顾问医师、经验丰富的专科注册医生、医疗工作者和助理医师以及全科医师。然而,护士和其他合适的综合医疗卫生人员也可以担任评价者。诊疗观察后给出的即时反馈包括优点以及改进建议。

由于这是一种变体,所以证明 mini-CEX 效度的研究也适用于 DOPS。此外,大量研究表明,操作技能的总体评分可以得出有效的结果[25]。例如,Goff 等人证明,在技术性技能的客观结构化评价中,两名评价者在发生的状况、质量和适宜性方面作出的评判能够区分出不同的培训水平[26]。类似地,在一项 Winckel 等人对实际表现的研究中,发现核查单和总体分级评分对 41 项操作的培训水平都有区分(见知识点 22.2)[27]。最近,Marriott 等人发现,在手术室使用 DOPS 评价学员技能时,该方法会具有良好的效度、信度和可接受性[28]。

小型临床评估演练（CEX）—F1版本

请用叉号填写问题 ☒ 请使用黑色墨水和大写字母填写

医生 姓氏

名

GMC编号： **必须填写GMC编号**

| 临床环境： | 急诊室 ☐ | 门诊部 ☐ | 住院部 ☐ | 急诊入院 ☐ | 全科诊所 ☐ |

临床问题类别： 呼吸系统 ☐ 循环系统 ☐ 消化系统 ☐ 神经系统 ☐ 疼痛 ☐ 心理/行为问题 ☐ 其他

| 新病人或复诊病人： | 新病人 ☐ | 复诊病人 ☐ | 临床诊疗的重点： | 病史采集 ☐ | 诊断 ☐ | 管理 ☐ | 解释 ☐ |

学员之前见过病人的次数： 0 ☐ 1~4 ☐ 5~9 ☐ >10 ☐ 病例的复杂性： 低 ☐ 一般 ☐ 高 ☐

评价者的职位： 顾问医师 ☐ 全科医师 ☐ 专科注册医师 ☐ 助理全科医师 ☐ 高级住院医师 ☐ 其他

评价者之前曾完成的任意学员的mini-CEX数量： 0 ☐ 1 ☐ 2 ☐ 3 ☐ 4 ☐ 5~9 ☐ >9 ☐

请使用下方量表对以下方面进行分级：	低于F1完成的预期		接近F1完成的预期	达到F1完成的预期		超出F1完成的预期		U/C*
1. 病史采集	☐	☐	☐	☐	☐	☐		☐
2. 体格检查技能	☐	☐	☐	☐	☐	☐		☐
3. 沟通技能	☐	☐	☐	☐	☐	☐		☐
4. 临床判断	☐	☐	☐	☐	☐	☐		☐
5. 职业素养	☐	☐	☐	☐	☐	☐		☐
6. 组织/效率	☐	☐	☐	☐	☐	☐		☐
7. 整体临床照护	☐	☐	☐	☐	☐	☐		☐

*U/C 如果您没有观察到该行为，因此无法进行评论，请在此处标记。

表现优秀之处　　　　　　　　　　　　　改进建议

商定的进一步行动：

您是否接受过使用此评价工具的培训？　☐ 面对面　☐ 读过指南　☐ 网络/光盘

评价者签名：

日期（年/月）：
月份 ／ 年份

观察所用时间：
（以分钟表示）

反馈所用时间：
（以分钟表示）

评价者姓氏

评价者注册号码：

请注意：将所有填写的表格返还给管理人员，这是一个诚信问题
声明：经美国内科医学委员会许可改编

图 22.2 典型的 mini-CEX 评价表

知识点 22.2 寻找证据:核查表与总体分级评分

存在大量关于使用核查表(反映特定行为的发生)和总体分级评分量表(反映表现的质量)的研究[35-40]。

基于核查表得出的分数与基于总体分级评分量表得出的分数密切相关。

核查表:更客观,分数更可信,但它们可能不易评判更高级的专业水平。

总体分级评分:更主观,但更有效。

医生或受过训练的标准化病人可以使用核查表,因为他们只需要记录行为。只有专家才能使用总体分级评分。核查单和总体分级评分之间的总体差异相对较小。

渥太华临床评估工具(Ottawa Clinic Assessment Tool,OCAT)也是 mini-CEX 的变体,它由加拿大渥太华大学设计[29]。OCAT 是越来越多评价工具中的一个示例,用来在规定的时间范围内观察一组复合临床活动。它用于评价日常诊所环境中的外科学员,特别是评价他们作为全科医师安全且独立运营外科门诊的能力。它使用了一个改良的"置信量表"[30]。如以下章节所述,置信职业行为(entrustable professional activities,EPAs)是对工作的描述,通常需要熟练掌握几种不同的胜任力[31]。置信量表旨在反映临床教育者在工作场所的思维方式。例如,在操作过程中,外科教育者是否愿意让住院医师与病人单独在一起[32-34]? OCAT 中使用的置信量表具有以下围绕评价者感觉的锚点:

1. 我必须亲自做。

2. 我必须全程指导他们。

3. 我必须时不时地指导他们。

4. 我需要随时待命,以防万一。

5. 我不需要待在这里。

OCAT 是一个包含 9 个题项的工具,包括一个总体评价题项和两个关于技术性技能的简答题。在诊所里的学习结束时,学员需要他们的督导外科医生填写 OCAT 表(图 22.3)。初步证据表明,每个学员至少需要三份 OCAT 表格才能产生 0.88 的概化系数[29]。

病例引导回顾

病例引导回顾(chart-stimulated recall,CSR)由 Maatsch 开发,供美国急救医学委员会使用[41]。它的变体,被称为基于案例的讨论(case-based discussion,CbD),已经在英国毕业后教育中使用,包括在基础培训阶段。在此情况中,学员必须从他们最近接诊并收入院的病人中选择两份病例记录[13]。评价者从两个病例中选择一个,并与学员探讨其中的某个方面。例如,他们可能选择关注学员安排的检查或特定病人提出的伦理问题。在所有情况下,评价者都更关注了解学员在作出选择背后的理由。

CSR 旨在提供对已保存医疗记录的评价,并鼓励学员讨论他们为什么这样做。通过这种方式,它提供了评价知识应用、决策和伦理问题的机会。CSR 将单次诊疗观察作为测量的依据,并要求评价者对临床评价的质量、检查和转诊、治疗、职业素养、病案保管和整体临床照护,以及是否达到或超过预期(即适宜性)作出评判。基于案例的讨论版 CSR 评价表如图 22.4 所示。

当在基础培训阶段使用时,每次诊疗观察都要花费 15 分钟,接着是 5 分钟的反馈,而在一年中应该要观察 4~6 次[13]。评价者包括顾问医师、经验丰富的专科注册医师、医疗工作者和助理医师以及全科医师。有一个核心问题列表作为课程的一部分,学员要求从中抽样。诊疗后给出的反馈应包括优点、改进建议以及针对这些建议的行动计划。

关于 CSR 效度最早的验证工作是结合美国急救医学委员会的认证和再认证项目一起完成的[41]。当提供执业医师的样本时,CSR 分数分布和通过 / 不通过的结果与执业医师初始认证的结果相一致。它们还与其他各种方法的评分相关,包括口试和实践记录审核。在所有使用的方法中,执业医师的结果最能体现 CSR 的效度。

在后来的一项研究中,Norman 等人对一组因实践问题而被转职的医生和一组志愿者应用了几种不同的评价方法[42]。在相同组内,CSR 与标准化病人检查(0.74)和口试(0.51)的结果相关。此外,CSR 能够区分被转职组和志愿者组。

最后,Solomon 等人将 CSR 应用于一组重新进行资格认证的医生[43]。它与口试结果相关(0.49),且当它与口试相结合时,CSR 与 10 年前的笔试和口试结果相关(0.45,0.37)。

多源反馈

几个世纪以来,对同伴的表现作出评判已成为医学界和其他行业引荐流程的基础[44]。近年来,这些评判被系统地收集并进行了汇总,以提供表现评价。该过程有几种变体(被称为多源或 360° 反馈,MSF):评价者(如同伴、前辈、病人)和使用的表格。但作

渥太华临床评估工具（OCAT）

学号：	等级：　1　　2　　3　　4　　5	员工姓名：
诊所：		日期：

该量表的目的是评价学员作为全科医师（即认证的住院医师项目结业生）水平上安全独立地管理您所在专业（即泌尿外科、普外科等）门诊的能力。

考虑到这一点，无论住院医师的培训等级如何，请使用以下量表对每个题目进行评分。你的评级需要基于学员在门诊的整体表现（即，评级并非仅基于某一次特定病人诊疗）。

在学员完成门诊学习后，请立即对其评估。

量表
1——"我必须做"——即需要完整的指导，还没准备好做，或必须替他们做
2——"我必须全程指导他们"——即能够执行一些任务，但需要反复指导
3——"我必须时不时地指导他们"——即能够在一定程度上独立工作，但需要间断的提示
4——"我需要随时待命，以防万一"——即可以独立工作，但在某些特定病人和/或情况的细微差别上需要帮助，无法管理所有病人，仍然需要被监督以进行安全的实践
5——"我不需要待在这里"——即能完全独立工作，可以在你的专业领域安全地管理一个普通门诊

1. 病史采集 高效的数据收集	1	2	3	4	5
2. 体格检查 高效且准确的体格检查	1	2	3	4	5
3. 病例介绍 综合病史和体格检查，能够清晰地呈现	1	2	3	4	5
4. 鉴别诊断 能够作出诊断并适当考虑可能的鉴别诊断	1	2	3	4	5
5. 处理计划 能够根据情境制定相关计划，并具有决策意义（即适当的辅助检查、操作等）	1	2	3	4	5
6. 病人/家属沟通 有效、敏锐和尊重他人的沟通技巧（语言及非语言），适合病人理解的语言，能够建立融洽和信任的医患关系	1	2	3	4	5
7. 诊所内的文件 医嘱、处方、表格等（可不包括咨询报告）	1	2	3	4	5
8. 团队合作 与其他团队成员（即员工、学生、其他医疗卫生专业人员）合作良好，和/或酌情教授他们	1	2	3	4	5
9. 整个诊所的时间管理 能够适当节约时间，管理意外中断情况，并恰当调整与个别病人相处的时间	1	2	3	4	5

10. 是否能在诊所内实施手术　　　　　　　　　　不合适 □

a. 技术性技能 安全有效地执行适当的临床程序	1	2	3	4	5
b. 情境意识 程序的非技术性方面（即洞察病人体验，尊重病人舒适度）	1	2	3	4	5

	否	是
11. 是否对其有态度或职业精神方面的担忧 （如果是，请在下面的改进建议中描述）	否	是
总体水平上，住院医师独立管理/经营该诊所是安全的	否	是

12. 给出至少一个在诊所做得好的具体方面

13. 至少给出一个具体的改进建议

图 22.3　典型的 OCAT 表格

为示例，本章重点介绍小型同伴评价工具（mini-peer assessment tool, mini-PAT）。

学员提名的评价者包括顾问医师、经验丰富的专科注册医师、医疗工作者和助理医师、全科医师、护士或医疗保健辅助人员。每类人员都会收到一份调查问卷，完成填写后返回中心进行处理。这确保了学员不知道每位评价者的观点。学员自我评价，也同样提交问卷进行处理。图 22.5 展示了 mini-PAT 问卷。它

基于案例的讨论（CbD）—F2

请用叉号填写问题：☒ 请使用黑色墨水和大写字母填写

医生 姓氏 □□□□□□□□□□□□□□□□□□□□□□□□

名 □□□□□□□□□□□□□□□□□□□□□□□□

GMC编号： □□□□□□□ **必须填写GMC编号**

临床环境： 急诊室 □ 门诊部 □ 住院部 □ 急诊入院 □ 全科诊所 □

临床问题类别： 疼痛 呼吸系统 循环系统 心理/行为问题 神经系统 消化系统 □其他 □□□□□□

临床诊疗的重点： 保存的病历记录 □ 临床评价 □ 管理 □ 职业素养 □

病例的复杂性： 低 □ 一般 □ 高 □ 评价者的职位： 顾问医师 □ 专科注册医师 □ 全科医师 □

请使用下方量表对以下方面进行分级	低于F2完成的预期		接近F2完成的预期	达到F2完成的预期	超出F2完成的预期		U/C*
	1	2	3	4	5	6	
1. 保存的病历记录	□	□	□	□	□	□	□
2. 临床评价	□	□	□	□	□	□	□
3. 检查与转诊	□	□	□	□	□	□	□
4. 治疗	□	□	□	□	□	□	□
5. 随诊和未来计划	□	□	□	□	□	□	□
6. 职业素养	□	□	□	□	□	□	□
7. 整体临床判断	□	□	□	□	□	□	□

*U/C 如果你没有观察到该行为，无法进行评论，请在此处标记。

表现优秀之处　　　　　　　　　　　改进建议

商定的进一步行动：

完全不满意　　　　　　　　　　　　　　　　　　非常满意
学员对CbD的满意度　 1□ 2□ 3□ 4□ 5□ 6□ 7□ 8□ 9□ 10□
评价者对CbD的满意度　1□ 2□ 3□ 4□ 5□ 6□ 7□ 8□ 9□ 10□

你在使用此评价工具方面接受过哪些培训？　□读过指南　□面对面　讨论所用时间：（以分钟表示）□□
　　　　　　　　　　　　　　　　　　□网络/光盘

评价者签名： 日期： □□/□□/□□ 反馈所用时间：（以分钟表示）□□

评价者GMC编号： □□□□□□□ 请注意：将所有填写的表格返还给管理人员，这是一个诚信问题

图22.4 典型的 CbD 评价表

同伴评价工具（mini-PAT）—F1版本

请用叉号填写问题： ☒　请使用黑色墨水和大写字母填写

医生	姓氏												
	名												

GMC编号：

你如何评价这位医生 的下述几个方面：	低于F1完成 的预期		接近F1完成 的预期		达到F1完成 的预期		超出F1完成 的预期		U/C*
	1	2	3	4	5	6		
良好的临床照护								
1. 诊断病人问题的能力	☐	☐	☐	☐	☐	☐	☐
2. 制定适当处理计划的能力	☐	☐	☐	☐	☐	☐	☐
3. 能够意识到自己的局限性	☐	☐	☐	☐	☐	☐	☐
4. 对疾病的心理社会方面作出 反应的能力	☐	☐	☐	☐	☐	☐	☐
5. 适当利用资源，例如开具辅助 检查	☐	☐	☐	☐	☐	☐	☐
保持良好的医疗实践								
6. 有效管理时间/优先顺序的能力	☐	☐	☐	☐	☐	☐	☐
7. 技术性技能（适用于当前实践）	☐	☐	☐	☐	☐	☐	☐
教学与培训，评估与评价								
8. 教授/培训同行时的意愿和效度	☐	☐	☐	☐	☐	☐	☐
医患关系								
9. 医患沟通	☐	☐	☐	☐	☐	☐	☐
10. 与病人照护者和/或家属沟通	☐	☐	☐	☐	☐	☐	☐
11. 尊重病人及其隐私权	☐	☐	☐	☐	☐	☐	☐
与同行的合作								
12. 与同行的口头沟通	☐	☐	☐	☐	☐	☐	☐
13. 与同行的书面沟通	☐	☐	☐	☐	☐	☐	☐
14. 认识和认可他人贡献的能力	☐	☐	☐	☐	☐	☐	☐
15. 可及性/信度	☐	☐	☐	☐	☐	☐	☐
16. 总的来说，与准备完成F1训练的 医生相比，你如何评价这位医生	☐	☐	☐	☐	☐	☐	☐

你是否对该医生的诚信或健康有任何担忧？如果有，请说明你的担忧：　☐ 是　　☐ 否

*U/C 如果你没有观察到该行为，因此无法进行评论，请在此处标记。

图 22.5　mini-PAT 调查问卷

包含 16 个问题，涉及以下类别：

- 良好的临床照护
- 保持良好的医疗实践
- 教学与培训——评估与评价
- 医患关系
- 与同事合作
- 总体评价

与本章中描述的其他方法不同，支撑 mini-PAT 的评判基于日常表现，而不是特定诊疗观察的表现。然而，和其他方法一样，评价者被要求对评判的质量和适宜性作出评判。

中心如果以电子方式整理问卷则效率最高，同时还能为学员提供反馈。给学员的报告通常包括自我评分、评价者平均评分和全国平均评分。所有评论都是逐字记录的，但都是匿名的。学员和他们的指导教师一起查看结果，并就优势、可改进之处和行动计划达成一致。这一过程可以在培训情境下尽可能频繁地重复进行。

这种类型的多源反馈（multisource feedback，MSF）方案已在许多不同的机构中使用[45-49]。30 年来，密苏里大学堪萨斯分校在妇产科和内科临床见习的医学生被要求评价同行的职业素养[50]。该方案多年来一直在发展，但最近晋升委员会收到的关于职业行为的负面报告大多来自同行[51]。

同样，佛罗里达大学使用 MSF 评价系统来识别出那些专业水平突出的医学生[52]。这些信息包含在院长关于毕业后培训的推荐信中，有报道称，这使一些学生获得了更理想的职位[51]。

越来越多的证据支持这些评价的效度。一项由 Ramsey 等人在美国开展的认证研究，比较了通过认证的内科医师和未经认证的内科医师在他们接受认证或培训后 5~10 年的情况[53]。收集了几项评价，尽管同事并不知道他们的认证状态，但通过认证的医师获得的同行评分更高，其结果还与笔试成绩相关。

在一项后续研究中，Ramsey 等人只关注通过认证 5~15 年后的执业内科医师群体[54]。征集了两份同行名单，一份来自参与者，另一份来自他们的医疗主管。此外，评价表上的问题分为两个量表，一个用于评价认知／技术性技能，另一个用于评价职业素养。同行的来源类别（参与者或医疗主管）不影响评分。此外，笔试成绩与认知／技术性技能量表在统计学上有显著相关性，但与职业素养量表之间统计学上无显著相关性。

mini-PAT（见图 22.5）是 Sheffield 同行评审评价工具的简化版，该工具由儿科医师开发[55]。研究结果表明，这种评价工具是可行的，其产生的分数具有合理的信度，并且不受外部因素的显著影响，例如评价者的职位、工作关系的长度以及评价发生的临床情境。此外，它还能够区分不同等级的医生。它在基础培训开始时就投入使用，但后来被团队行为评价（team assessment of behaviour，TAB）所取代，TAB 更短且更实用[56]。

为了开发一个 MSF 系统，重要的是要培育一种推动行为改变的制度氛围。至关重要的是要培训那些提供反馈的人以非威胁的方式提供反馈[57]。当反馈可靠、准确或有指导意义时，表现的变化则更可能发生[58]。

档案袋

档案袋只是一组旨在展示个人成就的信息。然而，这个简单的主题下有很多变体。档案袋可以包括许多不同类型的信息，单次诊疗观察和日常表现。在某些情况下，档案袋的具体内容完全取决于学员具体情况，而在其他情况下，它们则必须包含完全相同的信息。通常，由评价者对档案袋进行审查，并要求评价者对其进行评判。

用于毕业后教育的档案袋可能包括几个部分。举个例子，它可能包含一个专门介绍学员教育经历的部分，如技能操作和病人日志、教学参与情况、临床轮转、研究论文和关键事件。第二部分可能包含基于工作场所的评价结果以及理论笔试的分数。第三部分是学员对这些教育经历和持续自我评估的反思。最后一部分可能包含支撑学员晋升决策所需的所有证明。

由于用于不同目的的档案袋可能包含不同形式的评价，因此从一个档案袋出发去推断另一个档案袋的效度是不合理的。然而，从内容效度（即 mini-CEX、DOPS、CSR、MSF）和用于根据这些内容作出决策的过程质量，推断档案袋的效度是明智的。

无论具体应用情况如何，在评价中使用档案袋都需要一名或多名专家对其内容作出评判。应用之前提到的框架，可以对评价的发生（例如，学员是否经历所需的 mini-CEX 诊疗观察次数）、质量（例如，mini-CEX 结果是否表明表现良好）和适宜性（例如，mini-CEX 结果是否表明一年的培训圆满完成）作出评判。有几个因素将有助于保证这些评判的质量，它们与所有基于观察的评价相似。

第一，档案袋的目的必须明确（例如，它预期用于总结性用途)。第二,重要的是要明确每个档案袋必须包含的内容,并使其拥有尽可能多的共性内容;这提高了在学员之间进行比较和与标准水平进行比较的能力。第三,档案袋应基于尽可能多的独立表现评价。这相当于在 mini-CEX 或 DOPS 中经历许多次不同的诊疗。第四,应该有几个考官参与对每个档案袋的评判,这降低了考官间严格程度显著不同的影响。本书第 18 章更详细地介绍了基于档案袋的学习和评价。

对学习的影响

工作场所为评价提供了一个丰富的环境,上述观察方法在这方面可以发挥相当大的作用。然而,也许更重要的是,其中一些方法同时提供了形成性评价和反馈的机会。遗憾的是,有数据表明,相当多的毕业后培训学员从未在诊疗病人时被观察过[15]。上述方法不仅需要进行观察,而且除了终结性评价外,这些观察还可以成为形成性评价和教育反馈的基础(参见第 25 章)。

Holmboe 等人制定了提供反馈的方案[59]。评价过程结束时,观察者需要对学员的优点和缺点进行评估,同时要使学员能够对这些评估作出反应。然后,教师需要鼓励学员进行自我评价并制定行动计划,从而使学员能够改进所有不足。这些部分有时记录在 mini-CEX、DOPS 和 CSD 的表格上,并用作工作场所评价的一部分。督导教师和学员之间的反馈也是 MSF 的重要组成部分。

教师发展

教师发展是基于观察的工作场所评价能够成功的关键之一。Holmboe 等人开发了一种优秀的工作坊,适用于多种观察方法[60]。它由三大部分组成。首先,有行为观察方面的培训,包括知道要观察什么,帮助学员和病人做好准备,尽量减少中断和干扰。其次,还有表现维度的培训,由教员决定重要表现的维度。最后,还有参考框架培训,教师通过实践提高准确性和辨别力,以减少严格程度上的差异。

该工作坊包括小型讲座、小组讨论、录像带评估演练以及标准化学员和病人的实践。该模式的随机对照试验表明,接受培训的教师认为它非常优秀,进行直接观察时感觉自如,并且比对照组教师评估更严格。

除了注重评价外,教师发展还应致力于提供教育

反馈。这远远超出了这里介绍的方法,但考虑到学员在工作中被实际观察到的次数很少,基于工作场所的评价提供了一个不应错过的机会。

基于工作场所的评价所面临的挑战

对于上述方法以及其他基于观察的方法,评估过程面临一系列挑战,包括:信度、等效性、整合终结性和形成性评价、利害关系、人际关系、对其他评估形式的需求、可行性和未来进一步的研究。

信度

如果同一学员于不同的场合在不同的评价者观察下,对不同的病人进行检查,我们希望得出的结果是相同的。这称为信度或重现性。在针对临床表现的观察中,有三个主要因素影响信度:观察到的诊疗次数(包括单次诊疗和日常表现)、评价者人数和被评估的表现方面[61]。

Elstein 等人于 20 世纪 70 年代中期实施的开创性工作表明,医生的表现具有病例特异性,在一个病例上的表现仅能微弱预测在其他病例上的表现[6]。这一发现已经被重复证明了几次。因此,在相信评价结果之前,观察学员多次诊疗不同的病人非常重要。基础培训阶段使用的所有方法都需要观察多次病人诊疗。

同样,有研究表明,经验丰富的评价者,即使在观察完全相同的诊疗时,对其难度和质量的看法也不同[62]。更重要的是,他们根据自己的优势、劣势和经验在每次诊疗中进行互动。因此,为获得可信的结果,收集来自不同教师的评价很重要。同样,在基础培训阶段使用的所有方法都需要多个观察者和不同的评价者来观察评价不同的诊疗。

最后,有研究表明,如果要求评价者对表现的多个方面进行评判,而不是对表现作出单一的总体评判,则会获得更可信的结果[54]。同时,要求收集太多的评判对提高信度几乎没有作用,并会对可行性产生不利影响。当然,具体数目会随着表现的特征和作出评判的性质而变化(更多情况是指质量和适宜性,少数情况是指发生的状况),但通常设置 5~10 个问题就足够了。

其他一些因素,如问题的确切表述和量表上的分制,对信度的影响很小。但由于这些因素显而易见且易于更改,一些评价者花了相当大的精力在它们身上。假设已经采取了合理且谨慎的措施,这些精力最

好花在招募和培训评价者或观察额外的诊疗上。

等效性

使用观察法的一个重要问题是,学员间的评价是否彼此等效。在上述大多数方法中,不同的病人或其记录将作为评估的基础,然而他们的复杂性可能有所不同。同样,不同的教师或同行担任学员的评价者时,他们的严格程度也不一致。在对所包含内容没有严格要求的档案袋中,评价基础存在相当大的可变性。因此,不清楚学员的差异是由于他们的能力差异还是诊疗难易程度和评价者不同所导致。

这在每个培训项目内部都不是问题,因为其评价者和临床情境可能是相似的。当利害关系较低且强调反馈和形成性评价时,也就少了很多问题。然而,上述类型的观察性评价在区域或国家层面上没有得出可比较的分数,因为师资和临床培训环境可能存在明显差异。使用一份相同的问题清单,为每位学员安排多个评价者,并促进良好的教师发展,将减少这些问题的影响,但这些影响仍会是显著的。

整合形成性和终结性评价

形成性评价的目的是促进学习,而终结性评价则是对学习结果的一种测量。为了防止形成性评价成为"一系列由相互不沟通的独立医生进行的穿孔活检",开发出能使教师帮助学生发展和实现其学习目标的评价系统至关重要。教育中的计划-执行-学习-反应(PDSA)周期是一种从其他学科的质量改进过程中改编而来的工具,教师和学生可以使用它来指导形成性评价系统中的学习。在存在纵向学术指导的情况下,PDSA周期应产生具备以下特点信息:①能被系统转化为详细反馈,并使学生知晓他们的表现;②能制定出由教师支持和指导的具体改进计划;③必须遵循由学生提出进步证据的原则;④是随时间推移的连续循环的一部分。这样的过程将鼓励学员参与个人的教育PDSA周期[63,64]。

虽然终结性评价对于置信和胜任力决策至关重要,但将其与形成性评价系统性整合才能支持整个教育事业。在这一方向上,英国的培训项目将基于工作场所的评价重新归类为"监督式学习事件"(supervised learning event,SLE),旨在让医生参与反思性实践和从病人、临床机会、书籍、期刊和电子学习材料中开展自我指导学习的培训。使用了相同的基于工作场所的评价(WPBA)工具(例如 mini-CEX、DOPS、MSF),但其形成性的性质更为明确,当 WPBA

在其他各个地方提供信息的同时,还需对进度进行整体上的总结性评判[65,66]。

利害关系

尽管尚未对其进行广泛研究,但有证据表明,基于观察的评价受到利害关系的影响。当然,研究者也发现,当用于重要目的(如晋升、持续性认证)时,分数往往都很高,很少有学员被评价为令人不满意[67-69]。虽然这些研究中医生的能力水平可能远高于平均水平,但更有可能的是,当利害中等或较高时,同行和教师不愿意提供负面评价。

没有办法完全避免这个问题,但有些措施会减轻它的影响。使用外聘评价者可减少先前可用信息的数量,并减少了评价者在学员中的个人利害关系。对于外聘评价者和内部评价者来说,教师发展都很重要,并且这已被证明可以提高他们提供成绩的严格程度[59]。对于任何一种 MSF 来说,匿名至关重要。在适当情况下,将评判的性质限制在发生的状况或质量上,而不是适宜性上,也很有帮助。关于适宜性需要作出高利害的决策,而这类决策通常最好由其他教师和其他方法作出[70]。

人际关系

学员与其观察者之间的关系可能会对评价的效度产生不利影响。在基础培训阶段,这些影响可能会因为学员能自主选择他们的评价者而加剧[13]。此外,当评价者是教师时,他们作为教育者的角色与其作为评价者的角色会产生冲突。同样,学员与完成 MSF 问卷的同行之间的关系各不相同,可能也会影响结果。

虽然没有办法避免人际关系的影响,但采取一些措施可能会降低其影响。在可行的情况下,使用外聘评价者可以减少一些影响。同样,确保 MSF 的匿名性也很重要。如果让评价者选择学员、病人和同行,而不是让学员自主选择,也可能发挥作用。然而,Ramsey 等人在开展研究时发现,评价者选择与其他人选择的效果并没有差异[54]。

对其他评价形式的需求

工作场所的观察是评价和反馈的有力工具。然而,它并不是万能的,其他评价形式更适用于评价某些部分。例如,由于评价者和临床资料的差异,在区域或全国范围内单纯使用工作场所评价对学员进行比较是不明智的。基于工作场所观察的评价不应成为对学员进行排名和选拔他们获得额外教育经历的唯一依据。同样,单独运用此评价方法也不适合作出高利害的终结性培训决策,如美国的资格认证决策。在这两种情况下,基于工作场所观察的评价需要辅之以包括理论知识和临床技能测试的国家评价方案。

除了全国排名和成绩测试外,工作场所的观察最适用于病人照护情境下的综合技能评价。识别有问题的学员时,这种形式的评价既不理想,也不能有效地确定相对的强弱领域。出于诊断性目的时,最好还是参考医学知识和临床技能评价结果。

可行性

工作场所情境中会存在显著的资源限制,在这种情况下,本章描述的方法被设计得尽可能高效。尽管如此,开展这类形式的评价仍然面临着重大挑战。显然,职能的中心化管理,如收集和报告 MSF 的数据,显著增强了该类评价方法的可行性。同样,全国性的教师发展方案也是有用的。

尽管存在这些有效措施,但仍然需要地方性的行政政策。就基础培训而言,学员有责任确保这些评价作为 SLE 的一部分来完成[13]。这种措施是有效的,但会在评价者和学员关系的基础上带来挑战。在美国,由评价者选择学员和病人,但争取繁忙的临床师资共同合作仍然有一定的困难。为确保这些评价方法的效度和可行性,这个领域需要更多的关注。

新兴主题

最近,出现了一些与运用基于工作场所的评价相关的主题。其中包括置信职业行为、程序化评价设计和评价者认知。

置信职业行为

置信职业行为(entrustable professional activities,EPAs)是可以独立执行、测量和观察的实践行为或任务单元,如病史采集、体格检查和解释一系列实验室检查结果[31]。鉴于其性质,基于工作场所的评价为评价 EPAs 提供了一个很好的工具,有几个研究团队利用这一联系弥合了胜任力导向医学教育和临床实践之间的差距[71]。例如,美国医学院协会最近还编制了一份文件,名为“准入住院医师的核心置信职业行为”(Core Entrustable Professional Activities for Entering Residency,CEPAER)[32]。它确定了 13 个核心 EPAs,旨在确保医学院校毕业生于毕业后培训的第一天能够在不受直接监督的情况下进行实践。例如,CEPAER 文件中的 EPA1 是“采集病史并进行体格检查”。mini-CEX、CSD 和 MSF 都可以为 EPA1 提供指导信息。类似地,用 DOPS 评价学员开放静脉通道的能力,可以为 EPA10(“识别需要急救的病人并启动评估和管理”)提供信息依据。

掌握一项 EPA 的标志是决定信任学员独立进行无监督的临床实践。该决策需要基于多个观察到的WPBA,并逐渐降低监督水平。下面列举一个责任授权量表的陈述,它已被许多机构采用[34,72,73]。

1. 看别人实践。
2. 现场直接监督下实践。
3. 适时寻求监督帮助的情况下实践。
4. 无监督的情况下独立实践(即在临床监管下)。
5. 监督指导下级医师实践。

当医学教育者试图记录培训过程中持续的进展时,档案袋可以帮助存档和追踪学员的发展状况。如前文所述,它们特别适合提供一个存储库,以支撑基于工作场所评价的记录、汇总和分析,这些也是胜任力导向的医学教育和 EPAs 评价的根本[74]。在不同的情境下,由多位评价者使用多个评价工具对特定目标的实现情况和学习成果进行纵向记录,有助于让学员一目了然地了解他们在多个胜任力领域的进步。这种“指示板”方法可能有效记录特定 EPAs 的实现情况,从而作出关于置信和胜任力的决策[75]。

程序化评价设计

作为教育项目的一部分,正在开展的工作场所评价的数量和类型有所增加,这导致需要对收集的内容、时间以及整合结果的策略采取系统性方法。程序化评价设计是一种由需要评价的胜任力驱动的方法。该系统开发后将:①整合来自不同测试/工具的信息;②整合多个独立的评价点;③通过整合多个工具以弥补缺陷;④整合用于高利害决策的数据[76-78]。程序化评价设计还将详细呈现评价目的和利益相关者的专业知识,同时提供“中心化管理”,以审查设计过程并实施教育质量改进计划[76]。因此,程序化评价设计对于基于工作场所的评价的成功实施至关重要。

评价者认知

即使在观察到完全相同的行为时,评价者也不一定对这一事实达成一致,这一直是基于工作场所评价方法的一个关注点[62]。对于为什么会存在这些差异,有研究给出了三种观点[79]。第一种观点认为,评价者的可变性是由于评价者之间特质的但有意义的差异造成的,因此差异是个人背景和经验的理想反映。第二种观点认为,评价者的差异是应用不同框架或标准导致的结果,适合进行培训,至少部分通过培训可以改善。最后一种观点认为,这种差异是人类认知局限的结果,因此不适合进行培训。

在这一点上,这项研究并没有实质性地支持哪一种观点,所有三种观点都提供了一些信息。如果评价者之间的一些差异是有意义和有效的,一些是由认知局限导致的,一些是基于应用了不同标准,这也不足为奇。如上所述,教师发展项目是协助解决这些问题的关键,它阐明了基于工作场所的评价工具(如 mini-CEX、DOPS 和 MSF)如何允许记录情境和任务的复杂性,在评判能力时应将其考虑在内。

未来的研究

尽管数千年来观察和反馈一直是教育的核心,但在医疗工作场所开展有关系统观察和反馈的研究还处于起步阶段。最近一篇针对直接观察的系统综述得出结论认为,尽管目前有许多评价方法,但针对其效度和结果的研究仍旧有限[16]。类似地,一篇基于工作场所的评价对医生教育和表现影响的系统综述发现,有教育影响的主观报告,但没有在该领域进行研究[80]。展望未来,即使这类研究很难做好,但是解决现有文献中存在的这些问题将是至关重要的。同时,普通教育学文献也非常支持反馈在获取成就中的核心作用[81]。此外,没有观察和评价,是不可能提供反馈的。

小结

临床培训情境下的评价,尤其是毕业后教育,不如院校教育领域中的评价发展完善。在过去的十年中,基于对学员日常诊疗病人以及学员与同事互动的观察,已开发出了几种方法。这些方法已在英国、美国和全世界其他国家使用。

mini-CEX、DOPS 和 CSR 基于对病人诊疗或医疗记录单次表现的观察,而 MSF 则针对日常表现。在所有这些情况下,评价者都会对表现的质量和适宜性作出评判,并且有大量研究支撑这些评价方法的效度。

作为这些方法的一部分,教育反馈的机会与它们对评价过程的贡献一样重要。在完成每次评价时,观察员需要对学员的优点和缺点进行评估,同时使学员能够对这些评估作出反应。然后,教师需要鼓励学员进行自我评价并制定行动计划,促使学员能够解决所有不足之处。从某种意义上说,这些方法将终结性评价和形成性评价整合在一起,创造了一个资深教师可以把控的教学时机。

档案袋是各种不同评价和经历的集合。由于其内容的可变性,将一种档案袋的效度研究推广到另一种档案袋是不合理的。然而,可以从内容效度(即其中的 WPBA)和用于对其进行评判的过程质量,来推断档案袋的效度。

教师发展是成功运用这些评价方法的关键。一个标准模板的培训工作坊应该包括:行为观察培训、表现维度培训、参考框架培训以及大量实践。还需定期开展较短版本的工作坊,以保证教师的参与和熟练程度。此外,提供教育反馈应该是整个教师发展工作的重要组成部分。

最后,还有一系列问题,包括信度、等效性、形成性和终结性评价的整合、利害关系、人际关系、对其他评价形式的需求以及可行性。鉴于评价方法本身的性质,其中一些问题(如等效性)将很难克服。因此,重要的是适当运用基于工作场所的评价方法,并确保它们只是作为更大范围评价方案中的一部分。

致谢

经许可转载的评价表仅供说明使用,并不反映当前最新的版本。感谢英国基础培训项目、美国内科医学委员会、渥太华大学外科教育学系、英国皇家医学院联合会、美国急救医学委员会和谢菲尔德大学。

参考文献

1 Norman, G.R. (2002). Research in medical education: three decades of progress. *British Medical Journal* 324: 1560–1562.

2 Norcini, J.J. (2005). Current perspectives in assessment: the assessment of performance at work. *Medical Education* 39: 880–889.

3 Miller, G.E. (1990). The assessment of clinical skills/competence/performance. *Academic Medicine* 65 (9): s63–s67.

4 Norcini, J.J. (2003). Peer assessment of competence. *Medical Education* 37: 539–543.

5 Norcini, J.J. (2006). Faculty observations of student professional behaviour. In: *Measuring Professionalism* (ed. D. Stern), 147–158. Oxford: Oxford University Press.

6 Elstein, A.S., Shulman, L.S., and Sprafka, S.A. (1978). *Medical Problem-Solving: An Analysis of Clinical Reasoning*. Cambridge, MA: Harvard University Press.

7 Pulito, A.R., Donnelly, M.B., Plymale, M., and Mentzer, R.M. Jr. (2006). What do faculty observe of medical students' clinical performance? *Teaching and Learning in Medicine* 18 (2): 99–104.

8 Silber, C.G., Nasca, T.J., Paskin, D.L. et al. (2004). Do global rating forms enable program directors to assess the ACGME competencies? *Academic Medicine* 79 (6): 549–556.

9 Brennan, R.L. (2001). *Generalizability Theory*. New York: Springer-Verlag.

10 Norcini, J.J., Blank, L.L., Duffy, F.D., and Fortna, G. (2003). The mini-CEX: a method for assessing clinical skills. *Annals of Internal Medicine* 138: 476–481.

11 Martin, J.A., Regehr, G., Reznick, R. et al. (1997). Objective structured assessment of technical skill (OSATS) for surgical residents. *British Journal of Surgery* 84 (2): 273–278.

12 Norcini, J.J. and Boulet, J.R. (2003). Methodological issues in the use of standardized patients for assessment. *Teaching and Learning in Medicine* 15 (4): 293–297.

13 Davies, H., Archer, J., Southgate, L., and Norcini, J. (2009). Initial evaluation of the first year of the Foundation Assessment Programme. *Medical Education* 43: 74–81.

14 Norcini, J.J., Blank, L.L., Arnold, G.K., and Kimball, H.R. (1995). The mini-CEX (clinical evaluation exercise): a preliminary investigation. *Annals of Internal Medicine* 123: 795–799.

15 Day, S.C., Grosso, L.G., Norcini, J.J. et al. (1990). Residents' perceptions of evaluation procedures used by their training program. *Journal of General Internal Medicine* 5: 421–426.

16 Kogan, J.R., Holmboe, E.S., and Hauer, K.E. (2009). Tools for direct observation and assessment of clinical skills of medical trainees. *Journal of the American Medical Association* 302 (12): 1316–1326.

17 Kogan, J.R., Bellini, L.M., and Shea, J.A. (2003). Feasibility, reliability, and validity of the mini-clinical evaluation exercise (mCEX) in a medicine core clerkship. *Academic Medicine* 78 (s10): S33–S35.

18 Durning, S.J., Cation, L.J., Markert, R.J., and Pangaor, L.N. (2002). Assessing the reliability and validity of the mini-clinical evaluation exercise for internal medicine residency training. *Academic Medicine* 77 (9): 900–904.

19 Boulet, J.R., McKinley, D.W., Norcini, J.J., and Whelan, G.P. (2002). Assessing the comparability of standardized patient and physician evaluations of clinical skills. *Advances in Health Sciences Education* 7: 85–97.

20. Holmboe, E.S., Huot, S., Chung, J. et al. (2003). Construct validity of the miniClinical Evaluation Exercise (miniCEX). *Academic Medicine* 78: 826–830.

21 Cruess, R., McIlroy, J.H., Cruess, S. et al. (2006). The professionalism mini-evaluation exercise: a preliminary investigation. *Academic Medicine* 81 (s10): S74–S78.

22 Hatala, R., Ainslie, M., Kassen, B.O. et al. (2006). Assessing the mini-clinical evaluation exercise in comparison to a national specialty examination. *Medical Education* 40 (10): 950–956.

23 Kogan, J.R. and Hauer, K.E. (2006). Brief report: use of the mini-clinical evaluation exercise in internal medicine core clerkships. *Journal of General Internal Medicine* 21 (5): 501–502.

24 Wragg, A., Wade, W., Fuller, G. et al. (2003). Assessing the performance of specialist registrars. *Clinical Medicine* 3 (2): 131–134.

25 Larson, J.L., Williams, R.G., Ketchum, J. et al. (2005). Feasibility, reliability and validity of an operative performance rating system for evaluating surgery residents. *Surgery* 138 (4): 640–647.

26 Goff, B.A., Nielsen, P.E., Lentz, G.M. et al. (2002). Surgical skills assessment: a blinded examination of obstetrics and gynecology residents. *American Journal of Obstetrics and Gynecology* 186 (4): 613–617.

27 Winckel, C.P., Reznick, R.K., Cohen, R., and Taylor, B. (1994). Reliability and construct validity of a structured technical skills assessment form. *American Journal of Surgery* 167 (4): 423–427.

28 Marriott, J., Purdie, H., Crossley, J., and Beard, J.D. (2010). Evaluation of procedure-based assessment for assessing trainees' skills in the operating theatre. *British Journal of Surgery* 98 (3): 450–457.

29 Rekman, J., Hamstra, S.J., Dudek, N. et al. (2016). A new instrument for assessing resident competence in surgical clinic: the Ottawa clinic assessment tool. *Journal of Surgical Education* 73 (4): 575–582.

30 George, B.C., Teitelbaum, E.N., Meyerson, S.L. et al. (2014). Reliability, validity, and feasibility of the zwisch scale for the assessment of intraoperative performance. *Journal of Surgical Education* 71 (6): e90–e96.

31 ten Cate, O. (2005). Entrustability of professional activities and competency-based training. *Medical Education* 39: 1176–1177.

32 Association of American Medical Colleges (2014). Core Entrustable Professional Activities for Entering Residency. Curriculum Developers Guide https://members.aamc.org/eweb/upload/core%20EPA%20 Curriculum%20Dev%20Guide.pdf (accessed 30 April 2017).

33 Rekman, J., Gofton, W., Dudek, N. et al. (2016). Entrustability scales: outlining their usefulness for competency-based clinical assessment. *Academic Medicine* 91 (2): 186–190.

34 Chen, H.C., van den Broek, W.E., and ten Cate, O. (2015). The case for use of entrustable professional activities in undergraduate medical education. *Academic Medicine* 90 (4): 431–436.

35 Martin, J.A., Reznick, R.K., Rothman, A. et al. (1996). Who should rate candidates in an objective structured clinical examination? *Academic Medicine* 71 (2): 170–175.

36 Hodges, B., McNaughton, N., Regehr, G. et al. (2002). The challenge of creating new OSCE measures to capture the characteristics of expertise. *Medical Education* 36 (8): 742–748.

37 Hodges, B., Regehr, G., McNaughton, N. et al. (1999). OSCE checklists do not capture increasing levels of expertise. *Academic Medicine* 74 (10): 1129–1134.

38 Rothman, A.I., Blackmore, D., Dauphinee, W.D., and Reznick, R. (1997). The use of global ratings in OSCE station scores. *Advances in Health Sciences Education* 1: 215–219.

39 Regehr, G., MacRae, H., Reznick, R.K., and Szalay, D. (1998). Comparing the psychometric properties of checklists and global rating scales for assessing performance on an OSCE-format examination. *Academic Medicine* 73 (9): 993–997.

40 Regehr, G., Freeman, R., Robb, A. et al. (1999). OSCE performance evaluations made by standardized patients: comparing checklist and global rating scores. *Academic Medicine* 74 (s10): S135–S137.

41 Maatsch, J.L., Huang, R., Downing, S., and Barker, B. (1983). Predictive Validity of Medical Specialty Examinations. Final report for Grant HS 02038-04, National Center of Health Services Research. Office of Medical Education and Research and development, Michigan State University, East Lansing, MI.

42 Norman, G.R., Davis, D., Painvin, A., et al. (1989). Comprehensive assessment of clinical competence of family/general physicians using multiple measures. *Proceedings of the Annual Conference on Research in Medical Education*, p. 75. Washington, DC: Association of American Medical Colleges.

43 Solomon, D.J., Reinhart, M.A., Bridgham, R.G. et al. (1990). An assessment of an oral examination format for evaluating clinical competence in emergency medicine. *Academic Medicine* 65 (s9): S43–S44.

44 Norcini, J.J. (2003). Peer assessment of competence. *Medical Education* 37: 539–543.

45 Massagli, T.L. and Carline, J.D. (2007). Reliability of a 360-degree evaluation to assess resident competence. *American Journal of Physical Medicine & Rehabilitation* 86 (10): 845–852.

46 Rees, C. and Shepherd, M. (2005). The acceptability of 360-degree judgements as a method of assessing undergraduate medical students' personal and professional behaviours. *Medical Education* 39 (1): 49–57.

47 Whitehouse, A., Hassell, A., Wood, L. et al. (2005). Development and reliability testing of TAB a form for 360 assessment of senior house officers' professional behaviour, as specified by the General Medical Council. *Medical Teacher* 27 (3): 252–258.

48 Lockyer, J. (2003). Multisource feedback in the assessment of physician competencies. *The Journal of Continuing Education in the Health Professions* 23 (1): 4–12.

49 Rodgers, K.G. and Manifold, C. (2002). 360-degree feedback: possibilities for assessment of the ACGME core competencies for emergency medicine residents. *Academic Emergency Medicine* 9 (11): 1300–1304.

50 Arnold, L., Willoughby, L., Calkins, V., and Eberhart, G. (1981). Use of peer evaluation in the assessment of medical students. *Medical Education* 56: 35–42.

51 Arnold, L. and Stern, D. (2006). Content and context of peer assessment. In: *Measuring Professionalism* (ed. D. Stern), 175–194. Oxford: Oxford University Press.

52 Small, P.A., Stevens, B., and Duerson, M.C. (1993). Issues in medical education: basic problems and potential solutions. *Academic Medicine* 68: S89–S98.

53 Ramsey, P.G., Carline, J.D., Inui, T.S. et al. (1989). Predictive validity

of certification by the American Board of Internal Medicine. *Annals of Internal Medicine* 110 (9): 719–726.

54 Ramsey, P.G., Wenrich, M.D., Carline, J.D. et al. (1993). Use of peer ratings to evaluate physician performance. *Journal of the American Medical Association* 269: 1655–1660.

55 Archer, J.C., Norcini, J.J., and Davies, H.A. (2005). Peer review of paediatricians in training using SPRAT. *British Medical Journal* 330: 1251–1253.

56 Whitehouse, A., Hassell, A., Bullock, A. et al. (2007). 360 degree assessment (multisource feedback) of UK trainee doctors: field testing of team assessment of behaviours (TAB). *Medical Teacher* 29: 171–176.

57 Wood, L., Hassell, A., Whitehouse, A. et al. (2006). A literature review of multi-source feedback systems within and without health services, leading to 10 tips for their successful design. *Medical Teacher* 28 (7): e185–e191.

58 Miller, A. and Archer, J. (2010). Impact of workplace based assessment on doctors' education and performance: a systematic review. *British Medical Journal* 341: c5064.

59 Holmboe, E.S., Yepes, M., Williams, F., and Huot, S.J. (2004). Feedback and the mini clinical evaluation exercise. *Journal of General Internal Medicine* 19 (5 Pt 2): 558–561.

60 Holmboe, E.S., Hawkins, R.E., and Huot, S.J. (2004). Effects of training in direct observation of medical residents' clinical competence: a randomized trial. *Annals of Internal Medicine* 140 (11): 874–881.

61 Norcini, J.J. (2001). The validity of long cases. *Medical Education* 35: 735–736.

62 Noel, G.L., Herbers, J.E., Caplow, M.P. et al. (1992). How well do internal medicine faculty members evaluate the clinical skills of residents? *Annals of Internal Medicine* 117: 757–765.

63 Johnson, P. and Raterink, G. (2009). Implementation of a diabetes clinic-in-a-clinic project in a family practice setting: using the plan, do, study, act model. *Journal of Clinical Nursing* 18 (14): 2096–2103.

64 Konopasek, L., Norcini, J., and Krupat, E. (2016). Focusing on the formative: building an assessment system aimed at student growth and development. *Academic Medicine* 91 (11): 1492–1497.

65 Rees, C.E., Cleland, J.A., Dennis, A. et al. (2014). Supervised learning events in the foundation programme: a UK-wide narrative interview study. *BMJ Open* 4 (10): e005980.

66 Academy of Medical Royal Colleges (2016). The Foundation Programme Curriculum 2016. http://aomrc.org.uk/wp-content/uploads/2016/06/Foundation_Curriculum_-2016-1.pdf (accessed 28 March 2017).

67 Hay, J.A. (1995). Tutorial reports and ratings. In: *Evaluation Methods: A Resource Handbook* (ed. S Shannon and G. Norman). McMaster University, Hamilton, Ontario.

68 Ramsey, P.G., Carline, J.D., Blank, L.L., and Wenrich, M.D. (1996). Feasibility of hospital-based use of peer ratings to evaluate the performance of practicing physicians. *Academic Medicine* 71: 364–370.

69 Hall, W., Violato, C., Lewkonia, R. et al. (1999). Assessment of physician performance in Alberta: the physician achievement review. *Canadian Medical Association Journal* 161: 52–57.

70 Norcini, J.J. (2005). Standard setting. In: *A Practical Guide for Medical Teachers* (ed. J.A. Dent and R.M. Harden), 293–301. Edinburgh: Elsevier Churchill Livingstone.

71 Mulder, H., Cate, O.T., Daalder, R., and Berkvens, J. (2010). Building a competency-based workplace curriculum around entrustable professional activities: the case of physician assistant training. *Medical Teacher* 32 (10): e453–e459.

72 ten Cate, O. and Scheele, F. (2007). Competency-based postgraduate training: can we bridge the gap between theory and clinical practice? *Academic Medicine* 82 (6): 542–547.

73 ten Cate, O. (2014). What entrustable professional activities add to a competency-based curriculum. *Academic Medicine* 89 (4): 691.

74 Driessen, E., van Tartwijk, J., Vermunt, J., and van der Vleuten, C. (2003). Use of portfolios in early undergraduate medical training. *Medical Teacher* 25 (1): 18–23.

75 Chertoff, J., Wright, A., Novak, M. et al. (2015). Status of portfolios in undergraduate medical education in the LCME accredited US medical school. *Medical Teacher* 38 (9): 886–896.

76 Timmerman, A. and Dijkstra, J. (2017). A practical approach to programmatic assessment design. *Advances in Health Sciences Education*. Jan 24 January [Epub ahead of print] doi: 10.1007/s10459-017-9756-3.

77 van der Vleuten, C., Schuwirth, L., Driessen, E. et al. (2014). 12 tips for programmatic assessment. *Medical Teacher* 37 (7): 641–646.

78 van der Vleuten, C., Schuwirth, L., Driessen, E. et al. (2012). A model for programmatic assessment fit for purpose. *Medical Teacher* 34 (3): 205–214.

79 Gingerich, A., Kogan, J., Yeates, P. et al. (2014). Seeing the 'black box' differently: assessor cognition from three research perspectives. *Medical Education* 48 (11): 1055–1068.

80 Miller, A. and Archer, J. (2010). Impact of workplace based assessment on doctors' education and performance: a systematic review. *British Medical Journal* 341: c5064.

81 Norcini, J.J. (2010). The power of feedback. *Medical Education* 44: 16–17.

拓展阅读

Academy of Medical Royal Colleges (2016). Improving Assessment: Further Guidance and Recommendations. http://aomrc.org.uk/wp-content/uploads/2016/06/Improving_assessment_Further_GR_0616-1.pdf (accessed 30 April 2017).

Barrett, A., Galvin, R., Steinert, Y. et al. (2015). A BEME (Best Evidence in Medical Education) systematic review of the use of workplace-based assessment in identifying and remediating poor performance among postgraduate medical trainees. *Sytstematic Reviews* 4: 65. doi: 10.1186/s13643-015-0056-9

Ten Cate, O. (2013). The nuts and bolts of entrustable professional activities *Journal of Graduate Medicine* 5(1): 157–158.

（翻译：陈心航；审校：齐建光）

23 临床胜任力的结构化评价

Katharine A. M. Boursicot[1], Trudie E. Roberts[2], and William P. Burdick[3,4]
[1]Health Professional Assessment Consultancy, Singapore, Singapore
[2]University of Leeds, Leeds, UK
[3]Foundation for Advancement of International Medical Education and Research (FAIMER), Philadelphia, PA, USA
[4]Drexel University College of Medicine, Philadelphia, PA, USA

 本章要点

- 客观结构化临床考试(OSCE)已广泛应用于临床胜任力评价。
- 真实性对于提高测试的效度很重要。
- 开发高质量的 OSCE 考站需要时间和精力。
- OSCE 通常很复杂,运行成本也很高,但它们是评价临床技能有效、公平且可信的方法。
- OSCE 应根据课程的学习成果进行设计。
- 培训模拟病人对于保证高水平的同质性至关重要。
- OSCE 未来的发展前景很可能是在模拟急救医学领域,该领域很难通过其他方法开展测试。

引言

对临床胜任力进行可信且有效的评价已成为医学教育中越来越受到重视的领域。与医学院校毕业生和毕业后培训学员的临床胜任力具有利益关系的各利益相关者,要求有证据能表明,在各级医学培训和教育中,评价能够区分能力好和差的人。

虽然临床胜任力建立在全面医学专业知识基础之上[1],但"临床胜任力"这一术语还包括其他专业实践要素,如病史采集、临床检查、实践性操作、医患沟通、解决问题能力、管理能力、与同事的关系以及伦理行为[2,3]。

临床胜任力评价不适合通过笔试进行测试,因其历来涉及专业内同行对考生的直接观察。随着基于工作的学习方法不断发展,以达到更真实、更自然地评价临床表现的目的,术语上可能会出现混淆。在本章内,临床胜任力评价是指对医生在专业实践的受控表现下,即在考试条件下,所做的测试。我们将限制使用表现评价来测量医生在其专业实践范围内的表现[4,5]。我们将基于胜任力的评价视为在"真实"临床环境之外进行的评价,而将基于表现的评价视为在现实临床环境中进行的评价。

多年来,已有多种评价临床胜任力的方法被开发出来,在本扩展章节中,我们回顾了更"经典"的长案例和短案例格式,并描述了更新的形式,如客观结构化临床考试(objective structured clinical examination,OSCE)和客观结构化长案例考试记录(objective structured long case examination record,OSLER)。我们探讨了如何规划和实施 OSCE 的各个阶段,并就设计、考站开发、考官培训、标准化病人(standardized patients,SPs)培训、组织问题和标准设定提供实用性的建议。我们的讨论不涉及基于工作场所的评价工具,因为本书第 22 章已全面介绍了这些工具。

长案例

在传统的长案例中,考生与病人相处长达 1 小时,在此期间,他们需要进行完整的病史采集和全套的体格检查,但是考生并不需要被考官现场观察。完成这项任务后,通常由两名考官就案例提问考生 20~30 分钟,并可能带其回到病人身边以展示临床体征。

能够从整体评价考生评估和管理真实病人的能力是长案例的优势。然而,使用一个或两个长案例衡量临床胜任力存在一些缺陷,这与考官的信度问题和病人因素相关[6]。考官偏倚和考官严格性的变化会导致测量同质性缺乏,这是反对长案例的主要观点。当两位考官在"怎样能表示学员能力可被接受"方面事先没有达成一致性意见时,信度会进一步受损。非结构化提问和没有锚定陈述的总体评价会使问题更加复杂。长案例诊疗的信度还会因病人信息披露的程度和细节的变化以及病人的行为、舒适度和健康状况的不同而降低。此外,一些病人的疾病可能直接明了,而另一些病人可能极其复杂。考生的临床技能在不同任务(即任务或病例特异性)之间也存在显著差异[7],因此此对考生诊疗某位病人进行评价不能提供对其整体能力的全面判断[8,9]。

虽然长案例考试的真实性是该方法的优势之一,但从1小时的病例诊疗中,推断考生在有限时间内的实际临床诊疗中的真实临床水平是有争议的。此外,考虑到病史采集在得出诊断中的重要性[10],以及出于对学生展示良好医患沟通技能的需要,在考试过程中忽视直接观察是一个显著的缺陷。

客观结构化长案例考试记录

为了解决这些缺点,同时试图保留以整体观念诊察"新"病人的理念,Gleeson在20世纪90年代开发了OSLER[11]。

OSLER有10个关键特征:
- 一种10个项目的结构化记录。
- 遵循结构化方法——需事先就考试内容达成一致。
- 对所有考生以相同项目进行评价。
- 结构效度得到认可和评价。
- 诊疗过程和结果都被评价。
- 对沟通技能的评价被重视。
- 考官能够识别出案例的难度。
- 可用于标准参照评价和常模参照评价。
- 有判分相关的描述说明。
- 这种评价方法很实用,与普通的长案例考试相比并不需要耗费额外的时间。

OSLER由10项组成,其中4项关于病史采集,3项关于体格检查,3项关于处理和临床敏锐度。对于每一单项,考官自行给出考生的等级和得分,然后与合作考官讨论,就等级达成一致。OSLER是通过每个项目以及整体成绩和最终商定得分进行的。OSLER考试的时间分配建议设置在30分钟[12]。

有证据表明,OSLER比标准"长案例"考试更可信[13]。最近,Wass等人证明了使用结构化长案例评价可能是高度可信的(预测Cronbach系数为0.84)[14],但这需要10个独立的案例和20名考官,这也导致了很大的实用性问题。

短案例

在传统的临床胜任力测试中,考生需面对一系列(通常为3~6个)短案例。在这种类型的测试中,他们要面对多个病情迥异的病人,被要求检查各个系统或区域,且根据他们的发现给出鉴别诊断,或说明异常的临床征象或提供现场诊断。尽管这些方法在某些方面类似于OSCE,也提供了涵盖范围更广的案例,考官能根据这些案例针对学生的能力提出自己的观点,但实际上两者之间仍存在着明显差异。不同的考生很少遇到同一组病人,案例的复杂程度往往有很大差异,在每个案例中都由相同两名评价者考查考生。这些案例的目的不是考查沟通技能,而是集中于测试临床检查技能,与病人的沟通只是偶然发生的。考试也不是结构化的,考官可以自由提问。与长案例一样,短案例没有尝试将预期表现水平标准化。出于以上所有原因,OSCEs已经取代了这种评价方法。

客观结构化临床考试(OSCE)

本章其余部分与OSCE有关,这是一种评价方式,要求考生围绕一系列位于各"考站"的结构化案例按顺序进行轮换,每个考站都必须执行特定的任务。这些任务通常涉及临床技能,如病史采集、病人体格检查或某项实践技能。每个考站的评分方案都是结构化且预先制定的。每一站都有一个时间限制,在这个时间限制之后,考生必须进入下一个任务。

OSCE的基本结构可能在每个站点的时间安排、使用打分表或评级量表进行评分、安排临床医生或标准化病人作为考官以及应用真实病人或模具等方面有所不同,但基本原则是每个考生必须在相同的时间内完成相同的任务,并根据结构化的评分表进行评分。

与OSCE形式相关的术语有许多不同叫法,一般在医学院校教育领域统一称为OSCE,但在毕业后教育的情境中存在各种相关术语。例如,在英国,皇家医师学院会员的临床考试被称为临床检查技能实践评价(practical assessment of clinical examination skills,PACES),而皇家全科医师学院会员的考试被称为临床技能评价(clinical skills assessment,CSA)。

使用OSCE的理由

自OSCE诞生以来,在医学院校教育和毕业后医学教育领域中,将OSCE应用于能力的定量评价已愈发广泛[15-20],这主要是因为这种评价方式提高了公平性和信度。由于每名考生在测试中都面临相同的挑战,并且分数不再那么依赖于考官以及病人人选,这带来了对考生临床能力更公平的测试。

当代对效度的观念[21,22]规定了评估任何评价方法时应使用的标准。最适用的是 Kane"效度框架和效度论证"[23];该框架的组成部分有三个:

1. 明确说明评价的预期用途或目的。
2. 支撑和证明根据评价结果作出的推论和决定的有力证据。
3. 为所作决定辩护的"论点"或理由。

请注意,它是基于已验证的测试结果的推论,而不是测试本身[24,25]。

1:OSCE 的预期用途:您的评估目的是什么?

本部分要求给出明确的目标和意图:对于 OSCE 而言,它应测试临床技能和沟通技能。需要证明 OSCE 的设计和实施符合其预期目的,并且这种预期用途适用于评价过程的所有阶段,包括从设计到实施再到数据分析。

2:回答这一问题的有力证据:评价是否衡量了它预期衡量的内容?

- 您如何决定和设计测试内容——内容效度。
- 您如何构建测试并证明适当的心理测量属性——内部结构效度。
- 您如何确保测试的公平管理和分数的准确性——响应过程效度。
- 您如何决定结果——结果效度。

内容
您如何决定和设计测试内容

OSCE 的内容应充分抽取与 OSCE 为之设计的课程学习目标相匹配的技能[26]。为达到该考试目的,抽样应代表整个可测试领域。确保采样充分分布的最佳方法是进行设计,我们将在本章后面介绍。对临床知识应用于床边数据收集和推理的能力,以及有效使用人际交往技能的相关推论,与 OSCE 模式最相关。关于知识的推论,但不是临床应用知识或临床及实践技能,这种方法则不太支持[27]。

内部结构
您如何构建测试并证明适当的心理测量属性

一项 OSCE 应证明有足够的抽样,适当构建的考站,合适的持续时间,评分标准有明确的依据。

能够提高 OSCE 推论效度的一个方面是,任何考站的时间长度都应最适合任务,以实现尽可能最佳的真实

性。例如,考查测量血压的考站在时间上应控制在 5 分钟,而对于采集胸痛病史或下肢神经系统查体的考站,为实现最佳的真实性,其时间应控制在 10 分钟[17,28,29]。

还需要对 OSCE 的心理测量属性进行分析,包括整体测试以及考站局部的统计数据。最关键的总体分析是信度,因为这代表了测试的质量,从而能够采用协同标准区分那些通过考试和没有通过考试的考生[30]。

本质上,开发出 OSCE 是为了解决经典长案例和短案例固有的信度较低的问题[31-40]。OSCE 在四个主要方面比非结构化观察更可信:

- 结构化评分表能使考官根据预定标准得出更一致的评分,从而提高了信度。
- 候选人必须在临床、实践和沟通技能领域中执行许多不同的任务——在不同的案例和技能中进行更广泛的抽样,从而对候选人的整体能力形成更可靠的印象。每个考生必须完成的站点或案例越多,测试的通用性就越强。
- 测试总分的信度随着考站或案例数量的增加和同质性的增加而增加。在报告分数之前,必须仔细审查子分数的信度。
- 当考生通过所有由不同考官监考的考站时,能够被收集到多个独立的观察结果。因此,考官个体的偏见被削弱了。

值得注意的是,不同案例的抽样对信度的影响最大;OSCE 中的考站越多,信度越高。然而,增加考站数量必须与 OSCE 实施的可行性相平衡。实际上,为了提高信度,最好是构建更多的考站,每个考站有一名考官,而不是减少一些站点并在每个考站设置两名考官。

响映过程
您如何确保测试的公平管理和分数的准确性

保证 OSCE 的公平管理和报告分数的准确性,是确保考生得到公平测试并被记录及报告准确分数的重要部分。借助现代技术,OSCE 可以在平板电脑上以电子方式交付,考官在观察时直接评分,并实时计算评分。如果 OSCE 以纸质方式评分,必须要有保障措施,以确保考生的分数能准确且正确地被记录,并输入到计算机中。

结果:您如何决定结果

根据 OSCE 评分作出的任何终结性结果和决定都应被明确报告,通过/不通过考试的决定应是强有力、公平且无可厚非的。

标准设定

标准设定或及格分数的确定对于决定考生通过

或不通过任何特定的临床胜任力评价至关重要。它是效度证据的重要组成部分，应收集这些证据以支持依据 OSCE 作出的决定。标准或及格分数代表考生通过 OSCE 考试必须达到的最低分数。虽然很难量化像临床胜任力这样复杂的概念，但现实情况是，为达到特定的目的，OSCE 考试被用来区分临床技能水平强弱的考生。

所有标准设定方法的基本原则是就职业价值观和标准达成共识[41]。有文献描述了许多标准设定方法[42-44]，但许多传统方法是针对选择题开发的。这些方法是否适用于复杂的基于表现的考试，如 OSCE，仍存在争议。

随着 OSCE 经验的积累，边界组（borderline group）方法已成为 OSCE 标准设定的首选方法[45]。它确实需要一些数据处理方面的专业知识，并且如果考官经过培训，该方法会更可信[46]，总体而言，它已被视为 OSCE 的金标准[47]。有关标准设定方法的完整探讨，请参见第 24 章。

对教育的影响

测试过程对学生学习的影响有时被称为结果效度。评价系统的设计可以强化或弱化学习[48]，学生关注对他们的评价结果而不是课程学习目的是一个众所周知的现象。将明确、清晰的学习目标与临床技能评价内容和形式相结合，是鼓励学生学习所需临床能力非常有效的方法。目标应包括动作类动词，如"演示"或"表现"，然后与衡量演示或表现特定技能能力的 OSCE 相关联，能够鼓励学生练习这些技能。相比之下，以选择题来衡量学生临床技能能力的评价体系，将鼓励学生专注于获取知识。这两种方法都没有错误——它们只表现出了评价驱动教育，而应用评价方法需要深思熟虑。使用详细的打分表是有风险的，因为这可能促使学生只记住打分表中的步骤，而不是学习和练习技能。评级量表评分表则能鼓励学生更全面地学习和练习技能[49]。

OSCE 可用于形成性或终结性评价。当教学和改进是 OSCE 的主要目标时，应在每个考站结束时安排额外时间，以便考官能够就学生的表现向学生提供反馈，这能为学生提供一个非常有帮助的学习机会[50]。对于终结性资格认证考试，应将预期考查的胜任力明确传达给考生，以便他们在参加此类考试之前有机会学习相关技能。

相比其他临床考试形式，OSCE 的信度更高，并且考生认可其公平性，这都有助于使 OSCE 在考生与考试机构中被广泛接受[51]。还应考虑是否通过考试对考生的影响。

3：支持所做决定的"论据"或理由

自 1979 年 Harden 最早描述 OSCE 以来，OSCE 在医学院校临床胜任力水平考试中已被广泛使用，在毕业后教育评价中的使用也越来越多。最近，OSCE 已取代了医学院校教育和毕业后教育阶段招生过程中的传统面试。例如，对于英国全科医学培训项目的招生，考生在评价中心通过 OSCE 的情境模式，由培训有素的考官评价不同的演练，考官观察各种与工作相关的胜任力，包括沟通技能、团队参与和解决问题能力。

在北美，临床技能评价已被大规模接受。1992 年，因为人们认为执业医师所期望的重要胜任力没有得到评价，加拿大医学委员会（MCC）在其国家执业医师资格考试中增加了一个标准化病人模块[45]。自设立以来，每年约有 2 500 名考生在一年中的固定时间段于加拿大各地多个地点接受测试。MCC 临床技能考试中，由各个考站的医生对诊疗进行评分。有关美国临床技能评价历史发展的详细说明，请参见知识点 23.1。

设计

对于任何特定的 OSCE，内容（即为考站挑选的临床任务）应该能够反映课程的学习目标和考生的学习水平。唯一合理的做法是根据考生所学内容对其进行测试。

为了将评价与学习目标对应起来，待测试的技能类别映射在一个轴上，而正在测试的课程元素应该映射在另一个轴上。通常在 OSCE 中，技能领域分为临床检查技能、实践技能和沟通技能，这些技能可以进一步细分为病史采集技能和其他医患 / 同行互动行为。OSCE 的主题内容一定程度上取决于课程要素的分类方式，即基于学科还是基于器官系统。

设计是强有力的工具，有助于让 OSCE 设计者关注他们期望测试内容的确切性质，并将其与教学联系起来。一旦 OSCE 的设计或框架获得认可，就可以根据这一设计对各个考站进行规划和分类。这就确保了各学科领域和技能的充分抽样，包括涵盖每项技能的考站数量以及所测试课程的学科 / 系统分布情况。

还需要考虑测试特定任务的可行性。具有临床体征的真实病人可用于测试临床查体技巧，而模拟病人最适合测试沟通技巧。模拟病人还可以模拟许多临床体征（例如视野缺失、局部腹痛）。健康志愿者可用于测试临床查体的技术流程。市场上有许多人体模型可用于测试有创性操作技能，例如静脉插管、导

知识点 23.1　聚焦：美国临床技能评价的发展

在美国，外国医学毕业生教育委员会（Educational Commission for Foreign Medical Graduates，ECFMG）于 1998 年设立了一项基于表现的考试，以评价申请进入住院医师培训项目的外国医学毕业生的床旁数据收集、临床推理、人际交往技能和英语口语交流技能。1998—2004 年，当它被纳入美国执业医师资格考试（United States Medical Licensing Examination，USMLE）时，共有 43 642 个站点，其中 37 930 个是新站点。使其成为当时世界上最大规模的高利害临床技能考试。这 11 次需评分的诊疗采取了标准化的形式，每一次诊疗都要求考生问病史、体格检查、在临床情境中用英语与病人交流并完成书面诊疗记录。在每一站，考生都会遇到一位独特的标准化病人——招募并培训过的非专业人员，真实地展现具有标准化医学和心理社会病史的病人，以及体格检查中的标准化结果。每个病例都有一份特定病例打分表，包含与该特定病例相关的病史采集和体格检查内容。对模拟病人进行培训，以识别适当的问询和／或体格检查操作，包括可接受的同类操作，并记录考生完成的每个打分表项目。模拟病人还会评估每位候选人的人际交往能力和英语口语水平。每次诊疗后，考生都需写出一份病人记录，记录病史和体格检查相关阳性和阴性内容，提出鉴别诊断，并制定诊疗计划。通过对所有诊疗的得分取平均值，并确定综合临床诊疗（资料收集与病人记录得分相结合）和沟通（人际交往技能和英语口语）的平均值，来评估表现。CSA 的两个联合评分部分的通用系数约为 0.70~0.90。

2004 年，USMLE 采用了 ECFMG 临床技能评价模式，并开始对所有美国医学毕业生以及申请 ECFMG 认证的外国医学毕业生进行测试。增添了额外的计算机和标准化病人培训基础设施，以确保各中心的可比性。

USMLE 二阶段（临床技能）包含 12 次标准化病人诊疗，每次 15 分钟，然后用 10 分钟写出病人记录。与 ECFMG 中的 CSA 考试一样，标准化病人记录病史询问条目，以及按照规定完成的体格检查项目，还需评价考生的人际交往技能和英语口语技能，同时医生考官对病历记录进行评分。每年大约要进行 35 000 次 USMLE 二阶段考试。

尿和动脉采血。

有必要使用设计以规划 OSCE 的内容，因为这有助于确保公平地测试不同的技能领域，并公平地决定测试主题领域的平衡。知识点 23.2 提供了一个示例。

知识点 23.2　基于系统的设计示例

	病史	病情解释	查体	操作
循环系统	胸痛	用药	心脏	血压
呼吸系统	咯血		呼吸系统	最大呼气流量
消化系统	腹痛	胃镜检查	腹部	脉率
生殖系统	闭经	异常涂片	宫颈涂片	
神经系统	头痛		眼睛	眼底镜检查
运动系统	背痛		臀部	
全科	术前评估	征求尸检许可		静脉插管

考站开发

重要的是要在考试日期之前制定考站规范，以便在实际评价之前对考站进行审查和试验。有时，有些在计划时看似是好想法的考站在实践中也许并不可行。编写考站规范时，应考虑以下方面：

- 构建：描述该考站测试的内容，例如，该考站测试考生检查周围血管系统的能力。
- 给考生的明确指示：准确地通知考生他们在该考站执行什么任务。
- 对考官的明确指示：包括一份考生指示的副本，以帮助该考站的考官理解其角色并正确管理该考站。
- 所需设备清单。
- 人员配备：考站需要真实病人还是模拟病人，以及此类人员的详细信息（如年龄、性别、种族）。
- 模拟病人场景：在考站需要特定角色扮演时。
- 评分表：该评分表应包括被测试技能的重要方面、每个项目的评分细则以及考站的持续时长。评分表可以是核查单或评级量表，因为有充分证据表明，尽管结构化核查单更客观，但总体评级量表也同样可信（知识点 23.2）。项目可分为过程技能、内容技能和临床管理技能等大类。
  - 过程技能：对于配备真实或模拟病人的临床查体考站，包括介绍和情况说明、构建融洽关系、拥有专业态度，以及在检查期间与病人适当沟通。对于病史采集考站，包括介绍和定位、倾听技巧、提问技巧、移情示范和适当打断。对于病情解释考站,包括介绍和定位、构建融洽关系、确认病人知道/理解的内容、展示同理心、适当组织病情解释、核查病人的理解、使用清晰的语言以及避免使用医疗术语。

– 内容技能:包括适当的技术步骤,或被测试的任

务或技能方面。

– 临床处理技能:向考生提一些与特定病例相关的设定问题。

• 图 23.1 和图 23.2 分别举例展示了核查单和评级量表评分表。

这是一个10分钟的考站	完成得很好	完成得较充分	未完成/完成不充分
1. 介绍和情况说明（姓名和角色，解释检查目的，获取病人同意）	[ ]	[ ]	[ ]
2. 构建融洽关系（表现出兴趣、尊重和关心，适当运用肢体语言）	[ ]	[ ]	[ ]
3. 适当暴露病人并使其处于45°的位置		[ ]	[ ]
4. 检查双手，评估外周征象（即发绀、杵状指、甲床出血等）		[ ]	[ ]
5. 检查桡动脉脉搏，评估脉率和节律		[ ]	[ ]
6. 测量病人血压 **请考官给出正确的血压**		[ ]	[ ]
7. 检查心血管疾病的主要征象（即贫血、中心性发绀、高脂血症）		[ ]	[ ]
8. 正确检查JVP（摆正病人下颚和颈部；评估正确区域的波形）并对结果进行评估		[ ]	[ ]
9. 触诊颈动脉或肱动脉脉搏，并评估其特征		[ ]	[ ]
视诊并触诊心前区： 10. 定位心尖搏动，并评估该位置		[ ]	[ ]
11. RVH检查		[ ]	[ ]
12. 对四个心脏区域进行听诊		[ ]	[ ]
13. 将病人移至左侧，并使病人在呼气时向前坐	[ ]	[ ]	[ ]
14. 评估心音以及对应中央脉搏计数心音	[ ]	[ ]	[ ]
15. 评估杂音		[ ]	[ ]
16. 听诊肺底		[ ]	[ ]
17. 考生尝试评价外周脉搏 **请考官阻止考生**		[ ]	[ ]
18. 检查踝/骶水肿		[ ]	[ ]
19. 简短的总结和结论	[ ]	[ ]	[ ]
20. 在考试期间与病人进行适当沟通（解释自己正在做什么，取得病人的合作）	[ ]	[ ]	[ ]
21. 以专业的方式检查病人（温和，避免疼痛，维护病人尊严和隐私）	[ ]	[ ]	[ ]
22. 结束（感谢病人，让病人感到舒适）	[ ]	[ ]	[ ]
23. 考生于考试后洗手		[ ]	[ ]

图 23.1 心血管检查核查单评分表示例

	完全不合格	接近不合格	接近合格	完全合格	优秀
1 **体格检查** 视诊、脉搏、JVP、颈动脉、心前区触诊、瓣膜区听诊	☐	☐	☐	☐	☐
2 **对体征的识别与解释** 正确识别和解释临床征象，作出合理诊断	☐	☐	☐	☐	☐
3 **处置** 建议进行适当的检查、治疗和随访	☐	☐	☐	☐	☐

图 23.2 心血管检查评级量表评分表示例

测试

理想情况下，考站在用于正式考试前应进行测试，以确保所有考站在以下方面均能正常运行：

- 时间安排：考生在分配的时间内完成任务是否现实？
- 难度：考站的难度有多大？
- 设备：所需的所有设备是否都可用且在清单上？
- 是否需要额外的助手来协助考官，例如引导站、过渡站？
- 考生指导：这些指导是否准确地告知了考试任务？
- 考官指导：这些指导是否告知考官如何运行考站？考官是否知道考生被告知了哪些信息？
- 真实病人情况：病情状况有指向性吗？
- 模拟病人情景：是否指定了年龄 / 性别 / 种族？模拟病人是否有足够的信息，用来有效地学习和扮演角色？
- 结构效度：是否达到了考站测试的目的？评分细则是否适当地反映了任务的要素？

模拟病人培训

为了获得一致的表现，尤其是在沟通技能类考站，最好使用训练有素的模拟病人。根据地点的不同，可以组织一个模拟病人数据库，协助教学和评价沟通技能。模拟病人最好包括不同年龄和种族的人，性别要平衡。培训和监督模拟病人对于确保一致性表现至关重要——这是考试信度的显著影响因素。应提前向模拟病人发送他们的情境信息，然后要求他们与其他扮演相同角色的模拟病人一起了解他们的角色，同时在沟通技能教师和 / 或临床医生的监督下，将角色训练到合适的标准。

考官培训

OSCE 需要数量庞大的考官。这可能是一个优势，因为临床医生能对考生进行观察和评分，但这也是 OSCE 的潜在缺陷之一，因为考官之间的不一致会降低公平性和信度。

大量资源用于考官培训。结构化面对面的培训课程有助于向新晋考官介绍 OSCE 和评分流程。这些培训项目采用互动方式，并且非常推崇经验丰富的临床医生为评价过程带来的内部专业知识。这些培训课程包括：

- OSCE 的原则。
- 考官的职责（即评价而非授课；进行口头测试，遵守评分细则，并尊重模拟病人的角色）。
- 对视频录制的 OSCE 考站进行打分，然后与临床医生一起评价他们的打分，并让他们思考他们的分数分配。
- 让课程小组成员分别扮演考生、考官和模拟病人，对“现场考站”进行打分。这能展现出该评价对考生造成的压力有多大，以及扮演好模拟病人有多困难。
- 使用标准设定程序。

当使用以学生为中心的方法时，标准设定程序可能是至关重要的，所有考官都是标准设定过程的一部分。考官越了解他们在这一过程中发挥的重要作用，他们越有可能以令人满意的方式完成。有关非临床医生在评价中的作用在知识点 23.3 中进行探讨。

一旦考官接受了初步培训，通过交互式在线课程对于更新考官的评分和标准可能会有所帮助，其中包括考生表现的录像和对考官评分的反馈。

知识点 23.3 聚焦：模拟病人作为评价者

给使用标准化病人进行操作的考生评分可由第三方观察员(通常是临床医生)或标准化病人自己完成。临床医生考官提高了评价的效度,因为他们可以应用整体判断,并整合层次、逻辑和其他因素的子领域,而非专业人员在完成二元检查表时可能难以捕捉这些子领域。然而 Boulet 等人[38]证明临床医生考官的整体判断与经过培训的标准化病人的总分相似,至少在评价通科入门级临床医生时是如此。使用整体评分模式的临床医生,他们的评估模式在捕捉更高水平的专业知识方面可能具有更大的效用,而核查单模式可能无法做到这一点。任何考官,无论是模拟病人还是临床医生,都必须经过全面培训并进行监督,以确保评分量表的使用一致,因为可变性会降低信度[46]。

人际交往和沟通技能的评级为确定谁最能够提供评估提供了特别的挑战。尽管医患沟通技能的评价可以由临床医生或其他观察者完成,也可以通过"现场"或录像回顾来完成,但尚不清楚观看医患互动的人是否能够充分衡量沟通的复杂且多维度的性质。沟通的许多方面,尤其是非语言沟通方面,最好由病人或经过培训后可扮演病人的人来评价。

口语是另一个非临床医生更适合担任考官的领域。由标准化病人评分的外国医学毕业生教育委员会临床技能评价(clinical skills assessment,CSA)中,这一部分的通用系数为 0.94。

从后勤和成本的角度来看,CSA 和现在的美国执业医师考试二阶段(CS)的考生数量(每年约 35 000 人),使得考官实际上不可能完全是临床医生。成本分析还需要考虑标准化病人或医师考官的培训时间和质量保障,以及各组所需培训的不同特点。在全年进行的考试模式中,五个考试中心对大量受过高等教育、通常具有独立思考能力的医生进行标准化也可能更难。

目前在英国,医学院校教育和毕业后教育阶段的考官都是由临床医生或其他医疗卫生专业人员担任。

与真实病人一起工作

病人在每次被要求重复病史时并不总是给出相同的病史;他们可能会感到疲劳或不适,并可能出现与最初报告不同的新体征和症状;他们甚至可能完全没有了以往的临床表现。然而,这可能是需要被认真对待的最有价值的资源。在 OSCE 中使用真实病人大大提高了评估的效度。理想情况下,应使用真实病人以评价常见慢性临床体征的检查。对于每个评价的临床体征,都需要数名病人,但即使是最坚强的病人也不应该在一天内接受超过 10 名学生的检查。理想情况下,应安排病人适当出入考站,以使他们有足够的休息时间。这最好由中心来协调完成。有关运行 OSCE 的细节,请参见知识点 23.4。

知识点 23.4 操作流程

OSCE 之前

招募模拟病人	一旦做好 OSCE 的设计,就应列出所需的模拟病人,并联系参与者,与他们确认考试的日期。
考站的运行顺序	应对考站进行编号,以避免混淆评分表、设备和相关人员。应提供休息站:通常在一个考程中每40 分钟休息一次是合适的。如果有许多考生参加 OSCE,在相同考站运行多个考程可以使更多的考生同时接受考试。
使用不同时长的考站	最好将相同时长的考站组合在一起,并分别运行这些考站。如果同时存在 5 分钟、10 分钟和 15分钟的考站,那么考生应该被要求在三个不同的场合参加每个考程。在一个考程中混合不同时长的站点是可行的,但可能导致混淆。
所有所需设备的清单	按考站给出详细说明,这对于准备工作的成功至关重要。安排在 OSCE 前一天巡视考程,并检查所有设备是否被正确配置。
评分表的制作与加工	计算每个考站所需评分表的数量,并留出备用以防受损。留出时间进行校对。如果考生数量很多,值得考虑使用 OSCE 结束后电子扫描处理的表格。或者,组织人员手工打分,并确保正确输入结果。可以购买或开发用于自动收集和分析考站数据的计算机系统。如果使用计算机系统,应同时提供纸质备份,以防出现网络故障。
与临床技能中心工作人员联络	在规划过程中,与临床技能中心技术和教学人员的密切合作至关重要。制定考程计划很有用,以明确所需布局和待商定考站编号(见图 23.3)。

续表

OSCE 当天	
指示牌	为考生、病人和考试设置指示牌非常有用,这样不熟悉考试地点的人可以很容易地找到路。应使用大型指示牌对所有考站进行编号,以帮助考生成功地按顺序进行考试。
计时	电子计时程序是理想的选择,但可信的秒表和响亮的手动钟也是可以接受的选择。重要的是要确保所有考生和考官都能听到铃声,以便考生及时进入下一站。
助手 / 引领员	OSCE 顺利运行的一个重要前提是有一小队助手来引导考生、考官、模拟病人和病人,以确保每个人在正确的时间处于正确的位置。这应该包括照顾到当天所有相关人员的福祉。
用餐	在 OSCE 进行检查、表演、接受检查和协助都可能会是一项累人的工作,有时还伴随着压力。至少要为所有参与者提供茶点,在休息站为考生提供饮用水,为所有其他员工提供饮料,为那些整天协助或接受检查的人提供午餐。
简介	将所有考生聚集在一个负责登记的房间里,并向他们简要介绍当天的实际安排是很有用的。即使考官参加了培训课程,也应该提醒他们如何在评分表上打分,如何恰当地运行考站,以及记得关闭手机。
OSCE 结束之后	
回收评分表	回收工作应精心组织,因为缺少表格可能会严重影响考生的总体分数。检查评分表信息的完整性,并要求考官在离开前检查他们是否已完成评分表也很有用。
对病人 / 模拟病人的照顾	鼓励考试系统确保有交通工具送病人回家。鼓励确保模拟病人获得报酬,激励他们未来继续参与。
感谢信	如果病人、考官和助手收到对他们在检查过程中所做贡献的认可,他们就更有可能之后再参与考试。

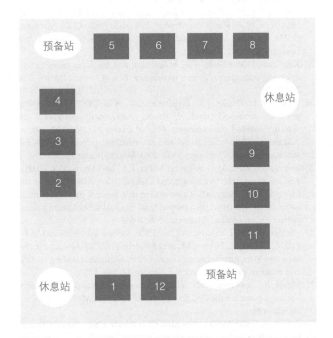

图 23.3　在大空间开展客观结构化临床考试的基本计划示例。

随着基于工作场所的评价应用越来越广泛,OSCE 测试的重点可能是习得临床技能和磨炼技术的早期阶段。为了控制成本和提高效率,序列 OSCE 设计可能变得更为常见(见知识点 23.5)。另一个发展可能是 OSCE 变得更加专业化,可能专注于急救临床场景——那些很难在现实工作中进行可信评价的领域。一些地区正在开发复杂的高仿真的团队工作场景,随

　知识点 23.5　聚焦:在 OSCE 管理中的序列测试

大多数医疗机构对表现不佳的学生使用测试 - 短期补救 - 重测的模式。虽然这些模式通常与重测时短期改进考试表现相关,但此类模式的交付成本较高(尤其是对于 OSCE 的表现重测)。越来越多的证据表明,这些传统模式与考生的纵向表现不佳有关。最近有研究表明,虽然学生经常能通过 OSCE 的复测,但从长期来看,在同一个评价项目中,与同行相比,那些失败的学生表现依旧较差,并且经常更差[30]。与传统的 OSCE 模式不同,序列测试涉及较小规模的"筛选"测试形式,对不符合筛选测试标准的考生进行进一步的"序列"测试。然后根据整个测试序列作出总体通过 / 不通过的决策。这可以有效地用于提高像 OSCE 这样运行成本非常昂贵的表现评价模式的效率。

着毕业后教育领域的跨专业培训变得越来越普遍,这类场景可能会变得更加有适用性。

小结

临床胜任力评价是决定临床医生和培训中医生能力的重要依据。但是,任何评价临床技能的方法都应结合更广泛的评价方案加以考虑,该方案应包括对理论知识、临床检查、实践操作、医患沟通、解决问题能力、管理技能和与同事的人际关系,以及职业态度和行为的评价。

评价临床技能最重要的方面之一是考生技能库的抽样范围,在设计任何评价时,都必须考虑到这一点。OSCE 可以评估临床、沟通和实践技能,但它仍处于考试环境中。要根据医生的专业实践背景进行评价,仍需要在工作场所使用不同的评价形式。

致谢

本节中使用的一些材料之前已由 *The Clinical Teacher*[52] 的一位作者发表在一篇文章中,并经其允许在此复述。

参考文献

1 Miller, G. (1990). The assessment of clinical skills/competence/performance. *Academic Medicine* 65 (s9): S63–S67.
2 General Medical Council (2003). *Tomorrow's Doctors*. London: GMC.
3 General Medical Council (2013). *Good Medical Practice*. London: GMC.
4 Rethans, J.J., Norcini, J.J., Baron-Maldonado, M. et al. (2002). The relationship between competence and performance: implications for assessing practice performance. *Medical Education* 36: 901–909.
5 Swanson, D.B., Norman, G.R., and Linn, R.L. (1995). Performance based assessment: lessons learned from health professions. *Education Research* 24 (5): 5–11.
6 Norcini, J.J. (2001). The validity of long cases. *Medical Education* 35: 720–721.
7 Norcini, J.J. (2002). The death of the long case? *British Medical Journal* 324: 408–409.
8 Norcini, J.J. (2001). Does observation add to the validity of the long case? [letter]. *Medical Education* 35: 1131–1133.
9 Hampton, J.R., Harrison, M.J.G., Mitchell, J.R.A. et al. (1975). Relative contributions of history taking, physical examination and laboratory investigations to diagnosis and management of medical outpatients. *British Medical Journal* 2: 486–489.
10 Gleeson, F.A. (1997). Assessment of clinical competence using the Objective Structured Long Examination Record (OSLER). *Medical Teacher* 19: 7–14.
11 Gleeson, F.A. (1994). The effects of immediate feedback on clinical skills using the OSLER. *Proceedings of the Sixth Ottawa Conference in Medical Education*, pp. 412–415.
12 van Thiel, J., Kraan, H.F., and van der Vleuten, C.P.M. (1991). Reliability and feasibility of measuring medical interviewing skills. The revised Maastricht history and advice checklist. *Medical Education* 25: 224–229.
13 Wass, V., Jones, R., and van der Vleuten, C.P.M. (2001). Standardized or real patients to test clinical competence? The long case revisited. *Medical Education* 35: 321–325.
14 Sloan, D.A., Donnelly, M.B., Schwartz, R.W., and Strodel, W.E. (1995). The Objective Structured Clinical Examination. The new gold standard for evaluating postgraduate clinical performance. *Annals of Surgery* 222: 735–742.
15 Cohen, R., Reznick, R.K., Taylor, B.R. et al. (1990). Reliability and validity of the objective structured clinical examination in assessing surgical residents. *American Journal of Surgery* 160: 302–305.
16 Davis, M.H. (2003). OSCE: the Dundee experience. *Medical Teacher* 25: 255–261.
17 Newble, D. (2004). Techniques for measuring clinical competence: objective structured clinical examinations. *Medical Education* 38: 199–203.
18 Harden, R.M. and Gleeson, F.A. (1979). Assessment of clinical competence using an Objective Structured Clinical Examination (OSCE). *Medical Education* 13: 41–54.
19 van der Vleuten, C.P.M. (1996). The assessment of professional competence: developments, research and practical implications. *Advances in Health Science Education* 1: 41–67.
20 van der Vleuten, C.P.M. and Swanson, D.B. (1990). Assessment of clinical skills with standardized patients: state of the art. *Teaching and Learning in Medicine* 2: 58–76.
21 Messick, S. (1994). The interplay of evidence and consequences in the validation of performance assessments. *Educational Researcher* 23 (2): 13–23.
22 Downing, S.M. and Haladyna, T.M. (2004). Validity threats: overcoming interference with proposed interpretations of assessment data. *Medical Education* 38: 327–333.
23 Downing, S.M. (2003). Validity: on the meaningful interpretation of assessment data. *Medical Education* 37: 830–837.
24 Petrusa, E. (2002). Clinical performance assessments. In: *International Handbook of Research in Medical Education* (ed. G.R. Norman, C.P.M. van der Vleuten and D.I. Newble), 673–709. Boston and London: Kluwer, Dordrecht.
25 Kaufman, D.M. (2003). ABC of learning and teaching in medicine: applying educational theory in practice. *British Medical Journal* 326: 213–216.
26 Vargas, A.L., Boulet, J.R., Errichetti, A.M. et al. (2007). Developing performance-based medical school assessment programs in resource-limited environments. *Medical Teacher* 29 (2–3): 192–198.
27 Adamo, G. (2003). Simulated and standardized patients in OSCEs: achievements and challenges 1992–2003. *Medical Teacher* 25: 262–270.
28 Townsend, A.H., McIlvenny, S., Miller, C.J., and Dunn, E.V. (2001). The use of an Objective Structured Clinical Examination (OSCE) for formative and summative assessment in a general practice clinical attachment and its relationship to final medical school examination performance. *Medical Education* 35: 841–846.
29 Hodges, B. (2003). Validity and the OSCE. *Medical Teacher* 25: 250–254.
30 Pell, G., Fuller, R., Homer, M., and Roberts, T. (2013). Advancing the objective structured clinical examination: sequential testing theory and practice in action. *Medical Education* 47: 569–577.
31 Mavis, B.E. and Henry, R.C. (2002). Between a rock and a hard place: finding a place for the OSCE in medical education. *Medical Education* 36: 408–409.
32 Rymer, A.T. (2001). The new MRCOG Objective Structured Clinical Examination – the examiners' evaluation. *Journal of Obstetrics and Gynaecology* 21: 103–106.
33 Eva, K.W., Rosenfeld, J., Reiter, H.I., and Norman, G.R. (2004). An admissions OSCE: the multiple mini-interview. *Medical Education* 38: 314–326.
34 Lane, P. (2005). Recruitment into training for general practice – the winds of change or a breath of fresh air? *British Medical Journal Career Focus* 331: 153.
35 Whelan, G.P., Boulet, J.R., McKinley, D.W. et al. (2005). Scoring

standardized patient examinations: lessons learned from the development and administration of the ECFMG Clinical Skills Assessment (CSA). *Medical Teacher* 27: 200–206.

36 Boulet, J.R., Ben David, M.F., Ziv, A. et al. (1998). High-stakes examinations: what do we know about measurement? Using standardized patients to assess the interpersonal skills of physicians. *Academic Medicine* 73 (10): S94–S96.

37 Whelan, G.P., McKinley, D.W., Boulet, J.R. et al. (2001). Validation of the doctor–patient communication component of the Educational Commission for Foreign Medical Graduates Clinical Skills Assessment. *Medical Education* 35: 757–761.

38 Boulet, J.R., McKinley, D.W., Norcini, J.J., and Whelan, G.P. (2002). Assessing the comparability of standardized patient and physician evaluations of clinical skills. *Advances in Health Sciences Education: Theory and Practice* 7: 85–97.

39 Noel, G.L., Herbers, J.E. Jr., Caplow, M.P. et al. (1992). How well do internal medicine faculty members evaluate the clinical skills of residents? *Annals of Internal Medicine* 117: 757–765.

40 Boulet, J.R., van Zanten, M., McKinley, D.W., and Gary, N.E. (2001). Evaluating the spoken English proficiency of graduates of foreign medical schools. *Medical Education* 35: 767–773.

41 Norcini, J.J. (2003). Setting standards on educational tests. *Medical Education* 37: 464–469.

42 Zeiky, M.J. (2001). So much has changed. How the setting of cutscores has evolved since the 1980s. In: *Setting Performance Standards: Concepts, Methods, and Perspectives* (ed. G.J. Cizek), 19–52. Mahwah, NJ: Lawrence Erlbaum Associates.

43 Cizek, G.J. (2001). *Setting Performance Standards: Concepts, Methods, and Perspectives*. Mahwah, NJ: Lawrence Erlbaum Associates.

44 Angoff, W.H. (1971). Scales, norms and equivalent scores. In: *Educational Measurement* (ed. R.L. Thorndike), 508–600. Washington, DC: American Council on Education.

45 Dauphinee, W.D., Blackmore, D.E., Smee, S.M. et al. (1997). Using the judgements of physician examiners in setting standards for a national multicentre high stakes OSCE. *Advances in Health Science Education* 2: 201–211.

46 Hodges, B. (2003). Analytic global OSCE ratings are sensitive to level of training. *Medical Education* 37: 1012–1016.

47 Smee, S.M. and Blackmore, D.E. (2001). Setting standards for an objective structured clinical examination: the borderline group method gains ground on Angoff. *Medical Education* 35: 1009–1010.

48 Pell, G., Fuller, R., Homer, M., and Roberts, T. (2012). Is short-term remediation after OSCE failure sustained? A retrospective analysis of the longitudinal attainment of underperforming students in OSCE assessments. *Medical Teacher* 34: 146–150.

49 Pugh, D., Halman, S., Desjardins, I. et al. (2016). Done or almost done? Improving OSCE checklists to better capture performance in progress tests. *Teaching and Learning in Medicine* 28 (4): 406–414.

50 Hattie, J. and Timperley, H. (2007). The power of feedback. *Review of Educational Research* 77 (1): 81–112.

51 Swanson, D.B. and Roberts, T.E. (2016). Trends in national licensing examinations in medicine. *Medical Education* 50: 101–114.

52 Boursicot, K. and Roberts, T. (2005). How to set up an OSCE. *The Clinical Teacher* 2: 16–20.

拓展阅读

Boursicot, K.L., Etheridge, S.Z., Sturrock, A. et al. (2011). Performance in assessment: consensus statement and recommendations from the Ottawa conference. *Medical Teacher* 33 (5): 370–383.

（翻译：陈心航；审校：齐建光）

24 医学教育中的标准设定方法:高利害评价

André F. De Champlain
Research and Development, Medical Council of Canada, Ottawa, Ontario, Canada

 本章要点

- 对于任何需要对考生能力作出判断的评价项目来说,无论是校内考试还是执照或认证考试,标准设定都是一项至关重要的活动。

- 在确定考试的分数线时没有所谓的"金标准"。分数线的获取应当有严格实施的过程,并有适当的支持文件和经验证据。

- 对于绝大多数医学教育评价,标准参照法比常模参照法更合适,因为前者是基于专家对最低胜任力构成的判断,而后者仅适用于选择决策。

- 对于多选题(MCQs),考虑到任务的性质,以测试为中心的标准设定方法(例如 Angoff 法和 Bookmark 程序)是

最合适的。对于表现性评价,考虑到客观结构化临床考试(OSCE)和基于工作场所的评价的复杂、多维性质,以考生为中心的方法是更可取的。

- 无论选择何种标准设定方法,都必须正确记录工作的各个阶段,包括测试目标、小组的选择和组成以及对边界或最低胜任力考生的定义。

- 提供证据来支持分数线的稳定性是支持内部效度不可或缺的一部分。记录应用分数线对通过/不通过率的影响,以及与其他类似评价决策的关系,是该标准外部效度论证的核心。

做决策的需求

日常生活中,无论哪个方面都需要作出将人、物或事进行"分类"的决策,例如,通过测试以获得驾驶执照,这需要在交通法规知识和表现(通行、平行停车等)方面达到一定的熟练程度。这种分类的目的是防止不安全的司机进入车辆的驾驶室。同样,在刑事审判中作出裁决的陪审团,在仔细权衡案件证据,即分析相关数据后,负责将被告"分类"为"有罪"或"无罪"。陪审团的类比似乎在以下几个方面与评估过程中的标准设定特别相关:

- 两项活动都需要一个足够大且有代表性的人口参与群体(无论是公民还是职业)。

- 两项活动都需要作出决策用于分类(作出裁决或设置通过/不通过标准)。

- 信息的预期用途在两种情况中都非常相似(刑事审判中的因禁和/或塑新,以及标准设定过程中对保护公众和补救措施的相应考虑)。

在医生职业生涯的各个阶段,从本科医学教育到

专科医师的再认证,都需要作出决策。在是否授予行医执照[1,2]、是否授予证书[3-5]、是否允许进入专业团体[6,7]等方面,以及在医学院层面[8-12],都会面临关键的决策,这些决策是通过一个被称为标准设定的过程达成的。Cizek[13]将标准设定描述为"遵循正确规定的、合理的规则或程序系统,从而确定一个数字来区分两种或多种状态或程度的表现"(例如,通过/不通过)。鉴于需要确保公众相信毕业生以及证书或执照持有者拥有安全的临床实践所需的知识和技能,这项活动在卫生专业领域尤为关键[14,15]。尽管如此,对于分数线(cut-score)和及格标准(passing standard)这两个词,仍然存在一个基本的误解(见知识点 24.1)。

知识点 24.1　定义

- 标准是对表现水平的定性描述,可被视为能力的概念定义。

- 分数线或及格分数对应于反映该标准的数字,可被视为能力的操作性定义。

合格标准与分数线

在标准参照设定的情况下，任何测试成绩的主要用途是确定考生是否掌握了与测试成绩相匹配的能力。无论是学校层面的考试，还是授予执照和／或作出认证决策，都要例行进行合格标准设定工作，该标准被视为是由考试所衡量的重要技能领域的掌握指标或能力指标。

Kane[16]将合格标准定义为对实践中所需的可接受的表现和知识水平的定性描述。因此，合格标准可以被看作是能力的概念性或定性定义。例如，在本科最后一年的 OSCE 中，合格标准就规定了及格边界考生要进入督导实习所必需的信息收集、体格检查和交流技能。另一方面，分数线是一个反映标准的数字，它是对能力的一种操作性定义。在前文的例子中，专家小组成员可能会决定，一个得分在 65% 或以上的考生已经达到最后一年本科 OSCE 的表现标准。

合格标准设定中的关键注意事项

合格标准设定是一个过程，它可以以将人类的判断以合情合理的方式综合起来，以便于将众多的分数划分为两个或更多的类别。鉴于对专家判断的重视，必须强调所有合格标准在本质上都是主观的。因此，在设定测试的分数线时没有"金标准"。分数线会随着多种因素的变化而变化，包括但不限于选择设定合格标准的方法和参与评审的专家小组[17-21]。Jaeger[18]很好地总结了这一点，他指出"正确的答案（在标准设定中）不存在，除了在那些提供判断的人的头脑中"。遵循由适当经验证据支持的系统过程可以帮助标准设定小组以合理的方式将（基于政策的）判断转化为评分量表，但没有任何方法可以确定绝对完美的分数线来区分精熟者与非精熟者或通过者与失败者。

鉴于任何标准设定过程中固有的主观性，最佳做法是选择一个在背景和教育特征方面广泛代表目标测试人群的评委小组[22,23]。鉴于医学教育评价的复杂性，标准设定小组的组成变得尤为重要。尽管小组成员的资历和专业水平很高，但为了确保所得出的分数线在评价目标下是合理的，对他们进行广泛的培训是必不可少的[24]。如果没有特殊事宜，培训是必要的，以确保所有小组成员在评价目标、标准设定工作的目的、要求他们完成的任务以及对什么是最低胜任力或边界表现的一般定义等方面协调一致[25]。一个典型的合格标准设定培训需要几个步骤，包括：①向小组成员提供测试材料样本；②清楚地介绍要求参与者完成的任务；③对（及格）边界考生的定义进行一段时间的讨论；④对一组示例进行判断；⑤讨论一段时间以澄清参与者之间的误解；⑥对培训后的各个方面进行调查[22]。

除以上注意事项外，本章所概述的方法将提供可以遵循的系统性步骤，以确保所得出的分数线是合理的，并且是基于专家小组的充分经验而非任性的判断。在概述制定考试分数线的方法之前，我们将首先回顾常模参照标准和标准参照标准之间的区别（见知识点 24.2）。

知识点 24.2　关键注意事项

- 合格标准设定中没有"金标准"。
- 合格标准及其分数线应反映专家对能力构成的判断，并要得到多种证据支持。
- 标准设定小组应由在性别、年龄、专业、地区等方面广泛代表所有主要考试利益相关者的专家组成。
- 无论采用何种方法，对标准设定小组进行全面培训对任何考试都至关重要。

常模参照标准和标准参照标准

在一个非常高的层次上，合格标准本质上可分为常模参照标准（norm-referenced standard）和标准参照标准（criterion-referenced standard）[26]。常模参照标准是一种相对标准，即分数线是由一组考生间的表现对比得出的。有许多常模参照标准的例子，例如，将分数线设定为高于班级平均值的一个标准差，或者将分数线设定为分布中的第 90 百分位数等。其基本概念是，分数线的设定完全作为一个组的相对表现比较的函数。考生的通过或失败，完全取决于其他考生的表现。

另一方面，在标准参照的框架内，合格标准通常被设定为考生需要展示的领域知识量的函数，而不考虑群体的表现。因此，它是一个绝对的标准。例如，一个医学专家小组可能会根据他们的专业判断和考试的目的，确定考生需要掌握该领域 70% 的知识才能被认为是最基本的能力。

对于专业考试来说，由于一些原因，标准参照标准通常是首选。首先，常模参照标准几乎不能说明某个考生知道什么或不知道什么，因为它完全是基于群体的相对表现。其次，更重要的是，在常模参照标准的制定过程中,所选择的分数线会随着小组的能力水平而变化。较低的分数线将来自于能力较差的考生的表现,而较高的分数线将由能力较强的群体来设定。这反过来又会产生不同能力水平的考生群。例如,将分数线设定为低于平均值的一个标准差,就会导致任何群组中约有 16% 的人不合格,而不论考生是否知道。然而,可以想象的是,这些群体在各领域的知识上可能有很大的差异。如果一个班级是由高能力的学生和低能力的学生组成,那么"接近平均水平"的分数就会有相当不同的意义。也就是说,合格成绩的含义(以及由此产生的"最低胜任力")会随着考生通过的时间和对象而变化。

因此,从政策和专业的角度来看,用常模参照的方法来设定合格标准是站不住脚的。唯一可以使用常模参照标准的情况是,必须通过考试筛选出少量的考生(例如,为了有限的研究生教育名额)。

设定标准的标准参照法很有吸引力,因为它们克服了许多限制。使用标准参照法设定的分数线反映了代表某一行业广泛领域的专家们所认同的熟练程度,表明考生拥有安全执业所需的技能和知识。由于这个原因,多年来,在医疗执照考试以及其他卫生专业考试项目中,已经成功地采用了标准参照法来设定分数线[1,2,27-29]。以下两节简要介绍了最常用的标准参照标准设定方法(见知识点 24.3)。

知识点 24.3 常模参照与标准参照

- 常模参照标准是一个相对标准,它被设置为任意一组考生表现的函数。
- 标准参照标准是一个绝对标准,它根据专家认为反映能力的因素设定,而不管任何一组考生的整体表现如何。
- 对于医学教育考试,常模参照标准仅适用于选择目标。对于绝大多数决定(例如毕业、通过实习等),标准参照标准是更合适的。

以测试为中心的方法

以测试为中心的标准参照法经常用于对知识评价(例如选择题考试)设置合格分数线。在这种形式的标准设定中,专家被要求判断测试或任务在每个项目上达到标准所需的表现水平(如最低胜任力)。常见和常用的以测试为中心的方法包括 Angoff 法、Ebel 法、Nedelsky 法和 Bookmark 程序[30](知识点 24.4)。

知识点 24.4 聚焦:以测试为中心的方法

- 对于选择题,通常使用以测试为中心的方法来设定标准。流行的以测试为中心的方法包括 Angoff 法、Ebel 法、Nedelsky 法和 Bookmark 法。
- 鉴于评价小组成员基本上被要求在以测试为中心的标准设定练习中估计最低胜任力考生的每个单独题目的特征,即 Angoff 法和 Bookmark 法的难度、Ebel 法的难度和相关性,以及额外的"猜测"使用 Nedelsky 法等,此外,在培训阶段就什么是边界候选人进行讨论并达成广泛的共识是至关重要的。
- Angoff 法和 Bookmark 法由于其本身的简单性,最常用于设定选择题测试的标准。
- Ebel 法和 Nedelsky 法对小组成员提出了更强的认知要求,这在许多测试中可能很难得到;分别确定相关性以及边界考生消除干扰项的可能性。

Angoff 法

在 Angoff 程序中,评价小组成员被要求逐项估计最低胜任力的考生能正确回答每个题目的比例[31]。实际上,这构成了基于专家判断的考试每个组成部分的难度评估。然后将每个专家评委的这些比例相加。通常情况下,各评委的题目比例之和的平均值或中位数被视为考试的分数线。知识点 24.5 提供了一个关于 Angoff 程序的简单说明,该程序基于一个三人评价小组完成的五项测试。在此示例中,小组成员的分数线从 1.35(或 1/5)到 2.65(或 3/5)不等。因此,可以选择等于 1.97/5(或 2/5)的总分作为最终分数线。

知识点 24.5 Angoff 法标准设定示例

在这五项测试中,三位考官参与了标准的制定,并被要求逐项估计能正确回答每个题目的"最低胜任力"考生的比例。

考官	1	2	3
题目 1	0.65	0.60	0.75
题目 2	0.60	0.40	0.60
题目 3	0.25	0.10	0.35
题目 4	0.10	0.05	0.55
题目 5	0.30	0.20	0.40
总分数线	1.9(或者 2/5)	1.35(或 1/5)	2.65(或 3/5)

总分数线 =(1.9+1.35+2.65)/3=5.9/3=1.97/5 或 2/5。

也有人提出了改良 Angoff 法来确定合格标准[9,32-35]。改良 Angoff 法允许评价小组成员在一般性讨论后修改他们的判断[36]。其他修正方法需要在最初一轮评分之后提供常模数据(例如题目难度和区分度指数)，以便为小组成员提供"现实表现检查"，以衡量他们的初步判断，并在最终决策中根据需要对其进行修改[37]。

优点和局限

Angoff 系列方法的一个主要优点是，它们已经被广泛用于一系列考试，包括 MCQ 和基于表现的评价[34]。因此，任何有兴趣进行这种工作的研究人员都可以获得大量的证据和信息。此外，Angoff 法还具有一定的直觉吸引力，因为小组成员需要根据他们对材料和考生的专业知识审查测试题目并作出判断。最后，Angoff 法通过"是/否"的方法来确定分数线[38]，简化了任务。

另一方面，由于 Angoff 法要求小组成员完成两项主要任务，即阐明什么是最低胜任力的考生水平，并估计最低胜任力的考生能正确回答每个题目的比例，Angoff 法受到了很多质疑[35]。Shepard[39]认为，提交给小组成员的任务在认知上太有挑战性，可能超出了大多数参与者的能力。然而，其他人则反驳了这一说法，并将这些困难归咎于对小组成员的培训不足，或缺乏指导判断的表现数据[40]。Plake 等人[41]的研究也表明，在高利害性认证测试中，题目表现的估计值在小组内部和小组之间，以及在不同年份之间是一致的。这些发现再次强调了为标准设定工作选择合适的评委小组的重要性，更重要的是，要对所有专家进行广泛的培训，以消除对手头任务性质的误解。尽管有这些局限性，Angoff 系列方法仍然是最普遍、最长久、研究最深入的一套设定考试分数线的程序[30]。

Ebel 法

Ebel 法在程序上扩展了 Angoff 法，要求小组成员不仅为每个题目预估难度，而且还要提供内容相关性，因为这些范畴被认为是测试的基础[42]。通过将难度判断和相关性判断的交互项相加，计算出分数线。知识点 24.6 提供了一个二维 Ebel 网格的简单例子。在这个例子中，评委们认为 50 个题目中的 5 个对内容和"简单"级别的难度至关重要。同样，小组成员被要求估计每个内容相关性/难度单元中，最低胜任力的考生能够正确回答的题目比例。由此得出的分数线是相关性/难度单元的交互项之和。在这个例子中，考生需要正确回答 25/50 个题目(50%)才能通过测试。

优点和局限

具有讽刺意味的是，Ebel 法在标准设定方面的一个优势，即除了难度之外，题目的相关性也被计入小组成员的判断中，但这也恰恰是它的主要弱点。例如，Berk[43]质疑小组成员是否能够区分内容(难度)和相关性的判断，因为这两个维度往往高度相关。从考试发展的角度来看，人们也可以质疑是否应当在考试中加入不相关的题目。在大多数情况下，总分被解释为对考生在(相互关联)领域的综合能力的总体反映。因此，那些被认为不相关的题目对于推断整体能力(如通过/不通过)或排名几乎没有任何贡献。

Nedelsky 法

Nedelsky[44]概述了一种基于以下前提的标准设定方法：在作答 MCQ 时，最低胜任力的考生首先根据对材料的了解排除他们认为不正确的选项，然后在剩余的选项中随机猜测。实际分数线相当于各题目剩

知识点 24.6　Ebel 法标准设定示例

在这个有 50 个题目的考试中，标准设定小组被邀请考虑题目的相关性和难易程度，然后估计最低胜任力的考生在每个单元中正确回答问题的比例。

内容相关性	难度等级		
	简单	中等	困难
至关重要(essential)	0.85(5 题)	0.65(10 题)	0.25(5 题)
重要(important)	0.75(5 题)	0.55(5 题)	0.15(5 题)
尚可(acceptable)	0.65(3 题)	0.45(4 题)	0.10(3 题)
有疑问(questionable)	0.65(2 题)	0.40(2 题)	0.05(1 题)

分数线 $=0.85\times5+0.65\times10+0.25\times5+0.75\times5+0.55\times5+0.15\times5+0.65\times3+0.45\times4+0.10\times3+0.65\times2+0.40\times2+0.05\times1=25.45/50(50\%)$。

余选项数量的倒数之和。举例来说，假设一组小组成员估计，在一次由五个选项组成的 MCQ 测试中，最低水平的考生会分别排除以下数量的选项：2、1、3、3、4。因此，Nedelsky 法的分数线对应的是：

$$(1/3+1/4+1/2+1/2+1/1)/5=2.58/5 \text{ 或 } 3/5 (60\%)$$

优点和局限

Nedelsky 法的主要优点是，它允许小组成员在作出判断时考虑到干扰因素的质量，也就是说，在回答选择题时，最低胜任力的考生可能拥有一部分知识。然而，该方法也存在着一些缺点。首先，强加给小组成员的任务比 Angoff 法或 Ebel 法中的任务要繁重得多。考官不仅要估计最低胜任力考生作出正确回答的概率，而且还要估计他们认为考生在注意力不集中或知识掌握不全的情况下可以排除的选项。此外，由于程序的性质，小组成员提供的概率值事实上是受到限制的。例如，对于一个五选一的选择题，考官们能提供的唯一合理的估计值是 0.20、0.25、0.33、0.50 和 1.00[43]。也就是说，最低胜任力的考生可以把 0、1、2、3 或 4 个选项作为非可信的选项排除。最后，也是最重要的一点，Nedelsky 法假设最低胜任力的考生的考试行为是相同的，也就是说，他们以同样的方式猜测那些没有被排除为不可靠的选项。考虑到风险行为、不同的知识掌握情况和其他因素，这一假设受到了严重质疑[45,46]。尽管已经有研究提出了对该程序进行改良来解决这些问题[47]，但在过去的几十年里，由于其固有的复杂性，以及与其他方法相比并无益处，Nedelsky 法的受欢迎程度已经减弱。

Bookmark 法

Bookmark 法（书签法）由于其内在的简单性，也经常被用来设定分数线[48]。在这种方法中，测试题目按照难度从低到高的顺序呈现给小组成员（小册子中每页一个题目）。虽然该方法的初衷是将题目的顺序作为基于项目反应理论（IRT）的难度估计的函数，但也可以对该方法进行调整，以简单的 P 值（正确回答的比例）来排列选择题。每个小组成员都需要放置一个书签（一条停止规则），超过这个书签，一个最低胜任力的考生就不能正确回答剩余的题目。请注意，Bookmark 法也经常被用于多重分数线的设置（例如，确定基本合格、熟练和高级的水平）。在其最简单的应用中，最终的分数线将对应于各小组成员书签所在位置的中位数。需要指出的是，最初的 Bookmark 程序也将这个分数线转化为基础的 IRT 能力指标[48]。在该方法的改良方式中也提出，需要增加使用表现基准[49,50]。希望获得更多细节的读者，可以参考这些参考文献。

优点和局限

Bookmark 法的主要优势在于它的简单性和对小组成员施加的相对较轻的认知负荷，至少与其他以考试为中心的方法相比是如此。考试题目根据难度排序（同样，参与者并不知道），小组成员需要放置一个或几个书签来划分两个或多个能力类别。Bookmark 法的另一个有吸引力的特点是，它可以很容易地应用于选择题、表现性测试以及混合形式的评价。最后，它与 IRT 能力指标的传统联系也有很大的吸引力，因为大多数大规模的考试题目都是采用基于 IRT 的方法来进行一系列的活动，包括考试的构建、评分、缩放和等分。因此，Bookmark 的标准设定方法可以很容易地被整合到一个统一的 IRT 框架中。

尽管有这些优点，从业者也应该注意到 Bookmark 标准设定法也有其局限性。首先，Bookmark 标准设定工作中的分数线与考试形式的难度有着密不可分的联系。为了说明这一点，请考虑一个相对于考生的能力水平来说非常"容易"的考试。医师执照考试和认证考试（medical licensing and certification examinations）通常就是这种情况，90% 以上的第一次参加考试的人通常会通过[27]。这种"错误定位"会使小组成员无法放置一个适当的书签。在某些情况下，当考生样本能力很强时，即使是册子上的最后一个题目也很容易区分出掌握者和非掌握者，这是可信的。正如其他人提到的[30]，这个问题也可能出现在其他以测试为中心的方法中。Bookmark 法，由于题目难度的排序，使得此类问题都非常明显。这种标准设定方法的另一个限制是，如果由于成绩不佳而删除了一些项目，那么小册子（即每页有一个项目的测试项目）就需要重新排序。最后一个限制是，就整个考试表的难度从低到高的差异而言，题目可能不是，事实上也不可能是均匀分布的。因此，小组成员可能很难在量表上确定一个最能区分掌握者和非掌握者的实际点，也就是说，鉴于题目难度之间有差距，Bookmark 法可能无法识别。虽然这些局限性并没有使 Bookmark 法失效，但从业者应该意识到这些潜在的问题，并在实际的标准设定工作之前作出相应的计划。

以考生为中心的方法

另一方面，以考生为中心的标准参照法是根据一组合格的专家小组成员对成绩的总体判断来设定标准。鉴于医学教育中表现性评价的综合、多维性质,后一种方法特别适合用于设定 OSCE 的分数线[51]。例如,两种常见的以考生为中心的标准设定法是对比组法和边界组法[52,53]。(见知识点 24.7)。

知识点 24.7 聚焦:表现性评价中的标准设定

- 对于表现性测试,例如 OSCE 和基于工作场所的评价,通常使用以考生为中心的方法来设定标准。常见的以考生为中心的标准设定方法包括对比组法和边界组法。
- 这些方法很有吸引力并且非常适合表现性评价,因为它们允许小组成员提供对表现的整体判断。它们要求小组成员将考生分配到两个或更多的熟练程度类别(例如,掌握/非掌握、不合格、基本合格、非常合格等)。
- 虽然吸引人,但这些方法本质上将专家小组视为“金标准”。因此,有必要进行充分的培训,以确保他们充分理解任务以及边界性表现的定义。
- 在实施任何以考生为中心的标准设定方法时需要考虑许多技术问题,包括:①确定与假阳性和假阴性分类相关的成本;②确保边界可接受的群体由足够多的考生组成;③对于对比组法,确保小组成员能够将考生分配到两个类别之一。

对比组法

在对比组法中,要求小组成员对每个考生的表现情况(如 OSCE 站的核查表和评分表)进行审查,并确定考生是否有资格通过测试。然后将两组考生(不合格和合格)的 OSCE 考站的分数绘制在图表上。通常选择最能区分两组应试者的分数作为分数线[52-54]。图 24.1 显示了一个对比图的样本。在此示例中,如果假阳性和假阴性的决策具有同等重要性,则可以选择交叉区的中点作为分数线值。但是,如果测试的目的是保护病人不受渎职行为的影响,则应选择交叉区的上部数值(尽量减少假阳性判断,即尽量减少不具备通过所需临床技能的通过者的数量)。

边界组法

在边界组法中,小组成员还被要求审查每个考生的表现概况,并确定不合格和合格的表现。此外,小组成员必须指定那些被认为只是处于合格边界的考生,然后将这些处于合格边界的考生的分数绘制在图

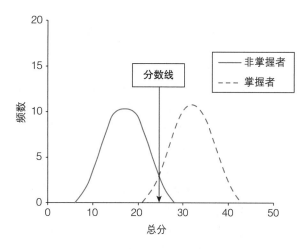

图 24.1 使用对比组法确定分数线

表上。通常情况下,中值被选为测试的分数线[1,53]。这种方法的一个局限性是,合格边界组的规模可能相当小,从而导致分数线(如中位数)值非常不稳定。

作为解决这一缺陷的手段,边界回归法被提出来作为一种改良的、相关的标准设定方法。正如它所暗示的,这个程序使用线性回归模型来预测分数表上的分数线,作为评级类别(如不合格、合格边界、合格)的一个函数。也就是说,一个给定的 OSCE 站的合格分数是通过将考生的分数(如核查表的分数)回归到全局评分上得到的。与更传统的边界组方法不同,所有的数据点都被用于确定分数线,而不仅仅是那些与合格边界的考生有关的数据[55]。

优点和局限

对比组法和边界组法非常相似,它们要求小组成员通过将考生分为两个(或更多)类别,对其整体表现作出全面判断。事实上,可以把边界组法看作是对比组方法的概括,即专家不仅需要确定一个表现是合格的还是不合格的,还需要确定其是否“处于边界”,即处于合格的边界。鉴于这些方法之间的高度相似性,它们具有相同的优点和局限性也就不足为奇了。

从正面看,这两种方法通常都是表现性评价的首选,如 OSCE 和基于工作场所的评价,因为它们要求小组成员完成一项更“直观”的任务,即把考生分类为不合格、合格或合格边界。它们也很适合这些复杂的评价,因为作出分类判断的维度往往是高度相关的。因此,这些方法为小组成员提供了自由度,使他们在对考生作出分类决定时可以将所有的考虑因素纳入其中。同时,这两种方法所提供的更大程度的灵活性也有可能构成它们的主要局限。它们都将小组成员的判断视为内在的信度和效度,即作为“金标准”。任

何可能减损小组成员提供这种判断能力的因素都会使最终的分数线值出现难以预测的偏差，并会导致一个对此分组考生最不公平的标准。因此，主管者应确保为小组成员提供的培训至少可以将这种影响降到最低，以最终确保为所有利益相关者提供合乎情理的程序。我们很容易设想这样一种情况：小组成员可能非常熟悉他们所评价的考生，但他们在作出判断时却受到与结构无关的因素的影响。这种与结构无关的因素可能包括性别、种族、穿着、性格、工作习惯，以及其他与考试所定义的"能力"无关的外在特征。

对比组法和边界组法的核心前提是，可以为一项工作确定足够大的、在该领域具有代表性的专业人员群体，并训练他们按照指示完成手头的工作。训练不足会导致一些不理想的结果，包括倾向于将大量的考生分配到合格边界组[56,57]。虽然这听起来很吸引人，但考虑到分数线是由后一组的表现得出的，把几乎所有的考生都归入合格边界，会严重引发对测试质量、教学和其他因素的质疑，同时产生的分数线又会再次以难以确定的方式存在偏差。

与此相关的是，边界组法确实要求后一组由足够多的人组成，否则得出的分数线，无论是最简单情况下的中位数，还是基于更复杂的统计模型（如逻辑回归、潜类别分析等）的预测值，都将是不稳定的，不能适当地反映"最低能力"。鉴于传统的对比组标准练习中所要求任务的二分性质，小组成员可能也很难将考生分为可接受或不可接受，而没有边缘可接受表现的选项。Plake 和 Hambleton[56]等人提出了一个扩展方法，该方法确实允许更细的决策等级。最后，对于这两种方法来说，至关重要的是，医学教育者要明确制定一个策略，概述对考生进行错误分类的后果。在以保护公众为首要考虑的情况下，对假阳性（不应通过的考生通过了）和假阴性（本应通过的考生失败了）的决定一视同仁可能是非常不可取的。在后一种情况下，最大限度地减少假阳性的分类是更值得关注的。相反，在利害较低的情况下，尽量减少假阴性错误可能是完全可以接受的策略。鉴于小组成员所承担的巨大责任，所有与对比组和边界回归方法相关的潜在局限性，再次强调了主管者在这种标准设定工作中需要发挥的关键作用。事实上，可以毫不夸张地说，主管者可以"决定"边界组或对比组的标准设定工作。

Hofstee 法

如果没有相关的政策考虑，使用标准参照的方法来设定标准可能会导致不可接受的结果。也就是说，所得出的分数线不应该导致不可接受的大比例的考生失败或小比例的考生通过。例如，假设某项医学专业考试一直有 15% 左右的考生不合格，再假设这个群体的能力每年都非常相似。如果经过 Angoff 程序后设定的分数线值导致 50% 的考生不合格，那么这个标准是不切实际的，从政策的角度来看，是不可接受的。

作为提供"现实检查"的一种手段，Hofstee[58]提出了一种"折中"方法，即向小组成员提出以下问题，然后将这些问题的答案绘制成（Hofstee）图：

- 将内容作为一个整体考虑，最大和最小的可接受分数线值是多少？ 这些通常在 Hofstee 图上标为 C_{min} 和 C_{max}。
- 最大和最小的可接受的失败率是多少？ 这些通常在 Hofstee 图上被列为 F_{max} 和 F_{min}。

图 24.2 提供了一个 Hofstee 图的例子。为了创建这个图，首先需要计算出一个累积正确率的分数分布。这个分布概述了在分数表的每个点上不合格考生的累积百分比。然后，将坐标(C_{min}, F_{max}) 和 (C_{max}, F_{min}) 绘制出来，用一条直线连接，如图 24.2 所示。这条线与频率分布的交点对应于 Hofstee 分数线。分数线值由 X 轴上的"分数线"值来说明。在图 24.2 所述的例子中，小组成员认为分数线不应低于 $55(C_{min})$，不应高于 $85(C_{max})$。同样，他们表示，失败率应至少为 $10\%(F_{min})$，但不高于 $50\%(F_{max})$。将这两组坐标联系起来，并在 X 轴上画一条线，可以得出 Hofstee 的分数线值为 65，这将导致约 35% 的考生不合格。Hofstee 方法的目的一般是确定标准参照的标准是否落在基于 Hofstee 的数值附近，也就是说，它们是否与政策相适应，并且与对分数线和失败率的整体考虑相一致[59]。

优点和局限

Hofstee 法的主要优点是，它允许小组成员在几乎没有限制的情况下对分数线和不及格率作出整体判断。根据他们的经验、对考试内容的了解以及考试的目标，小组成员必须确定成绩参数限制。Hofstee 法的灵活性和易实施性也构成了它的主要局限性。也就是说，它一般不被视为主要的标准设定方法，而是作为一种"现实检查"或后备方法，用来补充其他方法，无论是以测试还是以考生为中心。在这种支持背景下，Hofstee 法可以提供有价值的信息，帮助从业者衡量用更传统的方法设定的分数线是否符合小组成员的普遍期望。然而，鉴于它的临时性质，一般不应作为一个独立的措施。知识点 24.8 中讨论了另一种在医学教育领域越来越多使用的、更具争议性的标准设定方法。

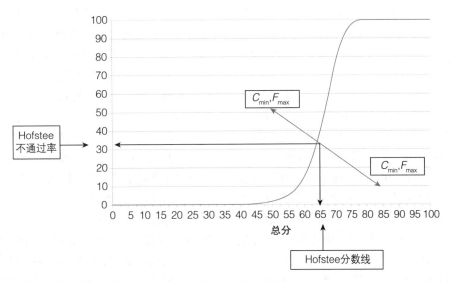

图 24.2 使用 Hofstee 图确定分数线

知识点 24.8 聚焦：Cohen 法

像 Angoff 法这样的标准设定方法是资源密集型的，而且很费时间。教师人数少、财政资源有限的学院可能难以汇集足够数量的专家，而这些专家是可靠和有效的方法所需要的。

Cohen 法是医学教育中越来越多地使用的另一种标准设定形式，即以"表现最好的"学生(学生得分在第 95 百分位数或 P95)作为参考点[10]。医学教育者决定这个高分群体的分数有多大比例是可以接受的，例如，60%×P95。修改后的 Cohen 法进一步提出，在该计划中，来自多个标准参照考试的历史数据可以使这个 Cohen 总分个性化，以更好地反映专家小组所期望的合格分数。因此，修正的 Cohen 法是一种混合方法，在创建分数线时结合了标准参照和常模参照的数据[60]。该方法的使用者认为，Cohen 分数线法省时省力，对学生也很公平，因为所有的学生都能通过考试，而且分数线随着考试难度的增加而变化。然而，Cohen 法的批评者认为这种分数线是常模参照的，而不是理想的标准参照的，因为它依靠预先确定的、相对随意的同组实际成绩的比例来创造分数线。

选择一种标准参照的标准设定方法

美国教育研究协会的"教育和心理测试标准"[61]明确指出，"不可能有单一的方法来确定所有考试或所有目的的分数线，也不可能有任何单一的程序来确

定其合理性"。沿着这样的思路，Angoff[61]还指出，"关于设定分数线的问题，我们已经观察到，几种判断方法不仅不能产生彼此一致的结果，甚至在重复应用时也不能产生相同的结果"。

尽管没有任何一种方法可以确定一个"最佳"的分数线值，因为后者总是包含在专业判断中，然而，在选择标准设定方法时，医学教育者可能希望考虑一些因素。接下来将介绍这些因素的概况。

遵守明确的标准设定过程的程度对分数线的影响最大。无论采用何种方法，该过程都应包括对考试目标和标准设定活动的明确定义、对小组成员的广泛培训以尽量减少任何误解，以及最低胜任力的构成或合格边界的表现。然而，考虑到考试的预期目标和考试分数使用者希望作出的相关决策，可以考虑多种因素来选择可能最合适的标准设定方法。

首先要问的问题之一是考试的形式是什么？对于基于知识的考试(如 MCQ)，鉴于小组成员被要求完成的任务，以考试为中心的方法最为合适，即根据对实际考试项目的审查来估计分数。相反，对于表现性评估，如 OSCE 和基于工作场所的评价，鉴于表现的复杂、多维度性质，以考生为中心的方法更适合制定标准。后者通常涉及对表现的整体判断。

其次，分数使用者可能还希望考虑考试的形式。例如，一些标准设定方法(如 Nedelsky 法)是专门为选择题而开发的。虽然有些方法可以用于不同的形式(如 Angoff 法)，但所做的某些假设可能会也可能不会满足预期。例如，Angoff 法及其分支假设表现本质上是补偿性的，即考生可以通过在部分考试中表现出色

来弥补其他部分的表现不佳。因此,这些方法不适用于各部分需要独立完成的联合型考试。另一些方法(Hofstee 法,对比组)则是为考试格式恒定的考试而开发的方法。

一个经常被传播的错误观点是,在制定标准时将多种方法结合在一起会提供一个"更好的分数线"。必须要重申,尽管来自知情判断,标准的制定和分数线的选择最终是政策决定。几乎没有证据表明,将多种方法结合起来会导致"更好"的标准[57]。既然没有"正确的"分数线,政策制定者如何才能综合多种方法的结果? 这种策略也需要大量的资源。系统地实施一种标准设定方法,总比提供几种(糟糕的)实施方法要好。同样,得出分数线时遵循的程序最终也是合乎情理的。后者包括适当地记录标准设定工作的所有阶段、清楚地描述小组成员的选择和培训,以及提供经验证据来支持分数线的使用,这些数据通常包括变异源(考官、小组等)对分数线值的影响、实施分数线值的后果(如根据历史趋势,通过/不通过率是否合适等)。

下一节将强调验证任何分数线的重要性(见知识点 24.9)。它提供了一些实用指南,以帮助选择标准设定方法。

知识点 24.9　实用建议:选择一个标准设定方法

- 任何标准设定方法都不可能产生"最佳"分值,因为它是基于专家对能力构成的内部构建。
- 一个过程在多大程度上被系统地实施并得到适当证据来源的支持比选择任何标准设定方法重要得多。
- 但是,在选择标准设定方法时可以考虑几个因素,包括考试形式(选择题与表现性评价)。
- 结合几种方法不会产生"更好"的标准,因为任何分数线的选择最终都是基于多种考虑的政策决定。

收集支持分数线的效度证据

无论采用何种标准设定方法,收集证据以验证所制定的标准是一个关键步骤[62,63]。正如本章所述,任何标准制定工作最终的重要意义在于,一个程序在多大程度上得到了系统地遵守,并且可以使用一些证据来源进行辩护。

支持程序效度的证据需要清楚地记录在标准制定报告中。这通常被写在所有标准制定报告的第一部分,需要彻底说明工作的每个步骤,包括:

- 对目标考试及其目的的概述。
- 明确阐述所选择的标准设定方法,并提供支持性的理由。
- 用于选择专家评委小组的过程,以及对他们的资格和他们代表整个行业的程度的描述。
- 概述工作的各个阶段,包括培训过程、表现标准的定义以及数据的收集方式。

就标准设定工作的各个方面对小组成员进行调查,这是支持程序效度的最后一项重要证据。评审员对程序的信心如何,更重要的是,对所产生的分数线的信心如何? 评价评委对培训阶段以及分数线的印象可以为任何标准设定工作提供强有力的确认。

鉴于大多数标准参照测试的高利害性,支持分数线的内部效度的证据也是非常重要的。也就是说,分数线的估计有多精确,它在任何有关方面的可重复性如何? 关于精确性,如果分数线与项目反应理论的能力指标相关,那么与分数线相关的能力估计的(条件)标准误差可以直接说明后者的稳定性。对于观察到的分数表(如数字-正确率、百分比-正确率等),实践者也可以使用复合二项式模型估计与分数线相关的误差量[64]。

此外,作为参与制定的评委、评委小组(如果涉及多个小组)、所选题目/考站等的函数,分数线受到影响的程度可以很容易地用概化理论来评价[8,65]。这个框架允许医学教育者估计可归因于上述任何方面或潜在测量误差来源的分数(包括分数线)的变化量。同样,基于 IRT 的评分量表模型[66]也可以提供有关考生能力分布、题目/考站的难度以及评分者的严格程度等方面的有用信息。不管用来收集内部效度证据的模型有多复杂,这一关键信息来源的目的是提供一个关于估计分数线的稳定性或精确性的指示,主要是为从业人员提供一些界限,以尽量减少其滥用。

支持分数线的外部效度的证据也应该是任何标准设定工作的一部分,因为这直接关系到实施标准的影响。根据分数线对失败率的影响来评估分数线的合理性,通常是外部验证工作的核心。例如,假设一个毕业班的 OSCE 通常有 10%~12% 的学生不合格,该班学生的能力与过去的班级相当,而且 OSCE 的难度也相似,那么在标准设定工作之后,55% 的失败率将需要对分数线及其适当性进行重点审查。

将结果与其他评价结果进行比较,构成了任何建议分数线的另一个重要外部效度来源。例如,通过率 / 不及格率与学生在其他考试的成绩或学生在类似结构的测试(如之前的 OSCE)中的成绩或状态的可比性如何?虽然我们不期望两次考试能精准地测量相同的领域,但它们应该为大多数考生产生可比的排名。

小结

标准设定是医学教育中所有评估活动的内在组成部分,涵盖了从本科生培训到医生再认证的众多工作。确定考生是否掌握了测试所需的各种能力是一个关键结果,不仅用于作出个人判断,而且还用于评价方案效力和教学效果等[67,68]。

首先要重申的是,没有"金标准",所有的分数最终都反映了一组内容专家对什么水平的表现构成"能力"的知情判断。因此,系统地遵循标准设定过程并以适当的经验证据支持其使用,是任何此类活动的核心。

本章介绍了一些标准设定方法,医学教育者可能希望根据他们测试的性质以及实际和财务方面的因素来考虑如何使用这些方法。尽管本章所介绍的大多数例子都集中在高利害性评价上,但同样的原则和程序在形成性评价环境中也有帮助。例如,在掌握学习和评价的环境中,本章所阐述的一些方法对于确定反映特定领域良好表现标准的行为可能是有用的[69,70]。

无论选择哪种方法来得出测试的分数线,在进行标准设定工作之前都需要解决几个问题。首先,评委小组应被视为所有测试利益相关者的缩影,因此应反映该行业认为重要的各种特征,无论是地理区域、医学院所在地、专业、性别或种族。召集这样一个广泛的小组将确保大多数行业成员的意见被纳入这项工作,并最终被纳入标准。

为任何标准设定小组确定适当数量的小组成员也很关键。邀请太少的小组成员是不明智的,因为一个持反对意见的考官的判断可能会对最终分数线的确定产生不适当的影响。另一方面,组建一个大型的小组可能不符合成本效益。因此,如上所述,明确小组的理想特征可以为确定小组的最佳规模提供宝贵的信息。一旦确定后,定期重新审视任何考试的分数线也是很重要的,以确保其在行业内可能发生的任何变化(无论是政策性的还是基于内容的)下的持续适当性。最后,有必要重申,不同的标准设定方法会产生不同的分数线值。任何标准设定工作的核心目标都应该是:①说明为什么选择这种特定方法;②仔细

记录整个工作过程中所遵循的所有步骤;③考虑到整体印象以及采用特定分数线的后果,将标准的选择建立在尽可能多的经验证据之上。希望本章能为任何需要确定测试分数线的医学教育工作者提供一个方便的指导框架,并强调在进行标准设定工作时需要考虑的一些问题。

致谢

感谢邦德大学(澳大利亚黄金海岸)助理教授 Carmel Tepper 提供了 Cohen 法的总结(知识点 24.8)。

参考文献

1 Dauphinee, W.D., Blackmore, D.E., Smee, S. et al. (1997). Using the judgments of physician examiners in setting the standards for a national multi-center high stakes OSCE. *Advances in Health Sciences Education: Theory and Practice* 2: 201–211.

2 Melnick, D.E., Dillon, G.F., and Swanson, D.B. (2002). Medical licensing examinations in the United States. *Journal of Dental Education* 66: 595–599.

3 Norcini, J.J. (1994). Research on standards for professional licensure and certification examinations. *Evaluation and the Health Professions* 17: 160–177.

4 Hess, B.J., Weng, W., Lynn, L.A. et al. (2011). Setting a fair performance standard for physicians' quality of patient care. *Journal of General Internal Medicine* 26: 467–473.

5 Sturmberg, J.P. and Hinchy, J. (2010). Borderline competence – from a complexity perspective: conceptualization and implementation for certifying examinations. *Journal of Evaluation in Clinical Practice* 16: 867–872.

6 Mucklow, J. (2011). Development and implementation of the specialty certificate examinations. *Clinical Medicine* 11: 235–238.

7 Lee, R.P., Venkatesh, B., and Morley, P. (2009). Evidence-based evolution of the high stakes postgraduate intensive care examination in Australia and New Zealand. *Anaesthesia and Intensive Care* 37: 525–531.

8 Lagha Richter, R.A., Boscardin, C.K., May, W., and Fung, C.C. (2012). A comparison of two standard-setting approaches in high-stakes clinical performance assessment using generalizability theory. *Academic Medicine* 87: 1077–1082.

9 Jalili, M. and Norcini, J.J. (2011). Comparison of two methods of standard setting: the performance of the three-level Angoff method. *Medical Education* 45: 1199–1208.

10 Cohen-Schotanus, J. and van der Vleuten, C.P. (2010). A standard setting method with the best performing students as point of reference: practical and affordable. *Medical Teacher* 32: 154–160.

11 Ricketts, C., Freeman, A.C., and Coombes, L.R. (2009). Standard setting for progress tests: combining external and internal standards. *Medical Education* 43: 589–593.

12 Boursicot, K.A., Roberts, T.E., and Pell, G. (2006). Standard setting for clinical competence at graduation from medical school: comparison of passing scores across five medical schools. *Advances in Health Sciences Education: Theory and Practice* 11: 173–183.

13 Cizek, G.J. (1993). Reconsidering standards and criteria. *Journal of Educational Measurement* 30: 93–106.

14 Kane, M.T., Crooks, T.J., and Cohen, A.S. (1999). Designing and evaluating standard-setting procedures for licensure and certification tests. *Advances in Health Sciences Education* 4: 195–207.

15 Norcini, J.J. and Shea, J.A. (1997). The credibility and comparability of standards. *Applied Measurement in Education* 10: 39–59.

16　Kane, M.T. (2001). So much remains the same: conception and status of validation in setting standards. In: *Setting Performance Standards: Concepts, Methods, and Perspectives* (ed. G.J. Cizek), 53–88. Mahwah, NJ: Lawrence Erlbaum Associates.

17　Impara, J.C. and Plake, B.S. (2000). A comparison of cut scores using multiple standard setting methods. Paper presented at the meeting of the American Educational Research Association, New Orleans, LA (April 24–28, 2000).

18　Jaeger, R.M. (1989). Certification of student competence. In: *Educational Measurement*, 3e (ed. R.L. Linn), 485–514. New York: Macmillan.

19　Livingston, S.A. and Zieky, M.J. (1989). A comparative study of standard setting methods. *Applied Measurement in Education* 2: 121–141.

20　Longford, N.T. (1996). Reconciling experts' differences in setting cut-scores for pass–fail decisions. *Journal of Educational and Behavioral Statistics* 21: 203–213.

21　Norcini, J.J. and Shea, J. (1992). The reproducibility of standards over groups and occasions. *Applied Measurement in Education* 5: 63–72.

22　Hambleton, R.K. and Pitoniak, M.J. (2006). Setting performance standards. In: *Educational Measurement*, 4e (ed. R.L. Brennan), 433–470. New York: Macmillan.

23　Jaeger, R.M. (1991). Selection of judges for standard setting. *Educational Measurement, Issues and Practice* 10: 3–6. 10, 14.

24　Raymond, M.R. and Reid, J.B. (2001). Who made thee a judge? Selecting and training participants for standard setting. In: *Setting Performance Standards: Concepts, Methods and Perspectives* (ed. G.J. Cizek), 119–157. Mahwah, NJ: Lawrence Erlbaum.

25　Skorupski, W.P. and Hambleton, R.K. (2005). What are panelists thinking when they participate in standard setting studies? *Applied Measurement in Education* 18: 233–256.

26　Norcini, J.J. (1994). Research on standards for professional licensure and certification examinations. *Evaluation and the Health Professions* 17: 236–241.

27　Swanson, D.B., Case, S.M., Waechter, D. et al. (1993). A preliminary study of the validity of scores and pass/fail standards for USMLE steps 1 and 2. *Academic Medicine* 68: s19–s21.

28　Wendt, A. and Kenny, J. (2007). Setting the passing standard for the National Council Licensure Examination for Registered Nurses. *Nurse Educator* 32: 104–108.

29　De Champlain, A.F. (2004). Ensuring that the competent are truly competent: an overview of common methods and procedures used to set standards on high-stakes examinations. *Journal of Veterinary Medical Education* 31: 61–5.

30　Cizek, G.J. (2012). *Setting Performance Standards: Foundations, Methods and Innovations*. New York: Routledge.

31　Angoff, W.H. (1971). Scales, norms, and equivalent scores. In: *Educational Measurement*, 2e (ed. R.L. Thorndike), 508–600. Washington, DC: American Council on Education.

32　Plake, B.S. and Impara, J.C. (1997). Standard setting: an alternative approach. *Journal of Educational Measurement* 34: 353–366.

33　Downing, S.M., Lieska, N.G., and Raible, M.D. (2003). Establishing passing standards for classroom achievement tests in medical education: a comparative study of four methods. *Academic Medicine* 78: s85–s87.

34　Hambleton, R.K. and Plake, B.S. (1995). Using an extended Angoff procedure to set standards on complex performance assessments. *Applied Measurement in Education* 8: 41–55.

35　Ricker, K.L. (2006). Setting cut-scores: a critical review of the Angoff and modified Angoff methods. *The Alberta Journal of Educational Research* 52: 53–64.

36　Jaeger, R.M. (1978). A proposal for setting a standard on the North Carolina high school competency test. Paper presented at the meeting of the North Carolina Association for Research in Education, Chapel Hill, NC.

37　Norcini, J.J. (1988). The effect of various factors on standard setting. *Journal of Educational Measurement* 25: 57–65.

38　Plake, B.S. and Cizek, G.J. (2012). Variations on a theme: the modified Angoff, extended Angoff, and yes/no standard setting methods. In: *Setting Performance Standards: Foundations, Methods and Innovations* (ed. G.J. Cizek), 181–199. New York: Routledge.

39　Shepard, L. (1995). Implications for standard setting of the National Academy of Education evaluation of National Assessment of Educational Progress achievement levels *Proceedings of the Joint Conference on Standard Setting for Large-Scale Assessments*, vol. II, pp. 143–160. Washington, DC: US Government Printing Office.

40　Hambleton, R.K., Brennan, R.L., Brown, W. et al. (2000). A response to 'setting reasonable and useful performance standards' in the National Academy of Sciences' Grading the Nation's Report Card. *Educational Measurement, Issues and Practice* 19: 5–14.

41　Plake, B.S., Impara, J.C., and Irwin, P.M. (2000). Consistency of Angoff-based predictions of item performance: evidence of the technical quality of results from the Angoff standard setting method. *Journal of Educational Measurement* 37: 347–356.

42　Ebel, R.L. (1972). *Essentials of Educational Measurement*. Englewood Cliffs, NJ: Prentice-Hall.

43　Berk, R.A. (1986). A consumer's guide to setting performance standards on criterion-referenced tests. *Review of Educational Research* 56: 137–172.

44　Nedelsky, L. (1954). Absolute grading standards for objective tests. *Educational and Psychological Measurement* 14: 3–19.

45　Gross, L.J. (1985). Setting cutoff scores on credentialing examinations: a refinement in the Nedelsky procedure. *Evaluation and the Health Professions* 8: 469–493.

46　Melican, G.J. and Plake, B.S. (1985). Are correction for guessing and Nedelsky's standard setting method compatible? *Journal of Psychoeducational Assessment* 3: 31–36.

47　Smith, R.M. and Gross, L.J. (1997). Validating standard setting with a modified Nedelsky procedure through common item test equating. *Journal of Outcome Measurement* 1: 164–172.

48　Lewis, D.M., Mitzel, H.C., Green, D.R., and Patz, R.J. (1999). *The Bookmark Standard Setting Procedure*. Monterey, CA: McGraw-Hill.

49　Barton, P.E. (2009). Contents for a new NAEP report: The five largest states. Paper presented for the National Assessment Governing Board. https://nagb.gov/focus-areas/reports/contents-new-naep-report-mega-states.html (accessed 26 June 2018).

50　Pashley, P.J. and Phillips, G.W. (1993). *Toward World-Class Standards: A Research Study Linking International and National Assessments*. Princeton, NJ: Educational Testing Service.

51　Boulet, J., De Champlain, A. and McKinley, D. (2003). Setting defensible performance standards on OSCEs and standardized patient examinations. *Medical Teacher* 25: 245–9.

52　Berk, R.A. (1976). Determination of optimal cutting scores in criterion-referenced measurement. *Journal of Experimental Education* 14: 9475–9469.

53　Livingstone, S.A. and Zieky, M.J. (1982). *Passing Scores: A Manual for Setting Standards of Performance on Educational and Occupational Tests*. Princeton, NJ: Educational Testing Service.

54　Clauser, B.E. and Nungester, R.J. (1997). Setting standards on performance assessments of physicians' clinical skills using contrasting groups and receiver operator characteristic curves. *Evaluation in the Health Professions* 20: 215–238.

55　Wood, T.J., Humphrey-Murto, S., and Norman, G.R. (2006). Standard setting in a small scale OSCE: a comparison of the Modified Borderline-Group Method and the Borderline Regression Method. *Advances in Health Sciences Education* 11: 115–122.

56　Plake, B. and Hambleton, R. (2001). The analytic judgment method for setting standards on complex performance assessments. In: *Setting Performance Standards: Concepts, Methods, and Perspectives* (ed. G.J. Cizek), 283–312. Mahwah, NJ: Erlbaum.

57　Cizek, G.J. and Bunch, M.B. (2007). *Standard Setting: A Guide to Establishing and Evaluating Performance Standards on Test*. Thousand Oaks, CA: Sage Publications.

58　Hofstee, W.K.B. (1983). The case for compromise in educational selection and grading. In: *On Educational Testing* (ed. S.B. Anderson and J.S. Helminck), 107–127. San Francisco, CA: Jossey-Bass.

59　De Gruiiter, D. (1985). Compromise models for establishing examination standards. *Journal of Educational Measurement* 22: 263–9.

60　Taylor, C.A. (2011). Development of a modified Cohen method of standard setting. *Medical Teacher* 33: e678–e682.

61　American Educational Research Association (1999). *Standards for educational and psychological testing*. Washington, DC: American Educational Research Association, American Psychological

Association, National Council on Measurement in Education.

62 Angoff, W.H. (1988). Validity: an evolving concept. In: *Test Validity* (ed. H. Wainer and H. Braun), 19–32. Hillsdale, NJ: Erlbaum.

63 Kane, M.T. (1994). Validating the performance standards associated with passing scores. *Review of Educational Research* 64: 425–461.

64 Lord, F.M. (1984). *Standard Errors of Measurement at Different Score Levels (Research Report RR-84-8)*. Princeton, NJ: Educational Testing Service.

65 Verhoeven, B.H., van der Steeg, A.F., Scherpbier, A.J. et al. (1999). Reliability and credibility of an Angoff standard setting procedure in progress testing using recent graduates as judges. *Medical Education* 32: 832–837.

66 Andrich, D. (1978). A rating scale formulation for ordered response categories. *Psychometrika* 43: 561–573.

67 Brandon, P.R. (2005). Using test standard-setting methods in educational program evaluation: addressing the issue of how good is good enough. *Journal of MultiDisciplinary Evaluation* 2: 1–29.

68 Bennett, J., Tognolini, J., and Pickering, S. (2012). Establishing and applying performance standards for curriculum-based examinations.

Assessment in Education: Principles, Policy & Practice 19: 321–339.

69 McGaghie, W. (2015). Mastery learning: it is time for medical education to join the 21st century. *Academic Medicine* 90: 1438–1441.

70 Inui, T.S. (2015). The charismatic journey of mastery learning. *Academic Medicine* 90: 1442–1444.

拓展阅读

American Educational Research Association (1999). *Standards for educational and psychological testing*. Washington, DC: American Educational Research Association, American Psychological Association, National Council on Measurement in Education.

Cizek, G.J. and Bunch, M.B. (2007). *Standard Setting: A Guide to Establishing and Evaluating Performance Standards on Test*. Thousand Oaks, CA: Sage Publications.

（翻译：周文静；审校：刘婧）

25 形成性评价：为学习而评价

Diana F. Wood

University of Cambridge School of Clinical Medicine, Cambridge, UK

 本章要点

- 形成性评价有助于实现许多理想的教育结果，包括学习者自我调节和终身学习能力的培养。
- 拥有高水平自我调节的学习者有更高的学习效率，展现出了更高的智慧、韧性、毅力和成功率。
- 设计良好的形成性评价方案与课程整体目标、各个模块教与学目标紧密关联，能够提升学习者的学习体验。

- 形成性评价过程的核心是有效反馈。
- 医学教育教师认为建设性反馈技能的提升是其职业发展最重要的方面之一。
- 形成性评价与课程设计紧密联系，在各阶段医学教育中都应是重要的组成部分。

引言

评价是所有教学项目的重要组成元素，不应只作为课程结束时的"附加内容"，而应被视作整个教育事业不可或缺的组成部分。在医学教育中，传统的评价是用来证明，信息已经由教师通过某种方式传授给学习者，学习者通过努力记忆的方式接收信息，并在正式考试中提取记忆以复现所学知识。

在过去的近20年，医学教育最显著的发展之一是对于评价以及评价如何促进学生学习和提高教育整体质量方面有了更深的理解。在最实用层面来说，这反映了我们对于"评价驱动课程"的认知[1]。学生学习考试要求的知识点，并依据考核要求的权重，来确定课程大纲各部分知识点的重要性。若评价方案的制定与教学课程脱节，仅作为教学项目的附加内容对"学生学习到了什么"进行测试（通常以记忆性考试的形式），那么以评促学的美好尝试终将失败。

此外，学生期望接受评价，并倾向使用同学间可以相互比较的评分方式对其在课程中的学习表现进行评价[2]。这本身已经给许多医学教育工作者带来了挑战，因为他们面临引入"及格／不及格"的最低胜任力评价。最低胜任力评价并不依据同学间相互比较进行排名，而是根据预先设定的最低胜任力指南进行排名。

保持评价与教师教育愿景以及课程规划者目标的一致性是评价方案制定的关键。在设计良好的课程中，教师从一开始便清楚他们的教学目标，并将其贯穿在评价设计和安排中，以确保通过教学项目实现这些教学目标。

本章主要讨论形成性评价在本科医学教育中的应用。然而，本章所介绍的原理来自包括通识教育文献在内的不同来源，并可以推广应用到各阶段医学教育中。在多数情况下，本章介绍的形成性评价方法只需要依据学习者所处阶段和教育目标进行调整，便可以直接应用到毕业后医学教育和继续职业发展阶段。

需考虑以下几个方面：

- 形成性评价和终结性评价的概念。
- 教师和学习者对于形成性评价的观点以及支撑的研究证据。
- 反馈在形成性评价中的作用，可提供在沟通技能教学中的体验式学习环境案例。
- 形成性评价在课程中如何应用。
- 不同教与学环境中的形成性评价案例。

评价是个复杂的概念，认识到其目的的多样性有助于确保实现单个教育项目的多重目标（见知识点25.1）。传统上，评价分为两类：形成性评价和终结性评价。本质上，形成性评价是对学习者学习进展的反

知识点 25.1　评价的作用

评价可以应用于:

评价学生学习	依照预设标准
对学生评分	依照标准
	参照对照组
成果总结	学生
	教师
	其他利益相关方,如大学、潜在用人单位等
表明进步意愿	
提供反馈	关于学习
	关于教师评分原因
断定具体的误解	
激励学生学习	
关注和指导学生学习	
帮助学生更有效地学习	
为教学项目提供信息	检查学生不知道或不理解的内容
	检查教学与学习方法
促进教师发展	保证教师了解课程目标,了解如何将评价作为课程组成部分
有助于教育质量保障	

馈,而终结性评价是在课程或者学习项目结束时对学习结果的考量。

终结性评价是在课程或者学习项目结束时对学习结果的考量。终结性评价是非常正式的,可应用在判定是否可以进入下一阶段课程学习、判断是否需要补修、毕业考核、国家职业机构注册等方面。"高利害评价"是有关职业发展的终结性评价。

一般来说,除了不及格的情况外,终结性评价几乎没有给学生提供任何反馈。近年来,形成性评价和终结性评价之间的区别已经变得模糊,基于工作场所的评价被整合应用于终结性目的,其本质上却是形成性评价。"学习性评价"的概念包含着一部分这种变化,说明了如何将成功完成体验式学习任务的证据应用到终结性评价和进入下一阶段学习过程的考核中。

与形成性评价有关的文献大多来自中小学和普通高等教育研究。然而,人们关注学习者自我调节能力以及其对促进终身学习的积极影响,这意味着以下

介绍的一般原则适用于所有阶段的医学教育。

我们通常认为评价有三个作用:对学习评价、为学习评价和为质量保障评价。虽然终结性评价更适用于第一种作用,形成性评价更适用于第二种作用,但是在设计良好的教学项目中,二者会有相当多的重叠。因此,持续的形成性评价的结果既可以用于评价学生的学习,也可以为机构质量保障提供信息。

形成性评价的特点

形成性评价指专门为提供反馈而设计的评价。其定义如下:

……教师和/或学生所进行的活动,这些活动可提供反馈信息,用于改进他们所参与的教与学活动[3]。

最近,上述作者完善了这一定义,纳入了更直接适用于医学教育的形成性评价的五个特征[4]:

- 明确并分享学习目的和成功标准。
- 设计有效的课堂讨论和其他的学习任务,获得学生理解的证据。
- 提供促进学习者进步的反馈。
- 激活学生作为彼此的教学资源。
- 激活学生作为学习的主导者。

知识点 25.2 中提及的形成性评价优势反映了上述特征。反馈是有效形成性评价的核心。一般来说,形成性评价应该是持续性的、经常性的、非评判性的,而且应该在非正式场合进行。对学生来说,与导师进行定期、动态的互动有助于他们参与到学习过程中,这发挥了激励作用,鼓励学生进行深入的学习和理解。此外,这可以让学生有机会在安全的环境中发现学习中遇到的困难,并进行适当的补修。

对于教师来说,形成性评价鼓励其提升相关能力以促进学生自主学习。教师要更好地了解学生需求,帮助学生更加自主学习。对教学和评价方案的审查是课程开发的一部分,也是持续性课程评估的组成部分。

总的来说,考虑到对于学生和教师的影响,形成性评价对于双方应该都是一种积极的体验。形成性评价鼓励学生自主学习,鼓励教师提升能力以在支持学习的环境中开展充满挑战的教学。

形成性评价通过帮助学生自我调节学习活动,在获得终身学习能力方面发挥着重要作用。对于系列性形成性评价,如经过精心设计,便能在发挥整体评价项目的教育影响方面起到重要作用,这与各项独立评价自身的信度和效度具有相同的重要性[5]。因此,

知识点 25.2   聚焦：形成性评价的优势

综合	非正式的
	持续的和频繁的
	动态的
	非评判性的
	教与学过程的组成部分
对学生的影响	有详细的反馈
	促进自主学习
	增强自尊
	学生参与学习过程
	鼓励深入学习和理解
	激励学习
	发现焦虑不安
	为特定的补修提供帮助
对教师的影响	有详细的反馈
	促进学生自主学习
	促进互动式教学
	鼓励采用多种有挑战的教学方法
	在课程早期发现遇到困难的学生
	提高教学技能
	将评价应用到课程开发中

理想情况下，在以学生为中心的教学活动中，形成性评价是学习者和教师之间的双向过程。

在现实中，人们通常认为评价是教师的事情，许多教师主要将反馈视为向学生传递信息的手段。通常情况下，很少人考虑学生是如何处理在形成性评价中所获得的反馈信息的。在这方面，评价没有跟上高等教育教与学的其他发展。高等教育的重点已经转向师生之间的对话，以加强学生自我调节和学习动机。如果评价过程仅仅关注教师的角色，往往会忽视帮助学生获得终身学习能力所需的自我调节技能的必要性，也会忽视反馈和学生动机与信念之间的互动方式。为了弄明白形成性评价如何才能最有效，很有必要从教师和学生双方的视角去考虑评价过程。

教师视角

从教师视角来说，形成性评价的过程可以分为以下三个步骤：

1. 检查学生作业。

2. 依据参考框架对学生作业进行评价，参考框架需反映预设学习目标和学生在课程特定阶段的预期水平。

3. 作出判断并向学生提供口头或者书面反馈。

这些步骤看似简单，实际上容易产生误导，主要是因为它没有指明在评价过程中，尤其是在给予反馈方面，不同教师有不同的专业知识、技能和经验水平。Sadler 对这种"教师因素"进行了综述，他总结出了在评价过程中优秀教师拥有的六个重要特征[6]。这些特征见知识点 25.3。

优秀教师不仅知识渊博，而且在教学中有积极的态度，能够与学生产生共鸣，并希望看到学生进步。这样的教师会对自己的技能进行反思，并关注自己所作的判断是否公正。他们表现出拥有基于各种方法

知识点 25.3   影响形成性评价质量的优秀教师的特征

特征	对形成性评价的影响
知识	拥有比学生更强的知识基础和对课程更深入的理解
教学态度	对学生有同理心，有能力沟通教育目标，希望帮助学生提高，关注判断的公正性
构建评价的技能	使用不同的评价工具来培养学生的不同能力
评价标准	知晓评价标准，并知晓应基于学生学习结果和过往学习成绩来设定对学生在课程中某一水平表现的恰当预期
评价技能	作为评价人员，有能力依据经验作出定性判断
给予反馈的专业知识	辨别学生的优点和缺点，提供基于标准的评价性建议，提供关于备选学习方法的建议，提供实现目标的不同方法的案例

来源：改编自 Sadler[6]。

论构建评价的技能,并了解评价标准和课程中不同层次的学生的预期标准。他们能在开展评价的经验中学习,获得如何提出建设性反馈的专业知识。

显然,在任何院系,教师之间的专业水平有所不同。教师个人的技能在形成性评价中非常重要,因此必须特别地将形成性评价中有关教师发展和评价的内容纳入院系教育项目进行设计。

学生视角

从学生视角来看,形成性评价应该是一种提高成绩、促进自我调节和激励学习的手段。"自我调节"是指学生通过设定和实现目标、管理资源以及适应外部反馈来监控自身学习行为的方式。在这个过程中,学生会产生自己的内部反馈,帮助他们评价自己实现目标的进展,并在遇到困难或动机发生变化时调整自己的学习过程。自我调节的学习者清楚自己拥有的知识、信念和认知能力,并据此有效地解读外部反馈[7,8]。

Nicol 和 Macfarlane-Dick 对形成性评价和自我调节学习进行了文献综述,阐述了学生在建立内部反馈机制中的作用,并构建了内部反馈和外部反馈之间关系的模型(图 25.1)[9]。这个模型非常有用,因为它阐明了教师利用现有知识基础和学生学习动机设定的任务触发学生内部调节过程的机制。除了学生提交的作业所反映的外部结果之外,这个过程还产生了一系列的内部结果,比如加深理解或改变动机状态。外部结果和内部结果可通过要求学生积极参与外部反馈关联起来。文献证据表明,学生自我调节水平越高,学习越有效,往往展示出更多的才智、毅力和成功可能性。

通识教育文献中描述的以学生为中心的形成性评价方法与医学教育中广泛采用的建构主义学习方法是一致的。医学教育中的建构主义学习方法主要是正式的基于问题的学习和其他形式问题导向的学习及评价[10]。在社会建构主义理论转化为实践的过程中,师生关系和对反馈的有效利用成为教育工作的核心[11,12]。

反馈

反馈为评价成为教与学工具提供了实现路径,是形成性评价概念的核心。评价后的反馈鼓励师生之

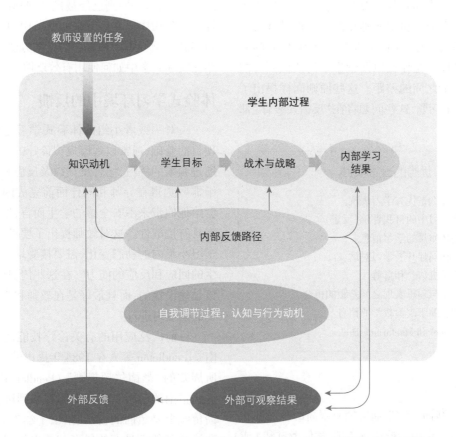

图 25.1 外部因素与学生内部自我调节关系的自我调节学习模型。来源:改编自 Nicol 和 Macfarlane-Dick[9]。

间进行合作以促进学生对于课程的理解。教师表现出对学生的观点很感兴趣,适当的时候进行阐释,必要的时候鼓励学生使用不同的方法处理问题。非评判性、开放式的反馈会让学生在讨论遇到的困难时更有信心,并在必要的时候制定更好的学习计划。

早期研究已经表明,反馈的质量至关重要。近年来,所有教育部门已经达成共识,即有效的反馈与学生的成绩呈现正相关关系[13]。低质量的反馈可能不仅没有效果,甚至会产生不利的影响[3]。

有效反馈

反馈可作为学习者意识到自身目前知识或能力水平与预期目标之间差距的一种方式。它为实现目标提供了指导,但只有当学习者采取行动缩小差距时,才能实现有效的反馈[14,15]。这意味着不仅教育目标要有明确的描述,而且学习者要有能力,并且能够采取必要措施来实现有效反馈。这反过来也意味着有效反馈是教师与学习者之间的一种合作,而不仅仅是教学本身的一项功能。

Nicol 和 Macfarlane-Dick 提出了 7 条优秀反馈的原则,有助于促进学生自我调节(知识点 25.4)[9]。这些原则强调了学生和教师需要共同合作来实现学生的自我调节。它们阐明了教师在向学生提供其成绩信息时应发挥的作用,并且很重要一点的是,教师要说明对学生的期望是什么以及学生如何认识到目前成绩与预期成绩之间的差距。这些原则同样提出了医学教育的若干问题,这些问题将在"反馈式教育"部分进行讨论。

知识点 25.4　优秀的反馈实践

- 有助于阐明什么是优秀学习表现。
- 有助于提高学习中的自我评价(反思)。
- 向学生提供高质量的学习信息。
- 鼓励与教师和同伴开展学习对话。
- 鼓励积极的动机信念和自尊。
- 提供缩小现实与理想表现之间差距的机会。
- 向教师提供有助于改善教学的信息。

来源:改编自 Nicol 和 Macfarlane-Dick[8]。

反馈式教育

在进入医学院时,学生通常拥有很高的积极性和学习能力,他们在全国学校毕业考试、学位考试和/或医学院校选拔考试中取得了优异的成绩。尽管如此,

也有些学生早期经过了失败,导致他们内部动力不足,进一步陷入循环往复的失败。矛盾的是,对于在医学院成绩不佳的少数学生来说,为了在进入医学院前的考试中取得好成绩而养成的学习习惯可能是他们在本科阶段失败的原因[16]。特别是,在教授式教学环境中学习且善于记忆的学生,在面对小组学习、问题解决、处理知识"灰色地带"以及在适度范围内处理大量信息来实现学习目标时可能会存在一定的挑战。

在课程早期引入形成性评价方案和反馈可以在很大程度上预防这些学生陷入失败和失去动力的恶性循环。设计良好的形成性评价方案可以确保学生了解学习目标以及实现这些目标的方法。然而,教师有责任在课程开始时就向学生说明这一过程。对学生来说,处理个人反馈和小组反馈会有一定的困难,如果处理不当,可能会阻碍他们的进步。对学生开展有关形成性评价和反馈的教育是确保形成性评价过程收益最大化的关键。这本身需要计划和思考——只在课程开始时安排一次讲座不太可能很有效。将教育过程与早期反馈结合起来,并在学习小组中建立良好的反馈机制,可能会具有更高的教育价值[17]。

医学教育中有关反馈的研究大多来自教授沟通技能领域,这些原则已经被推广到其他体验式和反思性学习环境中。在接下来的章节中,我们比较了沟通技能教学领域中两种著名的反馈方法,并以此为例介绍在实际教学中如何使用有效反馈。

体验式学习环境中的反馈

一对一或者小组的体验式学习是沟通技能教学项目的基础,通常以观摩模拟诊疗的形式进行。学生通过频繁的练习,结合反馈以及反思来进行学习。对于那些觉得在导师和同伴面前完成困难的交流任务会给他们带来不安全感的学生而言,这种教学类型非常具有挑战性。这对教师提出了要求,他们需要了解学习小组内的动态变化,需要接受培训并具备处理学生的回应和反应的能力。在这些情况下,反馈不仅应该是建设性的,而且最好是在教师和学生都了解和接受的框架内进行。

目前广泛应用的有关诊疗技能的教学反馈的指南是 Pendleton 等人在 1984 年提出的[18],现已成为众所周知的"彭德尔顿规则"(Pendleton's rules)。制定这些指南的起因主要是人们观察到医学教育中的反馈传统上是负面的,反馈指出了学生的错误,但并没有注意到他们具有的优点和获得的成功。在引入体验式学习环境的沟通技能教学中,如果应用这样的

反馈，其破坏性远大于建设性。这会导致学生对整个教学过程产生消极态度，并对角色扮演以及其他的观察式教学方法产生反感。在体验式学习中，非常重要的一点是应该让学生感到他们处在一个安全的环境中。评价和反馈须是保密的，而且应支持学生明确自己的优点和缺点，并帮助他们打消各方面的顾虑。

彭德尔顿规则指出，在评论学生的缺点之前有必要先讨论他们的优点，要提出建议而不是批评，这些都强调了学习环境安全的必要性。此外，在每一环节，均由学生本人首先作出评价。学生自我评价不仅有助于培养其反思能力，也使教师能够对他们的这些反思能力进行评估，进而解决学生在自我反思中可能遇到的困难。

从教师的视角来看，彭德尔顿规则应用于模拟诊疗模式下的小组学习可总结如下：

- 明确所有事实性的问题。
- 要求学习者评价哪些方面做得很好及其原因。
- 要求小组讨论哪些方面做得很好及其原因，并补充评价。
- 要求学习者评价哪些方面做得不够好以及可以采取哪些不同的做法。
- 与整个小组讨论哪些方面可以有不同的做法以及如何进行。

这种反馈方法有很多优点。从学生的视角来看，彭德尔顿规则是在安全环境下提供了一致性框架——学生了解在观摩诊疗结束时的预期结果。对自我评价的强调有助于促进学生对学习进行反思。反馈规则迫使学生去思考他们表现积极的方面，了解他们在沟通中的个人优势。要求学生、老师和小组作出积极评价，这意味着学生不会只收到消极的反馈，而且所有消极的评价必须以建设性的方式提出来作为改变的建议。整体的效果是，反馈应该增强学生学习动机，有助于培养学生自我调节能力。最后，从教师的视角来看，它提供了一个简单的框架，按照这个框架可以实现很多内容——这对于相对缺乏经验的教师来说特别重要。

然而，彭德尔顿规则也有许多缺点，主要与它对反馈顺序的严格要求有关。确保每位学生在开始时收到积极的反馈，可能会忽视学生的个人计划——在教学环节的可用时间内，学生自己觉得几乎没什么机会获得所期望的建设性批评。有趣的是，这可能反映了近年来医学院校教学文化迫切需要作出的改变，也反映了教师在体验式学习活动中所采用的改进方法。

越来越多的学生希望教师能征求他们的意见，制定彭德尔顿规则时普遍持续存在的负面反馈文化也正在逐渐消失。学生们很感激有机会反思自己取得的成功，但也渴望得到如何提高成绩的建议。

Silverman 等人 1996 年提出一种以计划为主导、基于结果的分析（agenda-led outcome-based analysis，ALOBA）方法[19]。运用 ALOBA 方法对诊疗活动进行分析评价，为在小组和一对一体验式学习情境中给予反馈提供了一种替代机制。ALOBA 方法是围绕学生自己的计划建立的，这让他们能够在基于自己和病人想要的结果进行诊疗的情况下发现自己的问题。它为学习小组提供了给予反馈的机会，进而帮助小组中所有学习者提高反馈能力。最后，它也能够让教师对理论概念和研究实证开展更广泛的介绍。ALOBA 方法的原理见知识点 25.5。

对教师而言，使用 ALOBA 方法可分为三部分：

- 组织反馈。
- 小组反馈。
- 确保反馈能够带来更深刻的理解。

在真实或模拟诊疗之后，根据学习者的计划来组织安排反馈，要求他们明确遇到的问题以及他们希望从小组中获得的帮助。学习者应首先确定他们希望从诊疗中获得什么结果，并与小组的其他成员考虑病人在结果方面的计划（这个环节可包括现场的模拟或经过培训病人的意见）。然后，要求学习者针对诊疗过程发表意见，并要求整个小组参与到问题解决的过程中，包括发现问题，将问题反馈给学习者，并提出解决方案。

在此过程的第二部分，邀请小组所有成员给出具体的反馈。教师有责任确保反馈的平衡性、非评判性和描述性，以及确保小组提供的是建议和可替代的方法，而不是指令性的评论。这对教师来说，在支持性环境下为学生提供建设性批评，是被学生视为行为角色示范的特殊机会。

在此过程的最后一部分，教师有更多的自由来完善学习机会。因此，教师可以给予学习者一定的时间来根据小组建议进行演练，这也可以让其他组员看到他们建议的成效。教师可以利用这个机会扩大讨论范围，引入自己的经验，或者借机介绍诊疗某个方面的研究实证。最后，教师应该对教学进行总结，在适当的概念框架内提出进一步学习的框架和建议。记录课程中的学习者学习行为也是有用的，可以作为未来课程的基础。

自相矛盾的是，ALOBA 反馈方法以个体学生及

知识点 25.5　以计划为主导、基于结果的诊疗分析（ALOBA）

教师的任务	原因
组织反馈	
确认学习者计划	帮助学习者表达他们对于诊疗的观点，并描述他们想要在小组中获得什么样的帮助
讨论学习者和病人都试图获得的结果	学习者开始意识到自己和病人期望结果的重要性
允许学习者首先进行评论	鼓励自我评价和反思
让整个小组参与解决问题	所有的学生都对诊疗有了更多的分析，并反思自己在同样的情况下会如何表现
小组反馈	
邀请小组所有成员进行反馈	帮助所有学生提高反馈技巧，包括提出具体的非评判性意见
确保反馈平衡	允许所有学生通过考虑哪些地方做得好以及哪些地方不太成功来支持学习者
提出替代方案，而不是作出指令性的评论	学习者可以考虑替代性方法以及这些方法如何发挥作用
提供支持，发挥角色示范作用	所有学生都可以观察建设性反馈的应用
确保反馈可以加深理解	
对建议进行演练	给予学习者时间尝试替代建议，给予小组时间对于效果进行评论
将诊疗作为学习资料	所有小组成员都可对课程作出贡献，并同被观察学习者一样进行学习
开展更广泛的讨论	允许向小组引入概念介绍和研究证据
结构、总结和记录	提供能够使学生获得最大的学习收益的教学结构，记录学习情况并为未来课程提供参考

来源：改编自 Silverman 等[19]。

他们的个人计划为中心，其优势却是使课程对所有参与的学生都更有价值。为学生提供思考诊疗中存在问题并参与解决问题的机会，这让所有参与者都能够更多地参与到学习过程中。彭德尔顿规则可能导致学习者被动接受其他所有参与者的反馈，而 ALOBA 方法则确保每个人的平等参与。从教师的角度来看，ALOBA 方法也提供了介绍潜在的良好沟通技能理念的机会，为学生理解学习提供了理论架构。然而，ALOBA 方法需要教师具有丰富的经验，对于不太熟练的教师而言可能会比较艰难。

有关文献也介绍了体验式学习中其他反馈方法[20-22]，均涵盖了上述模型的各个方面。

有益反馈和无益反馈

反馈是形成性评价过程的核心。建设性反馈可以增强学习体验，促进学习者自我调节；破坏性反馈则会对学习产生极大的负面影响。对于许多医学教师来说，建设性反馈技能被视为其职业发展的最重要内容[23]。体验式学习环境下的建设性反馈原则在其他文献已有描述[24-26]，笔者在知识点 25.6 对其进行了总结。从本质上讲，有益反馈是具体的、非评判性的、行为性的和描述性的，并且是在支持性的教育环境下紧随学习活动提出的。

类似的标准同样适用于其他形式的形成性评价。比如，在批注书面作业时，仅仅给出分数或者简单批注"优秀"对学生并没有多大益处，不如描述作业为什么优秀，提出可能涉及的其他问题或者有可能的争议。目前已经有很多学生响应分类体系，其中最著名的是观察学习结果架构（SOLO）分类法[27]（见知识点 25.7）。该方案中所描述的各级并不指具体的内容，可以适用于课程中任何阶段的学生作业，其前提是教师要了解该课程模块的目标和预期水平。得分在 4 级和 5 级的学生作业显示出学生对知识进行了分类与结构化，这些都是深度学习的特征。在这个框架（或类似框架）下给予学生的反馈相比简单的评判性陈述更有助于他们的学习。

知识点 25.6　实用建议：在体验式学习中提供有益反馈

无益反馈	原因	有益反馈	原因
"开始时，你的肢体语言不是很好"	评判性的	"病人开始陈述病情时，你一开始没有看着病人，而是在注视着电脑屏幕上的记录。"	描述性的、具体的、行为上的
"你不是很有同理心"	不具体	"你没有响应她在处理丈夫病情时遇到的问题。"	明确具体的问题
"你很唐突"	人格问题	"你经常打断别人说话，比如……"（给出诊疗中具体的例子）	行为上的、具体的
"我认为你如果这样做会更好"	建议	"你有考虑过尝试这样的方式吗？"	提供选择
"我认为因为听力问题，你并没有听到所有的事情"	这种情况下，听力问题是无法解决的问题	"你总是在和我们讨论你的听力问题，你认为它是否会影响到了诊疗中的哪一点？"	支持性的、可能通过改变环境实现改变
"你没有注意到她有多难过"	评判性的	"她一度看向下面，看起来很难过。你很快地继续直接询问她有关药物治疗的问题，而她再没有回到困扰她的问题上，你注意到这些了吗？"	描述性的、非评判性的、具体的
"非常好"	不具体	"开始时，你问了一个开放性的问题，然后让她开始陈述。你保持了沉默，这让她能够继续自己叙述问题。"	积极的、具体的、描述性的

知识点 25.7　应用 SOLO 分类法对学生书面作业结构复杂性进行分类

层次	描述
1. 前结构层次	使用不相关的信息或者进行无意义的回应
2. 单点结构层次	答案仅仅关注一个相关方面
3. 多点结构层次	答案关注了多个相关方面，但是各方面并没有协调起来
4. 关联式结构层次	多个方面整合成一个整体：细节与结论相关联，阐述清楚
5. 抽象拓展层次	答案拓展到已有信息外的结构：应用更高阶的理论，引入新的和更广泛的问题

来源：引自 Biggs 和 Collis[27]。

最后，很有用的一点是与学生一起检查他们是否理解了所获得的反馈，并对反馈进行了正确的解读。学生和提供反馈的教师对于反馈的理解可能大相径庭[28]，因此，只有通过检查才能消除这些差异。

医学教育遇到的主要困难之一是如何在临床教学过程中提供反馈。虽然学生能够在课堂或模拟教学中正式地提出和接受反馈，但当教师在对临床病例的一般性讨论中给予反馈时，学生可能难以意识到这是对于他们面对真实病人时的临床表现的反馈。在临床环境中教学的临床医生要注意，即使是简短的反馈，也要确保反馈是经过深思熟虑的和具体的。教师培训对确保临床教师在临床教学中能够及时有效地给予反馈有着至关重要的作用[24,26,29,30]。

课程中的形成性评价

具有有效反馈的形成性评价可用于培养学生的自主调节能力，带来更好的学习结果和全面的成功。形成性评价应与终结性评价一起作为教学机构评价策略的组成内容。以下章节回顾了在课程中如何设计形成性评价方案,并介绍了医学教育中不同类型形成性评价的举例。

形成性评价与教学模块设计

在设计有明确的、可评价的学习结果的教学模块时应纳入形成性评价。教学模块设计应指明如何对教学、学习以及评价进行评价,并考虑未来的教学发展。目前已有许多包含评价、反馈和(对评价的)评价的教学模块设计方案,图 25.2 所示是其中之一。

教学模块设计的基本模式适用于医学教育中所有类型的学习,包括课堂学习活动和体验式学习[31]。图 25.2 中的举例是基于阈值标准(及格/不及格评价)的模型,但在适当情况下,可进行调整,引入等级划分。这种模型不仅考虑了教学模块的目标,也考虑了课程特殊时间点的预期成绩水平。因此,教学模块设计者可以将等级描述转化为学习结果,进而转化为阈值评价标准。此时,评价方法要与模块教与学策略一起进行设计。按照设计进行教学和实施评价后,对该模块的评价要包括教学方法、学习结果的适当性以及所采用的评价方案等方面。

使用这种模式进行课程设计时,评价是教学项目的组成部分,对照课程内容和教学方法很容易设计出评价方案。对课程的"建设性调整"确保了通过将评价与学习结果明确关联起来以促进学习,这样,内部连贯的评价(形成性评价和终结性评价)便被嵌入到课程设计和审核中[32,33]。将评价方案与单个教学模块设计和评价明确关联起来,同时应确保不能忽视对

评价方案本身的评价[34]。

本科医学教育中的形成性评价示例

人们认识到医学教育中形成性评价在促进教与学方面的价值,这使得形成性评价在本科课程中的应用逐渐增加。形成性评价广泛应用的一个重要特征是其能够发现学习困难的学生,并为他们提供补救教学。良好的形成性评价理念可以应用到医学教育评价各个方面,包括:

- 知识测试
- 能力测试——实践技能、沟通能力、临床技能
- 体验式学习环境——医院临床实习、全科实习、社区实习
- 档案袋

通常最合适的形成性评价要包含不同学习活动的要素(如客观结构化临床考试包含书面作业),使教师能够对学生的表现进行全面评价,并在特定领域提供帮助。本节重点介绍形成性评价在本科医学教育的三个方面的应用举例:

- 医院临床实习
- 全科实践诊疗技能教学
- 档案袋评价与反思写作

医院临床实习

医学院校大部分教与学都是在医院临床实习(见习)中进行的。传统医学教育中最广为人知且令人沮

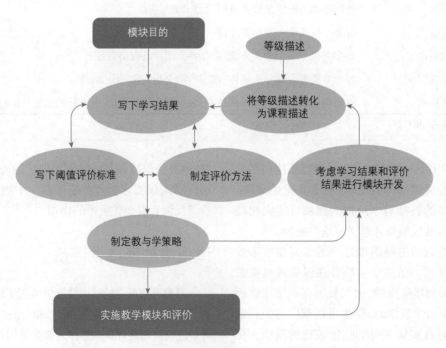

图 25.2 课程模块的开发与审核。来源:改编自 Moon[31]。

丧的一个特点是，只有在学生未能通过终结性评价甚至是期末考试时才能发现其是否有能力完成临床教学计划（通常教学人员对此并不感到惊讶）。形成性评价能够在课程早期发现有学习困难的学生，识别其遇到的学习困难并进行补充教学，从而使学生的成绩得到提高[16]。多数医学院校希望临床实习的学生获得关于学习表现的反馈并且通常是以评分的方式，但学生认为这样的反馈非常主观。此外，学生指出，定期反馈的缺乏或者很差或不公平的描述性反馈可能会引起他们对反馈的戒备心，尤其是对来自非临床医务人员的反馈，比如护士或者医疗辅助人员[35]。将"固定分数"作为形成性评价的一部分并不常见。在我的医学院中，我们的评价项目结合了形成性评价和终结性评价，并根据学生需求辅以补充教学（见知识点25.8）。其他医学院校对他们的评价方案做了类似的调整，学生成绩也得到了提高[16,36]。

然而，评价方案的形式至关重要——研究发现，在内科实习引入包含一系列评价形式的实习期评价（in-training assessment，ITA）并不能增加教学指导的数量或者提高学生反馈的质量[37]。这项特殊的ITA很复杂，要求学生参加基于13项核心胜任力设计的指导会面或汇报，并获得相应的反馈。鉴于该项目是持续的且需要投入大量的时间，资深临床医生需要有很的投入。如果形成性评价和反馈对忙碌的医生有过多要求的话，可能会适得其反。事实证明，组织对胜任力进行集中评价以及对学习表现进行基于工作场所的评价更有价值，集中评价可以是形成性评价或者终结性评价。基于工作场所的评价在本书第22章中讨论。

全科实践中的诊疗技能

全科实习通常能够提供特别适合形成性评价的环境，并能够给予适当的反馈。一般来说，学生组成小规模的小组参加实践，可能有机会独自或者在观摩下诊疗病人。对毕业后学员的全科实践评价方法已有广泛的介绍，包括观摩诊疗、查阅诊疗录像、多人评价、同行和病人评价。因此，全科医生教师很擅长评价和反馈，并且其中很多评价和反馈的方法可以拓展应用到本科课程。莱斯特全科医学系的工作报告表明，对毕业后学员的评价方法可以成功转化应用，且具很高的信度、效度以及教育影响[38]。

档案袋

目前有很多关于档案袋在医学教育中应用的介绍文章，但关于"档案袋"这个术语的真实含义以及医

 知识点25.8　实用建议：在评价项目中将形成性评价与终结性评价进行结合

剑桥大学的标准本科医学课程是一个六年制项目。项目前三年，课程重点是核心基础医学，所有学生获得学士学位，通常是（但不限于）生物医学学位。后三年课程重点是临床医学，分为三个年度阶段：核心临床实践、专科临床实践和应用临床实践。每年都会进行形成性评价，对发现有困难的学生，在他们有问题的领域进行补充教学。学生必须通过由形成性评价组合而形成的关卡，然后才能进行高利害的年终终结性考试。以下以精神病学评价项目为例。

评价包括：
- 完整的达到要求的出勤记录。
- 向医务人员提交四份实习期间的长期病史记录。
- 完成工作经历记录（"日志簿"）。
- 在临床实习结束时与导师进行单独会面，讨论临床教师的反馈，回顾工作经历记录，总结学生表现。
- 包括30个最佳答案单选题的笔试；专业指导教师在考试结束后立即提供反馈，讨论正确答案和错误答案。

这一套形成性评价结合起来作为一个终结性关卡，学生必须通过后才能进行高利害的年终考试。

在第四年末和第五年末，每个学生都有和资深教师一对一的访谈。教师根据学生对自我表现的反思，提供详细的反馈。对于发现有具体困难的学生，比如在实践和沟通技能方面遇到困难，那么他们将在后续课程中被转介到相应的补充教学中。访谈要有记录，并且教师要对学生进行追踪。

这种组合方法的优点是：
- 每个学生都会获得详细的进步报告。
- 采用一系列评价模式为讨论提供信息。
- 临床教师所保存的每位学生学习表现的详细信息可传达给资深教师，并受到认可。
- 学生能够为自己设定基准，并评估出他们要在临床医学中取得成功需要做的工作类型和工作量。
- 能够明确发现有困难的学生，并提供额外针对性的支持。

学生的学习档案袋中应该包含哪些内容仍然存在争论。一些人认为,档案袋是评价分数、书面作业和课程笔记的存储库。其他人尝试利用档案袋学习的潜力来鼓励学生培养反思实践和成人学习能力[39,40]。在线学习档案袋有潜力促进学生学习向成人学习发展。

因为档案袋可以作为学生学习进展会议的核心讨论内容,所以它很适用于形成性评价。如果评价是根据适当标准进行评分,并且将有效反馈作为整个形成性评价项目组成部分,那么,在档案袋中纳入多种评价会很有帮助。档案袋作为评价手段有很强的吸引力,它可以收集一系列作业或者岗位胜任力的评价,加上自我反思以及职业发展的证据,对于医学教育者而言是对评价机会的独特补充。现在,档案袋越来越多地应用于形成性评价,并且在档案袋评价中有可能将形成性评价与终结性评价因素结合起来[41,42]。关于医学教育档案袋的详细讨论,请见本书第18章。

小结

如果某课程内的项目式评价方法与课程建设性一致,并且教师和学生都理解学习结果和各项评价目标,那便是理想的评价方法,并且能够实现评价的全部三个总体目标[43,44]。医学教育中,形成性评价是评价项目中很有价值的一部分。设计良好的形成性评价项目与课程整体目标、各教学模块的教与学目标相关联,能够提高学生的学习体验,实现包括学习者自我调节和终身学习能力培养在内的理想教育结果。

参考文献

1 Newble, D.I. and Jaeger, K. (1983). The effect of assessments and examinations on the learning of medical students. *Medical Education* 17: 165–171.

2 Rust, C. (2002). The impact of assessment on student learning: how can research literature practically help to inform the development of departmental assessment strategies? *Active Learning in Higher Education* 3: 128–144.

3 Black, P. and William, D. (1998). Assessment and classroom learning. *Assessment in Education* 5: 7–74.

4 Black, P. and William, D. (2009). Developing the theory of formative assessment. *Educational Assessment, Evaluation and Accountability* 21: 5–31.

5 van der Vleuten, C. (1996). The assessment of professional competence: developments, research and practical implications. *Advances in Health Science Education* 1: 41–67.

6 Sadler, D.R. (1998). Formative assessment: revisiting the territory. *Assessment in Education* 5: 77–84.

7 Butler, D.L. and Winne, P.H. (1995). Feedback and self-regulated learning: a theoretical synthesis. *Review of Educational Research* 65: 245–281.

8 Cassidy, S. (2011). Self-regulated learning in higher education: identifying key component processes. *Studies in Higher Education* 36:

9 Nicol, D.J. and Macfarlane-Dick, D. (2006). Formative assessment and self-regulated learning: a model and seven principles of good feedback practice. *Studies in Higher Education* 31: 199–218.

10 Schuwirth, L.W.T. and van der Vleuten, C.P.M. (2004). Changing education, changing assessment, changing research? *Medical Education* 38: 805–812.

11 Rushton, A. (2005). Formative assessment: a key to deep learning? *Medical Teacher* 27: 509–513.

12 Wood, D.F. (2012). Formative assessment. In: *Oxford Textbook of Medical Education* (ed. K. Walsh), 478–488. Oxford: Oxford University Press.

13 Hattie, J.A. (1987). Identifying the salient factors of a model of student learning: a synthesis of meta-analyses. *International Journal of Educational Research* 11: 187–212.

14 Ramaprasad, A. (1983). On the definition of feedback. *Behavioural Science* 28: 4–13.

15 Sadler, D.R. (1989). Formative assessment and the design of instructional systems. *Instructional Science* 18: 119–144.

16 Sayer, M., Chaput de Saintonge, M., Evans, D., and Wood, D. (2002). Support for students with academic difficulties. *Medical Education* 36: 643–650.

17 Henderson, P., Ferguson-Smith, A.C., and Johnson, M.H. (2005). Developing essential professional skills: a framework for teaching and learning about feedback. *BMC Medical Education* 5: 11. https://bmcmededuc.biomedcentral.com/articles/10.1186/1472-6920-5-11 (accessed 28 June 2018).

18 Pendleton, D., Schofield, T., Tate, P., and Havelock, P. (1984). *The Consultation: An Approach to Learning and Teaching*. Oxford: Oxford University Press.

19 Silverman, J.D., Draper, J., and Kurtz, S.M. (1996). The Calgary–Cambridge approach to communication skills teaching. 1. Agenda led outcome-based analysis of the consultation. *Education for General Practice* 7: 288–299.

20 Neher, J.O., Gordon, K., Meyer, B., and Stevens, N. (1992). A five-step 'microskills' model of clinical teaching. *Journal of the American Board of Family Practice* 5: 419–424.

21 Brukner, H.A., Altkorn, D.L., Cook, S. et al. (1999). Giving effective feedback to medical students: a workshop for faculty and house staff. *Medical Teacher* 21: 161–165.

22 Wall, D. (2004). Giving feedback effectively. In: *Teaching Made Easy: A Manual for Health Professionals* (ed. K. Mohanna, D. Wall and R. Chambers), 147–158. Oxford: Radcliffe Medical Press.

23 Hewson, M.G. and Little, M.L. (1998). Giving feedback in medical education: verification of recommended techniques. *Journal of General Internal Medicine* 13: 111–116.

24 Ende, J. (1983). Feedback in clinical medical education. *Journal of the American Medical Association* 250: 777–781.

25 Kurtz, S., Silverman, J., and Draper, J. (2005). *Teaching and Learning Communication Skills in Medicine*, 123–129. Oxford: Radcliffe Publishing.

26 Roy Chowdhury, R. and Kalu, G. (2004). Learning to give feedback in medical education. *The Obstetrician and Gynaecologist* 6: 243–247.

27 Biggs, J.B. and Collis, K.F. (1982). *Evaluating the Quality of Learning: The SOLO Taxonomy*. New York: Academic Press.

28 Sender Liberman, A., Liberman, M., Steinart, Y. et al. (2005). Surgery residents and attending surgeons have different perceptions of feedback. *Medical Teacher* 27: 470–472.

29 Sargeant, J. and Mann, K. (2010). Feedback in medical education: skills for improving learner performance. In: *ABC of Teaching and Learning in Medicine* (ed. P. Cantillon and D.F. Wood), 29–32. Oxford: Wiley-Blackwell.

30 Ramani, S. and Krackov, S.K. (2012). Twelve tips for giving feedback effectively in the clinical environment. *Medical Teacher* 34: 787–791.

31 Moon, J.A. (2004). *A Handbook of Reflective and Experiential Learning*, 149–157. London: Routledge Falmer.

32 Biggs, J.B. (2003). *Teaching for Quality Learning at University*, 2e. Buckingham: Open University Press/SRHE.

33 Gitomer, D.H. and Duschl, R.A. (2007). Establishing multilevel coherence in assessment. *Yearbook of the National Society for the Study of Education* 106: 288–320.

34 Fowell, S.L., Southgate, L.J., and Bligh, J.G. (1999). Evaluating assessment: the missing link? *Medical Education* 33: 276–281.

35 Higgins, R.S.D., Bridges, J., Burke, J.M. et al. (2004). Implementing the ACGME general competencies in a cardiothoracic surgery residency program using 360-degree feedback. *Annals of Thoracic Surgery* 77: 12–17.

36 Denison, A.R., Currie, A.E., Laing, M.R., and Heys, S.D. (2006). Good for them or good for us? The role of academic guidance interviews. *Medical Education* 40: 1188–1191.

37 Daelmans, H.E.M., Hoogenboom, R.J.I., Scherpbier, A.J.J.A. et al. (2005). Effects of an in-training assessment programme on supervision of and feedback on competencies in an undergraduate internal medicine clerkship. *Medical Teacher* 27: 158–163.

38 McKinley, R.K., Fraser, R.C., van der Vleuten, C., and Hastings, A. (2000). Formative assessment of the consultation performance of medical students in the setting of general practice using a modified version of the Leicester assessment package. *Medical Education* 34: 573–579.

39 Snadden, D. (1999). Portfolios – attempting to measure the unmeasurable? *Medical Education* 33: 478–479.

40 Hays, R.B. (2004). Reflecting on learning portfolios. *Medical Education* 38: 800–804.

41 Friedman Ben David, M., Davis, M.H. et al. (2001). AMEE Medical Education Guide 24. Portfolios as a method of student assessment. *Medical Teacher* 23: 535–551.

42 Driessen, E., van der Vleuten, C., Schuwirth, L. et al. (2005). The use of qualitative research criteria for portfolio assessment as an alternative to reliability evaluation: a case study. *Medical Education* 39: 214–220.

43 Schuwirth, L.W. and van der Vleuten, C.P. (2011). Programmatic assessment: from assessment of learning to assessment for learning. *Medical Teacher* 33: 478–485.

44 van der Vleuten, C.P.M., Schuwirth, L.W.T., Driessen, E.W. et al. (2012). A model for programmatic assessment fit for purpose. *Medical Teacher* 34: 205–214.

拓展阅读

Wood, D.F. (2012). Formative assessment. In: *Oxford Textbook of Medical Education* (ed. K. Walsh), 10–14. Oxford: Oxford University Press.

Schuwirth, L.W. and van der Vleuten, C.P. (2011). Programmatic assessment: from assessment of learning to assessment for learning. *Medical Teacher* 33: 478–485.

Sargeant, J. and Mann, K. (2010). Feedback in medical education: skills for improving learner performance. In: *ABC of Teaching and Learning in Medicine* (ed. P. Cantillon and D.F. Wood), 29–32. Oxford: Wiley-Blackwell.

（翻译：胡金彪；审校：李曼）

26 医学教育和培训中的选拔

Fiona Patterson[1,2], Eamonn Ferguson[3], and Lara Zibarras[2,4]
[1]University of Cambridge, Cambridge, UK
[2]Work Psychology Group, London, UK
[3]University of Nottingham, Nottingham, UK
[4]City, University of London, London, UK

 本章要点

- 从历史上看,医学院的招生主要依靠学业成绩指标来选拔学生。
- 除了对考试成绩的预测外,对医学教育和培训中的选拔问题的研究相对较少。
- 选拔评价与教育或培训中的终结性评价(如笔试)有很大不同。
- 最佳选拔实践包括全面的职业分析和利用验证研究的

- 证据来推动准确性和公平性的持续改进。
- 确立一种选拔方法的预测效度带来了许多概念和实际问题。验证过程可能需要几年的时间,试点工作必不可少。
- 在研究生阶段,各专业的选择比例差别很大,对具体的选拔体系的设计有影响。

引言

在个人提交了医学院申请后,入学选拔将成为医学教育和培训过程中的第一个评估。选拔的目的是预测在漫长的发展旅程开始时谁会成为一名合格的临床医生。由于学生名额有限且申请者众多,医学院倾向于依赖学业标准,其假设有了高水平的学习能力时,成为一名合格的临床医生所需的其他技能和特质是可以训练的。然而,除了学习能力,医学生还必须具备其他重要的技能、价值观和个人素质(如同情心)。这些构造通常被分为认知技能(即学习能力、临床知识)和非认知技能(即个人素质,如同情心、沟通、诚信)。从概念上讲,关键问题是医学院应该选择能够成为成功学生的人,还是能够成为合格临床医生的人。显然,作为学生的成功和作为临床医生的能力并不相互排斥,但前者并不一定是后者的先决条件。

研究表明,医学院的选拔标准在国内和国际上各不相同。这种入学标准的多样性与近期的职业分析研究有差异。该研究表明,无论从事何种专业,成为一名合格的临床医生所需的知识、技能和素质都有共性[1]。

医学选拔的背景

用来理解选拔背景的评估范式与专业考试的评估范式不同。考试目的是评估培训结束后的能力,即由训练有素的考官判断一个人是否有能力完成某项工作。理论上,所有候选人都能通过评估。相比之下,在选拔环境中,如果候选人的数量超过了可用职位的数量,那么评估的目的是对个人进行排名。如果竞争非常激烈,有能力的候选人可能不会被授予职位。

选拔评估采用"预测主义范式",其目的是预测谁将成为一名合格的临床医生(即在培训开始之前确定将成功完成培训的人)。虽然有一些相似之处,但设计和验证一个强大的选拔系统和选拔方法的参数与其他评估环境不同。重要的是,用于判断选拔系统效度的标准有可能更加复杂。

在评估性的专业考试中,评估的信度被视为"金标准",以确保受训者在随后的独立实践中是安全的。在选拔中,评估的预测效度是"金标准",因为学生和受训者进入监督性教育,招聘者希望任命那些最有可能在培训中取得成功的人。医疗卫生领域的选拔研究往往主要集中在信度(例如,需要多少个站点才能进行一次可靠的多重小型面试)。在此我们提醒读者,很有可能出现信度错误,因此应更加关注建立选拔系统的预测性和构建效度。

在国际上,医学领域的选拔仍然是竞争激烈的。实际上,这意味着选拔可能是高度资源密集型的,从而给招聘人员带来了实际的挑战。医学选拔也是"高风险"的,因为与许多其他行业相比,作为临床医生所需的培训时间长且成本高,从医学院到较高的任职通常超过 15 年。在回顾培训中的选拔问题时,必须区分进入医学院(就业前)和毕业后培训(就业)的选择。重要的是,后者受特定的就业法管辖而且在国际上也有很大差异[2]。此外,选拔不合适的人从事某项工作会给组织、相关雇主带来严重后果。而且,也许在医学上最重要的是对病人的影响。

因此,如果关键利益相关者认为选拔方法是不公平的,就会有很大的诉讼风险。因此,Patterson 及其同事认为,选拔系统的设计应该考虑到政治效度,即利益相关者对所使用的标准和方法的反应[3,4]。这包括申请人和招聘人员的反应,也包括在政策层面的决策中发挥着重要作用的广泛利益相关者的反应,如政府、监管机构和公众。

本章首先概述了与选拔过程相关的关键概念以及医学教育和培训中选拔方法的相对准确性。在参考了院校教育和毕业后培训情况下,讨论了为什么医学提供了一个独特的职业环境并总结了国际上关于选拔做法的观点。描述了支撑选拔研究的关键概念并总结了目前选拔方法的信度和效度的研究证据。最后,提出了对未来研究议程的一些考虑。

关键概念

选拔过程

图 26.1 总结了设计和实施选拔过程的主要内容。首先要对与目标角色表现相关的知识、技能、能力和态度进行全面分析。这些信息被用来构建人员特性(和适当的工作描述),并用来决定哪些遴选方法能识别申请人与选拔标准相关的行为。分析结果应详细说明目标职位的职责并提供有关任职者所需的能力和特

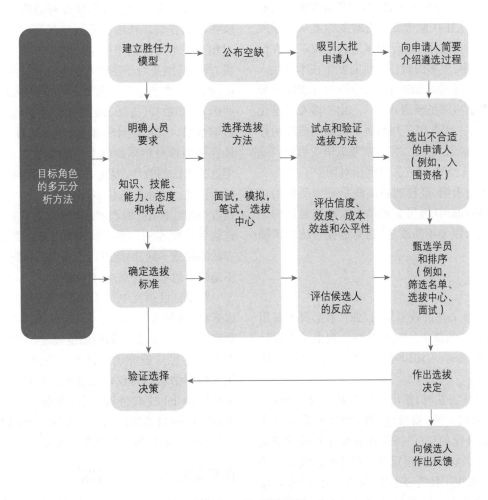

图 26.1 选拔的过程

点的信息。

在决定申请一个职位(或医学院的一个名额)时,申请人进行自由选择,对该职位与他们的技能、能力和价值观是否匹配作出可靠的判断。一旦作出选拔决定且被录取的申请人进入培训,应采用受训者在原始选拔标准上的表现来检查选拔方法的预测效度(即选择时的分数在多大程度上与培训中的评估和工作表现有关)。

图 26.1 还显示,最佳选拔实践是一个"双向"的选择过程。为了吸引最好的受训者,医学院和医院越来越意识到候选人对选拔过程的反应很重要,特别是对公平性的看法。由于大量的资源往往花在选拔程序上,所以应该对选拔程序的效用进行评估。此外,在选拔时收集的信息(即培训的切入点)可以用来为受训者设计有针对性的发展计划。

最佳选择实践的基本原则是明确的,但研究表明在这个过程中有两个因素往往没有有效地进行。第一,许多组织没有进行彻底的职业分析以确定与胜任目标工作角色相关的关键知识、技能和行为。在探索医疗专业之间的潜在差异时,这一点尤其重要。第二,组织中很少进行验证性研究,因为这些研究很耗时而且难以管理。这往往意味需要着对受训者从医学院的选拔到高级职位期间进行数年的表现跟踪。在医学教育和培训中,更多的验证性研究发生在本科生入学选拔中,探索各种认知因素(先前的学习成绩或知识测试)对考试成绩的预测效力[5]。由于涉及标准化的评估(如考试),因此用于判断医学院期间成绩的标准更容易被观察到。相比之下,在考虑毕业后培训或非认知因素的选择时,研究文献就相对稀少了[5]。

总之,研究表明,最佳选拔实践是一个反复的过程。利用评估和验证性研究的结果来审查最初的选拔标准和方法,以便不断改进,提高选拔系统的准确性和公正性。

评价标准

在判断选拔方法的效果如何之前,有必要了解用于确定最佳做法的框架。知识点 26.1 列出了在设计和实施选拔体系时,应加以审查的判断选拔程序"质量"的标准。

在选择选拔方法时,输出(分数)是一致的/稳定的(可信的)和相关的/准确的(有效的),并且该方法是客观的、标准化的、由训练有素的专业人员管理完成并受到监控,这些点都很重要。对选拔系统进行评估,对于确保选拔工具的公平性、可维护性、成本效益和可行性至关重要。反馈信息被用来不断改进甄选

知识点 26.1　选拔程序的评价标准

1. 甄选工具的信度和效度。
2. 雇员/应聘者的反应。
3. 解释的难易程度。
4. 使用的普遍性。
5. 成本和价值。
6. 实用性/行政上的便利。
7. 合法性。
8. 公平性。
9. 教育影响。
10. 产生反馈的机制。
11. 未来验证、评估和发展的安排。
12. 分析专业知识的持续可用性。

系统以提高准确性和公平性。对于毕业后培训来说,有法律依据确保使用准确的选拔程序,这对于遵守就业法是至关重要的。

效度

没有任何一项验证研究能对遴选方法的效度提供明确的答案。每项验证研究都是在特定的时间点对相关样本人群使用特定的选拔方法。对于验证选拔方法,特别是对于注重非学业性选拔标准的方法来说,确定适当的结果变量是一项具体挑战。然而,某些因素(如抽样、方法、研究的时间等)会以某种方式影响结果。应用统计学模型(如普适性理论)可以估计这些因素对整体效应大小的贡献[6]。为了估计特定选拔方法的效度,需要一个以上的研究设计以尽量减少误差。大多数选拔系统结合了几个预测因素(选拔方法),如申请人的面试分数和学业成就。在这方面,选拔效度研究的一个主要挑战是医学院往往对选拔方法的权重不同,因此进行大规模的纵向验证研究(而不是较小的单点研究)会有问题。

在验证性研究中,关键的问题是增加另一个预测因素(即选拔方法)能在多大程度上提高选拔过程的预测能力?这就是所谓的增值效度。具体来说,招聘人员可能想知道准确性是如何提高的。例如,当使用人格评估而不是仅仅依靠面试分数时。当允许组织使用额外的工具进行成本-效益分析时,关于特定选拔方法的增值效度的信息是很有价值的。知识点 26.2 列出了不同形式的效度供参考。

预测效度和"标准问题"

使用预测性(或后续)设计是指收集与标准相关

知识点 26.2　聚焦：选拔的效度

真实效度	这是一种"盲目"的真实,因为有人说的有道理就认为一种选拔方法是有效的。
表面效度	甄选工具的内容看起来与目标角色相关(由申请人决定)。
内容效度	甄选工具的内容被领域专家判定为与目标角色直接相关。
标准效度:并发性	一种与标准相关的效度,即预测者和标准数据是同时获得的。预测者和标准者分数之间的高相关度表明了同期效度。
标准效度:预测性	这是一个预测指标(如选拔考试分数)与标准指标(如工作表现)的相关程度。高的预测效度表明,选拔测试能够准确地表明候选人在标准方面的未来表现。
增值效度	这是一个经验性的问题,以确定使用另一种评估所提供的额外价值有多大。
结构效度	说明测试或程序在多大程度上测量了所要测量的结构(如同理心、临床专业知识)。
政治效度	表明各利益相关者和利益相关群体(如雇主、家长、政府部门、社会、监管机构)认为该工具在选拔中使用是适当的、可接受的。

的效度数据的方法,即选拔方法的分数对某些未来结果或标准的预测程度。这种设计包括收集候选人的预测信息(如面试评分、考试分数),然后对表现数据进行跟踪(如在就业的第一年或医学院期间的考试)。预测效度评估是通过检验时间 1 的选拔分数和时间 2 收集的标准数据(也许通过相关的工作评估、考试等)之间的相关性。在实地研究中,获得超过 $r=0.5$ 的效度系数是不常见的[7]。

在实践中进行验证性研究会遇到一些问题。主要的问题是如何获得适当的标准(结果)数据来验证选拔过程。通常情况下,用于衡量工作角色表现的标准与用于选择的标准不一致。相反,有时标准和预测指标非常相似(例如,使用医学院入学考试或其他基于知识的考试来预测在校期间的考试成绩),可能导致共同方法差异和内容重叠。理想情况下,只有在进行了预测性验证研究之后,才可以用预测性分数来做选拔决定。实际上,这很难实现,所以试点工作对进行适当的验证至关重要。知识点 26.3 介绍了在进行选拔的验证研究时需要考虑的三个误差来源——抽样、测量精度和范围限制问题。这并不是一份详尽的误差来源清单,其中还包括选择偏差、反向因果关系和缺失变量问题等。

候选人的反应

候选人对不同招聘方法的反应是非常重要的[8]。大量的研究已经确定了申请人对选拔方法的看法,并利用组织的公平理论解释了影响申请人反应的不同

 知识点 26.3　聚焦:验证性研究中的错误

抽样误差

如果在许多验证性研究中使用相对较小的样本量,所得到的结果可能会受到样本中少数人异常结果的影响而产生不适当的影响。随着样本量的增加,会得到更可靠的结果。

测量精度差

在验证过程的预测指标(即选拔方法)和标准(即工作表现)阶段,对属性的测量都会出现非系统误差。分数的误差(不可靠)会降低预测指标和标准之间的观察相关性。这意味着,随着信度的降低,预测指标和标准之间的最大可能相关性也会降低。

分数范围限制

在验证性研究中使用的样本可能不能提供预测和/或标准测量的全部可能范围的分数。受限制的分数范围限制了两个变量之间线性相关性的大小。因此,就像不可靠性一样,样本中的范围限制降低了观察到的相关系数的大小。

因素。

分配公正关注的是关于公平(甄选结果是否符合申请人的期望)和平等(申请人在甄选过程中拥有相同机会的程度)的感知性公正。程序公正指的是选拔过程的规范特征,如提供的信息和反馈、程序与方法的工作相关性以及招聘人员的效率[9]。有四个选拔方法的主要因素似乎可以说明申请人的积极反应:①基于

全面的工作分析并且与工作相关;②不对个人造成干扰;③不违反程序或分配公正的期望;④允许申请人与招聘人员当面会谈。其他研究表明,申请人更喜欢有多种机会来展示技能(如参加选拔中心),并喜欢对所有申请人进行统一管理的选拔制度。特别是,当竞争比例很高时,申请人的反应和候选人对"公平竞争"的期望是至关重要的。

公平性

公平选择和招聘的基础是:①拥有客观有效的标准(通过适当的工作分析制定);②由经过培训的人员进行准确和标准化的评估;③监测结果。研究探讨了选拔程序对不同的人口亚群(如少数民族或妇女[10])的公平程度。然而,一项测试并不会因为不同亚群体的成员在测试中获得不同的分数就产生不公平或有偏见。男性和女性在身高方面有不同的平均分数,这并不意味着尺子是不公平的测量工具。然而,因为选拔标准必须与工作相关,如果工作可以由任何身高的人完成,那么用身高作为工作的选拔标准是不公平的。通常情况下,一种选拔方法与工作表现的关联程度是通过验证研究来估计的。因此,很明显,公平性和效度是密切相关的。

基于价值观的招聘

基于价值观的招聘(values-based recruitment, VBR)是指根据学生、受训者和雇员的价值观与所在组织的价值观一致的程度来吸引和招聘他们[11]。怜悯、仁慈、尊重和尊严对任何卫生保健专业人员来说都很重要,以确保提供高质量的护理和病人结果。这一概念具有国际意义,英国政府的两次调查[12,13]强调了对医疗保健角色中的人文关怀(或缺乏人文关怀)的主要关注并对其进行了广泛的探索。医疗卫生人员在提供安全和人文关怀方面起着至关重要的作用,而价值观对促进这种作用非常重要。VBR的目的是确保招聘的人员具有正确的技能和正确的价值观,以支持有效提供高质量的病人护理和结果。

选拔方法

研究人员对多个不同职业群体中众多选拔方法的使用情况进行了回顾[14]。鉴于医生角色的多面性,招聘人员很可能会使用多种选拔方法来评估求职者。因此,招聘人员必须决定一个求职者是否必须在所有的选择标准上获得高分(非补偿性),或者在某些标准上的高分可以弥补另一个标准上的低分(补偿性)。在

实践中,招聘人员可能会根据工作角色的性质,对各种选拔标准分配不同的权重。例如,如果临床知识是最重要的标准,当申请人没有达到一定的分数时,申请可能不会被考虑。

尽管这些方法中有许多已经在医学选拔中进行了试点,但面试往往是本科生和研究生选拔中最常使用的方法。在下面的章节中,我们将概述与最常见的选拔方法有关的研究证据。

面试

面试在各种职业的选拔过程中普遍存在[15]。面试可以在选拔过程的不同阶段使用,可以作为唯一的选拔方法也可以与其他方法结合使用。面试在以下方面有所不同:①目的;②时间;③管理模式(电话、面对面或视频会议);④面试官人数(一对一或小组);⑤结构程度(非结构化、半结构化或结构化);⑥次数(单一或多个)。研究一致表明,如果结构化访谈是基于全面的角色分析并有经过验证的评分标准,那么结构化访谈的信度和与标准相关的效度往往比非结构化访谈要高得多[16-19]。知识点26.4对设计结构化访谈的最佳实践进行了总结。

知识点26.4　实用建议:进行结构化面试

- 将问题与人员要求联系起来(基于全面的工作分析)。
- 向每个候选人提出相同的问题,限制提示并使用后续问题和探究性问题来获取证据。
- 使用相关的问题,并将其设计为情景问题、基于能力的问题、履历问题或知识问题。
- 采用更长的面试时间或更多的问题,以控制辅助信息的输入。
- 在面试结束后才允许应聘者提问(此时已经收集了用于作出选拔决定的信息)。
- 对每个答案进行评分并使用标准化的等级评分表(增加具体性)。
- 使用详细的固定等级评分表并做详细的记录。
- 在可能的情况下使用多个面试官(但要确保效率)。

Meta分析研究(对各种研究的结果进行统计组合,以确定可推广的结果)发现,结构化面试是工作表现的有效预测因素[15]。研究证据还表明,与认知能力测试相比,结构化面试具有增值效度[20],而且通常产生较小的种族差异[21]。在面试中加入结构化的内容也可以增加机构成功应对诉讼的可能[22]。涉及多个

评估员的结构化面试的一个局限性是,如果评估员没有经过适当的培训,则评估员之间的信度可能不高;但如果经过适当的培训,并使用标准化的问题和有效的评分标准,面试的评估员之间的信度是可以被接受的[23,24]。

尽管非结构化面试的信度低、预测效度低、法律可辩护性差,但在许多国家仍被广泛用于员工选拔[25]。非结构化面试很容易产生偏倚和错误,包括:①刻板印象;②仅凭第一印象作出判断,而不是让所有候选人都有机会展示技能(例如,"我马上就知道他或她是不是合适的人选");③光环和喇叭效应(即选拔者被申请人的一个积极或消极特征所过度影响);④与我相似的偏倚,即面试者对与自己相似的被试者评价最有利[26]。此外,非结构化面试可能会评估不同候选人的不同特征,这意味着内容的效度可能是可变的[27]。所有这些因素都有可能影响面试官对候选人的评分。

近年来,多重小型面试(multiple mini-interviews,MMIs)在医学选拔中越来越受欢迎。MMIs是一种由多个站点组成的面试形式,以客观结构化临床考试(OSCE)的形式为基础。MMIs通常包括一对一的面试以及角色扮演和互动任务,集中在一系列领域,每次持续5~10分钟[28]。一些证据表明,毕业生和女性申请者在MMIs中的表现可能分别优于辍学生和男性申请者[29]。然而,总体而言,研究表明MMIs通常具有良好的信度[29,30]。因此,在许多国家MMIs已经被纳入医学院和研究生医学选拔系统[30-33]。此外,研究表明,候选人对MMIs的反应是正向的[29,34,35]。

然而,一些证据表明,面试方法不一定是预测在医学院期间成绩的有力因素[36]。其他研究表明,MMIs的表现对执业考试具有良好的预测效力[29,37-39]。目前,文献支持MMIs和一些结构化面试在医学选拔中的效度、信度和可接受性,但支持非结构化面试方法的证据相对较少。一般来说,面试是一种相对资源密集型的选拔方法。为评估小组表现的差异和选拔方法的相对财务可行性,对MMIs的进一步研究可能是必要的。

推荐信和鉴定报告

大规模的实证研究一致表明,推荐信在预测工作表现方面往往是不可靠和无效的[40-42]。尽管如此,推荐信在包括医学在内的各种职业的选拔中被广泛使用,而且很可能会继续被用作一种额外的指导[43]。在实践中,雇主倾向于重视推荐信但可能不善于公平区分候选人。对推荐信内容的研究表明,鉴定报告撰写人倾向于将正面和负面特性同质化地应用于申请人,这使得录取委员会无法根据这些数据对申请人进行区分[36]。

2006年的一项研究发现,英格兰的绝大多数医学院将鉴定报告作为其选拔过程的一部分[38]。然而,鉴于数据立法的变化,立法取消了先前的保密性,鉴定报告的信度是值得怀疑的[44]。在研究预测效度时,Ferguson等人[41]表明,通过大学招生服务中心(UCAS,处理英国大学全日制本科课程申请的中央机构)获得的推荐信并不能预测临床前或临床表现。然而,医学院对通过UCAS申请获得的推荐信的重视程度不同。一些医学院实际上可能会忽略鉴定报告的信息,因为担心会对选拔决定产生不适当的偏见[38]。尽管使用鉴定报告有其局限性,但它们在医学生选拔中仍然很普遍[38]。此外,尽管有证据表明鉴定报告的信度和效度较差,但一些医学选拔专业人员仍然对鉴定报告持积极态度[45]。这一发现与该领域的研究人员普遍认为鉴定报告在医学生选拔中没有用处的观点相矛盾[38,42,45]。

个人陈述和履历提交

申请表经常纳入可替代简历的个人陈述、论文和其他自传性材料,以方便对候选人进行筛选。通过系统地收集申请表获得的信息,雇主客观地评估候选人对特定职位的适合性并对不同的申请人进行公平比较。申请表可能包括有关简历信息、教育背景、以前的工作经验和通过工作分析确定的能力等内容。一些研究证据表明,医学院的申请表格可能对后来的表现有预测作用[46,47]。然而,其他证据表明,与其他选拔方法相比,申请表格的信度较低[48]。进一步的研究表明,申请表并不能预测医学培训的临床表现或在医学院期间的整体表现[41,49]。没有在监考条件下完成的申请表,其信度和效度可能会受到一些因素的影响,比如填写表格的时间长,以及第三方的潜在影响和帮助。因此,申请表不可能像其他方法那样反映医学院候选人的能力。研究表明,申请人以认为理想的方式展示自己但不一定准确,这一结论得到支持[50,51]。这些发现与申请表的预期功能,即提供客观数据以作出选拔决定,形成鲜明对比。

学业记录

在大多数国家,学业标准是医学院选拔的一个主要组成部分。例如,英国医学院的招生选拔是基于预测的或实际的中学高级水平考试(A-level,一种旨在评估各科知识的学校期末考试,通常在18岁时参加)成绩。使用A-level成绩进行选拔的一个问题是,要在获得相似较高成绩的学生之间进行区分[52]。另一个问题是,医学院的入学具有社会排他性,部分原因是A-level成绩可能反映学校教育的类型和"社会阶层"[53]。研究还表明,在超过50%的情况下,预测的A-level成绩可能是不准确的[54]。在美国和加拿大,学生在研究生阶段申请医学院(研究生入学)。尽管学业成绩通常与其他预测因素(如能力测试)结合起来考虑,但学业成绩仍然是主要的选拔标准,如平均绩点分(grade point average,GPA)。

一些作者表明,学业标准如A-level成绩与辍学率、职业发展、毕业后医学教育资格和专培考试相关[5,55-57]。这些发现与早期质疑学业记录的长期预测效力的研究形成对比[58]。虽然入学前的学业成绩,如A-level或GPA,无疑与医学院的学业表现有关,但与衡量临床医生表现的长期结果的关系并不明显,部分原因是前面讨论的"标准问题"[59]。相比于经一系列旨在探索学医决心的选拔方法选拔出来的候选人,单纯以高学业成绩选拔的候选人更有可能退学[60]。因此,用学业成绩来选拔进入医学领域的候选人会因为一些因素而变得复杂,包括成绩膨胀、对较高社会经济阶层的偏见,以及学业成绩和后来作为医生的表现之间的不确定关系。

一般心理能力和能力倾向测试

在美国和英国,一般心智能力测试(tests of general mental ability,GMA)和特定认知能力(如数字、言语和空间推理)测试在选拔中越来越受欢迎[61,62]。在国际上,GMA和认知能力测试是一系列职业中工作表现和培训成功的有力预测因素[63,64]。然而,由于GMA会产生不利影响,测试成绩存在明显的种族差异,因此人们对公平性表示担忧[65]。具体的能力测试往往显示较小的群体差异[66]。

能力倾向测试是旨在衡量一个人发展技能或获取知识能力的标准化测试,被用来预测未来在某项活动中的表现。与GMA一样,能力倾向测试衡量的是一个人在广泛的心理能力方面的整体表现。此外,能力倾向测试通常还包括衡量更专业的能力(如语言和数字技能)项目。

包括具体能力测试和知识组成的能力测试在医学领域越来越受欢迎。在英国,人们对A-levels歧视力量的担忧导致了额外的选拔方法的引入,如特定的医学知识测试[52]和智力能力测试(如牛津医学入学测试)。英国临床能力倾向测试(UKCAT)包括推理和决策测试以及情境判断,现在被英国的大多数医学院和牙科学校用于选拔。在其他几个国家,使用能力倾向测试进行医学院选拔的情况也在增加[33]。研究生阶段的情况有些不同,很少(如果有的话)使用能力倾向测试。这并不奇怪,因为大多数申请人已经通过了进入医学院的能力倾向测试。在这个阶段,认知能力是预测谁将成为一名合格医生的必要条件,但不是充分条件。

在选拔方面,尤其是在扩大入学机会方面,重要的是要区分GMA固定智力(即通过学校教育获得的基于知识的智力)和流动智力(即基于生物认知的技能,如处理速度、归纳推理等)[67,68]。有人认为,流动智力测试应该用于医学院的选拔,以扩大入学机会(即识别独立于教育的"原始人才")。然而,这种方法存在问题,因为常用的"智力"测试评估的是固定智力[68],而固定智力可能与学校教育的类型关系更大。此外,对"原始天赋"的评估必须与对学习医学的愿望和其他非认知能力(由工作分析决定)的评估相结合,否则学生可能会在医学院失败、辍学或表现不佳。

研究证据表明,UKCAT对医学院前两年的成绩具有预测效力[69]。同样,在北美被广泛采用的医学院入学考试(MCAT)也具有显著的预测效力[70,71]。最后,英国一些大学在选拔医学生时使用的生物医学入学考试对后来的成绩也有预测效力[72]。尽管有证据表明具有预测效力,但能力倾向测试与随后的临床表现之间的预测关系的强度相对较弱[70,71,73]。需要进行高质量的纵向研究,以考察选拔性向测试的分数与随后在医学院和作为临床医生的表现之间的确切关系。

人格测评

在过去的20年里,人格测评在一系列工作的人员选拔中得到了大量的应用[74]。人格测评通常是自我报告式的调查,候选人通过对同意的程度进行评分或者指出某个项目对其人格的描述有多准确来回答。经过几十年的研究,研究人员已经达成了一个人格特征的总体分类法,即"大五"模型,基于五个因素或特征:外向性(即外向、善于交际、冲动)、情绪稳定性(即平静、放松)、合群性(即信任、合作、帮助)、自觉性(即勤奋、尽责、有组织)和经验开放性(即艺术、文化、创造性)。

研究表明,人格测评与工作或学业成绩之间存在重要关系[74]。例如,被定义为"功能障碍"的人格特征与医学生的负面结果(如较低的学业成绩)有很大的关联[75]。其他研究人员发现,人格测评是对医学院选拔的一个有益补充并且可以预测在医学院的表现[76]。据报道,一些"大五"人格特征与医学院各方面的表现之间存在着明显的关联[77]。例如,自觉性是临床前知识和考试成绩的正向预测因子[41,49,78],并且比基于知识的评估提供了增值效度[41,49]。然而,在与临床前知识正相关的同时,自觉性也是临床技能的一个重要的负面预测因素[41,79]。因此,在医学教育和培训中,人格特征和表现之间的关系可能是复杂的,可能是非线性的,并随着工作性质的动态变化而变化[79,80]。这意味着在某一时间点用于选择的特质不一定能预测后来工作表现的所有方面。因此,选择医学生或临床医生的区别不一定是相同的,因为作为学生与作为临床执业医生的技能和能力要求一定会发生变化。

其他研究人员提出的证据表明,人格测评对医学院的成绩并不是有用的预测指标。例如,Myers-Briggs 类型指标和 MCAT 考试成绩之间没有明显的联系[81]。同样,进一步的研究表明,个人素质评价(personal qualities assessment,PQA)与医学生的成功没有关系[82]。这些混合的研究结果可以发现,某些人格特征可能随着时间的推移有不同的成本和收益。例如,有证据表明,在医学教育和培训的过程中,人格测评在预测医学院成绩方面的效度会增加[83]。例如,开放和外向对于早期的学习成绩可能没有优势,但这些特征对于后来的学习成绩却越来越重要[79,84]。因此,早期的研究可能低(高)估了某些人格特征的预测价值。此外,对于自觉性在医学教育和培训过程中是越来越有利还是越来越不利,研究人员并没有达成共识,研究结果是相互矛盾的[79]。

对求职者使用人格测评的做法仍然存在争议。批评者认为,人格特征对工作表现的预测效力往往很低,而且对其理解不深[85]。此外,组织所使用的人格评估往往选择不当[86],而且"伪造"会影响人格测评的效度[87,88]。然而,也有证据表明,造假或社会期望的反应并不影响人格测评的预测效力[89]。在医学上,对强烈依赖学术预测因素的担忧导致了对其他选择方法的探索。具体来说,人们对人格在本科生选拔中的作用越来越感兴趣。然而,最佳实践表明,人格测评应该被用来推动面试中的提问,而不应该被孤立地用来做选拔决定。

选拔中心

选拔中心(selection centres,SCs)也被称为评估中心,是一种在非医疗选拔环境中广泛使用的选拔方法。评估中心涉及多种选拔方法,如书面任务、面试和工作模拟,以评估候选人的若干关键技能、态度和行为(如工作分析中确定的同理心)。候选人在小组中或由多个评估员单独评估。

SCs 与 OSCE 不同。在 OSCE 中,每个站点对候选人的一项关键技能进行评估,通常由一名评估员观察。相比之下,SCs 包括多种情况(面试、工作模拟、书面任务等),候选人在这些情况下展示一项关键技能,由几个受过训练的评估员观察。因此,可以进行更公平(有多次表现机会)和更可靠(由多名观察员对行为进行多次观察)的评估。通过精心设计,信度的提高会带来更大的效度和更积极的候选人反应。

选拔中心已被广泛用作招聘的工具[61]。SCs 在毕业生招聘中特别受欢迎,而这种方法最近才被用于医学领域[90]。在英国,Patterson 等人率先使用 SCs,最初是在全科医生的选拔中使用,结果显示出良好的预测效力[90]。这项工作已被扩展到选拔其他专业的研究生培训医生,如妇产科和儿科[91,92]。根据对 SCs 的信度和内部效度的正面报道,SCs 在英国已被用于医学院的毕业生入学考试[93],也被用于国际上的医学生选拔[33,94,95]。也有证据表明,SCs 在医学专业培训中的预测效度[96],但还需要进一步研究 SCs 在医学生选拔中的预测效度。这种研究可能受到实施 SCs 的财务成本和后勤复杂性的限制[94]。

精心设计和管理的 SCs 可以有效地预测各种职业的工作表现[97,98]。因为 SCs 利用了不同练习题的组合(使用多特征、多方法的方法),并使用标准化的评分系统来衡量选拔标准,所以在信度和效度方面取得了进展。打分应该与选拔标准直接挂钩(而不是练习的分数),收集到的信息应该由受过适当培训的评估员根据情况进行解释。不幸的是,许多人没有理解 OSCE 考试和 SCs 在选拔方面的根本区别。与认知能力测试相比,执行良好的单科考试具有增值效度[99,100],并且往往被候选人积极看待[9]。周密的设计和实施对于 SCs 不辜负其声誉并具有成本效益至关重要[101]。

情境判断测试

情境判断测试(situational judgement tests,SJTs)是一种测量方法,旨在测量候选人在与角色相关的环境中的判断力(见知识点 26.5)。情境判断测试的形式多种多样,但总的来说,是为考生提供了一个场景和一份可能的反应清单。候选人被要求考虑这种情况并对可能的反应作出判断。候选人的反应通过专家的

知识点 26.5　聚焦：医学选拔中的情境判断测试

　　2012 年，对选拔医学生进入英国基础培训方法的回顾研究建议对所使用的选拔方法进行更新。尽管现有的系统运行良好，但人们对在申请中使用个人陈述提出了一些担忧，包括个人陈述的信度低，缺乏足够的标准化，加上抄袭的风险和评分所需的时间成本等。

　　设计一个 SJTs 来评估几个非学业属性和培训职位的就业能力（以取代申请表中的问题和个人陈述），并将 SJTs 与教育表现的衡量标准结合起来，以评估学术能力、临床知识和技能，这成为推荐做法。

　　涉及 1 000 多名英国学生的 SJTs 试验发现，在这种情况下，SJTs 是一种有效和可靠的选择方法。SJTs 以多方法的工作分析为基础，并与初级医生和与初级医生一起工作的临床医生协商制订。这是为了确保场景的相关性、真实性和公平性。SJTs 的目标是五项职业素质：对职业精神的承诺、应对压力、有效沟通、以病人为中心以及作为团队的一部分有效工作。该测试于 2013 年成功推出并用于现场招聘。

　　在 SJTs 中，有两种项目格式：

1. 按最合适的顺序排列五个可能的反应。
2. 选择三个最适合该情况的反应。

响应选项的选择反映了情境内容。例如，一些情境的性质和可能的反应适合于排序项目（能够区分应对某一情境的不同适当性的单一行动），而一些情境则适合于多选项目（在应对某一情境时有必要处理多个方面）。

　　申请人必须回答他们在所描述的场景中"应该"做什么，而不是他们"会"做什么。这是因为 SJTs 研究表明，询问申请人"会"做什么的问题更容易受到评估的影响。

知识点 26.6　情境判断测试：问题示例

　　你在外科病房复查一个当天早些时候做了阑尾切除术的病人。你开了一张强效止痛药的处方。护士长质疑你的决定并拒绝给病人用药。

　　在这种情况下，请选择三种最合适的行动：

A. 指示护士给病人用药

B. 与该护士讨论她不同意处方的原因

C. 向一位资深同事征求意见

D. 填写一份临床事件表

E. 根据护士的建议取消该处方

F. 安排以后与该护士交谈，讨论你们的工作关系

G. 在医疗记录中写明护士拒绝给病人用药

H. 再次回顾该病例

答案：B、C、H

理由：确保病人安全是这一情境的关键。与护士讨论她的决定是很重要的，因为在第一次复查病人时可能有遗漏之处（B）。因此，再次复查病人也很重要（H）。另外，即使存在分歧，与此相关的是尊重同事的意见和保持工作关系的重要性。由于在病人护理方面出现了分歧，因此向资深同事征求意见是很重要的（C）。

判断进行评分。知识点 26.6 显示了一个用于医疗卫生选拔的 SJTs 项目的例子。关于使用 SJTs 的相关研究证据及其与医疗卫生专业选拔的相关性，我们建议读者参考 Patterson 等人最近的评论[102]。

　　在英国，SJTs 在医疗选拔和评估中的应用已经很广泛。许多高质量的 meta 分析、评论文章和横断面研究已经发表，评估了 SJTs 的效度[103-109]。这些研究表明 SJTs 具有标准效度，并且比学业能力和人格测评具有增量效度。此外，有证据表明，SJTs 对少数民族群体的不利影响较小并且被考生认为是有利的。

　　其他研究人员报告了在医学生选拔中使用 SJTs 的程序性问题。例如，管理模式可能会影响 SJTs 的效度[110]。同样，SJTs 中包含的回答指示和不同 SJTs 形式的构建也可能影响其效度[111]。其他研究人员就 SJTs 对辅导、伪造和练习效果的易感性提出了相互矛盾的证据[104,112]。然而，重要的是要注意 SJTs 是一种

测量方法,在高风险的选拔环境中,如医学领域,可以被设计成最大限度地减少培训效应。

从实用的角度来看,研究表明 SJTs 通常可以有效地、可行地被纳入现有的选拔系统[103,113,114]。SJTs 往往具有较高的表面效度并得到候选人的好评[9,107,115],而且有证据表明它们在医学选拔中是一种经济有效的选择[104]。总之,在医学生选拔中使用 SJTs 得到了关于这种选拔方法的大量研究的支持。尽管与更成熟的选拔方法相比,研究基础相对较小,但人们对 SJTs 作为医学选拔方法的信度、效度和实用性有了共识。对这种选拔方法的进一步研究应该集中在以下方面:在整个医学教育和培训过程中 SJTs 的预测效度会增加,以及医学院入学 SJTs 对以后作为医生表现的预测效度。

深入研究的机会

知识点 26.7 总结了不同选拔方法的预测效度研究证据。所列的每种技术的证据还包括对所有职业群体的使用程度和申请人反应的估计。我们还总结了每种选拔方法在多大程度上可以解决扩大机会和多样性问题。请注意,各种方法的使用程度存在国际差异,这是由国际就业法的差异所决定的。

知识点 26.7　寻找证据:选拔方法的效度[25]

选拔方法	信度	效度	候选人可接受性	扩大入选机会
学业记录	高	高	高	低
结构化面试/MMIs	中高	中高	高	中
情境判断测试	高	高	中高	高
智力测试	高	多样	中	中
人格测评	高	中	中低	不适用
传统面试	低	低	高	低
个人陈述	低	低	高	低
推荐信	低	低	高	低

来源:Patterson 等[14]。

小结

对医学选拔的研究是相对较新的,仍然有未知领域需要探索。医学继续在变化,与许多专业相关的技能也在变化。例如,在外科,腹腔镜和其他技术的使用已经改变了许多外科手术。随着国际技术的发展和新的治疗方案的出现,未来的变化速度可能会发生变化。由于医生的职业道路是漫长而复杂的,因此很难为未来的医生确定适当的选拔标准。展望未来,研究必须涉及更多以未来为重点的工作分析研究,以确定与一般医生相关的知识、技能、能力和态度,并探索各专业之间的差异。在许多国家,医生们越来越多地与病人合作,加强对病人满意度的关注突出了对人文关怀和沟通技巧的需求。

在医学培训中,选拔途径的进步应该伴随着个人的准确职业信息。自我选择是非常重要的,在这个领域需要进一步研究。在选拔文献中,很少有关于更高级别任命的研究,因此未来的研究必须解决这个问题,特别是在顾问级别,所需要的能力可能还包括对多专业团队的领导、资源管理和政治意识[1]。

在医学教育和培训中的候选人反应方面需要更多的研究。候选人认为什么样的选拔测试组合是公平和有效的?对拓宽医疗渠道有什么影响?候选人的反应(情绪、焦虑、感知到的公正和公平)对测试表现和测试的效度有什么影响?虽然在其他行业有越来越多的关于这些主题的研究文献[8],但在医学领域这些问题还没有被探讨过。

未来的研究还应该探讨如何最好地设计整个培训途径的选拔系统。所有专科可能都需要一些通用的技能(即作为医生的基本技能,包括认知、非学术和行为技能),这些技能应该用于指导本科医学课程开始时的招生选拔标准的设计。医学职业道路的一个部分(如从本科到最初的专科培训)不可能使申请人完全具备从一个阶段到下一个阶段(如从专科培训到高级任命)的所有技能,特别是如果候选人在一开始就被认为不具有核心能力。

设计一个精准的选拔系统是一个复杂的过程。医学教育和培训是一个漫长的过程,在职业道路的不同阶段,选拔方法的预测效力可能并不一致。换句话说,一个因素可能是本科培训的重要预测因素,但可能对专科培训的某些方面没有预测作用。例如,经验开放性对全科医生的培训表现很重要,但对本科培训表现并不重要。真正的挑战是整合这些知识,对不同的选拔方法进行适当的加权和排序,以便建立从本科选拔到专科培训都有效的选拔系统。

未来的研究必须考虑到成人智力发展和技能获取的既定理论模型,这些模型整合了认知和非认知因素。其中一个模型是 PPIK 理论[67],该理论认为成人智力是过程(基本心理能力,如处理速度)、个性(如外向性、自觉性)、兴趣(如对科学或艺术的偏好)和知识(如 A-levels 中的事实性知识)的一个函数。PPIK 理论提出了一个发展轨迹来理解成人的智力功能,其中人格、智力和兴趣是相互作用的。例如,一个人的兴趣可能会影响他们所寻求的知识类型。这种方法可能会帮助我们了解是什么促使人们学习医学,以及他们在培训后期对某一专业的选择和能力。在医学选拔中应考虑特质复合体(认知和非认知特质重叠)的概念[67]。可以确定重叠的特质群以确定能力和偏好的领域。在未来,可能会识别出在本科医学教育和后来的专科培训中取得成功的独特的特质复合体。

院校医学教育和毕业后医学教育在医学选拔方面有很多研究机会,Patterson 等人[106]提出了一个未来的研究议程。总而言之,未来选拔研究的关键课题是工作分析、纵向效度研究、组织公正、探索特质重叠以及培训的时间动态。

参考文献

1 Patterson, F., Tavabie, A., Met, D. et al. (2013). A new competency model for general practice: implications for selection, training, and careers. *British Journal of General Practice* 63 (610): e331–e338.

2 Jefferis, T. (2007). Selection for specialist training: what can we learn from other countries? *BMJ* 334 (7607): 1302–1304.

3 Patterson, F. and Zibarras, L.D. (2011). Exploring the construct of perceived job discrimination in selection. *International Journal of Selection and Assessment* 19 (3): 251–257.

4 Patterson, F., Lievens, F., Kerrin, M. et al. (2012). Designing selection systems for medicine: the importance of balancing predictive and political validity in high-stakes selection contexts. *International Journal of Selection and Assessment* 20 (4): 486–496.

5 Ferguson, E., James, D., and Madeley, L. (2002). Factors associated with success in medical school: systematic review of the literature. *BMJ* 324: 952–957.

6 Bloch, R. and Norman, G. (2012). Generalizability theory for the perplexed: a practical introduction and guide: AMEE Guide No. 68. *Medical Teacher* 34 (11): 960–992.

7 Robertson, I.T. and Smith, M. (2001). Personnel selection. *Journal of Occupational and Organizational Psychology* 74 (4): 441–472.

8 Hausknecht, J.P., Day, D.V., and Thomas, S.C. (2004). Applicant reactions to selection procedures: an updated model and meta-analysis. *Personnel Psychology* 57 (3): 639–683.

9 Patterson, F., Zibarras, L.L., Carr, V. et al. (2011). Evaluating candidate reactions to selection practices using organisational justice theory. *Medical Education* 45 (3): 289–297.

10 Lievens, F., Patterson, F., Corstjens, J. et al. (2016). Widening access in selection using situational judgement tests: evidence from UKCAT. *Medical Education* 50 (6): 624–636.

11 Patterson, F., Prescott-Clements, L., Zibarras, L. et al. (2015). Recruiting for values in healthcare: a preliminary review of the evidence. *Advances in Health Sciences Education: Theory and Practice* 21 (4): 859–881.

12 Francis, R. (2013). Report of the Mid Staffordshire NHS Foundation Trust Public Inquiry. http://www.midstaffspublicinquiry.com/sites/default/files/report/Executivesummary.pdf (accessed 21 June 2017).

13 Cavendish, C. The Cavendish Review: An Independent Review into Healthcare Assistants and Support Workers in the NHS and Social Care Settings. https://www.gov.uk/government/uploads/system/uploads/attachment_data/file/236212/Cavendish_Review.pdf (accessed 21 June 2017).

14 Patterson, F., Knight, A., Dowell, J. et al. (2016). How effective are selection methods in medical education and training? Evidence from a systematic review. *Medical Education* 50: 36–60.

15 Hartwell, C.J. (2014). The structured employment interview: narrative and quantitative review of the research literature. *Personnel Psychology* 67 (1): 1–82.

16 Campion, M.A., Pursell, E.D., and Brown, B.K. (1988). Structured interviewing: raising the psychometric properties of the employment interview. *Personnel Psychology* 41: 25–42.

17 Goho, J. and Blackman, A. (2006). The effectiveness of academic admission interviews: an exploratory meta-analysis. *Medical Teacher* 28: 335–340.

18 McDaniel, M.A., Whetzel, D.L., Schmidt, F.L., and Maurer, S. (1994). The validity of employment interviews: a comprehensive review and meta-analysis. *Journal of Applied Psychology* 79: 599–615.

19 Wiesner, W.H. and Cronshaw, S.F. (1988). A meta-analytic investigation of the impact of interview format and the degree of structure on the validity of the employment interview. *Journal of Occupational Psychology* 61: 275–290.

20 Cortina, J.M., Goldstein, N.B., Payne, S.C. et al. (2000). The incremental validity of interview scores over and above cognitive ability and conscientiousness scores. *Personnel Psychology* 53 (2): 325–351.

21 Huffcutt, A.I. and Roth, P.L. (1998). Racial group differences in employment interview evaluations. *Journal of Applied Psychology* 83 (2): 179–189.

22 Posthuma, R.A., Morgeson, F.P., and Campion, M.A. (2002). Beyond employment interview validity: a comprehensive narrative review of recent research and trends over time. *Personnel Psychology* 55 (1): 1–81.

23 Donnon, T., Oddone-Paolucci, E., and Violato, C. (2009). A predictive validity study of medical judgment vignettes to assess students' noncognitive attributes: a 3-year prospective longitudinal study. *Medical Teacher* 31 (4): e148–e155.

24 Patrick, L.E., Altmaier, E.M., Kuperman, S., and Ugolini, K. (2001). A structured interview for medical school admission, Phase 1: initial procedures and results. *Academic Medicine* 76 (1): 66–71.

25 Williamson, L.G., Campion, J.E., Malos, S.B. et al. (1997). Employment interview on trial: linking interview structure with litigation outcomes. *Journal of Applied Psychology* 82: 900–912.

26 Quintero, A.J., Segal, L.S., King, T.S., and Black, K.P. (2009). The personal interview: assessing the potential for personality similarity to bias the selection of orthopaedic residents. *Academic Medicine* 84 (10): 1364–1372.

27 Albanese, M.A.P., Snow, M.H.P., Skochelak, S.E.M.M. et al. (2013). Assessing personal qualities in medical school admissions. *Academic Medicine* 78 (3): 313–321.

28 Knorr, M. and Hissbach, J. (2014). Multiple mini-interviews: same concept, different approaches. *Medical Education* 48 (12): 1157–1175.

29 Dowell, J., Lynch, B., Till, H. et al. (2012). The multiple mini-interview in the UK context: 3 years of experience at Dundee. *Medical Teacher* 34 (4): 297–304.

30 Roberts, C., Walton, M., Rothnie, I. et al. (2008). Factors affecting the utility of the multiple mini-interview in selecting candidates for graduate-entry medical school. *Medical Education* 42 (4): 396–404.

31 Harris, S. and Owen, C. (2007). Discerning quality: using the multiple mini-interview in student selection for the Australian National University Medical School. *Medical Education* 41 (3): 234–241.

32 Hofmeister, M., Lockyer, J., and Crutcher, R. (2009). The multiple mini-interview for selection of international medical graduates into family medicine residency education. *Medical Education* 43 (6): 573–579.

33 Gafni, N., Moshinsky, A., Eisenberg, O. et al. (2012). Reliability estimates: behavioural stations and questionnaires in medical school

admissions. *Medical Education* 46 (3): 277–288.

34 Kumar, K., Roberts, C., Rothnie, I. et al. (2009). Experiences of the multiple mini-interview: a qualitative analysis. *Medical Education* 43: 360–367.

35 Humphrey, S., Dowson, S., Wall, D. et al. (2008). Multiple mini-interviews: opinions of candidates and interviewers. *Medical Education* 42 (2): 207–213.

36 Ann Courneya, C., Wright, K., Frinton, V. et al. (2005). Medical student selection: choice of a semi-structured panel interview or an unstructured one-on-one interview. *Medical Teacher* 27 (6): 499–503.

37 Prideaux, D., Roberts, C., Eva, K. et al. (2011). Assessment for selection for the health care professions and specialty training: consensus statement and recommendations from the Ottawa 2010 Conference. *Medical Teacher* 33 (3): 215–223.

38 Parry, J., Mathers, J., Stevens, A. et al. (2006). Admissions processes for five year medical courses at English schools: review. *BMJ* 332 (7548): 1005–1009.

39 Eva, K.W., Reiter, H.I., Trinh, K. et al. (2009). Predictive validity of the multiple mini-interview for selecting medical trainees. *Medical Education* 43 (8): 767–775.

40 McCarthy, J.M. and Goffin, R.D. (2001). Improving the validity of letters of recommendation: an investigation of three standardized reference forms. *Military Psychology* 13 (4): 199–222.

41 Ferguson, E., James, D., O'Hehir, F. et al. (2003). Pilot study of the roles of personality, references, and personal statements in relation to performance over the five years of a medical degree. *BMJ* 326 (7386): 429–432.

42 Stedman, J.M., Hatch, J.P., and Schoenfeld, L.S. (2009). Letters of recommendation for the predoctoral internship in medical schools and other settings: do they enhance decision making in the selection process? *Journal of Clinical Psychology in Medical Settings* 16 (4): 339–345.

43 Ryan, A.M., Sacco, J.M., McFarland, L.A., and Kriska, S.D. (2000). Applicant self-selection: correlates of withdrawal from a multiple hurdle process. *Journal of Applied Psychology* 85 (2): 163–179.

44 Hughes, P. (2002). Can we improve on how we select medical students? *Journal of the Royal Society of Medicine* 95: 18–22.

45 Bates, B.P. (2002). Selection criteria for applicants in primary care osteopathic graduate medical education. *Journal of American Osteopathic Association* 102 (11): 621–626.

46 Peskun, C., Detsky, A., and Shandling, M. (2007). Effectiveness of medical school admissions criteria in predicting residency ranking four years later. *Medical Education* 41 (1): 57–64.

47 Benbassat, J. and Baumal, R. (2007). Uncertainties in the selection of applicants for medical school. *Advances in Health Sciences Education: Theory and Practice* 12 (4): 509–521.

48 Dore, K.L., Kreuger, S., Ladhani, M. et al. (2010). The reliability and acceptability of the multiple mini-interview as a selection instrument for postgraduate admissions. *Academic Medicine* 85 (10 Suppl): S60–S63.

49 Ferguson, E., Sanders, A., O'Hehir, F., and James, D. (2000). Predictive validity of personal statements and the role of the five-factor model of personality in relation to medical training. *Journal of Occupational and Organizational Psychology* 73 (3): 321–344.

50 White, J.S., Lemay, J.-F., Brownell, K., and Lockyer, J. (2011). "A chance to show yourself" – how do applicants approach medical school admission essays? *Medical Teacher* 33 (10): e541–e548.

51 White, J., Brownell, K., Lemay, J.-F.F., and Lockyer, J.M. (2012). "What do they want me to say?" the hidden curriculum at work in the medical school selection process: a qualitative study. *BMC Medical Education* 12 (1): 17.

52 McManus, I.C., Powis, D., Wakeford, R. et al. (2005). Intellectual aptitude tests and A levels for selecting UK school leaver entrants for medical school. *BMJ* 331 (7516): 555–559.

53 Nicholson, S. (2005). The benefits of aptitude testing for selecting medical students. *BMJ* 331 (7516): 559–560.

54 Hayward, G., Sturdy, S., and James, S. (2005). Estimating the reliability of predicted grades: UCAS report. Cited in Hopkin, R. and Green, S. (2011) Commentry. Predicting A level grades using AS level grades. www.cambridgeassessment.org.uk/Images/109920-commentary-predicting-a-level-grades-using-as-level-grades.pdf (accessed 21 June 2017).

55 Arulampalam, W., Naylor, R., and Smith, J. (2004). Factors affecting the probability of first year medical student dropout in the UK: a logistic analysis for the intake cohorts of 1980–92. *Medical Education* 38 (5): 492–503.

56 McManus, I.C., Smithers, E., Partridge, P. et al. (2003). A levels and intelligence as predictors of medical careers in UK doctors: 20 year prospective study. *BMJ* 327 (7407): 139–142.

57 Lumb, A.B. and Vail, A. (2004). Comparison of academic, application form and social factors in predicting early performance on the medical course. *Medical Education* 38 (9): 1002–1005.

58 Reede, J.Y. (1999). Predictors of success in medicine. *Clinical Orthopaedics and Related Research* 362: 72–77.

59 McManus, C. (1997). From selection to qualification: how and why medical students change. In: *Choosing Tomorrow's Doctors* (ed. I. Allen, P. Brown and P. Hughes), 60–79. London: Policy Studies Institute.

60 Neill, L.O., Hartvigsen, J., Wallstedt, B. et al. (2011). Medical school dropout – testing at admission versus selection by highest grades as predictors. *Medical Education* 45 (11): 1111–1120.

61 Zibarras, L. and Woods, S.A. (2010). A survey of UK selection practices across different organization sizes and industry sectors. *Journal of Occupational and Organizational Psychology* 83: 499–511.

62 Ryan, A.M., Mcfarland, L., Baron, H., and Page, R. (1999). An international look at selection practices: nation and culture as explanations for variability in practice. *Personnel Psychology* 52 (2): 359–392.

63 Salgado, J.F., Anderson, N., Moscoso, S. et al. (2003). A meta-analytic study of general mental ability validity for different occupations in the European community. *Journal of Applied Psychology* 88 (6): 1068–1081.

64 Bertua, C., Anderson, N., and Salgado, J.F. (2005). The predictive validity of cognitive ability tests: a UK meta-analysis. *Journal of Occupational and Organizational Psychology* 78 (3): 387–409.

65 Murphy, K.R. (2002). Can conflicting perspectives on the role of g in personnel selection be resolved? *Human Performance* 15 (1–2): 823–854.

66 Kehoe, J. (2002). General mental ability and selection in private sector organizations: a commentary. *Human Performance* 15 (1): 97–106.

67 Ackerman, P.L. (1996). A theory of adult intellectual development: process, personality, interests, and knowledge. *Intelligence* 22 (2): 227–257.

68 Blair, C. (2006). How similar are fluid cognition and general intelligence? A developmental neuroscience perspective on fluid cognition as an aspect of human cognitive ability. *Behavioral and Brain Sciences* 29: 109–125.

69 Wright, S.R. and Bradley, P.M. (2010). Has the UK clinical aptitude test improved medical student selection? *Medical Education* 44 (11): 1069–1076.

70 Julian, E.R. (2005). Validity of the Medical College Admission Test for predicting medical school performance. *Academic Medicine* 80 (10): 910–917.

71 Donnon, T., Paolucci, E.O., and Violato, C. (2007). The predictive validity of the MCAT for medical school performance and medical board licensing examinations: a meta-analysis of the published research. *Academic Medicine* 82 (1): 100–106.

72 Emery, J.L., Bell, J.F., and Vidal Rodeiro, C.L. (2011). The BioMedical Admissions Test for medical student selection: issues of fairness and bias. *Medical Teacher* 33 (1): 62–71.

73 McManus, I.C., Ferguson, E., Wakeford, R. et al. (2011). Predictive validity of the Biomedical Admissions Test: an evaluation and case study. *Medical Teacher* 33 (1): 53–57.

74 Barrick, M.R. and Mount, M.K. (2012). Nature and use of personality in selection. In: *The Oxford Handbook of Personnel Assessment and Selection* (ed. J.N. Butcher), 225–251. Oxford: Oxford University Press.

75 Knights, J.A. and Kennedy, B.J. (2007). Medical school selection:

impact of dysfunctional tendencies on academic performance. *Medical Education* 41 (4): 362–368.

76 Lumsden, M.A., Bore, M., Millar, K. et al. (2005). Assessment of personal qualities in relation to admission to medical school. *Medical Education* 39 (3): 258–265.

77 Haight, S.J., Chibnall, J.T., Schindler, D.L., and Slavin, S.J. (2012). Associations of medical student personality and health / wellness characteristics with their medical school performance across the curriculum. *Academic Medicine* 87 (4): 476–485.

78 Lievens, F., Coetsier, P., De Fruyt, F. and De Maeseneer J. (2002). Medical students' personality characteristics and academic performance: a five-factor model perspective. *Medical Education* 36 (11): 1050–6.

79 Ferguson, E., Semper, H., Yates, J. et al. (2014). The "dark side" and "bright side" of personality: when too much conscientiousness and too little anxiety are detrimental with respect to the acquisition of medical knowledge and skill. *PLoS One* 9 (2): e88606.

80 Ferguson, E. and Lievens, F. (2017). Future directions in personality, occupational and medical selection: myths, misunderstandings, measurement, and suggestions. *Advances in Health Sciences Education: Theory and Practice* 22 (2): 387–399.

81 Sefcik, D.J., Prerost, F.J., and Arbet, S.E. (2009). Personality types and performance on aptitude and achievement tests: implications for osteopathic medical education. *Journal of the American Osteopathic Association* 109 (6): 296–301.

82 Dowell, J., Lumsden, M., Powis, D. et al. (2011). Predictive validity of the personal qualities assessment for selection of medical students in Scotland. *Medical Teacher* 33 (9): e485–e488.

83 Lievens, F., Ones, D.D.S., and Dilchert, S. (2009). Personality scale validities increase throughout medical school. *Journal of Applied Psychology* 94 (6): 1514–1535.

84 Nettle, D. (2006). The evolution of personality variation in humans and other animals. *American Psychologist* 61 (6): 622–631.

85 Tett, R.P., Jackson, D.N., Rothstein, M., and Reddon, J.R. (1999). Meta-analysis of bidirectional relations in personality-job performance research. *Human Performance* 12 (1): 1–29.

86 Murphy, K.R. (2005). Why don't measures of broad dimensions of personality perform better as predictors of job performance? *Human Performance* 18 (3): 343–357.

87 Birkeland, S.A., Manson, T.M., Kisamore, J.L. et al. (2006). A meta-analytic investigation of job applicant faking on personality measures. *International Journal of Selection and Assessment* 14 (4): 317–335.

88 Rosse, J.G., Miller, J.L., and Stecher, M.D. (1994). A field study of job applicants' reactions to personality and cognitive ability testing. *Journal of Applied Psychology* 79 (6): 987–991.

89 Li, A. and Bagger, J. (2006). Using the BIDR to distinguish the effects of impression management and self-deception on the criterion validity of personality measures: a meta-analysis. *International Journal of Selection and Assessment* 14 (2): 131–141.

90 Patterson, F., Ferguson, E., Norfolk, T., and Lane, P. (2005). A new selection system to recruit general practice registrars: preliminary findings from a validation study. *BMJ* 330 (7493): 711–714.

91 Randall, R., Davies, H., Patterson, F., and Farrell, K. (2006). Selecting doctors for post-graduate training in paediatrics using a competency-based assessment centre. *Archives of Disease in Childhood* 91: 444–448.

92 Randall, R., Stewart, P., Farrell, K., and Patterson, F. (2006). Using an assessment centre to select doctors for postgraduate training in obstetrics and gynaecology. *Obstetrics & Gynecology* 8 (4): 257–262.

93 Kidd, J., Fuller, J., Patterson, F., and Carter, Y. (2006). Selection Centres: Initial description of a collaborative pilot project. *Proceedings for the Association for Medical Education in Europe (AMEE) Conference*, Genoa, Italy.

94 Ziv, A., Rubin, O., Moshinsky, A. et al. (2008). MOR: a simulation-based assessment centre for evaluating the personal and interpersonal qualities of medical school candidates. *Medical Education* 42 (10): 991–998.

95 ten Cate, O. and Smal, K. (2002). Educational assessment centre techniques for entrance selection in medical school. *Academic Medicine* 77 (7): 737.

96 Gale, T.C.E., Roberts, M.J., Sice, P.J. et al. (2010). Predictive validity of a selection centre testing non-technical skills for recruitment to training in anaesthesia. *British Journal of Anaesthesia* 105 (5): 603–609.

97 Schmidt, F. and Hunter, J. (1998). The validity and utility of selection methods in personnel psychology: practical and theoretical implications of 85 years of research findings. *Psychology Bulletin* 124: 262–274.

98 Anderson, N.R., Lievens, F., Van Dam, K. et al. (2006). A construct-driven investigation of gender differences in a leadership-role assessment center. *Journal of Applied Psychology* 91 (3): 555–66.

99 Lievens, F., Harris, M.M., Van Keer, E. and Bisqueret, C. (2003). Predicting cross-cultural training performance: the validity of personality, cognitive ability, and dimensions measured by an assessment center and a behavior description interview. *Journal of Applied Psychology* 88(3): 476–89.

100 Krause, D.E., Kersting, M., Heggestad, E.D., and Thornton, G.C. (2006). Incremental validity of assessment center ratings over cognitive ability tests: a study at the executive management level. *International Journal of Selection and Assessment* 14 (4): 360–371.

101 Rupp, D.E., Hoffman, B.J., Bischof, D. et al. (2015). Guidelines and ethical considerations for assessment center operations. *Journal of Management* 41 (4): 1244–1273.

102 Patterson, F., Zibarras, L., and Ashworth, V. (2016). Situational Judgement tests in medical education and training: research, theory and practice: AMEE Guide No. 100. *Medical Teacher* 38 (1): 3–17.

103 Patterson, F., Baron, H., Carr, V. et al. (2009). Evaluation of three short-listing methodologies for selection into postgraduate training in general practice. *Medical Education* 43 (1): 50–57.

104 Lievens, F., Peeters, H., and Schollaert, E. (2008). Situational judgment tests: a review of recent research. *Personnel Review* 37 (4): 426–441.

105 Christian, M.S., Edwards, B.D., and Bradley, J.C. (2010). Situational judgment tests: constructs assessed and a meta-analysis of their criterion-related validities. *Personnel Psychology* 63 (1): 83–117.

106 Lievens, F. and Patterson, F. (2011). The validity and incremental validity of knowledge tests, low-fidelity simulations, and high-fidelity simulations for predicting job performance in advanced-level high-stakes selection. *Journal of Applied Psychology* 96 (5): 927–940.

107 Zibarras, L.D. and Patterson, F. (2015). The role of job relatedness and self-efficacy in applicant perceptions of fairness in a high-stakes selection setting. *International Journal of Selection and Assessment* 23 (4): 332–344.

108 Cousans, F., Patterson, F., Edwards, H. et al. (2017). Evaluating the complementary roles of an SJT and academic assessment for entry into clinical practice. *Advances in Health Sciences Education* 22 (2): 401–413.

109 Patterson, F., Cleland, J., and Cousans, F. (2017). Selection methods in healthcare professions: where are we now and where next? *Advances in Health Sciences Education: Theory and Practice* 22 (2): 229–242.

110 McDaniel, M.A., Morgeson, F.P., Finnegan, E.B. et al. (2001). Predicting job performance using situational judgment tests: a clarification of the literature. *Journal of Applied Psychology* 86 (4): 730–740.

111 McDaniel, M., Hartman, N., Whetzel, D., and Grubb, W. (2007). Situational judgment tests, response instructions, and validity: a meta-analysis. *Personnel Psychology* 60 (1): 63–91.

112 Patterson, F., Ashworth, V., Zibarras, L. et al. (2012). Evaluations of situational judgement tests to assess non-academic attributes in selection. *Medical Education* 46 (9): 850–868.

113 Ahmed, H., Rhydderch, M., and Matthews, P. (2012). Can knowledge tests and situational judgement tests predict selection centre performance? *Medical Education* 46: 777–784.

114 Clevenger, J., Pereira, G.M., Wiechmann, D. et al. (2001). Incremental validation of situational judgment tests. *Journal of Applied Psychology* 86 (3): 410–417.

115 Koczwara, A., Patterson, F., Zibarras, L.L. et al. (2012). Evaluating

cognitive ability, knowledge tests and situational judgement tests for postgraduate selection. *Medical Education* 46 (4): 399–408.

拓展阅读

Patterson, F., Knight, A., Dowell, J. et al. (2016). How effective are selection methods in medical education and training? Evidence from a systematic review. *Medical Education* 50: 36–60.

Prideaux, D., Roberts, C., Eva, K. et al. (2011). Assessment for selection for the health care professions and specialty training: consensus statement and recommendations from the Ottawa 2010 Conference. *Medical Teacher* 33 (3): 215–223.

Patterson, F., Prescott-Clements, L., Zibarras, L. et al. (2015). Recruiting for values in healthcare: a preliminary review of the evidence. *Advances in Health Sciences Education: Theory and Practice* 21 (4): 859–881.

（翻译：黄镜谕；审校：王媛媛）

第四部分
研究与评估

27 哲学研究视角和研究规划

Jan Illing¹ and Madeline Carter²
¹School of Medical Education, Newcastle University, Newcastle, UK
²Department of Psychology, Faculty of Health and Life Sciences, Northumbria University, Newcastle, UK

 本章要点

- 研究是一种批判性或科学性探究的实践。
- 研究活动与审核、质量改进和评估重叠，但在目的和范围方面存在一些重要区别。
- 哲学观点提供了指导研究的假设和框架。
- 哲学视角包括本体论、认识论和方法论。

- 研究可以使用多种方法，并可以结合质性和定量数据。
- 研究应符合道德规范，以最大限度地降低对人造成伤害或不适的风险，在教育或社会研究中，这种伤害或不适更可能表现为心理痛苦而非身体伤害。

引言

本章旨在提供一个蓝图，来解释在研究过程中，用以支持知识创造的基本哲学概念，并在研究人员开始项目之前，给他们提供应该考虑的实际问题。

什么是研究？

研究的定义是"通过周密思考或探究某一主题从而发现某一事实的探索或调研行为；是一种批判性或科学探究的过程"[1]。这一定义听起来可能很简单，因为大多数研究人员都认可赞同他们参与了对某事的批判性探究，但有些人认为研究的目的不是确认事实，而是加深或改变对某事的理解。

研究与审查、质量改进和评估有何不同？

研究、审查、质量改进和评估存在交叉重叠，重叠程度可能取决于具体项目。但是，它们之间一些重要的区别，通常会集中在项目范围和目的上[2]。项目名称也可能影响伦理审查的需要，因为研究通常需要伦理批准，而其他活动（审查、质量改进和评估）可能不需要。

"研究是发现正确事实的行为；审查则是确保所做的行为是正确的"[3]。审查可能是持续开展的，并使用常规数据来进行局部改进；而研究通常是一次性的行为，为了使研究结果具有普适性或可转化性，研究需要收集更复杂的数据。虽然两者可能使用相似的方法，但通常认为审查没有研究那么严谨缜密[3]。审查通常与质量循环改进相关，质量循环改进是以数据为基准目标，采用特定的方法改进，并根据标准进行质量监控[2]。

质量改进计划被定义为"与评估相关的小规模循序改进措施，其目标是改进复杂的卫生保健系统的过程、结果和效率"[4]。质量改进通常与研究有一些共同的特征，实际上一些行为可以被视为质量改进和研究两者皆可。两者都经常采用系统的调查方法，使用关于如何改进流程的工作假设，并利用一系列类似的研究方法和分析工具，促使人们对质量改进的伦理要求进行讨论[5]。对于一些人来说，研究可能更倾向于在离散项目中开发独立的、可推广的或可转移的知识，而质量改进可能更倾向于实施和持续修改、评估和变更过程，目的是快速改善护理和当地实践。

Clarke[6]认为，评估与研究的区别在于二者目的不同。"评估是以行动为主。其目的是确定政策、计划、实践、干预或服务的价值或影响，以期提出改革建议。"Robson[7]指出，"评估就是评价某物的重要性或价值"。根据这一定义，评估就是开始作出判断。回到对于研究的定义,研究不涉及判断,而是通过批判性探究来确定调研结果。评估研究是研究的一部分,但评估的目的是评价某物的价值(见第30章)。Cohen[8]总结了关于研究和评估之间异同的评论。相似之处集中在评估人员的方法和技能上。不同之处在于动机、目的和目标,研究人员更注重知识的进步、好奇心的满足以及对理论的贡献,而不是解决问题或告知决策。政策在评估中的作用可能更大,因为评估通常由客户委托,而评估者的自主性较低。研究是根据其对该领域的贡献以及内部和外部效度来判断的,而评价则是根据效用和信度来判断的。然而,Cohen[8]承认这些区别变得模糊,特别是带有政策性的研究议题、资金和应用研究的发展。

什么是学术?

Crites 等人[9]将学术描述为"由学术传统指导的调查,并发表调查结果,以便同行对其优点、学识和实用性进行判断;所有这些活动的累积就是学术研究"。

传统上,学术观点侧重于研究和发表。然而,Boyer[10]开创性地拓宽了学术的定义,并且建议根据学术的不同要点将其分为四类,包括:

- 探索型学术研究:原创性研究并且发现新知识,以便更好地了解世界。
- 整合型学术研究:将独立的研究置于更广泛的研究背景中,并在专业领域内部或专业领域之间建立关联,或通过不同方法获得的结果之间建立联系。
- 应用型学术研究:怎样使理论和实践相结合,如何使用和应用知识。
- 教学型学术研究:将知识有效地传授给他人;激发他人成为主动学习者,鼓励学生成为具有批判性、创造性的思考者,使其在大学毕业后有持续学习能力。

所有类型学术研究的质量均可使用 Glassick 提出的六个标准进行评估[11]。高质量学术研究应包括:

- 明确的目标(明确而重要的目的、可实现的目标)。
- 充分的准备(了解所研究的领域、必要技能和资源)。
- 适当的方法(方法的适当选择、应用和修改)。
- 显著的成果(学术工作对研究领域有帮助,实现了目标)。
- 有效的陈述(适当的工作沟通)。
- 反思性批评(批判性评估)。

本章将主要关注探索型学术研究,但重要的是要认可更广泛的学术定义,以及需要公平合理地认可文献中所有学术类型[12-14]。

教育和社会科学中的理论框架

Kneebone[15]发表了一篇关于他尝试接触教育和社会科学文献的个人观点。他写道:"起初,让我非常惊讶的是,我发现这部文学作品几乎难以理解,当然它充斥着不熟悉的词汇……我有一种不安的感觉,就像进入了陌生的领域,熟悉的地标都消失了。"Kneebone 意识到,他所有的医学培训都是基于一种科学视野,即实证主义范式,这是一种非常狭隘和有限的视野。最后,他呼吁在医学课程中纳入人文学科的探索,并且明确指出了如何进入这个"世界"。本章的目的是深入理解这个"世界"。

本节的重点是介绍教育和社会科学研究的一些理论框架。教育和社会科学中的定量研究通常采用社会调查和实验方法,而质性研究则采用观察和访谈等技术。选择的方法与提出的研究问题之间的一致性至关重要,每种方法都向读者传达了阅读和判断研究的框架。本书第28章和第29章详细介绍了研究方法。

过去,应用于自然科学研究的科学方法被认为适用于教育和社会科学研究。早期的教科书侧重于科学方法,而其他方法如参与式观察,相比之下被认为不那么科学,也不够有力,因此重视程度较低。从20世纪70年代开始,关于自然科学模式是否适合进行社会科学研究的争论愈演愈烈。争论集中在不同的聚焦点;包括教育和社会科学领域的人群,以及自然科学领域的对象。"质性"和"定量"这两个术语所指的不仅仅是收集数据的不同方法;他们对社会世界的研究提出了不同的假设。

随着 Kuhn[16]对科学史的研究,这场争论已经走向了高潮。特别重要的是 Kuhn 的范式思想,一套信念(观点)和规定,影响了应该研究什么,应该如何进行研究,以及应该如何解释结果。它可以被比喻为通过一个特定的镜头观察社会世界,包括本体论、认识论、理论和方法。范式不能被证明,而是依赖于论证、说服力和效度。范式被定义为"一个概念或方法模型,在特定的时间内,作为一门科学或学科的理论和实践的基础;(因此)普遍接受的世界观"[1]。

除实证主义外,下文讨论的所有其他观点仍处于形成发展阶段,将被称为哲学观点而非范式。

研究中的哲学观点

这里的哲学观点是从支持研究方法学的哲学角

度来谈的。哲学观点是研究假设的出发点；它们影响研究的进行方式、研究者的角色以及研究结果的类型。每个角度都有一套特定标准，用于评估一项研究。已经有很多关于不同视角的文章，其中很多仅限于关注一个观点，而没有引导读者了解每个观点与其他观点的关系。这里提供的是传统实证主义和后实证主义观点的概述，以及近期的一些观点。更详细的说明，请参见参考文献[17-20]。

每一种观点都采用了特定的本体论和认识论立场，这决定了最终的研究方法。本体论是对存在的研究，关注存在的本质和现实的结构。它提出了关于现实的本质和形式的问题，以及对现实的了解。在社会世界中是否存在"真实"和单一的现实？是否有多种现实取决于谁的观点？认识论关注于研究者与已知事物之间关系的本质。认识论问题取决于本体论问题的答案。例如，当一种现实被假定为"真实"时，那么对它的了解可以独立于研究者和研究对象之间的任何关系，知识可以说是客观的。因此，研究中的客观性概念假设存在一个"真实"世界。然而，如果本体论问题的答案是现实是社会建构的，没有单一的"真实"版本，那么认识论问题的答案就变得主观了，因为每个研究者（和研究参与者）都有自己的对"现实"的认知，没有单一的准确的认知版本，只有社会建构的现实。所采取的方法论仅次于对本体论和认识论的回答问题（并着重于在研究中获得知识的方法）。如果假设存在"真实"的现实，则意味着研究人员可以收集客观数据，并且控制变量的能力变得可行（见知识点 27.1）。

知识点 27.1　关键术语

- **本体论**：对存在的研究。它关注存在的本质和现实的结构。就社会研究而言，这通常被认为是指一个特定的理论视角对社会现实的本质所做的假设。
- **认识论**：是起源和本质、知识的限度。
- **方法论**：研究设计或计划，形成研究中使用的方法。为研究中选择使用的方法提供理论基础。
- **方法**：数据收集的技术。
- **哲学观点**：方法论背后的哲学框架和假设。

实证主义

实证主义一直是自然科学和社会科学的主流观点，可以追溯到 17 世纪的启蒙运动，并与自然世界的研究和定量方法相一致。实证主义与经验科学联系在一起，为知识的明确性、准确性和确定性提供了保证。"实证"来自"假定的事物"，这是一门有坚实基础的科学，而不是通过推测得出的。尽管 Francis Bacon（1561—1626）的著作早就报道了通过观察和实验建立科学定律的思想，但 Auguste Comte（1798—1857）被认为是实证主义的创始人。实证主义科学所假定的是在使用科学方法之后科学观察到的东西。Comte 的实证主义要求寻找具有规律特征和恒定关系的事实，以及使用观察、实验和比较等科学方法建立的规则。Ludwig Wittgenstein（1889—1951）提出的"验证原则"成为实证主义的核心原则。验证原则强调通过使用科学的方法验证报告并得到验证结果的重要性。今天，实证主义仍然与经验科学联系在一起。对科学的信心体现在相信科学的准确性和确定性，这与价值观、观点和情感形成对比，价值观、观点和情感是经验主义的、无法验证的，实证主义对此不感兴趣。

本体论、认识论和方法论

实证主义的本体论是现实主义。现实被假定为"绝对"存在，目的是用规律解释社会世界，通常包括因果关系。实证主义的认识论是客观主义。实证主义认为，世界上的物体在它们被人们感知之前，不管有没有被人们感知，都有价值。有一些关于社会世界的"事实"可以准确地被收集，这些事实不依赖人们对它的理解，是"真实的"。研究人员可以客观地收集和解释数据。研究者承担独立观察者的角色，试图消除自己的偏见，并使方法标准化。假设研究人员能够在不影响研究对象或不受其影响的情况下调查研究对象。这不同于主观认知，主观认知构成了不同于科学事实的知识形式。

实证主义方法论通常是演绎式的，其目的通常与预测和控制现象有关，并涉及检验假设以支持或反驳一种理论。需要严格遵守研究程序，以防止价值观和偏倚影响数据。研究方法要详细记录，以使其他人能够重复该研究，并表明结果是可复制的。使用的方法通常涉及产生定量数据的实验或操纵性研究设计。目的是将研究结果推广到比研究样本更大的范围中。

质量通过内部效度（研究结果与适当的研究方法相吻合，该方法已将混杂变量的影响降至最低）、外部效度（研究结果可推广到其他环境、其他人群和其他时间）、信度（研究结果稳定）和客观性（研究人员未影响调查结果）进行评估。

知识、价值观和伦理学

实证主义研究的知识是逐步积累起来的,就像搭积木一样,通过在旧知识中添加新知识并确定其与现有知识的契合点。此研究通常旨在形成规则和规律,如因果关系。虽然对科学知识的报道是可以接受的,但批评的焦点在于声称科学知识是知识的唯一有效形式,并且是完全客观和准确的。

伦理学和价值观对于所有类型的研究都很重要,尽管它们被以不同的方式对待[17]。实证主义将价值观排除在外,声称不涉及价值观,因为其认识论立场是,如果应用严谨,研究可以是客观的。价值观被视为需要控制和排除的混杂变量,主观性和偏倚也是如此(例如,使用标准化说明和双盲实验)。研究伦理学虽然在实证主义中很重要,但在很大程度上被视为研究之外的事物。伦理学能够应用于研究,可能由外部研究伦理机构或专业机构可以借助伦理学对研究人员的职业行为提出建议。

是否与其他观点存在冲突?

实证主义的支持者采取一种简化的立场,即假定在未来的某个时候,将确定一个结构,在该结构上可以考虑和解释差异问题。在这一点上,批评理论和建构主义的支持者持不同意见。实证主义者认为行动研究对研究过程和研究结果产生不好的影响。

后实证主义

后实证主义是在认识到科学方法不可能应用于所有科学理论之后出现的,许多被接受为"事实"的事物是理论,其没有被观察到,或者观察行为改变了主体。Popper(1902—1994)引入了证伪原则,重点从证明理论正确转移到通过反复测试证明理论是错误的。Popper坚持认为,任何理论都不可能被证明,只能被推翻,如果一个理论或假设不能被实验或观察驳斥,那么所提出的主张或理论就不是真正科学的。

Kuhn(1922—1996)质疑科学方法的客观性和价值中立性,并强调了在实证主义范式中无法解释的发现。这让他质疑范式的充分性,并呼吁"范式转变"和科学家看待现实的方式转变。后实证主义观点不那么绝对;概率性取代了确定性;一定程度的客观性已经取代了绝对客观性;近似真理取代了绝对真理。

本体论、认识论和方法论

后实证主义的本体论是批判现实主义。与实证主义一样,现实被假定存在,但与实证主义不同,现实不能真正"已知"。由于人类研究者的弱点和调查的复杂性,接近现实是不完美的。后实证主义认识论是客观主义的;客观是最理想的,但数据要经过严格审查。后实证主义者的观点承认,无论科学方法多么严谨,研究结果永远都不是完全客观或确定的,并且结论也较为缓和。重点放在收集不止一种类型的数据(三角测量)和对假设的证伪,而不是确认。研究通常旨在提供解释,并在可能的情况下预测和控制现象。研究者再次扮演独立询问者的角色,对研究结果不偏不倚,并客观报告。后实证主义旨在通过在自然环境中收集数据和收集内部观点来解决实证主义研究的一些问题。与实证主义一样,质量是通过内部效度、外部效度、信度和客观性来评估的。

知识、价值观和伦理学

知识由迄今为止尚未被证伪的假设组成,由可能"真实"的事实和规律组成。与实证主义一样,知识是通过向旧知识中添加新知识来构建的,以适应现有的模式,并形成普遍原理或规则,如因果关系。与实证主义一样,后实证主义价值观被排除在外。价值观被视为需要控制的混杂变量。研究伦理学也被视为研究本身的外部因素。

是否与其他观点存在冲突?

这一观点的支持者采取了与实证主义相同的简化立场。假设在将来的某个时候,将确定一个结构,据此可以考虑和解释差异问题。批判理论和建构主义的支持者对此持不同意见。

批判理论

与旨在理解或解释世界的实证主义或后实证主义观点相反,批判理论旨在批判和改变社会。批判理论在这里作为一个总称[21,22]。

本体论、认识论和方法论

批判理论的本体论是历史现实主义。现实被认为是可以获取的,但随着时间的推移,社会、文化、性别、种族、政治和经济因素会对其形成影响,从而使现实随着时间的推移而"确定"。认识论是相互作用的和主观主义的:研究者和研究对象被认为是由研究者和影响研究的其他相关人员的价值观联系起来的。研究结果或知识依赖于价值观,它们受研究者和其他相关人员的价值观所调节。其认识论的立场使它区别于实证主义和后实证主义。研究方法要求调查者和调查对象之间进行对话。在批判理论中,研究者扮演着促进者的角色,提高了自己和他人对研究对象的认知水平。研究人员可以通过他们更深刻的理解来促进研究小组的改变,并激励社区成员控制自己的未来,采取行动并进行改变。这项研究的目的是批评和改变限制和利用个人的因素。根据研究的历史背景进行质量评估;也就是说,它是否考虑到所研究情况的社会因素,以及研究在多大程度上消除了知识的缺乏,并作为一种促进因素来改变现有结构。

知识、价值观和伦理学

知识是由随时间变化的历史或结构性见解构成的。转变发生在有见地的洞察之后。知识随着历史的修正而增长和变化。价值观在批判理论中起着核心作用,对形成研究成果也很重要。排除价值观将违背参与研究的任何少数群体或弱势群体的利益。其目的是给弱势群体一个平台,让他们与其他优势群体能够一起发声。与实证主义和后实证主义观点不同,伦理学在研究中更多的是内部因素,而不是外部因素。批判理论家在披露研究的全部细节时更多地采取了道德立场,以确保研究参与者在同意之前能够得到充分的信息,并且没有欺骗。

是否与其他观点存在冲突?

批判理论和建构主义(见下文)一致认为,它们与实证主义和后实证主义观点相冲突。批判理论的认识论立场将其与实证主义和后实证主义观点区分开来;研究可以是有价值的,也可以是无价值的;一种单一的模式不能同时支持这两个原则。

建构主义

Guba 和 Lincoln[18]的建构主义是一个广泛的不拘一格的框架,包含了说明、现象学和解释学的观点(更多细节见其他出版物[18,20,23])。建构主义认为,知识及其意义都不是被发现的(如实证主义),而是由社会建构的。Crotty[20]指出,建构主义反映了意向性(意思是有意地创造理解),意识指向一个由意识塑造的对象,而出现在前面的是主体和客体之间的互动。由此,意义诞生了。

即使是实证主义者也承认,社会现实是由社会建构的。建构主义者和实证主义者的区别在于,前者认为所有有意义的现实都是社会建构的,不管是否有人

有意识地意识到,一张桌子都是真实存在的。然而,只有当意识到它是一张桌子时,它才作为一张桌子存在。这个桌子也是通过社会生活构建的,文化告诉我们如何看待这些物体,在某些情况下,文化影响了是否看到它们。在人的一生中,了解社会和自然世界,并将它们解释为一个人类世界,而不是一个独立的世界。

本体论、认识论和方法论

建构主义的本体论是相对主义。这假设了多重的,有时是相互冲突的现实,这些现实是基于社会和经验的,并且依赖于个体的形式和内容。不存在先于且独立于人类意识的"真实"世界。因此,人们对于世界的不同理解导致他们的生活也非常不同。建构主义的本体论观点对于将其与其他观点区分开是至关重要的。"我应该如何知道我所知道的?"这一认识论问题的答案是,现实是主观的。假设研究者和研究对象是相关的,那么研究结果或知识是从研究者和研究对象之间的关系中产生的。正是建构主义的认识论观点使其区别于实证主义和后实证主义。Guba 和 Lincoln[24]认为,探究方法是一个双向的过程,即倾听研究者和研究参与者的构建,研究者比较和对比不同的构建以达成共识。对于 Guba 和 Lincoln 来说,研究者不能也不应该与研究参与者分离,因此研究结果是研究过程的共同构建。研究的目的是认知。两套标准用于评估质量:确实性(内部效度)、可转移性(外部效度)、可靠性(信度)和一致性(客观性)构成第一套标准。这些标准类似于实证研究中用来判断质量的标准。第二套包括公平的真实性标准:本体真实性(发展和增强个人构建)、教育真实性(提高对他人的理解)、催化真实性(为行动提供激励)和战术真实性(研究可以实施)[24]。第二套标准与批判理论有一些共同点。

知识、价值观和伦理学

知识由相对一致的结构组成。根据理解和影响理解的因素,如社会、政治和性别问题,多种构建可以共存并具有同等的重要性。对于建构主义来说,价值观在创造和塑造研究成果方面起着核心作用。建构主义将研究者视为研究的生产者和促进者,并承认他们在研究过程中的核心作用。研究人员使用不同的方法对数据进行分析,将数据合成和编码为主题,并确定其中的含义。建构主义者希望更多的参与者参与到研究中,为研究成果提出问题和解决方法。与价

值观一样,伦理学也是建构主义的核心。研究者的角色是认识到他自己的概念和价值观,并同批判理论一样,在请求同意之前向研究参与者充分告知研究内容,揭示并理解研究参与者的概念。该方法需要人们之间密切的互动交流,因此可能会在保密性和匿名性方面遇到一些困难[25]。

是否与其他观点存在冲突?

Guba 和 Lincoln[24]认为,建构主义和批判理论的本体论观点与实证主义和后实证主义观点相冲突。要么有"真实"的现实,要么没有;要么是客观的,要么不是。在一个体系中协调这两种立场似乎是不可能的。然而,混合方法试图做到这一点。他们提出不同的研究问题并产生不同类型的知识,这有助于通过提供不同类型的知识为研究目标提供更完整的答案。

参与式行动研究

参与式行动研究是一种将研究参与者作为研究对象和共同研究者的行动研究形式。它基于 Kurt Lewin(1890—1947)提出的观点,即如果相关人员参与构建和测试人类行为的因果推断,那么因果推断更可能是有效的。参与式行动研究的产生部分是因为认识到高质量研究的完成和发表与研究结果的实施之间往往存在差距。为了解决这一问题,研究人员和参与者开展了一个规划、行动、观察、反思、反馈和重新规划的合作循环[26,27]。参与式行动研究涉及研究参与者在整个研究过程中与研究人员一起工作,从研究设计的第一步到研究成果产出[25]。参与性观点是行动研究的基础,在涉及病人和公众参与的研究中经常出现。

本体论、认识论和方法论

参与式行动研究的本体论是主客观的。参与式行动研究者承认个人的多重现实经历,但指出自然世界只有一个客观现实。感知代表了"真实"客观世界与人们对它的主观体验之间的相互作用。认识论也更接近于具有批判主体性的建构主义,知识被视为研究者和参与者之间的相互作用。

该方法是行动研究的一种合作形式,并从认知的角度进行解释:人们合作阐述他们希望探索的问题和探索的方法(命题认知);他们共同或分别地将这种方法应用于他们的实践(实践认知);这导致了他们认识世界的新形式(经验认识);他们找到了用重要的模式

(表象认知)来表达这种经验的方法,这种模式将反馈给对原始问题的修正命题理解[19]。

Heron 和 Reason[19]认为,合作探究有两个参与原则:第一,研究结果基于研究者自身的经验知识;第二,研究参与者有权参与与其相关的研究。他们认为,研究人员也是研究参与者,共同研究人员也是共同研究对象。这两个原则不适用于建构主义(在建构主义中,经验知识没有明确的认识论角色);研究人员也不是研究对象,研究结果是基于其他人的经验认识。Heron 和 Reason 认为,参与式研究不同于其他形式的质性研究,因为研究参与者告知研究设计,并告知知识是如何产生的。他们还认为,参与式视角下的研究目的更接近批判理论的目的——"对人类的社会、政治、经济等的批判和改造"——而不同于建构主义的目的"理解和重建"[19]。因此,其目的是创造一种情境,让参与者提供和接收有效信息,并致力于研究的产出。社会学家经常面临严格性或相关性的困境。从参与式行动研究的角度来看,目的是确定适当严格性的标准,然后在不损失研究相关性的情况下满足这些标准。

知识、价值观和伦理学

知识是合作的结果,是从合作关系中建立起来的。基于行为发生时的情境,参与式行动研究强调与实际知识(如何做事)相联系的"活知识"的重要性。参与式行动研究认为,研究对象有参与研究的基本人权,旨在收集有关他们的知识。价值观和伦理学的作用融入研究中;研究对象也是研究人员,研究人员也会成为研究对象。

是否与其他观点存在冲突?

参与式行动研究与批判理论和建构主义密切相关,但使用了与实证主义和后实证主义相同的测量方法和标准。可以说,行动研究的发展是由于研究结果没有得到利用,同时人们希望研究,从而使建议得到实施。

协调和合并研究框架

支撑研究的哲学框架类型对研究如何进行、谁控制研究、质量如何评估、价值观和伦理学如何看待,以及最终产生的知识类型和利用这些知识所做的事情都有影响。研究者的角色也因研究者观点的不同而不同。

Guba 和 Lincoln[17]指出："在过去十年中,这些范式和观点之间的边界和界限开始模糊"。与在竞争中发挥作用的哲学观点不同,它们更经常地被结合到一项研究中,为论点提供信息,并回答更广泛的研究问题。观点可以被融合到两个主要群体中:第一,实证主义者和后实证主义者,它们具有共同的重要元素;第二,批判理论、建构主义和参与性观点,它们也有重要的共同点。然而,这两个主要群体不容易合并成一个模型,因为他们对现实和客观性的假设不同。

实证主义是几个世纪以来的主流研究视角。然而,近年来定量研究方法在教育和社会科学中的优越地位受到了挑战。对定量方法的批判包括关于"背景剥离"(断章取义,从而去除大部分相关含义)的论点,即通过关注多数人或主导观点,忽略了少数人的重要信息,即使在控制良好的实验中,研究人员和受试者也会相互影响,使结果产生偏差。1994 年,Guba 和 Lincoln[17]报告说,主流观点是后实证主义观点。后实证主义者往往拥有权力并影响众多决策过程,即研究资助、期刊出版物和晋升委员。然而,在过去 40 年左右的时间里,批判性理论和建构主义的支持者,随着更多的期刊、期刊文章和质性研究的出现,已经获得了广泛的认可。参与式行动研究也正在成为一个新的视角。2005 年,Guba 和 Lincoln[18]承认"定性文本、研究论文、研讨会和培训材料的数量激增",并指出了向更新视角的明显转变。

Guba 和 Lincoln 等认为,使用特定方法意味着致力于特定的哲学视角及其相关的本体论和认识论。这一立场认为,一种方法论必然表明关于知识创造的特定假设。Bryman[28]对这一立场提出了挑战,他认为研究方法在本体论和认识论方面较以前更加"自由灵活"。Platt 还强调,研究人员更加务实(Platt,1996 年,引用 Bryman[28])。Bryman 表示,一个研究中可以使用定性和定量方法相结合的方法,表明这些研究方法是自主的。Patton[29]同意 Bryman 的观点,首先评论了质性研究与定量研究的同等地位,以及随着多种研究方法的增加,当结合使用时,可以为研究问题提供更全面的答案。

在我看来,一些方法的发展似乎可以解释方法论范式的衰落[29]。

Patton 接着列举了一些发展,解释了混合方法的发展趋势。例如,方法的适当性比范式的正统性更重要,更好地理解了质性和定量方法的优缺点。Maxwell[30]讨论了量化质性主题的使用,不再使用例如"一些"等

模糊术语,甚至对报告的数据进行统计分析。有关如何在混合方法研究中结合质性和定量数据的示例,请参见知识点 27.2。

 知识点 27.2 实用建议:使用质性和定量数据结合混合方法研究

- **三角测量:**使用不同类型的研究数据交叉核对其他来源的研究结果。例如,一个标准化的调查工具(借鉴后实证主义)可能会试图衡量职业精神,可以与访谈研究相结合,旨在了解受访者为什么以某种方式回答问题,或者为什么他们对职业精神持有某种观点,以及职业精神对他们意味着什么(建构主义);两者都提供了不同方式的认知和理解。
- **提供假设:**质性数据可用于确定假设,这些假设可在以后通过收集定量数据的调查方法进行测试。
- **计量:**质性数据可用于报告和制订调查项目,以便对人群进行测试。
- **筛选:**使用定量数据筛选具有特定特征的人群,以便进行深入的质性研究。
- **填补空白:**一种方法可能无法提供完整的用来回答研究问题的所有信息和知识。
- **简要流程:**定量数据可以提供在某个时间点的单一简单说明,而质性数据可以提供流程的详细信息。
- **需要两种类型的数据:**有时需要数字数据和关于意义、持有某种观点或具有某种经验的数据。
- **量化:**用质性数据确定问题,使用定量数据量化问题。
- **解释变量之间的关系:**定量数据经常需要解释变量之间的关系;这可以通过后续质性研究进一步探讨。
- **探索微观和宏观:**使用这两种方法可以研究问题的不同层面。
- **解决问题:**针对一个已经开展的研究使用不同的研究策略,可以发现出乎意料或者令人困惑的结果。

Pawson 和 Tilley[31]关于现实主义评估的工作更进一步。作者指出,现实主义评估介于实证主义和建构主义之间,认为社会现实无法直接衡量(由于人类研究者的弱点),但可以间接了解。这种方法接近后实证主义本体论,但具有多元认识论:

我们可以想象一种有吸引力的观点,实用主义者在政策制定上结合了严谨的实验和实际理性,以及对建构主义利益相关者观点的共情[31]。

与扎根理论相关的不断变化的哲学观点表明,研究方法不一定属于一种基本的研究哲学。扎根理论方法最初基于 Glaser 和 Strauss 的工作[32]。Glaser 带来了认识论假设和方法论术语,Strauss 带来了对过

程和意义的研究。Charmaz[33]将 Glaser 和 Strauss[32] 的原始扎根理论置于后实证主义视角。他们认为，Glaser 的观点接近于传统的实证主义观点，假设存在客观的外部现实，研究人员保持中立并发现数据。Strauss 和 Corbin 后来的工作被认为是后实证主义的，因为他们建议让调研对象有发言权；在后期工作中，Strauss 和 Corbin[34]甚至采取了建构主义的观点[35]。Charmaz 曾是 Glaser 和 Strauss 的学生，他通过寻求调研对象和研究者的意义，通过寻找更多的信仰和价值观以及行为和事实，发展了建构主义扎根理论。Bryant 和 Charmaz[35]在建构主义中重新定位了扎根理论。这个例子强调了研究哲学与方法论的联系不是固定的；通过改变方法论中的重点，它可以与另一种研究哲学兼容。

知识点 27.3 阐明了两种截然不同的观点如何阐明同一研究领域，并提供了 O'Cathain 等人[36]和 Stapleton 等人[37]的两篇论文的摘要。这些摘要显示了在同一研究中使用的定量和质性方法，并强调了质性和定量传统背后的一些差异。

在定量研究中，有可能识别出 O'Cathain 及其同事的后实证主义立场，他们试图控制变量，同时操纵其他变量。在统计差异方面，人们对调查结果的数据、测量值和报告表示关切。人们还关注使用"正确"的测量方法，并担心过早接触宣传手册会污染干预措施。

在质性研究中，Stapleton 及其同事不太关注数据和测量值，关注的是获得更广泛的观点，并从多个角度确定与干预相关的问题。观察行为被用来确定干预措施是如何实施的，从观察者的记录中产生调查结果。通过在数据中寻找共同主题进行分析。定量研究报告干预无效，质性研究解释了原因。

理解每种观点目的在于可以增加人们对产生的不同类型知识的理解和领会，而不是认为一种方法优于其他方法。

知识点 27.3　两项研究比较

定量研究

O'Cathain, A., Walters, S.J., Nicholl, J.P. 等 (2002). 基于循证的宣传手册提供对于产妇保健的知情选择：在日常工作中的随机对照试验. British Medical Journal, 324:643-642.[36]

这项研究是一项随机对照试验，目的是评估宣传手册在促进使用产妇服务的妇女在知情选择方面的效果。该样本被明确定义为在干预前孕 28 周的孕妇。结果采用邮寄问卷进行评估。使用各种方法测试问卷的效度，并使用效能计算确定检测干预组和对照组之间 10% 差异所需的样本量。结果包括应答率（以数字和百分比报告）和进一步分析，以确定可能与年龄、社会阶层、胎次、疼痛缓解和分娩类型相关的任何差异。研究人员试图检验导致结果产生偏差的混杂因素，例如在此研究前在其他研究中曾收到过宣传手册。

结论是：基于循证的宣传手册在促进产妇保健的知情选择方面并不有效。作者报告了该研究的局限性，并对他们对知情选择的衡量以及该研究检测差异的效能表示担忧。作者参考了下面的质性结果以进一步解释。

质性研究

Stapleton, H., Kirkham, M., and Thomas, G. (2002). 基于循证的宣传手册在产妇保健中的质性研究. British Medical Journal, 324:639-642.[37]

所述目的是观察在产妇服务中使用基于循证的宣传手册在知情同意方面的效果。该设计包括对没有进行过产前咨询的参与者的观察和对孕妇和卫生专业人员的深入访谈。样本最初是随机的（取决于哪些工作人员正在出诊、哪些妇女同意参与），但后来变得更具选择性，以确保在生育年龄、社会阶层、少数群体以及当前和过去的产科病史的妇女都有代表性。用观察法确定宣传手册的使用方式，并对场景、动作、词语和非语言线索进行现场记录。采用访谈指南进行半结构化访谈。采用了扎根理论方法[32,34]，因此，随着访谈的进行，会选择受访者来帮助确认或反驳新兴理论，直到没有收集到新的信息为止（理论饱和）。据说，通过使用多名研究人员和专家来确保效度和信度，以"防止任何研究人员主导分析过程"。结果是根据新出现的主题报告的，并用引号加以说明。质性研究表明，时间压力和临床环境中的竞争需求削弱了干预。

观察结果表明，卫生专业人员很少将宣传手册与他们提供的信息或与妇女讨论的其他信息区分开来。访谈发现，这些妇女将宣传手册与她们收到或拒绝收到的其他信息混淆。助产士报告说，层级权力结构导致产科医生决定可能的选择，导致知情的依从性，而不是知情的选择。

开始时的实际考虑

研究问题

大多数研究人员在确定研究的一般领域方面几乎没有问题,但在找到重点和确定研究问题或目标方面更为困难。Punch[38]区分了一般研究问题和具体研究问题。Punch 提供的层次结构可通过 O'Cathain 等人[36]的研究加以说明,总结如下(另见知识点 27.3)。

研究领域	产妇保健
研究课题	知情选择
一般研究问题	知情选择会改变行为吗?
具体研究问题或目标	评估宣传手册对促进进行产妇保健的妇女知情选择的效果
数据收集问题	• 在"你是否有足够的信息来选择……?"这类问题上,接受干预的女性是否更经常地回答"是"? • 接受干预的妇女是否对产前信息更满意? • 妇女是否至少收到一份宣传手册?

新手研究人员有时会混淆数据收集问题和研究问题[38]。研究问题是通过研究试图回答的问题,而数据收集问题是为了收集用于回答研究问题的数据而提出的。

你关注的兴趣决定了你提出的研究主题(如果从一开始就没有兴趣,那么很难保持研究兴趣)。环顾四周,聆听或体验一些事情,或意识到当前的问题都是灵感的来源。想想什么是已知的,什么是未知的。O'Leary[39]建议使用概念图来帮助确定感兴趣的领域。Bell[40]建议,一个好的第一步是与同事简单地讨论你的研究想法。尽早获得另一个观点是非常有价值的。一旦确定,一般感兴趣的领域就需要缩小。一个好的研究问题必须是可行的,这关系到可用的研究专业知识和资源,甚至关系到这一研究问题是否能够得到回答。最后一点涉及与那些在研究领域拥有更多专长和知识的人进行核实。

一个好的研究问题不仅给出了研究的重点和方向,还设定了研究的边界。对于新手研究人员来说,边界尤其重要,他们更难估计进行研究需要多少研究时间,并且可能需要比预计更多地限制研究的规模和范围。定义研究问题中使用的术语确定了关注的标准,并通过排除,设定了研究的一些边界。指定研究问题涉及确定感兴趣的概念或变量,并在可能的情况下,为感兴趣的变量确定合适的指标,重要的是检查问题所做的任何假设是否正确。决定是否需要将你的问题框定为一个假设取决于研究的理论观点,以及被问问题的类型。实证主义和后实证主义视角下的研究更可能包含假设,但关键问题是研究问题是否形成了一个关于一个或多个变量与其他变量关系的可检测报告。在新的视角下进行探索性或框架化的研究不太可能从假设开始。研究问题应该是指向要使用的方法的指针,并指出回答问题需要什么类型的数据。

研究提案

所有的研究都应该从一个提案开始,也被称为方案。对于新手研究人员来说,首先参考另一个研究方案(以及伦理审查申请)会对自己的方案需求确定的内容有所帮助[38]。方案是一份行动计划,是一份批准开始研究的沟通文件,是研究者与管理者、大学、任何资金来源和道德委员会之间的合同[41]。方案描述了研究背景,包括相关文献、研究问题、方法、关于招募预期样本的细节以及如何分析数据。方案从相关文献开始,通过"设置场景"或"讲述故事"说明已知内容、当前理解的知识是如何形成的,以及知识中存在的相关差距。研究问题如下,这将扩大人们的理解,并有助于解决已确定的差距。

文献搜索主要使用数据库(如 Medline、教育数据库和 Ovid),通过搜索关键词或作者来检索关键文章。Punch[38]报告说,对论文中的文献综述的两种常见批评是,它们没有主题性,倾向于按时间顺序或连续呈现,并且没有与研究适当结合。这些批评可以通过创建一个概念框架来解决,并将文献组织起来。

研究问题(或目标)应指明适当的数据收集方法。O'Cathain 论文中提出的两项研究的研究目标是:"评估在孕妇保健人群中,宣传手册对促进女性知情选择的效果"[36]。目标建议在使用"评估"进行测量时,将宣传手册定义为"10 对知情选择宣传手册",将女性定义为"孕 28 周的孕妇",依此类推。"效果"采用问卷调查测量。设计了将对照组与收到宣传手册的女性进行比较。对于研究的质性部分,研究目标是:"在孕妇保健人群中,检验知情选择的宣传手册的使用情况"[37]。"检验"意味着"观察"而不是"测量",并且再次定义了宣传手册和孕妇保健。测量结果是孕妇和工作人员的意见和反应。这些方法的具体实现方式不仅受研究问题的影响,还受研究者、管理者和团队的兴趣和专业知识的影响。

方案应包括招募哪些人群、从哪里招募、如何招募以及涉及的人数等细节(这可能需要对研究设计进行效能计算)。随后应详细说明研究程序。如果程序复杂,可用计划或流程图。应包括如何收集和分析数据,以及任何计划的统计学检验等细节,时间表或甘特图有助于确定每项活动计划何时开始和结束。此外,还需要列出工作人员和研究活动的费用明细,以及发布研究结果的计划[38,39,42](知识点 27.4)。

 知识点 27.4 实用建议:撰写研究提案

标题
- 提供清晰的标题,阐明目标或研究问题,如有可能,提供有关所用研究设计或方法的信息。

相关背景文献
- 总结该领域已经完成的工作。
- 搜索相关数据库以及期刊、书籍和政策文件(如适用)。
- 如果主题有意义,则按主题撰写;如果主题随时间而变化和发展,则按时间顺序撰写。
- 确定缺失的内容,以及应进行的新研究。添加与该研究领域相关的任何相关教育或临床理论。
- 在文件末尾包括所有参考资料。

研究问题
- 提供措辞清晰的研究问题或目标。
- 保持其可行性;为研究设定界限,并实事求是地考虑可用资源,例如时间、人员和专业水平。
- 定义所用术语的含义。
- 考虑包括一个次要的研究问题或目标(一个你也想探索的较低层次的事物)。

方法
- 研究设计(例如,随机试验、扎根理论)。
- 抽样
  - 抽样策略(如随机性、有目的性)。
  - 定义目标样本(即人口统计细节,如何选择和招募)。
  - 样本量(大小的原因,是否根据效能计算)。
- 数据收集
  - 使用的任何仪器的详细说明和现有工具的参考。
  - 关于效度和信度的详细说明。
  - 概述分步程序,包括预测试和实验工具。
  - 数据收集方法(例如,通过邮寄问卷、现场记录、访谈)。
- 数据分析
  - 如何分析数据的详细说明(例如,统计学检验、质性分析类型)。
  - 分析中使用的计算机程序的详细说明。

伦理学考虑
- 说明是否已获得或正在进行伦理委员会的批准。

发布调查结果的计划
- 在地方、国家和国际各级发布的计划;包括报告、出版物、会议演示、项目网站、时事通讯和博客等。

参考文献
从文献综述、方法、手段等方面进行分析。

附录
- 成本计算。
- 研究工具(如问卷、访谈时间表、同意书)。
- 总结研究计划和时间表的流程图。

研究伦理

伦理是与道德行为有关的行为准则和道德原则。研究人员负责从制订到研究传播的道德决策。如上所述,研究框架的类型影响研究中如何看待伦理,以及如何鉴别其他"现实"和赋予其他人听不到的声音。所有类型的研究都涉及对研究参与者正确的伦理决策,以及考虑研究者、资助机构和研究本身的利益。

伦理方法遵循一系列指导研究的原则,包括知情同意、保密和匿名。其中一个原则是"知情同意"。知情同意书包括提供有关研究的所有相关信息以及参与的研究内容,包括风险。研究参与者必须能够理解信息,并有能力作出参与决策。他们应该有机会提出问题,自愿参加,不被强迫或影响。一般来说,通过要求研究参与者签署同意书、给予记录在案的口头同意或返回问卷来确认同意,即可获得同意。获得同意可能需要获得比直接参与研究的人更多的人的批准,即主办机构,以便接触参与者。研究人员还必须采取措施,确保参与者免受参与研究的任何不利后果的影响,并确保参与者的身份得到保护。

同意参与研究的前提是,获得的关于参与者的信息仅供研究人员使用,且仅以特定方式使用。保密意味着保护同意参与研究者的身份,以保护参与者身份的形式维护数据。这意味着使用只供研究人员使用的代码将姓名和数据分开,并以不易识别个人身份的格式报告数据。例如,它可能涉及删除或更改细节,以保护因其独特特征或经历而可能被识别的个人。

匿名性比保密性更进一步,因为研究人员根本不收集具名数据。这意味着研究人员无法确定哪位受访者提供了数据(例如,邮件调查)。这种类型的数据允许参与者更自由地发表任何负面评论,而不必担心他们所报告的任何事情都可能归因于他们,并带来未知的后果。对于研究人员来说,如果方法涉及访谈,这可能很难或不可能实现,如果他们希望只向那些尚未同意参与研究的人发送提醒,这可能会有问题。关于研究中伦理的全面讨论,请参见 Israel 和 Hay[43]以及 Punch[44];关于质性研究中的伦理困境,请参见 Welland 和 Pugsley[45]。

回到之前的例子,在 Stapleton 等人[37]进行研究之前可能已经解决的伦理问题包括:

- 是否会向助产士和孕妇提供其知情同意所需的所有信息?
- 是否受到压力或强制要求参加?
- 如何获得同意?
- 如何确保助产士与孕妇互动的保密性?
- 收集的数据将如何匿名,特别是在引用方面?
- 谁将有权访问数据?
- 研究人员是否预见到了所有可能出现的问题? 如果出现道德问题,他们将如何应对?

总之,研究人员应把伤害或不适的风险降到最低,以遵循知情同意等原则的方式进行研究,并考虑研究结果可能带来的任何后果或危害。来自教育或社会研究的伤害更可能表现为心理痛苦,而不是身体伤害。相反,许多研究人员的目标是通过开展赋予参与者权力的研究来提供益处。

小结

哲学观点决定了对现实和已知事物的假设。实证主义成为启蒙运动后的主流观点,但在认识到并非所有研究都符合这一范式之后,思维发生了转变。这带来了一种新的社会科学思维方式,出现了新的相互竞争的哲学观点。

反对将质性和定量方法相结合的论点集中于接受研究策略致力于特定的哲学观点[17],而不是认为它们是自主的[28]。人们越来越倾向于将研究方法视为数据收集的技术,并逐渐远离对本体论和认识论的关注,这导致更多的研究采用质性和定量研究方法的结合[29]。

开始研究包括确定一个好的研究问题。在此之后,需要考虑回答问题时应收集的数据类型。计划或方案需要列出如何进行研究,并带有里程碑意义。需要考虑影响研究的伦理问题以及如何解决这些问题。

参考文献

1 Oxford English dictionary (2013). www.oed.com (accessed 16 July 2013).

2 Twycross, A. and Shorten, A. (2014). Service evaluation, audit and research: what is the difference? *Evidence-Based Nursing* 17: 65–66.

3 Smith, R. (1992). Audit and research. *British Medical Journal* 305: 905–906.

4 Casarett, D., Karlawish, J.H.T., and Sugarman, J. (2000). Determining when quality improvement initiatives should be considered research proposed criteria and potential implications. *Journal of the American Medical Association* 283 (17): 2275–2280. doi: 10.1001/jama.283.17.2275.

5 Baily, M.A., Bottrell, M., Lynn, J., and Jennings, B. (2006). The ethics of using QI methods to improve health care quality and safety. The Hastings Center Special Report. http://www.thehastingscenter.org/wp-content/uploads/The-Ethics-of-Using-QI-Methods.pdf (accessed 15 May 2017).

6 Clarke, A. (1999). *Evaluation Research*. London: Sage.

7 Robson, C. (2000). *Small-Scale Evaluation: Principles and Practice*. Thousand Oaks, CA: Sage.

8 Cohen, L., Manion, L., and Morrison, K. (2007). *Research Methods in Education*. London: Routledge.

9 Crites, G.E., Gaines, J.K., and Cottrell, S. (2014). Medical education scholarship: an introductory guide: AMEE Guide No. 89. *Medical Teacher* 36 (8): 657–674. doi: 10.3109/0142159X.2014.916791.

10 Boyer, E.L. (1990). *Scholarship, Reconsidered: Priorities of the Professoriate*. Princeton, NJ: Princeton University of New Mexico.

11 Glassick, C.E. (2000). Boyer's expanded definitions of scholarship, the standards for assessing scholarship, and the elusiveness of the scholarship of teaching. *Academic Medicine* 75 (9): 877–880.

12 Beattie, D. (September 2000). Expanding the view of scholarship: introduction. *Academic Medicine* 75 (9): 871–876.

13 Dauphinée, D. and Martin, J.B. (September 2000). Breaking down the walls: thoughts on the scholarship of integration. *Academic Medicine* 75 (9): 881–886.

14 Fincher, R.-M.E., Simpson, D.E., Mennin, S.P. et al. (September 2000). Scholarship in teaching: an imperative for the 21st century. *Academic Medicine* 75 (9): 887–894.

15 Kneebone, R. (2002). Total internal reflection: an essay on paradigms. *Medical Education* 36: 514–518.

16 Kuhn, T.S. (1970). *The Structure of Scientific Revolutions*. Chicago: University of Chicago Press.

17 Guba, E.G. and Lincoln, Y.S. (1994). Competing paradigms in qualitative research. In: *Handbook of Qualitative Research* (ed. D.K. Denzin and Y.S. Lincoln), 105–117. Thousand Oaks, CA: Sage.

18 Guba, E.G. and Lincoln, Y.S. (2005). Paradigmatic controversies, contradictions and emerging confluences. In: *Handbook of Qualitative Research*, 3e (ed. D.K. Denzin and Y.S. Lincoln), 191–215. Thousand Oaks, CA: Sage.

19 Heron, J. and Reason, R. (1997). A participatory inquiry paradigm. *Qualitative Inquiry* 3: 274–294.

20 Crotty, M. (2003). *The Foundations of Social Research: Meaning and Perspective in the Research Process*. London: Sage.

21 Steier, F. (1991). Introduction: research as self-reflectivity, self-reflexivity as social process. In: *Research and Reflexivity* (ed. F. Steier), 1–11. London: Sage.

22 Marx, K. (1961). *Selected Writings in Sociology and Social Philosophy*. Edited with an Introduction and notes by T.B. Bottomore and M. Rubel, 1–11. London: Watts.

23 Schwandt, T.A. (1994). Constructivist, interpretivist approaches to human inquiry. In: *Handbook of Qualitative Research* (ed. D.K. Denzin and Y.S. Lincoln), 118–137. Thousand Oaks, CA: Sage.

24 Guba, E.G. and Lincoln, Y.S. (1989). *Fourth Generation Evaluation*. Newbury Park, CA: Sage.

25 Whyte, W.F. (1991). *Participatory Action Research*. London: Sage.

26 Glasson, J., Chang, E., Chenoweth, L. et al. (2006). Evaluation of a model of nursing care for older patients using participatory action research in an acute medical ward. *Journal of Clinical Nursing* 15: 588–598.

27 Wadsworth, Y. (1997). *Everyday Evaluation on the Run*, 2e. Melbourne: Allen & Unwin.

28 Bryman, A. (2001). *Social Research Methods*. Oxford: Oxford University Press.

29 Patton, M.Q. (2002). *Qualitative Research and Evaluation Methods*, 3e. London: Sage.

30 Maxwell, J. (2010). Using numbers in qualitative research. *Qualitative Inquiry* 16: 475–482.

31 Pawson, R. and Tilley, N. (1997). *Realistic Evaluation*. London: Sage.

32 Glaser, B. and Strauss, A. (1967). *The Discovery of Grounded Theory*. New York: Aldine.

33 Charmaz, K. (2003). Grounded theory: objectivist and constructivist methods. In: *Strategies of Qualitative Inquiry* (ed. D.K. Denzin and Y.S. Lincoln), 249–291. Thousand Oaks, CA: Sage.

34 Strauss, A.L. and Corbin, J. (1990). *Basics of Qualitative Research: Grounded Theory Procedures and Techniques*. London: Sage.

35 Bryant, A. and Charmaz, K. (2007). *The Sage Handbook of Grounded Theory*. London: Sage.

36 O'Cathain, A., Walters, S.J., Nicholl, J.P. et al. (2002). Use of evidence based leaflets to promote informed choice in maternity care: randomised controlled trial in everyday practice. *British Medical Journal* 324: 643–646.

37 Stapleton, H., Kirkham, M., and Thomas, G. (2002). Qualitative study of evidence based leaflets in maternity care. *British Medical Journal* 324: 639–642.

38 Punch, K. (2000). *Developing Effective Research Proposals*. Thousand Oaks, CA: Sage.

39 O'Leary, Z. (2004). *The Essential Guide to Doing Research*. London: Sage.

40 Bell, J. (1999). *Doing Your Research Project: A Guide for First-Time Researchers in Education and Social Science*, 3e. Buckingham: Open University Press.

41 Loche, L.F., Spirduso, W.W., and Silverman, S.J. (1993). *Proposals that Work*, 3e. Newbury Park, CA: Sage.

42 Tarling, R. (2006). *Managing Social Research: A Practical Guide*. London: Routledge.

43 Israel, M. and Hay, I. (2006). *Research Ethics for Social Scientists*. London: Sage.

44 Punch, M. (1994). Politics and ethics in qualitative research. In: *Handbook of Qualitative Research* (ed. D.K. Denzin and Y.S. Lincoln), 83–98. Thousand Oaks, CA: Sage.

45 Welland, T. and Pugsley, L. (2002). *Ethical Dilemmas in Qualitative Research*. Hampshire: Ashgate.

（翻译：李斐；审校：付瑶）

28 医学教育中的定量研究方法

Geoff Norman[1] *and Kevin W. Eva*[2]

[1]Clinical Epidemiology and Biostatistics, McMaster University, Hamilton, Ontario, Canada
[2]Department of Medicine and Centre for Health Education Scholarship, University of British Columbia, Vancouver, British Columbia, Canada

 本章要点

- 优秀的研究远不止严谨的设计。
- 特定研究设计的适当性取决于要解决的问题。
- 在判断教育领域研究策略的力度时，通常应用于临床

研究的研究方法的层次是不合适的。

- 批判性的、综合的、以理论为导向的、以经验为基础的文献综述的价值是怎么强调都不过分的。

引言：定量范式

数个世纪以来，定量研究方法（quantitative research methods）一直是物理科学的核心，其历史可以追溯到 16 世纪天文学的惊人发展。事实上，很难设想没有量化的自然科学。当我们反思数字电子技术在我们有生之年的快速发展时，无论是对于非常大（如宇宙学）亦或非常小（如粒子物理学）的事物的理解，还是更贴近生活的各种研究成就，都不由得对科学家的能力产生无法抗拒的赞叹。对于那些还能记得计算机卡片的人来说，一个 1GB 的闪存盘所包含的内存与 1 千万张计算机卡片一样多——这大约相当于一个汽车车库的体积。但是定量方法并不是万能的。许多人可能会说，社会科学家在没有对社会情况的复杂性给予充分认识的情况下过于迅速地采用了自然科学的方法，社会情况显然不是用几个数字就能简化得了的。在这本书的第 27 章，Illing 回顾了定量方法进入社会科学的历史，以及随后与质性方法的不稳定的整合（或分割）。毫不奇怪，定量的"沙尘暴经验主义"引发了一场反作用。令人尴尬的是，在医学教育中很容易找到这样的例子：稍加思索就会发现，试图将教育环境中人类互动的复杂性简化为一半接受、一半不接受的"治疗"，以及考试通过或失败这样的"结果"是愚蠢的[1]。尽管我们个人倾向于社会科学研究的定量方法，但正如 Illing 指出的那样，这些在研究中将个体简化为假设吸收相同剂量的教育药物的"对象"的

做法，只不过是在无意中利用了"反证法"。

确定具体的例子并没有什么作用。更大的问题是，定量方法在多大程度上与该领域公认的进展相一致。毫无疑问，自然科学的方法，从电子显微镜到水下实验室和临床试验，已经导致了医学的巨大进步，直接影响了人类的寿命和福利。显然，试图在小而贫乏的医学教育领域提出类似的主张是似是而非的。然而，在过去 30 年的研究中，医学教育取得了实质性的进展，其中许多直接与复杂的定量方法的应用有关[2]，特别是在学生评估领域。

在撰写一个关于定量方法的章节时，我们的目的不是要在质性研究策略之上推广这些方法，甚至也不是要将两者进行对比，而是要为那些试图更好地理解各种可用的定量方法的人提供一些指导。正如 Bordage 所指出的[3]，学界应该从质性—定量的辩论中走出来，因为"这种经常重复的争论是没有成效的……每种方法都有其自身的价值，而且在互补的时候往往是最有效的"。事实上，在质性与定量的争论中，都忽略了质性和定量方法的复杂性。

关于不同的质性研究流派有很多文章，例如，Illing 将后实证主义、批判理论、建构主义和参与行动作为质性研究的不同流派。据我们所知，对于定量研究来说，没有类似的分类存在。事实上，许多定量方法论的批判者似乎认为，教育研究中的定量方法相当于使用随机试验来进行假设检验，并通过应用统计方法来证明或拒绝假设。这是一个非常不恰当的描述，例如对于促成了评价方法的重大进步的心理测量方

法来说。

在本章中,我们将区分四种研究传统——实验的、流行病学的、心理测量的和相关的——探索一些测量和统计推断的基本原则。最后,我们将描述 meta 分析和系统综述的方法,并将这些策略与那些被更好地定义为批判性和理论导向的综述进行对比。然而,我们首先评论了精确聚焦研究问题的重要性,强调虽然好的研究需要好的方法,但一项研究的质量并不完全由其方法学的严谨性决定(知识点 28.1)。

知识点 28.1　定量研究传统

- 根据实验的
- 流行病学的
- 心理测量的
- 相关的
- 综述与 meta 分析

研究问题

在前一节中,我们注意到许多作者将定量研究等同于假设检验。我们认为,这种联系不仅过于简单化,而且对研究问题的性质和充分性没有给予足够的重视。很多时候,当学生讨论研究问题时,他们会花费大量精力来学习如何将一个实用的常识性问题转化为正式的研究假设,或者更好的是将其定义为无差异、无影响或零相关的"虚无假设"。这种努力通过提高计划的精确性,可以使人们确保研究问题最终能够得到回答。然而,这种精确性在任何情况下都会随着研究设计和方法的确定而变得明显,从而使我们相信,这种努力大多是文体上的,对从根本上改进研究没有什么作用。一个问题是作为一个问题、一个研究假设还是一个虚无假设来提出的,这真的无关紧要。

在任何情况下,研究假设的思想只适用于某些类型的定量研究。一种新的评估工具的开发将通过一个非常不同的途径进行,包括信度和效度的研究。将一个信度研究定义为一个虚无假设看起来就像这样:新的反思性实践的书面测试的信度将小于 0.5。

这种框架并不能充分地抓住研究的目标。虽然我们的观点可能不代表大多数人的立场,但我们相信我们应该把精力集中在一个适当的研究问题上,而忘掉建立虚无假设的细节。归根结底,研究问题的目标是减少事后解释的可能性,明确或限制用来回答问题的方法,并能够仔细分析研究的重点是否可以实现。

作为人类,我们非常擅长对呈现在我们面前的任何模式作出解释,所以科学家们试图避免在没有(用)一些预先原因来预测结果的情况下得出结论。这并不是说,当出现意料之外的发现时,事后推测是没有用的,而是说,在发表结果之前,应该进行进一步的研究来确认结果。风格不重要,但精确是非常宝贵的,它可以避免浪费时间和资源在追求最终无法回答的问题上。

那么,我们如何确保研究问题是好的呢?与许多现有的确定研究方法是否良好的讨论相比,关于什么构成一个好的研究问题的文章相对较少。现有的文章往往集中在问题中应包含哪些信息的技术性问题上[4]。这是有充分理由的。一个研究问题的价值不能被孤立地判断,而只能在它产生的具体研究领域的背景下来看待。研究就是发现,而发现已经知道的东西没什么意义(知识点 28.2)。

"发现"是思考一项研究的潜在贡献的一种有用方式,但这个词意味着与当前理解的巨大飞跃,因此于我们更愿意从知识构建的角度来思考发现行为。可以说,一项研究的价值直接关系到它在多大程度上揭示了对世界的一些新的理解——它在现有知识的基础上以一种有意义的方式"发现"或建立了一些新的见解。定量研究在很大程度上取决于所吸取的经验教训在多大程度上可以推广到其他情况。但是我们能给初级研究者什么建议来帮助他们识别最有可能产生知识、构建发现的研究问题呢?很简单,这就是文献综述的作用。

后一点是值得强调的——强调使用文献并不意味着没有实际的(可能是理论的)问题需要解决;相反,我们的观点是,将自己的研究建立在现有文献的基础上是一种有价值的策略,可以确保即使是纯实用的研究项目也有相当大的成功机会,并为学界的可推广知识库作出贡献。文献综述读起来经常就像一个孩子在回忆操场上的争斗:"这是 Johnny 干的。然后 Sally 照做了。然后 Bob 走了过来,说了另一件事。"文献综述不是——也不应该是——按时间顺序叙述谁对谁做了什么,而是应该建立一个概念框架,并使现在正在进行的研究也归属于这个框架[5]。

文献综述应清楚地识别知识差距,这些差距应是实质性的,值得填补;诸如"这项研究在我们国家 / 城市 / 大学 / 学科从来没有做过"这样的陈述是站不住脚的。新兴的概念框架应该有助于研究人员——以及最终帮助他们的读者——关注更大的图景("技术现状"),并应该清楚地描述当前的研究是如何补充这

知识点 28.2 实用建议:选择一个值得研究的问题

当考虑哪些研究想法值得发展成更成熟的项目时,应该采用各种各样的标准。以下是一些指导原则:

- **新颖性**:这项研究以前是否已经做过? 只说"据我们所知,从来没有人做过",而不集中努力确定是否已经做过,这是不够的。与当地或国际上的专家交谈,并在文献中寻找其他旨在解决类似问题的研究是必要的。在历史的这个阶段,很难想象还没有人写过任何与你想研究的主题相关的东西。只有在仔细搜索各种文献之后,你才能提出一个令人信服的论点,说明你的特定研究如何能以某种有意义的方式促进理解,超越已经做过的(研究)。
- **重要性**:医学教育是一个应用领域。因此,尽管任何特定的研究可能不会产生直接的实际影响,但应该有可能设想出这些研究工作在未来可能对该领域产生有益影响的方式。使用你的"实地"经验来为你的研究问题提供信息,就像你使用文献一样。
- **纲领性**:在应用领域,我们常常从项目而不是方案的角度来考虑研究。后者是由匈牙利科学哲学家 Imre Lakatos 提出的,应该让人们注意到这样一个事实,即真正的进步通常是通过对特定问题的系统和长期研究取得的[5]。
- **指导性**:你的研究适合的概念框架是什么[5]? 哪些理论与你试图解决的问题有关? 它们是否相互矛盾,而你可以通过你的研究工作提供信息? 你的理论/假设是否可证伪(例如,你的研究设计能否得出一个与你作为指导的理论相反的答案)?
- **有根据**:与前面的一些观点相关,我们使用"有根据"(grounded)一词来表示研究应该建立在已知的背景下,这样才能确定在历史的这一时刻,各种不同的可能的研究方向中哪个是最合适的(即最有可能为学界提供有意义的结果)。人们可能无法完全准确地预测这一点,但这个问题应该通过广泛的磋商和反思加以考虑。

些知识的。这意味着研究人员应该以正式的文献综述开始每一项研究,从这些文献综述中,所有未回答的问题将变得像晴朗夜晚的满月一样明显。当然,研究并非以线性方式进行,但成熟的研究项目(即对某一领域的长期系统的探索[6])的一个特点是,从文献综述中重新创建研究的情况是例外的。当一个研究项目正在进行时,新的研究问题会从现有的研究发现中产生。

那么怎样才能保证研究问题的质量呢? 回答这个问题的一种方法是利用"理论"这个概念。研究假设最终只能得出两个结论,即有效或无效,而研究理论则涉及对多个变量的交互作用的理解。这种以理论为基础的研究在我们的领域中明显是少数[7]。在最近的一篇综述中,只有大约一半的文章被确定为拥有概念框架[8],更不用说有可检验的理论了。然而,另一项"研究"表明,学生给你的解剖学新课程的平均评分为 4.5/5,这不太可能对教学和学习提供任何新的见解。但是,应用新的理论视角可能会改变学界对这一问题的思考方式,并揭示与各种课程策略相关的见解。虽然教育理论通常不做定量预测,但它们往往涉及几个变量的相互作用,并可能会让人以更精确的方式思考问题。这就是理论的重要性,当理论已经受到批判性的检验,不可避免地涉及几项到几十项研究,我们就可以很好地洞察(研究)研究结果的局限性和普遍性(由于证据的积累),而不是只停留在一系列

只有表面联系的结果上。

这里值得注意的是,用 Popper 的话来说[9],科学理论的一个定义属性是它是可证伪的,也就是说,它可以被证明是错误的。因此,使用理论作为知识构建基础的研究比典型的将理论作为背景的调用更具有动态性。科学理论不是永恒不变的,我们期望它们随着新证据的出现而改变和发展(并增强解释能力)。这与使用理论作为理由的陈述形成了鲜明的对比,例如:"这个课程的设计符合 Y 理论"。这样的陈述并不是特别有用,因为许多理论可以以无数种方式来实施,而其他理论立场也可能促进相同类型的学习活动[10]。更重要的是,许多理论都是以全面概括的方式提出的,几乎是不可证伪的。仅仅因为一组数据"符合"一个理论,并不等同于知识的积累,除非数据可以被证明与某些替代理论不一致,或者它们能够导致对所使用理论的修订和完善。

还需要注意的是,虽然一些理论构建的概念仍然牢牢地扎根于实证主义传统,但当认识到世界不是由一个单一的"有效/无效"这样的简化论包裹[11]充分描述时,理论可能可以被最好地使用。此外,正如我们前面提到的,研究是基于理论的,这并不意味着它与实践无关。相反,正如 Stokes[12]令人信服地描述的那样,以理论为基础的基础科学和以实践为导向的研究工作不应该被解释为一个连续体的两端。相反,他认为这两个议程应该被认为是正交的连续体,

最好的研究位于他所谓的"巴斯德象限"（Pasteur's quadrant），以反映 Louis Pasteur 在推进细菌学基础知识方面取得的巨大进步，同时在葡萄酒和丝绸行业，当然还有医药行业产生了实际的、现实的影响（图28.1）。

		使用注意事项	
		低	高
寻求理解	是	纯粹的基础研究 例如：Bohr	应用激发的研究 例如：Pasteur
	不是		纯粹的应用研究 例如：Edison

图 28.1 巴斯德象限。来源：来自 Stokes[12]。

研究设计

当提到"研究设计"一词时，许多在教育研究环境中长大的人会自动想到实验设计、准实验设计以及 Cook 和 Campbell[13]。更接近临床研究的人更有可能想到病例对照研究、队列研究和随机试验等流行病学的分类方法。这两种分类法都是不充分的。在医学教育中，我们的许多定量研究，特别是心理测量和相关研究方法，并不完全符合这些分类。此外，一个人采用哪种传统应该根据他试图解决的具体研究问题而定。

此外，不同的研究设计传统产生于不同类型的问题。在本章的剩余部分，我们将探讨与选择特定研究设计相关的各种问题。下一部分将讨论实验传统，探索一套主要针对因果关系问题的方法（例如，"增加测试频率是否会更好地保留研究材料？"）。然后，我们将简要地介绍一个相关的传统，即流行病学方法。由于许多方法学综述涉及病例对照研究、队列研究和随机试验连续的研究设计，我们将对这些术语进行定义，并展示它们在医学教育中的一些（有限的）应用。

接下来的部分将重点讨论心理测量学传统，这种研究方法（至少在教育界）主要是为了更好地测量能力的各个方面或教育过程中的其他结果。这些研究没有提到干预措施、对照组、结果等。相反，重点关注的是信度和效度问题，这些是衡量测量工具以合理方式区分个体能力的指标。

最后，我们将研究相关研究设计，当人们希望通过检验测量变量之间的关系来寻求理解时，往往会使用这些设计。由于这些测量经常从调查和评级表格中收集，我们也将研究问卷设计的一些基本原则。

仅从本节介绍就可以看出，每种传统都有不同的目的，而且其中一种所需的设计条件可能会排斥另一种。我们稍后会作为一个例子详细说明，相关研究需要个体差异才能看到关系，而实验研究则尽量消除个体差异以便检测处理效应。还有其他不同之处：实验性研究几乎顾名思义是前瞻性的，而相关性研究通常是在现有数据库上进行的。使用现有数据，虽然通常是必要的，但可能会鼓励一种态度，即问题是由可用数据驱动的，而非相反的，这在促进理解的过程中几乎没有什么帮助。在这种危险中，我们可以肯定的是普通的问题并不专属于任何一种研究方法，相反，一些最有趣的研究是从对大型机构数据库的回顾性分析中产生的[14,15]。

实验传统

正如我们之前讨论的那样，发现是科学的核心，它通常（尽管不是完全）是为了确定事物（变量）之间的因果关系。实验传统就是这个议程的例证。实验的基本概念是，自变量（通常在实验者的操纵之下）和因变量（被观察到由于干预而发生变化）之间存在一种关系。许多方法论讨论的重点是设计研究，使人们能够明确地推断出实验者操纵的自变量和观察到的因变量之间的因果关系。

下面的陈述举例说明了实验者的因果目标：

- ^{32}P 核吸收中子会降低其稳定性，使其具有放射性，并通过发射 β 粒子导致衰变至 ^{32}S。
- 饮食中过量的氯化钠会导致高血压，从而增加脑卒中的风险。
- 为短暂性脑缺血发作的病人提供半天的营养工作坊，提高了这些病人对限制盐饮食的依从性。

然而，尽管所有这些陈述都暗示着因果关系——一个自变量"导致"因变量的变化——但没有一个提到"原因"这个词。此外，当我们从上往下进行推理时，因果关系的含义是非常不同的，而为确保推论的有效检验而必须采取的步骤也相应地越来越复杂。对于中子来说，没有任何歧义。原子物理学界的每个研究者都知道什么是中子，如何"制造"一个中子，以及如何让 P 核吸收它。创造一个 100% 含磷的中子目标相对比较容易。检测 β 粒子的方法也清晰易懂。此外，这种关系是绝对因果关系——如果 P 核吸收了一个中子，它最终将发射一个 β 粒子（已知半衰期为

14.28 天);如果没有吸收,它就不会发射。不需要其他没有接受中子的磷原子组成对照组。虽然科学哲学家们可能会挑战中子或 β 粒子的真实,但物理学从业者不太可能与他们一样担心。然而,第二种说法的不确定性要大得多。"过量"没有被定义,"脑卒中"也没有,尽管后者可能有相当明确的标准。"高血压"有一个定义,但多年来其标准越来越低,并且在一定程度上依赖于队列[16]。然而,这不是一个简单的定义问题。这个例子中的因果关系更具有概率性,减少盐摄入量对血压的影响相当小,而高血压只是脑卒中的一个诱因,所以过量的盐可能只会"导致"一小部分(的人)脑卒中。

最后一个例子的因果陈述更加模糊。明确界定饮食是否符合要求是困难的,而明确界定"符合要求"和"不符合要求"病人之间的界限则更为困难。此外,我们几乎不可能确定工作坊的哪个方面是导致变化的因果变量,而且,也不可能有任何单一变量对工作坊中的每个人都有因果关系。如果"因果"关系被证实,这可能只是激发了更多相关研究,以确定导致变化的"有效成分"(或成分组合)。

当然,许多教育研究更像最后一个例子而不是第一个例子。这对我们理解实验研究在教育中的作用有两个重要的启示。首先,与物理科学相反,我们寻求的关系不可避免地是概率性的,并且因果关系的信号几乎总是游弋在噪声的海洋。正是出于这个原因,我们必须实施诸如对照组、随机化和纳入标准等策略。其次,关系的复杂性很可能扼杀任何理解过程和机制的认真尝试。如果说实验是为了发现合法的因果关系,并且对其有用的话,那么像随机对照试验(RCT)这样的实验方法,往往侧重于课程层面的干预,在教育中被过度使用而不是使用不足[17]。也就是说,尽管最近许多评论都谴责教育领域缺乏良好的随机试验[8,18],但对那些特性如此复杂、无法复制的干预措施进行优雅的研究几乎没有意义[19]。不过,在适当的环境下进行良好的实验,可以学到很多东西。

研究设计

实验方法的本质是比较——一组接受干预的人和另一组没有接受干预的人之间的比较。在理想的情况下,两组的参与者在干预前尽可能相似(这就是为什么使用随机化来努力实现均衡),这样以后观察到的任何差异都可以明确地归因于干预,而不是其他。

然而,尽管实验组 - 对照组的两组研究的设计是普遍存在的,但它远不是唯一的。关于研究设计的书籍可以追溯到几十年前,已经描述了许多越来越复杂的设计[20],我们将讨论一些更常见的变体。

单组:前测 - 后测和仅后测

最近在医学教育领域的一项综述显示,单组前测 - 后测设计是最常见的实验方法(在 105 项研究中占 32%),其次是单组后测设计(26%)[8]。很容易理解为什么会这样。这些设计可以很容易被纳入正在进行的课程或课程改革中。我们需要做的就是教学生一些东西,并在开始和结束时测试他们。相比之下,与对照组的比较需要确定一个可比较的对照组的参与者们,这些参与者自愿接受测试,但只接受虚假干预或根本不接受干预。遗憾的是,被 Campbell 和 Stanley[20] 称为"预实验的"单组设计,科学价值非常有限。问题是多方面的。从逻辑上讲,无论从开始到结束观察到什么变化,都可能归因于成熟、共同干预或任何其他看似合理的解释,而非只是干预的影响。

此外,虽然逻辑上的缺陷可能看起来很狭隘,但还有一个更基本的教育问题。如果一个人在干预前后表现有变化,那么比较的对象就是零变化,这意味着与没有接受教育进行比较。这适用于某些假设,例如,确定顺势疗法是否有效[21],我们完全可以假设,接受两个小时的教育将比没有接受教育带来更多的学习效果,尽管并不总是如此[22]。最后,证明学生在课程结束后学到了一些东西并没有揭示出课程的任何具体方面的贡献。

两组:随机对照试验和队列研究

在单组设计中识别因果关系的困难自然会导致随机对照试验(RCT)。标准的随机对照试验将参与者随机分为两组,这样在研究结束时,两组之间的唯一区别(除了随机误差)应该是一组接受了干预,而另一组没有(或接受了另一种干预)。随机化旨在确保初始时的等效性;干预措施的标准化有助于解释;双盲或单盲法可以避免偏倚,以及实现对参与者的完全跟踪等。以这种方式,如果观察到差异,可以明确地将其归因于干预措施,而不是无处不在的偶然影响。

知识点 28.3 的准则易于理解,但要付诸实施则困难得多。有些方面,比如随机分配,并不太难。然而,对参与者进行保密,使他们不知道自己接受了什么教育干预,实际上是不可能的。事实上,如果学生不知道他们接受的是基于问题的学习(PBL)还是讲座,那么人们可能对学生、干预或者这两者产生担心。药物的标准化要比课程的标准化容易得多——每日 3 次的 300mg PBL 看起来像什么？我们可以回顾一下,教师造成的学习差异通常是课程的两倍,而我们并不清楚如何对教师进行标准化[23]。

知识点 28.3　聚焦:随机对照试验

随机对照试验只有几个关键因素:

- 它通常有两组(偶尔更多)。
- 参与者被随机分配到每一组。
- 该研究是前瞻性的。
- 所有研究参与者都不知道自己属于哪一组。
- 干预是标准化的,并在实验者控制下进行。
- 对所有参与者进行双盲评估(即收集数据的人不知道参与者被分配到哪一组)。
- 完成对参与者的完全跟踪。

让我们更详细地批判性地审视这些方面,并在此过程中确定可能的技术。

随机化、准随机化和完整组

实验方法的一个必要条件是随机化,即使用随机过程分配给不同的组。但随机化有时很难实现——一个学生可能会因为周一弹钢琴而报名参加周二的辅导课,也可能不会乐于参加随机分配的周一辅导课。我们忘记了随机化是达到目的的一种手段,如果学生以某种几乎不会对其最终成绩产生影响的方式选择辅导班或医院轮转,我们可以称为"准随机",这可能就足够了。此外,预防偏倚的措施必须根据处理效应的可能大小进行权衡,如果处理效应大,就可以减少对偏倚的担忧。Lipsey 和 Wilson[24]分析了 319 项教育和心理干预的系统综述,结果显示:①平均效应值为 0.45(临床干预的效应值要小得多;一项阿司匹林预防心肌梗死的研究的计算效应值为 0.02)[25]。②随机化对效应值没有影响,无论随机化与否,其影响(平均而言)都是相等的。在这种情况下,来自"准随机"的潜在偏差可以忽略不计。

有时,对个体进行随机分配是不可能的。学生在课程的一个部分或另一个部分;他们被分配到一个或另一个医院。应对这种情况的一种随机化称为"随机区组"——将组群(如班)分配给一种或另一种治疗。注意,分析必须考虑到组群,这可能对样本大小有影响。

另一方面,许多研究使用完整的群体——将它们变成流行病学家所说的队列研究(我们将在后面讨论)。例如,许多研究者将 PBL 与授课型课程相比较。

这些研究大多涉及学校之间的比较。一些研究(通常是 20 世纪 70 年代的研究)涉及学校内部比较,在这种比较中,学校之间是平行的。更少的学生被随机分成两组。在考虑任何出现的差异时,必须谨慎地看待学校之间的比较,因为不同的学校在许多变量上都有差异,从录取标准到学费的成本。学校内部比较可能更好,尽管学生通常在两个组中使用不同的标准被选择,或者可能自己选择一个或另一个组。因此,PBL 学生有更好的人际交往能力的发现[26,27]必须受到这种可能性的检验:PBL 学校可能因人际交往能力而选择学生,或者有良好人际交往能力的学生可能更喜欢 PBL 课程中的小组讨论[28]。最近,Schmidt 等人提供的经验数据表明,PBL 干预可能会改变退学率,使项目结束时留下的小组不再具有可对比性,即使是在开始时的随机分组完全有效[29]。

关于分配的结论是有条件的。在某些情况下,非随机分配很有可能被视为等效的。在其他情况下,这可能会导致严重的混淆。为了对哪种情况最有可能作出明智的决定,研究人员应该从两组中收集尽可能多的与感兴趣的问题有关的信息,并且判断存在的差异是否大到足以导致观察到的结果中的差异。

安慰剂还是常规治疗

在教育研究中,对照组的选择很少受到足够的重视。这不足为奇。项目评估通常是由那些在新教学大纲、新课程或学习模块上投入时间和精力的人发起的。现在花同样的时间进行第二次干预似乎不值得,因为这只是为了进行比较。因此,经常会出现这样的情况,即接受创新的学生与另一家医院的学生进行比较,比如接受常规指导的学生——流行病学家可能会称之为"常规治疗"。另一种情况是,仅对一部分学生进行干预,而对另一些学生则不进行干预。

这种比较的价值可能是有限的,不管其他方法学标准完成得如何好。如果常规处理包括,例如检查讲座,以确保涵盖相同的内容,这是公平的。然而,如果干预相当于比对照组花费更多的时间来学习即将学习的材料(这种情况通常发生在研究者仅在干预组的课程中增加创新,如高保真模拟),那么我们又发现自己陷入了一个尴尬的境地,即简单地得出结论:他们学习得越多,学到的东西就越多。从科学的角度来看,除非控制干预的具体方面能像实验组那样被准确描述,否则"常规处理"组几乎没有任何价值。类似地,比较两组,其中一组可以获得额外资源,另一组则不能,相当于将(A+B)与 A 进行比较;同样,这相当于一个"没有处理"的比较。

在有可能对总的教学时间、教学质量或其他混杂因素进行标准化的情况下，对两种实验性干预措施进行比较，信息量要大得多。作为这种策略如何运作的一个很好的例子是，Cook[30]讨论了许多关于数字(化)学习的研究，并主张在媒介内进行比较研究(如两组的研究均使用计算机)，这样就可以系统地操纵教学变量(即控制)，并且不会混淆特定媒介。在决定进行比较时，还必须小心避免对研究进行过度控制，将两组研究中可能产生影响的变量等同起来。关于班级规模的文献，试图简单地测试规模的影响，就是一个很好的例子；许多研究控制了可能会带来好处的小班讨论的一些特点(例如，与教授互动的机会)[31]。

双盲法

正如我们之前所说的，一个良好的随机对照试验的标准是，所有参与者——教师、学生和研究人员——都不知道谁属于哪个组。通过盲法评估员或客观测试进行结果测量是有可能的；但是，想要把学生和教师蒙在鼓里的可能性微乎其微。但问题远不止于此。在实验方法中隐含的是，参与者是一个"对象"，其动机和能力受实验控制。幸运的是，Orwell 在《1984》中的设想从未实现过，剩下的学生不太可能(在极端情况下)顺从于研究人员的想法。这是否否定了这一实验议程？不一定。但它确实给我们敲响了警钟。为了确保研究的效度，我们必须对不可避免的脱盲影响作出一些计算性的猜测。不这样做可能会导致错误的解释。例如，由于明显的原因，北美的所有医学生都有强烈的动机通过执照考试。因此，在我们看来，使用执照考试作为评估 PBL 课程的标准是没有意义的，因为学生在执照考试中的表现很可能反映了许多与课程无关的学习活动时间。如果结果显示出有差异，那可能会引起人们的兴趣，但无数的研究显示没有差异，这对于我们的理解没有什么帮助，当然也不能作为任何同等课程的主张依据。

预测试的危险

随机对照试验的一个变体是两组前测-后测设计。考虑前测的原因通常是为了纠正基线差异，但事实证明这在逻辑上是站不住脚的，而且前测的潜在副作用常常被忽视。围绕使用分数变化的问题是相当复杂的，我们只能强调一些[32]。

基线差异的问题是这样的。如果这两个组是由随机分配产生的，那么组间的任何差异都是偶然产生的，并且在某种程度上可以通过统计程序得到充分的处理，这些程序明确地检查了任何观察到的差异中的偶然作用。在确定是否存在基线差异时，预测试可能

会起到有用的作用，这些差异应该被纳入我们的解释中；然而，如果这是非随机分配的结果，那么无论怎样的预测校正也无法控制这种差异，因为任何校正都涉及对前测和后测之间关系的强烈假设。在教育领域，预测试还有一个更严肃的责任。要让学生知道期末考试是什么样子，最好的办法就是给他们一个平行的预测试。预测试成为课程的一部分，有可能完全消除课程差异。事实上，近年来测试的教学价值已经成为医学教育中的一个重要研究课题。在干预前和干预后使用完全相同的测试只是放大了这种担忧，正如Larsen 等人[33]的研究结果所强调的那样，这导致被测试的材料变得特别容易记忆(这种现象被称为测试增强学习效应或测试效应)。一个明确认识到这一问题的解决方案被称为 Solomon 四组设计。在这个设计中有四个小组：

- 前测,干预,后测
- 前测 - 后测
- 干预 - 后测
- 后测

这样一来，理论上就有可能将预测试的效果与干预本身分离开来。

结果：自我评估与基于绩效、短期与长期

选择合适的结果可能是研究设计中最困难的部分。它几乎不可避免地代表了一种妥协，即在一个理想的世界里要评估什么，和在时间、费用和可接受性的不可避免的限制下可以合理地评估什么。此外，一个简单的事实是，教育领域中许多感兴趣的结果(如广泛采用的 CanMEDS 角色)是理论构建的，而不是绝对的客观实体[34]。当然，我们希望表明，我们所研究的教育创新最终会对病人的结果产生影响，行业内四家期刊的编辑认为，这是一个值得认真考虑的目标[35-38]。但实际上，除了少部分例外[14]，很少有研究能够持续足够长的时间来检查病人的预后。无论如何，我们同意 Gruppen[39]的观点，认为这种探索是不明智的，因为更根本的原因是，在教育治疗和病人结果之间存在太多的干预变量，任何教育干预都不太可能导致可察觉的差异。

然而，寻求更直接的措施还有另一个原因，这与以理论为基础的程序性研究的哲学承诺相一致。虽然证明一项干预可以在期末考试或执照考试中(少量)提高成绩，可能有一些实用价值，但这些结果受到许多混杂因素的影响，因此不太可能揭示出与干预措施的因果关系。考虑一个因果链是很有帮助的，其中

每一级的干预对近端结果的影响最大,而随着链的延长,影响会越来越小(这种影响有可能是相加的,甚至是相乘的,但在我们所研究的情况下,这似乎不太可能)。例如,如果一项干预措施可以提高医学院第一年的知识水平,并且第一年的表现可以预测实习成绩,实习成绩与在国家执照考试中获得的分数有关,等等,那么我们就可以更丰富地了解在每个阶段有哪些变量产生影响,并就应该进行的教育活动作出更明智的决定。我们最近在测试各种录取程序的效度方面的工作提供了这种方法的一个例子[40]。另外,虽然很难证明课程的持久影响,但最近的一些研究表明,学生在表现或道德行为方面的个体差异[14,41],都可能产生长期的影响。

在决定结果衡量标准时要考虑的第二个问题是来源。由学习者完成的满意度量表被广泛地用作项目效度的衡量标准,这可能是因为它们易于管理。然而,很难想象一个花了时间和金钱去上这门课的人会认为自己什么都没学到,并且认为这完全是一种浪费——尽管一些被高度吹捧的课程正是如此[42]。对教学的满意程度与成绩的提高有一定的相关性[43];然而,这可能是先有鸡还是先有蛋的现象,当学生知道自己的分数时,这种关系最强。更糟糕的是,自我报告的能力判断与观察到的能力之间的关系很小[44-46],因此,重要的是不要把自我评估作为个人表现的替代度量。尽管如此,最近的数据确实表明,对自我评估的综合考虑(即使用许多人的评估平均值)可以提供可靠的信息,以了解教育干预(即课程)的哪些方面对提高成绩特别有效[47]。

最佳选择必须是这样一种衡量标准:一方面,在时间和背景上足够接近,能够对干预效果敏感,能够进行因果推断;另一方面,在某种绝对意义上又足够相关,能够被视为有效和重要的结果。后一点需要仔细考虑、咨询和试点测试,以确保人们看到的结果有可能代表可能发生的变化。同样,人们应该使用理论和经验来解释干预是否有可能影响情感(affect)、行为(behavioural)结果或能力的认知(cognitive)指标(结果的ABC)。最后,请注意,这些测量必须是心理测量学上合理的,有信度和效度的证据。在下一节中,我们将对此话题进行更多讨论。

三组或更多组和因子设计

除了可行性之外,很少有任何理由将一项研究限制在两组。当然,当一个人放弃了简单的安慰剂或常规处理对照的简单方法,并通过系统地操纵一些独立变量来寻求更好的解释时,就有充分的理由考虑多个组。分析方法是直接的:方差分析(ANOVA),然后进行事后检验。这样做主要的缺点是,每增加一组都需要额外的参与者样本。然而,另一种设计策略,即使用"因子设计",有一个显著的特点,即可以在样本量很小的情况下解决多个假设。一个例子是 Levinson等人[48]对大脑解剖学中的数字化学习的研究。有两个自变量:关键视图(前、后、上、截面)和多重视图(可以由多个位置观察大脑),以及主动与被动控制呈现方式(一组可以控制计算机化图像以不同方向展示的时间,另一组则没有)。这就形成了四组:

* 主动控制 - 关键视图
* 主动控制 - 多重视图
* 被动控制 - 关键视图
* 被动控制 - 多重视图

这四组可以被认为位于一个 2×2 的表格中(图28.2)。

	关键视图	多重视图
主动控制	(a)	(b)
被动控制	(c)	(d)

图 28.2 两组比较的例子:大脑解剖学中的在线学习[44]。

现在,假设每组有 25 个学生。数据将通过两因素方差分析进行分析,根据两组各 50 人进行主动的与被动的显著性检验,根据两组各 50 人进行关键视图与多重视图的显著性检验,以及在四组各 25 人的基础上检验它们之间的交互作用(即主动控制和被动控制的效果在视图的两种水平上是否相同)。就两种主效应假设而言,这种比较实际上与只使用两组,每组各 50 名被试的测试一样有效。

此外,如果不把两个变量都包括在一个研究中,就无法检验交互作用,而交互作用往往是最有趣的发现所在。Levinson 的研究就是这样,最好的一组是被动控制 - 关键视图的参与者,最差的一组是被动控制 - 多重视图的参与者,而两个主动控制的组在测试中表现居中。

这是最简单的因子设计。在我们看来,这些设计能够同时检验多个假设并在几乎没有样本量成本的情况下探索变量间的相互作用,(却)在教育研究中没有得到充分利用。

样本及效应量

鉴于上一节论证了多因素设计的价值,部分理由是我们可以用很小的样本量来获得更多的信息,如果我们不回答"我需要多少人?"这一普遍存在的问题,那将是我们的失职。当然,当答案是"视情况而定"时,问题通常是普遍存在的,但我们将通过强调在进行实验研究范式时应该考虑的问题,来说明这个问题取决于什么。

在确定所需的样本量时,有两个中心问题需要考虑。第一个是统计学问题,与上一节提到的"统计效力"概念有关。在教育研究中,学习者之间总是存在着差异性。有些学生会比其他人学到更多。不管是通过大型讲座或者小组辅导学习(举一个已经被反复比较的例子),学习量都会有差异,而且一组的分布很可能与另一组的分布(通常是大幅)重叠。因此,需要统计数据来确定两组观察到的平均分差异不可能仅仅是偶然产生的概率。"$P=0.05$"的标准意味着,观察到的差异(或相关,我们将在后面讨论)因偶然性而产生的可能性小于5%,因此,很有可能是干预导致了组间的差异,而不是随机变化。因为它是基于概率的,所以得出的结论是不可靠的——人们可能在实际上没有差异时得出存在差异的错误结论。

"统计检验力"则反映了相反的问题:当干预实际上存在潜在影响时,却得出不存在差异的结论。它是指一项研究有足够大的样本以检测出重要教育影响的概率。具体计算样本大小超出了本章的范围,因为计算公式因需要执行的统计检验而不同,但应该注意的是,在所有情况下样本容量的计算都取决于对差异有多大和期望样本中的变异性有多大的预测。预测应该基于现有的最佳信息,但不可避免的是,计算在某种程度上只能是猜测。然而,如果有人能够发现统计上的显著差异,那么从定义上说,这项研究是有足够检验力的(即有足够大的样本量)。人们可以讨论样本的代表性,以及更大的样本是否会使这种效应消失,从而使复制成为确认结果准确性的宝贵策略,但研究是否有足够的检验力(即统计上"足够大")是无可争议的。统计检验力的计算只有在研究结束或没有获得显著性时才有意义,但是,就像样本量计算一样,这需要对想要检测的差异的大小进行假设。大的差异需要的样本量比小的差异需要的样本量更少。

第二个要考虑的问题隐含在前面的讨论中。非常大的样本可能产生与小样本相反的问题。一项干预即使没有实际意义,也能产生统计上显著的效果,这仅仅是因为这项研究有非常大的样本量。对于这个问题,明智的做法是不仅要考虑统计学上的显著性,还要考虑效应(effect)的大小,它通常定义为组间均值的差异除以标准差(更多细节请参阅任何统计书籍)。效应值(effect size)越大,就越容易认为这些发现具有"临床重要性"。按照惯例,效应值大小为0.2、0.5和0.8(即差异相当于20%、50%和80%的标准差)被认为是小、中和大[49]。

小结

对许多人来说,实验研究被视为解决所有研究问题时应该努力争取的"金标准"。显然,这是过于简单的,但实验设计如果应用得当,会对我们理解变量之间因果关系的程度产生巨大影响(即如果一个变量发生变化,是否会导致另一个变量发生变化?)。但此类推论很少从课程层面的干预中产生,因为这类干预包含许多变量和协变量。设计一系列小规模的实验,将有效成分分离出来,从而建立起哪些因素对学习至关重要的知识,往往更有参考价值。然而,当人们对测试那些不容易被操纵的自然发生的变量之间的关系感兴趣时,那么从流行病学或相关传统中得到方法可能更合适,正如下节讨论的那样。

流行病学的传统

"随机对照试验"(RCT)一词在本章中被反复使用,它通常被视为最佳的实验。在这种实验中,受试者被随机分配到不同的组,接受不同的治疗,然后对一些结果进行比较。随机对照试验在流行病学研究设计的等级体系中享有崇高的地位。虽然这一层次结构中的其他设计很少明确地被用于教育研究,但正如我们将指出的那样,它们偶尔也会有非常有用。

因为许多流行病学调查是基于二分结果(死或活,改善或恶化,有病变或无病变)以及一开始的二分分类(药物/安慰剂,风险因素存在/不存在,吸烟者/非吸烟者),所以思考这些设计最简单的方式是做2×2表格。

我们已经讨论过随机对照试验,其设计见知识点28.4。受访者被随机分组(即药物组或安慰剂组),结果(列)被制成表格。队列研究看起来也是如此,除了参与者不是随机分成两组;他们由于实验者无法控制的过程而成为每个队列的成员,因此,"干预"一词应该被"暴露"或其他一些适合于描述研究特定重点的词所取代。

知识点 28.4　随机对照试验研究设计

　　病例对照研究也可以用同样的方式来说明,但分配的方法却背道而驰。根据结果选择病例——他们有这种疾病,或者他们没有通过检查——而对照组则从没有这种结果的人中选择。然后研究进行回顾,以确定这些病例是否更有可能暴露在某些风险之下(例如,吸烟或 PBL)。因此,病例对照研究看起来与随机对照试验相同,但有几点例外:

- 行中最好标明风险因素(存在 / 不存在)。
- 受试者被分配到列中,而不是按行分配,因为研究人员在各列中寻找不同的风险因素比率。

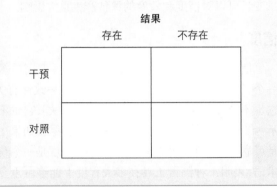

许多基于 PBL 与基于讲座的课程的研究可以被归类为队列研究,因为学生是通过非实验因素,如自我选择或不同的录取政策,进入一个队列或另一个队列。然后,可以进一步跟踪这些数据,以确定诸如执照考试的成功率或初级保健住院医师项目的接受率。其中一个例子是 Woodward 等人[26]对麦克马斯特(McMaster)大学毕业生与安大略省(Ontario)其他地区相匹配的毕业生的计费模式进行的研究。

Papadakis 等人[14]关于医学委员会的纪律处分的预测因素的重要研究是病例对照研究的一个好例子。他们确定了一组案例:从三所医学院毕业的 235 名医生在工作中受到了某种纪律处分,并将他们与对照组没有纪律处分记录的 469 名医生进行了匹配,后者在人口统计学上具有可比性(即匹配)。然后,他们回顾了两组学生的本科记录,以确定他们是否在医学院有过不专业的行为,并发现 92/235 的案例(39%)显示出学生时期有问题,而对照组只有 90/469 的学生(19.2%)显示出类似的问题。人们必须考虑基数,来决定在这种差异上采取行动的后果[50],但这些令人信服的发现使人们适当地注意到应在专业背景下考虑的行为类型。

小结

　　也许具有讽刺意味的是,从这个层次结构中最适用的研究设计是最后一个。有许多类似队列研究或随机对照试验的研究实例,用新的标签把它们单独挑出来并不是特别有帮助。然而,病例对照研究在类似于临床医学应用的情况下具有独特的作用,即结果是分类的(纪律处分:是 / 否),结果的发生率很低,而且发生的时间延迟很久的情形。因为它通常是回顾性的,病例对照研究很可能是唯一的,或者至少是最有效的,对将教育干预与病人的结果相联系的担忧的回应;任何替代方案都可能太大、太昂贵、太低效,而且无法显示任何收益(知识点 28.5)[41]。

 知识点 28.5　聚焦:准实验设计

　　准实验设计,包括队列和病例对照研究,具有以下特点:

- 他们通常有两组(偶尔更多)。
- 他们根据一些无法随机分配的预先确定的特征(例如,疾病或风险因素)将参与者分配到每个组。
- 它们(通常)是回顾性的。
- 参与者不会被隐瞒他们所处的组别。
- 很少能对参与者进行完整的跟踪。

心理测量学传统

　　正如上一节所提到的,随机对照试验经常被认为是"最好的"研究设计,同时也伴随着对医学教育研究很少使用随机对照试验的质疑。在我们看来,这种态度是极其短视的[17]。人们不需要离开定量领域,就能认识到该领域中许多最重要的问题和议题不能也不应该通过随机对照试验或任何其他实验以及准实验设计来解决。

　　可以说,我们这一领域最重要的进步是在评估方面,医学教育在开发真实的、但心理测量学上站得住脚的测量方法方面,实际上已经领先于世界[51],如客观结构化临床考试(OSCE)[52]。评估方法类似于诊断性测试,旨在识别那些有很多或很少感兴趣特征的人,也许最终创造一个临界值来标记一种疾病,在这里是指"能力不足"。就像开发一个诊断测试(例如,一个新的放射成像程序)的出发点是召集一组病人,进行测试,并观察:①评分者之间的一致性;②与同一特征的其他测量方法的关系。我们将通过召集一群学生，进行测试，并检查信度和效度来测试一个新的评估方法。任何放射科医生在引进一种新的诊断程序时，如果通过多中心试验来看接受测试的病人是否活得更久，然后再证明放射科医生间有足够的评分者一致性，并且测试结果与其他疾病的衡量标准趋于一致，那么他们就会面临被转诊的风险。同样地，虽然我们可能希望最终使用一种实验方法来证明，采用新评估方法的学生最终会比使用传统方法的学生表现得更好，但这并不是第一步。

由于医学教育中的许多研究都是针对评估方法的开发和测试，本节专门讨论心理测量方法中的基本问题。讨论必然是简短的，如果你想了解更多细节，请参考 Streiner 和 Norman[53] 的文章。

基本概念

心理测量方法旨在确保数据足够可靠，以实现适当的解释和准确的决策。医学教育工作者和普通公众每天都被"基于数据"的说法轰炸，但不用说，并非所有这些说法都应该得到平等对待。大多数对效度的威胁要求我们将这种直觉上的怀疑形式化，并设计出一些方法来检验我们的测量工具是否真的在测量我们希望它们测量的东西。

这些策略可以应用于任何领域，包括但不限于评价录取决定的质量[54]，研究个性和专业之间的关系[55]，或使用问卷来衡量学习者在多大程度上展示了自我导向学习[56]。在每一种情况下，收集信息和作出决定都很容易，但要确定这些结论是否经得起适当的审查，则涉及得更多。为了理解这一说法，当然有必要对"适当的审查"进行定义。对于任何测量工具来说，要想提供有用的信息，无论是对某些物理状态的客观指标（如用温度计测量），还是对更虚无的构念的主观主张（如一个人对自己能力的看法），都必须确保工具满足良好测量的四个"条件"：

- 可行性
- 可接受性
- 信度
- 效度

前两个不需要解释，因为它似乎相当直接地建议，一个工具应该只在它可以使用（可行性）和人们会使用（可接受性）的范围内使用。如何评估这些"特性"需要一些思考；例如，部分可接受性需要证明该衡量方法没有对人口中的特定子群体显示出不恰当的偏见。然而，可能需要详细阐述的是后两个方面。在

我们开始之前，有一个免责声明：虽然我们将讨论测量工具的心理测量特性，但我们这样做只是为了方便说明，因为对任何工具的这些特性进行背景性的声明是不准确的。也就是说，一种工具的效用（见第 20 章）完全基于该工具的使用人群和背景。虽然基于悲伤和微笑的面孔的评分系统可能适合学龄儿童，但在国家医学执照考试的背景下，它不可能被接受；一项要求人们回答有关他们的性活动水平的调查可能会在一些受访者群体中得到准确的回答，但在另一些人中可能得不到回答（而且可能引起冒犯）；要求测量血压的临床技能考试可能可以区别初级医学生，但对区别住院医师可能毫无用处。正如我们将看到的，这些背景变量可以对信度和效度的评估产生重大影响。

信度

信度可能是所有医学教育用词中被误用最多的一个词。它并不意味着一致性（尽管与一致性有关），它也不意味着可变性（尽管与可变性有关），它也不表示为一组人计算的平均分数的一致性（尽管如果工具是可靠的，人们会期待这种一致性）。信度是一个统计术语，表明一种测量工具在多大程度上能够可重复地区分感兴趣的个体对象。这些对象可以是学习者、教师、课程、学校、调查对象或任何其他一组个体实体。由于在我们的领域中，区分学生的尝试是最常见的，我们将以该领域为例。如果有人有兴趣开发一种工具来评价职业责任知识，那么生成一些导致回答差异性的项目并不困难。事实上，这将是一个主要的目标，因为，如果每个人都提供相同的回答，就没有什么理由进行测试了。然而，这种变异性可以归因于许多因素。我们希望考试成绩能反映出学生之间在职业责任知识方面真实或一致的差异。然而，部分变异将归因于测量误差，因为系统性的偏差和随机因素可能会影响分配给学生的分数。

虽然有无数的误差来源，但最主要的问题是，与学生之间的实际差异相比，分数的变异有多少可归因于误差？换句话说，如果我们重新进行测试（或让不同的考官对回答进行评分或使用平行测试），那么个人的分数在每次测试中的一致性如何？在数学上，表示这一概念最简单的方法是用以下公式：

$$信度 = \frac{\sigma^2_{目标对象}}{\sigma^2_{目标对象} + \dfrac{\sigma^2_{误差}}{n}}$$

σ^2 是表示方差的传统符号，所以分子（分数的上一行）表示由学生本身差异引起的方差量，分母（分数

的下一行)表示在分数中观察到的总方差。提出这个公式不是为了吓跑不懂数学的人,我们也不会在这里详细说明如何计算信度。相反,提出这个公式是因为它使我们能够说明一些关于信度的基本观点,进而说明心理测量学传统中的研究(知识点 28.6)。

在心理测量学的传统中,教育期刊的读者也会遇到普遍性的概念,这是信度概念的一个近亲。概化理论(generalisability theory)是一种表达分配给单个被试的分数在何种程度上可以泛化为另一种情况下(另一个评分者,在另一个时间等)的分数的方法[52]。如果这听起来很熟悉,那是因为概化理论仅仅是经典测量理论中信度的一个延伸,它提供了数学基础,使多个误差方差源能够同时被考虑。它最根本的优势是,人们不需要完成多项研究来评估多个变量的相对误差贡献,因此,我们可以确定增加一个变量的观察次数与增加另一个变量的观察次数所带来的相对收益。

效度

从历史上看,大多数关于效度的描述都使用各种分类法来区分考虑一组评分的信度的不同方式[58]。内容效度被认为是指一个工具中的项目在不超出感兴趣领域的情况下在多大程度上对该领域进行了充分的采样(即问题是否充分且相关?)。效标效度是指该测量工具与测量同一潜在构念的另一测评工具之间的相关程度。结构效度表明,基于对该工具拟测量的潜在构念的理解,由该工具得出的分数在多大程度上符合预期(例如,一种新的身高测量方法应该使篮球运动员的测量值高于赛马骑师)。其他分类标准也被使用过,但在我们看来,这都仅仅是效度(即表明使用该工具所得到的分数是否会随着被测个体的构念的变化而变化)。事实上,有些人认为信度只是效度的一个方面,而不是一个单独的概念,他们的观点是,如果预期潜在构念的数值不因使用不同测量工具而

 知识点 28.6　聚焦:信度

- **信度不是测量工具的固定属性**。如本章前面所述,如果专业知识测试旨在对二年级住院医师进行评价,则必须对二年级住院医师样本进行信度检验(即持续区分被试的能力)。如果招募一个更多样化的样本(例如,招募一年级本科生和执业伦理学家)将导致(公式中的)分子的人为膨胀,导致人为夸大工具的信度。研究人员必须作出一致的努力,明确他们想要使用工具的背景,并通过招募在该背景范围内的代表性样本来进行测试。
- **需要对感兴趣的变量进行重复测量,以估计工具的信度**。如果评分者对一个学生的表现有不同意见,那么就应该要求多个评分者对该学生的表现进行评分。如果学生在不同案例中的表现不同(内容特异性),那么就应该根据多个案例对学生进行评价。简单地进行一次测试,并揭示分数是正态分布的,这绝对不能告诉我们工具在多大程度上始终区分不同的对象,因为差异可能是由学生之间的真实差异或测量误差造成的。
- **每个人的平均观测值越多,工具的信度就越高**。误差项下的 n 表示收集到的观察数据的数量(它们来自多个测试问题、多个评分者、多次执行的练习或一些其他的误差方差来源)。由于随机误差项的正负抵消,多个观察值的平均值比任何一个分数都能更好地估计个体的潜在特质水平。当然,如果某一特定的变异来源不会对某个特定的测量产生误差,那么由该来源收集到的多个观察数据的平均值将不会产生任何影响(零除以任何数仍然是零)。因此,心理测量分析的一个重要方面是确定一个人必须收集多少观察数据才能使其总和达到合理的信度水平——如果答案是太多而不可行,这表明应该修改或放弃这个工具。
- **无法进行区分的工具对评估是无用的**。这种特定的测量工具可能有其他方面的用途(例如,激励个体参与研究者所期望的学习行为——这是一种教育影响)。但一般来说,效度的主张依赖于信度的证据,如果每个人都得到相同的分数,从评估的角度来看,我们可以直接假设测量结果,而不必把时间花在执行测试上了。
- **声称某一组的平均分数没有随时间(或不同评分者)而变化的说法并没有提供信度的证据**。即使样本中个体的排序从一次测试到下一次测试完全颠倒(即两次测试分配的分数完全不一致,所有的变异都归因于测量误差),我们依然有可能得到一个稳定的平均值。一个随机数生成器可以在不同的场合产生相同的平均值,但随机数生成器没有任何信度可言。
- **偶尔会有人说,测量的信度无关紧要,因为效度更重要**。这种说法完全不合逻辑。人们可以把信度看作是一种测量方法和它本身之间的相关性(在重复的情况下)。效度的一个方面表达了衡量标准和一些外部(最好是"黄金")标准之间的相关性。不言自明的是,一个测量与某物的关联不可能比它与自身的关联更好。因此,信度和效度并没有分离;相反,它是效度的上限。事实上,现代心理测量学模型认为信度只是效度的一个方面[57]。

发生变化,那么分数也不应该改变[59]。已经发表的各种分类法可能有助于产生关于如何测试一种工具的效度的想法,但人们不应该让分类法分散人们的注意力,即正确的效度测试需要系统的研究,最好是使用各种方法。

尽管如此,Messick 所说的"结果效度"的一个方面还是值得强调的[58]。任何时候,当我们使用一种评价学生的工具时,我们都必须担心测量工具对行为的影响程度。长期以来,评价一直被认为对学生的学习活动有指导作用[60]。因此,为了确保评价工具的效用,有必要在人们希望促进的学习活动和工具所激发的学习活动之间建立匹配[60]。由于形成工具效用的这五项良好测量原则(四个"特性"和教育影响)并不总是一致的(事实上,往往是相互矛盾的),几乎不可避免地需要决定一个适当的折中方案,其中的平衡点应取决于具体情况。

大多数人在研究一个工具的效度时,都会先测试其信度,原因很简单,如果一个工具不可靠,它就不可能有效。例如,Harasym 等人[61]研究了基于小组的面试中对医学院申请人的评分一致性,他们指出,超过 50% 的分数差异可以归因于面试者,因此,从根本上对基于小组的面试过程的信度和效度提出了质疑,因为该过程旨在提供有关申请人质量的信息,而不是面试官的严格程度。

然而,仅考虑信度是不够的。仅仅因为某些东西可以被持续一致性地测量,并不意味着这些测量是有效的。以一致并且可靠的方式测量一个人头部的周长是很容易的。然而,考虑到颅相学在一个世纪前就已不可信[62],如果要评价受试者的共情水平,这些数据就完全没用了。一个更直接的例子来自关于客观结构化临床考试(OSCE)测验形式的文献。由于本章的大多数读者都熟悉 OSCE,我们将简单地指出,它是一种"敲钟人"式的测验,在这种测验中,考生在努力展示他们的临床技能的同时,依次与多个病人互动。客观结构化临床考试中的"O"代表"客观"(objective),表明了可以通过生成一份恰当行为的清单,并通过核对考生采取了哪些行为来评估其表现的基本理念。事实上,这样的清单已经被证明可以有力地对个人表现提供非常可靠的测量[63]。然而,在各种各样的研究中,它们被认为与经验无关,而经验是衡量能力的一个重要变量。相比之下,对表现的总体评价往往与经验水平相关,这表明虽然检查表可能提供了一种有效的全面性测量,但是主观判断在许多领域提供了更有效的临床专业知识测量[64,65]。

人们可以不厌其烦地谈论各种可用于研究效度的方法。比较不同组得到的平均分数,可以预期这些分数所代表的潜在构念的水平不同;计算个体分数与其他预期与潜在构念有关的连续变量的相关性;检查干预后分数的变化,可以预期潜在构念的水平发生变化,这三大类方法都可以采用。有趣的例子包括 Tamblyn 等人的工作,他们揭示了在加拿大执照考试中的表现与作为医生执业期间的职业行为之间的关系[41];Ramsey 等人[66]的研究表明,基于多项选择测试的专家认证可以预测执业 10 年后的同行评级;以及 Davis 等人[46]的持续调查工作,他们对自我评价作为表现指标的效度提出了质疑。事实上,本章其他部分包括的许多方法(以及那些没有包括的方法)都可以被视为衡量测试效度的策略。

作为这一小节的结尾,我们不打算生成一个全面的策略列表,而是简单地指出,人们很少期望在任何绝对意义上证明效度。检验效度很重要,因为声称一个测验提供的信息可以被用来指导决策是建立在证据的平衡之上的。效度检验本质上是理论检验,每一个显示出积极结果的新测试,都会同时支持工具的理论依据与效度,但每一个显示出消极结果的新测试,都会导致人们去质疑(和研究)理论是否是错误的,或者工具对构念的测量不够充分。

小结

在心理测量学传统中进行的研究的首要主题是,研究人员、教育工作者、临床医生和普通公众需要努力确保指导我们思考和决策的数据足够可信,以保证使用它们得出可靠的结论。这不是一个简单的学术问题,因为人们的生活经常被改变(在他们选择的专业领域中被录取 / 拒绝 / 晋升,在法律体系中做决策,或被个人生活 / 婚姻顾问改变),而这些都是基于效度可疑的"数据"的。确保一个人的研究工具和评估策略的效度是一项伦理要求[67]。这并不容易,除了心理测量学特性之外,当然还有一些需要考虑的因素,但这里概述的方法和概念有望提供一个良好的开端,至少,应该为推理这些类型的问题提供一个基础。

相关的传统

医学教育的研究很大一部分来源于调查问卷。这些问卷可能涵盖了大量主题,从学习风格或情商等个人问题,到观察者对成就或可观察行为的其他方面的评价,再到满意度测量。试图涵盖这个庞大、异质、复杂的领域是不现实的;相反,本节将专门讨论一些与评分、研究设计和分析相关的常见问题。Lovato 和 Peterson 在本书第 30 章中讨论了问卷的"设计"问题,但我们要提醒读者,适当的基于问卷的研究并不容易,仍然必须确保信度和效度。一般来说,问卷调查有助于系统地确定一大群人对他们所经历的某一特定问题的看法和态度。然而,除此之外,人们必须始终意识到这样一个局限性,即人们在准确判断自己行为的原因[68]或自己行为的适当性[45,46]方面是出了名的糟糕。

得分

通常情况下,来自各个项目的回答会被汇总为一个分数。为了决定每一项的权重,有时要花很多的精力。事实证明,至少追溯到 1976 年的大量文献是绝对一致的——将所有项目简单相加的等权重模型,与任何备选方案一样可靠和有效[69]。有一点需要注意的是:简单的求和假设这些项目在均值和标准差上是相似的。把一些两级评分(0 或 1)和七分制的项目加在一起,并不会比把基于七分制的面试分数和满分 100 分的成绩相加更合适,比方说在测量总体尺寸的时候,将体重数值与身高数值相加。当个别项目在不同的量表上时,正确的方法是转换为 Z 分数,然后再合并量表,但组合仍然应该保持相同的权重。

$$Z_{分数} = \frac{分数 - 平均数}{标准偏差}$$

关于评分的另一点需要说明的是,从技术上来说,这些数据本质上是顺序尺度的(即它们表示顺序等级,但不保证所有相邻等级之间的间隔相等)[70],所以对于这里描述的各种量表的分数是否可以求和以计算平均值,仍存在广泛的争论。在实践中,需要区间水平数据的参数检验方法往往对正态性的偏离相当稳健[71-73],而且其应用的便利性在大多数情况下提供了很大的优势。

验证

心理测量法一节中描述的验证方法适用于调查工具,并且应该仔细考虑,以避免基于可能对预期的目的来说不可信的调查数据作出决策。

分析

相关性方法基于对变量之间关系的搜索,分析通常以每个变量都与其他变量相关开始(也经常以每个变量都与其他变量相关结束),然后围绕少数"显著"

相关性构建事后故事。这种策略的问题在于,研究人员似乎忘记了"*P*=0.05"的含义——事实上没有关系但因偶然因素观察到相关的可能性。换句话说,每计算 20 个相关性,就有一个在 0.05 的水平上是显著的(实际上,有 64.2% 的概率至少有一个显著)。值得注意的是,这适用于任何统计分析(知识点 28.7),包括方差分析、*t* 检验和其他依赖 *P* 值确定数据是否可以仅由偶然因素来解释的策略。对于这种"数据挖掘"的一个明显的解决方案是,从一个关于预期关系的实质性理论开始。至少,这可以将注意力引导到特定的相关性上,而不是使用"鸟枪法"。此外,由于研究人员可能仍对不止一种相关性感兴趣,临界 *P* 值应设置为 0.05/*n*,其中"*n*"是统计检验的总次数,即"Bonferroni 校正"[74]。

知识点 28.7 聚焦:常见的统计检验

统计测试主要基于两大类。

参数检验

应用于计算平均值和标准差有意义的数据。

用于比较平均数的检验:

- *t* **检验**:一个可以分为两组的自变量,或两次相关观察(如前测 - 后测)。
- **方差分析**:一个或多个自变量,每个自变量包含两个或多个组("水平")。
- **重复测量方差分析**:方差分析的一种特殊情况,即在一个自变量内对相同的被试进行重复测量。也用于信度和概化研究。

用于研究关系的检验:

- **皮尔森相关(Pearson's correlation)**:提供两个被测的连续变量之间的关系。
- **多元回归**:提供多个预测变量与单个连续因变量之间的关系。
- **因素分析**:为大量相关变量提供关系(潜在因素)。

非参数检验

用于计数数据的检验:

- **卡方检验**:比较两个或多个相关类别的比例(例如 2×2 表格)。
- **逻辑回归**:提供多个预测变量与单个二分因变量之间的关系。

比相关性更复杂的方法涉及多元方法,如多元回归、因子分析和结构方程模型。严格地说,术语"多元"应该只适用于有多个因变量的情况。因此,多元回归是一个单变量方法,因素分析和结构方程建模是多变量的。多元回归包括用多个自变量预测单一因变量，例如，用未毕业年级、性别和医学院入学考试（MCAT）分数等变量组合预测执照考试成绩。因素分析寻找变量群之间的潜在联系，这些变量被称为"因素"。更复杂的是多元方法家族，包括验证性因素分析、多层线性模型和结构方程模型。在所有这些方法中，研究人员从一个关于变量之间关系的理论开始（例如，好的导师通过增加学生的动机而取得成功，而这与学生之前的成绩相结合，可以预测他们的期末考试表现）。对数据集拟合不同的因果模型，并计算出拟合程度。这些方法面临的挑战包括：①所有这些方法都是样本密集型的，根据经验，样本容量至少应该是变量数量的5~10倍；②随着模型复杂性的增加，一个模型拟合数据而另一个模型不拟合数据的实际含义变得越来越不清楚；③由于任何两项研究都不可能使用相同的变量组合，令人担忧的是，无论因果理论是什么，它所基于的数据集都是独一无二的。

尽管如此，相比于盲目地计算出几十个相关系数——这在相关研究中太常见了——这些方法确实代表了一种相当大的进步。正如在实验研究部分对效应大小的讨论中，我们敦促把重点放在相关系数上，而不是相关的 P 值上。在大样本中，即使很小的相关系数（如 $r=0.1$）也具有统计学意义。然而，变异系数（r^2）显示，$r=0.1$ 描述的变量间关系仅占数据总变异的1%。因此，r^2 应该总是被用来判断相关的"临床"重要性。

Cronbach 的"两个学科"

在本章的开头，我们指出许多研究问题不能也不应该用实验设计来回答。最合适的方法，无论是在定量和质性设计之间选择，还是在实验和相关性方法之间选择，都取决于研究人员想要解决的问题。在促进基于理论和项目的研究工作中，我们提倡使用各种方法对一个问题进行三角分析，从而建立比任何一种方法所允许的更丰富的对潜在关系的理解。然而，这个选择并不像人们想象的那样没有价值。Lee Cronbach 在 1957 年发表的一篇经典论文[75]中首次认识到基本的二元性，论文名为《科学心理学的两个学科》。

二分法的本质如下。相关性方法，包括心理测量学，在很大程度上取决于个体差异。它从信度系数开始，如果每个人都是相似的（即没有个体间变异），则信度系数为零。如果我们想要检验某些个体属性（如智商或医学预科成绩）与某些结果（如执照考试成绩）

之间的关系，除非每项指标上都有学生表现出高低不同的水平，否则不可能存在相关性。相比之下，如果我们要做一个实验，看看辅修课程是否能帮助学生在标准化入学考试中获得更高的分数，理想情况下，我们会从一群能力（从本科成绩衡量）完全相同的学生开始。在某种程度上，一些学生已经非常擅长生物、物理等，而另一些学生在这门课上缺乏知识或天赋，这将导致实验组和对照组学生的成绩有很大的差异。这种变异性反过来又会出现在任何旨在表明处理方法具有统计学意义的统计测试的分母中（即会给数据增加"噪声"）。

对于实验主义者来说，人与人之间的任何差异都会降低找到治疗效果的机会。对于相关论者来说，目标是明确地理解人与人之间的差异。因此，一个人的信号就是另一个人的噪声。

考虑到这种二分法，争论在方法论上哪个"更好"并不比试图找到红色比蓝色更好的证据更有意义，不管这些颜色的用途是什么。它们没有好坏之分，除非与一个人试图实现的目标有关；它们只是不同而已。最近，有位学者很好地总结了这种情况，他说："随机对照试验是发现一种治疗是否有效的最佳设计，也是它对谁有效的最差设计。"

综述

如前所述，任何初步研究都会有缺陷；即使可以设计出完美的研究，也无法完全控制随机变异的强大力量。因此，在决定如何使用文献中积累的信息时，考虑现有证据的平衡是很重要的。这也是一个领域的学术评论如此有价值的关键原因——如果做得好，它们综合了现有的证据，可以完善读者对焦点问题的理解，帮助他们更好地理解文献对自己的实践或者自己的知识 - 构建研究成果的影响。我们已经注意到，每一项研究工作都应该以对现有文献的综述为基础。在这里，我们提供了一些关于创建和解释比较正式的研究成果的见解，从系统综述开始，因为它们代表了近年来越来越受重视的一种综述形式。第31章对各种知识综合方法进行了更详细的描述和讨论。

系统评价和 meta 分析

在一定程度上，Harden 等人[76]发起的最佳证据医学教育（BEME）运动，使得系统综述在医学教育文献中变得越来越流行。在某种程度上，它们是量化研究的简化方法的缩影——目标是确定一个最能说明

"它"的效果的数字。尽管许多人可能认为医学教育已经采用了来自临床研究的系统综述技术,例如,对β受体拮抗药治疗降低脑卒中风险的系统综述是很常见的,但事实上,这条道路比这更曲折。系统综述和伴随的 meta 分析的第一批倡导者是教育统计学家 Smith 和 Glass,他们于 1977 年在《美国心理学家》上发表的文章[77]通常被认为是这类文章的第一次出版。

什么是系统回顾? 其目的或多或少是为了识别所有关于某一特定问题的所有经验文献,然后使用统计方法对某一特定干预措施的效果(或非效果)进行最佳估计,与不太全面的策略相比,这种方式相对没有偏见。因此,"系统"有三个方面:

- 系统地搜索所有与一个主题相关的文献。
- 系统综述,选择至少达到最低质量和相关性的文章子集。
- 使用特定的统计方法进行系统的总结,以达到对有关效果的最佳估计。

显然,这些方面虽然同样重要,但却是可分离的。首先,必须设计出细致的计算机算法来搜索电子数据库,然后再辅以人工搜索。一旦找到了关键的文章,就必须对它们进行详细审查,以确保方法的严谨性,通常使用详细的报告表格,对每个研究进行质量评分。最后,通常对每项研究进行分析,以估计"效应大小",表明在每一项研究中所使用的干预的强度。

在 meta 分析中,这些效应量被结合起来,使用样本大小的加权,以得到一个整体(即平均)效应量和一个显著性的统计检验。就在这时,第二个"系统"出现了——将所有单独的效应进行系统地统计平均,形成一个整体的无偏估计。这是整个测试的要点:确定特定的干预是否影响了特定的结果。一个例子是 PBL 对国家执照考试的影响[78]。另一个是 BEME 最近对用本科评估工具预测执照考试成绩的预测效度的综述[79]。

系统综述的问题

虽然理论上很好,但尝试将这些方法付诸实践至少存在三个问题。

证据的质量

似乎系统综述的一个不可避免的结果是,基于未满足标准的数量,人们对研究的质量不佳感到失望。这几乎达到了在系统综述中有一个标准免责声明的地步:"作者对本综述中的研究质量所导致的任何个人损失概不负责。"

这种对已发表的论文质量的贬低似乎有点奇怪,因为在大多数情况下,这些文章都满足了同行评议者的要求。要么是同行评议人员不太擅长自己的工作,要么是他们的判断基于与系统综述人员完全不同的标准。我们感觉到了后者;作为编辑,我们很少根据一篇论文所满足的方法学标准的数量来判断其价值[80,81],事实上,Bordage[82]已经证明同行评议者的情况也是如此。正如 OSCE 文献发现全局判断优于核对表一样,Bordage 对同行评议过程的研究表明,一篇论文的方法学成分不能很好地反映其整体价值。此外,Lipsey 和 Wilson[24]的研究结果可能会缓和人们对质量的关注,这两项研究发现,被质疑的研究质量和治疗效果之间没有关系,随机试验与非随机研究的治疗效果也没有系统性的差异。

结果的异质性

虽然效应量的使用能够将对相同构念的各种测量放在一个共同的衡量标准上,但似乎系统综述很少能够将结果简化为一种测量方法,如考试成绩。事实上,在最近对学习档案袋的综述[83]中,各研究之间只有在广泛的分类水平上(例如,学习与评价)存在共性,没有尝试获得跨研究的平均结果。相反,该综述报告了类似于"两项研究表明,档案袋有助于反思性学习"的发现。

毫无疑问,在医学教育中 BEME 小组已经提出了最仔细和全面的系统综述方法。在综述过程的每一个步骤都进行了非常仔细的质量控制,合作团队也不遗余力地确保质量的一致性。Issenberg 等人[84]对高保真模拟的第一篇综述从 600 多篇摘要开始,然后减少到对 109 项研究进行详细分析。该综述总结道:"研究设计、教育干预、结果测量和时间框架的异质性妨碍了使用 meta 分析进行数据综合。"作者接着描述了可以有效使用模拟的条件。这种方法,即对许多摘要进行系统搜索,产生少量适合的研究,而这些研究又与太多的潜在结果相结合,从而不允许任何定量综合或 meta 分析,成为这些综述的标准。

研究产量低

系统综述可能需要大量的劳动,主要是因为有用文章的产出很低。可以给出来自 BEME 专题论文的例子。从 73 项(6 832 份摘要)早期社区经验的研究[85]中列出了 23 项结果,而且不可能进行定量的综合。也许最糟糕的"大海捞针"例子是跨专业教育的综合[86],它以 10 495 份摘要开始,以 12 个值得详细审查的摘要结束。有趣的是,手动搜索又增加了9篇,尽管一开始只有46篇。同样,结果是由什么样的干预措施导致什么样的结果的计数数据组成的。为了避免其中的一些问题,同时也必须承认会创造其他问题,许多学者选择进行批判性的而不是系统性的综述。在下一节中,我们将努力比较这两种策略,并突出这两种方法的优缺点。

批判性综述

在我们对研究问题的最初讨论中,我们描述了一篇好的文献综述的特征,即它代表了对文献的批判性综合,确定了哪些是已经确立的,哪些只是很少被理解的,以及哪些是有待理解的。如果做得好的话,它可以把几篇完全不同的文献组合在一起,从而提供一个新的视角。它不应该以一个按时间顺序的"逐一"叙述,每项研究只有一段,没有真正的综合。在批判性综述中,没有人会说所引用的文献代表了该领域的所有相关文献,因此可能不太倾向于为每个相关研究提供一个一段式的总结;作者被一种不成文的道德准则所束缚,以公平地代表各种观点,但仅此而已。

据我们所知,关于如何进行此类综述的文章很少,这有点奇怪,因为毫无疑问,随着时间的推移,这些论文中的一些会成为该领域的"引文经典"。在PBL领域被引用最多的论文有三篇:Albanese和Mitchell[87],Vernon和Blake[78],以及Norman和Schmidt[88];其中两篇是批判性综述。用什么区别好综述和差综述? 人们期望它与全面性或系统性没有什么关系。相反,被引用的综述似乎是那些提供独特的观点和令人信服的证据来支持主张的综述。成功的批判性综述者不会从文献的各个角落寻找与某个狭窄问题相关的论文,而是会探索各种文献,挖掘往往会改变学界对问题的基本定义的宝藏文献。

在实践中,教育领域的批判性和系统综述往往导致相似的结论,部分原因是,尽管没有人会争论系统性的目标——消除所借鉴的数据中的偏差——是值得赞赏的,但在某种程度上系统性的覆盖只是一个信度的幌子。如果由于结果的异质性,人们不能以某种系统性的方式将研究结果结合起来,以至于不得不独立地描述每个研究,那么将系统综述与批判性的叙述性综述区分开来的唯一事情就是花费在搜索信息上的时间和资源。考虑到研究典型的低收益率,这种努力是否证明了资源的使用是值得的或者说是作为质量的关键仲裁者是值得怀疑的。同样,这并不意味着系统性是不好的,或者所有系统性的综述都是轻率

的——本章中使用的例子清楚地表明情况并非如此。但我想说的是,系统性的主张常常被不经意地用作判断质量的标准,而事实上,该领域的真正进展往往来自对不同观点的批判性综合,而非系统性本身[89]。也就是说,我们绝不是在暗示系统综述做得好也没用,因为在文献中有许多典型的例子[90,91]。

批判性综述的问题

尽管有上述的论点,批判性综述也不是没有问题的。

作者的偏见

批判性综述的优点也是其缺点。当文献被组织起来支持一种独特的观点时,会有一种模糊的不安,即所选的文献可能有意或无意地偏向于这种主张。作者并没有被明确地要求展示所有支持或反对的证据,只是要在他们的结论中保持不偏不倚。但这样的限制可能是不现实的;如果我们意识到自己的偏见,我们很可能就不会有偏见,所以两篇批判性综述得出截然相反的结论并不罕见。这是学术辩论的素材。

文献的抽样偏倚

第二个问题是,如果综述的目的是获得对于一些事情的价值的最佳估计,例如标准化能力倾向测试的预测价值,或PBL等对标准化考试结果的影响,或教师发展计划在改变教师教学能力方面的效度,那么批判性综述中使用的综合方法,如果有使用的话,充其量也是原始的。它们往往被简化为"22/30的研究显示了积极的影响"这样的总结。这恰恰是系统综述有时候做得最好的地方。

最后,批判性综述也可以披上一件学术上犹豫不决的外衣。这类综述很少以"它行得通/行不通"作为最终结论,而是提供比纯粹的系统综述多得多的、细致入微的讨论,并伴随着不可避免地呼吁进行更多的研究。然而,我们要再次强调,有人可能会把这称为缺点,但我们认为这是优势,因为这种学术上的犹豫不决可以使人们对该领域中问题的认识比在综述产生之前要精细得多。

小结

在所举的例子中,系统综述和批判性综述之间的区别变得微乎其微。而每一种类型的综述都可能会受到不同目标的刺激("是否有效? "和"如何有

效？"），但不可避免的是，当系统综述确定了子群体和子目标时，额外的知识更多地是以揭示不同环境如何影响结果的形式出现的。虽然批判性综述可能是为了提出一个理论，但现实是这个领域的理论很少，所以它更可能关注所综述的效果的各种影响因素。因此，该领域的生态环境似乎迫使这两种（综述）方法趋于一致。

讨论

大约 30 年来，教育研究一直卷入"质性 - 定量"的争论中，这对两者都不利。仔细阅读本章和关于质性方法的第 29 章就会发现，在每一种传统中，在目标、设计和方法方面的差异可能与两个阵营之间的差异一样大。

有办法解决这些分歧吗？我们相信，这个理解再次由 Lee Cronbach 提供。在我们前面描述的"两个学科"的论文[75]中，他主张寻找能力 - 处理的交互作用——使用更复杂的定量方法，如协方差分析，将个体学习能力的各个方面与课程设计因素（处理）联系起来。最近的一个例子是，通过计算机学习解剖学的一系列研究表明，空间能力强的学生从多角度动画标本的视图中获益更多，但空间能力差的学生则因多角度视图而受到严重阻碍[92]。目前使用的验证性因素分析和结构方程模型等方法是这种能力 - 处理交互作用的逻辑扩展。然而，20 年后，失败远远超过成功，在我们看来，现在流行的更强大的方法遵循了这一传统，几乎没有产生什么实质性的理论解释。

在后来的一篇论文[93]中，Cronbach 决定放弃对更强的实验控制的尝试，而倾向于更仔细的观察：

［本文将］探讨试图用心理学实验中建立的经验概括真实世界中纷繁复杂的交互影响的后果。虽然实验控制和系统关联这两个科学学科是为了回答预先陈述的正式问题，但现在已经到了进行更加开放、探究性调查的时候了，这将更充分地探索科学现实的丰富性。

另一种思考个体研究意图的方法是 Schmidt[94] 提出的分类，他描述了研究的三个目标。

- **描述**，它侧重于科学方法的第一步——观察。描述一种方法，但没有进行比较。
- **论证**代表了另一个极端，其目的是通过仔细的实验研究来证明一种特定的方法比其他方法更优越。正如 Cook 等人[95]所指出的，问题是如果没有足够

的理论说明，结果的应用可能会受到限制。
- **澄清**研究是以科学方法为模型的，从观察开始，到仔细的理论构建、测试和阐述。

在一项初步研究中，Schmidt 发现 850 项医学教育研究中有 64% 是描述性研究，29% 是论证研究，只有 7% 是澄清研究[94]。Cook 等人只查看了一个不同的实验研究数据库，发现 16% 是描述性研究，72% 是论证研究，12% 是澄清研究[95]。无论基于理论的研究有多么可取，它都只是教育研究中的一小部分。我们希望，通过提请注意这些问题，本章可以在某种程度上纠正这种平衡。

参考文献

1 Dolmans, D. (2003). The effectiveness of PBL: the debate continues. Some concerns about the BEME movement. *Medical Education* 37: 1129–1130.

2 Norman, G. (2002). Research in medical education: three decades of progress. *British Medical Journal* 324: 1560–1562.

3 Bordage, G. (2007). Moving the field forward: going beyond quantitative-qualitative. *Academic Medicine* 82: S126–S128.

4 Meltzoff, J. (1998). Research questions and hypotheses. In: *Critical Thinking about Research*, 13–30. Washington, DC: American Psychological Association.

5 Bordage, G. (2009). Conceptual frameworks to illuminate and magnify. *Medical Education* 43: 312–319.

6 Eva, K.W. and Lingard, L. (2008). What's next? A guiding question for educators engaged in educational research. *Medical Education* 42 (8): 752–754.

7 Albert, M., Hodges, B., and Regehr, G. (2007). Research in medical education: balancing service and science. *Advances in Health Sciences Education: Theory and Practice* 12: 103–115.

8 Cook, D., Beckman, T.J., and Bordage, G.E. (2007). Quality of reporting of experimental studies in medical education: a systematic review. *Medical Education* 41: 737–745.

9 Popper, K. (1959). *The Logic of Scientific Discovery*. London: Hutchinson and Co.

10 Norman, G.R. (1999). The adult learner: a mythical species. *Academic Medicine* 74: 886–889.

11 Regehr, G. (2010). It's NOT rocket science: rethinking our metaphors for research in health professions education. *Medical Education* 44 (1): 31–39.

12 Stokes, D.E. (1997). *Pasteur's Quadrant: Basic Science and Technological Innovation*. Washington, DC: Brookings Institution Press.

13 Cook, T.D. and Campbell, D.T. (1979). *Quasi-Experimentation: Design and Analysis for Field Settings*. Chicago, IL: Rand McNally.

14 Papadakis, M.A., Teherani, A., Banach, M.A. et al. (2005). Disciplinary action by medical boards and prior behavior in medical school. *New England Journal of Medicine* 353: 2673–2682.

15 Hojat, M., Paskin, D.L., Callahan, C.A. et al. (2007). Components of postgraduate competence: analyses of thirty years of longitudinal data. *Medical Education* 41: 982–989.

16 Rose, G. (2001). Sick individuals and sick populations. *International Journal of Epidemiology* 30: 427–432.

17 Norman, G.R. (2003). RCT = results confounded and trivial. *Medical Education* 37: 582–584.

18 Schuwirth, L.W. and van der Vleuten, C.P. (2006). Challenges for educationalists. *British Medical Journal* 333: 544–546.

19 Norman, G.R., Eva, K.W., and Schmidt, H.G. (2005). Implications of psychology-type theories for full curriculum interventions. *Medical Education* 39: 247–249.

20 Campbell, D.T. and Stanley, J.C. (1963). *Experimental and Quasi-Experimental Designs for Research on Teaching*. Chicago, IL: Rand McNally.

21 Goldacre, B. (2007). A kind of magic? www.guardian.co.uk/science/2007/nov/16/sciencenews.g2 (accessed 28 June 2018).

22 Norman, G.R. and Shannon, S.I. (1998). Effectiveness of instruction in critical appraisal (evidence-based medicine) skills: a critical appraisal. *Canadian Medical Association Journal* 158: 177–181.

23 Schmidt, H.G. and Moust, J.H.C. (1995). What makes a tutor effective? A structural equations modeling approach to learning in problem-based curricula. *Academic Medicine* 70: 708–714.

24 Lipsey, M.W. and Wilson, D.B. (1993). The efficacy of psychological, educational, and behavioral treatment. Confirmation from meta-analysis. *American Psychologist* 48: 1181–1209.

25 Meyer, G.J., Finn, S.E., Eyde, L.D. et al. (2001). Psychological testing and psychological assessment: a review of evidence and issues. *American Psychologist* 56: 128–165.

26 Woodward, C.A., Cohen, M., Ferrier, B.M. et al. (1989). Correlates of certification in family medicine in the billing patterns of Ontario general practitioners. *Canadian Medical Association Journal* 141: 897–904.

27 Koh, G.C.-H., Khoo, H.E., Wong, M.L., and Koh, D. (2008). The effects of problem-based learning during medical school on physician competency: a systematic review. *Canadian Medical Association Journal* 178: 34–41.

28 Colliver, J.A. and Markwell, S.J. (2007). Research on problem-based learning: the need for critical analysis of methods and findings. *Medical Education* 41: 533–535.

29 Schmidt, H.G., Rotgans, J.I., and Yew, E.H. (2011). The process of problem-based learning: what works and why. *Medical Education* 45: 792–806.

30 Cook, D.A. (2005). The research we still are not doing: an agenda for the study of computer-based learning. *Academic Medicine* 80: 541–548.

31 Ehrenberg, R.G., Brewer, D.J., Gamoran, A., and Willms, J.D. (2001). Does class size matter? *Scientific American* 285: 79–84.

32 Norman, G.R. and Streiner, D.L. (2007). *Biostatistics: The Bare Essentials*, 3e. Hamilton, ON: BC Decker.

33 Larsen, D.P., Butler, A.C., and Roediger, H.L. (2008). Test-enhanced learning in medical education. *Medical Education* 42: 959–966.

34 Lurie, S.J., Mooney, C.J., and Lyness, J.M. (2009). Measurement of the general competencies of the accreditation council for graduate medical education: a systematic review. *Academic Medicine* 84: 301–309.

35 Whitcomb, M.E. (2002). Research in medical education: what do we know about the link between what doctors are taught and what they do? *Academic Medicine* 77: 1067–1068.

36 Bligh, J. (2003). Editorial. *Medical Education* 37: 184–185.

37 Colliver, J.A. (2003). The research enterprise in medical education. *Teaching and Learning in Medicine* 15: 154–155.

38 Norman, G.R. (2006). Outcomes, objectives and the seductive appeal of simple solutions. *Advances in Health Sciences Education* 11: 217–220.

39 Gruppen, L. (2007). Improving medical education research. *Teaching and Learning in Medicine* 19: 331–335.

40 Eva, K.W., Reiter, H.I., Trinh, K. et al. (2009). Predictive validity of the multiple mini-interview for selecting medical trainees. *Medical Education* 43 (8): 767–775.

41 Tamblyn, R., Abrahamowicz, M., Dauphinee, D. et al. (2007). Physician scores on a national clinical skills examination as predictors of complaints to medical regulatory authorities. *Journal of the American Medical Association* 298: 993–1001.

42 Werner, L.S. and Bull, B.S. (2003). The effect of three commercial coaching courses on Step One USMLE performance. *Medical Education* 37: 527–531.

43 Cohen, P.A. (1981). Student rating of instruction and student achievement: a meta-analysis of multisection validity studies. *Review of Educational Research* 51: 281–309.

44 Eva, K.W. and Regehr, G. (2005). Self-assessment in the health professions: a reformulation and research agenda. *Academic Medicine* 80: S46–S54.

45 Gordon, M.J. (1991). A review of the validity and accuracy of self-assessments in health professions training. *Academic Medicine* 66: 762–769.

46 Davis, D.A., Mazmanian, P.E., Fordis, M. et al. (2006). Accuracy of physician self-assessment compared with observed measures of competence: a systematic review. *Journal of the American Medical Association* 296: 1094–1102.

47 Peterson, L.N., Eva, K.W., Rusticus, S.A., and Lovato, C.Y. (2012). The readiness for clerkship survey: can self-assessment data be used to evaluate program effectiveness? *Academic Medicine* 87: 1355–1360.

48 Levinson, A.J., Weaver, B., Garside, S. et al. (2007). Virtual reality and brain anatomy: a randomised trial of e-learning instructional designs. *Medical Education* 41: 495–501.

49 Cohen, J.J. (1988). *Statistical Power Analysis for the Behavioral Sciences*. Hillsdale, NJ: Erlbaum.

50 Colliver, J.A., Markwell, S.J., Verhulst, S.J., and Robbs, R.S. (2007). The prognostic value of documented unprofessional behavior in medical school records for predicting and preventing subsequent medical board disciplinary action: the Papadakis studies revisited. *Teaching and Learning in Medicine* 19: 213–215.

51 Swanson, D.B., Norman, G.R., and Linn, R.L. (1995). Performance based assessment: lessons from the professions. *Educational Research* 24: 5–11.

52 Harden, R.M. and Gleeson, F.A. (1979). Assessment of clinical competence using an objective structured clinical examination (OSCE). *Medical Education* 13: 41–54.

53 Streiner, D.L. and Norman, G.R. (2003). *Health Measurement Scales: A Practical Guide to Their Development and Use*, 3e. Oxford: Oxford University Press.

54 Eva, K.W., Rosenfeld, J., Reiter, H.I., and Norman, G.R. (2004). An admissions OSCE: the multiple mini-interview. *Medical Education* 38: 314–326.

55 Hodgson, C.S., Teherani, A., Gough, H.G. et al. (2007). The relationship between measures of unprofessional behavior during medical school and indices on the California Psychological Inventory. *Academic Medicine* 82: S4–S7.

56 Mamede, S. and Schmidt, H.G. (2004). The structure of reflective practice in medicine. *Medical Education* 38: 1302–1308.

57 Kane, M.T. (2006). Validation. In: *Educational Measurement* (ed. R.L. Brennan). Westport, CT: Praeger Publishers.

58 Messick, S. (1989). Validity. In: *Educational Measurement* (ed. R.L. Linn), 103–104. New York: Macmillan.

59 Downing, S.M. (2003). Validity on the meaningful interpretation of assessment data. *Medical Education* 37: 830–837.

60 Newble, D.I. and Jaeger, K. (1983). The effect of assessments and examinations on the learning of medical students. *Medical Education* 17: 165–171.

61 Harasym, P.H., Woloschuk, W., Mandin, H., and Brundin-Mather, R. (1996). Reliability and validity of interviewers' judgements of medical school candidates. *Academic Medicine* 71: S40–S42.

62 Paul, A. (2004). *The Cult of Personality: How Personality Tests are Leading Us to Miseducate Our Children, Mismanage Our Companies, and Misunderstand Ourselves*. New York: Free Press.

63 Hodges, B., Turnbull, J., Cohen, R. et al. (1996). Evaluating communication skills in the OSCE format: reliability and generalizability. *Medical Education* 30: 38–43.

64 Hodges, B., Regehr, G., McNaughton, N. et al. (1999). OSCE checklists do not capture increasing levels of expertise. *Academic Medicine* 74: 1129–1134.

65 Eva, K.W. and Hodges, B.D. (2012). Scylla or Charybdis? Can we navigate between objectification and judgement in assessment? *Medical Education* 46: 914–919.

66 Ramsey, P.G., Carline, J.D., Inui, T.S. et al. (1989). Predictive validity of certification by the American Board of Internal Medicine. *Annals of Internal Medicine* 110: 719–726.

67 Norman, G.R. (2004). The morality of medical school admissions. *Advances in Health Sciences Education* 9: 79–82.

68 Bargh, J.A. and Chartrand, T.L. (1999). The unbearable automaticity of being. *American Psychologist* 54: 462–479.

69 Wainer, H. (1976). Estimating coefficients in linear models: it don't make no nevermind. *Psychological Bulletin* 83: 213–217.

70 Jamieson, S. (2004). Likert scales: how to (ab)use them. *Medical Education* 38: 1217–1218.

71 Glass, G.V. and Stanley, J.C. (1970). *Statistical Methods in Education and Psychology*. Englewood Cliffs, NJ: Prentice Hall.

72 Carifio, J. and Perla, R. (2008). Resolving the 50-year debate around using and misusing Likert scales. *Medical Education* 42: 1150–1152.

73 Norman, G. (2010). Likert scales, levels of measurement, and the "laws" of statistics. *Advances in Health Sciences Education* 15: 625–632.

74 Wikipedia (2010). Bonferroni correction. http://en.wikipedia.org/wiki/Bonferroni_correction (accessed 28 June 2018).

75 Cronbach, L.J. (1957). The two disciplines of scientific psychology. *American Psychologist* 12: 671–684.

76 Harden, R., Grant, J., Buckley, G., and Hart, I. (2000). Best evidence medical education. *Advances in Health Sciences Education* 5: 71–90.

77 Smith, M.L. and Glass, G.V. (1977). Meta-analysis of psychotherapy outcome studies. *American Psychologist* 32: 752–760.

78 Vernon, D.T. and Blake, R.L. (1993). Does problem-based learning work? A meta-analysis of evaluative research. *Academic Medicine* 68: 550–563.

79 Hamdy, H., Prasad, K., Anderson, M.B. et al. (2006). BEME guide no. 5: predictive values of assessment measurements obtained in medical schools and future performance in practice. *Medical Teacher* 28: 103–116.

80 Eva, K.W. (2009). Broadening the debate about quality in medical education research. *Medical Education* 43: 294–296.

81 Eva, K.W. (2012). The state of science 2012: building blocks for the future. *Medical Education* 46: 1–2.

82 Bordage, G. (2001). Reasons reviewers reject and accept manuscripts: the strengths and weaknesses in medical education reports. *Academic Medicine* 76: 889–896.

83 Driessen, E., van Tartwijk, J., van der Vleuten, C., and Wass, V. (2007). Portfolios in medical education: why do they meet with mixed success? A systematic review. *Medical Education* 41: 1224–1233.

84 Issenberg, S.B., McGaghie, W.C., Petrusa, E.R. et al. (2005). Features and uses of high-fidelity simulation that lead to effective learning: a BEME systematic review. *Medical Teacher* 27: 10–28.

85 Dornan, T., Littlewood, S., Margolis, S. et al. (2006). How can experience in clinical and community settings contribute to early medical education? A BEME systematic review. *Medical Teacher* 28: 3–18.

86 Hammick, M., Freeth, D., Koppel, I. et al. (2007). BEME guide no. 9: a best evidence systematic review of interprofessional education. *Medical Teacher* 29: 735–751.

87 Albanese, M.A. and Mitchell, S. (1993). Problem-based learning: a review of literature on its outcomes and implementation issues. *Academic Medicine* 68: 52–81.

88 Norman, G.R. and Schmidt, H.G. (1992). The psychological basis of problem-based learning. *Academic Medicine* 67: 557–565.

89 Eva, K.W. (2008). On the limits of systematicity. *Medical Education* 42: 852–853.

90 Cook, D.A., Hatala, R., Brydges, R. et al. (2011). Technology-enhanced simulation for health professions education: a systematic review and meta-analysis. *JAMA: The Journal of the American Medical Association* 306: 978–988.

91 Cook, D.A. and West, C.P. (2012). Conducting systematic reviews in medical education: a stepwise approach. *Medical Education* 46: 943–952.

92 Garg, A., Norman, G.R., Spero, L., and Maheshwari, P. (1999). Do virtual computer models hinder anatomy learning? *Academic Medicine* 74: S87–S89.

93 Cronbach, L.J. (1975). Beyond the two disciplines of scientific psychology. *American Psychologist* 30: 116–127.

94 Schmidt, H.G. (2005). Influence of research on practices in medical education: the case of problem-based learning. Paper presented at the Association for Medical Education in Europe, Amsterdam, The Netherlands (September 2005).

95 Cook, D.A., Bordage, G., and Schmidt, H.G. (2008). Description, justification and clarification: a framework for classifying the purposes of research in medical education. *Medical Education* 42: 128–133.

拓展阅读

Bowling, A. (2014). *Research Methods in Health: Investigating Health and Health Services*, 4e. New York: Open University Press.

Chalmers, A. (2014). *What Is This Thing Called Science?* 4e. Buckingham: Open University Press.

Norman, G.R., van der Vleuten, C.P.M., and Newble, D.I. ed. (2002). *International Handbook of Research in Medical Education*, vol. 7. New York: Springer International Handbooks of Education.

Norman, G.R. and Streiner, D.L. (2008). *Biostatistics: The Bare Essentials*, 3e. Hamilton, ON: BC Decker.

Streiner, D., Norman, G.R., and Cairney, J. (2015). *Health Measurement Scales: A Practical Guide to Their Development and Use*, 5e. Oxford: Oxford University Press.

（翻译：毕天爽；审校：江哲涵，由由）

29 医学教育中的质性研究：方法论与方法

Stella L. Ng[1,2,3], *Lindsay Baker*[1,2,4], *Sayra Cristancho*[5,6], *Tara J. Kennedy*[7], *and Lorelei Lingard*[6,8]

[1]Centre for Faculty Development, St Michael's Hospital, University of Toronto, Toronto, Ontario, Canada
[2]Faculty of Medicine, University of Toronto, Toronto, Ontario, Canada
[3]The Wilson Centre, University of Toronto, Toronto, Ontario, Canada
[4]Li K Shing Knowledge Institute, University of Toronto, Toronto, Ontario, Canada
[5]Department of Surgery, Schulich School of Medicine & Dentistry, Western University, London, Ontario, Canada
[6]Centre for Education Research & Innovation, Schulich School of Medicine & Dentistry, Western University, London, Ontario, Canada
[7]Pediatric Autism Rehabilitation Services, Stan Cassidy Centre for Rehabilitation, Fredericton, New Brunswick, Canada
[8]Department of Medicine, Schulich School of Medicine & Dentistry, Western University, London, Ontario, Canada

---

 本章要点

- 质性研究探索社会问题及历程，以及人们对于所经历社会问题和历程的感受和观点。
- 质性研究可以为医学教育中复杂社会问题的理论和知识积累作出贡献。
- 质性研究包含多种研究方法，包括民族志、扎根理论、案例研究、现象学、叙事研究、行动研究和话语分析。
- 质性研究的抽样、数据收集和分析方法的选择必须契合特定的研究问题和方法论。
- 确保和评估质性研究的质量时，应考虑伦理、严谨性和反思性原则。

引言：质性研究的范式与目的

什么是质性研究？

质性研究者对日常环境中的社会性、关系性和经验性现象进行研究。质性研究适合研究人们对经历赋予的意义、特定环境中发生的事情、社会历程的样貌、社会建构或规范占据主导地位的过程、人们对特殊现象的体验等问题。质性研究特别适合探索"如何"以及"什么"类型的问题（知识点29.1）。

"质性研究"涵盖了广泛的哲学和理论传统、方法论和方法，下面章节将详细介绍。但大多数质性研究方法有一些共同的基本原则。质性研究倾向于不进行控制或干预，在自然情景下进行。质性研究追求理解和表现复杂性，展示社会现象的丰富背景。质性研究者经常在日常生活中进行观察并与他人互动，来解释感兴趣的现象。质性研究者还可能会收集和分析代表社会规范和建构的文本或视觉图像（例如，政策文件）。对于质性研究者而言，这些原则和趋势背后

> **知识点29.1 我在什么情况下应该使用质性研究？**
>
> 当你对研究自然（而非实验）环境中的社会性、关系性或体验性现象感兴趣时，你应当使用质性研究。
>
> 质性研究可帮助你：
>
> - **探索意义**：例如，对社区医生而言"成为倡导者"意味着什么？
> - **获得理解**：例如，门诊内科科室的跨专业关系是什么样的？
> - **解释过程**：例如，医学生如何学习应对职业困境？
> - **激发新的思考方式**：例如，以胜任力为导向的教育是为何以及如何成为医学教育的主流的？
> - **描述经历**：例如，两所医院的住院医师对值班时间改革的经历体验如何？

的假设是，所感兴趣的社会现象与其背景是密不可分的。与该假设一致，质性研究的目标是细致理解个例，而不是宣称具有普遍性。质性研究的目的不是找到普遍的真理，而是对现象进行深度解释。好的质性研究能提供可迁移的经验教训，并会随着时间的推移不

断丰富理论。质性研究可以识别出教育系统中的不公正和不公平现象，并能指出未来改革的方向。质性研究还可以描述产出特定学习成果所涉及的过程，也可以启发我们从新的视角看待医学教育中根深蒂固且具有限制性的信念，避免这些信念阻碍医学教育发展[1]。

医学教育中质性研究的起源

医学教育中的质性研究来自社会科学和人文学科，包括人类学、社会学、教育和历史等学科。这些学科从不同角度上将医学教育视为一个研究的场域，根据各自学科的研究问题和理论对医学教育进行研究。如今，医学教育研究者借助这些学科的工具来探索医学教育领域中发生的问题。

Harris 指出[2]，医学教育借鉴这些学科的方法开始于 20 世纪 80 年代，当时呼吁建立更多的理论来补充对照实验这一主流范式。有趣的是，这些呼吁还持续存在[3,4]。

研究范式

讨论质性研究之前一般会先明确研究范式，这可以帮助解释定量研究和质性研究之间的区别。Denzin 和 Lincoln[5]认为，范式是指导实践的基本信条集合；Harris 将这些信条集合描述为"认知路线图，学术界中理所当然的默认假设"[2]，这些信条指引研究者寻找意义与投入研究努力。范式包括本体论和认识论。本体论是关于存在和存在本质的研究，与认识论相联系。认识论是对知识的研究，包括什么是知识以及人们如何知道。本体论可以理解为"是什么"的问题，认识论是"知道意味着什么"的问题[6]。例如，与医学研究最常联系在一起的本体论是唯实主义，即假设存在一个真实的现实。唯实主义意味着客观主义的认识论，这表明我们可以通过感知准确直接地获得真实现实的知识。那么，唯实主义和客观主义立场最一致的范例就是实证主义。实证主义试图以经验的方式测量现实，并断言现实可以测量。纯粹的实证主义已经让位于今天的后实证主义[6]。

后实证主义是医学教育研究中的一个普遍范式，与实证主义信念的相同之处是，认为如果有正确的研究程序，就可以发现客观现实。后实证主义和实证主义的区别在于承认复杂的人类行为是由个体动机和文化环境塑造的，研究必须代表这些复杂性，而不是在寻找内容"本质"或真理时被忽略。大多数定量研究与范式保持一致，尽管后实证主义是医学研究中占

主导地位的研究范式，很少有定量研究者在期刊文章中提到研究范式。这种主导范式是默认的。一些质性研究也来源于后实证主义范式。Irby 关于临床教师在查房过程中与学生交流时如何作出优先选择的研究体现了后实证主义范式，研究者在寻找教师决策本质的同时关注塑造这个过程的背景特征和个人特征[7]。

建构主义范式在质性研究中更为常见，与后实证主义的不同在于接受的现实和意义是相对的，是通过研究者与研究之间的互动过程产生的。建构主义范式的研究承认研究人员的主观性，描述的社会现象反应研究者与现象之间的互动。Lingard 描述手术室团队内部的紧张关系、协作和专业交流的研究是建构主义的一个例子，她以修辞学家的视角观察团队沟通，并将这一视角与研究参与者和"内部消息人士"的观点相结合进行合作分析[8-11]。

批判性研究范式在医学教育研究中也是普遍存在的，以揭示研究现象中的权力动力为目标，并通过仔细描述和分析这些动力来促进授权。Albert 利用 Bourdieu 的场域理论概念对医学教育研究界内部的紧张关系作出描述，探讨了该研究界权力关系的结构[12]。

除此之外，值得一提的另外两个范式要素是价值论和修辞结构[13,14]。价值论是指价值的地位或作用，修辞结构是指在研究"写作"中的语言使用。例如，对某个理论的研究可能是以第一人称写作的，包括研究者对与研究有关的自身经验和地位的解释。相比之下，后实证主义范式的研究可能会采用更符合客观主义传统的科学语言。

虽然通过例子之间的对比有助于突出每种范式的细微差别，但研究者的范式并不是一成不变地决定研究方法的选择。对研究问题和范式立场的深入思考会指导质性研究人员选择最合适的研究方法。最佳的研究方法取决于具体的研究问题、研究情境和研究目标。这些因素也同样决定何种具体的研究方法是最好的。在质性研究中，选择与研究问题相关且合理的范式立场、研究方式和方法是方法学严谨性的主要标志。评价质性研究的质量时，"最适合"和对应是重要的概念[15]。

总之，研究范式的各组成部分应该与方法论相一致。所以，一个人持有的本体论塑造了他的认识论，两者共同塑造了范式，范式指导方法论的选择，方法论进而指导特定方法的使用。请参见图 29.1 对范式层次的可视化描述。对研究框架和范式的总结请参

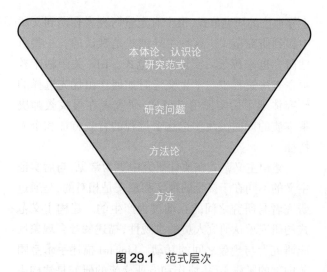

图 29.1 范式层次

阅本书第 27 章，还可以参阅本章拓展阅读部分列出的 Bergman 等人提供的资源对此作出的简要总结。

接下来将描述方法论和方法。与定量研究一样，在质性研究中方法论与方法之间也是既存在区别又有协同关系。方法论是关于应该如何进行研究以及研究目的为何的理论，包含使用特定方法的假设、原则和过程[16]。方法是指收集和分析数据所用的特定调查工具或程序[16]。

研究范式将影响所提出研究问题的类型和回答这些问题的方法论，进而又影响研究者会采用的方法以及如何应用这些方法。在质性研究中，与研究问题一致的范式立场、方法论和方法的是严谨研究的先决条件，是研究质量的决定因素。

质性研究方法论

质性研究兼收并蓄着不同的研究方法，这些方法通过阐释或描述质性数据来探索社会过程的共同目标相连接。Denzin 和 Lincoln[5]认为，这些方法或"探究系统"是研究者用来提出和解决研究问题的"一系列技术、假设和实践"。不同的质性方法源于不同的哲学和 / 或理论视角，对研究过程产生相应的影响。尽管这些方法之间可能有很明显的交集，一些质性方法学家可能还会创造性地、有效地运用各种方法的组合。下面简要介绍七种主要的质性研究方法（见知识点 29.2 的总结），并举例说明了对医学教育研究的贡献。

民族志

民族志的传统源于人类学，研究者会游历研究一个"异域"部落[17,18]。当今的民族志常常拒绝研究者

知识点 29.2　常见的质性研究方法

一旦确定了研究问题，就需要选择适当的方法来回答这个问题。自我反思：研究的目标或目的是什么？

方法学	目标 / 目的
民族志	描述和解释一个文化和社会群体
扎根理论	基于参与者的实际经历发展理论
案例研究	对一个"有界系统"（项目、事件、活动、过程、群体等）进行深度探索
现象学	通过亲身经历者了解一种现象的本质
叙事研究	通过故事深入探讨一个或多个人的经验
行动研究	通过研究过程和研究参与者对研究过程的直接参与来产生社会变化
话语分析	研究语言在社会中的使用和影响

享有特权的传统观念，现在的民族志研究更常发生在当地的亚文化中（如医学院或手术室），而不是在遥远的地方[19]。然而，民族志研究继承了在研究环境中长期参与的做法，并通过观察和对话访谈收集和分析数据，用于了解特定社会群体日常活动的内在意义。在医学教育领域有许多经典的民族志，包括 Becker 的 *The Boys in White*[20]对医学院学生文化本质的研究，以及 Bosk 的 *Forgive and Remember*[21]对毕业后外科教育中医疗错误处理的研究。Mykhalovskiy 利用机构民族志对循证医学的社会组织进行的调查[22]，是在医学教育中运用民族志研究变体和批判方法的一个例子。

扎根理论

扎根理论研究通过发展理论解释来探索社会现象，这些理论"扎根"于（即来源于）研究参与者的实际经历[23]。扎根理论是由两位社会学家 Glaser 和 Strauss 在 20 世纪 60 年代提出的，目的是为质性数据的分析提供一种系统的方法以达到定量范式所规定的"严格"标准，并将重点放在理论生成而不是理论检验上[23]。自其诞生以来，扎根理论的四个主要方法论流派已被广泛传播[24-26]：后实证主义或经典主义方法[23]，实用主义[27]，建构主义[28]，以及后建构主义[29]。所有扎根理论"流派"的关键因素包括：

- **迭代研究设计**（在周期内同时进行数据收集和分析，正在进行的数据分析结果可为后续数据收集提供信息）。

- **目的性、理论性**抽样(有目的地选择数据来源,选择能够帮助确认、挑战或扩展正在发展中的理论的数据)。
- **持续比较**的数据分析方法(将数据中所关心的事件或问题与其他例子进行比较,找出相似点和不同点)[30]。
- **理论饱和度或充分性**,是指某一特定研究数据收集的截止点,当新收集的数据中没有发现新的编码或概念时即可结束。一些扎根理论家,特别是建构主义者提出"充分性"是一个更合适的术语,认为鉴于扎根理论研究过程中的解释方法,饱和度可能是一个错误的名称[31,32]。

在医学教育研究领域,Ginsburg利用扎根理论发展了一种专业素养的行为理论[33-38]。Watling利用扎根理论对医学教育中的反馈进行了理论化研究[39-43]。

案例研究

案例研究包括在情境下对现象的深入分析。案例研究项目中的案例被定义为待研究的"有界系统",其概念需与医学教育中常见的案例演示做区分。研究起始就要定义有界系统,可以是一个项目,一个事件,一个活动,一个过程,一个团体,甚至是一个人[44]。案例研究具有内在价值,即人们希望了解案例本身或其工具价值,即案例可以当作更宏观现象的一个具体事例,帮助人们理解这个更大的现象[44]。案例研究方法的一个特点是三角互证,即使用多种数据收集工具或数据来源,从多个角度获得对研究现象的丰富见解(参见本章后面的"伦理、严谨性和反思性"一节)。

结合多个案例有助于理解同一现象在两种不同案例中的共同点和不同点[44]。例如,可以通过研究三种不同类型医院住院值班时间的新政策所带来的影响,以揭示政策改革的共同影响和根据具体不同情况而产生的差异。在该例子中,每个医院都视作一个"案例"。以这种方式研究多个案例被称为多案例研究或集合式案例研究。

在医学教育中,关于质性案例研究的例子有:Perley对一组初级保健医生的研究,探索他们和同事使用"床边咨询"作为继续教育工具[45];Casimiro等人使用案例研究方法,研究病人在农村情境中参与团队合作,并在其中借鉴和修改了扎根理论分析技术,展示了案例研究设计可以与其他相关方法灵活结合使用[46]。

现象学

现象学兴起于20世纪早期对意识和知觉的哲学反思。现象学研究的目的是从社会现象的经历者角度理解社会现象的本质[47]。在具有描述性意图的现象学研究中,研究者为了理解研究参与者的"生活经验",会将自己先入为主的观念和观点"加上括号"(或搁置)。现象学研究通常是对相对较少的个体经验的深入探索。Bearman使用现象学来探索医学生在与虚拟病人互动时的经历[48]。

叙事研究

叙事研究起源于古代讲故事的实践,是一种交流、编排和解释人类经验的方法。叙事研究是一种质性方法,"将个人叙述作为故事来征集和分析"[49],用这些故事作为了解或理解经历或情况的手段。叙事分析从故事的内容、结构、背景和相关方面寻找意义[50]。叙事方法已被推广为传授医学生共情和沟通技巧的教育工具,但也用于解决医学教育中的研究问题[51]。Ventres利用住院医师与病人进行访谈的叙述案例报告来比较病人和医生的观点差异[52]。Bennett等人将叙事研究用于关于成为一名"好医生"的研究中[53]。

行动研究

行动研究起源于20世纪中期的社会行动主义运动。行动研究的主要原则是通过研究过程以及研究参与者在研究过程中的直接参与,产生社会变革的明确目标[54]。行动研究通常是通过计划变革、观察并实施变革以及反思变革后果连续循环而实现的[55]。参与者与研究人员合作,一起构建研究结果并实施社会变革。苏格兰的邓迪市在设计和实施新的全科实践课程时成功地采用了行动研究方法[56]。行动研究原则也为整合知识转化方法提供了参考,即通过强调研究对象和/或研究结果发布者的参与,连接整个研究过程中的研究和实践[57]。

话语分析

话语分析是一种质性研究的方法,在语言层面上分析数据。话语分析是一个总括性的术语,包含一些分析社会环境语言使用的不同方法。话语这一术语意味着"社会情境下的语言"[58]。一般来说,话语分析的目的是将通常被认为是理所当然的语言使用进行明确化,或者表明在特定的社会背景下说话能达到的效果。一些话语分析专家,通常是语言学或对话分析领域的专家,致力于理解社会语言的复杂机制和结构。而社会语言学或批判性话语分析等其他领域的专家,会把谈话作为社会过程的证据来源。批判性话语分析的核心关注点是对权力关系的阐释,分析侧重于识别在特定话语中被构建为"真理"的东西,以及从社会历史视角分析这些真理是如何形成的[59]。话语分析在研究医患沟通方面有很长的历史[60],最近也被应用于医学教育领域[61]。Hekelman 等人通过话语分析研究了一位参加同行辅导项目旨在提高临床教学技能的医生教师在教学过程中语言使用的变化[62]。

方法论的不断演变

方法论不是静态的。例如,随着时间的推移,扎根理论各种流派的发展,体现了方法论的变化性[26]。方法论的边界也可渗透,可以交织在一起,根据需求借用概念形成解决研究问题的最好方式[63]。例如,研究人员可以使用集合式案例研究设计来深入了解住院医师疲劳的经历,将案例定义为两个不同的住院医师项目。研究人员选择集合式案例研究,可能是出于对在具体情境下深入了解现象和政策变化的兴趣,关注在不同情境下经历同一现象的差异和相似性。在分析数据时,研究者可以使用扎根理论分析技术,如编码技术和持续比较法。若研究设计经过深思熟虑并保证范式的一致性,这种在案例研究中借用扎根理论分析的方法是可以接受的且是有益的。

质性研究方法

质性研究通过一套收集和分析数据的工具进行。接下来将分别回顾数据收集和数据分析的方法。将质性研究的数据收集与数据分析分开是有些人为的,原因有两点。第一,许多质性研究采用迭代研究设计[2],数据收集的周期和分析的周期同时发生,二者相互影响。例如,研究早期的访谈分析可以为后续访谈问题提供参考[23]。第二,数据收集方法的选择必然决定分析方法的选择,反之亦然。为清晰起见,本章将分别讨论数据收集方法和数据分析方法。

数据收集方法

不同的质性研究方法有一套共同的数据收集工具。尽管某些质性方法与特定的数据收集或分析方法(例如,包括参与者观察的民族志或带有批判性话语分析的文献分析)相联系,质性研究者通常要从现有的方法中选择最适合解决当前研究问题的方法(见知识点 29.3)。研究者选用研究方法必须经过深思熟虑,而不是依据约定俗成的规定[64]。

访谈

个体访谈可能是质性医学教育研究中最熟悉和最常用的数据收集形式[2,65]。访谈是获得参与者个人观点和一些与主题相关经验的途径[66]。质性访谈通常要"深入"进行[66]才能为研究主题提供丰富和详细的探索,一般持续 45 分钟到几个小时[67]。质性研究访谈通常遵循"半结构化"的形式。半结构化访谈是由一组预先设定的开放性问题进行引导(在访谈/话题指南中),但研究者和参与者可以在相关话题提出时自由展开后续话题。访谈类型有两极:访谈可以是非结构化的,即研究人员可以指定一个话题,并让参与者自由发言;也可以是结构化的,即严格遵循访谈提纲。然而,虽然结构化访谈确实可以收集到质性数据,但这种结构化的方法更适合对定量研究进行补充,不太可能为解释型质性研究提供足够丰富的数据。为方便进行分析,质性访谈通常需要录音再进行转录,但最近分析软件的发展可使研究者直接从数字音频或视频记录中进行分析。如果需要转录,研究者应该为转录过程作出预算。

访谈的目的不是为了准确地叙述事件或详细地说明干预结果,而是侧重于参与者对事件或经历的解释以及意义的形成[68]。尽管如此,访谈研究者必须注意避免使用引导性或封闭式(是/否)的问题。请仔细思考以下表达,例如:"您在指导时是否遇到过障碍?""您在指导过程中遇到了哪些障碍?"以及"您能告诉我您的指导经历吗?",这些问题的回答可能存在差异。第一个问题可能更适合于结构化访谈或口头调查;第二个问题可能会引导出更稳定的回答,但限定了参与者的思考;第三个问题邀请参与者讲他们认为相关的、有意义的东西进行分享,并在讲述时使其具有意义。采访者通过提问语气、与受访者建立融洽关系、与受访者的接触方式、提出额外探询来塑造采访。因此,研究人员必须注意访谈中的权力动力。例如,在由实习导师主持的访谈中,医学生很难坦率地发表在实习期间的意见。这些考虑也意味着所选中的访谈者的技能对整体研究质量来说特别重要。

焦点小组

焦点小组作为一种市场研究工具近期被广为人知,但在社会科学研究领域中已经有很长的历史。焦点小组是由 4~12 名参与者和 1 名引导小组讨论与研究问题相关话题的主持人或协调人组成的会议[69]。焦点小组以有效的方式提供了获取多种故事和不同经验的机会,但并不仅仅是小组形式的访谈。相

知识点 29.3　常见质性数据收集方法

选择正确的质性研究方法就像为工作任务选择正确的工具。自我反思：哪种方法能最好地解决研究问题？

方法	这些方法是？	何时使用？	需要考虑哪些注意事项？
访谈	有目的的对话，不是口头调查 通常需 45~90 分钟 采访者倾听、敏感地观察，并鼓励受访者作出回应 类型：半结构化的、非结构化的、非正式的	想深入探索一个特定的主题时 想要一个灵活的、迭代的、反应迅速的方法时 想了解参与者的理解、态度和看法	采访者和被采访者之间的权力差异 成本高（采访者的时间、转录等） 采访者的技巧水平
焦点小组	安排 4~12 个人一起接受采访，但不是"集体采访" 参与者通常在某种程度上是相似的；或者以其他方式有目的地挑选参与者 注意：焦点小组是分析的单位，而不是单个参与者（$n=$ 焦点小组的个数）	当希望获得团队成员之间互动的时候 当希望获得一个团队的观点的时候 当团队的"共识"、互动或捕捉不同的观点是一个目标时	占上风的人可能会取得主导地位 难以调和 可能成为社会期望偏见的牺牲品
观察性研究	自然地观察环境中的人 记录详细的备忘录，作为详细的现场笔记 捕捉轶事、思考、物理空间；人与物之间的关系；气氛或语气 类型：参与式观察；非参与式观察；步行采访	当想捕捉行为和行动时 当想研究社会现象的文化和关系时 当想对一个特定环境进行深入描述时	研究者的解释可能与参与者对其经历所赋予的意义不一致 参与者的反应性：研究者可能影响参与者的行为 消耗时间 进入现场的挑战（能够被允许在该现场进行观察）
现有的文本和可视化资料	已收集的文本和可视化资料 举例包括政策、课程、艺术、影视、新媒体 类型：档案性的、历史性的、目的性的	当想了解一个社会结构或制度实践是如何被代表和被塑造的时候	设定数据收集的界限（如时间段） 资料的获取（如内部政策） 隐私
引导/生成的文本和可视化资料	文本和可视化资料由参与者和/或研究者创造 举例包括书面反思、照片、图画 类型：参与者所产生的、研究者所产生的	当想获得研究者或参与者对经验、现象或过程的理解或表述时 当想获得单独访谈或焦点小组所不能提供的不同见解时	消耗时间 建立良好关系 与研究问题相匹配

反，焦点小组为参与者之间提供了一种动态的、社会性互动的交流，可以激发参与者对相反意见的探索，对群体规范和常见做法的反思，以及对公认价值的揭示[70]。与个体访谈相似，焦点小组的讨论通常采用半结构化的形式，并进行录音和转录以便分析。焦点小组的主持人也会对小组的动态和互动进行记录。

采用焦点小组的研究人员必须考虑话题是否能受益于协同和动态的焦点小组形式的探索。一些深层次的个人话题在个体访谈中讨论可能会更安全或更高效。在焦点小组的方法中，注意权力动态和社会期望倾向也是至关重要的。一个有影响力的、有主见的小组成员可能会垄断讨论（的主导权），或者参与者可能会试图迎合其他参与者或研究人员。主持人的工作就是要减少这些问题[69]。研究人员还应该注意分析单位应是每个焦点小组，而不是每个参与者。

观察

观察研究对象的常规活动可以为社会过程提供强有力的洞察力。进行观察的研究者可以获得关于参与者所做事情的数据，而不仅仅是回忆或描述做了什么[71]。进行观察的质性研究者会在现场做笔记,这些笔记会成为更详细的称为"现场笔记"的记录。现场笔记可以结构化地记录一些细节,如对话内容、讨论背景、相关评论的参与者和目标群体,以及伴随这些交流的非语言细微差别[72]。有时,观察的同时还会对"自然主义"的对话进行录音,随后进行转录以便分析。非正式访谈也可能在观察的过程中发生,因为研究者希望从参与者那里得到解释澄清或者进一步的见解。

新手研究者可能会担心如何能够准确捕捉现场发生的一切,包括从对话到环境特征。请记住研究问题和这样一个观点:随着时间的推移,观察的重点会越来越清晰和聚焦,笔记和详细的现场记录也会越来越丰富。就准确性方面而言,研究人员应当以适当的表述向研究参与者核对自己的理解是否准确。然而,建构主义或批判性的民族志研究者会根据理论依据对所观察到的内容进行解释。研究者对他所看到的内容作出解释的过程应该包括与参与者核实澄清和与现有理论进行联系。如果注意到了严谨性和反思性,就不应该被认为是不准确的(见本章后面关于伦理、严谨性和反思性的部分)。

观察性研究者还必须处理"参与者的反应性"[73];也就是说,观察者的存在可能会塑造参与者的行为。霍桑效应(Hawthorne effect)认为观察者会影响研究对象的行为,但这种效应在普遍性方面受到了质疑[73]。在一些医学教育研究背景下,由于环境的紧急性、快节奏和高度观察的性质,霍桑效应可能不会发挥作用[73]。尽管如此,各种技术可能有助于解决参与者对研究人员存在的反应。假设有足够的机会进入现场,有时这本身就是一个挑战,一些研究人员会在现场呆很长时间,让参与者习惯他们的存在。其他研究人员不会透露具体的观察重点,以免参与者改变其特定行为(例如,可能在获得同意后,研究人员可观察重症监护室的全部临床教学,而不向参与者透露研究问题与教学的技术技能有关)[74]。还有,研究者要注意并记录由于他们的存在可能产生影响的证据,然后反思并写出这种影响对其结果的重要性。

最近,医学教育研究者使用了就地访谈或步行访谈的方式收集观察性和访谈数据[75]。在使用这些方法时,研究者陪同参与者们经历生活。例如,当一个临床实习生需要去偏远环境时,研究者可以同行。或者,研究者可以在参与者作为住院医师的全部值班过程中跟随。在过程中,研究者可以使用记事本、画图、正式以及非正式的访谈来捕捉与研究问题有关的见解。这种方法虽然很耗时,但可以获得其他形式的观察和访谈所不能提供的有用知识,包括参与者的疲劳感、由环境线索引发的见解以及地理和空间特征[75]。

文本和可视化资料

现有资料

在医学教育领域,每天都会使用和创造无数的文本资料,其中许多文本资料可以对教育过程产生重要的启发。课程表、作业和考试、学生和教师的评价、临床笔记和政策文件都是可用于文本分析的资料来源。最近,网站、电子邮件通信甚至数字图像和视频中的文本也被纳入质性分析的范围里[76]。分析预先存在的文件是一种花费较低的数据收集方法,且是由于研究以外的目的而创建的,这些数据的内容不会受到研究过程的影响[77]。

这类现有文本可以通过多种方式收集,例如,作为历史记录的综合档案,或为解决特定问题而进行有目的收集的语料库。研究人员必须考虑希望收集文本的界限(如临时性或专题性),获取这些文本的方式,以及相关的隐私问题是否已经得到解决。

在医学教育中,文本文件在质性分析中的一个常见方式是分析学生为课程作业而制作的文件。例如,Olney通过分析参与社区服务项目的医学生所撰写的书面"经验总结"来探索学习成果[78]。

引导资料

还有许多文本也可作为研究方法的一部分。例如,要求医学生写下经历,可以为分析提供文本。越来越多的可视化方法逐渐被质性医学教育研究者作为收集数据的工具使用。当可视化方法作为引导性工具使用时,可增加访谈中对个人观点的探索,特别是那些难以用语言表达的或包含多方面相互作用的情况。各种可视化方法都可以用来激发访谈,包括绘画、照片、录像、地图等。这些都可以由参与者或研究者生成[79]。

当可视化方法作为引导性工具由参与者生成时,其目标是帮助参与者花时间对情况或经验进行深入反思,并在创造视觉材料时自由探索对情况或经验产生影响的不同方面。当属于由研究者生成的情况时,其主要目标是在研究者和参与者之间建立共同基础。研究者通过分享自己的经验,可以使参与者在探索困难或复杂情况时感到更加自在。

可视化方法具有以下特征,在使用前请认真思考:数据收集过程耗时;由于可能被参与者看成是一种"恐吓",研究者需在建立关系阶段投入很多努力。

研究人员在访谈中必须谨慎考虑选择何时使用或者不使用可视化方法。一些特定研究问题比其他问题更适合使用可视化方法。可视化方法更适用于探索对经历有多方面的影响以及其内部有相互作用关系的研究问题，因为可视化方法可以使参与者用不同的方式"展示"（通过隐喻）来构建、表达和复述故事。与访谈相似，研究者在使用可视化方法时必须注意权力的动态变化。在这种情况下，研究者生成的可视化方法可能是一种选项，因为通过另一个人的经验分享可以帮助参与者提供自己的观点。

数据分析方法

质性数据分析是理解质性数据集的过程。质性数据分析是一个持续的过程，在该过程中阅读、反思和质疑数据的意义。数据分析可以单独进行，也可以通过研究团队集体分析或开会来对个人分析结果进行比较和讨论。

尽管不同的质性方法涉及不同的分析程序，但一些基本的过程是大部分质性分析都包含的。其中最常见的是编码。编码是对数据进行分类或组织的一个过程，最终形成类别以代表类似趋势[23]。

进行编码的第一步是确定分析单位，可以基于主题焦点或数据结构来确定。例如，在分析医学生关于职业精神的访谈时，可能需要对发生职业操守过失的情境进行编码，或对专业行为的类型进行编码，或对参与者用来描述非专业行为的具体词汇或短语进行编码。分析单位可小可大，可以小到记录的每一行开始，或者从更大意义的单位开始。随着时间的推移可能会出现对不止一种分析单位进行编码的情况。在对数据进行分类或编码时，需要对那些突出类别本质的编码建立名称或标签，同时写下备忘录或反思笔记，以记录分析过程、反思和分析想法。质性分析软件可以作为数据管理的工具在编码过程中进行追踪，但诸如对数据进行分类、识别趋势和解释意义方面的认知和理解意义的工作需要由研究者完成。

在质性研究中，具体的数据分析方法是广泛的。下文将以大类组别来说明这些方法：主题分析法、可视化数据分析、让团队参与分析以及解释和写作。

主题分析法

医学教育中最常用的质性分析方法是根据主题、想法或概念（通常统称为主题）等对数据进行组织。许多质性方法中都使用了主题分析法的变体，并且发展了许多不同的主题分析系统（如内容分析[80]和持续比较分析）[23,30]。主题分析法的基本过程是在数据集中找出与概念相似的实例。在识别出更多相关实例的基础上，形成对概念逐渐丰富的理解，随着数据中其他重要概念的识别，可对概念或主体之间的关系进行探索。主题可用于描述、发展理论或解释（见本章后面关于解释和写作的部分）。主题分析法已用于探索医学教育中的许多复杂问题，例如 Burack 对医学生专业选择决策过程的研究[81]。

需要注意的是，主题分析是与数据紧密结合还是抽象化，其方式和程度取决于方法论。例如，在建构主义扎根理论中，初始编码应该是具体的并且是能代表数据的。随着编码的进程，编码应该逐渐概念化和抽象化，多个初始编码经过整合或分类形成一个更广的概念性编码或主题，纳入已有的理论模型[30]。与此相反，在后实证主义行动研究中，理论的发展并非必须，采用能在当地环境中产生积极影响的做法更为重要。因此，主题可能在描述和识别实际挑战以及创造性解决方案的层面上是有用的[80]。

多文本主题分析法：关于可视化数据分析的说明

可视化资料是一种多功能的数据来源。可以单独进行分析，也可以与访谈/叙事数据一起分析。如果单独分析可视化资料，有研究者可能会对可视化资料中的图画元素进行分类（例如，将情感作为一个主题），还有研究者可能对整个图画的意义更感兴趣（例如，癌症病人的徒劳故事）。其他研究者可能只考虑形式，如视觉隐喻的类型使用（例如，墓碑），而另一些研究者还可能对这些隐喻的内容感兴趣（例如，死亡过程）。不管怎么说，仅仅是可视化数据的分析已经引起了一些争议；因此，最近才开始有一些美学分析框架出现在文献中[82]。

在单独处理可视化数据方面缺乏以系统的严谨性和透明度为准则的共识和明确的指导，因此研究者将可视化数据和访谈数据一起分析[83-85]。其中一个调整是发展多文本主题分析[85]："它是多文本的，因为假定所有的文本（包括可视化的）都是以彼此为前提的，而且每个文本只能通过参考其他文本来解读。它是主题性的，通过试图在数据中找出重复的特征或主题，从而描绘出模式。"例如，研究人员可以选择以"画廊漫步"的形式开展一个面对面的分析过程[86]。这种方式就像身处在画廊里一样，图画挂在房间的墙上，研究人员通过检查每一幅图画开始分析，在这个过程中捕捉对重复的视觉元素的第一印象，以及对每幅图画所产生的一般感觉。经过研究小组成员之间的讨论，一旦确定了反复出现的主题并进行分类，访谈记录就要被纳入分析，通过不断比较图像和故事提取其中的相似性和差异性，并探索主题可否整合形成高级主题。与传统的主题分析法一样，这种需要在图像和故事之间穿梭的过程应该重复进行，直到研究小组作出充分的判断。

团队分析

医学教育研究者通常采用研究团队的方式进行分析。研究团队中每位参与者的分析目的各不相同并受研究任务的认识论立场的影响。后实证主义的质性工作需要多位编码员以达成共识为目的，而建构主义的质性工作承认并利用研究者对数据的不同观点，将这些观点视为研究者三角互证的一种形式[87]。将多视角带入分析过程可能在研究跨学科或跨专业的现象（如团队合作和交流）时特别有价值。研究人员可能会借助团队分析来处理大型的、多地点的数据集，在这种情况下，数据收集和分析的迭代无法同时进行。当研究团队需要锻炼研究生或新手研究人员的能力时，在培训中也可能会出现多个分析员。

不管出于什么原因选择使用分析团队，有效率地开展需要注意四个关键问题。首先，要明确承认每个分析人员对数据的立场，包括价值观和主张，政治立场和身份。这些特征会影响每个分析员从数据中"看"到什么，所以应该明确列出这些特征，并在分析过程中重新讨论。其次，分析团队必须仔细思考并讨论这些分析视角[88]。对于建构主义的质性研究尤其如此，整合不同观点是为了丰富分析的见解，而不是达成共识。分析备忘录应该明确记录由此产生的协商过程和分析。再次，分析工作应该有一个全面的、集中更新的编码手册记录信息，该手册反映新加入的编码以及不同观点的分析者在应用这些编码时出现的问题[89]。最后，应该建立前后一致的数据处理程序。推荐由一个研究者负责更新编码手册（无论是纸质文件还是在数据分析软件中保存的文件）。同理，由一个研究者协调质性分析软件中的分析过程，以确保（每一个）版本的准确性与最终分析产出的一致性。

阐释和写作

质性分析的最后阶段是解读或在数据集中找到关键意义的过程。如果没有解读，质性研究仅能生成一个关于想法或主题的目录。尽管这些想法可能很重要，但如果质性研究不继续进行下一步探索解释层面上的意义，那就没有充分利用质性研究的力量。

质性研究中有许多不同的阐释方法。一些质性研究方法的目标是对社会现象进行扎实、丰富地描述（如现象学）。也有其他质性研究方法是以发展或扩展理论解释为目的的（如扎根理论）。还有其他的质性方法，是通过已存在的理论来考虑数据集的意义，如女权主义、修辞学或马克思主义理论。

质性研究者方法"工具箱"中的一个重要工具就是"写作"过程[90]。在建构主义范式中，写作是编码阶段解释调查过程的一部分，与研究人员写下记录分析过程和相关反思性思考的备忘录同时展开。这些备忘录经过反复完善，最终可能指导以书面形式发表的质性工作，因此，书写备忘录的行为是解读式调查过程的内在组成部分[91]。为确保研究成果有助于其所在领域正在进行的学术对话，质性研究的最终手稿或其他创造性的表达方式（如戏剧制作）需在讨论中包含对所报告研究发现产生联系的解释这一要素[92]。

伦理、严谨性和反思性

本书第 27 章已经讨论了与伦理学有关的常见问题，但在收集和分析质性数据时可能会出现一些特殊的伦理学问题。这些问题包括程序性伦理（如何进行研究以保护研究参与者不受伤害）和实践伦理（在 Guillemin 和 Gillam 所说的"伦理重要时刻"[64]，研究者如何行事）。反思性是质性研究中很重要的成分，指的是研究者在研究进行之前、进行中和结束之后不同阶段识别、阐明和思考影响研究的因素的方式；因此，反思性有助于质性研究的伦理和严谨性[64]。反思性是一个敏感的概念，当研究者在研究现场与参与者交涉有关伦理紧张和质量问题时应当通过反思性解决（知识点 29.4）。

无论是否是医学教育领域的质性研究者，都试图明确判断质性报告质量的标准。发表在期刊上的论文都有指导原则[93-97]，质性研究领域的领导者提出了一些总体概念，如"信度"[98]、"效用"[99,100]和真实性[101]。对于各种标准的使用是存在争论的[102]，但从根本上说，质性研究的整个研究过程中必须以反思的方式对严谨性和伦理问题加以关注（见知识点 29.4）。

除了对质性研究严谨性的一般性期望以外，具体的方法学还提出了特定方法学的质量标准。例如，在建构主义的扎根理论中，Charmaz[91]主张严谨性的四个主要标准：可信性、原创性、共鸣性和有用性。在现象学中，"现象学点头"是一个标志性的质量标准，指

知识点 29.4 实用建议：如何通过反思性实现伦理和严谨性

以下指导性问题旨在促进对伦理和严谨性的反思，并为研究者提供一个能够针对自己的研究提出更多问题的跳板。关于反思性研究的其他指导性问题，请参见 Baker 等人在"拓展阅读"中的参考资料。

研究者的责任和团队发展

- 作为研究者，角色有哪些界限？
- 需要借鉴哪些原则、程序或准则来确保研究的质量？
- 如何关注和管理参与者和研究者之间的权力差异？
- 研究团队是否具备合适的经验和资格？
- 将如何确保以有效的方式获取知情同意？

抽样和参与者招募

- 被抽样的人或活动事件是否具有代表性？
- 样本量能否提供充足的见解？
- 是否需要纳入混杂的数据？
- 是否需要为进一步探索正在发展或生成的新概念或主题，进行理论性或目的性抽样？

数据收集

- 如何确保参与者不会感受到威胁？
- 如何保护参与者的隐私？
- 如何与参与者建立融洽的关系，让其感到舒适？
- 研究者与参与者/环境的关系是否经过考虑和说明？
- 如果参与者在采访过程中感受到痛苦，应该怎么做？

数据分析

- 与研究参与者分享分析结果是否合适？这样做的目的是什么？如果参与者不认同分析，应该怎么做？
- 分析可以被审查吗？
- 如何选择有代表性的数据进行摘录（如引文）？

撰写和成果分享

- 是否会在脱离或者不脱离内容的情况下展示数据？
- 对数据的匿名化处理是否会消除参与者的声音？
- 是否有深思熟虑的研究成果分享计划？包括以有意义的方式与合适的受众分享研究成果？
- 请参与者参与传播是否合适（例如，可视化方法）？

的是研究结果与读者自身经验产生共鸣[103]。本节对严谨性的一般原则进行概述和说明，以帮助新手研究者了解质性研究的"质量"。

研究人员责任和团队发展

研究者应该仔细思考自身在研究中的相对角色。对于研究者是研究内容局内人的情况，应当额外考虑角色和权力关系：研究者是否可能在伦理层面获得参与者知情同意后参与和进行访谈；如果可以，要如何处理权力关系。研究者也有责任评估团队中还需要什么样的人平衡或支持观点，并确保研究过程中自始至终都考虑质量问题。

抽样和受试者招募：充分性和适当性

质性研究中的抽样不仅指在研究中包括"多少"对象。质性研究探索的是社会和经验现象，所以决定纳入谁和排除谁是抽样逻辑中的关键步骤。一个社会现象通常会包含各种各样的参与者，研究者必须合理解释关于谁是最好的观察/采访对象、谁是不属于研究范围内的决定。在一些质性研究方法中，抽样的对象不仅指个人，也指群体、概念或文件[91]。在个案研究中，首先必须对个案进行抽样，然后在个案内进行抽样（例如，三家实施住院医师值班时间改革的医院作为抽样个案，然后每家医院的住院医师和教员作为个案内的抽样）[44]。对于其他质性研究方法，例如在制度民族志中，"抽样"这个词有点名不副实，因为挑选研究参与者或信息提供者的目的不是为了报告特定人群的看法和经验，而是为了从信息提供者身上了解某一特定现象的实际情况、工作过程和社会协调（方式）[104]。总体来说，质性研究抽样的目的是实现对研究问题的彻底探索。

通常，这种彻底性被称为"饱和"，当主要的主题反复出现时，并且在后续数据收集中没有出现新的问题时，可以认为数据收集是完整的。例如，如果经过10次访谈，包括对不一致事例的探究和抽样调查，研究者没有听到任何关于该主题的新情况，且反复出现的主题在每次访谈中都很相似，那么就可以判断已经达到了饱和度（或者说是"充分性"），并以此为理由停止数据收集。

样本估计可以参考基于方法的估计（如深度访谈）[66]、抽样策略（如理论抽样）[105]、过去的研究结果或者是足够的信息功效力[106]来证明。鉴于对足够的样本量的确定存在争论，Malterud 认为足够的信息功效可提供有用的指导。Malterud 建议在确定足够的样本量时要考虑五个因素：研究的目的、样本的特殊性、既定理论的使用、对话的质量和分析策略。如果研究的目的更加广泛，涉及多样化样本、没有使用理论、对话质量不高且进行跨案例分析，可能会导致信息丰富度或"功效"降低，那么就需要更大的样本量[106]。

数据收集：真实性和反思性

由于质性研究者在收集数据的过程中需要与研究对象打交道，所以必须考虑研究者在意义建构中的作用。研究者是数据收集的一部分,在决定如何收集数据和考虑研究者解释的局限性时,需要仔细考虑研究者与参与者的关系以及这种关系对当下收集数据方式的影响。在教育环境中,研究者(可能是医学教师)和参与者(可能是学员)之间存在的等级关系可能会对数据收集的真实性产生扭曲的影响。处于弱势地位的参与者可能产生自我保护的情感需求,去取悦研究者,或者宣传他们在某个团体中的地位。

数据收集的过程必须考虑这些参与者的动机和行为,研究者必须使用策略最大化保证数据的真实性,并反思在等级制度下构建研究关系的方式。已有研究对于数据收集过程中参与者的反应,包括改善其影响的方法有所讨论[73,107]。另外也有研究对最大化提高质性研究者数据集质量的“三角互证”策略进行讨论[87]。三角互证选择多个相关数据来源并进行综合分析,探讨其是如何相互确认或相互排斥的。对通过三角互证发现的不确定事例作出反应很重要,这表明在研究结果中出现相矛盾的事例。为更好地理解和解释这种差异,可以寻找更多的数据并进行更多的分析。

数据分析:明确性和审查轨迹

尽管质性研究的分析过程是一项具有挑战性的任务,应该对其迭代性进行描述,使研究者从大量记录文件到形成概念或主题类别清单的过程没有任何“神秘感”,这并不意味着质性分析没有“艺术性”;就像在分析实验数据时一样,包括意外发现收获的联系。总体来说,在发表的手稿和研究者自己的日志中都应当要明确分析过程中涉及的步骤。这些日志可以构成“审查轨迹”的基础,以检查分析过程。反思性用于阐明那些看似“概念性的跳跃”是有效的[108]。知识点 29.4 中举例说明了反思性问题。

如前所述,一些质性研究者认为,广泛运用程序主义原则是衡量质量优劣的方式。而 Eakin 认为,这种方法会过度简化和扭曲质性调查的复杂和非公式化的性质[109]。反之,一篇论文能够促进对社会现象理解,即所谓的“所以然”因素,被视作最重要的标准[109]。相似地,Sandelowski[100]提出以一项研究的“效用”,即在全世界范围内“有用”的能力,作为评价质性研究的另一个整体原则。一项研究的效用与“撰写”方式有关。Charmaz[91]和 Richardson[90]鼓励研究者密切关注质性研究书面作品的美感,以最大程度促进可理解和实现潜在影响作用。这些整体性的原则建立在其他原则之上,如抽样和真实性,同时试图避免评价质性研究质量时采取想当然的检查表方法所带来的缺陷。

撰写和成果分享

在成果分享环节也应考虑严谨性和伦理。研究选用的方法以及对参与者匿名和隐私的保护决定分享情境信息的程度。面对不同的受众(如脆弱的病人群体,医学生等)介绍研究成果既需要在伦理上保持敏感性,也需要保持研究结果的完整性。最后,在撰写和分享成果时,参与者的“发声”程度也取决于所选择的方法论和手段(如果使用引导性的可视化表现,是否要发表,参与者是否完全同意?)。

理论的作用

质性研究初学者应该意识到,由于不同方法论的方式,理论在质性研究的各个阶段可能发挥的作用不同。也就是说,根据特定范式和方法的基本假设,理论可能或多或少地参与了最初阶段研究问题的形成和研究设计,以及最后阶段的数据分析和研究结果的撰写。那么,研究者如何判断理论的使用是否恰当呢? 通常来说,在评估一项质性研究在使用现有理论上是否严谨(过多或不足)时,“最佳选择”或对应原则依旧适用。研究者在证明的过程中是否具有说服力? 如果在理论使用方面产生了对(已有)方法论的传统或趋势的突破,是否对这种突破进行令人信服的解释? 如果从已有理论出发,研究者是否更多是重复了相同的东西,而错过发展新知识的机会? 正确理解所选方法论的范式理论是有益的,且大多数质性研究者认为这是必须的。关于理论作用的争论主要涉及两个方面的考虑:①通过理论透镜或框架解释数据;②通过质性研究生成理论。

一方面,质性研究可以有效利用理论进行分析和解释;如果做得好,最终研究会超越现有理论产生新的思维方式。例如,建构主义的扎根理论方法就是以生成理论为目的,“敏感概念”的提出是为数据分析提供一个理论视角[110]。扎根理论常被视为基于过程研究问题的理想方法,因为这些问题没有现成的理论可依靠。经典的扎根理论专家强烈反对将数据强行归入预设分类,认为建构主义的方法使这种强行归类合法化[111]。然而,尽管存在这样的阻力,一种在分析过程中使用已有理论的方法正逐步发展[112]。即使是有争议的,扎根理论家在扎根理论中使用“敏感概念”可以拓展或利用已有理论来理解不同背景下的类似过程。

　　另一方面,有些方法论的目的既不是用理论指导分析,也不是为生成理论形成研究结果。例如,描述性现象学旨在忠于对某一特定现象生活经验的"本质"进行丰富描述[103];而制度民族志则旨在阐释每天工作的"实际情况",而不强行用理论来解释,也不生成理论(而是促进社会变革)[113]。

　　作为一个跨学科领域,医学教育从众多学科中汲取营养,这些学科提供大量社会理论,不需完全重新发明的。因此,对应研究目的,有时借鉴或基于已有理论都是"最佳选择"。同时,重视理论并不意味着将理论置于描述之上;这样的等级观念可能会造成研究者在进行描述时也要强调自己理论的隐性压力,这又反过来可能会破坏某些质性研究的严谨性[114]。研究者在考虑生成理论和使用理论方面,需要深思熟虑和透明化其目的和过程,以便通过严谨的质性研究促进对医学教育的理解。

小结

　　在过去几十年里,质性研究对医学教育研究作出了重要贡献。这种形式的探究在一套特定范式中进行,并利用可识别的方法和方法论工具来建立在医学教育环境中有关教师、学员、病人和团队成员的经历和活动的知识。在一个质性研究项目中,必须考虑到并在整个过程中反思特定的严谨性和伦理问题。如果使用得当,质性研究有望在医疗卫生人员提供如何发展其身份、专业知识和实践的这些复杂的社会和人文方面提供深刻的见解。

参考文献

1 Timmermans, S. (2013). Seven warrants for qualitative health sociology. *Social Science & Medicine* 77: 1–8.

2 Harris, I. (2002). Qualitative methods. In: *International Handbook of Research in Medical Education* (ed. G. Norman, C. van der Vleuten and D. Newble), 45–95. Dordrecht, The Netherlands: Kluwer Academic Publishers.

3 Shea, J.A., Arnold, L., Mann, K.V. et al. (2004). A RIME perspective on the quality and relevance of current and future medical education research. *Academic Medicine* 79: 931–938.

4 Regehr, G. (2010). It's NOT rocket science: rethinking our metaphors for research in health professions education. *Medical Education* 44: 31–39.

5 Denzin, N. and Lincoln, Y. (2000). Introduction: the discipline and practice of qualitative research. In: *Handbook of Qualitative Research* (ed. N. Denzin and Y. Lincoln), 1–28. Thousand Oaks, CA: Sage Publications.

6 Crotty, M. (1998). *Foundations of Social Research: Meaning and Perspective in the Research Process.* Thousand Oaks, CA: Sage Publications.

7 Irby, D.M. (1992). How attending physicians make instructional decisions when conducting teaching rounds. *Academic Medicine* 67: 630–638.

8 Lingard, L., Espin, S., Whyte, S. et al. (2004). Communication failures in the operating room: an observational classification of recurrent types and effects. *Quality & Safety in Health Care* 13: 330–334.

9 Lingard, L., Garwood, S., and Poenaru, D. (2004). Tensions influencing operating room team function: does institutional context make a difference? *Medical Education* 38: 691–699.

10 Lingard, L., Espin, S., Rubin, B. et al. (2005). Getting teams to talk: development and pilot implementation of a checklist to promote safer operating room communication. *Quality & Safety in Health Care* 14: 340–346.

11 Lingard, L., Reznick, R., DeVito, I., and Espin, S. (2002). Forming professional identities on the health care team: discursive constructions of the 'other' in the operating room. *Medical Education* 36: 728–734.

12 Albert, M. (2004). Understanding the debate on medical education research: a sociological perspective. *Academic Medicine* 79: 948–954.

13 Ponterotto, J.G. (2005). Qualitative research in counseling psychology: a primer on research para-digms and philosophy of science. *Journal of Counseling Psychology* 52: 126–136.

14 Creswell, J.W. and Plano Clark, V.L. (2007). *Mixed Methods Research.* Thousand Oaks, CA: Sage.

15 Morse, J., Swanson, J.M., and Kuzel, A.J. (2001). *The Nature of Qualitative Evidence.* Thousand Oaks, CA: Sage Publications, Inc.

16 Schwandt, T.A. (2007). *The Sage Dictionary of Qualitative Inquiry*, 3e. Thousand Oaks, CA: Sage Publications.

17 LeCompte, M. and Schensul, J. (1999). *Designing and Conducting Ethnographic Research. An Ethnographers Toolkit.* Lanham, MD: Alta Mira Press.

18 Hammersley, M. and Atkinson, P. (1995). *What Is Ethnography? Ethnography: Principles in Practice.* London: Routledge.

19 Atkinson, P. and Pugsley, L. (2005). Making sense of ethnography and medical education. *Medical Education* 39: 228–234.

20 Becker, H., Geer, B., Hughs, E., and Strauss, A. (1961). *The Boys in White: Student Culture in Medical School.* Chicago, IL: University of Chicago Press.

21 Bosk, C.L. (2003). *Forgive and Remember: Managing Medical Failure.* Chicago, IL: University of Chicago Press.

22 Mykhalovskiy, E. (2003). Evidence-based medicine: ambivalent reading and the clinical recontextualization of science. *Health* 7: 331–352.

23 Glaser, B. and Strauss, A. (1967). *The Discovery of Grounded Theory: Strategies for Qualitative Research.* Chicago, IL: Aldine Publishing Company.

24 Meston, C.N. and Ng, S.L. (2012). A grounded theory primer for audiology. *Seminars in Hearing* 33: 135–146.

25 Watling, C. and Lingard, L. (2012). Grounded theory in medical education research: AMEE Guide No. 70. *Medical Teacher* 34: 850–861.

26 Apramian, T., Cristancho, S., Watling, C., and Lingard, L. (2016 Oct 19). (Re) Grounding grounded theory: a close reading of theory in four schools. *Qualitative Research* 17: 359–376.

27 Corbin, J. and Strauss, A. (2008). *Basics of Qualitative Research: Techniques and Procedures for Developing Grounded Theory*, 3e. Los Angeles, CA: Sage Publications Inc.

28 Charmaz, K. (2006). *Constructing Grounded Theory: A Practical Guide through Qualitative Analysis.* London: Sage Publications Inc.

29 Clarke, A. (2005). *Situational Analysis: Grounded Theory after the Postmodern Turn.* Thousand Oaks, CA: Sage.

30 Corbin, J. and Strauss, A. (1990). Grounded theory research: procedures, canons, and evaluative criteria. *Qualitative Sociology* 13: 3–21.

31 Kennedy, T.J. and Lingard, L.A. (2006). Making sense of grounded theory in medical education. *Medical Education* 40: 101–108.

32 Dey, I. (1999). *Grounding Grounded Theory: Guidelines for Qualitative Inquiry.* San Diego, CA: Academic Press.

33 Ginsburg, S., Kachan, N., and Lingard, L. (2005). Before the white coat: perceptions of professional lapses in the pre-clerkship. *Medical Education* 39: 12–19.

34　Ginsburg, S., Regehr, G., and Lingard, L. (2004). Basing the evaluation of professionalism on observable behaviors: a cautionary tale. *Academic Medicine* 79: S1–S4.

35　Ginsburg, S., Regehr, G., and Lingard, L. (2003). The disavowed curriculum: understanding students' reasoning in professionally challenging situations. *Journal of General Internal Medicine* 18: 1015–1022.

36　Ginsburg, S., Regehr, G., and Lingard, L. (2003). To be and not to be: the paradox of the emerging professional stance. *Medical Education* 37: 350–357.

37　Ginsburg, S., Regehr, G., Stern, D., and Lingard, L. (2002). The anatomy of the professional lapse: bridging the gap between traditional frameworks and students' perceptions. *Academic Medicine* 77: 516–522.

38　Ginsburg, S., Regehr, G., Hatala, R. et al. (2002). Context, conflict, and resolution: a new conceptual framework for evaluating professionalism. *Academic Medicine* 75: S6–S11.

39　Watling, C., Driessen, E., van der Vleuten, C.P., and Lingard, L. (2012). Learning from clinical work: the roles of learning cues and credibility judgements. *Medical Education* 46: 192–200.

40　Watling, C., Driessen, E., van der Vleuten, C.P. et al. (2012). Understanding responses to feedback: the potential and limitations of regulatory focus theory. *Medical Education* 46 (6): 593–603.

41　Watling, C., Driessen, E., Vleuten, C.P. et al. (2013). Beyond individualism: professional culture and its influence on feedback. *Medical Education* 47 (6): 585–594.

42　Watling, C., Driessen, E., Vleuten, C.P. et al. (2013). Music lessons: revealing medicine's learning culture through a comparison with that of music. *Medical Education* 47 (8): 842–850.

43　Watling, C., Driessen, E., Vleuten, C.P., and Lingard, L. (2014). Learning culture and feedback: an international study of medical athletes and musicians. *Medical Education* 48 (7): 713–723.

44　Stake, R. (2005). Qualitative case studies. In: *The Sage Handbook of Qualitative Research* (ed. N. Denzin and Y. Lincoln), 443–466. Thousand Oaks, CA: Sage Publications.

45　Perley, C.M. (2006). Physician use of the curbside consultation to address information needs: report on a collective case study. *Journal of the Medical Library Association* 94: 137–144.

46　Casimiro, L.M., Hall, P., Kuziemsky, C. et al. (2015). Enhancing patient-engaged teamwork in healthcare: an observational case study. *Journal of Interprofessional Care* 29 (1): 55–61.

47　Creswell, J. (1998). Chapter 4: five qualitative traditions of inquiry. In: *Qualitative Inquiry and Research Design: Choosing among Five Traditions* (ed. J. Creswell), 47–72. Thousand Oaks, CA: Sage Publications.

48　Bearman, M. (2003). Is virtual the same as real? Medical students' experiences of a virtual patient. *Academic Medicine* 78: 538–545.

49　Muller, J. (1999). Narrative approaches to qualitative research in primary care. In: *Doing Qualitative Research* (ed. B. Crabtree and W. Miller), 221–238. Thousand Oaks, CA: Sage Publications.

50　Bleakley, A. (2005). Stories as data, data as stories: making sense of narrative inquiry in clinical education. *Medical Education* 39: 534–540.

51　Pullman, D., Bethune, C., and Duke, P. (2005). Narrative means to humanistic ends. *Teaching and Learning in Medicine* 17: 279–284.

52　Ventres, W. (1994). Hearing the patient's story: exploring physician–patient communication using narrative case reports. *Family Practice Research Journal* 14: 139–147.

53　Bennett, D., Solomon, Y., Bergin, C. et al. (2017). Possibility and agency in Figured Worlds: becoming a 'good doctor'. *Medical Education* 51 (3): 248–257.

54　Thesen, J. and Kuzel, A. (1999). Participatory inquiry. In: *Doing Qualitative Research* (ed. B. Crabtree and W. Miller), 269–290. Thousand Oaks, CA: Sage Publications.

55　Kemmis, S. and McTaggart, R. (2005). Participatory action research: communicative action and the public sphere. In: *The Sage Handbook of Qualitative Research* (ed. N. Denzin and Y. Lincoln), 559–604. Thousand Oaks, CA: Sage Publications.

56　Mowat, H. and Mowat, D. (2001). The value of marginality in a medical school: general practice and curriculum change. *Medical Education* 35: 175–177.

57　Kothari, A. and Wathen, C.N. (2013). A critical second look at integrated knowledge translation. *Health Policy* 109 (2): 187–191.

58　Cameron, D. (2001). Chapter 1: what is discourse and why analyse it? In: *Working with Spoken Discourse* (ed. D. Cameron), 7–18. London: Sage Publications.

59　Mills, S. (2004). *Discourse*, 2e. New York: Routledge.

60　Maynard, D.W. and Heritage, J. (2005). Conversation analysis, doctor–patient interaction and medical communication. *Medical Education* 39: 428–435.

61　Hodges, B.D., Martimianakis, M.A., McNaughton, N., and Whitehead, C. (2014). Medical education … meet Michel Foucault. *Medical Education* 48 (6): 563–571.

62　Hekelman, F.P., Blase, J.R., and Bedinghaus, J. (1996). Discourse analysis of peer coaching in medical education: a case study. *Teaching and Learning in Medicine* 8: 41–47.

63　Varpio, L., Martimianakis, M.T., and Mylopoulos, M. (2015). Qualitative research methodologies: embracing methodological borrowing, shifting and importing. In: *Researching Medical Education*, Chapter 21 (ed. J. Cleland and S. Durning), 245. West Sussex, UK: Wiley.

64　Guillemin, M. and Gillam, L. (2004). Ethics, reflexivity and 'ethically important moments' in research. *Qualitative Inquiry* 10: 261–280.

65　Dicicco-Bloom, B. and Crabtree, B.F. (2006). The qualitative research interview. *Medical Education* 40: 314–321.

66　Miller, W. and Crabtree, B. (1999). Depth interviewing. In: *Doing Qualitative Research* (ed. B. Crabtree and W. Miller), 89–107. Thousand Oaks, CA: Sage Publications.

67　McCracken, G. (1988). *The Long Interview*. Newbury Park, CA: Sage.

68　Reeves, S., Lewin, S., and Zwarenstein, M. (2006). Using qualitative interviews within medical education research: why we must raise the 'quality bar'. *Medical Education* 40: 291–292.

69　Barbour, R.S. and Barbour, R.S. (2005). Making sense of focus groups. *Medical Education* 39: 742–750.

70　Brown, J. (1999). Focus group interviews. In: *Doing Qualitative Research* (ed. B. Crabtree and W. Miller), 109–124. Thousand Oaks, CA: Sage Publications.

71　Hammersley, M. and Atkinson, P. (1995). *Ethnography: Principles in Practice*. London: Routledge.

72　Bogdewic, S. (1999). Participant observation. In: *Doing Qualitative Research* (ed. B. Crabtree and W. Miller), 47–69. Thousand Oaks, CA: Sage Publications.

73　Paradis, E. and Sutkin, G. (2017). Beyond a good story: from Hawthorne effect to reactivity in health professions education research. *Medical Education* 51 (1): 31–39.

74　Bannister, S.L., Hilliard, R.I., Regehr, G., and Lingard, L. (2003). Technical skills in paediatrics: a qualitative study of acquisition, attitudes and assumptions in the neonatal intensive care unit. *Medical Education* 37: 1082–1090.

75　Dubé, T.V., Schinke, R.J., Strasser, R., and Lightfoot, N. (2014). Interviewing in situ: employing the guided walk as a dynamic form of qualitative inquiry. *Medical Education* 48 (11): 1092–1100.

76　Heath, C., Luff, P., and Sanchez, S.M. (2007). Video and qualitative research: analysing medical practice and interaction. *Medical Education* 41: 109–116.

77　Creswell, J. (2003). Chapter 9: qualitative procedures. In: *Research Design: Qualitative, Quantitative, and Mixed Methods Approaches* (ed. J. Creswell), 179–209. Thousand Oaks, CA: Sage Publications.

78　Olney, C.A., Livingston, J.E., Fisch, S., and Talamantes, M.A. (2006). Becoming better health care providers: outcomes of a primary care service-learning project in medical school. *Journal of Prevention & Intervention in the Community* 32: 133–147.

79　Banks, M. and Zeitlyn, D. (2015). *Visual Methods in Social Research*. Thousand Oaks, California: Sage.

80　Krippendorf, K. (2004). *Content Analysis: An Introduction to Its Methodology*. Thousand Oaks, CA: Sage Publications.

81　Burack, J.H., Irby, D.M., Carline, J.D. et al. (1997). A study of medical students' specialty-choice pathways: trying on possible selves. *Academic Medicine* 72: 534–541.

82　Drew, S. and Guillemin, M. (2014). From photographs to findings: visual meaning-making and interpretive engagement in the analysis of participant-generated images. *Visual Studies* 29 (1): 54–57.

83 Cristancho, S., Bidinosti, S., Lingard, L. et al. (2015). Seeing in different ways: introducing 'rich pictures' in the study of expert judgment. *Qualitative Health Research* 25 (5): 713–725.

84 Liebenberg, L., Didkowsky, M., and Ungar, M. (2012). Analysing image-based data using grounded theory: the Negotiating Resilience Project. *Visual Studies* 27 (1): 59–74.

85 Gleeson, K. (2011). Polytextual thematic analysis for visual data. In: *Visual Methods in Psychology* (ed. P. Reavey), 314–329. Hove: Psychology Press.

86 Cristancho, S., Lingard, L., Forbes, T. et al. (2017). Putting the puzzle together: the role of 'problem definition' in complex clinical judgement. *Medical Education* 51 (2): 207–214.

87 Flick, U. (2004). Triangulation in qualitative research. In: *A Companion to Qualitative Research*, 178–183. Thousand Oaks, CA: Sage Publications.

88 Lingard, L., Schryer, C.F., Spafford, M.M., and Campbell, S.L. (2007). Negotiating the politics of identity in an interdisciplinary research team. *Qualitative Research* 7: 501.

89 Decuir-Gunby, J.T., Marshall, P.L., and McCulloch, A.W. Developing and using a codebook for the analysis of interview data: an example from a professional development research project. *Field Methods* 23 (2): 136–155.

90 Richardson, L. (2004). Writing: a method of inquiry. In: *Approaches to Qualitative Research: A Reader on Theory and Practice* (ed. S. Nagy Hesse-Biber and P. Leavy), 473–495. New York: Oxford University Press.

91 Charmaz, K. (2004). Premises, principles, and practices in qualitative research: revisiting the foundations. *Qualitative Health Research* 14: 976–993.

92 Lingard, L. and Watling, C. (2016). It's a story, not a study: writing an effective research paper. *Academic Medicine* 91 (12): e12.

93 Mays, N. and Pope, C. (2000). Qualitative research in health care. Assessing quality in qualitative research. *British Medical Journal* 320: 50–52.

94 Mays, N. and Pope, C. (1995). Rigour and qualitative research. *British Medical Journal* 311: 109–112.

95 Inui, T.S. and Frankel, R.M. (1991). Evaluating the quality of qualitative research: a proposal pro tem. *Journal of General Internal Medicine* 6: 485–486.

96 Rowan, M. and Huston, P. (1997). Qualitative research articles: information for authors and peer reviewers. *Canadian Medical Association Journal* 157: 1442–1446.

97 O'Brien, B.C., Harris, I.B., Beckman, T.J. et al. (2014). Standards for reporting qualitative research: a synthesis of recommendations. *Academic Medicine* 89 (9): 1245–1251.

98 Lincoln, Y. and Guba, E.G. (1985). *Naturalistic Inquiry*. Thousand Oaks, CA: Sage Publications.

99 Sandelowski, M. (2004). Using qualitative research. *Qualitative Health Research* 14: 1366–1386.

100 Sandelowski, M. (1997). 'To be of use': enhancing the utility of qualitative research. *Nursing Outlook* 45: 125–132.

101 Lincoln, Y. and Guba, E.G. (2000). Paradigmatic controversies, contradictions and emerging confluences. In: *Handbook of Qualitative Research* (ed. N. Denzin and Y. Lincoln), 163–188. Thousand Oaks, CA: Sage Publications.

102 Morse, J.M. (2015). Critical analysis of strategies for determining rigor in qualitative inquiry. *Qualitative Health Research* 25 (9): 1212–1222.

103 van Manen, M. (1997). *Researching Lived Experience: Human Science for an Action Sensitive Pedagogy*. London, ON: Althouse Press.

104 Campbell, M.L. and Gregor, F.M. (2002). *Mapping Social Relations: A Primer in Doing Institutional Ethnography*. Aurora, Canada: Rowman Altamira.

105 Patton, M. (1990). *Qualitative Evaluation and Research Methods*. Beverly Hills, CA: Sage.

106 Malterud, K., Siersma, V.D., and Guassora, A.D. (2016). Sample size in qualitative interview studies: guided by information power. *Qualitative Health Research* 26 (13): 1753–1760.

107 Holden, J.D. (2001). Hawthorne effects and research into professional practice. *Journal of Evaluation in Clinical Practice* 7: 65–70.

108 Klag, M. and Langley, A. (2012). Approaching the conceptual leap in qualitative research. *International Journal of Management Reviews* 15 (2): 149–166. doi: 10.1111/j.1468-2370.2012.00349.x.

109 Eakin, J.M. and Mykhalovskiy, E. (2003). Reframing the evaluation of qualitative health research: reflections on a review of appraisal guidelines in the health sciences. *Journal of Evaluation in Clinical Practice* 9: 187–194.

110 Bowen, G.A. (2006). Grounded theory and sensitizing concepts. *International Journal of Qualitative Methods* 5: Article 2. http://www.ualberta.ca/~iiqm/backissues/5_3/pdf/bowen.pdf (accessed 15 January 2012).

111 Glaser, B.G. (2002). Constructivist grounded theory? *Forum, Qualitative Sozialforschung/Forum, Qualitative Social Research* 3: Article 12. http://www.qualitative-research.net/index.php/fqs/article/view/825/1792 (accessed 15 January 2012).

112 Morse, J., Stern, P., and Corbin, J. (2008). *Developing Grounded Theory: The Second Generation*. Walnut Creek, CA: Left Coast Press.

113 Smith, D. ed. (2006). *Institutional Ethnography as Practice*. Lanham, MD: Rowman & Littlefield Publishers, Inc.

114 Ng, S.L., Bisaillon, L., and Webster, F. (2017). Blurring the boundaries: using institutional ethnography to inquire into health professions education and practice. *Medical Education* 51 (1): 51–60.

拓展阅读

Baker, L., Phelan, S., Snelgrove, R. et al. (2016). Recognising and responding to ethically important moments in qualitative research. *Journal of Graduate Medical Education* 8 (4): 607–608.

Bergman, E., de Feijter, J., Frambach, J. et al. (2012). AM last page: a guide to research paradigms relevant to medical education. *Academic Medicine* 87 (4): 545.

Britten, N. (2005). Making sense of qualitative research: a new series. *Medical Education* 39: 5–6.

Crabtree, B. and Miller, W. ed. (1999). *Doing Qualitative Research*, 2e. Thousand Oaks, CA: Sage Publications.

Creswell, J. (2012). *Qualitative Inquiry and Research Design: Choosing among Five Traditions*, 3e. Thousand Oaks, CA: Sage Publications.

Crotty, M. (1998). *Foundations of Social Research: Meaning and Perspective in the Research Process*. Thousand Oaks, CA: Sage Publications.

Denzin, N. and Lincoln, Y. ed. (2017). *The Sage Handbook of Qualitative Research*, 5e. Thousand Oaks, CA: Sage Publications.

Miles, M.B. and Huberman, A.M. (2013). *Qualitative Data Analysis: A Sourcebook of New Methods*, 3e. Thousand Oaks, CA: Sage Publications.

Schwandt, T.A. (2007). *The Sage Dictionary of Qualitative Inquiry*, 3e. Thousand Oaks, CA: Sage Publications.

（翻译：黄祥瑞；审校：由由）

30 项目评估

Chris Lovato[1] and Linda Peterson[2]

[1]School of Population & Public Health and Evaluation Studies Unit, Faculty of Medicine, University of British Columbia, Vancouver, British Columbia, Canada

[2]Retired, Faculty of Medicine, University of British Columbia, Vancouver, British Columbia, Canada

---

 本章要点

- 项目评估所关注的问题是,项目是否按预期运作,以及是否会带来意想不到的结果。
- 项目评估的证据至关重要,能够帮助加强专业实践,为医学生、受训者和参加继续教育的医生提供最佳的医学教育。
- 评估与研究有相似之处,也有几点重要的不同。

- 评估人员与研究人员都有义务考虑实施研究过程中涉及的伦理问题。
- 评估的价值在于所得信息的用途。有一些方法和技术能够提高研究的实用性。
- 高质量的医学教育评估将有助于提高教育培训的质量,最终会促进医疗卫生服务的质量并提升人口健康。

引言

本章内容涵盖了项目评估在医学教育中的广泛作用,从微观到宏观,从对单个教学环节的评估到对整个课程体系的评估,目的是改进教学直至影响国家政策调整。

本章分为四个部分。我们首先讨论项目评估的定义、目的以及项目规划和评估之间的共生关系。第一部分描述关键概念,介绍一些评估理论和模型,并探讨评估和研究之间的区别。第二部分聚焦于评估实践,描述评估中的道德规范、评价方法、证据来源以及促进评估结果的使用。第三部分讨论促进项目评估使用的途径,以及评估在变革管理中的作用。本章最后提供了三个医学教育评估的实例和一些其他资源。

什么是项目评估?

项目评估关注项目是否按预期运行,以及是否会有意外后果。文献资料中对评估有许多不同的定义。在本章中,我们使用 Fink 评估"基本原理"[1]中关于"评估"定义的改编版本:

项目评估是对项目特征和优点的深入调查。在

医疗保健方面,项目评估的目的是提供有效的项目信息以优化医疗保健的结果、效率和质量。评估可以分析项目的结构、活动和组织,以及它的政治和社会环境。它还可以评估项目目的与目标实现情况、项目的影响范围和成本。

术语"项目"可以指任何有组织的行动,例如学校课程安排、一门课程、一节课、学生服务、比赛活动、指南或医学教育政策。开展项目评估的原因有很多,包括希望改进项目的实施和效度、管理有限的资源、证明资金来源的合理性、支持增加资金的需求、记录社会责任以及满足学术标准或认证的要求。知识点30.1 中展示了医学教育中三种常用的评估方法。本章将重点介绍第一种和第二种方法。第三种方法通常是外部驱动的过程,如认证审查过程。

知识点 30.1 医学教育中常用的评估方法[2]

决策导向法: 评估结果有助于项目人员作出有效决策。通过选择评估所包含的数据类型、研究设计和评估重点,来最大限度地提高评估者对结果的利用。

结果导向法: 巩固目标,以便建立和跟踪具体结果的测量指标,评估可以确定项目目标是否实现。

专家导向法: 评估者依靠外部专家确定各种程序标准和数据点的价值,并由专家判断评估结果。

评估比仅仅在教学课程结束时向学生和受训者分发满意度调查要广泛得多。评估对于课程开发、确定课程是否按预期运作和实现预期结果来说至关重要。通过评估能够知道学习者是否从教学计划中获得了目标知识和技能。评估可用于确保支持性项目和服务满足用户的需求。通常用于确定课程需要改进之处，它还被用来确定教育计划是否符合可接受的标准，是否可以被批准用于培训和认证目的。它可以用来向教师、行政人员、管理人员和教职工反馈支持医学教育的广泛服务（例如：图书馆服务、技术、招生和评估），也可以作为医学教师年度考核、晋升和职业发展的部分信息。评估还可用于收集有关资格考试和专业考试通过率的指标；也用于确定长期结果，例如专业选择和农村、偏远地区和服务欠缺地区等从业地点的选择。

此外，评估可用于确定未来在课程、教学和考核评估方面的教育政策。它也可以被用作一种工具，通过一系列隐蔽的控制过程来执行国家决定的政策。知识点 30.2 提供了评估可能会关注的各类问题示例。

知识点 30.2　评估关注问题示例

- 不同区域培训地点之间是否具有可比性？
- 对于医学生来说，手术室内教育氛围如何？
- 实施新的整合式见习的促进因素和障碍是什么？
- 教师发展课程在哪方面对教学有积极影响？
- 儿科实习生的筛选和面试有多可靠？
- 学生和住院医师如何看待支持服务部门所提出的职业建议？
- 实习生的实习地点与专业是什么？

项目评估的实践将理论、研究结果和最严谨的方法用于现实世界，目的是解决与决策者和利益相关者有关的实际问题。更为复杂的是，评估人员在医学教育项目情境中工作，通常无法像研究人员那样控制研究条件。

定义

在日常生活中，evaluation、assessment 和 appraisal这三个术语经常互换使用。这种混淆因定义上的国际间差异而加剧。例如，在北美，"evaluation"一词有时等同于英国的"assessment"一词，表示对学习者技能的衡量[3]。又如，小型临床演练"评估"实际上是一种"评价"工具，用于测试初级医生的病史采集和体格检查技能[4]。

在本章中，评价（assessment）的定义是"在学习者完成学习计划之后，用来衡量学习者成就的过程和工具"[5]。评价就是测试学习者。鉴定（appraisal）是"关注个人、专业和教育需求的双向对话，产生共识的结果"[6,7]。如前文所述，评估（evaluation）聚焦于项目的设计、执行、改进或结果，而不是对个人或个体的评价。

项目规划与评估

项目规划与评估高度相关。如果项目规划不完善或缺少清晰的目标与目的，就很难甚至不可能进行一个可信的评估。对于开发一个新项目来说，确定可测量或可评估的目的与目标很重要。在项目的整个生命周期中，规划和评估都是不断改进、持续循环的一个部分。项目规划与评估中使用到的方法与策略贯穿于项目的整个生命周期，包括评估需要、修改方法、确定指标和度量、确定效度、确定实施的促进因素和障碍以及提出改进建议。在实践中，用于课程开发的过程和方法在评估方面是相同的，例如，制订项目描述、指定目标过程和结果、确定或开发度量、设计和收集数据以及传播结果。无论是参与规划还是评估，过程中都涉及使用理论、研究结果和能在医学教育背景中使用的最严格方法。

评估还是研究？

教育评估和研究是相似的活动，并且有许多方法是相同的。项目评估是一个收集、分析和运用信息的系统方法，用以回答有关项目、政策和方案的问题，特别是有关其效度和效率的问题。它提供来自现实世界基于实践的证据，用以解决利益相关者（包括资助者、项目规划者、实施者、决策者和消费者）关心的重要问题。评估的重点是利益相关者提出的问题，而不是因理论、文献或研究人员的好奇心引出的问题。评估人员解决研究问题有助于促进基于证据的决策和问责。这项工作通常是持续性和周期性的，重点是计划的持续改进。

评估为问题的研究带来不同的视角是与意图有关。评估的目的是识别对于基于证据的决策和建立问责制有意义的问题，这些问题可能会填补文献中的空白。驱动的问题通常都是针对当地项目情况的。这与研究不同，研究人员的目的是从事对更大的知识体系(即科学文献)作出贡献的工作,研究所提出的问题则是由好奇心所驱使的,通常来自既往的研究或理论。

在社会科学的众多方法中,评估是"方法中立"的。可以根据实验、准实验和观察设计收集证据。与研究类似,评估使用质性、定量和混合的方法;评估和研究使用相同的设计、数据收集和分析的原则。然而,当涉及报告的撰写和推广时,评估与研究的角度则是不同的,因为评估人员使用多种报告形式,结果也不一定会发表。提供具体可行的建议是评估工作的重点,促进评估结果的使用是评估人员职责的一部分。

随着人们对知识转化研究的兴趣日益浓厚,评估研究所产生的知识也越来越受到关注。在很大程度上,这是由对循证实践的承诺以及对加强研究与实践之间联系的强烈呼吁所推动的。更多的研究资助机构鼓励研究人员在其研究中解决评估问题,并关注与项目实施、方法调整、影响评估和知识使用相关的问题。通过发表他们在应用理论、方法和证据方面的工作,评估人员处于为医学教育的知识基础作出贡献的有利地位。

评估理论

在有关项目评估的文献中,"理论"通常以两种不同的方式使用。理论可以指评估方法、概念模型或实践理论。另外,"理论驱动"评估指的是基于项目"变革理论"的评估研究,这通常是一种逻辑模型。我们将依次考虑这些问题。

评估模型与方法

有关评估的文献中描述了多种理论、模型和方法。一般而言,他们的不同在于评估的参与者,评估内容,以及为什么和如何进行研究。在大多数评估研究中,这些方法是混合使用的。已有多达13种不同的评估模型和方法被认可[8]。与医学教育最相关的例子包括基于目标的方法、专业知识认证方法、以利用为中心的方法、参与式协作方法以及组织学习。尽管文献中描述了许多不同的评估模型,但我们描述了四种非常适合医学教育广泛使用的模型:以利用为中心的评估模型、柯氏等级评估模型、情境-输入-过程-结果(CIPP)模型以及参与性、协作性和赋权评估模型。

以利用为中心的评估模型

以利用为中心的评估是 Michael Quinn Patton 提出的一种方法。这种方法以决策为导向,认为"评估应根据其效用和实际用途来判断"[9]。评估者重点以"使用"作为评估计划、实施和报告评估结果的主要考虑因素,来开发和实施评估。"以利用为中心的评估聚焦于目标用户的意向用途"[9]。

在以利用为中心的评估中,评估者与决策者合作设计评估。以利用为中心的评估没有特定的评估方法、方法或模型。其假设是基于主要目标用户需求的方法、手段或模型将是最合适的。基于利用的方法可用于所有类型的评估(如形成性、总结性、结果性等),适用于质性和定量数据,也适用于任何类型的研究设计(例如:实验、准实验和任何质性设计)。

这种方法的一个重要优势是增加了评估结果的使用。这种方法的一个潜在缺点是,由于评估主要集中在目标用户的利益上,项目目标人群的观点可能被忽视[10]。Vassar 等人[11]鼓励在医学教育背景中应用以利用为中心的评估,因为这是一种灵活和务实的方法,可以回答各种各样关于项目的问题。以利用为中心的评估主动将关键决策者成为评估的一部分,从而使评估结果更有可能被使用。

柯氏等级评估模型

医学教育中应用最广泛的评估方法之一是柯氏等级评估,它在唐纳德·柯克帕特里克(Donald Kirkpatrick)1959 年发表的以他在培训和发展领域的学位论文为基础的系列文章中首次被描述。他提出了一系列的评估级别,围绕培训的效度问题集中讨论。金字塔模型的底部(最低层次)表示对教学和学习满意度。金字塔的中部关注学习了什么,进而是行为改变的迹象。金字塔的顶端关注干预对社会或群体的影响[12]。每个级别都代表项目评估的一个合理的调查领域。

柯氏等级评估模型已被改编并广泛应用于医学教育,但也存在对其局限性的批评。遗憾的是,大多数教育评估都集中在与满意度和学习相关的较低水平,很少评估长期影响的问题。例如,Belfield 等人[13]在一项对 305 篇论文的研究中发现,只有 1.6% 关注医疗保健结果。Parker[14]认为,该模型没有应对自模型首次开发以来在评估领域发生的变化。他认为,尽管柯氏等级评估模型可以有效地用于确定目标的实现情况以及如何改变规划以实现其预期的结果,但它没有充分地解决背景、过程和利益相关者的需求。

柯克帕特里克的女儿和女婿最近提出了新世界

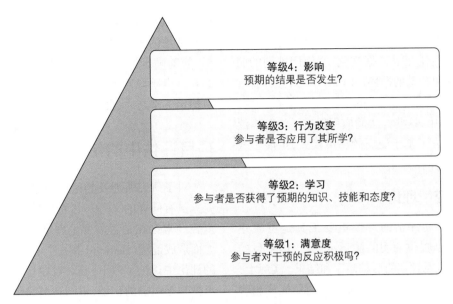

图 30.1 柯氏等级评估模型

柯氏模型[15],试图解决上述问题。图 30.1 说明了每个评估级别所提出问题的类型。在维持金字塔描述的原始级别的同时,他们认为评估级别代表的证据链(不同于因果链)可以不按顺序、同时或以相反顺序使用。新模式承认在项目规划期间与利益相关者密切合作的重要性,以便确定指标、整合数据收集机制,为评估提供基础。他们还扩展了原始模型,考虑了培训背景及探索预期和非预期结果的需要。最后一点不同是,原始柯氏模型的顶点(第 4 级)关注的是项目对社会的广泛影响,而新世界版本暗示第 4 级应该侧重于培训对组织目标的贡献[15,16]。

CIPP(情境、输入、过程、结果)

CIPP 模型是一种综合的实用方法,它集需求评估、形成性评估和总结性评估于一体[17-19]。CIPP 的基本原则是,评估最重要的目的不是为了证明,而是为了改进。CIPP 是指导服务提供者确定项目的优点和缺点并解决问责的需要,使评估人员能够在难以采用实验设计的"现实世界"中工作。这种模式被广泛应用,并常用于教育领域,且特别适合指导内部评估。"CIPP"指的是情境、输入、过程、结果。知识点 30.3 举例说明了模型所关注的问题类型。情境评估是制订项目目的和目标的基础,关注与需求、困难、优势和机会相关的问题。输入评估审查可能满足需求的不同方法,并为实现目的和目标需要的资源制定计划。过程评估聚焦询问有关干预措施实施情况的问题,而结果评估则对干预措施产生的预期和非预期结果进行评估。

> **知识点 30.3 CIPP 模型:评估问题**[18]
>
> - 情境:需要做什么?
> - 输入:应该怎么做?
> - 过程:是否完成?
> - 结果:成功了吗?

参与性、协作性和赋权评估模型

参与、协作和赋权都是指项目评估中利益相关者的参与,包括资助者、决策者、学生、教师、工作人员和社区成员。参与性评估方法建立在基于社区的参与性研究和参与性行动研究的基础之上。虽然使用这种方法的研究参与程度可能有所不同,但重点是重视和利用项目参与者或受益者的知识和专长。参与可包括让利益相关者参与确定评估问题、制订指标和度量、收集数据、分析和解释数据以及推广评估结果。总的来说,随着对政府、公民和学生更广泛的问责,在教育和社会项目评估时会越来越多地使用协作性方法。

使用协作性方法有很多优点,包括赋予相关人员权力、建立评估能力和加强组织学习[20]。然而,参与性评估并不总是适用于所有评估。有许多限制因素需要考虑,例如,组织评估经验不同和对评估理解不同的人来共同参与评估,涉及的成本和时间较大。此外,这个过程有时是不可预测的,需要一个有经验的评估者从中协调。让利益相关方参与评估的一个重要好处是,大大增加研究结果被使用的可能性。

Fetterman 等人[21]描述了在评估和改革医学院课程时使用的赋权方法。其中概述了五个作为实施该方法的核心工具：①培养证据文化；②使用挑剔的朋友；③鼓励反思和行动的循环；④培养学习者共同体；⑤培养反思型实践者。Fetterman 等人[21]的报告称，在课程改革过程中，这些方法的应用促进了学院广泛的自我反思，形成了基于证据的决策模式，扩展了教师、学生和员工之间的合作。

逻辑模型和变革理论

进行理论驱动评估的一个重要工具是逻辑建模[22]。逻辑模型提供简明的图形示意，传达项目的目的、组成部分以及预期的活动顺序和结果。实际上，它是一种因果模型或转化理论，将投入、活动、产出和成果联系起来。逻辑模型的基本组成如图 30.2 所示。其中投入是指专用于项目消耗的资源（如资金、员工、教职工、设施、设备）；活动是指为实现项目目标而采取的战术行动（如课程、支持服务）；产出是项目利用投入所完成的任务（例如：为项目招收学生、提供课程、提供临床培训、提供学生支持服务）；成果指的是学生在培训期间和培训后获得的收益（例如：知识、技能、资格证和实践），通常分为短期、中期和长期[23]。影响是预期将产生更长期的系统变化，例如更广泛的社会效益。在开始开发逻辑模型时（见知识点 30.4），需要假设它在最终版本形成之前会有多个版本。逻辑建模是一种工具，建立逻辑模型的过程有助于对项目达

成共识，识别局限性和逻辑差距，以及判断将实施的项目活动的预期效果是否实际，还促进识别结果和指标，帮助确定评估问题的界限。例如，一些项目可能会在试点阶段侧重于对产出和短期成果的评估，在项目稳定下来之后，会着眼于衡量长期成果。

项目评估中的伦理

对于研究所涉及的伦理问题的考虑，评估者与研究人员有同样的义务。然而，评估和研究之间的交叉重叠经常会在是否需要伦理审查委员会的正式批准方面造成混淆。Bedward 等人[24]在 2005 年《医学教师》的评论中讨论了以下问题：对在什么情况下需要伦理审批缺乏明确的认识，不同类型的研究均依赖一个程序，在职责范围和所涉及工作规模上的混乱。

当参与者对参与项目评估表示知情同意时，这意味着他们知道参与研究的风险和好处，以及它将涉及什么内容。他们也同意参与条款并了解他们作为研究参与者的权利。虽然项目评估有时可以免于正式的伦理审查，但参与者仍然需要提供知情同意。在某些情况下可能没有必要向参与者分发知情同意书。例如，可以在调查中加入一份声明，提醒学生这些信息将用于项目评估的目的，这可能就足够了。如果涉及使用管理数据（如学习分析、评价数据、见实习或住院医师培训安排信息），则需要进一步考虑伦理问题，包括学生的个人隐私信息、研究的性质及其对参与者的潜在影响等。在任何情况下，都要与你所在机构核实关于项目评估目的收集和使用数据的政策。

不同机构对于评估项目是否为研究项目时的要求并不总是相同。然而，决定因素基本上是与谁将以何种形式获得评估结果有关。一般而言，如果有意将研究成果作为对知识的贡献进行出版或传播，那么可能需要进行伦理审查。这对许多医学教育的评估者来说是一个重要的考虑因素，因为 Boyer[25]对学术进行了重新定义，强调将教育环境作为学术探究的环境。另一方面，如果评估只在机构内部使用，它可能不会被视为研究，因为你没有寻求一般化的知识。无论如何，强烈建议医学教育评估者向自己所在的机构

知识点 30.4　实用建议：开发逻辑模型

1. 明确项目要解决的需求或问题，以帮助确定结果。
2. 确定项目实施所需的主要资源 / 投入。
3. 确定项目的主要活动。
4. 确定将要实施项目的产出或活动。
5. 明确项目短期、中期和长期的预期结果。
6. 确定较长期的根本性的系统变化或预期影响。
7. 考虑影响产出和成果的外部因素。
8. 构建一个逻辑模型草案，并与合作者一起进行优化。

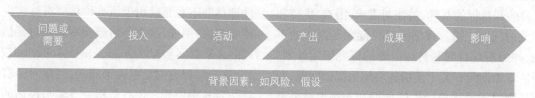

图 30.2　逻辑模型的基本组成

寻求建议,因为有证据表明,对医学教育研究的要求存在相当大的差异[26]。

Egan-Lee 等人[27]提供了开展医学教育研究获得伦理批准的建议,包括:检查你的意图,提早计划与本地伦理审查系统(例如机构审查委员会或研究伦理委员会)沟通,并确定你的研究是否可免除审查。许多机构的确是免除了对项目评估研究的审批要求,但审批要求因你所在国家的情况而异。

Morrison[28]认为评估实践中的伦理问题在评估过程的任何阶段都会出现,但最常见的是在进入和设计阶段、结果交流阶段和发现的利用阶段。问题包括:

- 利益相关者已经决定了结果"应该是什么"。
- 不同利益相关者对评估的期望或目的不同。
- 在评估中忽略了某些利益相关者的声音。
- 利益相关者施加压力,要求改变研究结果的呈现方式。
- 利益相关者压制或忽视研究结果。
- 误解研究结果的利益相关者。

Goldie[3]引用了 Worthen 等人[29]从多个国家的相关机构中提取的评估者的七项道德标准(见知识点30.5)。但最终,评估者个人有责任在工作中遵循道德,在工作中采用基于规范或高尚道德的方法,而不是仅仅遵循外部政策和程序。

与其他行业一样,评估人员制定了实践标准和指南,对于预测和处理评估实践中可能出现的伦理问题提供了有用的信息。知识点30.6 提供了英国评估协会和美国评估协会实践指南的概要。

知识点 30.5　评估中的道德标准[3,29]

- 服务导向
- 正式协议
- 人类主体的权利
- 完整和公平的评估
- 披露调查结果
- 利益冲突
- 财政责任

评估方法

你所使用的评估设计将取决于你提出的问题的性质。问题是否集中在项目过程、实施、产出、结果或影响? 评估的目的是监督进展还是证明归因? 定量的还是质性的方法更适合解决所关心的问题? 一个对过程、实施和结果等一系列问题进行全面考察的评估,通常既需要用数字也需要叙述。定量方法最适合解决与因果关系、归因和变化幅度有关的问题,而质性方法则适合用于描述人的经历经验。混合使用这两种研究方法,可以使评估人员对项目有更广泛的了解,使两种方法本身的弱点相互弥补。使用两种方法的一个重要优势是可以三角互证,即可以用多种方法来研究同一现象。

本书第29章全面概述了质性方法,包括用于解决质性研究问题的不同研究范式和方法,读者可进一步了解。通常,这些问题侧重于检查"如何"或"什么"。

知识点 30.6　聚焦:良好的评估实践

许多组织定义了良好评估实践的标准。欧洲评估协会列出了许多欧洲国家制定的标准。

英国的版本解释了好的实践对于以下人员的含义:

- 评估者
- 参与者
- 委员
- 进行自我评估的机构

美国评估协会也制定了指导原则,它们是围绕五个领域建立的:

1. **系统调查**:评估者进行系统的、基于数据的调查。
2. **胜任力**:评估者为利益相关者提供称职的表现。
3. **正直／诚实**:评估者在自己的行为中表现出诚实和正直,并努力确保整个评估过程的诚实和正直。
4. **对人的尊重**:评估者应尊重受访者、项目参与者、客户和其他评估利益相关者的安全、尊严和自我价值。
5. **对公众福利的责任**:评估者对可能与评估有关的多样化的公众利益和价值观予以阐明并考虑。

例如,学生对于某个项目或政策的经历"如何",或者成为同伴导师对学生意味着"什么"。

评估关注结果并使用定量方法时通常使用实验、准实验和观察设计。实验设计使用随机分配来比较"实验组"和"对照组"的结果,而准实验设计使用非随机分配来比较"实验"和非等效"对照"组。虽然建立因果关系最有力的设计是随机对照试验,但出于实际原因,它在医学教育中仍然不太常见。本书第28章对医学教育研究人员可以使用的定量研究设计进行了详细的描述,包括实验和准实验设计。作者特别指出,这些研究设计更常用于临床研究,并不总是与医学教育研究人员想要解决的问题相关。

在许多情况下,实现第28章中描述的任何设计都是不可行的。由 Mayne[30,31] 提出的贡献分析是建立因果关系的替代方法。这种方法通过评估项目对观察到的结果的贡献来探索归因。进行贡献分析的步骤列在知识点30.7中。因果推断是通过对项目所依据的变化理论和可能影响结果的其他因素的考虑而进行的。

 知识点30.7 实用建议:进行贡献分析[32]

第一步:列出要解决的问题。
第二步:建立关于变化和风险的理论。
第三步:收集关于变革理论的现有证据。
第四步:汇集和评估关于贡献的线索及其挑战。
第五步:寻找追加证据。
第六步:修改并强化关于贡献的故事。

因果关系可以从以下证据推断出来:

1. 该项目基于一个合理的变革理论:该项目为什么会奏效的假设是合理的、可信的,并至少被一些关键参与者所认同。

2. 该项目活动得到了实施。

3. 变革理论被证据验证:一连串预期的结果发生了。

4. 对影响该项目的其他因素进行了评估,结果显示它们没有作出重大贡献,或者识别了作出重要贡献因素的相对贡献大小[32]。

值得注意的是,在评估的目的仅仅是为了问责的情况下,使用基于目标的评估模型,用预先设定的目标和目的作为评估进行比较的标准,是可以接受的。这种情况下,证明归因不是主要目的。例如,你可能需要证明已经完成了某个特定的项目,或者已经实现了某些目标。

数据收集

本节简要介绍项目评估中使用的常用方法,包括问卷、访谈、焦点小组、现场考察、行政记录和团体法。

一些方法可以接续使用,例如,焦点小组法可用于生成问卷。不同方法也可以并行使用,比如采用多种方法来挖掘不同的数据源,能够为所研究的教育创新项目建立尽可能丰富的图景。

问卷法

使用问卷进行评估有几个优点。本书第28章讨论了问卷等测量工具的心理测量学基本概念,这里不再赘述。就收集评估信息所需的时间和精力方面,问卷是可行且经济的,是常用的方法。使用一份经过验证和公开发表的问卷是理想的选择,不仅因为它可以节省你的时间和金钱,还因为它可以让你将评估结果与其他评估的结果进行比较。在可能的情况下,尽量使用经过验证的调查问卷。如果要使用的标准化调查与你的调查环境不同,你需要考虑对其进行调整和预测试以保证它对具体使用环境的相关性。如果你准备自制问卷,我们建议你参考本章末尾的参考资料。

问卷调查法也有一些缺点。例如,一个公认的问题是,预先编码的应答选项可能不够全面,无法容纳所有的答案,会迫使参与者选择一个不能代表他们真实看法的观点[33]。我们还假设所有受访者都会以同样的方式理解问题,而且没有办法像一对一访谈那样澄清问题。无应答会影响数据的质量,从而影响结果的推广性。为了克服这些挑战,评估问卷的设计可以包括开放式问题、封闭式问题(例如:是/否)、指定类别的勾选问题、量表项目(例如:李克特评分量表,包含强烈同意或强烈不同意),以及让参与者发表评论的机会,以获取任何其他可能无法收集的相关信息。

个别访谈法

Cohen 等人[34]将研究访谈定义为"由访谈者发起的、以收集研究相关信息为目的的双人对话"。访谈在教育评估和研究中有多种用途。它可以用于:

- 收集所提出评估问题的信息。
- 为新的假设或研究问题提出想法。
- 作为主要数据来源或与其他评估方法结合使用。
- 验证研究结果。

- 对其他评估方法所产生的新主题进行深入探讨。
- 检验既有的假设[35]。

此外,访谈法是案例研究工作获得内在效度的有力途径,也是对其他教育评估方法所产生的新主题进行深入探索的有力途径。

焦点小组法

焦点小组是一种小组访谈形式,小组内的讨论和互动是方法的一部分[36]。鼓励受访者交谈、交流想法、讲故事、评论彼此的想法,并互相提问。这种方法常用于探索学习者的知识和经验,以及确定他们的想法和原因。焦点小组的理念有助于澄清在一对一访谈中可能不太容易获得的想法和观点。

Krueger 和 Casey[36]提供了关于小组构成、组织(4~8 人是一个理想的数字)、分析和撰写结论的建议。强烈建议对焦点小组的访谈进行记录和转录,以便进行详细分析。建议使用数字录音机和边界麦克风(360°捕捉话音)来录制整个团队的声音,这样音质更好。此外,音频文件可以存储在电脑上,也可以发给参与者和同事征求意见。

群体共识技术

对于涉及中到大型团体教育活动的评估,已经开发了一些帮助达成共识的技术。这里介绍两种常用的方法。

滚雪球评论

这是一个基于小组的评估[6],通过一系列的步骤提出意见建议,对每条意见建议进行讨论、分享,并达成共识,直到最终对所有意见和建议达成共识,形成一个优劣清单,例如,对一门课程的评估达成共识的步骤如下:

- 对于正在评估的课程,每个人单独列出三个好的方面和三个不足的方面。
- 参与者结对,并对他们的建议进行讨论,直到结对者之间达成一致。
- 然后每两对组成 4 人小组,再次辩论观点并达成一致。
- 两对 4 人小组再组成 8 人组,再次辩论并达成一致结论。
- 一位发言人向所有参与者介绍该组的观点。

这是一个很好的方法,因为它让每个人都参与进来,并在理想情况下达成共识和结论,但它需要花费时间。

名义小组技术

这是另一种以群体为基础达成共识的方法。它与上述滚雪球评论不同,每个人都会提出自己的观点,然后收集所有的观点并投票。步骤如下:

- 依次向每个人询问其对本课程最好和最无价值方面的意见反馈。
- 收集评论并在挂图纸上不重复地列出评论,也就是说,假如小组中有两名成员认为餐饮不太好,这个评论只会列出一次。
- 主持人继续在小组中走动,直到所有(唯一的)评论都穷尽。

促进评估结果的使用

判断评估质量会问的一个基本问题是"结果被使用了吗?"。无论评估策略设计得多么完美,对评估者来说,关键问题是结果能否反馈到系统中并会基于评估结果采取行动? "使用"对不同的人有不同的含义。在评估相关文献中描述了五种不同类型的"使用"[37]:

- **工具性使用**:当评估直接影响决策并产生变化时。此类使用的证据包括由评估产生的决定和行动,包括建议的实施。
- **概念性使用**:评估结果没有导致立即对项目作出任何新决定,但能够帮助人们以新的方式理解项目或改变人们的一般性思维。
- **启发性使用**:与概念使用相关,但更侧重于评估结果是否为该领域增加了知识,从而可以被任何人使用,而不仅仅是项目参与者或评估者。
- **过程性使用**:个人和组织因参与评估受到何种影响。它承认参与评估可以使人们的思维方式、行为方式和决策方式发生变化,进而导致文化和组织变革。
- **象征性使用**:评估作为一项要求或政治举措,而不是服务于一个明确的需要。这不是一种理想的或推荐的评估用途。

有大量关于评估结果使用的理论和实证研究。Johnson 等人[37]对该领域文献进行了系统回顾,确定了增加评估结果使用的三大类因素:①利益相关者的参与;②与实施有关的特征;③决策或政策制定的特征,评估实施的背景。下面将详细阐述与讨论这些发现。

关于评估的使用,最有力证据属于利益相关者的参与,包括早期参与、不同利益相关者群体的参与,以及在整个评估过程中沟通良好并持续参与的评估者。

与实施相关的特征包括评估方法的质量和信度、

评价者的能力以及及时 / 相关的报告。然而,这一类中最关键的因素与评估者 / 用户的沟通有关。沟通的频率和质量是重要的因素,传播也是如此。此类别中的另一个有趣元素是评估者提出的建议类型;更具体地说,与没有实际意义的宽泛的陈词滥调相比,如果建议是详细且可操作的项目,它们更有可能导致变化。

提高使用率最重要的背景特征是评估使用者的个人特征。为了从用于评估的资源中获得最大价值,正确的决策者必须参与到评估结果中。重要的特征包括决策者在组织中的角色、他们拥有的权力类型、他们在组织中的位置以及他们的经验水平,这些对于提高结果被使用的概率至关重要。评估者考虑的一个重要因素是用户的"信息处理方式"——以口头交流的方式简要传播"报告"或简单地提供关键结论和建议,可能比书面报告更好。

教育评估中的挑战

任何评估都有几个常见的陷阱需要避免,其中一些在前面已提到过。以下是我们在从事医学教育评估工作中遇到的一些常见问题。

及时性

结果公布的时间是一个重要的考虑因素。计划和决策往往是在数据分析之前甚至是数据存在之前进行的。比起提供一份经过润色的最终报告,在规划者和决策者需要的时候及时向其提供结果更为重要。快速周转期对于评估来说通常是有必要的。使用其他形式的报告方式,如演讲、备忘录或公开讨论,都是替代冗长的正式报告的好方法(也受欢迎)。

推广性

项目评估通常非常局限,评估结果可能无法推广到其他情况。虽然在地方水平上,评估结果可能有用,但评估结果可能很难发表,因为从事医学教育评估的大多数评估人员都是学者,所以这是一项重要挑战。评估者必须说明该研究对文献的贡献,并全面描述其开展工作的背景,以便读者确定该评估对于他们所处具体情况的适用性。

可接受的标准

评估是"评价"或"判断"一个项目的成功。因此,需要一些比较的标准。让利益相关者定义什么是"成功"往往是一项挑战。是否 100% 的学员都获得了资格证? 如果 80% 的学员满意,那算不算成功?

只测量容易测量的东西

测量容易测量的东西是一个常见的误区。例如,发送一份调查问卷很容易,但当负面反馈是评估焦点时,采用案例研究或其他方法对其进行研究就难得多。同样,仅收集一个证据来源比尝试从三个不同领域收集证据进行三角互证更有吸引力。

调查的效度和信度

收集评估信息的一项重要活动包括证明测量指标的信度(一致性)和效度(准确性)。虽然完美的信度和效度是不可能实现的,但重要的是要知道任何工具的局限性,以及你对所收集的信息有多大的信心。无论你使用的是在文献中已发表的工具,还是改编工具,或是你自己开发的工具,重要的是所使用测量指标的效度和信度。

调查疲劳和低回复率

医学教育中的实习生和学生会收到很多调查。低回复率会带来严重的效度问题。虽然 70% 的回复率过去被认为是调查研究的一般标准,但众所周知,回复率多年来一直在下降,现在往往更低。你需要尽可能保持调查数量和长度的合理性。值得考虑对特殊的一次性调查提供奖励以提高回复率,特别是在学生中进行的调查。请记住,最重要的不是回复率本身,而是你是否得到了准确的情况(或有代表性的样本),因为你的目的是要了解作为政策接受者整个群体的情况。

平衡积极和消极

人们很容易陷入忽视项目的积极成果而强调消极结果的陷阱。在评估研究中,甚至是国家质量保障组织的巡视中,有很多类似的案例。除了一两个可能自身存在问题的人心怀不满外,所有人都对教学感到满意。而巡视小组可能只考虑到不满者的所有担忧,但忽略掉了其他证据。所有这些都出现在评估报告中,对负面因素的强调(尽管负面因素可能很小),可能扭曲了结论。即使后续调查可能表明这些说法在事实上是不正确的,但伤害已经造成。

小结

评估是医学教育的重要组成部分,需要严格和系统地开展,同时要关注其效用。需要对许多不同领域有良好的理解,才能够开展有意义的评估,并应用评估改进医学教育项目。我们的最终目标是通过设计、实施和使用评估来改善培训,促进医疗卫生服务的质量并提升人口健康。

医学教育评估的实例

例 1:促进课程的持续改进

内容

一个医学本科课程的内部评估小组希望加强评估结果的使用,并希望建立一个新流程处理对课程的改进建议。为了实现这一目标,我们制定的流程中涵盖了较为丰富的内容,包括在审查评估结果和制定建议方面开展积极合作,为每个建议指派一名教师牵头人,监控所采取的行动,并定期向相关委员会报告建议及其现状。还开发了一个逻辑模型来说明输入、活动、输出和结果。

项目的目的

促进课程的持续改进,为建立一个学习型组织作出贡献。

项目目标

1. 不断提出项目改进的建议。
2. 确保所建议的改进方案得到落实。
3. 在规划和决策中增加评估结果的使用。
4. 证明项目改进符合国家认可标准。

设计

混合方法,包括对实施过程的访谈,对关键量化结果的前后比较(表 30.1)。

沟通计划

为确保内部和外部利益相关者参与评估的整个过程,我们制定了一个沟通计划。沟通计划包含一份书面评估报告、一份幻灯片演示、一份两页的总结,以及一个可以通过互联网访问的非正式的简短视频。

例 2:评估 e-clips:评估能力建设项目

用于支持教职人员的学习、探究和实践社区(CLIPs)模型是在高等教育背景下开发的。该模型旨在帮助专业人士与组织机构更大的目的与目标建立关联,利用评估来改进实践[38]。CLIPs 是一种实践型社区形式[39,40],或者是为实现所有参与者重视的目标而组成的团体。这些非正式的、充满活力的团体支持着专业人士在支持性组织中一起学习。该项目由一个支持医学教育项目的内部评估服务机构实施。CLIPs 小组有 3~7 人,由选择了共同的评估问题和项目的人员构成。小组中有 1 位组员作为主持人。评估部门的 1 位在评估和引导方面具有专业知识的"向导"支持多个小组的工作。该方案在 18 个项目中进行了试点。

由外部评估人员进行的评估涉及下列问题:①是否实现了期望和预期结果;②该项目是否建立了评估能力;③什么因素影响了实施、产出和利用? 外部评估员采用了质性研究的方法,与 CLIPs 的小组负责人进行了个别访谈,并与参与该项目的评估部门人员进行了焦点小组讨论。

对项目团队负责人的访谈表明,CLIPs 项目在参与者、项目、评估部门和医学院层面成功实现了一些预期的评估能力建设成果。在参与者层面,对评估的理解与认识有所提高,参与的教师也有了更多的独立评估活动。在项目层面,CLIPs 推动了更高质量的评估,并促进了更多地使用证据来改进项目和决策。在评估部门层面,CLIPs 促进了与新的利益相关者之间

表 30.1 评估大纲设计

评估问题	指标	可接受的标准	数据收集方法	数据资源
新流程是否按照计划实施?	活动执行的程度	所有活动都在进行中	调查	内部评估人员、相关委员会成员
流程实施的推动因素和障碍是什么?	挑战和促进因素	促进因素大于挑战	访谈	内部评估人员、相关委员会成员
是否采纳了大量的项目改进建议?	已处理或正在处理的质量报告建议的数量	提高建议的采纳率,第三年达到 100% 采纳	管理、记录	
是否达到认证要求?	实施前后的认证报告	在下一次考察中,认证机构给出较强的评估报告	审查报告	认证报告

关系的发展,并使学员委员会上的评估利益相关者的知识更丰富、参与更积极。在学院层面,形成了 CLIPs 校友小组,开始作为内部评估倡导者发挥作用。这种"边做边学"的项目设计,对于在项目实施的背景下建立评估能力来说,似乎是一种非常具有成本效益的机制。

评估产生了一些重要的能力建设成果,即使对那些参与有限的人来说,也从相对较小、简单和低成本的干预中获得了这些成果。根据反馈意见,对项目的执行方式作了一些改变,但该模式总体上被认为是成功的,并被继续采用。

例 3:评估实习生和住院医师的准备程度

有些时候,评估问题涉及一个更大项目的有效性,而不是一个课程的个别组成部分。学生在开始以病人为基础的全日制学习(通常称为"临床见习")之前的准备程度,是医学培训前两年的一个重要成果。同样,新的医学毕业生开始为第一年的住院医师培训做好准备,是最后两年医学培训的重要成果。"准备就绪"是一个关键指标,可以衡量一门课程是否能够使学生在本科培训的中途和结束时达到预期的能力。尽管确定学生是否准备就绪的最有效方法是询问他们学了多少,但有大量证据表明,自我评估数据并不能准确衡量个人表现。然而,采用见习准备调查和住院医师准备调查的最近研究结果[41-43]表明,医学生和新住院医师的自我评估汇总后对于评估整个项目的有效性是可靠的。

在英属哥伦比亚大学本科医学教育课程中,见习准备调查和住院医师准备调查被用来确定本科医学系学生和新住院医师是否为下一级培训做好了准备。这些调查有四个方面的特点:第一,调查打分题项以教育项目目标为蓝图,用基于胜任力的关键医师任务进行设计;第二,调查以自我评估为框架;第三,评分量表以独立的概念为基础;第四,调查分别在见习和住院医师开始工作 4 个月和 8 个月后进行。

对调查打分题项的分数进行汇总,并将题项从高到低进行排序,就可以发现各批学员的相对优势和劣势。通过比较医学生和住院医师在两个调查共同题项上的评分,就可以识别出课程的功能——哪些课程能使学习者达到高于预期的能力,或者哪些课程未能做到这一点。这些数据帮助教师确定改进课程的优先级,发现并学习有效的教育实践。

我们发现,在使用评估结果的过程中,吸引教师并促进数据使用的有力手段包括:总结关键结论、使用视觉效果、跟踪一段时间内的变化、提供学生和住院医师的意见,以及与教师密切合作以制订建议。与学生分享评估结果也非常有利于学习;大三学生可能想知道,在应届毕业生看来,在哪些方面如果能有更多帮助会更能受益。在项目的早期阶段,了解同龄人眼中的挑战对于指导学习是非常有效的。学生们也很高兴知道这些评估结果被教师用来改进课程、支持他们的学习。

致谢

感谢 David Wall 教授,他是本章上一版的作者,为本章提供了基础。

参考文献

1 Fink, A. (2005). *Evaluation Fundamentals: Insights into the Outcomes, Effectiveness, and Quality of Health Programs*, 2e. Thousand Oaks, CA: Sage.

2 Blanchard, R.D., Torbeck, L., and Blondeau, W. (2013). A snapshot of three common program evaluation approaches for medical education. *Academic Medicine* 88: 146.

3 Goldie, J. (2006). AMEE educational guide no. 29: evaluating educational programmes. *Medical Teacher* 28 (3): 210–224.

4 Norcini, J.J., Blank, L.L., Duffy, F.D., and Fortna, G.S. (2003). The miniCEX: a method of assessing clinical skills. *Annals of Internal Medicine* 138: 476–483.

5 Mohanna, K., Wall, D., and Chambers, R. (2004). *Teaching Made Easy – A Manual for Health Professionals*, 2e. Oxford: Radcliffe Medical Press.

6 SCOPME (1996). *Appraising Doctors and Dentists in Training*. London: Standing Committee on Postgraduate Medical and Dental Education.

7 General Medical Council (2013). The Good Medical Practice Framework for Appraisal and Revalidation. https://www.gmc-uk.org/-/media/documents/The_Good_medical_practice_framework_for_appraisal_and_revalidation___DC5707.pdf_56235089.pdf (accessed 26 June 2018).

8 Preskill, H. and Russ-Eft, D. (2005). *Building Evaluation Capacity*. Thousand Oaks, CA: Sage.

9 Patton, M.Q. (2008). *Utilization-Focused Evaluation*. Thousand Oaks, CA: Sage.

10 Donaldson, S.I., Patton, M.Q., Fetterman, D.M., and Scriven, M. (2010). The 2009 Claremont debates: the promise and pitfalls of utilization-focused and empowerment evaluation. *Journal of Multidisciplinary Evaluation* 6: 15–57.

11 Vassar, M., Wheeler, D.I., Davison, M., and Franklin, J. (2010). Program evaluation in medical education: an overview of the utilization-focused approach. *Journal of Educational Evaluation for Health Professions* 7: 1.

12 Kirkpatrick, D.I. (1967). Evaluation of training. In: *Training and Development Handbook* (ed. R. Craig and I. Mittel), 87–112. New York: McGraw Hill.

13 Belfield, C.R., Thomas, H.R., Bullock, A.D. et al. (2001). Measuring effectiveness for best evidence medical education: a discussion. *Medical Teacher* 23: 164–170.

14 Parker, K. (2013). A better hammer in a better toolbox: considerations for the future of programme evaluation. *Medical Education* 47: 434–442.

15 Kirkpatrick, J.D. and Kirkpatrick, W.K. (2016). *Four Levels of Training Evaluation*. Alexandria, VA: ATD Press.

16 Moreau, K.A. (2017). Has the new Kirkpatrick generation built a better hammer for our evaluation toolbox? *Medical Teacher* 39: 999–1001.

17 Stufflebeam, D.L. (1983). The CIPP model for program evaluation. In: *Evaluation Models. Evaluation in Education and Human Services*, vol. 6 (ed. G.F. Madaus, M.S. Scriven and D.L. Stufflebeam), 117–141. Dordrecht: Springer.

18 Stufflebeam, D.L. (2003). The CIPP model for evaluation. In: *International Handbook of Educational Evaluation*, vol. 9 (ed. T. Kellaghan and D.L. Stufflebeam), 31–62. Kluwer International Handbooks of Education. Dordrecht: Springer.

19 Stufflebeam, D.L. and Shinkfield, A.J. (2007). *Evaluation Theory, Models, & Applications*. San Francisco, CA: Jossey-Bass.

20 Fetterman, D.M., Wandersman, A., and Millett, R.A. (2005). *Empowerment Evaluation Principles in Practice*. Thousand Oaks, CA: Sage.

21 Fetterman, D.M., Deitz, J., and Gesundheit, N. (2010). Empowerment evaluation: a collaborative approach to evaluating and transforming a medical school curriculum. *Academic Medicine* 85: 813–820.

22 Kellogg Foundation (2004). Logic Model Development Guide. https://ag.purdue.edu/extension/pdehs/Documents/Pub3669.pdf (accessed 25 June 2017).

23 Knowlton, L.W. and Phillips, C.C. (2009). *The Logic Model Guidebook: Better Strategies for Great Results*. Thousand Oaks, CA: Sage.

24 Bedward, J., Davison, I., Field, S., and Thomas, H. (2005). Audit, educational development and research: what counts for ethics and research governance? *Medical Teacher* 27: 99–101.

25 Boyer, E.L. (1990). *Scholarship Reconsidered: Priorities of the Professoriate*. Menlo Park, CA: Carnegie Foundation for the Advancement of Teaching.

26 Dyrbye, L.N., Thomas, M.R., Mechaber, A.J. et al. (2007). Medical education research and IRB review: an analysis and comparison of the IRB review process at six institutions. *Academic Medicine* 82: 654–660.

27 Egan-Lee, E., Freitag, S., Leblanc, V. et al. (2011). Twelve tips for ethical approval for research in health professions education. *Medical Teacher* 33: 268–272.

28 Morrison, M. (2005). Ethics. In: *Encyclopedia of Evaluation* (ed. S. Mathison). Thousand Oaks, CA: Sage.

29 Worthen, B.L., Sanders, J.R., and Fitzpatrick, J.L. (1997). *Program Evaluation: Alternative Approaches and Practical Guidelines*, 2e. New York: Longman.

30 Mayne, J. (2001). Addressing attribution through contribution analysis using performance measures sensibly. *Canadian Journal of Program Evaluation* 16: 1–24.

31 Mayne, J. (2012). Contribution analysis: coming of age? *Evaluation* 18 (3): 270–280.

32 Mayne, J. (2008). Contribution Analysis: An Approach to Exploring Cause and Effect. *ILIC Brief* (16): Rome: The Institutional Learning and Change Initiative. https://cgspace.cgiar.org/handle/10568/70124 (accessed 10 July 2017).

33 Bowling, A. (1997). *Research Methods in Health*. Buckingham: Open University Press.

34 Cohen, L., Manion, L., and Morrison, K. (2000). *Research Methods in Education*, 5e. London: Routledge Falmer.

35 Henry, R.C. and Wright, D.E. (2001). When do medical students become human subjects of research? The case of program evaluation. *Academic Medicine* 76: 871–875.

36 Krueger, R.A. and Casey, M.A. (2009). *Focus Groups: A Practical Guide for Applied Research*. Thousand Oaks, CA: Sage.

37 Johnson, K., Greenseid, L.O., Toal, S.A. et al. (2009). Research on evaluation use: a review of the empirical literature from 1986 to 2005. *American Journal of Evaluation* 30: 377–410.

38 Parsons, B. (2010). Communities of Learning, Inquiry, and Practice (CLIPS). AEA365: A Tip-a-Day by and for Evaluators. http://aea365.org/blog/beverly-parsons-on-communities-of-learning-inquiry-and-practice-clips (accessed 10 July 2017).

39 Wenger, E., McDermott, R., and Snyder, W. (2002). *Cultivating Communities of Practice*. Boston: Harvard Business School Press.

40 Parsons, B.L., Lovato, C.Y., Hutchinson, K., and Wilson, D. (2016). Building evaluation capacity through CLIPs: communities of learning, inquiry and practice. *New Directions for Program Evaluation* 151: 21–36. Jossey-Bass and the American Evaluation Association.

41 Peterson, L.N., Rusticus, S.A., Eva, K.W., and Lovato, C.Y. (2012). A readiness for clerkship survey; can self-assessment data be used to evaluate program effectiveness? *Academic Medicine* 87 (10): 1355–1360.

42 Peterson, L.N., Rusticus, S.A., Wilson, D.A. et al. (2015). Readiness for residency: survey to evaluate undergraduate medical education programs. *Academic Medicine* 90: S36–S42.

43 Peterson, L.N., Rusticus, S.A., Eva, K.W. et al. (2017). Using the readiness for clerkship and residency surveys to evaluate the effectiveness of four MD Programs: a cross-institutional generalizability study. *Academic Medicine* 92 (11): S100–S109.

拓展阅读

Andres, L. (2012). *Designing and Doing Survey Research*. London: Sage.

Better Evaluation. An international collaboration to improve evaluation practice and theory by sharing and generating information about options (methods or processes) and approaches. https://www.betterevaluation.org/ (accessed 26 June 2018).

British Educational Research Association (2011). Ethical guidelines for educational research. British Educational Research Association, Southwell. www.bera.ac.uk/researchers-resources/publications/ethical-guidelines-for-educational-research-2011 (accessed 10 July 2017).

Cohen, L., Manion, L., and Morrison, K. (2000). *Research Methods in Education*, 5e. London: Routledge Falmer.

Cook, D. (2010). Twelve tips for evaluating educational programs. *Medical Teacher* 32: 296–301.

Donaldson, S.I., Christie, C.A., and Mark, M.M. (2009). *What Counts as Credible Evidence in Applied Research and Evaluation Practice?* Thousand Oaks, CA: Sage.

Fry, D.A. and Hemmer, P.A. (2012). Program evaluation models and related theories: AMEE guide 67. *Medical Teacher* 34: e288–e299.

Owen, J.M. (2007). *Program Evaluation: Forms and Approaches*, 3e. New York: Guildford Press.

Torre, D.M. and Common, D.B. (2013). Evaluation designs in medical education I. *Academic Medicine* 88 (11): 1784.

Torre, D.M., Ferris, A., Daley, B., and Durning, S.J. (2016). Common evaluation designs in medical education II. *Academic Medicine* 91 (11): 1584.

Torre, D.M., Ferris, A., Daley, B., and Durning, S. (2016). Common evaluation designs in medical education III. *Academic Medicine* 91 (12): 1707.

Western Michigan University. Evaluation Checklists. https://wmich.edu/evaluation/checklists (accessed 10 July 2017).

Yarbrough, D.B., Shulha, L.M., Hopson, R.K., and Caruthers, F.A. (2011). *The Program Evaluation Standards: A Guide for Evaluators and Evaluation Users*, 3e. Thousand Oaks, CA: Sage.

（翻译：汪颖；审校：由由）

31 知识综述

Lauren A. Maggio[1], Aliki Thomas[2], and Steven J. Durning[1]

[1]Division of Health Professions Education, Department of Medicine, Uniformed Services University of the Health Sciences, Bethesda, MD, USA

[2]Centre for Medical Education, School of Physical and Occupational Therapy, Faculty of Medicine, McGill University, Montreal, Quebec, Canada

 本章要点

- 知识综述总结了一系列的工作,从而提供关于一个主题的已知状况,并强调未来研究的方向。
- 文献综述和知识综述是不同但相关的综述过程,虽然这两个术语经常互换使用,但它们并不是同义词。
- 知识综述有多种类型(如叙述性综述、系统综述、伞状综述、范围综述、现实主义综述等)。
- 进行知识综述是一个系统的多步骤过程。
- 知识综述可以为教育实践、政策和研究提供信息。

引言

在过去的 20 年里,有关医学教育(HPE)主题的出版物数量急剧增加[1]。仅在 2016 年,PubMed 上就有超过 25 000 篇关于 HPE 主题的文章。对于 HPE 领域的大多数人来说,其阅读量不可能跟上如此大量的文章。为了帮助整合如此多的研究,研究人员正在越来越多地创建、使用和参考知识综述。

在本章中,我们给出知识综述的定义并描述它的特点。我们还将知识综述置于 HPE 的背景中,讨论如何使用知识综述,以及 HPE 中普遍存在或适合使用的五种知识综述。接下来,我们为那些寻求进行知识综述的人概述了一个七步流程。最后,我们将探讨如何在 HPE 中进行知识综述的培训。

什么是知识综述?

知识综述,有时也被称为综合学术(integrative scholarship)[2],是对现存文献的全面回顾。知识综述的"理念"并不是一个新概念。哲学中的知识综述实际上可以追溯到 12 世纪。在 17 世纪,新的统计技术和程序被开发出来以综合文献,并在天文学中尤其常见。在 20 世纪初,基本的 meta 分析(一种知识综述)程序被开发出来,以解决越来越多的健康相关研究。直到 20 世纪 70 年代,教育学、心理学和社会科学领域的研究人员和统计学家才开始推进更现代的 meta 分析技术。随后的几十年里,出现了进行知识综述的方法,包括国际循证医学协作组等国际组织开发的系统综述和 meta 分析。这些旨在确定特定干预措施效度的综合方法,以定量分析为主,并在方法学上使用了严格和复杂的技术,但全世界的健康保健系统都面临着新的、多方面的、日益复杂的问题,无法用传统的定量方法进行研究[3]。个别病人和病人群体所面临的多方面的生物 - 心理 - 社会问题,需要使用新的方法或包括质性和定量相结合的方法来提供更"复杂"的研究证据。

基于这些方法的系统综述改变了健康研究的视域,但这些方法本身也被批评为无法解决非常复杂的问题,如探索病人对疾病的看法,确定解释干预措施效度的基本理论,或了解接受干预措施的促进因素和障碍。因为传统的系统综述方法可能不足以解决这些问题,所以可能需要其他类型的搜索方法(如侧重于识别关键理论的滚雪球式检索论文)和分析技术(如主题分析、扎根理论)[4]。

医疗照护研究证据的特点和广度的演变推动了新的知识综述方法的出现(如批判性解释综述、系统综述、meta 分析、meta 民族志、叙述性综述、现实主义综述、范围综述、映射综述、速览性综述),本章将进一步介绍其中的一些方法[4]。对这些方法的详细描述超出了本章的范围,但我们为有兴趣进一步了解的读者提供了一份参考文献和拓展阅读清单。

文献综述和知识综述是不同但相关的综述过程。虽然这两个术语经常被互换使用,但它们并不是同义词。无论是进行文献综述还是知识综述,作者必须意识到两者的区别,并就所提出的问题或手头的任务最适合的综述类型作出决定(例如,在任何经验性研究之前对文献进行初步回顾)。

不同于知识综述,文献综述通常被认为是比较粗略的方法,用于获取某一特定领域或研究领域的知识状况的总体概况。因此,它们是确定文献中的差异和为下一步研究计划提供信息的理想方法。人们并不期望进行正式的批判性评价,其产出往往是对所选领域的知识状况的叙述性说明。因此,对于开展实证工作的个人来说,文献综述是一个重要的起点,它可以确定一项研究的研究问题、方法论和对该领域的潜在贡献,也可以避免不必要的重复研究[5]。

为什么在医学教育中使用知识综述?

HPE 是一个复杂的领域。教育研究者经常提出基于不同认识论观点的复杂问题,而这些问题存在众多的研究方法。鉴于现有的众多综合方法,为正确的问题选择研究方法是一种挑战。事实上,校准的概念——为正确的问题选择正确的综合方法——是知识综述的核心,也是实证研究的核心。

需要注意的是,良好的知识综述需要在开始综述前和综述过程中都作出许多判断和决定。在开始综述之前的决定是关键,因为要纳入的研究是在这些决定完成和报告之后确定的。因此,作者可能已经知道许多被纳入的研究结果。重要的是,作者对以往研究的了解,可以帮助作者将注意力集中在关键的需求领域,从而促进综述问题的制定、选择研究的标准、分析的比较以及确定综合报告中的结果。

实施知识综述有四个主要原因:①通过总结大量工作,提供一个领域的知识现状;②找出文献中的差异,以及和现有知识的差异;③为以后的研究提供途径;④创建可以为教育实践和/或政策提供信息的知识"工具"[5]。知识综述可用于创建知识工具,例如一组指南和/或指导意见或类似《医学教师》中"12项技巧"等专门的出版物。HPE 研究人员和从业人员可以参考和利用这些资源开展重要的教学、评估或制定教育政策。因此,知识综述可服务于各种 HPE 利益相关方的需求。

知识综述的类型

作者们出于不同的原因,从不同的视角来进行文献综述。因此,没有单一的方法或"金标准"来进行知识综述[6]。文献中已经确认了超过 25 种不同类型的知识综述[4]。在本章中,我们将讨论 HPE 中最常用的五种类型:叙述性综述、系统综述、伞状综述(又称 meta 分析)、范围综述和现实主义综述。我们选择这些是基于它们在 HPE 中的普遍性,并且因为它们有可能帮助 HPE 研究人员回答 HPE 中出现的复杂、跨学科的问题。我们的选择也代表了具有一系列理论和认识论基础的知识综述实例——从植根于实证主义的系统综述(例如,知识可以通过观察来验证)到受建构主义理论影响的范围综述,后者植根于知识由社会建构的信念。关于研究范式的更多内容,请参见本书第 27 章。更具体地说,Gordon 提供了一个关于为 HPE 知识综述选择研究范式的概述[7]。

在下面的章节中,对于每一种知识综述类型,我们都会酌情讨论典型的研究问题、相关的方法学框架、批判性评价过程的使用以及实用技巧。对这里所介绍的方法以外的知识综述方法感兴趣的读者,应该参考 Tricco 的知识综述分类学[4]和 Kastner 关于如何选择合适的综述类型的指南[8]。对于每一种知识综述类型,我们都会描述其主要特征,并提供其在 HPE 实践和研究中的使用实例。在适当的地方,我们还介绍在 HPE 背景下进行综述的潜在挑战。由于我们只提供了每种类型的概述,我们在本章末尾的拓展阅读部分为对每种知识综述操作细节感兴趣的读者提供了补充参考。

知识综述的方法和执行方式可能有所不同。例如,根据知识综述的类型(如范围综述与系统综述),综述可能包含各种信息来源,从经验性研究到述评。另外,根据方法学和综述问题,知识综述可能会也可能不会使用正式的批判性评价过程来评估所纳入研究的质量[8]。在本章中,我们描述了五种选定的知识综述类型的异同,并在知识点 31.1 中强调了它们[9-14]。

叙述性综述

叙述性综述被称为知识综述的"最简单形式",通常描述基于现有已发表文献的话题或主题的已知内容[15]。叙述性综述很少包含对正式搜索或如何选择和纳入文章的描述。相反,作者采取一种建构主义的

知识点 31.1 五种类型的知识综述

我们提供了一个不同知识综述类型的比较。需要注意的是,这并没有硬性规定,知识综合可能与这些概括有所不同。

	叙述性综述[a]	系统综述	伞状综述/meta 分析	范围综述	现实主义综述
方法论框架	据我们所知,目前还没有	BEME[9]	Aromataris[10]	Arksey[11]	Pawson[12]
认识论	不尽相同	实证主义	实证主义	建构主义	现实主义者
检索方式	一般来说不全面	综合检索	综合检索	综合检索	综合检索
包括的材料类型	一般来说,期刊文章	期刊文章	系统综述	所有格式的材料都可以	所有格式的材料都可以,重点是理论
批判性评价	不需要	需要	需要	不需要	不需要
团队成员	可能是单个作者,但一般是多个作者	一般是多个作者	一般是多个作者	一般来说有多个作者,包括利益相关者	一般来说有多个作者,包括利益相关者
报告规范	无	PRISMA[13]	无	无	RAMESES[14]

[a] 叙述性综述和文献综述非常相似。

方法,利用他们的自由裁量权,从他们认为适合纳入的各种材料中选择证据,并对其内容进行评论。例如,在叙事性综述《好的教学就是好的教学:有效医学教育者的叙述性综述》[16]中,作者指出,他对好教师特征的描述是基于文献的,但也是在他作为职业教育者在职业生涯中与教师互动的结果。

叙述性综述被批评为难以或无法复制,而且容易产生偏倚[17]。然而,叙述性综述可以帮助 HPE 研究人员从头开始了解一个主题,学习一个主题的词汇,并确定相关趋势、争议和进一步研究的需求[15]。此外,叙述性综述往往在 HPE 中被很好地引用[18]。例如,叙述性综述文章《基于问题的学习:关于其结果和实施问题的文献回顾》[19]是目前 HPE 中被引用最多的文章。

系统综述

系统综述被定义为:"对一个明确提出的问题进行回顾,使用系统和明确的方法来识别、选择和批判性地评估相关研究,并收集和分析被纳入回顾的研究数据[20]。"系统综述在循证医学运动中得到普及,它根植于实证主义传统,并寻求提供一个可观察或可测量的真理,并可应用于实践[6]。在 HPE 中,系统综述变得越来越普遍,这可能部分归功于医学教育最佳证据(BEME)合作组织的努力,该组织支持系统综述

的创建和传播,并日益强调在教育实践和政策中采纳 BEME 综述的重要性[21]。(见知识点 31.2[22-25])

 知识点 31.2 聚焦:医学教育最佳证据(BEME)合作组织

BEME 合作组织成立于 1999 年,该组织反对将教育方法建立在道听途说之上[22]。为此,这个由医学教育工作者组成的国际团体致力于促进现有最佳证据的传播,面向 HPE 从业人员发表或同行评议高质量综述,并在 HPE 中创造一种循证文化。BEME 合作组织已经支持了 40 多个 BEME 指南,涵盖了从跨专业干预的效果[23]到职业选择的探索[24]等各种 HPE 主题。虽然大多数 BEME 指南是系统综述,但也有其他类型的知识综述,如现实主义综述[25]。

系统综述包括一个明确的问题和清晰的记录方法,包括全面的文献搜索,明确的研究纳入和排除标准,以及对纳入的研究进行批判性评估的标准。系统综述是资源密集型的,据记载,每项综述平均有 5 名小组成员,平均完成时间为 67.3 周[26]。越来越多的期刊要求进行系统综述的研究人员使用系统综述和 meta 分析的首选报告项目(PRISMA)声明[13]来指导综述的报告。PRISMA 流程图包括一个 27 项的必要细节检查表,以使未来的研究人员能够复制该综述,

并增加透明度。

系统综述的作者主要是想回答一个具体的与实际有关的研究问题,即什么是最佳实践(比如什么是最有效的)[15]。例如,有些 HPE 研究者和 / 或从业者,对比较在线学习与传统的面对面教学方法效果感兴趣,就可以通过实行或阅读系统综述来获得很好的帮助。对于试图研究一个宽泛的问题或尚无文献基础的新课题的研究者或实践者来说,系统综述可能不太合适。

在系统综述中,对所纳入的研究分析包括定量、质性或两种方法的结合。如果采取定量方法,那么系统综述包括对综述中各个研究的数据进行 meta 分析。meta 分析旨在使用数据提取技术和统计方法来汇总每个纳入研究的定量数据,以评估各研究结果的一致性,调查研究结果出现差异的潜在原因,并计算带有置信区间的总体效应大小,以确定干预的效度[15]。例如,Brydges 等人发表了一项系统综述和 meta 分析,重点是基于模拟的培训,分析并汇总了其在支持学习者进行自我调节学习活动的干预效果[27]。关于系统综述的进一步信息,包括 meta 分析,请见本书第 28 章。

HPE 系统综述也因为只提供关于所纳入研究的有限细节以及过于抽象而受到批评[28]。这种缺乏细节的做法使得系统综述对教育实践中试图利用证据的教育工作者来说价值有限。此外,系统综述还因为不能产生适用或相关的结果遭到批评。为了帮助解决这一问题,Gordon 提出了"健康教育中循证报告的结构化方法"(STORIES)声明,该声明以 PRISMA 声明等资源为基础,包含了需要报告的关键教育元素[29]。(知识点 31.3)

 知识点 31.3　STORIES 声明

为了指导 HPE 中知识综述的报告,Gordon 和 Gibbs 在 2014 年发布了《健康医疗教育中循证报告的结构化方法(STORIES)声明》[29]。STORIES 声明包含 25 个项目,指导用户完成知识综述从标题构建到得出结论的全过程。其中一部分项目来自早期的知识综述指南[13,14];但是,有几个项目侧重于教育。一个例子是项目 17"描述教育报告的质量评估方法"[29]。此外,还要求用户考虑综述对教育工作者的影响。尽管不是一个规定性的检查表,但 STORIES 声明对 HPE 知识综述的作者和同行评议是有帮助的。

伞状综述

伞状综述或 meta 分析整合并综合了来自多个系统综述和 / 或针对同一主题的 meta 分析的证据[15,30]。伞状综述可以包括质性和 / 或定量研究。随着已发表的系统综述数量的增加,伞状综述使研究人员能够在一个资源中总结关于某一主题的整体知识,以回答某一特定问题。此外,伞状综述提供了比较和对比系统综述结果的机会,以阐明一个主题现有证据的一致性或不一致性[10]。基于系统综述和类似的目的,伞状综述也植根于实证主义范式。然而,随着研究人员越来越多地进行质性的 meta 分析,他们也在基于另一种范式来处理伞状综述,以最适合他们的回顾。

在 HPE 中,伞状综述对研究人员和从业人员寻找既往综述已充分涉及的主题信息是有帮助的。例如,许多系统综述研究了模拟教育的效果。为了汇集这些综述,最近发表了一个伞状综述《在护理本科教育中使用基于模拟的学习:伞状综述》,并在 25 个系统综述的基础上得出结论[31]。

对伞状综述的批评是,它们会受到关于某一主题最初的系统综述质量和全面性的限制[30]。此外,作为对许多系统综述的提炼,伞状综述与所包含的原始研究相差两步。因此,对于一些 HPE 实践者来说,这种类型的知识综述可能不会产生必要的细节,不需要重新审视原始研究或系统回顾。

范围综述

范围综述试图回答广泛的、探索性的问题,以勾勒关键概念,描述可用证据的类型,并确定特定主题研究的差异[32]。完成范围综述也是为了确定研究人员是否应该对某一主题进行全面的系统综述[33]。例如,《一项范围综述:医学教育中对学习者的反馈——已知的是什么?》的作者[34]提出了反馈文献的详细路线图,并在最后为读者提供了未来系统综述研究问题的建议。在 HPE 中,从业者可能会发现范围综述在引导他们了解某个主题的整体方面很有价值,特别是当该主题是 HPE 中一个新的和未知的领域。

在进行范围综述时,作者应进行系统和全面的搜索,以包括各种类型的材料,如原始的研究文章、观点文章、非公开发表的内部资料、网站信息等。范围综述要广撒网,还包括那些关注点广泛的材料,包括一系列研究设计、不同的学习者群体、各种教育机构以及一系列技能和能力。这样一来,范围综述的作者就从建构主义的角度进行操作。一旦获得搜索结果,作者就会综述和描述这些发现,生成一张地图——通常是表格、数字或图形的形式[33]。越来越多的研究人员被建议让利益相关者参与范围综述,并以他们可以接受的形式积极分发结果。与系统综述不同,范围综述的研究结果是迭代的、灵活的。对于是否有必要像系统综述那样在开始回顾前制订协议,以及在范围综述中是否要对所纳入的材料进行方法学上的批判性评估,人们的争论越来越多[15]。最后,尽管范围综述被描述为旨在"快速描绘支撑一个研究领域的关键概念"[11],但它却很耗时,需要大量的资源。

现实主义综述

现实主义综述的作者着重于试图了解干预措施是否发挥作用的机制,对谁、在什么情况下、在什么方面、为什么[12,35]?现实主义综述被建议用于试图实施或研究教育方法的 HPE 从业者,这些方法经常发生在独特而复杂的学习环境中[35]。现实主义综述植根于现实主义,认为"因果解释是可以实现的;社会现实主要是社会行动者的解释现实;社会行动者评价他们的社会现实"[36]。

现实主义综述的执行是迭代的,重点是测试理解和解释干预机制的理论。例如,Kehoe 发表了现实主义综述《支持国际医学毕业生向东道国的流动:一项现实主义综述》[37]。这篇现实主义综述首先对照文献中的国际医学毕业生项目的例子来确定和检验几个项目模式和理论。在这个过程中,作者使用被研究的项目作为案例,测试了现有理论的适用性,并产生了他们自己提炼的项目理论,他们认为这些理论可以解释为什么项目在特定情况下会成功或失败。与范围综述类似,为这一过程提供信息的指南鼓励作者将利益相关者纳入研究的各个部分,包括问题的制订和对结果的反馈。例如,Kehoe 让国际医学毕业生、项目主任、政策制定者和执业医师参与讨论相关理论,并判断综述结果的适用性[37]。

对于 HPE 来说,现实主义综述非常适合检验复杂干预措施的实施和评估的证据[36]。Wong 认为这种方法在 HPE 的几种情况下是有用的,包括对干预措施的试验产生了不一致的效果结局,而对何时、何人、对谁使用干预措施的共识有限;对新开发的干预措施进行测试,以确定它们如何有效、对谁有效;以及关于干预措施的现有材料主要是质性的或来自非公开出版的内部资料[35]。然而,由于现实主义综述的迭代性和灵活性,该领域的专家并不建议新手使用这种方法[12]。最后,现实主义综述由于其复杂性,往往相当耗时,是资源密集型的[36]。

进行知识综述

在上一节中,我们重点介绍了五种具体类型的知识综述。在这些描述中,我们界定了它们之间存在的一些差异,例如它们提出的问题或采用的搜索策略不同。尽管有这些潜在的差异,知识综述一般都有几个共同的关键步骤,这对其能否顺利进行至关重要[7]。根据 Tricco[38]提出的知识综述的通用步骤和 Cook[39]提出的实施系统综述的步骤,我们接下来介绍知识综述的七个共同步骤(图 31.1)。我们承认,这些步骤并非详尽无遗,而且根据所选择的知识综述类型而有所不同。我们鼓励想要对特定综述类型进行更深入讨论的读者查阅本章末尾拓展阅读的推荐资源。我们还在本章末尾的知识点 31.5[40-46]中提供了五种知识综述每个步骤的例子。

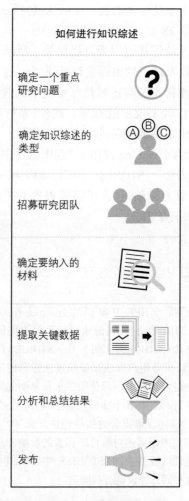

图 31.1　如何进行知识综述

确定一个重点研究问题

作者应该首先明确界定他们的研究问题。问题对于综述非常重要，并且应该与更广泛的教育共同体有关。研究问题将塑造整个知识综述的进行，并作为作者在这个过程中各步骤的试金石。

为了拟定问题，一些研究人员建议使用 PICO 记忆法（PICO 分别指人群、干预、比较或背景、感兴趣的结果）[39]。尽管 PICO 体例很有价值，特别是对系统综述而言，但它并不适合所有的知识综述类型。例如，PICO 并不适合于范围综述，因为范围综述的问题通常是以"关于……的已知信息"为开头。我们提醒作者不要试图将研究问题"套入"某种特定的格式。相反，我们建议作者在拟定综合问题时，考虑合适的构架、它们之间可能的关系以及对知识的潜在贡献。

确定知识综述的类型

确定选择哪种知识综述类型可能是一个不断优化的过程。通常情况下，作者会根据回答研究问题的类型来决定知识综述的类型。在某些情况下，作者可能会选择一种特定的知识综述类型，然后指导问题的拟定。此外，知识综述类型的选择是由知识综述的目的和预期的终端用户需求来决定的[8]。例如，在选择综合类型时，作者可能会考虑他们是否希望描述一项干预措施的效度（如系统综述），找出现有文献的差异（如范围综述），或产生理论（如现实主义综述）。这些预期目标中的每一个都会影响所选择的综述类型。其他因素，如某一主题的文献现状，也会影响知识综述类型的选择。这一步的一个潜在隐患是，作者可能不知道现有的各种知识综述类型，而选择了一个次优的类型。因此，作者应该探索各种知识综述类型，包括那些也许在 HPE 中并不成熟的知识综述类型，以确定适合其研究问题的最佳类型。作者应该考虑参考 Tricco 的 25 种知识综述类型清单[4]。我们还希望作者能提出一个明确的、可回答的问题，并像大多数科学工作一样，找到最合适的综合方法来回答这个问题。

招募研究团队

进行知识综述通常靠一个人努力是不够的，招募一个多元化的团队可以对知识综述的过程和结果产生积极影响[39]。目前，对于知识综述团队的组成，还没有一个金标准。一般来说，团队组成由研究问题和知识综述类型来决定。基于这些因素，作者可能会招募具有以下专长的团队成员：

- 熟悉研究主题。
- 擅长研究方法（如统计学家、质性方法学家和综述方法学家）。
- 精通文献检索（如医学图书馆馆员）（知识点 31.4[47-53]）。
- 善于数据管理。

知识点 31.4　寻找证据：将图书馆馆员纳入知识综述团队

越来越多的医学图书馆馆员被加入到知识综述团队中[47]。此外，《美国医学会杂志》[48]等期刊，以及包括医学研究所[49]和 Cochrane 合作组织[20]在内的机构，都建议将医学图书馆馆员纳入其中。作为合作者，医学图书馆馆员提供了搜索生物医学文献、记录综述过程和促进管理信息的专业知识[50]。研究人员已经证明，将医学图书馆馆员纳入系统综述团队，与检索策略的质量明显提高存在关联[51]，他们在促进范围综述方面也存在重要作用[52]。此外，医学图书馆馆员进行和报告的检索往往比其他人进行的检索描述得更清楚，因此更具有可重复性[53]。

当满足终端用户的需求是知识综述的一项目标时，研究者应考虑纳入或咨询适当的利益相关者。例如，作者在综述有关护士教育者使用电子平台学习的文献时，咨询或纳入一名一线护士教育者，会对确定综述结果与护士教学实践的相关性方面有帮助。

在招募研究团队时，研究者可能会面临时间上的挑战，如具有特定专长的成员可能不会在项目开始时就加入。例如，在作者准备分析数据时，才有统计学家加入团队。理想的情况是，统计学家从开始构思项目时就加入，为项目的设计提供建议，并确保数据被正确地收集和展示。因此，研究者应该在项目早期就仔细考虑团队成员的招募。

确定要纳入的材料

纳入的材料（如网站、期刊文章、政策文件）的选择将取决于所进行的知识综述的类型。例如，伞状综述将只纳入系统综述，而范围综述则可能包括各种来源的材料，包括期刊文章、论文和会议摘要。无论选择哪种知识综述类型，除了叙述性综述，重要的是作者要以明确和便于被审核的方式报告材料的选择情况。

对于材料的识别和检索，已经出版了许多有用的资源,以促进文献检索[54-56]。这些资源涉及如何确定检索主题词、选择数据库、进行手工搜索,以及查询非公开发表的资料。对于大多数综述类型,作者利用电子数据库来检索资料。为了改进数据库检索策略,确保有效地检索材料,一些作者选择让医学图书馆馆员对他们的检索策略进行同行评议。为了组织这种同行评议,我们鼓励图书馆馆员使用电子检索策略同行评议(PRESS)指南[57]。

在确定纳入知识综述的材料时,作者可以考虑以各种形式纳入。纳入包括期刊文章以外的材料,可以使作者提供更完整、更及时的专题报道。在开展范围综述时,这些其他来源的材料为知识库提供了更全面和细致的视角。对于现实主义综述来说,纳入理论和教育模型可以发挥重要作用。在一项系统回顾的例子里,对营养学教学的教育干预措施进行系统回顾时,作者从 MedEdPortal 中纳入了一些教育干预措施,这些措施没有在期刊文章中报道,因此容易被遗漏[58]。在某些情况下,纳入综述的材料还包括会议记录和会议摘要。这些材料可以及时提供前沿研究的信息,由于出版时间的关系,这些研究可能在相当长的一段时间内不会以期刊文章的形式出现。

纳入非期刊文章尽管有好处,但也是一种挑战。研究者可能会发现,很难以一种连贯的方式汇集信息,或者对格式迥异的信息进行比较和对比。此外,作者在检索这些材料全文时可能会遇到困难,因为学术机构的图书馆不一定收集这些材料。因此,作者应在寻找材料过程中预留出富裕的时间,以通过互联网搜索和在互联网以外拓展来获得这些材料。

研究者在确定要纳入的材料时,还应该确定管理这些材料的策略。如果没有策略,作者很快就会发现自己被大量的材料所淹没。研究者可能会发现,使用书目参考资料管理器有助于从多种信息资源中检索和组织参考资料。此外,许多参考文献管理程序还支持材料全文的查询和存储,并与图书馆订阅资源同步。

管理策略一旦确定,作者必须决定哪些材料要纳入或排除。纳入和排除标准取决于研究问题和知识综述的类型。例如,专注于新技术的知识综述可能会排除在技术引入之前发表的材料;关于执业医师评估工具的知识综述可能会排除临床专业的学生。作者可以预先确定这些标准,但在某些综述类型(如范围综述)中,随着作者对某一主题现有文献的熟悉,也会产生一些新标准。确定纳入标准后,必须明确定义这些标准,因为这会影响知识综述的普遍性[9]。为了提

高清晰度,一些类型的知识综述,如系统综述和范围综述,提供了一个流程图,以图示方式表示对研究的纳入和排除(图 31.2)。

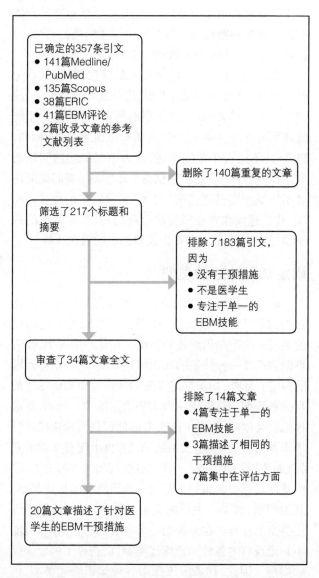

图 31.2 关于培训医学生如何查找医学信息的系统回顾的搜索与纳入过程的流程图[59]

提取关键数据

一旦确定了要纳入的材料,作者就可以开始提取关键信息。数据提取应该由研究的问题驱动,研究者可能会发现,PICO 有助于关键数据的提取[39]。例如,使用 PICO 格式,研究者将提取有关参与者(participants,学习者水平、学科专业、地理区域等)、干预(intervention,设计、实施、时间等特点)、比较(comparison,人工干预和/或设计的特点、其他实施策略等)以及预期结果(outcomes,学习的提高、任务的更好表现、倦怠的减少等)的关键细节。

如上所述,PICO 的数据提取方法对系统综述和伞状综述很有效,但并不是对所有类型的知识综述来说都理想。因此,Sharma 建议那些进行其他类型知识综述的研究者,如现实主义综述,考虑重点提取以下内容:

- 使用的概念框架或理论。
- 指定的学习成果。
- 教学方法。
- 所需的资源和设备[9]。

对于数据提取,研究人员可以考虑使用数据摘要工具或表格,由他们根据综述问题和分析单位来制订。例如,BEME 合作组织为 HPE 领域的系统综述创建了一个数据摘要工具,可以根据研究者的需要进行修改(可以在 BEME 网站上找到)。研究者最好事先创建他们的数据摘要工具,以便在用于筛选所有材料之前进行测试。这可以帮助研究人员及其团队避免反复提取数据而浪费时间[38],这是数据提取阶段的一个常见陷阱。为了优化数据提取过程,研究人员可以考虑使用文献综述工具,如 Distiller 或 Covidence。这些工具能够方便地下载材料,提供提取数据的平台,生成定制的报告,并允许团队成员之间进行实时协作。

分析和总结结果

知识综述的作者应该综合归纳分析文献,而不是简单的编目和罗列,以确保创造新的知识[39]。在知识综述中,分析可以利用定量和 / 或质性的方法。

定量分析旨在绘制和汇总诸如出版年份、原产国、研究类型、研究设计、干预措施和人口等信息,定量分析的目的是描绘出有关该主题的研究活动和文献范围。如果人们对某一特定领域不断增长的研究感兴趣,那么追踪论文的发表年份可能会非常有用。当人们对这项研究的性质感兴趣时,研究小组应当总结研究的类型和不同时期使用的不同方法。

质性分析,例如在范围综述和现实主义综述中使用的分析,确定了知识综述中出现的主要主题。例如,如果作者对 HPE 学习者的职业认同的概念化感兴趣,就可以使用主题分析来描述和比较不同健康职业学习者讨论和概念化职业认同的方式。

结果分析和报告应该考虑到终端用户的需求,以便使结果与教育工作者、研究人员和教育政策制定者相关。随着人们对循证 HPE 的关注度越来越高,知识综述不仅是独立的学术作品,更可能对参与教育决策的 HPE 利益相关者产生重要作用。此外,当我们见证 HPE 实证研究的兴起时,可能会让行业更重视综述学术成果的应用和影响,例如将其作为这些知识潜在用

户的问责机制。研究小组和整个 HPE 行业也许应该考虑我们如何能够最好地利用知识综述来推动 HPE,并确保我们为学习者提供最先进的教育,进而最终改善病人照护。

发布

HPE 知识综述通常以期刊文章的形式发表,大多数期刊都接受这些文章。然而,重要的是,作者应检查每个出版物的作者说明,以确定接受的知识综述的类型,并核实可接受的字数限制,因为知识综述的报告往往是冗长的手稿。此外,由于知识综述应以透明的方式进行,以便于复制,期刊越来越多地要求作者遵守报告准则,如系统综述的 PRISMA[13]或现实主义综述的 RAMESES[14]。

除通过期刊文章等传统渠道报道知识综述外,还鼓励作者向更广泛的受众进行宣传[61]。例如,当一篇文章发表在《学术医学》(*Academic Medicine*)上时,期刊编辑鼓励作者与他们机构的公共事务办公室分享文章的信息,并通过他们的社会媒体渠道进行传播。通过使用这些额外的传播渠道,作者既可以接触到 HPE 的专业读者,也可以接触更广泛的受众,包括公众。这种方法的一个潜在问题是,在某些情况下,只有那些订阅了相应期刊或支付了费用的人才能看到知识综述的文章。

如何成为知识综述的批判性消费者?

成为知识综述的读者是一项新兴的技能,目前我们还不知道有什么资源可以帮助读者拥有这项能力。随着 HPE 研究的蓬勃发展,通过应用各种类型的知识综述,HPE 更容易实现从理论到实践的跨越。因此,我们认为,为如何阅读和批判性地评价知识综述创造资源和培训机会是 HPE 社区的一个优先领域。

正如临床实践中的情况一样,使用综述的结果并不简单。它需要仔细阅读和评估综述的效度和可行性。它还要求读者和 / 或使用者根据自己的背景、特定的学习者、可用的资源(如需要空间或新技术时)以及组织领导的支持来考虑证据,特别是当证据表明要修改现有做法时[62]。

知识综述的读者在阅读综述时不妨提出以下问题:

- 我学到了什么?
- 这些发现是否与我的环境相关并适用?
- 我如何使用这些发现来指导或改变我的实践?

- 为了在我的实践中使用这些发现,我必须做什么?
- 我可以和谁讨论这些发现?

　　对研究新手来说,进行知识综述可能是一个相当大的挑战[6]。目前关于知识综述的创建或如何参考和使用其关键结论方面的培训几乎没有。相关的课程(如通过正式的学位课程)、工作坊(如通过医学教育研究认证等学历证书课程)和小组讨论可以帮助改善知识综述的创建和使用。我们建议读者尽量查阅本章中引用的几篇文章。我们发现这些资源对知识综述的开展和使用都有帮助。

 知识点 31.5　实用建议:知识综述的七个步骤的例子

　　下面的例子显示了知识综述的作者如何在发表的文章中应用这七个步骤。这些例子表明,并非所有的知识综述都严格执行了七个步骤。相反,作者根据自己的判断,决定哪些细节需要报告,哪些细节对他们的文章和杂志来说可能不太重要。

	叙述性综述	系统综述	伞状综合 /meta 分析	范围综述	现实主义综述
已发表的知识综述标题	好的教学就是教学好:对有效医学教师的叙述性综述[16]	康复知识的转化:系统综述[40]	医学本科教育中的课程和教学设计方法的证据:伞状综述[41]	医学教育中对学习者的反馈——已知的是什么?范围综述[34]	医师教育中成功的质量改进(QI)课程的主要特征:现实主义综述[42]
第1步:确定一个重点研究问题	过程没有定义,对这种综述类型来说并不罕见或被认为是负面的 过程没有描述 问题:好老师有什么特点?	过程:根据以前专职医疗人员的知识转化(KT)评论确定 问题:影响康复学科的 KT 战略是什么?	过程没有描述,对这种类型的综述来说是不常见的。最好有进一步的细节 问题:医学本科教育中采用的课程设计和教学设计方法的学习结果是什么?	过程:由研究小组合作确定 问题:文献中描述了哪些医学教育中帮助学习者的反馈?	过程:由研究小组合作确定 问题:临床教学(QI)如何提高病人照护和系统性能?
第2步:确定知识综述的类型	过程没有定义,对这种综述类型来说并不罕见或被认为是负面的	描述了 KT 系统综述文献中关于康复的差异	描述了对现有系统综述进行全面审视的需求	将现有文献描述为"范围广泛"需要描述关键概念并强调现有差距	讨论了 QI 研究还没有评估预测培训成功的背景或机制因素
第3步:招募研究团队	单一作者	5 位具有护理、教育、药学和公共卫生背景的作者 鸣谢 1 位图书馆馆员	5 位具有医疗卫生保健背景的人员和图书馆馆员	6 位在医学、图书馆学和系统综述方面有专长的作者	3 位有医学、卫生政策和卫生健康保健背景的作者 鸣谢 1 位图书馆馆员
第4步:确定要纳入的材料	过程没有定义,对这种综述类型来说并不罕见或被认为是负面的	1 位图书馆员使用自由文本和控制术语(MeSH)搜索了多个数据库 引用采用 Excel 管理 PICO 指导了纳入标准,并纳入了使用质性和定量方法的研究 2 位审稿人评估了全文引文的资格,差异由第 3 位作者解决	1 位图书馆员用自由文本和 MeSH 搜索了多个数据库和主要的 HPE 期刊 包括针对本科医学生的质性和定量的系统综述	图书馆馆员合著者使用关键词搜索了多个数据库和 HPE 期刊 引用采用 EndNote 管理 由所有作者参与的两阶段筛选过程告知了材料的收录情况 包括与研究问题相关的质性和定量文章	作者与 QI 专家访谈,以确定理论和 / 或模式 图书馆馆员通过自由文本和 MeSH 搜索了多个数据库和关键的 HPE 期刊 2 位审稿人独立评估了文章,并通过共识解决差异

续表

	叙述性综述	系统综述	伞状综合/meta 分析	范围综述	现实主义综述
第5步：提取关键数据	过程没有定义，对这种综述类型来说并不罕见或被认为是负面的	1 位作者使用 Cochrane 核对表提取数据 另一位作者验证了所提取的数据	2 位作者使用通过反复测试和修订开发的数据提取表，从所有的全文综述中提取数据 第 3 位作者对分歧进行裁决	开发了一个数据图表 2 位作者使用图表独立提取数据	创建了一个由单一作者使用的标准化数据提取工具
第6步：分析和总结结果	过程没有定义，对这种综述类型来说并不罕见或被认为是负面的	PRISMA 流程图描述了搜索结果和排除原因 定量研究：使用定量研究的质量评估工具进行评估[43] 质性研究：使用质性研究的质量评估工具进行评估[44]	使用 AMSTAR 评估质量[45] 使用柯氏教育成果模型的修改版评估学习者成果 PRISMA 流程图描述了搜索结果和排除的原因	PRISMA 流程图描述了搜索结果和排除的原因 没有评估结果的方法学质量，因为这不是本次范围审查的目标	开发了一个源自《质量改进报告杰出出版物指南标准》的质量评估工具[46] 通过反复审查出现的文章和主题，测试候选的概念框架和理论是否与文献相符
第7步：发布	作者以叙述的形式总结了他认为的教师基本特征的主要发现	以叙述和表格形式报告结果 使用干预发展和评价研究工作组（WIDER）指南[60]描述干预措施的细节	以叙述和表格的形式报告结果，干预措施被组织和描述为课程设计或教学设计方法	以叙述和表格的形式报告结果，其中包括文章的特点、给予反馈的过程以及反馈对学习者的影响等内容	以"什么有效""对谁有效""在什么情况下"和"取得什么结果"来组织报告的主题 以叙述和表格的形式报告结果 提出一个概念框架作为图示

小结

在本章中，我们介绍了 HPE 中知识综述的特点，并详细介绍了 HPE 中普遍存在的和/或对 HPE 研究人员和从业人员有用的五种类型知识综述。我们还描述了进行知识综述的七个关键步骤。随着知识综述的创建和使用在 HPE 中的持续增长，对知识综述的类型和相关方法的认识也越来越重要。

致谢

我们要感谢 Doug Dworkin 对图 31.1"如何进行知识综述"的设计和制作。

参考文献

1 Doja, A., Horsley, T., and Sampson, M. (2014). Productivity in medical education research: an examination of countries of origin. *BMC Medical Education* 14: 243.

2 McGaghie, W.C. (2015). Varieties of integrative scholarship: why rules of evidence, criteria, and standards matter. *Academic Medicine* 90: 294–302.

3 Grant, M.J. and Booth, A. (2009). A typology of reviews: an analysis of 14 review types and associated methodologies. *Health Information and Libraries Journal* 26: 91–108.

4 Tricco, A.C., Soobiah, C., Antony, J. et al. (2016). A scoping review identifies multiple emerging knowledge synthesis methods, but few studies operationalize the method. *Journal of Clinical Epidemiology* 73: 19–28.

5 Steinert, Y. and Thomas, A. (2016). When I say … literature reviews. *Medical Education* 50: 398–399.

6 Boell, S.K. and Cecez-Kecmanovic, D. (2015). On being 'systematic' in literature reviews in IS. *Journal of Information Technology* 30: 161–173.

7 Gordon, M. (2016). Are we talking the same paradigm? Considering methodological choices in health education systematic review. *Medical Teacher* 38: 746–750.

8 Kastner, M., Antony, J., Soobiah, C. et al. (2016). Conceptual recommendations for selecting the most appropriate knowledge synthesis method to answer research questions related to complex evidence. *Journal of Clinical Epidemiology* 73: 43–49.

9 Sharma, R., Gordon, M., Dharamsi, S., and Gibbs, T. (2015). Systematic reviews in medical education: a practical approach: AMEE guide 94. *Medical Teacher* 37: 108–124.

10 Aromataris, E., Fernandez, R., Godfrey, C.M. et al. (2015). Summarizing systematic reviews: methodological development, conduct and reporting of an umbrella review approach. *International Journal of Evidence-Based Healthcare* 13: 132–140.

11 Arksey, H. and O'Malley, L. (2005). Scoping studies: towards a methodological framework. *International Journal of Social Research Methodology* 8: 19–32.

12 Pawson, R., Greenhalgh, T., Harvey, G., and Walshe, K. (2005). Realist review – a new method of systematic review designed for complex policy interventions. *Journal of Health Services Research & Policy* 10: 21–34.

13 Moher, D., Liberati, A., Tetzlaff, J., and Altman, D.G. (2009). Preferred reporting items for systematic reviews and meta-analyses: the PRISMA statement. *British Medical Journal* 339: b2535.

14 Wong, G., Greenhalgh, T., Westhorp, G. et al. (2009). RAMESES publication standards: realist syntheses. *BMC Medicine* 11: 21.

15 Paré, G., Trudel, M.-C., Jaana, M., and Kitsiou, S. (2015). Synthesizing information systems knowledge: a typology of literature reviews. *Information & Management* 52: 183–199.

16 Berman, A.C. (2015). Good teaching is good teaching: a narrative review for effective medical educators. *Anatomical Sciences Education* 8: 386–394.

17 Boell, S.K. and Cecez-Kecmanovic, D. (2010). Literature reviews and the hermeneutic circle. *Australian Academic & Research Libraries* 41: 129–144.

18 Azer, S.A. (2015). The top-cited articles in medical education: a bibliometric analysis. *Academic Medicine* 90: 1147–1161.

19 Albanese, M.A. and Mitchell, S. (1993). Problem-based learning: a review of literature on its outcomes and implementation issues. *Academic Medicine* 68: 52–81.

20 Cochrane Collaboration. Cochrane Handbook. http://handbook.cochrane.org (accessed 24 March 2017).

21 About BEME website. https://www.bemecollaboration.org/About+BEME (accesed 24 March 2017).

22 Harden, R.M., Grant, J., Buckley, G., and Hart, I.R. (1999). BEME Guide No. 1: best evidence medical education. *Medical Teacher* 21: 553–562.

23 Reeves, S., Fletcher, S., Barr, H. et al. (2016). A BEME systematic review of the effects of interprofessional education: BEME Guide No. 39. *Medical Teacher* 38: 656–668.

24 Querido, S.J., Vergouw, D., Wigersma, L. et al. (2016). Dynamics of career choice among students in undergraduate medical courses. A BEME systematic review: BEME Guide No. 33. *Medical Teacher* 38: 18–29.

25 Ellaway, R.H., O'Gorman, L., Strasser, R. et al. (2016). A critical hybrid realist-outcomes systematic review of relationships between medical education programmes and communities: BEME Guide No. 35. *Medical Teacher* 38: 229–245.

26 Borah, R., Brown, A.W., Capers, P.L., and Kaiser, K.A. (2017). Analysis of the time and workers needed to conduct systematic reviews of medical interventions using data from the PROSPERO registry. *BMJ Open* 7.

27 Brydges, R., Manzone, J., Shanks, D. et al. (2015). Self-regulated learning in simulation-based training: a systematic review and meta-analysis. *Medical Education* 49: 368–378.

28 Green, C., Taylor, C., Buckley, S., and Hean, S. (2016). Beyond synthesis: augmenting systematic review procedures with practical principles to optimise impact and uptake in educational policy and practice. *International Journal of Research & Method in Education* 39: 329–344.

29 Gordon, M. and Gibbs, T. (2014). STORIES statement: publication standards for healthcare education evidence synthesis. *BMC Medicine* 12: 143.

30 Ioannidis, J.P. (2009). Integration of evidence from multiple meta-analyses: a primer on umbrella reviews, treatment networks and multiple treatments meta-analyses. *Canadian Medical Association Journal* 181: 488–493.

31 Cant, R.P. and Cooper, S.J. (2017). Use of simulation-based learning in undergraduate nurse education: an umbrella systematic review. *Nurse Education Today* 49: 63–71.

32 Colquhoun, H.L., Levac, D., O'Brien, K.K. et al. (2014). Scoping reviews: time for clarity in definition, methods, and reporting. *Journal of Clinical Epidemiology* 67: 1291–1294.

33 Thomas, A., Lubarsky, S., Durning, S.J., and Young, M.E. (2017). Knowledge syntheses in medical education: demystifying scoping reviews. *Academic Medicine* 92: 160–166.

34 Bing-You, R., Hayes, V., Varaklis, K. et al. (2017). Feedback for learners in medical education: what is known? A scoping review. *Academic Medicine* 92 (9): 1346–1354.

35 Wong, G., Greenhalgh, T., Westhorp, G., and Pawson, R. (2012). Realist methods in medical education research: what are they and what can they contribute? *Medical Education* 46: 89–96.

36 Rycroft-Malone, J., McCormack, B., Hutchinson, A. et al. (2012). Realist synthesis: illustrating the method for implementation research. *Implementation Science* 7: 33.

37 Kehoe, A., McLachlan, J., Metcalf, J. et al. (2016). Supporting international medical graduates' transition to their host-country: realist synthesis. *Medical Education* 50: 1015–1032.

38 Tricco, A.C., Tetzlaff, J., and Moher, D. (2011). The art and science of knowledge synthesis. *Journal of Clinical Epidemiology* 64: 11–20.

39 Cook, D.A. and West, C.P. (2012). Conducting systematic reviews in medical education: a stepwise approach. *Medical Education* 46: 943–952.

40 Jones, C.A., Roop, S.C., Pohar, S.L. et al. (2015). Translating knowledge in rehabilitation: systematic review. *Physical Therapy* 95: 663–677.

41 Onyura, B., Baker, L., Cameron, B. et al. (2016). Evidence for curricular and instructional design approaches in undergraduate medical education: an umbrella review. *Medical Teacher* 38: 150–161.

42 Jones, A.C., Shipman, S.A., and Ogrinc, G. (2015). Key characteristics of successful quality improvement curricula in physician education: a realist review. *BMJ Quality & Safety* 24: 77–88.

43 National Collaborating Centre for Methods and Tool website. http://www.nccmt.ca/resources/search/15 (accessed 24 March 2017).

44 Hutchinson, A.M., Mallidou, A., and Toth, F. (2010). *Review and Synthesis of Literature Examining Characteristics or Organizational Context that Influence Knowledge Translation in Healthcare*. Alberta, Canada: Technical Report: University of Alberta.

45 Shea, B.J., Hamel, C., Wells, G.A. et al. (2009). AMSTAR is a reliable and valid measurement tool to assess the methodological quality of systematic reviews. *Journal of Clinical Epidemiology* 62: 1013–1020.

46 Ogrinc, G., Davies, L., Goodman, D. et al. (2016). SQUIRE 2.0 (Standards for QUality Improvement Reporting Excellence): revised publication guidelines from a detailed consensus process. *BMJ Quality & Safety* 25: 986–992.

47 Dudden, R.F. and Protzko, S.L. (2011). The systematic review team: contributions of the health sciences librarian. *Medical Reference Services Quarterly* 30: 301–315.

48 JAMA. Author Instructions website. http://jamanetwork.com/journals/jama/pages/instructions-for-authors (accessed 24 March 2017).

49 Institute of Medicine Committee on Standards for Systematic Reviews of Comparative Effectiveness Research (2011). Standards for reporting. In: *Finding What Works in Health Care: Standards for Systematic Reviews* (ed. J. Eden), 8. Washington, DC: National Academies Press.

50 Rethlefsen, M.L., Murad, M.H., and Livingston, E.H. (2014). Engaging medical librarians to improve the quality of review articles. *JAMA* 312: 999–1000.

51 Rethlefsen, M.L., Farrell, A.M., Osterhaus Trzasko, L.C., and Brigham, T.J. (2015). Librarian co-authors correlated with higher quality reported search strategies in general internal medicine systematic reviews. *Journal of Clinical Epidemiology* 68: 617–626.

52 Morris, M., Boruff, J.T., and Gore, G.C. (2016). Scoping reviews: establishing the role of the librarian. *Journal of the Medical Library Association* 104: 346–354.

53 Golder, S., Loke, Y.K., and Zorzela, L. (2013). Some improvements are apparent in identifying adverse effects in systematic reviews from 1994 to 2011. *Journal of Clinical Epidemiology* 66: 253–260.

54 Haig, A. and Dozier, M. (2013). BEME guide no. 3: systematic searching for evidence in medical education – part 2: constructing searches. *Medical Teacher* 25: 463–484.

55 Haig, A. and Dozier, M. (2013). BEME guide no 3: systematic searching for evidence in medical education – part 1: sources of information. *Medical Teacher* 25: 352–363.

56 Maggio, L.A., Tannery, N.H., and Kanter, S.L. (2011). AM last page: how to perform an effective database search. *Academic Medicine* 86: 1057.

57 McGowan, J., Sampson, M., Salzwedel, D.M. et al. (2016). PRESS peer review of electronic search strategies: 2015 guideline statement. *Journal of Clinical Epidemiology* 75: 40–46.

58 Dang, T.M. and Maggio, L.A. (2017). Supporting the call to action: a review of nutrition educational interventions in the health professions literature and MedEdPORTAL. *Academic Medicine* 92: 403–416.

59 Maggio, L.A. and Kung, J.Y. (2014). How are medical students trained to locate biomedical information to practice evidence-based medicine? A review of the 2007–2012 literature. *Journal of the Medical Library Association* 102: 184–191.

60 Meisel, Z.F., Gollust, S.E., and Grande, D. (2016). Translating research for health policy decisions: is it time for researchers to join social media? *Academic Medicine* 91: 1341–1343.

61 Albrecht, L., Archibald, M., Arseneau, D., and Scott, S.D. (2013). Development of a checklist to assess the quality of reporting of knowledge translation interventions using the Workgroup for Intervention Development and Evaluation Research (WIDER) recommendations. *Implementation Science.* 8 (1): 52. doi: 10.1186/1748-5908-8-52.

62 Gordon, M., Carneiro, A.V., and Patricio, M.F. (2015). Enhancing the impact of BEME systematic reviews on educational practice. *Medical Teacher* 37: 789–792.

拓展阅读

Booth, A., Sutton, A., and Papaioannou, D. (2016). *Systematic Approaches to a Successful Literature Review*. Los Angeles, CA: Sage Publications.

Cooper, H. (2016). *Research Synthesis and Meta-Analysis: A Step-by-Step Approach*. Los Angeles, CA: Sage Publications.

Pope, C., Mays, N., and Popay, J. (2007). *Synthesising Qualitative and Quantitative Health Research*. London: Open University Press.

（翻译：黄镜谕；审校：刘婧，曾庆奇）

第五部分
教育者与学习者

32　职业发展和支持

Caroline Elton[1] and Nicole J. Borges[2]
[1]Career Planning for Doctors and Dentists, London, UK
[2]Department of Neurobiology and Anatomical Sciences, University of Mississippi Medical Center, Jackson, MS, USA

 本章要点

- 如果职业支持的提供者和接受者都在一个共同的框架内工作，那么它的有效性就会得到加强。
- 自我评估、职业探索、决策和实施规划的四阶段模式为职业支持提供了一个有效的框架。
- 当代实践突出了提供指导性职业咨询的潜在局限性。取而代之，人们应采取更积极的措施。

- 有关个性和医学专业选择的文献表明，不同专业内部的个性差异比不同专业之间的差异大。
- 任何心理测量都应该由定性的自我评估活动来补充。
- 职业规划技能不仅有助于指导专业选择，而且在整个医学生涯（直到退休）中都是必不可少的。

引言

本章借鉴了针对医学和广泛意义上的职业研究，就如何给医学生和接受毕业后教育的医生提供职业支持，提出了一种基于循证的方法。本章描述了人们在医学生涯中可能遇到的一些不同的职业决定，并概述了一个提供职业支持的实践模型。本文详细研究了有关心理测试作用的文献，以便就如何有效将心理测试结果纳入职业咨询提出建议。本章还描述了在提供职业支持方面过度采取指导性方法的潜在局限性。本章的前提是：对于大多数学生和学员来说，职业支持的提供者将是一名高级临床医生，但也讨论了在哪些情况下需要移交到专业的职业服务机构。本章提到的政策和实践主要基于英国和美国的背景。贯穿本文的论点是：医学职业研究和实践需要更多地借鉴当代职业心理学的发展。

医学生涯中需要支持

在 2005 年对毕业后医学教育进行一系列重大改革之前，在英国为受训医生提供指定的职业支持服务并不普遍。即使是在实行医学职业现代化（modernising medical career，MMC）后，受训者必须在接受毕业后

培训不到 18 个月时就对专业选择作出重要的职业决定[1]。然而，众所周知，在 MMC 之前许多受训者在离开医学院后不久还没有选择他们的最终专业[2-4]。与男性相比，女性对早期专业选择的信心更加不足[5]。为了应对这种新的、短程的职业轨迹，人们认识到需要提供适当的职业支持服务，并随后将其纳入改革。现在，英国所有地区都为受训者建立了职业支持服务，而且英国所有医学院都有一个指定的职业顾问，通常与大学的职业服务机构相联系[6]。

在美国，大多数医学院都有接收毕业后教育的学员入学，医学生在离开医学院时选择他们的专业。自 1999 年以来，美国医学院校协会（Association of American Medical Colleges，AAMC）的医学职业网络资源为学生的职业规划提供在线帮助，并培训教师与学生一起最大化地使用该资源[7]。然而，早期的研究表明，美国医学院提供的职业咨询很少[8]。

在某种程度上，早先在医学培训期间缺乏职业支持的原因可能是一种不成文的假设，即医学学位是一种职业培训，所以职业选择已经作出，使得进一步的职业支持变得多余。然而，在所有的医学培训系统中，这种与职业相关的决定是在申请医学院的时候就已经作出的假设显然是不合理的。例如，英国的医学院在整合临床和非临床培训的方式、接触初级保健的程度、学习双学位的机会以及学生选择的内容范围方面

都有所不同。研究表明,选择双学位[9,10]、参与研究[11]或接受医学毕业后教育学习[12]等因素会对最终的职业决定产生影响。在美国,医学生在毕业前的最后一年选择自己的专业。因此,最后一年主要由选修课组成,并被认为是检验是否适合所选专业的重要部分,同时也是提高学生申请住院医师成功率的一种方式。因此,很明显医学生在医学院期间作出与职业有关的决定。

无论专业选择是在医学院期间(如美国和加拿大)还是在完成基础培训项目后(如英国和澳大利亚)作出的,都有许多不同的专业可供选择。例如,在英国,在完成基础培训项目后,受训者可以选择 20 个不同的培训项目,并决定他们是否要申请学术培训途径,这将使他们能够有机会在临床培训的同时完成学术学位。在随后的几年里,从这 20 个不同的基础培训项目中又分出了更多的专业选择。在撰写本报告时,共有 66 个专业可供选择(有可能还会在 32 个专业中进一步进行亚专业化)[13];在美国,有 37 个专业,然后再分出 87 个亚专业[14];而在澳大利亚有 85 个专业,但没有亚专业[15]。

很明显,虽然成功渡过了专业或亚专业的选择阶段,但职业决策并没有结束。例如,是否继续从事研究工作,或接受专科培训,是否在临床管理或临床教育中成为领导角色,或是否转为兼职工作,这些都需要作出决定。从这个角度看,医学职业决策是一个在进入医学院之前就开始并持续到退休的过程。

提供有效的职业支持

人们并非是最近才开始关注医生所获得的职业支持质量[16-19]。在英国的 MMC 改革实施不久之前,一项关于医学职业支持有效性和职业支持质量的全国性调查指出医学培训过程中需要高质量的职业信息、自我评估和职业规划工具、训练有素的顾问以及对职业支持进行全国性协调,从而为受训者提供专业的职业建议[20]。六年后,一项进展调查报告表明,至少在医学院,没有证据表明这些建议已经得到了落实[6]。

MMC 认识到,我们需要改善以前对医生职业支持的忽视,并在英国首次为医学生和受训者制定了全面的职业支持战略[21]。该报告还提出,一些特殊的医生群体,例如需要养育儿女的医生、国际医学毕业生和有严重健康问题的医生,可能需要专业的职业支持。

然而,英国实施的这一战略错失了一些发展机会。因为这项政策中没有与职业支持的基本理论框架相联系。它没有体现出职业支持的提供者和接受者在相同框架下进行职业规划的益处。然而,一项大规模的研究清楚地表明,基于共同的框架可以提高职业咨询的有效性[22]。缺乏理论框架的支撑性也意味我们忽视了一个事实,即在为职业规划提供支持时,任务是有优先级的,我们更应该关注如何在整个医学培训过程中对这些不同的任务进行规划。实际上,MMC 也许反映了 Petrides 和 McManus 所强调的医学职业支持的发展与职业心理学的广泛发展脱节的趋势[23]。

应该由谁提供职业支持?

在英国,毕业后教育的国家指南建议,提供职业支持应该是指导学员的高级临床医生的职责范围。人们也认识到,一些有更复杂的职业需求的学生/学员(如有严重健康问题的人)可能需要受过训练的职业顾问或职业心理学家提供专业服务。

这种观念认为,职业支持主要是由高级临床医生提供的,这与学员自身的期望相一致。例如,Lloyd 和 Becker 在一项针对专业学员的调查中报告说,研究参与者从他们的教学管理人员那里寻求职业建议和支持,而不是从职业专业人员那里[24]。

提高职业支持的质量

一项基于非医疗背景的大型调查发现了一个关键点,有效的职业咨询都有一个共同特征,即双方都能基于同一个简明的框架[22]。这一发现已被纳入下文所述的职业支持方法中,具体框架是整个高等教育部门所使用的职业指导四阶段模型,即:

1. 自我评估
2. 职业探索
3. 决策
4. 实施规划

这种方法的证据是在回顾国家职业发展最佳实践的基础上获得的[25]。新西兰医疗卫生人力资源署(Health Workforce New Zealand)[26]和美国医学院校协会(Association of American Medical Colleges)策划的"医学职业"项目也采用了四阶段的方法,该项目已在美国各医学院中开展。

在医学教育背景下使用这种模型时,也可以将职业决策和临床决策相提并论(知识点 32.1)。

知识点 32.1   临床决策与职业决策的相似关系

临床决策	职业决策
询问病史	自我评估
检查病人 / 问诊	职业探索
形成诊断	决策
实施治疗方案	实施职业规划

我们可以从这种相似关系中得出一些重要的观点。首先，先实施治疗方案，然后形成诊断，再追溯病史，这在临床上是没有意义的；职业决策也是如此，如果没有在自我评估或职业探索方面做好充分的准备工作，集中精力实施自己的职业计划是没有帮助的。当然也存在例外，临床急救情况下，医生可能不得不在明确诊断、检查或问病史之前实施治疗。但这也因职业而异，有时最重要的是在确定一个人的长期职业之前，找到一份固定的工作，这需要自我评估、职业探索等。

其次，需要强调的另一点是，在临床决策和职业决策中，前两个阶段都是相互联系的。病人病史的具体细节将为检查和问诊阶段提供信息。同样，自我评估阶段的结果不仅为更深入地探索具体的职业选择提供信息，而且也为应该研究的具体问题提供信息。此外，对于职业决策和临床决策来说，前两个阶段之间可能会有往复：在临床上，检查中发现的一些问题可能需要医生针对某方面询问更详细的病史；在职业决策中，当事人在探索某个特定选择时发现的一些问题可能会促使他们重新进行自我评估。

然而，虽然这种相似关系在强调职业规划的系统方法方面是有用的，但它也有局限性。尽管并不总是能实现，但临床决策的目标是作出明确的诊断。在职业生涯决策中，如果把明确决策的标准设定为每个医生只会在一个专业中感到满意，那么这个标准就没有实际意义。因为一些文献表明，每个医生都可能有不止一个适合自己的专业[27]。

专业选择

关于医学专业选择的影响因素，已有数十年的大量研究文献。Hutt 指出，关于医学职业选择的文献主要集中在六个领域：背景、个性和态度、教育体系、职业、工作环境以及专业内部差异[28]。文献中引用的与专业选择相关的其他因素的范围包括内部特征、个人特征或个体特征，例如个性、价值观和兴趣[29,30]，以及与生活方式相关的外部因素[31,32]，例如工作时间和收入、医学院期间的临床经验[33,34]、接触到的积极和消极角色榜样[35-37]。

"可控的生活方式"这一概念已经被引用了几十年，但它最早可以追溯到 1989 年 Schwartz 等人的工作[32]。与该文献相关[38]的最新研究表明，生活方式因素是影响当代人选择医学专业的主要因素。在美国，具有"可控的生活方式"特征的专业，如麻醉学、皮肤病学、急诊医学、病理学、精神病学和放射学，逐渐成为较受医学生欢迎的专业。因此，学生获得这些专业住院医师资格的竞争越来越激烈。在生活方式方面被认为是"不可控"的专业包括外科以及家庭医学、内科和儿科等初级保健专业。目前，这些专业的竞争可能不激烈，住院医师名额甚至可能会有空缺。

英国皇家医学院[39]最近进行的一项研究得出结论，女性更倾向选择能提供更可控生活方式的专业。这些作者还指出，鉴于女医学生的人数超过了男生，回避有大量工作时间以外的专业的问题可能会对未来的医疗人力资源规划产生重大影响。

在考虑这方面时，还必须进一步关注两点。首先，由于特定专业在不同的医疗系统中的实践方式不同，像家庭医学这样的职业选择在美国可能被认为在生活方式方面是不可控的，而在英国则是很好控制的。其次，研究强调生活方式可控的问题不仅仅只对女医生很重要[40,41]。

最近，美国的研究人员调查了医学院债务与专业选择之间的关系，得出的结果都各不相同。Phillips 等人发现，医学院毕业时的预期债务与专业选择没有关系，但确实发现来自中等收入家庭的医学生不太可能考虑在初级保健专业工作[42]。人口统计学因素在 Rosenblatt 和 Andrilla 的发现中起了作用，他们发现背负较多债务的医学生不太可能选择初级保健专业[43]。他们的纵向研究（1997—2006 年的数据）发现，负债较多的医学生不太可能选择内科和儿科[44]。由于 2011 年大学学费的上涨，学生债务对专业选择的影响问题在英国可能变得越来越重要。

许多关于专业选择的文献都集中关注学生是否选择初级保健专业的问题，Fincher 等人[45]、Bland 等人[46]和 Senf 等人[47]为帮助医学教育者了解与初级保健专业选择有关的因素作出了重要贡献。特别是 Bland 等人开发的理论模型，尽管已经超过 15 年，但包含了许多与专业选择相关的因素，研究人员至今仍在继续研究[46]。然而，如果要将来自一个国家的研究结果应用到另一个国家时需要十分谨慎，因为各个国家界定专业的方式不同，例如儿科和内科在美国被认为是初级保健专业，但在英国是二级保健专业。

虽然很多文献都集中在与专业选择有关的因素以及如何预测医学专业选择上，但 Reed 等人的工作提供了一种更新的方法，他们提出用决策理论来理解医学专业选择，并关注医学专业选择的决策过程而不是决策的实际内容[48]。虽然只是在理论层面，但这些模型还是适用于职业专家的，因为它们有助于突出医学专业决策的复杂性，从而使在做决定时遇到困难的学生/学员保持正常的心态。此外，这些模型强调了职业决策是一项随着时间发展的任务，因此有必要让学生和学员随时做好准备，而不仅仅是在他们必须作出专业选择决定之前做准备。

可以料想到，经过几十年的研究后与选择专业相关的影响因素将会十分清楚，而无须进一步的调查研究。借用 Barzanky 的话，"然而，许多研究表明，这个问题的简单性是具有欺骗性的"[49]。研究人员会同意，理解医学专业的选择是一个受许多因素影响的复杂过程，而且这些因素因个体而异。这就导致了对文献进行综述和总结的困难。

虽然个人因素和专业选择决策密切相关，但 Leduc 及其同事[50]提出，卫生保健系统的背景也可以影响专业选择，包括人口需求和医疗卫生政策的变化。例如，美国的《平价医疗法案》预测未来需要更多的初级保健医务人员，以及因为医学院毕业生人数增加但各专业住院医师名额有限将会导致医学毕业生教育危机[51]。

心理测试

在美国，必须在医学院四年级结束前作出专业选择，一些医学院提供心理测试以帮助医学生作出专业选择的决定。Borges 和 Savickas[27]对相关文献的回顾表明，Myers-Briggs 类型指标（MBTI）[52]是帮助医学生/学员选择专业时最常使用的心理测量工具。然而，其他研究者也构建了针对医学专业的指标，如美国开发的医学专业偏好指南（Medical Specialty Preference Inventory）[53,54]，以及英国开发的专业选择指南（Sci45/Sci59）[55]。

Myers-Briggs 类型指标

Myers-Briggs 类型指标（知识点 32.2）是对正常人格的自我测量，它评估了人们对信息的感知方式的差异以及他们使用这些信息方式的差异[52]。该指南以四种二分类的量表评估个人的偏好：外向/内向（E/I），感觉/直觉（S/N），思维/情感（T/F），以及判断/感知（J/P）。通过这种方式，每个人的个性可以分为 16 种类型，它们由四个字母组成，例如 ESTJ、ISTJ 等。

知识点 32.2 聚焦：Myers-Briggs 类型指标[52]

外向/内向（E/I）
外向型的人倾向于关注人与事件的外在世界。
内向型的人倾向于关注自身想法和经验的内在世界。

感觉/直觉（S/N）
感觉型的人倾向于通过他们的感官来获取信息，以确定当下发生的事件。
直觉型的人倾向于通过观察大局和掌握规律来获取信息。

思维/情感（T/F）
用思维作出判断的人倾向于观察一个选择的逻辑结果。
用情感作出判断的人倾向于考虑什么对他们和其他人是重要的。

判断/感知（J/P）
判断型的人更喜欢有计划、有条理的世界，更愿意以比较有序的方式生活。
感知型的人更愿意以比较灵活、随意、开放的方式生活。

自 20 世纪 50 年代以来，Myers 和其他人就研究了 MBTI 人格类型与特定医学专业的选择之间是否存在一致的关系[56-59]。基于这些研究，一些美国的职业资源，如选择专业终极指南（*The Ultimate Guide to Choosing a Specialty*）[60]和医学职业网站[7]，提供了关于特定专业密切相关的 MBTI 类型。例如，Freeman[60]使用来自 McCaulley[56]的数据，列出了与"ESTJ"密切相关的专业，包括妇产科、全科、普通外科、骨科和儿科。

因此，根据性格类型选择医学专业会存在一个明显的问题，即与某种特定 MBTI 类型相符的专业往往涵盖了范围较广泛的专业，甚至横跨了初级保健和二级保健以及外科和非外科专业。Borges 和 Savickas[27]在对相关文献的全面回顾中，又进一步强调了两方面的内容。首先，性格和专业类型之间的联系不一定是一成不变的，很有可能随着时间的推移而发生变化。

例如,有一些来自美国的数据表明,与 20 世纪 80 年代相比,70 年代的家庭医学吸引了不同性格类型的人。这一发现有力地证明,我们需要谨慎,不要过分依赖 MBTI 性格类型与特定专业的关联性来选择专业,因为这些关联性是基于 30 年之前的数据获得的。

Borges 和 Savickas 的综述中发现的另一个问题是:实际上每个专业内部的性格类型(例如,使用 MBTI 和其他人格测评方法)比专业之间的差异更大[27]。因此,他们得出结论,所有的性格类型都会出现在所有的专业中(尽管有些类型比其他类型更常见),而且不止一个特定的专业会适合任何特定的医学生或医生的性格。同样,2010 年发表的一项德国研究发现,获得委员会认证的内科医生和外科医生在性格上存在明显差异[61]。

然而,根据他们的综述,Borges 和 Savickas 并非否定了性格评估在帮助学员选择专业过程中的作用。相反,他们认为性格评估应该成为学员在选择专业时考虑的众多因素之一。此外,他们还建议,如果进行 MBTI 这样的性格测试,我们应借助它来增强自我认识(知识点 32.2),而不是仅仅将它作为一个将特定的性格类型与特定专业联系起来的简单过程。

医学专业偏好评估表

原版医学专业偏好评估表(MSPI)[53]是一份包含 199 个题项的问卷,评估医学生对 40 个医学领域的兴趣和对 6 个专业的偏好,其中,6 个专业包括家庭医生、内科、妇产科、儿科、精神病学和外科。Zimny[54]描述该量表的预测效度大约为 50%,Savickas 等人[62]的研究认为该评估表的预测效度指数在 59% 左右,Glavin 等人的研究表明 MSPI 在 58% 的情况下预测了医学专业的选择[63]。然而,在 Borges 等人最近的一项研究中表明,在他们的研究样本中,首选专业被准确预测的比例只有 33%[64]。此外,他们还指出,他们的样本中有近一半(47%)研究对象选择了 MSPI 中 6 个专业领域之外的专业。因此,MSPI 的预测准确性和指南中所包含的专业范围明显是有问题的。

MSPI 自其最初版本以来经过了多次修订。2009 年,Sodano 和 Richard 将 MSPI 从 38 个因素减少到 18 个[65]。2010 年的补充研究指出要扩大专业量表的范围[66]。修订后的 MSPI[67]包含了 150 个题目的量表,可以预测 16 种专业的选择,还报告了两项预测效度分别为 52% 和 46% 的研究。18 个医学兴趣量表将不同的兴趣活动与医学联系起来。然而,美国以外的学生 / 学员使用该量表时需要谨慎,因为特定专业的

各个方面(如典型的工作时间模式或经济收入)在不同国家可能会存在较大差异。

Sci59 专业选择评估表

Sci59 专业选择评估表是英国设计的一份包含 130 个题目的问卷,用于帮助医学生和学员选择合适的专业。该问卷的最初版本包括 45 个专业[55],但现在的版本包含了更多的选项,因此将名称从 Sci45 改为 Sci59。完成问卷后,受访者会得到一份由计算机生成的纸质文件,其中列出了最适合受访者的 10 个专业和最不适合的 10 个专业。此外,文件还包含一个图表,呈现受访者在 12 个不同的维度上的得分情况,如"行动导向""应对不确定性事件的方式""对自信的需求"等。

Sci59 目前已被广泛使用,除英国医学会(BMA)网站为 BMA 会员提供服务外,一些医学院也为学生提供了这个量表。对 Sci59 的应用应严格评价,使之用来帮助医学生或者学员确定他们适合的专业,而不仅仅是学术上的兴趣。

在工具设计方面,尽管最初纳入问卷的题目源自对全科医师(GP)的上级医师和主任的访谈,但在制订最终的题目时,实际上是采用尚未接受过高等专业培训的学员的回答来校准问卷。作者指出,量表的效度是基于一个假设:即学员对其专业的工作性质、高级医师或主要职位以及担任这些职位所需的技能有深入的了解[55]。然而,作者并没有提供证据证明这一基本假设的效度(即初级医师对高级医师或全科医师主任工作性质的理解与实际担任这些职位的高级医师或全科医师主任的理解是一致的)。

另一个值得关注的问题是调查问卷的预测效度。描述问卷设计的原始论文并不包括关于预测效度的数据[55],而在同行评议的期刊中只有一篇报告研究了这个问题[68]。这篇研究针对基础培训第二年(F2)的住院医师开展了研究,他们在基础培训第二年的前两个月填写了 Sci45 问卷,然后在课程的最后两个月再次填写,报告称 30% 的医生被成功分配到 Sci45 第一次所预测的专业。然而,鉴于该研究的设计,我们无法得到预测效度较低的确切解释,例如问卷未能确定学员最感兴趣的专业;学员的兴趣在基础培训第二年中发生了变化;以及学员申请了 Sci45 问卷所预测的专业,但却未被录取。

使用心理测试结果帮助选择专业

由于专业选择的影响因素较为复杂,使用 Sci59

或修订后的 MSPI 等量表研究的预测效度相对较低也不足为奇。也正因为这种预测方式的效度较低，所以在使用测试结果来帮助医学生或学员选择他们的未来职业时需要更谨慎。换句话说，如果测试结果表明某项职业适合受访者，并不能"证明"受访者很适合该特定专业。更正确的方式是将测试结果作为进一步考虑职业选择的参考因素。知识点 32.3 中给出了导师可以与医学生或学员讨论问题的示例。通过这种方式，心理测试可以帮助学员考虑到性格在选择职业方面可能产生的影响，确保其可能选择一个他们感兴趣的领域，或者拓宽其进一步研究的专业范围。

知识点 32.3　实用建议：提出探究心理测试结果含义的问题

- 通过填写特定的调查问卷，你对自己有什么了解？
- 这些结果在多大程度上符合你在培训期间进行的评估结果以及你从上级医师那里得到的反馈？
- 有什么惊喜吗？你该如何解释这些问题呢？
- 根据问卷调查结果，你有兴趣进一步研究哪些专业？

决定从事医学学术研究工作

医学职业文献中的另一个主要关注领域是什么因素可以预测个人是否会选择科研道路的问题。在美国，个人通常首先决定从医，然后选择专业，再决定是否要走科研道路。在英国，可以在医学基础培训刚开始时或在此之后的某个时间，作为基础培训的一部分，在进行临床培训的同时进行科研训练（少数 MBBS/PhD 项目）。

在美国，Strauss 等人试图了解将医学学术研究作为职业选择的影响因素[69]。他们的系统综述显示了从事医学科研工作的影响因素：①在获得医学博士学位的同时完成学术学位或获得研究员资格；②在学生或住院医师期间参与研究和发表文章；③对教学和/或科研道路知识含量高的特质感兴趣。科研榜样或导师也被认为是重要的影响因素。文献中提到的其他因素包括对医学科研工作地位的感知[70]、工作与生活的平衡[71]和自主性[72]。

对医学科研工作的满意度是文献中越来越关注的一个领域。在对医学院教师的研究中，Lowenstein 等人发现[73]，42% 的人正在考虑离开医学科研工作。最近，另一项研究表明，美国 26 所医学院的现任教师中，约有四分之一考虑不再从事医学科研工作[74]。他们探究了与不满意相关的因素（如价值观不一致、缺乏制度支持）以及与之无关的因素（如性别、教师级别和缺乏指导）。在英国，缺乏指导被认为是导致女性在顶级科研领域中代表性不足的众多因素之一，同时兼职或弹性工作也是追求科研生涯的消极影响因素[75]。

关于医学科研工作的文献往往主要集中在某个专业领域，而不是对医学科研工作这一选择的总体评估。然而，最近有两篇文章尝试对这些文献进行综述，并解决将医学科研作为职业途径的问题[76,77]。Borges 等人[77]的研究结果表明，至少对女性来说，从事医学科研工作往往是具有偶然性的，而且作为医学生，女性对这一职业道路知之甚少。作者建议，医学院和住院医师项目应提供具体的计划和机会，让学员在不同的教育阶段接触医学科研这个职业道路。

职业心理学的当代发展

关于专业选择的大量文献表明，影响医学专业决定的因素非常广泛。目前医学教育文献中的概念模型主要集中在影响专业选择的因素上，而且大部分是由医学教育家开发的。虽然它们有重要的目的，但它们的范围可能有限，不能应对医学专业决策的复杂性。职业心理学的发展可能会促进专业选择影响因素研究领域的未来，从而指导研究和职业干预。例如，Rogers 等人[78]将社会认知职业理论（SCCT）应用于专业选择测量工具的开发。SCCT 的职业决策模型[79]提出，个人、环境和经验因素对形成自我效能信念、结果预期和职业目标具有重要的影响。反过来，这些信念和期望又是职业兴趣和选择的基础。尽管 SCCT 不是专门针对医学职业和专业选择的，但该理论的复杂性为探索医学生职业规划中的重要因素提供了多种途径。

目前，在更广泛的职业心理学领域，将职业评估的质性和定量形式结合起来的研究也十分热门。例如，职业心理学顶级刊物中的一篇文章提到，Walsh 主张超越传统的心理测量，拓宽职业评估的范围，通过"具体的、质性的和其他创造性的方法来评估人与环境的多个方面特征"[80]。在美国，研究人员已经开始探索质性评估方法在帮助医学生进行职业选择方面的作用，它的研究意义也能与传统的定量心理测量方法相提并论[81]。

英国的一些医学院已经编写了实用的职业手册，鼓励学生在完成该专业的本科学习内容时，反思自己是否适合该专业。医学院的其他质性评估方法包括与本科选修课相关的强制性职业规划反思练习[82]。毋庸置疑,这和其他类似的措施都是非常重要的,它们达到了在本科阶段更加重视职业规划的要求[83]。

在英国的毕业后教育阶段,一些基础培训学院使用诸如"风车"[84]或"成功之路"[85]等资源,而在美国,医学职业资源既包括客观的心理测试,也包括更加主观的质性评估[7]。Navarro、Taylor 和 Pokorny 还描述了将医学职业资源纳入本科课程的三种创新方式[86]。

职业心理学的另一个趋势是可以有效地融入医疗职业支持服务,即从专注于帮助个人作出一次性职业决定的方法转变为强调变化的必然性[87,88]。从这个角度看,职业支持的任务是让个人掌握职业规划技能,从而使他们能够更熟练地在整个职业生涯所面临的决定中找到自己的方向。

如何帮助职业规划不现实的人

导师在这方面的作用可以被解释为:帮助学生/学员充分地利用他们收到的反馈,以制订现实的职业规划。实际上,在这种情况下,导师的作用是促进学员思考反馈意见对其职业规划的影响。因此,如果一个人想从事外科工作,但从相关的工作评估中得到的反馈并不表明他有特别的外科能力,那么导师应该进一步给学员什么样的职业建议呢?

虽然在医学教育领域关于这个问题的文献很少,但在一般的职业咨询文献中对这个问题有详细的描述[89,90]。这些丰富的文献表明,提供支持的临床医生应着重于提出知识点 32.4 中概述的问题,避免提出指导性建议。我们不建议大家提出这种建议的原因有很多。首先,告诉某人应该从事什么职业,会使他失去对决定的责任。而这与大多数医学培训课程的教育理念相矛盾,因为这些课程强调培养学员对自我成长和职业发展负责的能力。其次,指导性建议(例如,"如果我是你,我会放弃外科")并不是让人接受重要信息的最有效方式。这一点在健康行为文献中也有所提及,例如有研究表明指导性建议会导致高度不依从。再次,提供指导性建议时很容易掺杂着指导者个人的偏好。例如,很容易忽略自己不是特别感兴趣的选项,或者不了解的选择。最后,给出指导性建议的人可能是错误的。例如,学员可能发现他们的个人生活中有一些事情严重地影响了工作质量,但他们不想与导师讨论这个问题,而学员之前已经收到了关于他

们所关注的工作领域的非常好的反馈。

知识点 32.4　实用建议:向职业规划不现实的人提问

- 根据你在本职位期间(以及之前)收到的反馈,你认为你的主要优势是什么?
- 根据你在本职位期间(以及之前)收到的反馈,你认为你存在哪方面的困难?
- 你感兴趣的专业在招聘时将评估哪些关键能力?
- 为了评估你感兴趣的特定专业的竞争力,你咨询过谁或读过什么书?
- 如果该专业竞争激烈,而你在相关工作领域得到的评价一直处于平均或低于平均水平,是什么让你有信心相信你的职业规划是现实的?
- 回顾一下你似乎表现较好的领域,是否有其他可能更适合你的专业?你是否也了解了前几年似乎比较短缺的专业?这些专业中是否有和你的优势相适应的?

正是出于这些原因,职业支持的专业培训课程建议职业咨询者应该谨慎地针对职业道路给出指导性建议。Woolf 和 McManus 也得出了一致的结论,他们认为资深临床医生应该集中精力"倾听学生和学员的需求,理解他们的观点,并鼓励他们自己做决定"[91]。

职业支持的其他来源

高年资的临床医生在试图为一位职业规划不切实际的学生或住院医师提供职业支持时,可能会觉得上面的建议不够充分。如果指导者已经给出了明确的建设性反馈意见,但学员依然坚持自己的规划,导师可以建议学生与教职工中的负责培训项目的主管讨论他们的职业计划。在这种情况下,导师可以写一份简短的总结,概述他们对学生职业规划可行性的担忧,并将总结交给学生和提供额外职业支持的人。

导师也可以建议学员向当地医疗职业咨询服务机构的人咨询。在英国,担任这些职务的人都是合格的职业专家,因此在如何进行微妙的职业讨论方面接受过相关培训。此外,一些学员可能会发现,与指导他们的临床医生相比,面对职业顾问时更容易敞开心扉,因为职业顾问不参与评价学生或写推荐信,或成为未来面试小组中的一员。但在这里,学生也可能坚持自己的预期计划,从长远看,这可能会有好的结

果,也可能不会。就像医生也不能总是帮助所有病人放弃不良健康行为(如吸烟、酗酒等)一样,职业支持的提供者需要意识到,他们不可能总是阻止某人作出不恰当的职业选择[92]。

弃医

当他们所负责的学生或学员告诉他们正在考虑离开这个行业时,高级临床医生也可能不确定该如何应对[93]。然而,医生放弃这个职业并不是新鲜事;1997年英国《皇家医学会杂志》(*Journal of the Royal Society of Medicine*)发表了一篇题为《年轻医生为什么离开这个行业》的社论。令人震惊的是,尽管有研究称学员感到失望,但实际离开这个行业的医生比例却非常低。这是上述社论中得出的结论,对最近的研究进行综述也得到了相同的结果。例如,由牛津大学英国医学职业研究小组进行的研究表明,尽管有相当多的人表示满意度低,但英国医学毕业生弃医的实际人数很低。在其中一项研究中不到3%[94],在另一项研究中不到1%[3]。

一个可能的解释是,尽管数据表明实际离职率很低,但人们会对医疗队伍的流失感到焦虑,这可能是不满意率和实际离职率之间存在差异的原因。Rittenhouse等人报告说,尽管医生的满意度低与表达离开临床工作的意向有很大关系,但与实际离开临床工作没有关系[95]。因此,这些作者认为,自我报告的离职意向可能更多的是表达一种不满意,而不是对实际行为的可靠预测。

就离开这个行业的深层原因而言,英国医学会对14名离开这个行业的医生进行了一项质性跟踪研究,主要原因是他们认为自己没有得到重视或支持,以及医疗工作无法实现工作和生活的平衡[96]。似乎还需要进一步研究,来更深入地探讨这些问题,但这些初步发现表明,当学员表示正在考虑转行时,可以对上述三个问题进行进一步的探讨。BMA的这项研究还报告说,研究对象存在很高程度的不满意,并对他们未能获得足够的职业支持感到遗憾。这可能表明,应该让正在考虑弃医的学生或医生了解专业的职业支持服务,以帮助他们作出弃医或继续当医生的重大人生决定。

小结

学生和学员倾向于向指导他们的高级临床医生寻求职业支持。本章所概述的方法表明,在提供指导性的职业建议时需要谨慎。相反,推荐的模式是基于一种结构化的职业支持方法,强调彻底的自我评估(使用定量和质性方法)和仔细探索选择的重要性。此外,职业决策并不是在作出专业或亚专业选择后就结束了,而是持续至退休,职业支持模式可以在一个人工作生涯中的任何时候使用。一些因健康或工作表现问题而使职业决定变得难以决策,或正考虑弃医的学生和学员,也可能因接受更专业的职业咨询而受益。从历史的角度看,医学职业领域的研究和干预措施往往与职业心理学的广泛发展相脱节,建议这两个学科之间进行更密切的合作。

参考文献

1 Department of Health (2004). *Modernising Medical Careers: The Next Steps*. London: Department of Health.

2 Edwards, C., Lambert, T.W., Goldacre, M.J. et al. (1997). Early medical career choices and eventual careers. *Medical Education* 31: 237–242.

3 Lambert, T.W., Goldacre, M.J., and Turner, G. (2006). Career choices of the United Kingdom medical graduates of 2002: questionnaire survey. *Medical Education* 40: 514–521.

4 Goldacre, M.J., Laxton, L., and Lambert, T.W. (2010). Medical graduates' early career choices of specialty and their eventual specialty destinations: UK prospective cohort studies. *British Medical Journal* 341: c3199.

5 McManus, I.C. and Goldacre, M.J. (2008). Predicting career destinations. In: *Education and Training: From Theory to Delivery* (ed. Y. Carter and N. Jackson), 59–78. Oxford: Oxford University Press.

6 Tapper-Jones, L., Prout, H., Grant, A. et al. (2009). An evaluation of the sources and availability of careers advice in UK medical schools. *British Journal of Hospital Medicine* 70: 588–591.

7 Association of American Medical Colleges (2013). Careers in Medicine. http://www.aamc.org/students/cim (accessed 3 February 2013).

8 Zimny, G.H. and Senturia, A.G. (1973). Medical specialty counseling: a survey. *Journal of Medical Education* 48: 336–342.

9 Nguyen-Van-Tam, J.S., Logan, R.F.A., Logan, S.A.E. et al. (2001). What happens to medical students who complete an honours year in public health and epidemiology? *Medical Education* 35: 134–136.

10 McManus, I.C., Richards, P., and Winder, B.C. (1999). Intercalated degrees, learning styles and career preferences: prospective longitudinal study of UK medical students. *British Medical Journal* 319: 542–546.

11 Lloyd, T., Phillips, B., and Aber, R.C. (2004). Factors that influence doctors' participation in clinical research. *Medical Education* 38: 848–851.

12 Goldacre, M.J., Davidson, J.W., and Lambert, T.W. (2007). Career preferences of graduate and non-graduate entrants to medical schools in the United Kingdom. *Medical Education* 41: 349–361.

13 General Medical Council (2013). Approved Curricula and Assessment Systems. http://www.gmc-uk.org/education/A-Z_by_specialty.asp (accessed 3 February 2013).

14 American Board of Medical Specialties (2017). Specialty and Subspecialty Certificates. http://www.abms.org/member-boards/specialty-subspecialty-certificates (accessed 27 March 2017).

15 Medical Board of Australia (2013). List of specialties, fields of specialty practice and related specialist titles. www.medicalboard.gov.au/Registration/Types/Specialist-Registration/Medical-Specialties-and-Specialty-Fields.aspx (accessed 27 March 2017).

16 Allen, I. (1988). *Doctors and Their Careers*. London: Policy Studies Institute.

17 Dillner, L. (1993). Senior house officers: the lost tribes. *British Medical Journal* 307: 1549–1551.

18 Lambert, T.W., Goldacre, M.J., and Evans, J. (2000). Views of junior doctors about their work: survey of qualifiers of 1993 and 1996 from United Kingdom medical schools. *Medical Education* 34: 348–354.

19 Lambert, T.W. and Goldacre, M.J. (2007). Views of doctors in training on the importance and availability of career advice in UK medicine. *Medical Education* 41: 460–466.

20 Jackson, C., Ball, J., Hirsh, W. et al. (2003). *Informing Choices: The Need for Career Advice in Medical Training*. Cambridge, UK: National Institute for Careers Education and Counselling.

21 Department of Health (2005). *Career Management: An Approach for Medical Schools, Deaneries, Royal Colleges and Trusts*. London: MMC Working Group for Career Management.

22 Hirsh, W., Jackson, C., and Kidd, J. (2001). *Straight Talking: Effective Career Discussions at Work*. Cambridge: National Institute for Careers Education and Counselling.

23 Petrides, K.V. and McManus, I.C. (2004). Mapping medical careers: questionnaire assessment of career preferences in medical school applicants and final year students. *BMC Medical Education* 4: 18.

24 Lloyd, B.W. and Becker, D. (2009). Paediatric specialist registrars' views of educational supervision and how it can be improved: a questionnaire study. *Journal of the Royal Society of Medicine* 100: 375–378.

25 Richard, G.V. (2005). International best practices in career development: review of the literature. *International Journal for Educational and Vocational Guidance* 5: 189–201.

26 Ministry of Health New Zealand (2017). Career Planning. http://www.health.govt.nz/our-work/health-workforce/career-planning (accessed 27 March 2017).

27 Borges, N.J. and Savickas, M.L. (2002). Personality and medical specialty choice: a literature review and integration. *Journal of Career Assessment* 10 (3): 362–380.

28 Hutt, R. (1976). Doctors' career choice: previous research and its relevance for policy making. *Medical Education* 10: 463–473.

29 Smith, A.W., Glenn, R.C., Williams, V. et al. (2007). What do future (female) pediatricians value? *Journal of Pediatrics* 151: 443–444.

30 Taber, B.J., Hartung, P.J., and Borges, N.J. (2011). Personality and values as predictors of medical specialty choice. *Journal of Vocational Behavior* 78: 202–209.

31 Newton, D.A., Grayson, M.S., and Thompson, L.F. (2005). The variable influence of lifestyle and income on medical students' career specialty choices: data from two U.S. medical schools, 1998–2004. *Academic Medicine* 80: 809–814.

32 Schwartz, R.W., Jarecky, R.K., Strodel, W.E. et al. (1989). Controllable lifestyle: a new factor in career choice by medical students. *Academic Medicine* 64: 606–609.

33 Ellsbury, K.E., Carline, J.K., Irby, D.M. et al. (1998). Influence of third-year clerkships on medical student specialty preferences. *Advances in Health Sciences Education: Theory and Practice* 3: 177–186.

34 Paiva, R.E., Vu, N.V., and Verhulst, S.J. (1982). The effect of clinical experiences in medical school on specialty choice decisions. *Journal of Medical Education* 57: 666–674.

35 Campus-Outcalt, D., Senf, J., Watkins, A.J. et al. (1995). The effects of medical schools curricula, faculty role models and biomedical research support on choice of generalist physician careers: a review and quality assessment of the literature. *Academic Medicine* 70: 611–619.

36 Chang, J.C., Odrobina, M.R., and McIntyre-Seltman, K. (2010). Residents as role models: the effect of the obstetrics and gynecology clerkship on medical students' career interest. *Journal of Graduate Medical Education* 2 (3): 341–345.

37 Passi, V., Johnson, S., Peile, E. et al. (2013). Doctor role modelling in medical education: BEME Guide No. 27. *Medical Teacher* 35 (9): e1422–e1436.

38 Dorsey, E.R., Jarjoura, D., and Rutecki, G.W. (2003). Influence of controllable lifestyle on recent trends in specialty choice by US medical students. *Journal of the American Medical Association* 290: 1173–1178.

39 Royal College of Physicians (2009). *Women and Medicine: The Future*. London: Royal College of Physicians.

40 Gray, S.F. (2004). Women in medicine: doctors of both sexes are seeking balance between life and work. *British Medical Journal* 329: 742–743.

41 Lambert, E.M. and Holmboe, E.S. (2005). The relationship between specialty choice and gender of U.S. medical students, 1990–2003. *Academic Medicine* 80: 797–802.

42 Phillips, J.P., Weismantel, D.P., Gold, K.J. et al. (2010). Medical student debt and primary care specialty intentions. *Family Medicine* 42: 616–622.

43 Rosenblatt, R.A. and Andrilla, C.H. (2005). The impact of US medical students' debt on their choice of primary care careers: an analysis of data from the 2002 medical school graduation questionnaire. *Academic Medicine* 80: 815–819.

44 Jeffe, D.B., Whelan, A.J., and Andriole, D.A. (2010). Primary care specialty choices of United States medical graduates 1997–2006. *Academic Medicine* 85 (6): 947–958.

45 Fincher, R.M., Lewis, L.A., and Rogers, L.Q. (1992). Classification model that predicts medical students choices of primary care or non-primary care specialties. *Academic Medicine* 67: 324–327.

46 Bland, C.J., Meurer, L.N., and Maldonado, G. (1995). Determinants of primary care specialty choice: a non-statistical meta-analysis of the literature. *Academic Medicine* 70: 620–641.

47 Senf, J.H., Campos-Outcalt, D., Watkins, A.J. et al. (1997). A systematic analysis of how medical school characteristics relate to graduates' choices of primary care specialties. *Academic Medicine* 72: 524–533.

48 Reed, V.A., Jernstedt, G.C., and Reber, E.S. (2001). Understanding and improving medical student specialty choice: a synthesis of the literature using decision theory as a referent. *Teaching and Learning in Medicine* 13: 117–129.

49 Barzansky, B. (2000). Commentary: research on specialty choice: the challenge is in the details. *Education for Health* 13: 197–2000.

50 Leduc, N., Vanasse, A., Scott, I. et al. (2011). The Career Decision-Making Process of Medical Students and Residents and the Choice of Specialty and Practice Location: How Does Postgraduate Medical Education Fit In? Members of the Future of Medical Education in Canada Postgraduate Project consortium.

51 Association of American Medical Colleges (2016). The Complexities of Physician Supply and Demand: Projections from 2014 to 2025 Final Report (2016 Update). https://www.aamc.org/download/458082/data/2016_complexities_of_supply_and_demand_projections.pdf (accessed 3 May 2017).

52 Myers, I.B., McCaulley, M.H., Quenk, N.L. et al. (1998). *MBTI Manual: A Guide to the Development and Use of the Myers-Briggs Type Indicator*, 3e. Palo Alto, CA: Consulting Psychologists Press.

53 Zimny, G.H. (1977). *Manual for the Medical Specialty Preference Inventory*. St Louis, MO: St Louis University School of Medicine.

54 Zimny, G.H. (1980). Predictive validity of the Medical Specialty Preference Inventory. *Medical Education* 14: 414–418.

55 Gale, R. and Grant, J. (2002). Sci45: the development of a specialty choice inventory. *Medical Education* 36: 659–666.

56 McCaulley, M.H. (1977). *The Myers Longitudinal Medical Study (Monograph II)*. Gainesville, GA: Center for Applications of Psychological Type.

57 Taylor, A.D., Clark, C., and Sinclair, A.E. (1990). Personality types of family practice residents in the 1980s. *Academic Medicine* 65: 216–218.

58 Wallick, M., Cambre, K., and Randall, H. (1999). Personality type and medical specialty choice. *Journal of the Louisiana State Medical Society* 151: 463–469.

59 Stilwell, N.A., Wallick, M.M., Thal, S.E. et al. (2000). Myers-Briggs type and medical specialty choice: a new look at an old question. *Teaching and Learning in Medicine* 12: 14–20.

60 Freeman, B. (2004). *The Ultimate Guide to Choosing a Medical Specialty*. New York: Lange Medical Books/McGraw Hill.

61 Warschkow, R., Steffen, T., Spillmann, M. et al. (2010). A comparative cross-sectional study of personality traits in internists and surgeons. *Surgery* 148: 901–907.

62 Savickas, M.L., Brizzi, J.S., Brisbi, L.A. et al. (1988). Predictive validity of two medical specialty preference inventories. *Measurement and Evaluation in Counseling and Development* 21: 106–112.

63 Glavin, K.W., Richard, G.V., and Porfeli, E.J. (2009). Predictive validity of the Medical Specialty Choice Inventory. *Journal of Vocational Behavior* 74: 128–133.

64 Borges, M.J., Gibson, D.D., and Karnani, R.M. (2005). Job satisfaction of physicians with congruent versus incongruent specialty choice. *Evaluation and the Health Professions* 28: 400–413.

65 Sodano, S.M. and Richard, G.V. (2009). Construct validity of the Medical Specialty Preference Inventory: a critical analysis. *Journal of Vocational Behavior* 74: 30–37.

66 Porfeli, E.J., Richard, G.V., and Savickas, M.L. (2010). Development of specialization scales for the MSPI: a comparison of empirical and inductive strategies. *Journal of Vocational Behavior* 77: 227–237.

67 Richard, G.V. (2011). *Medical Specialty Preference Inventory, Revised Edition (MSPI-R), Technical Manual*. Washington, DC: Association of American Medical Colleges.

68 O'Donnell, M.E., Noad, R., Boohan, M. et al. (2010). The effect of Modernising Medical Careers on foundation doctor career orientation in the Northern Ireland Foundation School. *Ulster Medical Journal* 79: 62–69.

69 Straus, S.E., Straus, C., Tzanetos, K., and International Campaign to Revitalise Academic Medicine (2006). Career choice in academic medicine: systematic review. *Journal of General Internal Medicine* 21: 1222–1229.

70 Kelly, W.N. and Stross, J.K. (1992). Faculty tracks and academic success. *Annals of Internal Medicine* 116: 654–659.

71 Sanders, A.B., Fulginiti, J.V., Witzke, D.B. et al. (1994). Characteristics influencing career decisions of academic and non-academic emergency physicians. *Annals of Emergency Medicine* 23: 81–87.

72 Bilbey, J.H., Fache, J.S., and Burhenne, H.J. (1992). Are there predictors for future academic radiologists: a Canadian survey. *Canadian Association of Radiologists Journal* 43: 369–373.

73 Lowenstein, S.R., Fernandez, G., and Crane, L.A. (2007). Medical school faculty discontent: prevalence and predictors of intent to leave academic careers. *BMC Medical Education* 7: 37.

74 Pololi, L.H., Krupat, E., Civian, J.T. et al. (2012). Why are a quarter of faculty considering leaving academic medicine? A study of their perceptions of institutional culture and intentions to leave at 26 representative U.S. medical schools. *Academic Medicine* 87: 1–11.

75 Women in Academic Medicine (2007). *Developing Equality in Governance and Management for Career Progression*. London: Women in Academic Medicine Project.

76 Borges, N.J., Narvarro, A.M., Grover, A. et al. (2010). Academic medicine careers: a literature review. *Academic Medicine* 85: 680–686.

77 Borges, N.J., Navarro, A.M., and Grover, A. (2012). Women physicians: choosing a career in academic medicine. *Academic Medicine* 87: 105–114.

78 Rogers, M.E., Creed, P.A., and Searle, J. (2009). The development and initial validation of social cognitive career theory instruments to measure choice of medical specialty and practice location. *Journal of Career Assessment* 17: 324–337.

79 Lent, R.W., Brown, S.D., and Hackett, G. (1994). Toward a unifying social cognitive theory of career and academic interest, choice and performance. *Journal of Vocational Behavior* 45: 79–122.

80 Walsh, W.B. (2001). The changing nature of the science of vocational psychology. *Journal of Vocational Behavior* 59: 262–274.

81 Hartung, P.J. and Borges, N.J. (2005). Toward integrated career assessment: using story to appraise career dispositions and adaptability. *Journal of Career Assessment* 13: 439–451.

82 Elton, C. and Newport, M. (2008). The reflective elective: using the elective to develop medical students' skills in career planning. *British Journal of Hospital Medicine* 69: 409–411.

83 Tooke, J. (2008). *Aspiring to Excellence: Final Report of the Independent Inquiry into Modernising Medical Careers*. London: MMC Inquiry.

84 Hawkins, P. (2005). *The Art of Building Windmills*. Liverpool: GIEU, The University of Liverpool.

85 Elton, C. and Reid, J. (2010). *The ROADS to Success: A Practical Approach for Career Planning for Medical Students, Foundation Trainees and Their Supervisors*, 3e. London: Kent, Surrey and Sussex Deanery.

86 Navarro, A.M., Taylor, A.D., and Pokorny, A.P. (2011). Three innovative curricula for addressing medical students' career development. *Academic Medicine* 86: 1–5.

87 Mitchell, K.E., Levin, A.S., and Krumboltz, J.D. (1999). Planned happenstance: constructing unexpected career opportunities. *Journal of Counseling and Development* 77: 115–125.

88 Bright, J.E.H. and Pryor, R.G.L. (2008). Shiftwork: a chaos theory of careers agenda for change in career counselling. *Australian Journal of Career Development* 17: 63–72.

89 Nathan, R. and Hill, L. (2006). *Career Counselling*, 2e. London: Sage.

90 Ali, L. and Graham, B. (1996). *The Counselling Approach to Career Guidance*. London: Routledge.

91 Woolf, K. and McManus, I.C. (2010). Predicting and guiding career success in medicine. In: *Learning Medicine: A Text Linking Theory and Practice for Graduate Students and Educators Wanting to go Beyond the Basics* (ed. T. Dornan, K. Mann, A. Scherpbier and J. Spencer), 297–316. London: Elsevier.

92 Kidd, J.M. (2006). *Understanding Career Counselling: Theory Research and Practice*. London: Sage.

93 Paice, E. (1997). Why do young doctors leave the profession? *Journal of the Royal Society of Medicine* 90: 417–418.

94 Moss, P.J., Lambert, T.W., Goldacre, M.J. et al. (2004). Reasons for considering leaving UK medicine: questionnaire study of junior doctors' comments. *British Medical Journal* 329: 1263.

95 Rittenhouse, D.R., Mertz, E., Keane, D. et al. (2004). No exit: an evaluation of physician attrition. *Health Services Research* 39: 1571–1588.

96 British Medical Journal (2004). *Why Do Doctors Leave the Profession?* London: British Medical Association, Health Policy and Economic Research Unit.

拓展阅读

Hirsch, G. (1999). *Strategic Career Management for the 21st Century Physician*. Chicago, IL: American Medical Association.

McMahon, M. ed. (2016). *Career Counselling: Constructivist Approaches*. London: Taylor & Francis.

Nathan, R. and Hall, L. (2006). *Career Counselling*, 2e. London: Sage.

（翻译：马璇璇；审校：付瑶）

33　学习者支持：幸福感

Jo Bishop[1], Graeme Horton[2], Wendy Hu[3], and Claire Vogan[4]
[1]Faculty of Health Sciences and Medicine, Bond University, Gold Coast, Queensland, Australia
[2]School of Medicine and Public Health, University of Newcastle, Newcastle, New South Wales, Australia
[3]School of Medicine, Western Sydney University, Penrith, New South Wales, Australia
[4]Swansea University Medical School, Swansea, Wales, UK

 本章要点

- 为了照顾病人，医疗卫生人员必须学习并提升照顾好自己的能力。个人的幸福感会影响学习能力和胜任力。因此，教育工作者的核心任务是培养学习者的幸福感并支持他们习得终身自我爱护能力。

- 设计和提供强大的学习者支持系统需要从个人（学习者、教师和管理人员）、组织（流程、方案、课程）和系统层面（法规和政策）进行考虑。方案和干预措施可分为对所有学习者的一般性支持、应对预期挑战的预防性支持以及对有需要的学习者提供额外的支持。

- 除对学习者学习的影响外，在考虑教育工作者和学校

在多大程度上对学习者的健康负责时，这一问题的出发点首先需要遵循"第一，不伤害"的原则。教育工作者应该考虑到他们作为个体教师、项目设计者的角色，并且为学习者创造支持性和安全性的学习环境的角色，以帮助学习者应对未来在临床环境下的挑战。

- 教育工作者在提升学习者的幸福感和福祉时，应该考虑到其行为中的专业界限问题。虽然许多教育者可能会利用作为临床医生的经验提供指导，但学习者并不是他们的病人。

"医学生和医生的健康正日益成为人们公认的问题。幸福感是对心理、身体、情感和财务健康的管理，以确保有平衡的生活方式、享受所做并为自己建立长期和有意义的职业生涯。"

——澳大利亚医学生联合会（AMSA）[1]。

背景：为什么关注学习者的幸福感？

幸福感是一种复杂的建构，整合了很多影响着人们对生活进展情况感知的因素[2]。在全球范围内，学习者幸福感的重要性及其对学习、工作表现[3]和最终对健康保健的影响正在得到认可。现在，提升幸福感被认为是一个需要专门资源投入和有效策略促进的问题。

为了照护他人，医疗卫生人员必须先学会照护自己。医疗卫生人员在这方面的能力已被纳入世界各地医学毕业生能力和专业组织倡议中，例如：澳大利亚医学委员会（Australian Medical Council, AMC）[4]，英国医学总会（General Medical Council, GMC）[5]，加拿大皇家内科及外科医师学院（Royal

College of Physicians and Surgeons of Canada, RCPSC）的 CanMEDS 框架[6]，以及美国毕业后医学教育认证委员会（Accreditation Council for Graduate Medical Education, ACGME）[7]。医学院和大学为学习者提供终身技能和专业能力的培训成为期待。

在许多最近被报道的危机或悲剧发生时，学习者幸福感会成为人们急剧关注的焦点[8]。此类事件引发的调查揭示了该问题的严重程度远远超过了以往的记录[9]。调查显示，医学生和低年资医生的压力和倦怠的患病率高于同龄人群对照组[10]。医疗卫生人员的职业倦怠[11]是包括情绪衰竭、人格解体、对病人行为不敏感在内的多维结构，与个人成就感低相关[12]，在某些情况下还可能会导致受影响的人离职。

本章解释了为什么学习者的幸福感是所有教育提供者需要优先考虑的事项。许多提到的例子涉及医学院及其学生，但这些信息与所有医疗相关学习者的幸福感相关。本章概述了在开发强大的学习者支持系统时应考虑的一系列方法和策略，以助推健康且可持续的医疗卫生队伍来照护未来的病人。

对学习者幸福感的挑战

描述性研究揭示了对学习者幸福感的一系列挑战,这些挑战主要集中在以下几个方面。

个人因素

学习者经过选择(和/或面试)之后开始他们的学习之旅,他们将在所选课程学习中获得学术能力和个性特征,但在学习期间可能会因生病或遇到个人困难而影响其完成课程要求的能力。可能表现为抑郁和职业倦怠的性格特征,如神经质和责任意识(减退),在医学生和医生中很普遍[13]。这些性格特征是否会导致"不幸福"的发生率增加?下面的两项研究证实,医学生的抑郁症发病率高于普通人群。Rotenstein 等人的一项系统综述和 meta 分析报告了 43 个国家医学生的抑郁症患病率。他们发现,抑郁症或抑郁症状的总体患病率大致为 27%[14]。该综述从 15 个国家的 24 项横断面研究中发现自杀意念的患病率为 11.1%。Mata 及其同事的一项研究发现,有抑郁症状的实习生更有可能呈现愤世嫉俗、疲惫和压力,而没有抑郁症状的实习生更经常呈现积极的生活体验以及与病人和同事的积极互动[15]。

这就提出了一个问题,即这些相关特征是实习医生抑郁的原因还是结果,这需要进行纵向研究来确定。

环境因素

Dyrbye 和 Shanafelt 回顾了 1990—2015 年间关于医学生和医生职业倦怠的系列研究,结论是,虽然人格因素起了作用但工作和学习环境因素更为重要[12]。关注工作场所的变化、课程长度和挑战、研究生工作时长、职场困扰以及与寻求支持带来的羞涩等因素,将被作为关注的因素加以探讨。

学习者(如医学生)必须经历从课堂到临床环境,从大学最后一年到毕业实习的关键转变。过程中,需要进行多次通常在不同的地点和社区的轮转,每次都有新的需求以不断适应陌生的环境。为学习者提供的任何支持业务方式都可能会被中断。虽然转换过程可以被视为学习机会[16],但人们认为在这些时候会给学习者增加压力[17]。所有医生群体的职业倦怠水平都很高,但身心疲惫在年轻医生中最高且会随着年龄增加而有所下降[10]。

在通常较长学制的医学学习期间,医学生可能需要放弃某些人际关系和个人需求以满足复杂的教育项目要求[18]。此外,医学生可能会产生较高的债务,特别是对那些方案能否继续下去不确定的人而言,可能会造成相当大的压力。

医院和其他卫生保健机构是服务高需求的工作场所,可能资源不足,医生和其他卫生专业人员可能需要在高压力情况下长时间工作。

医学院和医院中的氛围干扰因素是另一个对医生幸福感产生不利影响的问题。1990 年,儿科医生 Henry K. Silver 在 *JAMA* 上首次报告了这一问题。一所医学院 46.4% 的学生曾被"辱骂",到成为高年级医学生时这一比例已上升到 80.6%[19]。这种消极的角色环境以及目睹疾病痛苦和死亡等各种压力源的暴露是对学习者幸福感的持续挑战(知识点 33.1)。

知识点 33.1　医学文化如何阻碍幸福感运动

Slavin 指出了医学文化中不利于广泛接受解决学习者心理健康需求的四方面因素。

1. 医学教育需要严谨,只有最优秀的人才能够生存的理念被认为是工作环境的需要。这与一个概念有关,即更大的挑战会带来更好的教育成果,培养更好的能经受住医疗压力的医生。

2. 医学院对学生的幸福感缺乏责任心。医学院可能会优先考虑科研和临床进展。

3. 学校中学生支持部门可能独立于课程开发部门,并且后者的资源可能较为充裕。

4. 心理健康问题可能被认为不如身体健康问题重要[17]。

心理健康存在的问题是:"见不得人的概念"在医学生和医疗卫生从业者中普遍存在。这可能导致他们不愿意去确定自己是否患有心理健康问题,也不愿意去寻求所需的心理健康支持和治疗[20]。他们担心就此报告官方机构可能会危及职业生涯,所以学生和医生可能对获得支持持谨慎态度(知识点 33.2)。

提升幸福感:教育提供者的角色

医学院不仅有责任提供系统的干预措施以支持有需要的学习者,而且有责任制定积极主动的方法来提升学习者的幸福感。这些都是由认证要求、胜任力框架(包括那些与专业相关的框架)以及利益相关者群体所推动的。

世界各地的学生协会经常通过与专业协会和赞助者合作,开展宣传活动和制定方案(另见知识点 33.5)。

自我伤害、倦怠的悲剧案例提醒人们二级预防策略的重要性。如果学生或医生处于困境,应该尽早寻求帮助。然而,害怕被报告给主管部门或担心危及未来的职业生涯,可能是他们寻求心理或精神咨询的主要障碍。

一些行政辖区要求医疗卫生人员报告可能正在治疗的任何存在躯体和精神异常的状况(包括学生或其他从业者),因为他们的执业可能会使公众面临风险。不幸的是,即便学生或医疗卫生人员正在参与经批准的治疗方案,或者正在被妥善管理且没有风险,他们也需要上报。自 2003 年以来,新西兰也要求提供治疗的医疗卫生人员上报"问题"同伴[21]。美国的几个州对提供治疗的医疗从业者都有延伸的强制性报告义务[22]。虽然保障措施对于保护公众是必要的,但在缺乏关于上报门槛的情况下,许多学生和学员认为被上报的可能性被放大了。

人们希望,对强制性报告的规定可以采取一致的做法,让医疗卫生从业者相信可以根据自己的健康状况寻求治疗,而不会危及自己的职业生涯[23]。一项调查发现,医生很少向医疗委员会提交报告——收到的报告是关于药物滥用或精神疾病的,而且是由一名非日常为病人护理的医生提交的[24]。

很明显被报告的风险非常低,但由于害怕被报告(尤其是学生和初级医生),这是另一个不寻求治疗或对自己的健康不负责的理由。因此,学生、受训者、从业人员和教育工作者准确理解与他们所在管辖区域有关规定和法律要求是至关重要的。这些问题应该公开讨论,以确保在自我护理、他人护理的透明度,最终保证病人的安全。寻求帮助的合理途径应该是所有人都知道的,并且是可见的。

与医学生的活动相一致的是高等教育中有更广泛的举措,学生被视为教育的消费者或共同生产者,将学生的参与度作为世界各地大学的绩效指标。学生参与课程设计和评价、担任学校和大学各级委员会的代表、学生成绩的统计数据和全国学生满意度调查(用作大学排名的基础)现在已司空见惯,都表明了对学生体验的关注。

这些措施反映在国家质量保证和认证过程中,通常采用以学生为中心的方法进行审查并在其中设有学生代表(例如,英国高等教育质量保证局,QAA)[25]。医学教育认证机构,例如世界医学教育联合会(WFME)[26]、澳大利亚医学委员会(AMC)[4]和英国医学总会(GMC)[27],要求学校建立独立于学业成绩考核的学习者支持系统,以便在早期发现问题并提供可获得的支持服务。学习者可以放心地获取这些支持资源且不必担心寻求帮助会影响进步。

自我照顾(self-care)及其对终身学习的重要性,以及作为一名称职的医疗卫生人员在成长中如何使个人认识到自身的局限性,这些都是医学课程的重要组成部分。Kreitzer 和 Klatt 将课程中的自我照顾描述为一项核心能力[18],这一点已在上文中强调。如果自我照顾真的要成为课程中的一种能力,就必须制订规划,但许多项目还没有做到这一点。

人们也越来越多地看到,医学院也有责任确保毕业生为执业并满足医学职业的要求做好准备。近年来,为学习者提供压力管理技巧以及管理关键压力点的方案显著增加(如 Saunders 等[28],Hassed 等[29],Wasson 等[30]),例如早期接触临床、模拟情境、专业培训、实习反思、见习期和导师制。实习前(PRINT)计划等干预措施[31]描述了如何轻松过渡到临床实践。然而,其重点是纠正临床技能,而不是开发应对新角色的心理需求的方法[32]。

有证据表明,课程设计和学习环境对学习者的幸福感有显著影响。因此,课程设计者和医学院可以制定切实有效的措施来减少不必要的压力。下文将更详细地描述这些问题。

幸福感支持框架

教育工作者可以采取三种方法来为学习者提供支持(图 33.1):"一般支持",帮助学习者完成课程;"预防性支持",帮助学习者为未来的职业生涯做好准备;以及"额外支持",帮助学习者处理有时是困难的个人

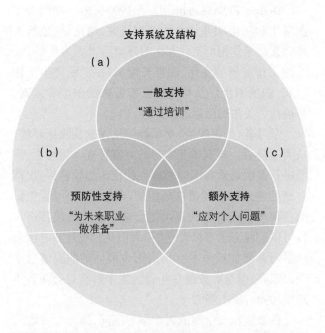

图 33.1　教育工作者使用的学习者支持系统和方法的概念图

困境。

在这三个方面,有许多模型可用于帮助那些参与设计和实施学习者支持过程的人,即定位于在"工作层面"和/或组织层面的教师和管理人员。作为支持的基础,教育者(如医学院)提供了一个通用的、通常涉及许多人员和过程的支持框架,并且与医学院、更广阔的大学环境和临床领域相联系。最成功的支持系统往往有多个访问点,以便在脆弱时期(如考试期间、轮转交接时期)提供支持,并确保其程序和过程的透明度(知识点 33.3)。

知识点 33.3　框架和方法示例

这些框架和方法可用于帮助教育工作者开发或实施学习者支持系统。

它们与图 33.1 所示的一般支持(A)、预防性支持(B)和额外支持(C)三个领域相关联。

	方法类型	它是什么? 如何使用? (与该方法最相关的一个或多个支持领域)
Cross 和 Lester[33]	心理辅导:10 步计划	可用于帮助审查和改进学校的心理辅导项目的框架(A/C)
Vogan 等[34]	支持医学生的 12 条建议	建立和维护完善的医学生支持系统的一般指导(A)
Wiggins[35]	有效反馈的 7 个关键要素	一个可以遵循的简单框架,以确保给出的任何反馈都是有效的(A)
Ramani 等[36]	培养高水平导师的 20 个技巧	与受训者建立良好指导关系的一般指南(A/B)
Sanders 等[37]	发展性学生支持	一种注重培养医学生整体能力而不是仅仅提供学业和临床支持的方法。它着眼于在许多培养方面提供有效的个性化支持,包括导师制、适应力和职业生涯,以及如何最好地帮助残疾人(A/B/C)
Dunn 等[38]	医学生幸福感的"应对策略库"模型	模型深入分析了影响医学生幸福感的积极因素和消极因素,以及这些因素对提高心理韧性和预防学业倦怠的影响(B)
Gordon[39]	个人和专业发展框架	模型能够理解影响行为的因素以及如何学习行为变化。它可以用来研究在医学院课程中培养个人和专业发展的方法(B)
Kreitzer 和 Klatt[18]	通过教育创新培养适应力	这项研究回顾了在医疗健康专业中培养适应力的必要性和培养适应力的方法。它强调了一些使用正念、身心技能和适应力训练的课程。因此,对那些希望将更多与心理适应性构建的技术纳入课程的人来说将是有兴趣的(B)
Bernstein[40]	诊断有困难的学习者	一种临床方法,用于对问题学生进行"鉴别诊断",并探索后续管理方案(C)
GMC[41]	通往职业的大门	英国 GMC 关于如何通过医学培训及其他方式更好地支持残疾医学生的指导(C)
Hays 等[42]	需要支持的医学生概况	概述了 7 种不同的问题医学生的分类方法,可用于帮助早期发现困难学生并提供补救建议(C)
Hicks 等[43]	在临床环境中处理医学生的问题	对医学生在临床环境中遇到的困难类型进行分类,并提出预防、评估和与这些学生有效合作的策略建议(C)
英国医学院委员会和英国医学总会(GMC)[44]	支持有心理健康问题的医学生	英国 GMC 提供的关于如何通过医学培训等方式更好地支持有心理健康问题的医学生的指导(C)
Norrish 等[45]	临时确定学业上"有风险"的学生	一项根据学生以前和当前的学业表现确定一些可以预测未来学业成绩标准的研究。该信息可用于早期识别学业上"有可能"无法完成学业的学生,从而采取额外的支持措施(C)
Winston 等[46]	早期识别学业困难者并随后成功补救措施	这项研究着眼于预测医学生学习失败风险的方法,并深入了解促成成功补救方案的因素(C)
Yates[47]	用于发现有失败风险的医学生的"工具包"	这项研究确定了一些可以监测的标准,以帮助在早期阶段确定具有学习困难风险的医学生(C)
普利茅斯大学[48]	7 个步骤:可采用的包容性教学实践	该简明指南提供了如何在日常教学实践中提高包容性、参与性和文化敏感性的实用技巧(C)

一般支持（"通过培训"）

一般或普遍支持（图33.1a）是指在整个培训过程中向所有学员提供的支持。这可以涵盖许多方面，如手册、心理辅导系统[33,36]、形成性考试[49]、反馈[35]以及情况介绍和汇报安排[50]。教育工作者需要确保向学习者提供的一般性支持是明确的、易于获取的、透明的和及时的。还应注意学习者可能不愿获得支持[51]，因此教育工作者需要努力使获得支持的需求正常化。

预防性支持（"为未来职业做准备"）

预防性支持活动（图33.1b）旨在帮助学习者为其专业的严格要求做好准备（例如医学），提供个人和专业技能训练，助力事业有成。这可能包括提高适应力的技能培训[18]、个人和职业发展研讨[52]、对学习者支持提供者的支持和培训策略以及职业规划方面的帮助。尽管这些活动通常都是面向所有人的，但除了与课程中的专业培训直接相关的活动外，许多教育者似乎对这些活动采取一种选择性的方式，因而只对参与者有益。

额外支持（"应对个人问题"）

有些学习者的问题意味着他们有特定的支持需求，或在医疗培训期间遇到困难的可能性增加（图33.1c）。尽管所有课程的目标都应该是确保课程设计、实施和评估过程的包容性，但这些学习者通常可以受益于量身定制的（个性化）额外支持计划（例如，针对国际学生的同伴社交活动和/或特定的个性化支持措施）。当教育者有私人导师[52,53]或指导计划时，更有可能在早期发现这些需求。

对于那些有残疾[12,44]、有临时健康问题、受抚养人、有需要处理的重大个人问题（如丧亲后康复、严重经济困难）的学习者，以及有最终可能导致他们无法完成课程的学业问题的学习者，通常需要调整培训计划。根据具体情况，调整可能是临时性的或永久性的（即延伸到他们的整个工作生涯），或者采取额外学费的形式，目的是提高他们的一般学业水平或学习安全的临床实践的应对策略。

虽然学业问题经常由教育提供者自己处理，但处理当前的健康和福祉问题，了解可能需要进行的调整，以使学生在课程上取得成功，经常需要向大学内部或外部的专家支持单位推荐和咨询。例如，为了让学生有最好的机会通过他们在课程中取得进步，减轻他们的"精神负担"，医学院应该致力于建立系统、进行培训，让教师尽早发现那些有困难的学生[40,42,43,45-47]。

学生支持方面的教师和同伴培训

学术和专业人员以及其他学习者经常被要求帮助学习者解决问题并对陷入困境的学习者作出回应[54]。由于害怕或羞涩，医学生可能更倾向于寻求专业工作人员或同伴的帮助[55]。医疗行业的工作人员和同伴可能觉得有责任提供支持，但通常没有受过这样的培训。有些人因为担心对个人的影响，可能会觉得这种经历令人不安[56]。随着时间的推移，这些经历可能会导致支持提供者本身的情绪低落和倦怠[57]。知识点33.4给出了实用的建议，当支持和培训人员在应对陷入困境的学习者时，可以考虑（改编自Hochschild[56]）。对于承担同伴支持角色的学习者，需要仔细考虑界限；与工作人员比，没有自然的界限，更可能有负面影响。"有需要"的学习者可能倾向于依赖同伴导师；同伴导师作为一个学习者，也要处理自身面临的压力，所以可能让他们也有困难。

知识点33.4 针对支持服务提供者的支持和培训策略

征聘和甄选

- 选择对情感工作有个人倾向的工作人员或同伴，对学生及其关心的问题有积极的态度，是自我照顾和幸福的榜样。

归纳与角色设计

- 角色定位和与医学院使命的契合。
- 角色职责明确以及可接受和不可接受的个人和专业界限。
- 了解并可随时获取有关以下方面的最新信息：
  - 关于何时参考、评估、进展、隐私和保密、报告和记录的政策与程序。
  - 当地支持服务和转诊途径。
  - 心理健康急救培训。
  - 常见学生表现的识别和最初反应途径。
- 轮岗休息中规定的时间内接收学员请求，对学习者提供服务。

持续专业发展

- 与同行交流和反思经验的机会，以建立实践共同体。
- 学生心理健康和幸福感、自我照顾和界限设定的技能培训。
- 就业协议和晋升中对支持工作正式认定。

紧急情况

- 随时可用的关键事件流程图，用于危机情况。
- 在遭遇痛苦后对重要事件进行汇报的机会。
- 监测对持续创伤和援助需求的早期识别。

支持方案和干预措施的案例

此处,我们重点介绍了世界各地的大学和医学院制订和实施干预措施以改善学习者支持的一些更具体的例子。与框架部分一样,我们将示例分为一般支持、预防性支持和额外支持。然而,正如我们之前看到的,重点是要认识到这些类别并不是相互排斥的。学习者具有不同的背景和文化[48],除了实行促进所有学习者幸福感方案的一般措施外,为学习者群体量身定制个性化支持方案也是十分有益的。医学院还可以与学生和医生组织合作,这些组织可能已经在此类活动中起到了带头作用。最后,我们将简短介绍为满足学习者群体的多样性和文化支持需求而量身定制的课程和干预措施。这些让学习者参与开发和提供的方法,有助于确保这些服务是适当和受欢迎的。

一般支持

研究发现,较多的临床实习轮转课程与较少的学习者辍学相关[15]。圣路易斯大学医学院把某些课程的时间缩短了 10% 并与讲师协商减少某些课程中授课的细节,作为改善学生心理健康的改革计划的一部分。医学院设立纵向的选修课,以便学生可以在充足的时间内完成他们的学业要求[4,15]。

对于许多期望高标准表现的学习者来说,学业考核可能会带来压力。如果考核结果没有令他们满意则可能会阻碍其进步。形成性评价测试的知识和技能与终结性考试的内容相似,已被证明可以减少对分级课程考试的负面看法[58,59]。Evans 描述了如何在解剖学学习期间实施一系列不同的形成性评价计划,以提高学员对课程内容的参与度[58]。这与研究结果一致,研究表明,测验和有趣的学习方式可以降低评估的压力和焦虑水平[54]。Rolfe 和 McPherson 描述了模拟终结性考试的形成性考试的重要性[49]。一项关于程序性评价的研究发现,它确实影响了学生的学习,其影响既可以支持也可以抑制学生的学习反应[60]。Chen 等人发现,在他们的课程中引入过程测试可以降低压力水平[61]。

研究发现,相比于参加分级分数的课程(通常为 A、B、C、D、不及格五个等级),参加及格 / 不及格评分体系课程的学习者的幸福感显著提高:具体而言,很少的焦虑、抑郁和压力以及更好的团队凝聚力得分[62]。例如弗吉尼亚大学医学院作为采用及格 / 不及格评分体系的学校之一,对 2007 级的前两年培养引入及格 / 不及格评分方法,未发现学习成绩下降[62]。

同伴辅助学习计划可以帮助学习者适应大学生活。例如,在新南威尔士大学,学生会为一组 7 名一年级的医学生分配 3 名导师,他们每周会举办关于教科书、参考资料、学习技巧、考试准备、健康、财务建议和特殊兴趣小组的会议[63]。在实施有关做法以缓解一般焦虑(如通过考试)时,同伴支持的重要性不应低估,教师在学生轮转节点可以更容易促进焦虑的缓解[64]。

预防性支持

围绕预防性支持的讨论包括学习社区、正念和同伴支持等选项。

一些医学课程将其学习环境构建为"学习社区",即教师和学生一起工作的学习团体。活动包括指导[65]、身心训练以及个人和职业发展(包括年假)。据报道,学生满意度较高,同时倦怠率也有所下降[30]。

医学院为学生开设了正念、放松和冥想课程,其中一些课程包括生物反馈和引导想象。评估结果包括干预后的压力显著降低,紧张意识增强,应对压力的能力增强,考试焦虑降低[30]。乔治敦大学医学院的项目培训了 3 000 名学员(其中一些来自欧洲学校的教职工),学生们每周参加一次 10 人小组会议,一共 11 周,每次 2 小时。每次会议都包括一个开放的冥想过程,接着是一个分享会,然后是一个新的身心练习[25]。有关冥想的更多信息,请参见下文。

同伴支持结构(或"伙伴系统")可以补充教师为基础的支持网络。学生与同伴讨论问题可能会更自在。需要仔细考虑培训要求,包括界限问题和转诊等问题。澳大利亚医学生联合会(Australian Medical Students' Association,AMSA)鼓励开展同伴导师计划以及其他建议[66](知识点 33.5)。Spielman 在英国一所兽医学校描述了一个以心理辅导为基础的学生同伴支持计划,该计划得到了学生的积极评价[67]。

澳大利亚心理健康急救(MHFA)是一家全国性非营利健康促进慈善机构,专注于心理健康培训和研究,教导人们如何向那些经历心理健康问题的人提供初步支持[68]。培训可以在线、面对面或混合进行。课程参与者学习识别致残性心理健康问题的症状和体征,如何给予初步支持,如何获得专业帮助以及如何在危机中提供急救。涵盖的心理健康问题包括抑郁症、焦虑问题、精神病、药物使用和饮食障碍,还探讨了心理健康危机情况等。Bond 等人发现,通过 434 名澳大利亚护理和医学专业学生的在线和面对面课程,他们对其他患有抑郁症的学生的看法得到了改善,并具有更高的学习者满意度[65]。Seritan 描述了一个新的学生健康办公室的创建，该办公室有晚上工作时间并且严格保密[72]。接触过这些干预措施的人中，抑郁和自杀念头的发生率较低。据报道，学习者在意识到支持服务后，更有可能自行寻求这些服务的帮助[30]。

如上所述，许多学习者会有残疾或暂时的健康问题，教育提供者有责任提供和促进合理的调整，以便这些学习者能够在任何可能的地方继续实现职业生涯。要确定在培训和未来的临床实践中可以作出哪些调整，重要的是获取来自大学公平的或残疾专家团体的专业建议，还可能需要及时咨询登记机构寻求指导。

国际学生在迁移到另一个国家时可能会面临语言障碍、经济负担、繁重的工作和文化差异[73]。已经提出的措施可用于支持国际学生，包括财政援助、促进同伴社会支持、培养文化融合和特定的医学语言课程[74,75]。一些医学课程为国际学生提供了寻求专业学术导师支持的机会。大学国际学生办公室经常为国际学生提供建议，包括学术支持、咨询和住宿服务机构。

当地卫生支持单位、征聘本土工作人员和文化安全培训是向本地学习者提供支持和学业指导的方式。"为本地医学生提供学生支持的最佳实践"是一个可以利用的资源示例[76]。

本土医学教育领导者（LIME）网站为医疗教育领导者提供了一个论坛，以"确保国内医疗教学的质量和效度，以及本地医学生招聘和毕业的最佳实践"[77]。澳大利亚医学院院长委员会（Committee of Deans of Australian Medical Schools，CDAMS）国内健康课程框架和批判性反思工具（Indigenous Health Curriculum Framework and the Critical Reflection Tool）的设计目的不是为本地学习者提供具体的支持和指导，而是帮助促进包容性的文化和课程氛围，以及提高对国内领导能力和首要地位的认识。

美国医学生协会性别和性问题委员会一直积极为那些建立支持小组的学生提供咨询，他们手册中的建议包括寻找一名行政和教师顾问[78]。

适应力、冥想和正念：证据是什么？

适应力被定义为抵御逆境和从挑战环境中恢复的能力[8,79]。2005 年之前，医学教育文献中很少有关于适应力的报告[80]。

所有医疗卫生专业人员都有可能面临导致抑郁和倦怠的压力源。建立复原力项目本质是为了培养

知识点 33.5 学习者如何互助？

许多认证机构要求"医学教育机构有正式的流程和框架，以促进和支持学生代表参与其课程的管理"[7]。

可以假设，所有教育机构都有一个可以相互联系的学习社会，以确保陈述学术和其他诉求。

学习者如何在医学院健康成长，而不仅仅是生存？

- 启动幸福感计划
- 分享你的故事
- 与他人交谈（教员、同伴）
- 举办活动
- 参与当地活动
- 获得信息
- 社交：社交媒体
- 使用在线课程

2013 年 9 月，澳大利亚医学生联合会（AMSA）通过了一项新的健康和幸福政策。根据这一政策，他们的学生心理健康和幸福委员会回顾了澳大利亚和新西兰医学生社团管理的目前非正式倡议。据透露，在 20 个医学学会中，只有 13 个设有健康和福利官员的职位。共同的倡议包括学业和心理辅导问题在内的指导项目和一些整合教师和学生活动的社团。幸福之夜和工作坊也很常见，但显示出随访有局限性。回顾显示，尽管围绕瑜伽和冥想安排了活动和课程，但出席人数很少。目前已得到全国讨论的一项最佳做法是提供一份全科医生和心理学家名单。该做法存在两个优势：进一步促进健康和幸福感，增加获得专业咨询的机会[67]。

提高了向他们提供帮助的信心。学生们面对抑郁症病人的不快感和保持社会距离的愿望有所降低[69]。Davies 发现英国学生也有类似的进步，学生们也显示出培训对他们的学习和个人生活都很有趣而且内容丰富[70]。

医学院通过提供教师教育、学生手册和相关实用内容的讲座，增加了学习者获得心理健康服务的机会，减少了学习者的害羞感等障碍[71]。明尼苏达大学精神与康复中心开设了一个为期 8 周的在线课程，课程强调管理压力的方法、应付挑战的情况以及培养适应力。该课程报告了跨专业参与者的积极反馈，随着住院医师培训项目的开展，课程成为核心培训内容[18]。

额外支持

许多学校都有教职员工自愿为学生提供一对一的建议。已经开发了一些项目，其中包括教师建议或指导小组，据 Sastre 报道，这些项目在促进健康方面

医疗卫生专业人员抵御这些困难并促进个人康复的技能。根据 Howe[80],适应力是一种可以学习和加强的技能。Rutter[81]讨论了学习者需要有在某些情况下可能超出其舒适区的经验或学习,以培养适应力。医学院可以积极主动地确保此类学习不会对学生造成伤害,密切监控学员对此类情况的反应并提供充分的汇报机会。为了向学员介绍此类挑战,可以利用模拟情境,包括对不符合"规则"的复杂场景的分级接触,以及围绕现实生活问题的基于案例的学习(例如,基于临床前问题的学习)。

Rogers 回顾了几项适应力项目,这些项目使用经过验证的适应力测量标准作为测量成果。但得出结论认为,适应力培训应该是可持续性的,可以转移到临床工作场所;许多基于课堂的课程,没有跟进学习者在其工作环境中的培训[82]。提高适应力的最有力证据是使用适应力研讨会、认知行为训练或综合干预措施。这些干预措施,如在小组中解决问题已显示出一些提高适应力的证据,其他措施还包括反思、正念、放松训练和指导。所确定的局限性包括可比较的干预措施的时间和用于衡量适应力的工具。然而,适应力量表[83]可以被学习者和教育者用作反思的工具,以更好地了解他们的应对能力,并提高适应力。我们回顾了对支持适应力建设的教育方法[80,84,85],提供了一些教育方法的示例,根据各自的理论结构,这些教育方法可用来发展适应力[80,84,85](知识点 33.6)。

知识点 33.6	适应力构建理论和教育方法示例
理论构建	教育方法的案例
培养自我效能感"信心"	学习者需要较少的说教和更多的自主学习机会
协调"规划"	学习者应该有现实的目标并接受反馈,以巩固他们的下一个表现
控制	委员会内的学员代表是课程改革的一个机会,可以改变系统,包括对员工的友好政策
冷静"低焦虑"	支持学习者信心逐步增长的评估,例如程序性评估(如上所述)和持续低风险学习挑战(实习、与病人的沟通技能)
承诺"持久性"	长期目标得到认可;从培训方案的一开始到具有挑战性的过渡阶段,通过促进反思、指导和同伴网络系统提供连续性支持

冥想

冥想练习被称为集中注意力冥想或开放式监控冥想,包括专注于一个物体(外部、身体或精神),同时忽略所有其他刺激,或将注意力集中于所传入的感觉、情绪以及随时的想法,而不是特别关注其中任何一个。Boccia 等人对有关冥想对大脑结构和功能影响的神经成像数据进行了 meta 分析。结果表明,冥想会激活大脑中涉及处理自我相关信息、自我调节、集中解决问题和适应性行为的区域[86]。冥想练习会导致"专业冥想者"大脑功能和结构的改变。冥想专家的海马旁皮质也显示出更高的活动度,海马旁皮质参与记忆形成、恢复以及高级感知,特别是在感知复杂和模糊的视觉刺激时更明显[86]。

正念可以被定义为一种由两个相互关联的部分组成的意识状态:对即刻体验的自我调节以及对这种体验保持特定的取向[87]。以正念为基础的项目正日益得到推广[88]。自我管理干预已被证明是有效的,可以显著降低高年级医学生在 8 周时的压力和焦虑水平,而这一水平一般维持在 16 周[89]。有关实施的正念项目的示例,请参见知识点 33.7。

未来方向

本章概述了学习者的幸福感在未来医疗卫生人员教育中的重要性。重点放在医学生的文献上,其原则适用于从本科生到研究生的所有健康卫生相关学习者。我们探讨了医学院(所有教育提供者)在个人、组织和系统层面制定和推动强有力支持计划的责任,以应对在学习和个人成就方面对幸福感产生不良影响的挑战。我们认为,确保下一代医疗健康提供者的幸福感需要一种全面、有预见性的和针对性的方法,以便学习者能够充分应对未来的职业生涯并健康成长,并尽其所能照顾病人。

然而,还有一些问题需要进一步调查和探索,包括:

- 当前的认证要求和国家监管体系对健康、寻求帮助、补救和从业者康复有何影响?
- 哪些干预措施将持续减少医疗卫生专业人员对精神疾病的不良的害羞感?
- 哪些策略将促进健康的工作环境文化并对学习和专业发展产生积极影响?
- 迄今为止,幸福感的研究在东方文化及其医学教育体系中的可借鉴性是怎么样的?

在医学领域,有必要对学习者的健康状况进行更

知识点 33.7　针对团体工作环境的健康倡议

2016 年，黄金海岸卫生应急部门（ED）启动了 OneED 健康计划。人们认识到，医护人员有很高的倦怠、同理心疲劳和抑郁的风险[10]。一项有效的方案应把重点从帮助那些正在经历痛苦挣扎的人转移到创造一种积极增长的集体文化上来，通过这种文化，所有员工都可以得到培养且健康成长。

该方案以正念技术为基础，采用低强度练习，旨在融入工作活动中：

- 每周 30 分钟的练习，包括"静坐"、记录日志和分享。
- 每周在临床交接时暂停 4 分钟，包括介绍视频、每日的想法和 / 或"静坐"。
- 在部门内张贴海报。

正念之所以被选中是因为它具有强大的神经科学基础，不仅有助于健康也有助于注意力集中训练。正念练习的基础是抑制压力反应，特别是在压力反应变成慢性时更有效。研究表明，通过训练大脑会发生解剖和生理变化[90]。这些变化随后会转化为注意力控制、情绪调节和情商的改善——协作、交流、共同目标[91]。

二战纳粹集中营幸存者和精神病学家维克多·弗兰克尔（Victor Frankl）的以下引述体现了正念的一个关键概念：在刺激和反应之间，存在一个空间。在这个空间里，我们有能力选择我们的反应[92]。

这尤其适用于急诊医学工作。在其他反射性反应到来之前，通过暂停来管理持续的刺激和干扰是一项技能，允许 ED 医疗工作者不仅能够控制自己的情绪，而且能够以深思熟虑和有意的方式作出反应。这将提高自我意识，改善团队动力，最终加强对病人的护理。

有理论依据和经验的研究。迄今为止，大部分研究只是横断面自我报告流行病学研究及其与不良心理健康指标的关联、结果有限的单中心项目和不多的系统综述。

纵向研究对促进幸福感的方案虽然很有挑战性，但纵向研究能够更好地识别致病因素和干预措施等条件，因此可能会得出更有效、更持久的效果。医学院的作用不应局限于消除不适当的课程压力和学习障碍，还应致力于提供有效的干预措施，并在医疗保健环境中促进更好的学习环境，使所有人受益。

致谢

我们感谢 Shahina Braganza 为 OneED 所做的贡献。

参考文献

1. Medical Student Wellbeing (2011). AMSA Factsheet. http://media.amsa.org.au/publications/student_wellbeing_fact_sheet_2011_may.pdf (accessed 2 August 2017).
2. Well-being Concepts, Centers for Disease Control and Prevention. https://www.cdc.gov/hrqol/wellbeing.htm (accessed 7 August 2017).
3. Enhancing Student Wellbeing; Resources for University Educators. http://unistudentwellbeing.edu.au (accessed 7 August 2017).
4. Australian Medical Council 2013. Standards for Assessment and Accreditation of Primary Medical Programs. www.amc.org.au/files/d0ffcecda9608cf49c66c93a79a4ad549638bea0_original.pdf (accessed 7 August 2017).
5. General Medical Council 2013. Outcomes for Graduates (originally published in *Tomorrow's Doctors*) sets out the knowledge, skills and behaviours that new UK medical graduates must be able to show. http://www.gmc-uk.org/education/undergraduate/undergrad_outcomes.asp (accessed 27 August 2017).
6. CanMEDS, Royal College of Physicians and Surgeons of Canada. http://www.royalcollege.ca/rcsite/canmeds/canmeds-framework-e (accessed 7 August 2017).
7. Accreditation Council for Graduate Medical Education. http://www.acgme.org/What-We-Do/Initiatives/Physician-Well-Being (accessed 2 August 2017).
8. Munn, F. (2017). Medical students and suicide. *Student BMJ* doi: 10.1136/sbmj.j1460.
9. Slavin, S.J. and Chibnall, J.T. (2016). Finding the why, changing the how: improving the mental health of medical students, residents and physicians. *Academic Medicine* 91: 1194–1196.
10. Beyond Blue, National Mental Health Survey of Doctors and Medical Students. http://resources.beyondblue.org.au/prism/file?token=BL/1132 (accessed 7 August 2017).
11. Willcock, S.M., Daly, M.G., Tennant, C.C., and Allard, J. (2004). Burnout and psychiatric morbidity in new medical graduates. *Medical Journal of Australia* 181: 357–360.
12. Dyrbye, L. and Shanafelt, T. (2016). A narrative review on burnout experienced by medical students and residents. *Medical Education* 50 (1): 132–149.
13. Tyssen, R., Dolatowski, F.C., Rovik, J.O. et al. (2007). Personality traits and types predict medical school stress: a six-year longitudinal and nationwide study. *Medical Education* 41 (8): 781–787.
14. Rotenstein, L.S., Ramos, M.A., Torre, M. et al. (2016). Prevalence of depression, depressive symptoms, and suicidal ideation among medical students: a systematic review and meta-analysis. *Journal of the American Medical Association* 316 (21): 2214–2236.
15. Mata, D.A., Ramos, M.A., Kim, M.M. et al. (2016). In their own words: an analysis of the experiences of medical interns participating in a prospective cohort study of depression. *Academic Medicine* 91 (9): 1244–1250.
16. Teunissen, P.W. and Westerman, M. (2011). Opportunity or threat: the ambiguity of the consequences of transitions in medical education. *Medical Education* 45 (1): 51–59.
17. Slavin, S.J. (2016). Medical student mental health. Culture, environment and the need for change. *Journal of the American Medical Association* 316 (21): 2195–2196.
18. Kreitzer, M.J. and Klatt, M. (2017). Educational innovations to foster resilience in the health professions. *Medical Teacher* 39 (2): 153–159.
19. Silver, K., Duhl, A., and Glicken, M.S.W. (1990). Medical student abuse incidence, severity, and significance. *Journal of the American Medical Association* 263 (4): 527–532.
20. Stubbs, A. (2014). Reducing mental illness stigma in health care students and professionals: a review of the literature. *Australasian Psychiatry* 22 (6): 579–584.
21. Health Practitioners Competence Assurance Act 2003. Wellington: Government of New Zealand, 2003. http://www.legislation.govt.nz/act/public/2003/0048/latest/DLM203312.html (accessed 6

22 Brown, R.L. and Schneidman, B.S. (2004). Physicians' health programs: what's happening in the USA? *Medical Journal of Australia* 181: 390–391.

23 Mandatory Reporting; COAG Health Council 2017. www.coaghealthcouncil.gov.au/Portals/0/COAG%20Health%20Council%20Communique%20-%204%20August%202017.pdf (accessed 13 August 2017).

24 Bismark, M.M., Spittal, M.J., Plueckhahn, T.M., and Studdert, D.M. (2014). Mandatory reports of concerns about the health, performance and conduct of health practitioners. *Medical Journal of Australia* 201: 399–403.

25 Quality Assurance Agency for Higher Education (QAA). www.qaa.ac.uk/en (accessed 13 August 2017).

26 World Federation of Medical Education (WFME). http://wfme.org/accreditation (accessed 7 August 2017).

27 General Medical Council (2016). Promoting Excellence: Standards for Medical Education and Training

28 Saunders, P.A., Tractenberg, R.E., Chaterji, R. et al. (2007). Promoting self-awareness and reflection through an experiential mind-body skills course for first year medical students. *Medical Teacher* 29 (8): 778–784.

29 Hassed, C., de Lisle, S., Sullivan, G., and Pier, C. (2009). Enhancing the health of medical students: outcomes of an integrated mindfulness and lifestyle program. *Advances in Health Sciences Educations: Theory and Practice* 14 (3): 387–398.

30 Wasson, L.T., Cusmano, A., Meli, L. et al. (2016). Association between learning environment interventions and medical student well-being. *Journal of the American Medical Association* 316: 2237–2252.

31 Tweed, M.J., Bagg, W., Child, S. et al. (2010). How the trainee intern year can ease the transition from undergraduate education to postgraduate practice. *New Zealand Medical Journal* 123 (1318): 81–91.

32 O'Brien, B.C., Poncelet, A.N., Hansen, L. et al. (2012). Students' workplace learning in two clerkship models: a multi-site observational study. *Medical Education* 46 (6): 613–624.

33 Cross, D. and Lester, L. (2014). Pastoral care: A 10-step plan. www.teachermagazine.com.au/articles/pastoral-care-a-10-step-action-plan (accessed 28 June 2018).

34 Vogan, C.L., McKimm, J., Da Silva, A.L. and Grant, A. (2014). Twelve tips for providing effective student support in undergraduate medical education. *Medical Teacher* 36: 480–485.

35 Wiggins, G. (2012). Seven keys to effective feedback. *Education Leadership* 70: 10–16.

36 Ramani, S., Gruppen, L., and Kachur, E.K. (2006). Twelve tips for developing effective mentors. *Medical Teacher* 28: 404–408.

37 Sandars, J., Patel, R., Steele, H., and McAreavey, M. (2014). Association for Medical Education Europe. Developmental student support in undergraduate medical education: AMEE guide no. 92. *Medical Teacher* 36 (12): 1015–1026.

38 Dunn, L.B., Iglewicz, A., and Moutier, C. (2008). A conceptual model of medical student well-being: promoting resilience and preventing burnout. *Academic Psychiatry* 32: 44.

39 Gordon, J. (2003). Fostering students' personal and professional development in medicine: a new framework for PPD. *Medical Education* 37: 341–349.

40 Bernstein, S., Atkinson, A.R., and Martimianakis, M.A. (2013). Diagnosing the learner in difficulty. *Pediatrics* 132: 210–212.

41 General Medical Council (2015). Gateways to the Professions: Advising medical schools: encouraging disabled students. London: General Medical Council (published 2008; updated July 2015). http://www.gmc-uk.org/education/undergraduate/gateways_guidance.asp (accessed 11 July 2017).

42 Hays, R.B., Lawson, M., and Gray, C. (2011). Problems presented by medical students seeking support: a possible intervention framework. *Medical Teacher* 33: 161–164.

43 Hicks, P.J., Cox, S.M., Espey, E.L. et al. (2005). To the point: medical education reviews – dealing with student difficulties in the clinical setting. *American Journal of Obstetrics and Gynecology* 193: 1915–1922.

44 Medical Schools' Council and General Medical Council (2015). Supporting medical students with mental health conditions (published July 2013; updated July 2015). http://www.gmc-uk.org/education/undergraduate/23289.asp (accessed 11 July 2017).

45 Norrish, M.I., Kumar, P.A., and Heming, T.A. (2014). Interim identification of 'at risk' students: a predictive model. *Journal of Contemporary Medical Education* 2: 199–203.

46 Winston, K.A., van der Vleuten, C.P., and Scherpbier, A.J. (2014). Prediction and prevention of failure: an early intervention to assist at-risk medical students. *Medical Teacher* 36: 25–31.

47 Yates, J. (2011). Development of a 'toolkit' to identify medical students at risk of failure to thrive on the course: an exploratory retrospective case study. *BMC Medical Education* 11: 95.

48 Thomas, L. and May, H. (2010). Inclusive learning and teaching in Higher Education. www.heacademy.ac.uk/knowledge-hub/inclusive-learning-and-teaching-higher-education (accessed 28 June 2018).

49 Rolfe, I. and McPherson, J. (1995). Formative assessment: how am I doing? *Lancet* 345: 837–839.

50 Mackenzie, L. (2002). Briefing and debriefing of student fieldwork experiences: exploring concerns and reflecting on practice. *Australian Occupational Therapy Journal* 49: 82–92.

51 Shin, H.I. and Jeon, W.T. (2011). 'I'm not happy, but I don't care': help-seeking behavior, academic difficulties, and happiness. *Korean Journal of Medical Education* 23: 7–14.

52 Sandars, J., Patel, R., Steele, H., and McAreavey, M. (2014). Developmental student support in undergraduate medical education: AMEE guide no. 92. *Medical Teacher* 36: 1015–1026.

53 Flynn, E., Woodward-Kron, R., and Hu, W. (2015). 2015 training for staff who support students. *Clinical Teacher* 12: 1–6.

54 Amarasuriya, S.D., Reavley, N.J., Rossetto, A., and Jorm, A.F. (2017). Helping intentions of undergraduates towards their depressed peers: a cross-sectional study in Sri Lanka. *BMC Psychiatry* 17: 40.

55 Hu, W.C., Flynn, E., and Mann, R. (2017). Woodward-Kron from paperwork to parenting: experiences of professional staff in student support. *Medical Education* 51 (3): 290–301.

56 Hochschild, A. (1983). *The Managed Heart: Commercialization of Human Feeling*. Berkeley: University of California Press.

57 Lyndon, M.P., Strom, J.M., Alyami, H.M. et al. (2014). The relationship between academic assessment and psychological distress among medical students: a systematic review. *Perspectives in Medical Education* 3: 405–418.

58 Evans, D.J., Zeun, P., and Stanier, R.A. (2014). Motivating student learning using a formative assessment journey. *Journal of Anatomy* 224 (3): 296–303.

59 Cassady, J.C. and Gridley, B.E. (2005). The effects of online formative and summative assessment on test anxiety and performance. *Journal of Technology, Learning and Assessment* 4 (1).

60 Heeneman, S., Oudkerk, P.A., Schuwirth, L.W., Van der Vleuten, C.P. and Driessen, E.W. (2015). The impact of programmatic assessment on student learning: theory versus practice. *Medical Education* 49 (5): 487–98.

61 Chen, Y., Henning, M., Yielder, J. et al. (2015). Progress testing in the medical curriculum: students' approaches to learning and perceived stress. *BMC Medical Education* 15: 147.

62 Bloodgood, R.A., Short, J.G., Jackson, J.M., and Martindale, J.R. (2009). A change to pass/fail grading in the first two years at one medical school results in improved psychological well-being. *Academic Medicine* 84 (5): 655–662.

63 Medicine Society (MEDSOC). First Year Peer Mentoring Program, University of New South Wales, Sydney. https://student.unsw.edu.au/medsoc (accessed 13 August 2017).

64 Mistry, R.D. (2016). A near-peer talk to allay year 1 student anxieties and misconceptions over assessments. *Medical Education* 50: 1154–1155.

65 Sastre, E.A., Burke, E.E., Silerstein, E. et al. (2010). Improvements in medical school wellness and career counselling: a comparison of one-on-one advising to an advisory college program. *Medical Teacher* 32 (10): 429–435.

66 AMSA (2013). Australian Medical Students' Association Mental Health publication. Keeping your Grass Greener. http://mentalhealth.amsa.org.au/wp-content/uploads/2014/08/KYGGWebVersion.pdf (accessed 13 August 2017).

67 Spielman, S., Hughes, K., and Rhind, S. (2015). Development, evaluation, and evolution of a peer support program in veterinary medical education. *Journal of Veterinary Medical Education* 42 (3, Fall): 176–183.

68 Mental Health First Aid website. https://mhfa.com.au (accessed 21 July 2017).

69 Bond, K., Jorm, A.F., Kitchener, B.A., and Reavley, N.J. (2015). Mental Health First Aid training for Australian medical and nursing students: an evaluation study. *BMC Psychology* doi: 10.1186/s40359-015-0069-0.

70 Davies, B., Beever, E., and Glazebrook, C. (2016). The mental health first aid eLearning course for medical students: a pilot evaluation study. *European Health Psychologist* 18 (S): 861.

71 Thompson, D., Goebert, D., and Takeshita, J. (2010). A program for reducing depressive symptoms and suicidal ideation in medical students. *Academic Medicine* 85 (10): 1635–1639.

72 Seritan, A.L., Rai, G., Servis, M., and Pomeroy, C. (2015). The Office of Student Wellness: innovating to improve student mental health. *Academic Psychiatry* 39 (1): 80–84.

73 Malau-Aduli, B.S. (2011). Exploring the experiences and coping strategies of international medical students. *BMC Medical Education* 11: 40.

74 Yamada, Y., Klugar, M., Ivanova, K., and Oborna, I. (2014). Psychological distress and academic self-perception among international medical students: the role of peer social support. *BMC Medical Education* 14: 256.

75 Huhn, D., Huber, J., Ippen, F.M. et al. (2016). International medical students' expectations and worries at the beginning of their medical education: a qualitative focus group study. *BMC Medical Education* 16: 33.

76 Australian Indigenous Doctors Association (2016). Policy Statement: Best Practice in Student Support of Indigenous Medical Students. www.aida.org.au/wp-content/uploads/2015/03/20161201-Best-Practice-in-Student-Support-for-Indigenous-Medical-Students-AIDA-policy-statement.pdf (accessed 8 July 2017).

77 LIME Network (Leaders in Indigenous Medical Education). www.limenetwork.net.au (accessed 28 June 2018).

78 American Medical Students Association (2017). Gender and Sexuality Student Resources. http://www.amsa.org/advocacy/action-committees/gender-sexuality/gender-and-sexuality-student-resources (accessed 8 July 2017).

79 Walker, C., Gleaves, A., and Grey, J. (2006). Can students within higher education learn to be resilient and, educationally speaking, does it matter? *Educational Studies* 32: 251–264.

80 Howe, A., Smajdor, A., and Stöckl, A. (2012). Towards an understanding of resilience and its relevance to medical training. *Medical Education* 46 (4): 349–356.

81 Rutter, M. (2006). Implications of resilience concepts for scientific understanding. *Annals of the New York Academy of Sciences* 1094: 1–12.

82 Rogers, D. (2016). Which educational interventions improve healthcare professionals' resilience? *Medical Teacher* 38 (12): 1236–1241.

83 Pidgeon, A.M., Ford, L., and Klaassen, F. (2014). Evaluating the effectiveness of enhancing resilience in human service professionals using a retreat based mindfulness with Metta training program: a randomised control trial. *Psychology, Health & Medicine* 19: 355–364.

84 McAllister, M. and McKinnon, J. (2009). The importance of teaching and learning resilience in the health disciplines: a critical review of the literature. *Nurse Education Today* 29 (4): 371–379.

85 Martin, A.J. and Marsh, H.W. (2006). Academic resilience and its psychological and educational correlates: a construct validity approach. *Psychology in the Schools* 43: 267–281.

86 Boccia, M., Piccardi, L., and Guariglia, P. (2015). The meditative mind: a comprehensive meta-analysis of MRI studies. *BioMed Research International* 2015: 419808.

87 Bishop, S.R., Lau, M.A., and Shapiro, S.L. (2004). Mindfulness: a proposed operational definition. *Clinical Psychology: Science and Practice* 11: 230–242.

88 Kabat-Zinn, J. (2003). Mindfulness-based interventions in context: past, present, and future. *Clinical Psychology: Science and Practice* 10: 144–156.

89 Warnecke, E., Ogden, K., Bentley, M., and Nelson, M.R. (2017). 5-year follow-up of a randomised controlled trial of the effects of mindfulness practice on medical practitioners' stress. *MedEdPublish* pp. 11–19. ISSN 2312-7996.

90 Britta, K., Sara, W., Lazar, W. et al. (2011). Mindfulness practice leads to increases in regional brain gray matter density. *Psychiatry Research* 191 (1): 36–43.

91 Krasner, M.S., Epstein, R.M., Beckman, H. et al. (2009). Association of an educational program in mindful communication with burnout, empathy, and attitudes among primary care physicians. *Journal of the American Medical Association* 302 (12): 1284–1293.

92 Frankl, V. (1959). *Man's Search for Meaning: An Introduction to Logotherapy*. Beacon Press.

拓展阅读

Dyrbye, L. and Shanafelt, T. (2016). A narrative review on burnout experienced by medical students and residents. *Medical Education* 50 (1): 132–149.

Enhancing Student Wellbeing. http://unistudentwellbeing.edu.au (accessed 28 June 2018).

Slavin, S.J. (2016). Medical student mental health. Culture, environment and the need for change. *Journal of the American Medical Association* 316 (21): 2195–2196.

The LIME website includes many resources, including good practice case studies on student recruitment and support. www.limenetwork.net.au/resources/good-practice-case-studies (accessed 28 June 2018).

Vogan, C.L., McKimm, J., Da Silva, A.L. and Grant, A. (2014). Twelve tips for providing effective student support in undergraduate medical education. *Medical Teacher* 36: 480–485.

Wasson, L.T., Cusmano, A., Meli, L. et al. (2016). Association between learning environment interventions and medical student wellbeing. *Journal of the American Medical Association* 316: 2237–2252.

（翻译：陆远梅；审校：王媛媛）

34 补修管理

Deborah Cohen¹, Melody Rhydderch², and Ian Cooper³
¹Centre for Psychosocial Research, Occupational and Physician Health, School of Medicine, Cardiff University, Cardiff, UK
²Wales Deanery, Cardiff, UK
³School of Medicine, Cardiff University, Cardiff, UK

 本章要点

- 一个人的表现是其能力、动机、个性和组织背景的函数。
- 必须在个人的健康和福祉以及他们所处的教育系统的背景下考虑其表现。

- 过早采取"行动"——提供解决方案并解决问题——可能会导致脱节、失去自主性并降低成功实现变革的概率。
- 在整个补修过程中,应保持高质量的记录。

引言

用于识别和评价医生和医学生表现问题的方法和模型很多。然而,关于"如何"和"何时"进行和管理补修计划的观点仍然存在分歧和争论。

本章将探讨在给定两个关键假设的情况下如何最好地进行补修。首先,一个人的表现不仅是能力的函数,也是动机、个性和组织因素的函数。其次,表现也是健康、福祉和所在教育系统的函数。鉴于这些假设,有一个明确的论点认为,整体方法(holistic approach)最有可能在促进参与和构建长期积极结果方面有效。医学生的导师、医生培训的主管以及医生培训后的基层管理者都在促进补修过程顺利进行的方面发挥着至关重要的作用。应避免采取"行动",即过早解决问题或过早尝试找到解决方案。这可能会导致缺乏参与、对过程的抵制和降低变革成功的概率。如果不考虑个体状况、受训者的健康和所处的情境,固定时长的培训、说教和通用教学将很难取得成功。

进行任何补修过程或计划时要考虑的关键原则包括:

- 建立合适的体系
- 个性化补修
- 参与和动机
- 考虑组织文化
- 明确角色和界限

我们的目标是提供一个指南,指导如何最好地支持从医学生到主治医生的整个医学教育、培训和发展的连续过程中的有效补修,但应该记住,每种情况都是不同的,并且所描述的原则和模型需要对进行补修的个人、组织或制度背景以及法律或监管框架进行深思熟虑。本章将借鉴医学教育、康复和工作表现领域的证据,如与本书的其他章节——特别是第17章(职业认同的发展)和第33章(支持学习者的幸福感)结合来读,可以对所提出的问题有更广泛的视野。

本章将借鉴卡迪夫大学(Cardiff University)的经验。该大学自2001年以来一直致力于支持处于困境的医生和医学生,我们将带领读者完成补修之旅,包括过程和体系、与处于困境的医生或医学生的对话、如何以灵敏的方式探索问题(包括健康和残疾),并做笔记。我们将提供有关如何指导和管理补修及过程的建议,并使用一个案例研究,该研究涉及一名被认定为表现存在问题的医生,以探索可能的补修途径。在本章的结尾,我们还指出了一些常见的问题和陷阱。

表现与补修

对医生和医学生表现问题的管理,持续对用人组织、教育机构和监管机构构成相当大的挑战。这一问题很复杂,不仅是简单的能力问题,因为个性、动机和组织因素都会影响个人表现[1]。表现评价模型已得到很好的研究,并已经在世界范围内形成一种一致的方法。然而,补修模型尚不具备这种一致性。做法好的例子确实存在[2-9],但很难建立长期结果的证据[9-11]。

早期的文献和补修方法通常将表现与个人的健康和福祉分开考虑。最近,更广泛和更全面的方法被认为是最有效的,这种方法将健康和学习质量或组织环境与特定的表现指标一起考虑。

如果组织与教育机构要带来变革,就需要采取更积极主动的补修方法。鼓励医学生和医生在健康、福祉或教育问题影响个人表现之前,需要形成尽早寻求帮助的文化和态度。同时也需要促进这种文化的支持结构和干预措施。有必要将职业中的幸福感和对精神健康疾病的包容等纳入本科课程和研究生课程。现在国际上正在解决这个问题,在思考如何最好地实现这个目标方面取得了许多进展[12,13]。与失败相关的耻辱感和羞耻感,尤其是精神疾病,仍在整个医学领域占据主导地位[14]。围绕"披露"的相关文献有助于更好地理解医生和医学生在决定谁披露以及如何披露时所面临的障碍。围绕提供支持、如何获得支持以及保密的不确定性等问题仍然是需要克服的主要因素[15,16]。

从评价到补修

从前,表现评价针对的是那些执医实践需要引起关注的少数医生。在英国,此类医生通常会直接转给监管机构,即英国医学总会(GMC)。然而,重新认定在英国医疗实践中的引入和形成导致人们越来越认识到,必须在可能的情况下及时并在当地处理表现问题[16,17];也就是说,当问题出现时,而不是当问题变得严重并需要调查时来处理。这种转变在国际上同样得到了反映[10,11,18],并在 GMC 的《良好医疗实践》[19]等文件中反复出现,其中规定了在英国医师执业的职责和责任。除了定期评估和表现审查之外,《良好医疗实践》还强调身体健康和医生主动管理自己健康的重要性。《好医生,更安全的病人》[20]阐明了医生健康对表现和病人安全的重要性,而 Boorman[21]在他对英国国民健康服务(NHS)的回顾中强调了员工福祉是提高表现和病人安全的关键。因此,增加了常规表现评价,同时降低了对不良表现的容忍度。这一变化的一个重要结果是,在当地管理或支持医生和医学生的人,需要围绕补修和相关过程,发展其自身知识和技能,并有效地响应其服务人群的需求。

补修是一种干预措施,或一套干预措施,需要根

据表现阈值标准进行某种形式的评价。为了提供有效的补修,医学生的导师、医生培训的主管以及培训后支持医生培训的基层管理者必须对评价过程保持敏感并能够灵活回应。他们必须能够为个体提供个性化的支持和指导,同时对他们工作的组织或教育机构保持敏感和迅速反应。问题往往出在组织或教育机构的结构和文化上,而不仅仅在个人[13,22,23]。一旦提出问题,导师、主管和基层管理者必须考虑个人的健康和福祉、个性、改变的动机以及组织和社会问题[1,23-25]。应对这些挑战并非易事。确定某人可能正处在困境是第一步,但之后如何支持他们却并不容易。知识点 34.1 中包含一些早期的医生工作场所标志,但也适用于接受培训的医学生。

以下是我们认为对成功补修至关重要的一些原则。

> ### 知识点 34.1　焦点:识别有困难的医生
>
> 处于困境中的医生有许多不同的表现。Paice[26]描述了遇到困难的住院医师的某些"早期预警信号"。她描述的一些特征如下,既适用于医学生,也适用于医生:
>
> - 经常找不着人的医生(消失行为)。
> - 总是在工作但成效比别人低的医生(工作效率低)。
> - 容易发脾气的医生(病房暴怒)。
> - 固执己见难以分清轻重缓急的医生(死板)。
>
> 其他医生则被描述为"在职业选择上表现出问题或难以通过考试"(职业问题),而有些医生则"缺乏洞察力"并拒绝建设性批评(缺乏洞察力)。最后,有些医生想方设法"排挤"难缠的医生(绕道综合征)。

指导补修的原则

建立正确的体系

这或许是最大的挑战。正如已经提到的,许多学生表现问题不仅与教育问题有关,而且还与组织、社会、财务和健康问题有关[16,23]。补修措施要成功,这些问题都必须得到解决。组织和 / 或教育机构的文化是成功的基础,其表现和生产力是组织成功的核心[21,27]。导师、主管和基层管理者是影响文化的核心[16,21,27],并因此影响个人对支持的看法和他们的求助行为。提供积极主动的支持体系是强大的,可以鼓

励学生尽早寻求帮助。

良好体系的主要特征包括：

- 明确定义的途径和体系——用于寻求帮助。
- 对导师、主管和基层管理者的指导——例如，如果他们怀疑有表现问题该怎么办？
- 成熟的角色识别体系——识别或评价医学生或医生表现的人和提供支持或补修的人。
- 透明度——尤其是在信息共享和保密方面，因为对个人信息情况的看法会影响某人是否会积极寻求帮助。
- 一个积极主动的体系——鼓励自我意识，克服耻辱文化，并促进福祉。

其所带来的一个挑战是，工作场所与其教育机构之间的对接程序不明确，尤其是对接受培训的医生而言。相关资料充分证明，这种关于"如何"和"在哪里"获得支持以及谁"需要知道"的混淆，是医学生和医生早期寻求帮助和建立有效支持体系的重要障碍[15]。

个性化

国际上有不同的补修方法。一些人呼吁采用更"医疗"的补修模式[28]，而另一些人则受资金和资源问题的驱动，呼吁建立标准化体系，其中"课程"专注于特定问题，这似乎是更有效的解决方案。一般而言，应对低程度担忧的补修应与应对更严重的担忧有所不同。例如，一名医学生在新知识、新环境中苦苦挣扎，或者在新的人群中处于"第一"的压力下，可能会与那些对行为或出勤有问题的人有不同的处理方式。教育机构针对以时间管理等为中心的为学生群体制定的干预措施是有效的，并为学生带来凝聚力和正常感，而不是孤立和耻辱感。对于更严重的问题，康复领域的证据一致表明，案例管理模型——一种满足个人需求的整体方法——在带来变化和提高表现方面最有效[29]。与团体相反，个性化补修的目的是使其与个人需求密切匹配，并考虑健康、个性和改变的动机。它不是一个标准的处方，必须灵活适应需求和可用资源。

个性化补修可以且应该根据不同的学习偏好量身定制，采用综合、及时和实用的补修方法是好的补修项目的核心，这可使个人能够持续工作或学习，而不会因额外的要求或培训而感到不知所措。导师、主管和基层管理者需要了解职业健康、职业心理学和语言学等其他学科可以为补修作出贡献的方式。资源的可用性以及如何使用通常是一个挑战，这可以通过

全国或当地的工作场所、教育机构和专业服务实现。在整个英国，目前为有复杂心理健康问题的医生提供专家支持服务，在过去 10 年中，由于认证和评估流程的建立，这项服务得到了增长。GMC 还负责监督英国本科生培训的教育要求，也认识到需要重点关注对学生的支持和补修，尤其是那些患有精神疾病和残疾的学生[30,31]。

参与和动机

Goulet 等人[3]在加拿大卫生系统内进行个性化补修的工作表明，医生最初的积极性可能较低，但能参与颁发执照工作提高了他们的积极性和合作。然而，虽然高收益可能会促使一个人同意参加补修措施，但这并不足以激发真正的参与。让医生和医学生参与这个过程并激励他们作出改变需要仔细规划。使用完善的参与模型，例如进行决策[32]和行为改变[33]，是规划补修和案例管理的核心。在卡迪夫大学，我们偏爱的行为改变的循证方法是动机访谈[25,33]，这是一种在整个医疗保健中使用的既定方法，用于支持行为的持续改变[34]。对于那些参与补修的人来说，了解如何使用循证干预以最好地提供支持和促进行为改变是取得成功结果的关键。此外，在开始支持之前花时间了解组织或教育机构可以提供什么以及如何参与服务和培训将会很有效。这增加了进入补修的个人以及管理该过程的导师、主管或基层管理者的信心。它建立了一种更强大、更有效的关系，这是有据可查的，是成功补修和表现管理的核心[21,27]。

组织问题

组织因素可能会触发和延续个人的低表现。高工作要求、角色模糊、糟糕的团队合作和惩罚性文化等形式的工作环境都可能削弱医生努力的行为。对于正在努力的医学生来说，这并没有什么不同。学生受到"隐藏课程"的强烈影响[35]，他们也在努力应对工作需求、反复评估的文化和不支持的教学环境[36]。对于培训中的医生和医学生来说，每隔几个月就要在实习和工作之间转换以及建立新关系的压力更大。这是有代价的，孤立感和自信心降低会增加与表现相关的潜在风险[37]。

在表现出"抵抗机器"倾向的一部分医生中，有一种公认的行为模式。这个群体的特点是一直需要斗争并指责整个体系，对此不是考虑每场斗争的重要性，而是要考虑哪些斗争确实值得。有时人们会说这个群体特别缺乏对自己的问题和表现需求的洞察力。

由于这个群体通常非常抗拒改变,这给补修带来了额外的挑战。

角色的清晰度和界限

Finucane 等[18]之前曾认为表现评价会影响三个不同的群体:病人、医生和雇主。作者认为,虽然这些群体可能有相互冲突的信念和评价期望,但这个过程必须是所有人都能接受的。过程的透明度是医生或医学生参与其中的重要先决条件。导师、主管和基层管理者不能认为自己在角色上是完全独立的。他们实际上是教育机构或雇佣机构的一员。他们必须明确自己的角色和工作范围,必须注意到不要超出这些界限和角色。那些进入补修项目的人最初通常会有不信任感,这与对保密性的担忧以及缺乏对流程的控制有关。对于医学生来说,他们非常关心是否适合实践和是否能够完成课程。最近,医学生的心理健康咨询工作强调了支持与评价分离的重要性[30,38]。从一开始就明确所有相关人员的角色和界限有助于克服这种不信任。交流渠道和保密性也需要清晰:必须明确信息的存储位置和访问权限。对于为了解决恐惧和误解的医学生来说,应该从一开始就讨论和探索这些问题。

开始

为表现有问题的医生或医学生提供支持需要仔细考虑。他们可能会觉得自己的职业生涯处于危险之中,并且常常对自己所处的困境感到不满。他们可能对所提出的问题缺乏洞察力,或者存在可能导致表现问题的潜在健康、个性或社会问题。补修的目的是帮助指导个人度过通常可能是痛苦和压力的过程。导师、主管和基层管理者必须认识到,他们不会拥有每个人所需的所有答案或技能,但他们可以指导和提示人们在需要时获得适当的支持。从本质上讲,他们还必须洞察自己的局限性以及工作的界限。不应低估通过有效对话提供联合解决方案的机会。作为他们的主管或导师所建立的关系将有助于个体建立信任和参与这一过程。

什么类型的谈话?

影响谈话的相关因素包括:
- 导师、主管或基层管理者与医生或医学生之间的关系。
- 教育机构或工作场所内决定如何、何时和何地管理问题的流程。这应该在组织内部还是外部(如当地或全球)?
- 谈话是正式的还是非正式的。
- 问题本身的性质。

如上所述,不能低估个人与其导师、主管或基层管理者之间的关系,这是取得良好结果的关键,并已在许多类似的工作场所的情境中得到证明[21,27]。了解管理表现问题的流程将有助于从一开始就进行更有效的谈话。它为开始谈话提供了良好的基础,这与组织流程核心的"透明性""公平性"和"清晰性"相关联[39]。导师、主管或基层管理者必须了解问题评价的触发因素和流程。这在毕业后教育、院校教育以及是否处于教育机构的环境中是不同的。这将在某种程度上有助于构建第一个且最重要的谈话。无论是否正式,保留任何谈话的书面记录都很重要。明确信息记录和信息存储位置有助于提高透明度和参与度。围绕谈话和信息记录的正式流程虽然有时很困难,但对于整体严谨和公平的流程很重要。

医生或医学生常常对共享多少信息以及由谁共享感到紧张。主管经常抱怨他们没有获得有关个人以前表现问题的足够信息。然而,经历过表现调查和补修的医生认为,不必要地分享自己的信息会导致偏见或不信任。医学院和医学生的担忧是相似的。学生称,甚至在他们进入新的轮转或年级组之前就被评判。这会导致焦虑和压力,因为他们觉得自己在尝试学习时一直在被监视。病人安全和诚信是最重要的,对于监督表现管理的人来说,必须优先保密。要使参与和支持有效,那么在任何谈话开始时,信息交换的清晰度、管理方式以及信息交换的程度必须是公开和诚实的。

规划首次讨论

认真的规划是十分有益的,在第一次与医生或医学生会面之前给定时间是很重要的。需要基本的初步信息,包括问题确切性质的概述以及重大事件或投诉的证据。在会议之前获得背景信息(如下所述)也很有帮助。对学生表现的一般关注但没有细节是毫无帮助的。相关文档应以允许导师、主管或基层管理者在会议期间参考的形式放在一起,并在适当的情况下与医生或学生分享一些信息。信息公开透明有助于减少阻力和不信任。这也将有助于会议的结构和需要设定的目标。在讨论会议开始时设定议程将减少误解并建立参与度。在讨论会议开始时概述每个人参与的原因、讨论会议的进行方式以及需要涵盖的任何监管或程序问题,并在此早期阶段让个人有时间提问通常很有帮助。讨论保密性和记笔记也是必需的,因为这些是接受审查的医生和学生参与的主要障碍。这将在下面的"探索问题"中进行更全面的讨论。讨论应涵盖目前存在的问题、导致问题的因素、对重大事件的回顾、个人或健康相关问题,以及医生的相关工作经验。导师、主管和基层管理者必须准备好讨论并被提问(或质疑)。依赖教育机构或组织流程和程序的某些行动或协议可能需要协商(在某些限制内),例如考虑进行职业健康评价是否需要指引。这将使个人有一种控制感并参与决策,而不是在没有讨论的情况下"执行"决策。

获取背景信息

背景信息会告知并塑造与有表现问题的个人的对话。所需信息包括提出问题的完整文档、由谁提出以及事件发生的时间。背景信息的多个来源很有用,这有助于对信息进行三角互证,并对所发生的事情进行全面了解。在英国,医生常用的信息来源包括重大事件审查以及评估和认证过程中的记录。其他信息来源包括360°(多源)评价和以前工作的信息。对于那些接受培训的人,通过电子档案袋或轮转获得的信息也很有帮助。对于医学生来说,他们定期的轮转考核、评价和考试提供了丰富的信息。大多数医学生现在都有学术导师,会跟随学生完成培训。他们还充当信息来源并为学生提供持续支持。

寻求"不公开"的未经证实的信息对谈话既无帮助也无用。

探索问题

重要的是要花时间讨论对问题的看法以及这些问题是如何出现的。提供一个能公开发言且没有偏见的空间是这一过程的重要部分。讨论关键事件或问题表现的细节以及对事件的观点使得他们开始掌握那些经常感到奇怪的过程。倾听是至关重要的,核查是否理解更是如此。导致表现问题的原因通常是多方面的,因此问题不太可能是简单的。健康和个人问题成为引起关注的首要问题并不少见,必须谨慎处理这些问题。积累足够的时间(或能够及时返回参加第二次讨论会议)很重要。我们的经验是,在一些复杂的情况下,第一次讨论会议可能需要两个小时或更长时间。

允许个人讲述他们的故事通常是表现谈话的最佳起点。有些人会经常表达强烈的不公正感和误解。

他们通常对发生的事情和原因有自己的解释和看法。医生和医学生经常描述自己的表现受到密切关注,这会加剧他们的不公正感。其他人似乎对这个过程感到困惑,并有深深的羞耻感和自我污名化。积极倾听(知识点34.2)将引导个人度过个体化和痛苦的过程。积极倾听可以帮助和建立参与感[40]。这是对问题的共同理解和改变行为的第一步[33]。

知识点34.2　　聚焦:积极倾听

积极倾听是由 Carl Rogers[40]阐述和开发的以用户为中心的技术,确保识别和探索线索。Rollnick、Butler 和 McCambridge[33]描述了可以增强此过程的"三种沟通方式"。

说明:提供信息或建议。与这种风格相关的其他活动包括指导、通知、领导、教育、讲述和使用自己的专业知识。当有人想要提供希望某人想要接收的信息时使用它。

指南:鼓励人们设定自己的目标并找到实现目标的方法。与这种风格相关的其他活动包括指导、协商、鼓励、动员和激励。当人们面临变化、必须作出决定并采取行动时,就会使用它。

跟随:了解这个人的经历。使用的其他活动包括收集信息、引出、参与和移情,主要用于当一个人希望了解这个人的感受或发生了什么时。

知道何时尊重医生或医学生的隐私与鼓励他们交谈同样重要。在谈话中可能会发现一个很明显的加剧或导致表现问题的个人或健康问题。在这里,导师、主管或基层管理者必须记住他们的角色和界限,并适当地指导医生或医学生。他们的职责不是提供医疗建议、治疗或咨询。重要的是要承认可能存在与表现问题相关的其他问题,对这些问题的一般理解可能有助于指导个人获得正确的支持。鼓励寻求帮助是必要的。了解组织或教育过程在这个阶段也很重要。确保在出现健康问题的需求时,个人能寻求职业健康部门的专家意见,这一点很重要,将取决于出现的健康或个人问题以及表现问题。在某些情况下,在院校教育和毕业后医学教育阶段,职业健康评估是补修过程的必要要求,也是监管过程的一部分。经常出现并令人沮丧的问题是,寻求支持的决定权在于个体本身,你"无法让他们行动"。这是正确的,他们是否需要去咨询职业健康、家庭医生或专科医生,最终决定权在于其个体。但是,在支持性的非评判性环境中提高对个体健康的关注可能会有所帮助。它可以开始对话并允许个人反思寻求帮助的利弊,从而得出自己的解决方案。这符合行为改变模型,在这种模型中,个人可以被引导和支持作出决定,而不是被"告知"他们必须做什么。这种方法可以建立参与度并支持行为改变。

主管、导师或基层管理者必须记录提出的建议,并在之后的阶段可以重新考虑。

上文提到的第一次对话的框架通常很有帮助。这应该基于个人可能关心的主要问题,并应该给他们在进入详细对话之前提出问题的机会。要涵盖以下领域:

- 已经收集了哪些信息。
- 以前收集的信息和新收集的信息将如何处理。
- 如何使用这些信息。
- 将在哪里存储信息。
- 现在或将来谁可以访问信息。

这些为开始一个关于该问题更详细的对话提供了背景。应详细记录重大事件,不断核查医生或医学生对观点的理解。远离对抗,用在此阶段记录的信息差异来挑战个人,可能会导致抵抗和参与困难。探索以前的重大事件是有帮助的。对于医生来说,这应该延伸到他们以前的工作和他们作为学生的时期。对于医学生来说,询问在校期间的潜在问题以及在进入临床培训之前可能出现的健康问题通常很有帮助。不要只关注当前的情况,这通常有助于引发一种新的行为模式。指导回顾的有用问题包括:

- 什么导致了这一事件?
- 实际发生了什么?
- 你管理互动的方式是有效的还是无效的?为什么?
- 想一想,还能如何处理?

采用基于证据的方法来指导这些类型的对话是非常宝贵的。行为改变咨询是上述内容的核心。这种方法从 Carl Rogers[40] 的工作演变而来,并首先由 Miller 和 Rollnick[25] 定义。行为改变咨询是一种以用户为中心的讨论生活方式改变的方法。Rollnick 将其描述为:"构建对话的方式,以最大限度地提高个人在没有强迫和提供过早解决方案的氛围中谈论和思考变化的自由。"通过仔细研究事件的详细历史,行为模式的画面就会出现。根据我们的经验,通过使用这些原则并允许故事的个人所有权,他们通常会非常开放地提供有关他们过去遇到的困难和问题的信息。第一次讨论可以提供有关他们如何以及为什么会遇到困难的深刻见解。

接下来做什么?

第一次讨论可能会提供有关表现问题和潜在问题的大量信息。如果从中立立场有效地进行,那么就已经为有效参与奠定了基础。在这个阶段,很明显可能需要更多、更详细的信息。无论他们的背景专业知识如何,导师、主管或基层管理者都必须认识到并尊重他们的角色界限。在这种情况下,他们的角色可能只是作为个案管理者并成为协调中心的支持者。这样的角色需要深入了解可能影响表现和相关线索的各种事项,并与可以提供治疗、支持或补修的人员联络。在某些组织和机构中,其职责可能是提供补修措施。在此给个体进行治疗和提供临床建议是不合适的。导师、主管或基层管理者必须并且应该帮助管理这些界限,必须认识到,得到他们所管理人员的敏感个人信息通常是不合适的,也是不需要的[30,38]。

导师、主管或基层管理者的任务是知道"何时""如何"和"向谁"寻求支持、指导或专家意见。他们必须建立健全沟通渠道。这将有助于让医学生或医生对这个过程充满信心并保持参与。对于复杂的表现问题,问题往往是多因素的。理解表现问题的"生物 - 心理 - 社会方法"将使管理更有效。

现在广为接受的模型是对于表现问题的整体方法,它考虑以下因素的影响和相关性:

- 既往病史(身心健康、是否存在慢性疾病)
- 个人问题(家庭、关系问题、财务问题)
- 个性
- 语言和沟通技巧
- 文化问题

然而,此时的关键是要了解存在一些专家,他们的合法职业角色是评估上述每个因素与工作表现之间的潜在关系。通过将个人推荐给其他医疗卫生人员以讨论与健康、个性、语言和文化相关的问题(这些问题可能与表现有关,也可能无关)而创建的"防火墙",可确保潜在的深层个人信息在适当情况下对个人保密。这里需要注意的是,有时病人安全或诚信会成为一个重要问题。了解信息应该与谁共享是当务之急。这必须在一开始就与个人讨论,而不是在出现此类问题时进行讨论。同意某种形式的文字并提供一份文件,供个人在进入补修评价过程时签名,为双方提供透明度和清晰度,有助于克服以后可能出现的困难与问题。

第一次讨论(可能还有后续讨论)将提供对哪些

因素可能会影响个人表现的理解。要在双方之间建立有效的关系,既需要清晰,也需要开放。在提出困难的问题时,要诚实而敏感,不与医生或学生共谋,这并不容易。讨论应围绕能否提供与专家的接触,以确保个人获得尽可能最好的帮助和支持。这必须包括身心健康方面的专业知识以及行为和教育需求。

众所周知,医生和医学生的常见精神健康障碍发生率明显高于一般人群,因此在整个讨论过程中意识到这一点是有帮助的[16]。从表面上看,可能表现为攻击性或欺凌行为,但仔细评估后可能表明存在潜在的抑郁、焦虑或更严重的情况,如双相情感障碍或认知障碍。研究表明,医生和学生在迫切需要帮助之前通常不会透露精神疾病[15]。身体不健康也可能是一个问题,例如与某些长期状况相关的过度疲劳可能会影响表现。最后,清楚地了解个体的社会环境并将其置于现在面临问题的背景下,对于理解个体出现困难的原因很重要。知识点 34.3 提供了一个框架,用于理解这些潜在因素如何导致和延续表现问题。

知识点 34.3　医生表现不佳的生物 - 心理 - 社会因素和阶段

因素	生物因素	心理因素	社会因素
诱因	潜在的精神或身体疾病	个性家庭	文化家庭
促成	急性疾病事件	工作互动	经济因素社会孤立组织文化
持续	慢性疾病	组织或个人缺乏洞察力	经济文化组织

来源:改编自 Sharpe 和 Wilks[44]。

总而言之,支持有表现问题的个人面临的挑战是确定问题的性质和可能的原因,是否需要从其他来源获取更多信息,以及如何获得这些资源。如果要使补修有效,那么协调支持和补修、保持对话但不允许"筒仓工作"是最重要的。以下是对其他专业人员应该能够提供的信息种类的描述。

深层发掘

职业健康评价

现在普遍认为,医生确实呈现了与工作场所支持需求相关的特殊情况[16]。对于医学生来说,越来越多的证据表明情况也是如此[30,31]。医生的主要健康问题是常见的心理健康问题、成瘾、倦怠和高自杀率[41,42]。对于医学生来说,精神疾病也占主导地位,包括高度焦虑、抑郁和饮食失调[43]。需要及时联系专业的心理健康服务提供者。

雇主和教育机构应与职业健康提供者密切合作,以对在评价和管理出现表现问题的医生和医学生方面提供建议和支持。职业健康医生针对个人的工作和工作场所的健康状况进行独立评价。他们评价工作场所如何影响个人健康,反之亦然。职业健康提供者的评价和独立意见有助于在需要时及时从专家那里获得适当的建议,并有助于与将为个人提供持续照护的全科医生或家庭医生密切联系。

例如,在团队管理和优先级排序方面不佳的医生可能会在详细咨询时承认先前的头部受伤或脑血管意外,这可能表明存在神经心理障碍。攻击性或不当行为的表现可能会表现出暗示潜在心理健康问题的特征,如抑郁、成瘾或人格障碍。一旦确定了问题,可以在适当的情况下继续转介专家意见。

一些医生可能有长期的状况,影响他们的工作表现,这属于法律意义上的缺陷或障碍。必须考虑使用相关立法来支持他们重返工作[24]。同样,职业健康医生可以就补修方案的要素提供建议,以支持医生或医学生,同时向组织或教育机构提供给他们必须遵循的与法律相关的知识和建议,例如关于平等。在英国,这被称为"合理调整"条款[45]。因此,当为有健康问题的医生建立支持计划时,职业健康医生的建议是无价的。

行为评价

了解行为习惯有助于建立有效的个性化补修措施。行为是组织中个性、学习行为和情境驱动因素的函数。本节的目的是说明职业心理学家可以提供哪些信息来理解个性和表现之间的关系。它还提炼了一些关于个性对补修影响的关键信息。

多年来,人们一直在研究个性和表现之间的关系,而且研究主要是为了帮助招生选拔程序。直到20世纪80年代后期的研究表明,个性与表现之间几乎没有关联。然而,随着大五人格模型的出现(见知识点 34.4)[47-50],这一理论被驳回。

世界范围内的胜任力和课程框架强调了医生所需的许多不同方面,包括良好沟通技巧的重要性、能够与同事和病人良好合作、技术能力和通用技能[51-53]。

知识点 34.4　寻找证据：个性和表现

自 20 世纪 90 年代初以来，人们对许多不同的性格测试和许多不同工作中的表现进行了调查。总的来说，已经得出结论，适当的测试能可靠地衡量个性，并且对于大多数工作，某些个性特征可以预测工作表现[46,47]。

研究表明，在大量职业中的工作表现，甚至在医学院取得成功，都可以通过大五人格因素来预测[48,49]：

- 外向性
- 随和性
- 情绪稳定性
- 开放性
- 尽责性

Barrick 等[50]认为，虽然并非所有的大五人格因素都可以预测普遍的工作表现，但它们确实可以预测特定职业的成功。

通用技能包括管理时间、优先排序、自我批评、解决问题和分析数值数据。而管理这些技能的策略则主要取决于个体的个性。

Myers-Briggs 类型指标（MBTI）[54]是医疗保健组织中广泛用于个人发展和成长的一种流行个性指标。如果使用得当——MBTI 受欢迎的一个原因是任何对指导技术（coaching）感兴趣的人，无论他们的背景如何，都可以接受培训来使用它——MBTI 有能力帮助个人理解他们为什么会这样做，以及为什么他们会发现某些情况很困难。最重要的是，它可以帮助他们探索针对不同情况的一系列行为选择。另一个有用的心理测量工具是霍根发展调查表（Hogan development survey），它确定了基于个性的表现风险和人际行为的"脱轨因素"[55]，并且在向个人强调他们对压力的反应倾向方面非常有用。

我们的经验是，根据个人性格的"纹理"来工作是很重要的；使用行为评价有助于提醒个人和提供支持的人"不能一刀切"。任何建议的改变策略，如果接近个人通常的做事方式，就能得到最好的维持。小规模但可持续的行为转变是强有力的。

沟通和语言评价

沟通评价是良好补修计划的核心，评价在国内和国际上广泛可用。然而，语言评价还不能这样说。但是，此类信息仍然可以为与个人合作提供宝贵的基础。大多数教育机构都有可以帮助提供评价的沟通技巧专家。不应低估对语言和文化重要性的认识。

在适当的情况下，应考虑将评价扩展到语言并将其视为与临床沟通分开的评价。简单地观察医生咨询可以为那些试图提供补修措施的人提供许多见解。

临床沟通

与病人或同事沟通不畅经常被认为是表现问题的核心指标。有许多方法和途径来评价沟通。下面提供了一种方法，在我们自己的教育机构中，该方法已帮助个人参与该过程并使他们能够洞察自己的优势和劣势。使用观察到的模拟病人咨询为个人提供了机会，以非评判性的方式评估自己的咨询风格和行为以及良好实践模型。它有助于个人对他们自己的实践有一些洞察力[56]，可以为他们积极倾听和共享决策技能提供一个很好的基准指标，也可以作为他们与同事可能的沟通方式的一个指标。

重要的是，需要注意练习的目的是在评价他们"需求"的同时，继续让个人感受到"过程的一部分"。这个练习并不意味着作为一个挑战。通常，让个人选择他们觉得舒服的场景或互动是一个很好的起点。使用具有挑战性的场景，例如突发坏消息或与生气的人沟通，可能不是开始此类评价的最佳方式。它仅用于提供基础。换句话说，这里的活动是了解医生在日常情况下依赖哪些技能。

自我评估旨在描述性和诊断性，而不是总结性的。为此，为医生或医学生提供某种结构是有用的。例如，将客观结构化临床考试中的标准化表格改编成评分量表。使用标准化的东西还提供了在以后阶段通过重复练习来反思进步的机会。

语言

对个人语言技能的评价并不是一项新颖的工作。在许多国家，它多年来一直是对国际医学毕业生的要求。然而，了解个人的语言技能如何影响表现仍然是一个相对较新的领域。

在英国，来自海外的医生可能必须完成特定的测试才能执业。其中包括国际英语语言测试系统（International English Language Testing System，IELTS）与专业和语言评价委员会（Professional and Linguistic Assessment Board，PLAB）的测试，以展示英语交流的能力。申请在英国学习医学的国际学生还需要通过雅思评价达到一定的英语能力水平。在支持以英语为第二语言的学生和医生时，导师、主管或基层管理者了解他们自己组织或监管机构的要求是一种很好的做法。

对于一些人来说，与表现问题相关的因素之一可能是他们对语言的使用。"使用(use)"应该与"用法(usage)"有不同的理解。后者更多地与"正确性"有关：语法、拼写和发音的准确性。"使用"更多地涉及与具有广泛语言知识和技能的个体进行清晰、连贯和适当的交流的能力。当然，使用和用法之间可能存在一些重叠，例如在词汇的选择上。

重要的是要在语境中查看语言使用：在工作场所、社交场合以及与母语国家相关的情况。为此，评价需要是开放式的、质性的和探索性的。与评价的其他领域一样，目标是就各个可能的补修领域达成一致，评价者的作用是提供专业知识，帮助他们识别和解决这些领域，然后可以将其运用到补修过程中。

语言评价是一个高度专业化的领域，但为评价和补修计划增加了重要价值。评价应包括两个主要部分：半结构化面试和任务。面试的重点是个人的语言学习和语言使用体验。在这里，重要的是探索他们自己对语言技能和语言使用的看法。任务可能涉及进行某种形式的扩展演讲，例，解释某事或进行演示。有时，问题可能与书面语言有关。在这种情况下，个人应携带报告、信件或论文的样本。

在评价过程中，评价员可以观察个人的语言使用情况。目的是突出流利和"不流利"的证据，探索医生或学生使用的词汇的范围和适当性。该评价还对语音特征(发音、重音、节奏和语调、话语管理、语法范围和准确性)感兴趣。特别是，这些任务的目的是探索个人清晰传达意义的能力，在遵循连贯和连贯规则的适当指导下呈现复杂信息的能力，引导听众并使用适当的修辞手段。

提供补修

无论采用何种方法和服务进行评价，下一步都是设计和实施补修计划。对于个体的主要因素现在应该很明显了。下一阶段不仅取决于资源，还取决于教育机构或组织。然而，与精心构建且有时是为个人量身定制的计划相比，通用"剂量"的和一次性培训不太可能成功改变。

导师、主管或基层管理者主要面临的一个主要挑战是考虑他们在补修过程中的角色。有些人可能需要承担多种角色。在评价阶段，可能充当案例管理者。也就是发起对话，为补修需求提供一个框架，并继续进一步评价。如果补修过程要成功，就不能低估一开始就与个人建立信任和开放关系的能力。在此过程的后期，角色可能会转变为提供一些补修措施，例如围绕特定教育问题进行检查和指导。最后，角色可能会转变为对个人的进步或他们可能继续遇到的困难进行评价。一开始就与个人坦诚相待，以解释这些角色，并且应该给他们时间以及何时、如何提供这些角色的线索。下一部分的呈现是在认识到许多人可能会在补修过程中以某种形式承担所有这三个角色的基础上的。

案例审查

补修计划将取决于情况的复杂性。一个复杂的案例可能需要将支持评价活动的人员聚集在一起。在毕业后教育培训机构内，这可能通过"表现支持单位"进行管理。在院校教育阶段，它将由医学教育机构管理。这种方法将为审查过程带来稳健性。这在其之后阶段受到挑战时十分重要。例如，职业卫生部门可能会要求专家(如精神科医生)提供意见。这将增强评价、补修计划和补修提供等过程的稳固性。所有文件的记录都应该是严格的。整理完所有文档后，下一阶段是与团队讨论证据并决定补修计划应该是什么样子。我们将此活动称为"案例审查"。此活动采用的确切形式将取决于本土流程和基础设施。本质上，问题应该是：需要哪些干预措施？它们应该按什么顺序提供？谁应该提供给他们？期待的结果是什么？最后，什么是最合适的审查时间线？在知识点34.5中，我们参考了J.医生的案例。

补修计划

案例审查应该让导师、主管或基层管理者对需要解决的主要问题有一个总体了解。关于J.医生，团队得出的结论是，他的性格非常外向，所以"嘴比脑子快"。他对医疗实践质量的对与错有着强烈的信念，并认为他有理由表达自己的观点。然而，他似乎对他的团队和他工作的医院周围的组织问题缺乏洞察力。最后，在此基础上存在的问题是在工作场所缺乏自信，以及无法养活妻子和生病的儿子。

对于J.医生来说，需要支持的事项是学习反思他的实践、发展他的磋商技巧以及处理组织问题。这三个主题旨在让他更深入地了解他的行为，并为他提供一些技能和策略来应对更具挑战性的情况。因此，所使用的干预措施可能需要行为和认知方法的混合。这反过来可能会帮助他在思考如何管理自己的个人情况时更有信心。

知识点 34.5　案例研究

J. 医生正在接受妇产科专业培训的第四年，并在他的年度评价后受到关注和送交。人们注意到他的行为有些古怪和不可预测。他的送交文档中描述了在压力下对护士和初级工作人员大喊大叫，并且最近在手术室周围摔设备。在日常生活中，他以社交和友好的性格而闻名，尽管在他的 360° 评估中，因对员工过于开玩笑而受到批评。

初步评价后，表明 J. 医生已婚，有一个 5 岁的自闭症男孩。J. 医生在孩提时代曾五次搬家。他在医学院参加团体运动，成绩优异。他的父亲在他 16 岁时去世。当被问及他完成工作的策略时，他的信念是"按原样就行"。他的咨询视频显示出不倾听病人的倾向，且提供和解释信息的方式也缺乏清晰度。在他的医生会诊视频中，他被要求向一名有持续表现问题的低年资住院医师提供反馈，当低年资住院医师质疑他的判断时，他变得非常激动。

在所有三项评价中，他都表示对被送交感到愤怒，因为他强烈认为自己是一名好医生，关心他的病人，而且他的临床技能没有问题。他觉得他必须与一个充满糟糕实践的、非常艰难的工作环境作斗争。

汇集资源

此时的一个关键决定是考虑谁将参与补修过程以及如何获得资源。那些负责医学教育的机构对开展补修工作的具体安排各不相同。以下是对补修活动的一般描述。导师、主管或基层管理者的一个重要作用是确保补修活动能协调开展，以及所有参与这一过程的人之间的有效沟通（包括书面和口头）。在下面描述的每项活动中，我们用"补修者"一词来涵盖与医生或医学生一起工作的个人，并可能会结合使用不同的补修者。

构建干预措施

一旦就补修活动达成一致，就需要仔细考虑实施具体干预措施的顺序。正确的顺序将允许个人以一种在过程中提供自主感的方式前进。在某些情况下，该顺序还可以帮助个人深入了解自己的表现，从而减少对他们经常感到不一致的过程的抵抗。通过让个人有控制感和最初在舒适区工作的能力，这个过程开始将他们从参与转变为行动。

开始

了解个人的个性和"高度重要"的内容为启动该过程提供了途径。对于 J. 医生来说，考虑到他偏爱实用的、基于行动的学习，以一种可能使用角色扮演和视频反馈的方式探索真实事件的课程开始，可能会让人觉得可以接受。使用在提供反馈方面受过培训的演员对这个角色特别有帮助。因此，将演员设置为与 J. 医生性格相似的人将是一个有用的起点。J. 医生可能不会觉得这压力太大，因为类似的性格通常会相互回应。然后，补修者可以围绕"他做了什么""感觉如何"以及他"可能想要做得更好"来指导 J. 医生。补修者可能会预料到反思对 J. 医生来说不太舒服。这可以通过个性化问卷反馈来预测，并通过学习风格的工作得到加强。演员可以在角色中回应他们的感受，什么有效，什么无效。这通常是医生深入了解其正常行为模式的第一步。它开始将反思纳入日常实践，这对于 J. 医生这样的人来说可能不太容易。将与演员的会话进行录制并要求 J. 医生反思他在自己和演员身上看到的东西，这是一种帮助自我反思的有用方法，尤其对于那些发现此类反思练习困难的人来说，这可能更是一种不那么令人生畏的方法。

在这类活动之后就可以进行指导了，可以侧重于第一次角色扮演部分中讨论的一些活动和回应。从 J. 医生的此类补修课程开始可能就会导致抵制，因为这对他来说不是一条自然的道路。进一步的措施可能包括一个更困难案例的互动角色扮演，以及建立在组织问题上的步骤。领导和组织问题通常是低年资医生难以解决的领域。对于 J. 医生来说，处理等级关系可能不是自然而然的一件事情。之后在"工作间"进行的这类活动可以增强自信和产生改变。如果 J. 医生是一个更内向的人，从指导者的反思和关键事件分析开始可能是更合适的途径。

指导

在这种情况下，指导描述了一种活动，在这种活动中补修是基于一种或多种刺激变革的方法。重要的是，所选择的方法和途径要基于证据。同样重要的是，在更广泛的框架内获得实用的行为技能，鼓励个人思考他们的信念和策略。补修具有行为和认知成分。指导的目的是创造一个环境，使个人可以同时获得新的行为技能和认知策略。在这个阶段，积极的倾听技巧有助于引导个人发现与洞察他们可以准备改变的情况，其重点是认知。将新技能的发展植根于个人发现一种新方式来解释他们周围发生事情的情境，这可为个人获取和掌握这些新技能做好准备。

角色扮演新学的技能

一个典型的临界点是个人意识到当前的方法不起作用或并不总是有效，或者可以变得更有效。在 J. 医生的案例中，如果对护士大喊大叫并不能在他需要时给他正确的帮助，他还能做什么？一种常见的现象是，像 J. 医生这样通常外向且善于表达的医生，会变得一反常态的安静，并且不确定如何最好地维护自己。同样，他发现这种策略令人沮丧，因为这不是他喜欢的行为方式。他觉得这也无济于事，但至少他认为这让他远离麻烦或不受批评。

角色扮演创造了一种可以在安全的环境中练习和提高新技能的情况。使用来自补修者和扮演者的建设性反馈，结合视频审查和自我评价，可以有效地吸引医生参与和投入。一些医生质疑在这种情况下角色扮演能在多大程度上可以真正模拟组织环境。使用个人自身经历中的事件，尤其是那些促成送交的重大事件，可以有效地提高工作的有效性。可以要求医生或医学生详细复述一个或多个事件的故事，并在此过程中检查和澄清所发生事件的顺序和相关人员的行为。扮演者经常会出现在这个阶段，让他们构建一个清晰的画面。这种类型的干预用于探索人际交往的记忆。它提供了一个结构，不仅可以检查实际的沟通和语言技能，还可以检查有关影响、谈判磋商和领导力的信念。

设定目标和时间线

补修应与个人可能需要的咨询或其他形式的治疗区分开来，并被视为具有管理时间线的可明确定义的干预措施。咨询或治疗可能与补修过程并存，但它们不是一回事。设定时间线是进程设定过程的一部分。

考虑应提供多少步骤以及何时应审查进展可强化结构并有助于指导补修者和个人。在这里应该认识到，对于可能已经形成了根深蒂固的行为模式的医生来说，补修的过程和程序的复杂性可能比医学生要大。一开始就应考虑审查日期。在设定时间线时还需要考虑外部限制，例如培训评价、医院审查或专业监管听证会或考试。与个人分享并使其了解补修过程中的时间线有助于参与并减少焦虑。了解医生的培训计划、工作环境和社会环境也很重要。例如，如果 J. 医生是一名在附近医院接受培训的医生，并在四个月后评估他们的进展，那么大部分工作可以分几个时段进行，在三到四个月期间每次持续两三个小时。这为练习和掌握新技能留出

了时间。但是，如果 J. 医生是一位完成住院医师规范化培训的高年资医师，则可能更适合为他举办为期两天的密集研讨会，并在一个月后进行审查。这可能伴随着记录反思日记，每周通过电子邮件发送给他的补修者，并有机会使用社交媒体方法保持联系。对于远离教学中心的医学生来说，社交媒体再次变得更有价值。在此阶段明确目标和设定可实现的目标有助于制定计划和审查，以指导之后阶段的流程。

检查进展

看到进展所需的时间似乎因个体差异而不同。一般而言，标志着进展的情况如下：

- 参与补修，主动赴约。
- 参与反思对话的意愿和能力。
- 洞察问题的性质及其原因。
- 与补修者合作制订替代策略和技能的能力。
- 积极参与练习新技能。
- 讨论所学技能和策略的使用以及如何应用这些技能和策略的能力。

如上所述，个人所需补修的数量和复杂性方面会有所不同。审查过程也需要一定的灵活性，不应是规定性的。但是，将补修团队召集在一起定期审查进展是有用的，并且再次增加了流程的稳健性。团队可以而且应该对特定的临界点敏感，例如就以下方面作出判断：

- 当已经取得足够的进展可以让补修停止时。
- 是否可能已经达到进步的瓶颈，使得进一步的补修不太可能实现进一步的改进。
- 个人是否有可能从个性化支持中受益。

衡量成功

补修成功是很难衡量的，目前很少有有效的工具可以帮助提供确凿的证据。补修成功可能被看作是来自同事和补修者对进步的反馈，可能是通过屡次失败的考试，可能是在面试中获得成功，而在此前的许多个月里一直没有成功，也可能是病人不再投诉。成功也可能是个人认识到自己的局限性，无论是由于行为还是潜在的健康问题，并离开他们选择的职业道路。然而，培养洞察力和改变行为需要时间。补修过程应该给个人空间，让他们从抵触的位置转移到准备改变的位置。它应该引导他们理解其行为是如何影响到其表现的，并以策略和技能的形式提供解决方案。

洞察力的作用

根据我们的经验,对表现的关注是复杂的。我们不可能得出结论说任何一种人格特征比其他人格特征更有风险。然而,常见的行为模式确实存在,它们似乎会引发和延续表现不佳的事件。更重要的是,也许在补修方面,一些行为模式显示出一个人可能处于的发展阶段。

我们已经认识到以下具体模式:

- 个人认识到问题行为是一个需要发展的领域,但不知道如何发展一套替代技能。
- 个人认识到问题,但专注于证明为什么该行为模式很重要。
- 个人没有认识到特定的行为模式是消极的。

Kruger 和 Dunning[57]描述了与表现优秀者相比,表现不佳者更缺乏对自己不足之处的洞察力。越有能力的人,他们对自己表现的自我评价就越低。Kruger 和 Dunning 得出结论,也许可以通过培训提升医生的洞察力。

评估

如同在评价和发展中心等其他教育环境中一样,评估在很大程度上关注的是过程的效用。在这种情况下,评估仍然是一个挑战,原因是虽然经常使用多种证据来源或方法,但它们通常是零散的,并不总是在工作场所以预先计划的方式进行。即使是预先计划好的,也很难将不同专业人员收集的证据汇集在一起,而且这往往要花上好几个月。因此,对补修的评估仍处于起步阶段,需要进一步发展。然而,教育机构、工作场所和提供补修服务的机构应努力开发一些适合其组织结构的评估系统。

陷阱和问题

补修过程对双方来说都是高利害相关的。确保所有阶段的流程、沟通和保密性的清晰很重要。补修仍然经常作为最后的手段进行。那些需要补修的人往往会感到强烈的不公正感。这通常集中在某一方面或所有方面:组织、教育机构、补修者以及那些出现了表现问题的个人。一个并不少见的结果是,个人可能会对他们认为消极的决定提出上诉。这样的结果可能使医学生需要重修一年或从培训中开除。对于医生来说,这可能意味着他们要接受正式的再培训、参加额外的培训课程或被取消执业资格。这可能意味着正式提交给监管机构。对于医学生和医生来说,其影响往往比他们的实践或培训更广泛。它包括财务和家庭相关问题以及个人自我价值和自我效能。上诉可能会给各方带来压力、占用大量时间,并且常常在相关医生或医学生身上发生对改变的进一步抵制。上诉通常可能是基于糟糕的(或缺乏)流程或流程的透明度不够。因此,确保初始送交是适当的,检查与送交和补修过程相关的法律和道德问题、建立实践和角色的界限以及保持良好的记录与补修计划本身一样重要。

不适当的送交

表现问题的初次送交、专家建议的送交以及向监管机构的送交,都是应该明确界定的触发因素,并有明确的标准描述。这些标准应该是透明的,所有医生和医学生都可以查阅。在哪里以及如何获得这些标准,将取决于不同国家的监管机构和参与评价、培训和表现审查的培训组织者。在英国,GMC 为医生提供明确的指导,医学教育机构委员会为医学教育机构提供明确的指导。所提供的一揽子补修措施也应该有明确的标准,并以当地或全国范围内的专业知识领域为中心。制定送交标准对减少不适当送交的风险至关重要。

法律和道德问题

在与个人或组织签订任何协议之前,必须仔细考虑所提供的补修服务的性质。以培训为主的服务为医生提供培训支持,其伦理和法律含义与医院为受聘高年资执业医师或从事医学培训的医学生提供的独立服务不同。必须清楚地了解责任所在。在开始任何补修过程之前,应仔细考虑、记录并与个人共享可以与第三方共享信息的性质(以及何时共享)。最重要的是保密性及其维护方式的透明度。开展服务时要审查的领域应包括以下内容:

- **书面报告:**

可以合法地与谁分享以及如何分享——这将取决于相关国家自己的法律框架。在英国,这属于《获取医疗报告法》(1988 年)的范围。

- **病人安全:**

如果有证据表明病人安全存在风险,则必须有一个途径可以向转介组织提出高度关切。

- **同意:**

个别医生在参加补修时应了解他们正在签订的合同。

- **案例笔记：**

    重要的是要明确谁"拥有"所做的笔记、它们是如何存储的，并围绕案例文件的获取建立协议。

界限模糊

从一开始，利益相关者之间的良好沟通是提供成功服务的关键。管理教育机构、工作场所和个人的期望可以降低之后误解的风险。此类沟通可能包括：
- 从一开始就概述补修过程的作用。
- 说明补修可以提供的内容及其局限性。
- 明确任何进展报告的内容可能是什么样子。
- 病人安全、组织或教育机构的照护责任以及作用、导师／主管／基层管理者在维护中的作用。

保持记录

建议按照与临床记录相同的标准来保持记录。一句很好的格言是"如果它没有被写下来，它就没有发生"。

失败

知道什么时候在没有改进的情况下停止尝试可能是所有决定中最困难的[58]。这是补修者和教育工作者最常见的问题之一。有时，那些对补修计划没有反应或没有表现出持续进展的人会"失败"。在决定医学生或医生应该考虑不同的职业道路时，组织和培训机构可能不愿"置身事外"。相反，他们可能只是下令进行进一步的"培训"或补修计划，这种行为可能会破坏主管和教育工作者与这些医生或医学生的关系。没有一个确定的正确答案，但有明确的评价方法、明确的补修途径以及不同的人和经验丰富的补修人员的参与，意味着关于何时停止的决定应该更加稳健。

小结

补修的主要目的是支持个人在其职业生涯中的任何阶段从无效的医疗实践或学习转变为有效的医疗实践或学习。它涉及关于建立和维持变革。为了有效和可持续，需要采用整体方法来了解表现问题的性质、触发因素和影响。本章的核心是基于证据的论点，即对于任何复杂的情况，参与补修的人员必须同时考虑健康、个人和社会因素。个人的幸福感应该是补修的宗旨。导师、主管或基层管理者是这个过程的核心。他们必须了解他们的角色、界限以及支持的流程和系统。他们必须具备相关资源、如何获取资源以及推动补修的法律框架方面的工作知识。精心设计的补修措施不仅可以对个人产生影响，而且最终可以对病人照护产生影响。

参考文献

1 Cohen, D. and Rhydderch, M. (2006). Measuring a doctor's performance: personality, health and well-being. *Occupational Medicine* 56: 38–40.

2 Cohen, D., Rollnick, S., Smail, S. et al. (2005). Communication, stress and distress: evolution of an individual support programme for medical students. *Medical Education* 39 (5): 76–81.

3 Goulet, F., Jacques, A., and Gagnon, R. (2003). An innovative approach to remedial continuing medical education, 1992–2002. *Academic Medicine* 80: 553–540.

4 Joesbury, H., Mathers, N., and Lane, P. (2001). Supporting GPs whose performance gives cause for concern: the North Trent experience. *Family Practice* 18 (2): 123–130.

5 Bahrami, J. (1997). Remediation. *British Medical Journal* 315: 2.

6 Burrows, P., Khan, A., Bowden, R. et al. (2004). The fresh start simulated surgery. *Education for Primary Care* 15: 328–335.

7 Firth-Cozens, J. and King, J. (2006). The role of education and training. In: *Understanding Doctors' Performance* (ed. J. Cox, J. King, A. Hutchinson et al.), 61–77. Oxford: Radcliffe Publishing in association with National Clinical Assessment Service of the National Patient Safety Agency.

8 Paice, E. (2006). The role of education and training. In: *Understanding Doctors' Performance* (ed. J. Cox, J. King, A. Hutchinson et al.), 78–90. Oxford: Radcliffe Publishing in association with National Clinical Assessment Service of the National Patient Safety Agency.

9 Wu, J.S., Siewert, B., and Boiselle, P.M. (2010). Resident evaluation and remediation: a comprehensive approach. *Journal of Graduate Medical Education* 2 (2): 242–245.

10 Barrett, A., Galvin, R., Steinert, Y. et al. (2015). A BEME systematic review of the use of workplace-based assessment in identifying and remediating poor performance among postgraduate medical trainees. *Systematic Reviews* 4 (1): 65.

11 Hauer, K.E., Ciccone, A., Henzel, T.R. et al. (2009). Remediation of the deficiencies of physicians across the continuum from medical school to practice: a thematic review of the literature. *Academic Medicine* 84 (12): 1822–1832.

12 Dunn, L.B., Iglewicz, A., and Moutier, C. (2008). A conceptual model of medical student well-being: promoting resilience and preventing burnout. *Academic Psychiatry* 32 (1): 44–53.

13 Wallace, J.E., Lemaire, J.B., and Ghali, W.A. Physician wellness: a missing quality indicator. *The Lancet* 374: 1714–1721.

14 Henderson, M., Brooks, S.K., del Busso, L. et al. (2012). Shame! Self-stigmatisation as an obstacle to sick doctors returning to work: a qualitative study. *BMJ Open* 2: e001776.

15 Cohen, D., Winstanley, S.J., and Greene, G. (2016). Understanding doctors' attitudes towards self-disclosure of mental ill health. *Occupational Medicine* 66 (5): 383–389.

16 Department of Health (2010). *Invisible Patients, Report of the Working Group on the Health of Health Professionals*. London: Department of Health.

17 Swanwick, T. and Whiteman, J. (2013). Remediation: where does the responsibility lie? *Postgraduate Medical Journal* 89: 1–3.

18 Finucane, P.M., Barron, S.R., Davies, H.A. et al. (2002). Towards an acceptance of performance appraisal. *Medical Education* 36: 959–964.

19 General Medical Council (2014). *Good Medical Practice. Working with Doctors working for Patients*. London: General Medical Council.

20 Department of Health (2006). *Good Doctors, Safer Patients: Proposals to Strengthen the System to Assure and Improve the Performance of Doctors and to Protect the Safety of Patients*. London: Department of

Health.

21 Boorman, S. (2009). *NHS Health and Well-being Review*. London: Crown Publication.

22 Murphy, K.R. and Cleveland, J.N. (1995). *Understanding Performance Appraisal: Social, Organisational and Goal-Based Perspectives*. Thousand Oaks: Sage Publications.

23 Leape, L. and Fromson, J.A. (2006). Problem doctors: is there a system level solution. *Annals of Internal Medicine* 144: 107–115.

24 Harrison, J. (2006). Illness in doctors and dentists and their fitness for work – are the cobbler's children getting their shoes at last? *Occupational Medicine* 56: 75–76.

25 Miller, W. and Rollnick, S. (2013). *Motivational Interviewing: Preparing People to Change*, 3e. New York: Guilford Press.

26 Paice, E. and Orton, V. (2004). Early signs of the trainee in difficulty. *Hospital Medicine* 65: 238–240.

27 Black, C. (2008). Working for a Healthier Tomorrow: Work and health in Britain. https://www.gov.uk/government/publications/working-for-a-healthier-tomorrow-work-and-health-in-britain (accessed 1 June 2017).

28 Kalet, A. and Chou, C.L. ed. (2014). *Remediation in Medical Education. A Mid Course Correction*. New York: Springer.

29 Waddell, G. and Burton, A.K. (2004). Concepts of Rehabilitation for the Management of Common Health Complaints. https://www.gov.uk/government/publications/concepts-of-rehabilitation-management-of-common-health-problems (accessed 1 June 2017).

30 General Medical Council (2013). *Supporting Medical Students with Mental Health Conditions*. London: General Medical Council.

31 General Medical Council (2014). *Gateways to the Professions: Advising Medical Schools: Encouraging Disabled Students*. London: General Medical Council.

32 Légaré, F., Stacey, D., Turcotte, S. et al. (2010). Interventions for improving the adoption of shared decision making by healthcare professionals. *Cochrane Database of Systematic Reviews* 12 (5): CD006732.

33 Rollnick, S., Butler, C.C., McCambridge, J. et al. (2005). Consultations about changing behaviour. *British Medical Journal* 331: 961–963.

34 Rollnick, S., Miller, W., and Butler, C. (2008). *Motivational Interviewing in Health Care*. New York: Guilford Press.

35 Lempp, H. and Seale, C. (2004). The hidden curriculum in undergraduate medical education: qualitative study of medical students' perceptions of teaching. *British Medical Journal* 329: 770–773.

36 Miles, S. and Leinster, S.J. (2007). Medical students' perceptions of their educational environment: expected versus actual perceptions. *Medical Education* 41 (3): 265–272.

37 Feeney, S., O'Brien, K., O'Keeffe, N. et al. (2016). Practise what you preach: health behaviours and stress among non-consultant hospital doctors. *Clinical Medicine* 16 (1): 12–18.

38 Cohen, D. and Rhydderch, M. (2013). Support for tomorrow's doctors: getting it right, meeting their needs. *Occupational Medicine* 6: 2–4.

39 Sensky, T. (2010). Chronic embitterment and organisational justice. *Psychotherapy and Psychosomatics* 79: 65–72.

40 Rogers, C.R. (1951). *Client Centered Therapy*. Boston: Houghton-Mifflin.

41 Harvey, S.B., Laird, B., Henderson, M., and Hotopf, M. (2009). *The Mental Health of Health Care Professionals: A Review for the Department of Health*. London: Institute of Psychiatry, King's College London.

42 Crawford, J.O., Shafir, A., Graveling, R. et al. (2009). A systematic review of the health of health practitioners: strategic consulting report. Institute of Medicine. http://www.champspublichealth.com/writedir/ee61A%20Systematic%20Review%20of%20the%20Health%20of%20Health%20Practitioners%20-%20June%202009.pdf (accessed 1 June 2017).

43 Tyssen, R. and Vaglum, P. (2002). Mental health problems among young doctors: an updated review of prospective studies. *Harvard Review of Psychiatry* 10 (3): 154–165.

44 Sharpe, M. and Wilks, D. (2002). Fatigue. ABC of psychological medicine. *British Medical Journal* 325: 480–483.

45 UK Government (2010). Equality Act 2010. www.legislation.gov.uk/ukpga/2010/15/contents (accessed 22 December 2012).

46 Firth-Cozens, J. (2006). A perspective on stress and depression. In: *Understanding Doctors' Performance* (ed. J. Cox, J. King, A. Hutchinson and P. McAvoy), 22–37. Oxford: Radcliffe Publishing in association with National Clinical Assessment Service of the National Patient Safety Agency.

47 Kierstead, J. (1998). *Personality and Job Performance: A Research Overview*. Ottawa, Canada: Public Service Commission.

48 Dudley, N., Orvis, K.A., Lebiecki, J.E. et al. (2006). A meta-analytic investigation of conscientiousness in the prediction of job performance. *Journal of Applied Psychology* 91: 40–57.

49 Ferguson, E., James, D., and Madeley, L. (2002). Learning in practice: factors associated with success in medical school. *British Medical Journal* 324: 952–957.

50 Barrick, M.R., Mount, M., and Judge, T. (2001). Personality and performance at the beginning of the new millennium. *International Journal of Selection and Assessment* 9: 9–30.

51 General Medical Council (2018). *Outcomes for Graduates*. London: General Medical Council.

52 Frank, J.R., Snell, L., and Sherbino, J. ed. (2015). *CanMEDS 2015 Physician Competency Framework*. Ottawa: Royal College of Physicians and Surgeons of Canada.

53 Association of American Medical Colleges Liaison Committee on Medical Education (2016). Functions and Structure of a Medical School: Standards for accreditation of medical education programs leading to the M.D. degree. https://med.virginia.edu/ume-curriculum/wp-content/uploads/sites/216/2016/07/2017-18_Functions-and-Structure_2016-03-24.pdf (accessed 1 June 2017).

54 Myers, I.B., McCaulley, M.H., Quenk, N.L. et al. (1998). *MBTI Manual. A Guide to the Development and Use of the Myers Briggs Type Indicator*, 3e. Menlo Park: Consulting Psychologists Press.

55 Hogan Assessment Systems (2012). Hogan Development Survey: The Dark Side of Personality. https://www.hoganassessments.com/assessment/hogan-development-survey/ (accessed 26 June 2018).

56 Lane, C. and Rollnick, S. (2007). The use of simulated patients and role-play in communication skills training: a review of the literature to August 2005. *Patient Education and Counselling* 67: 13–20.

57 Kruger, J. and Dunning, D. (1999). Unskilled and unaware of it: how difficulties in recognising one's own incompetence lead to inflated self-assessments. *Journal of Personality and Social Psychology* 77: 1121–1134.

58 Yepes-Rios, M., Dudek, N., Duboyce, R. et al. (2016). The failure to fail underperforming trainees in health professions education: a BEME systematic review: BEME Guide No. 42. *Medical Teacher* 38 (11): 1092–1099.

拓展阅读

Cox, J., King, J., Hutchinson, A. and McAvoy, P. (eds) (2006) *Understanding Doctors' Performance*. Oxford: Radcliffe Publishing in association with National Clinical Assessment Service of the National Patient Safety Agency.

Kalet, A. and Chou, C.L. ed. (2014). *Remediation in Medical Education. A Mid Course Correction*. New York: Springer.

（翻译：臧悦；审校：吴红斌）

35 医学教育中的多样性

Nisha Dogra[1] and Olivia Carter-Pokras[2]
[1]Greenwood Institute of Child Health, Department of Neuroscience, Psychology and Behaviour, College of Life Sciences, University of Leicester, Leicester, UK
[2]Department of Epidemiology and Biostatistics, School of Public Health, University of Maryland, College Park, MD, USA

 本章要点

- 社会人口变化、立法和认证框架、社会目标和价值观都推动了教育组织应对多样性的需求。
- 多样性是指个体之间的差异——特别是在个体用来定义其自身及其文化意识方面。
- 多样性教育描述了一种培养当前和未来医疗卫生人员的方法，该方法与临床相关，并基于以人为本的原则，如自我意识、同理心、尊重和客观实践。
- 多样性教育早已被列入医学教育计划中，但对于应

- 该教授什么以及如何最好地对其进行评估仍然不明确。
- 教育者需要考虑不同教育方法的优点以及这些方法如何帮助实现多样性教育的目标。
- 在医疗卫生人员接受教育和工作的体系或组织内需要一致的行为、态度和政策。
- 迫切需要更多更好的围绕多样性教育的学术和研究。

引言

随着全球流动的加速，社会人口发生了重大变化，使得多样性受到更多关注[1]。过去40年引入的平等法案标志着社会认为少数群体的声音与多数群体的声音同样重要。进而，多样性成为医学教育中的一个重要议题，无论是院校如何管理自身，还是如何确保其毕业生为向不同人群提供高质量照护做好适当准备。制度和课程这两个方面之间的协同作用比只关注其中一个方面更有可能成功实现多样性目标。

在本章中，我们将讨论医学教育背景下的文化和多样性。尽管在讨论文化和多样性时，许多文献倾向于关注种族和民族，但我们鼓励更广泛的观点，包括所有形式的差异。在详细说明我们对文化、多样性和包容性等关键术语的定义之后，我们讨论了多样性教育在医学教育中的重要性和驱动因素。接着，我们描述了解决多样性教育、文化知识和文化敏感性的两种方法，并考虑这些方法在教育理念、内容、过程和评价方面有何不同。本章回顾并总结了多样性教育的证据，以及院校应对多样性的方式，并总结了利益相关者共同分享和参与文化多样性方面的教学学术方式，以改善教育和医疗服务体验。

视角和背景

每个人对文化和多样性的思考都会带有某些价值观、观点、意识形态和经验。这些反过来又塑造了我们对课程和教学方法的思考。Toohey[2]提醒我们有不同的教学方法，每种方法都受到各种因素的影响，每种方法都对知识、学习过程、学习目标及其表达方式、内容选择和组织、评价目的和过程、必要的资源和基础设施都有不同的看法。教育工作者反思并清楚地表达他们的观点很重要，因此在知识点35.1中展示了与多元化教育相关的一些反思。

本章没有为多样性教育规定具体的课程或模式，因为这些规定可能不适用于不同的环境（参见第5章，课程设计原则）。然而，证据表明多样性教育中的类似挑战出现在不同的环境中[3,4]，因此基于一些核心概念的广泛模型可能具有普遍性。这种方法考虑了教育者对多样性和教学意义的看法，而不是去推荐一些具体教学方法，这与上述观点是不一致的。

定义

文化

文化和多样性有很多定义，任何一个都具有一定价值，都是在特定背景下产生的。就本章而言，我们使用美国医学院校协会（AAMC）工作组（1999）采用的文化定义：

文化是由每个人与他或她所认同的一个或多个群体的关系定义的。个人的文化身份可能基于继承以及个人情况和个人选择。文化认同可能受到种族、民族、年龄、语言、原籍国、文化适应、性别、社会经济地位、宗教/精神信仰、身体能力、职业等其他因素的影响。这些因素可能会影响诸如沟通方式、饮食偏好、健康信念、家庭角色、生活方式、仪式和决策过程等行为。所有这些信念和实践反过来又会影响病人和医疗卫生人员看待健康和疾病的方式，以及他们如何相互影响[5]。

该定义的主要特点是：

- 文化是由每个人与其认同的一个或多个群体的关系定义的。
- 文化身份不是基于某些特征而归于个人。
- 文化身份是基于继承以及个人情况和个人选择，可能受到许多因素的影响，包括上面定义中未提到的一些因素（因此用"等其他因素"表示）。
- 文化信念和实践会影响病人和医疗卫生人员对健康和疾病的看法，以及他们如何互动。

该定义认为病人不仅仅是一个临床表现，还是一个具有许多不同层面的人。将病人视为人是帮助医

疗服务提供者提供个性化、和谐、协作和富有同情心的高质量照护的关键因素。个人根据语言、国家、种族、宗教等构建自己的身份和文化意识，AAMC 工作组的定义提供了一种动态的文化观，允许个人在不同背景和不同生活阶段看待自己的方式发生变化。该定义明确指出，病人和医疗卫生人员都有自己的文化和独特的世界观。当病人和医疗卫生人员互动时，他们各自世界的相关部分必须结合到一起，以形成适合各方的结果。达成该结果的过程取决于病人和医疗卫生人员如何发展他们的关系以及对彼此观点的理解。知识点 35.2 强调了一些可能影响互动的因素。

虽然该定义旨在应用于临床环境，教育学生如何与来自不同背景的病人一起工作，但 AAMC 对文化的定义与其他环境（例如教育和培训）同样相关，因为它侧重于个人带来的互动。因此，"病人"可以替换为"学生"，"医疗卫生人员"可以替换为"教育者"，这些原则保持不变。正如病人和医疗卫生人员在医疗卫生环境所做的，二者都将把自己的观点带到教育过程中。这种文化定义也被证明是一种让参与者有效参与多元化教育的方式，因为它具有包容性，并明确指

出我们都会受到各种因素的影响[6]。

多样性

我们将多样性视为文化的不同表达。多样性之所以存在,是因为个体对自己的文化有独特的认识。然而,仅仅存在多样性并不能保证理解或接受多样性。全球多样性实践(Global Diversity Practice,2017)的定义增加了对定义的理解和接受:"多样性是可以用来区分群体和人的任何维度……本质上说,多样性意味着法律和政策对年龄、性别、种族、宗教、残疾、教育和国籍等方面差异的理解和认同[7]。"

俄勒冈大学对多样性提供了一个类似的观点:"多样性的概念包含了接受和理解。它意味着理解每个人都是独一无二的,并认识到我们的个体差异……它是在一个安全、积极和怀有希望的环境中对这些差异的探索。它是指相互理解,超越简单的容忍,拥抱和赞美每个人身上所包含的丰富的多样性维度[8]。"

这些定义是积极的,表明多样性本身意味着对不同人的积极态度。这种假设值得商榷,因为无论个人是否认同或重视多样性,多样性仍然存在。这或许突显了对多样性教育和对包容性的具体讨论受到更多关注。

包容性

多样性侧重于个人之间的差异,而包容性则关注个人之间的互动和关系,以及人们因其身份和对团体或组织的贡献而感到被重视和认同的程度。全球多样性实践(Global Diversity Practice,2017)将包容性定义为"不同的群体或具有不同背景的个体在文化上和社会上被接受和欢迎,并得到平等对待的组织努力和实践"。该定义强调了"归属感",并指出,包容性文化往往需要在心态、实践和物理空间上进行组织性的改变。例如,谁参加会议以及会议的结构可能会改变;办公空间可能会重新配置;信息和资源的获取可能会重新分配,以实现更大的公平。在包容性文化中,人们会参与其中,并感到自己的价值对组织的成功至关重要。简而言之,"多样性是一种组合,而包容性则是让这种组合很好地协同工作"[7]。这两个概念在多元化教育中都很重要。

多元化教育

在多样性和包容性方面有多种教育方法。有的侧重于通过以下方式进行多样性教学:课程内容描述不同的文化、信仰体系、群体特征,以及各种历史、政治、经济和其他社会结构对某些群体产生的不同程度的影响[9-11]。其他教育方法侧重于传授身份、个体差异、与理解自我和他人有关的技能[12,13]。大多数方法提供的教育干预措施是个人层面的学习,这也是本章的主要重点。也有一些机构层面解决多样性的方法,主要是教育体系和结构,如政策、任务、指标、资源分配等。这些方法在本章结尾处进行了简要的讨论。

社会认同框架影响了许多早期关于多样性和教育干预的思考。Tajfel 和 Turner[14]提出人们所属的群体(例如社会阶层、家庭、足球队等)是自豪感和自尊的重要来源。群体给我们一种社会认同感:对社会世界的归属感。为了提高我们认同的群体的地位,我们可能会夸大这些群体的积极特征,并消极看待那些与我们不同的群体[14]。这种分类可能会产生一种"我们"和"他们"的思想倾向。然而,在实践中这种简单的分类更加复杂,因为我们并不总是认同所有属于这个群体特征的固有文化。当前的世界舞台已经成熟,可以讨论社会认同的积极和消极影响。有争议的是,多元化教育有助于这场辩论,并帮助人们认识到,对待可能与自己不同的人不会贬低我们,反而可能会通过听取不同的观点来丰富我们。

值得注意的是,多元化教育不是关于"肤浅的象征主义""提供固定或分类信息的教学"或"强迫某些态度",而是不限于种族。多元化教育与医学教育课程的所有部分都有联系,并深深植根于伦理、职业素养和临床实践中[13]。

多元化教育的驱动力

多种力量推动了医学教育中多元化教育的需求。从社会人口学的角度来看,移民和人口流动导致的病人和劳动力日益多样化,刺激了对多样性教育的需求,将其作为满足移民人口健康需求的一种手段[15]。不断变化的医疗卫生执业人群特征和社会对以病人为中心的照护的期望,让文化和健康之间的关系更加密切,使得对多元化的考虑比以往任何时候都更加重要。关于文化与健康之间的关系的有力证据[16]表明,临床医生需要将病人的文化作为照护的一个组成部分。

不同国家的立法体系也是多元化教育的重要推动力。在英国,学生期望他们的教育机构遵守平等和多元化立法,这些立法规定了教职员工和相关医疗保健提供者应该如何执业。在美国,一些州已通过立法,强制或强烈建议在医疗卫生人员的课程中纳入多元化教育[3,17]。下面将详细讨论这些模式。认证标准和其他政策也影响了许多教育机构的领导者将多元化教育纳入其中[3,18]。在过去的 20 年里，主要是出于对上述各方面遵从的考虑，医学院校一直致力于将多元化纳入他们的课程中，但对于其可能带来的影响并不清楚。

社会目标和价值观是多元化教育的另一个关键驱动力。许多教育工作者将多元化教育视为有助于减少不同群体在获得照护和结果方面的差异的一种方式。越来越多但有限的高质量研究证据支持这一观点。研究表明，多元化教育可以改善病人的治疗效果并有助于提供更安全的照护[19,20]，改善病人体验[21]，并确保提供以病人为中心的照护[22,23]。其他研究表明，采取以病人为中心的方法可以改善健康结果，专注于提高所有病人的照护质量有助于减少差异[24]。减少在获取、照护质量和健康结果方面的差异是开展多元化教育和达成社会责任的主要驱动力。对于后者，道德相关理论已有清晰阐释[25]。

上述驱动因素以值得反思的方式塑造了多元化教育的性质。一些立法驱动因素将种族作为多样性的唯一相关因素进行了专门关注。然而，越来越多的文献表明，人们可能会通过多个因素来对多样性进行界定。文化敏感性模式，现在通常被称为"交叉性"，将这种界定和多样性的多因素方法考虑在内[26,27]。同样，基于社会目标和价值观的驱动因素似乎旨在培养具有单一世界观的医疗卫生人员。相反，我们（和许多其他人）将多元化教育的目标视为帮助医疗卫生人员和教育工作者认识到他们自己的观点，以及这些观点对他们履行健康或教育专业人士角色的影响。这些驱动因素相互之间偶尔的冲突也可能会产生一系列新的多元化教育方法。

多元化教育方法

许多多元化教育的相关文献描述了在病人照护背景下关注多样性的相关项目、干预措施和模式，其目标包括改善病人与医疗卫生人员的沟通（例如内容设置、信息收集、协商处理）[28-30]和关系（例如病人的照护体验、同理心、自我意识、对差异的知识/理解）[31-34]以减少健康差异[9,35]。相关成果通过多种方式来描述[3]，包括但不限于：文化能力[10,29,36,37]、文化安全[38-40]、文化识别度[41-43]、文化敏感性[33,34]、文化谦逊[44]、多元文化培训[32]、结构能力[45]和批判意识[46]。有限的证据表明这些成果中的任何一个都比另一个

"更好"；所有人都面临潜在的挑战，尤其是当所评价的教育理念、内容、过程和结果之间缺乏一致性时。

本文对医学教育中多元化教育的文献回顾提出了两种方法：一种是基于专业知识的概念，另一种是基于敏感性的概念（知识点 35.3）。上述许多干预措施和模式更多地与文化专业知识相一致，而不是与文化敏感性相一致。在文化敏感性下，一般会关注种族并将其定义为病人的特征[12]。接下来，我们将描述这两种方法，并讨论它们在教育理念、内容、过程和评价方面的差异（见知识点 35.4~ 知识点 35.7）。

> **知识点 35.3　多元化教育的两种途径**
>
> **文化专业知识**
>
> 专家可以被描述为在某项工作中拥有特殊技能或某一学科的知识[47]。有人认为，通过获得关于"其他"文化的知识，可以培养出文化专业知识，这种观念催生了试图传授文化能力的教育项目，以培养"文化专家"，从而使医疗服务提供者能使用培训受到的专业的知识来处理不同类型的群体。
>
> **文化敏感性**
>
> 文化敏感性不应与更常见的术语"文化识别度"混淆。在一般用法中，感性（对情感观的开放性、易感性和敏感性）[47]与一个人的道德、情感或审美观念或标准有关。因此，文化敏感性是互动的：如果一个人对外部经验持开放态度，那么一个人可能会因为这种经验而反思和改变。文化识别度不一定是这种情况，文化识别度侧重于了解文化议题的质量或程度。在文化敏感性方面，没有获取他人专业知识的概念；相反，这种方法承认我们需要意识到我们自己的观点及其如何影响我们以开放的心态看待他人观点的能力。

文化专业知识

文化专业知识方法在很大程度上借鉴了多元化教育的"文化能力"模型，Cross 及其同事解释如下：

称为"文化能力"的模型……涉及系统、机构和从业者，他们有能力回应文化不同于美国人群的独特需求。使用文化一词是因为它暗示了人类行为的综合模式，包括种族、民族、宗教或社会群体的交流、行动、习俗、信仰、价值观和制度。之所以使用能力一词，是因为它意味着具有以特定方式发挥作用的能力：在该群体所定义的文化整合的人类行为模式背景下发挥作用的能力[36]。

Cross 及其同事[36]定义的文化能力提出了一种文化专业知识方法，因为它侧重于了解不同的"其他

知识点 35.4　多元化教育的两种途径:教育理念

教育理念	文化专业知识	文化敏感性
认识论(什么构成知识)	知识独立于语境而存在 实证主义	知识依赖语境 建构主义
知识的性质	被分类的群体 文化能力的基础是对这些群体的主要特征的了解	不被分类的群体 文化能力基于人作为个体的知识
分类的使用	分类是有帮助的	分类也许没有帮助
现实的概念	将被揭示或发现的客观现实	没有单一的客观现实可供发现
分析视角	还原主义	整体主义
历史关联	扎根于少数民族、弱势群体和历史背景	走出种族的历史背景
机构主张	提高提供者或使用者的能力,以改善获得照护/服务的机会	在能力水平上不起作用
与不平等的关系	试图改变和减少健康照护的不平等现象	承认不平等现象,但并不直接试图改变它们
教师角色	教师确定内容	教师引导内容
学习者角色	获得信息	为对话作出贡献并积极倾听

知识点 35.5　多元化教育的两种途径:教育内容

教育内容	文化专业知识	文化敏感性
Bernstein 的课程类型[54]	集合型 ● 知识是分层的,新知识建立在先验知识之上,变得越来越复杂和抽象 ● 注重深度	整合型 ● 知识是横向联系的,在实际使用或解决问题时会产生相互关联 ● 注重广度
内容的性质	区域的 具体	全球的 不具体
内容的组织	满足当地需要/需求	将学生自学最大化
课程	获取事实以获得知识体系	学生的自我反思和自我意识
教学重点	群体(将人作为群体对待)	个体(将人视为不同背景下不同群体的一部分)
内容重点	学生向他人学习	学生对他人的了解和对自己的了解一样多

人",并提出了一种简化的多样性概念。尽管该定义并不强调致力于对个体病人需求敏感的服务,但它强调了群体的需求,这些群体的需求可能像或可能不像认为的那样具有同质性。也许现在已经过时,但文化能力的概念为当前多元化教育的发展提供了重要的基础[48,49]。许多医学教育项目使用该术语来描述受教育者与不同的人有效合作的方法。最近的理念结合了结构能力的概念,该概念侧重于"健康不平等的系统性、制度性决定因素"[45],并提供批判意识,将其作为理解社会背景和权力结构影响个人、人际交往和社区的一种方式[46,48]。

在专业知识方法中,文化被视为一种外部特征,其他人可以从人们的具体行为和行为方式中看到这种特征。与性别和社会阶层等其他方面相比,其通常更强调种族和民族。个体之间的差异被普遍化,社会中的关系被认为在群体之间有所不同。"文化沉浸"类项目体现了这一观点。这些项目意味着,深入了解一个族裔家庭,可以在遇到来自同一族裔的其他人时提供一种普遍的体验[50,51]。从文化专业知识的角度来看,关于文化的对话发生在群体层面,无论环境如

知识点 35.6 多元化教育的两种途径:教育过程

教育过程	文化专业知识	文化敏感性
学习过程	知识的获取	原则(方法)的获取
预期学习结果	获得主要信息和事实	掌握尊重他人的提问方式
学习目标表示为	技能和能力	态度和自我反思
内容框架	明确 二分法 对错分明	可变,不确定 连续性或多面性 灰色地带居多
文化重点	对于其他文化占主导地位的主要看法 占多数的民族需要考虑少数民族的需要	不聚焦于特定群体——所有人需要考虑他人需求
教学方法	说教 教师主导	自主学习 教师和学习者共同建构意义
专家角色	专家了解某些群体的文化观点	在识别文化归属方面,没有任何一个人对他人的专业知识有所有权

知识点 35.7 多元化教育的两种途径:评价

	文化专业知识	文化敏感性
评价的目的是什么?	展示对其他文化的了解	表现出对自我的一些了解和评价自己学习的能力
使用了哪些评价方法?	纸笔测试,从多项选择题和简答题到长篇论文清单	反思性日记,项目工作(通常基于经验) 自我评价
评价者是谁?	教师	学生
哪些结果是最值得重视的?	关于其他文化的事实	表现出对不同观点的认识和开放的探究方法 具有批判性和自我反思的能力 对话能力
学习结果的迁移性如何?	内容仅与文化问题有关	内容可以适用于任何医生和病人之间存在差异的环境,无论是文化、性别、教育水平
如何定义项目成功?	学生在其他文化中获得能力;如果学生了解自己,则给予奖励	学生了解自己,并能欣赏其他观点

何,个人的身份是固定的。例如,无论背景如何,印度妇女首先是印度人。然而,如果她去看妇科医生,她可能会认为她的性别是更相关的问题。

文化专业知识方法还将文化简化为特定特征,并将人们的文化简化为可以观察的项目。这种方法不承认个人可能赋予他们的自我和文化意识的含义,而是假设局外人可以学会寻找特征行为(通常以列表的形式)来识别一个人的文化。例如,Culhane-Pera 及其同事[52]发现,住院医师需要具体的信息,他们可以从中生成用于临床实践的"做和不做"列表。作者鼓励

教师拒绝提供此类清单。Gudykunst[53]假设歧义容忍度低的人试图收集支持他们自己信念的信息,而歧义容忍度高的人寻求更多关于他人的"客观"信息。文化专业知识教学可能会强化刻板印象,因为医疗卫生人员试图通过以适合他们的方式解释信息来解决歧义,而不是由于对歧义感到不适而对他人的言论或意思持开放态度。

文化敏感性

文化敏感性方法对文化有不同的看法。它认为,

除非我们询问他人,否则我们无法了解他们。本章开头介绍的 AAMC 的文化定义与文化敏感性方法一致[5]。这种方法背后的驱动力并不是通过文化敏感性来解决医疗保健不平等问题,而是了解个人如何看待和了解自己可能有助于从业者改善个人获得医疗保健的机会。这种方法认识到一系列因素,如贫困和年龄,以及它们的相互作用可能比单独的文化更显著地影响健康[54]。

与 Cross 及其同事[36]不同,Kim[37]描述了一种与文化敏感性相一致的模型,该模型强调两个或多个人之间交流过程的动态和互动的本质。个人交流系统与多人交流系统之间的关系是多向的、多边的因果关系。参与特定情形的各方,包括情形发生的社会背景条件,共同决定了交流的结果。这意味着多人交流系统中的任何单个元素都不能单独对结果负责。每个人都有其自身的事实观点,并赋予其不同内涵与意义。这方面的一个例子可能是医学生及其导师之间的互动。双方都将许多因素带入互动中,他们对商定内容的理解可能会因这些因素对互动的影响而有所不同。

这种基于系统的方法源于对文化专业知识模型的过程和结果的不安,而这对文化敏感性的发展很重要。Kirmayer[55]认为文化能力需要重新思考,因为它是在特定背景下(美国)以特定方式看待问题而形成的。他还担心文化能力通过将固定特征归于个人而不考虑其他相关因素(如个人历史和背景)会窄化文化。

文化敏感性方法[12]使术语、教育理念、教育过程、内容和结果变得明确。这种方法的关键点将在下一节中讨论,并在知识点 35.4~ 知识点 35.7 中进行了总结。文化敏感性方法的原则已应用于教授医学生、医疗保健专业人员、导师、学生支持人员和教育工作者。其中一些干预措施已经过评估[36],并且随着方法的改进,多样性已与其他课程主题(如专业精神和沟通技巧)相结合。

教育理念(知识点 35.4)

文化专业知识方法的教育理念基于知识独立于情境而存在的认识论立场。从这个角度来看,文化的分类方式与医学疾病被分类为由体征和症状指示的潜在病变相同。一系列特定的体征和症状导致在临床诊疗中可能会或可能不会表现出的疾病诊断。在极端情况下,文化专业知识方法以相同的方式对待文化,因为人们习惯于使用行为方式(例如他们吃的食物)、特定特征(例如肤色)或信仰(例如对替代医学的看法),将人们分为不同的文化群体[30,56]。

在文化敏感性方法中,教育理念基于社会建构的视角,植根于更广泛的社会背景。知识被视为语境,不一定需要分类。文化敏感性不使用医学方法作为隐喻,也不试图寻找可能导致种族群体或其他社会类别分类的体征和症状。文化敏感性承认不同的人对世界的理解不同,因此同一群体中的两个人经历了同一事件可能会从中获得截然不同的含义。这种方法背后的理念是,没有必要发现单一客观的现实。个人根据他们所了解或参与的各种社会话语构建他们自己的文化知识。文化专业知识和文化敏感性方法的基本理念的不同导致了教育过程、内容和评价的不同。

内容(知识点 35.5)

文化专业知识方法的目的是通过向他们提供有关特定群体的知识来培养“专家”。重点不一定是挑战知识或其呈现的学习者。课程内容倾向于解决知识、技能 / 能力和态度学习目标。

知识:描述一个人原籍国的历史和文化;确定相关的社会心理压力、家庭生活和代际问题;了解文化上可接受的行为与这些行为表明的潜在疾病的区别;熟悉有关疾病原因和治疗方法的文化差异,并解释疾病流行和对药物与其他治疗反应的差异。

技能 / 能力:用目标语言(或通过翻译人员)采访和评价病人;对跨文化问题交流保持敏感性;避免对疾病状态的诊断不足 / 过度;了解病人的观点;制订具有文化敏感性的治疗计划;有效利用社区资源,为双语 / 双文化工作人员和病人充当榜样和倡导者。

态度:承认医患之间的差异程度;通过回忆病人的痛苦历史表现出同理心;有耐心摆脱时间和即时性观点;尊重文化作为健康决定因素的重要性、关于健康和疾病的其他世界观的存在、病人的适应性和生存技能以及双语 / 双文化工作人员的作用;并通过与自己和他人一起大笑的能力来表现幽默[57]。

这里的方法侧重于差异,由于文化在很大程度上是外化的,因此反思和自我意识有限。

文化敏感性方法建立在变革性的学习方法之上。在这种方法中,课程内容和学习目标往往侧重于可以在许多情况下使用的一般方法,而不是基于文化、种族、性别等。这里给出了一些与文化敏感性方法一致的学习目标的例子。

知识:认识到可能影响个人感知健康和获得健康服务的方式的普遍社会心理问题;了解信息呈现或接收的情境。

技能／能力:展示承认差异的方法;以建设性和积极的方式处理分歧;承认医生和病人之间的差异可能存在于所有情况中,而不仅仅是种族不同所带来的那些。

态度:进行自我反省和自我意识;关注与他人的互动,意识到对话有可能改变参与者中的任何一方、双方或双方都不改变;努力通过互动和对话达成共识。

如果医疗保健专业人员没有意识到有必要了解他们自己的偏见和诱因以及这些可能对他们提供的照护产生的影响,那么文化敏感性方法就行不通。医疗卫生人员必须有意识地认识到偏见,不仅因为它可能导致对受偏见影响的个人的照护欠佳,而且还因为内疚感可能导致过度补偿。学生无法预测病人会带什么进入病房,因此鼓励他们充分了解自己以及他们的观点如何影响他们与病人的互动。

文化敏感性认为学生对其他文化的理解与他们对更广泛的社会争议问题的理解,以及他们自己对文化和文化归属感的理解有关。在学生能够最有效地理解人们在为他们的生活赋予意义时所经历的挣扎之前,学生需要意识到其为自身生活赋予的意义[58]。正是带着这种自我意识(或缺乏自我意识)学生来到临床诊疗场所(以及任何工作环境)。无论他们是否意识到这一点,他们采取的措施以及病人为就诊带来的东西都相互影响:文化敏感性方法强调,如果医生没有接触过差异,当他们在执业时,可能会感到不舒服。反过来,病人可能会接受并以多种方式解释它,其中一些可能是负面的,并导致两者之间的对话效率较低。如果医生意识到自己的不适,可以更加适应病人的回应,这可能与医生的行为和病人的“文化”同等相关。例如,如果出于某种原因,医生对家庭暴力问题感到不舒服,医生可能要么不提出这个问题,要么以告诉病人这个话题是禁忌的方式提出。无论他们的“种族”背景如何,病人可能都无法讲述他们的故事。

教育过程(知识点 35.6)

这两种方法在教育过程(例如,旨在实现某些结果的教学技术和教学方法)上有所不同。由于文化专业知识方法是知识驱动的,因此教学方法旨在支持学

习者获得事实。例如,学习者应该知道美洲原住民印第安人对顺势疗法的看法,更一般地说,他们应该掌握有关不同种族或文化群体的事实(这些术语经常互换使用,尽管它们不同)。学习结果以技能和能力来表示[52]。文化专业知识方法往往是二分法的,并暗示存在解决问题的错误或正确方法。还有一种观点认为,个人可能是群体方面的专家,即个人拥有大量知识,使他们有资格在特定文化中自称具有专业知识[56]。文化专业知识方法中呈现的知识的确定性,旨在通过他们学习的知识让学生感到舒适和自信。因此,在文化专业知识方法中,不会面临学生考虑或质疑这些知识的有效性的挑战。

相反,文化敏感性是由态度驱动的。在这种方法中,教育者要求学生评估他们的态度,并思考这些态度可能对他们提供的照护产生的影响。教育过程注重适用于一系列问题的学习原则、概念和技能。这个过程是循环递进和具有反思性的。对此的重点是学习的变革方法,类似于 Halman 及其同事[46]讨论的批判意识。学习使学生能够对超出当前问题范围的应用进行推理,对相关问题进行理论分析,或反思自己的行为和理解。

文化敏感性方法以过程为导向,充其量涉及学习者和教师之间的对话。教师被视为学生学习过程中的促进者,这与维果斯基的最近发展区概念一致[59]。文化敏感性方法的专业知识是了解文化的影响和文化对每个人的意义,而不是具体的、可编码的群体知识。文化敏感性承认不确定性,试图确保学习者对“不知道、不了解”感到舒服,并促使人们意识到错误或正确其实很少。学生应该对提出的一些问题感到不舒服,并发现学习对个人而言具有挑战性。该方法旨在通过不适和挑战来支持学生,而不是避免困难的问题。它强调文化是复杂的,存在许多灰色地带。这种方法使学生能够转向有针对性的自学,并倾向于关注个人以及个人对其文化和文化归属感的意义。

评价(知识点 35.7)

文化专业知识方法中通常通过由多项选择题、简答题、论述题或问题清单等组成的测试来评价其他文化的知识。在 2007 年发表的一篇论文中,Kumas-Tan 及其同事[60]回顾了医学教育中广泛使用的 10 种文化能力定量测量,并确定了与这些测量相关的有问题的假设。大多数概念化的文化和多样性以种族和民族来衡量,并将文化无能(cultural incompetence)归因

于对世界观与主流群体不同的"其他人"缺乏熟悉或存在歧视态度。作者强调需要对文化能力进行评价,超越基于属性的"他者"知识,纳入诸如道德敏感性、文化谦逊、批判性思维和实际执业变化等结构要素。作者还建议使用质性和混合评价方法[60]。在同年发表的另一篇论文中,Gozu及其同事[61]回顾与评述了所有通过使用至少一种与文化能力相关的知识、技能或态度的自我管理措施来评价文化能力课程的研究。文中提到的45种工具中,只有6种工具有相关已发表的关于效度和信度证据,并且大多数涉及知识、技能、态度或行为的自我评价。基于对23项工具的逐项评述,作者提出了许多与Kumas-Tan及其同事[60]类似的担忧,以及对回应中的社会期望偏差、刻板印象的潜在强化、自我评价准确性的可疑性以及基于报告行为的关于文化能力推论微弱的担忧[61]。

文化敏感性鼓励对新的可能性持开放态度,这通过聚焦愿意接受并不总是知道和发展与他人对话和拒绝直接判断的能力。相应地,评价侧重于学生对反思技能的展示,这通常是通过项目工作。作为一个不断发展的过程,学习预计会在教学模块或课程的生命周期之外继续进行。Curcio及其同事[62]开发了一种与文化敏感性模型一致的评价工具,因为它不对完成该工具的个人作出假设,并承认所有参与者都有一种文化。该工具旨在确定多样性教育的需求并为课程决策提供信息。它还可以用于促进自我意识和与文化敏感性相关的学习结果的实现(例如,能够理解影响医生和病人的文化力量并确定这些力量之间的相互作用)[62]。

尽管普遍认为多样性评价需要多种维度[63],但其过程的复杂性通常意味着它是象征性的。学生可能会识别"多样性"OSCE站,从而降低其效度。为了以更符合临床实践多样性的方式评价多样性,一些医学院校已将注意力转移到多样性作为以病人为中心的照护的一部分。例如,两所英国大学正在试评价,重点关注学生如何应对各种特定的病人需求。这不再是基于学生以特定文化或伦理群体的知识,以固定方式传授信息的能力的多样性评价,而是基于学生对病人所说或所做的反应,以及学生整合所有照护方面信息的程度。

多元化教育评估:多元化教育有效吗?

2003年,Betancourt及其同事[9]发表了一篇关于努力解决健康和医疗保健中种族和民族差异文献的重要评论。该评论考虑了广泛的干预措施,以解决医疗照护的社会文化障碍,并提出了基于关注目标层面的一个框架,以描述一般性的文化能力干预措施:机构或组织、结构或临床。临床文化能力干预措施包括旨在"为医疗卫生提供者提供知识、工具和技能以更好地理解和管理临床情形中的社会文化问题"的教育和培训,这类似于上述的文化专业知识方法。作者还承认"一种较新的方法",与文化敏感性方法非常相似,它"侧重于交流过程,并培训医疗提供者了解所有文化中存在的某些跨领域文化和社会问题以及健康信念。其专注于个体病人可以作为教师并培养医疗提供者的重要态度和技能"[9]。作者得出的结论是,"跨文化知识和沟通技巧的某种平衡似乎是文化能力培训的最佳方法",尽管很少有研究评估任何教育干预措施[9]。

自从Betancourt及其同事[9]发表了这项重要的基础性工作后,又进行了一些额外的评述[22,23,64-72](知识点35.8)。总体而言,这些评述表明多元化教育可以增强对文化差异的知识或意识,并提高对多样性的技能和态度[22,64-67,69,71]。然而,与2005年对64项评估文化能力培训的研究的方法学严谨性的评述一致[73],当前的证据受限于文化能力的概念不清楚、薄弱的研究设计以及很少有强有力的结果衡量标准[69]。由于类似的原因,对临床实践产生影响的证据甚至更少[23,69,70]。知识点35.8显示了对医疗卫生人员多元化教育的相关干预措施的一些关键的系统综述。

在尝试评估多元化教育的证据时,缺乏清晰的概念是一个问题。为了澄清文化能力的领域,美国医学院校协会(AAMC)开发了评价文化能力培训的工具(TACCT)[81]。该工具"专为医学院领导设计,以检查其文化能力课程的所有组成部分,找出差距和冗余,并充分利用机会和资源"[69]。Jernigan及其同事使用该工具来描述和评估美国医学院的文化能力培训[69]。在研究包含的18所学校中,作者发现培训的性质和质量以及评估的结果存在很大差异。作者得出结论:"文化能力培训作为消除医疗保健中种族和民族差异的策略的适当性仍然知之甚少[69]。"

多元化教育的评估有明显的改进空间。除了对缺乏清晰的概念、研究设计不佳和缺乏标准化结果衡量标准的担忧外,我们注意到,迄今为止大多数关于多样性教育的研究都集中在文化能力培训上,这与文化专业知识方法相吻合。很少有研究评估文化敏感性方法。对此的一种解释可能是评述和资助机构偏爱实证或实验评估模式,这可能不太适合多元化教

知识点 35.8 寻找证据：对多元化教育的评估

主要发现的总结基于 11 篇文章，这些文章回顾了关于文化能力培训效度的文献[22,23,64-72]。正如在许多这些文章中所指出的，文化能力是一个广义的术语，包括许多概念，例如文化敏感性、多元文化主义、文化谦逊、文化意识、批判意识、反种族主义教学法和隐性偏见减少。用于评估效度的具体结果和方法因研究而异，但可以归入下面列出的一般结果领域。

用于评估文化能力培训的一般结果领域	指标 / 措施示例	综述文章
对卫生职业人员的影响		
文化能力的提高（一般的、多方面的）	OSCE 与基于表现的评分标准 非口头交流 评价医疗卫生人员文化能力过程的清单（IAPCC-R）[74]	[66,67]
提升对文化差异、分化的认识或意识	文化知识量表[75] 笔试考试： • 一般文化概念的知识（例如，文化对病人 - 医疗卫生提供者交流的影响） • 特定文化的知识（例如，不同人群中疾病流行的知识） • 对文化谦逊的理解	[22,65,69,71]
技能 / 行为的改善	OSCE、评价真实或模拟病人的技能，例如： • 病人 - 专业沟通 • 以病人为中心的照护 • 自我报告的做法，如使用聆听、引导、评价、推荐、协商（LEARN）框架[76]	[22,64 - 66,69,71]
态度的转变	文化自我效能量表（CSES）[77] 有兴趣了解病人和家庭背景 有信心提供符合文化要求的照护	[22,64,65,69]
提高自我意识（包括对隐性偏见的认识）	书面反思 文化意识的自我评价问卷[41] 有反馈的隐性联想测试（IAT）[78]	[67,72]
减少隐性偏见	种族内隐性联想测试（IAT）[79]	[72] 混合证据:[70]
对病人的影响		
提高病人满意度	病人报告的医生文化能力（PRPCC）[80] 病人家属满意度问卷	[67,71] 有限证据:[23,63]
增加跨群体病人参与照护服务的公平性	病人参与照护	有限证据:[68]
减少健康差异和其他健康结果	病人依从性	有限证据:[23] （证明正相关性的证据:[22]）

育的目标。利益相关者对多元化教育影响的定性和叙述性说明必须被视为评估证据的宝贵来源。正如 Neff 及其同事[82]和 Nazar 及其同事[83]的研究所证明的那样，质性数据产生了关于学习者多样性教育经验的见解，揭示了难以量化的关系和观点的宝贵转变，以及需要改进的领域，例如当学习者对病人健康的结构性障碍的认识感到不知所措时提供支持。对可衡量结果的偏爱也可能会加强使用将文化与种族等同起来的工具和数据，并假设"文化"只为属于少数群体的人所拥有。对符合文化敏感性方法的教育干预措

施的评估必须采取更广泛的、针对个人的文化观点。Dogra 和 Vostanis[84]发现接受采访的 17 名教职工中的大多数人对文化持传统的实证主义观点,更强调种族而非其他因素。许多工作人员认为以前的培训强化或创造了刻板印象,但仍确定需要更多关于特定群体的信息。

发展研究和学术

需要为多元化教育发展一个实践共同体[85],既可以支持教师,也可以提供对多元化教育发展进行反思和批评的机会(有关实践共同体的更多信息,请参见本书第 4 章和第 12 章)。实践共同体可以促进研究和学术。此类实践共同体需要让所有利益相关者积极参与教育和医疗保健过程,以确保所使用的方法能融入组织运作的所有方面。通过探索不同的利益相关者如何理解多样性,组织可以开发出更加一致的方法。从中发现可以提供包容性的基本原理和证据,然后可以用来帮助创建一种尊重差异的制度文化,但也需要在与法律和社会期望相悖的情况下应对挑战。

King 及其同事[86]认为,多样性培训和教育的发展与学术研究的联系有限,这导致这一领域聚焦过窄和发展缓慢。上面讨论的评述已经指出缺乏高质量的研究[23]。除非我们更清楚所使用的教育方法并确定适当的评价方法,否则很难知道成功的不足是在于教育理念、过程或预期结果,还是在于教育组织本身。因此,需要对多元化教育计划进行严格的设计和评估。过去几年,学者们召集了医学教育工作者、文化多样性教育专家和其他利益相关者,讨论加强文化多样性教育的机遇。具体的研究问题包括[87]:

- 我们如何使用通用的跨领域方法将培训与改善的健康结果联系起来,以改善同时解决健康素养有限的文化能力的照护服务?[88]
- 专注于了解服务不足人群的沟通培训能否增强病人的理解力并改变行为?
- 旨在改变态度的项目与主要关注行为改变的项目是否具有不同的影响?
- 我们如何才能有效地将社区利益相关者纳入卫生专业培训?使用病人作为教学伙伴的附加价值是什么?

还需要在以下方面发展学术:

- 有效的教师发展,帮助教育工作者开发课程以解决多样性问题、塑造具有文化敏感性的方法,并关注隐性课程的不良方面。

- 不同教育情境和实践中态度转变的可持续性。
- 态度变化与病人结果之间的关系。

然而,我们需要确保未来的研究比我们迄今为止所做的更严格、质量更高。与多学科人员进行跨机构研究可能会帮助我们更好地回答这些问题。

机构如何应对多样性

许多机构可能认为在多样性上有一个"正确"的立场,并且有一个单一的正确方法来处理多元化教育。这种观点可能会导致人们认为多元化教育是规定性的,不尊重不同的观点。因此,可能不会鼓励学习者反思和挑战自己的观点,从而破坏文化敏感性方法中教授的原则。此外,医疗卫生人员和教育工作者(包括病人教育工作者)可能无法模拟学生的预期反应[89],从而进一步促成"隐性课程"[90]。这些情况支持这样一种观点,即机构需要考虑如何从整体上解决多样性问题[91]。例如,Smith 推荐了"系统方法"来解决多样性,并提供了一个框架,用于在学术医学中建立多样性和包容性的机构能力。她的工作确定了关键要素,例如:"将多样性视为卓越核心"的使命;机构范围内对多样性的理解是"既包容又差异化",以便包含广泛的观点(例如种族、阶级、残疾、宗教等);整个机构关键部分的意图和行动保持一致;选择和监控与进展相关的关键指标;以及在机构的各个层面培养和设置多样化的领导[91]。

在这里,我们考虑了一些可能在机构内部采用的策略以及它们必须应对的一些外部影响。

内部策略

意图和行动的一致性

在临床环境中管理多样性需要的不仅仅是对单个医疗卫生人员的多元化教育。在医疗卫生人员接受教育和工作的系统或机构内,也需要一致的态度、行为和政策[36,92]。机构需要有效地模拟对其员工和学习者的期望。学生在课堂之外的经历也会影响他们对文化和多样性的知识和理解。在对七所医学院的一项研究中,处于临床培训阶段的医学生报告说,他们收到的多样性比他们的课程或临床实习主任报告的要多[93]。学生在"非正式或隐性课程"中对多元化教育内容的体验有助于解释这些发现。

临床学年的"隐性"课程会对学生的态度产生强大的影响。教师的榜样示范和同伴的态度、做法和反应可能好也可能坏(例如,人们背后的随意评论,某些病人类型的优先治疗）。这种隐性课程可以"加强或低估我们希望学生获得的临床实践方面的价值"[94]。例如,对荷兰一家教学医院的两个内科病房的参与观察和半结构化访谈进行的质性研究发现了多个样例,在这些样例中,医学生观察到住院医师、护士和主诊医师使用贬低性的名字或评论、笑话和一般化对待老年病人[95]。这些观察结果会对学员随后的态度和行为产生非常负面的影响。在对加拿大三所医学院进行的质性研究中,医学生分享了与制度平等价值观不一致的榜样示范(例如,语言、态度或行为反映了肥胖或贫困等个人特征是软弱或道德失败的迹象)[96]。作者指出,当面对不和谐的示范,学生的反应是"挑战、自我分离、沉默或困惑,然后尝试个人转变以重新调整与教师的职业和行为"[96]。文化敏感性使这些挑战更加明确,以便学生更好地准备认识和解决这些挑战。

选择和监控指标

辨识示范的专业行为并解决学习者在临床环境中遇到的不专业行为是多元化教育的一个至关重要的部分,因为培养职业素养的最有效技术是榜样示范和指导[97]。促进对话和写作练习(反思性学习)也被证明有助于提高专业性和临床实践[98]。解决特定工作人员在临床环境中的不专业行为的一种积极方法是使用基于网络的报告系统,让医疗保健团队的任何成员报告工作人员的不专业行为[99]。然后由同行委员会评价报告的严肃性和模式,如果报告反映了单一的恶劣行为或重复的不专业行为,则应采取行动。几所学校使用的另一种主动方法是要求学生在线提交专业和非专业的故事,然后与"在保密和无威胁环境中的教职员工"一起反思这些临床实习学生的经历[100]。

教师发展

为了使多元化教育具有连贯性,医学教育者需要以上述讨论的原则为参考。如果这个议题被认为只与属于少数群体的个人有关,那么教师就无法将多样性纳入课程。教师不能期望学生遵守只适用于某些情况的原则;如果教师避免与学生进行困难谈话(difficult conversations),他们也不能期望学生与病人进行潜在的困难谈话。Acosta 和 Ackerman-Barger[101]认为,教师应接受适当的培训,了解"如何就种族、种族主义、压迫和特权的不可见性进行跨种族对话"。

教师需要接受培训和支持,因为他们可能和学生一样对适当管理多样性感到焦虑。同样,必须考虑病

人教育者和工作人员的培训需求。如果我们将病人视为完整的人,就可以将这种方法转化至我们的同伴和学生——我们都不是一元的,当我们准备充满好奇并期待地解决自身潜在的恐惧和怀疑时,多样性的优势可能会被发现。目前有越来越多针对多样性的教师发展,但它往往没有得到正式评估,这可能反映了医学教育普遍存在的碎片化和连贯性的缺乏[102]。

Karnik 和 Dogra[34]概述的文化敏感性的细化模型最初是为医学本科教育开发的,并已应用于其他互动(同伴关系、学生支持、住院医师)。该模型也可用于教师发展,因此整个机构都有一个连贯的多样性模型。拥有机构范围内的多样性和多元化教育模型有助于确保适用于课程的内容,也适用于学生支持和其他全面的互动。然后,机构(医学院校)可以开始解决上面提出的一些问题,例如正式(明确教授)和隐性课程之间的矛盾,并更加透明地了解机构多样性的价值。如果学生在医学院以外的地方进行实践和教学,也可以推进此事。

外部影响

除机构内部的这些策略外,机构还必须应对外部影响。立法、认证标准和其他政策的差异意味着机构有不同程度的责任和义务,以确保为学生、教职员工提供一个非歧视性和安全的环境。各种专家以及政府和认证机构已将文化多样性教育确定为消除与病人健康状况和获得医疗保健相关的差异的必要条件[3,19]。例如,2000 年美国和加拿大医学院的认证机构要求教师和学生"必须表现出对不同文化和信仰体系的人们感知健康和疾病以及对各种症状、疾病和治疗作出反应的方式的理解""承认并适当解决自身……其他人以及……医疗保健服务中的性别和文化偏见"[103]。10 年后,《平价医疗法案》呼吁对美国的多元化教育研究和课程进行投资[104]。

美国的几个州已通过立法,强制或建议对医生和其他医疗卫生人员进行多元化教育和培训。不幸的是,授权或推荐多元化教育的立法和其他行政政策通常没有资金支持。例如,美国国会没有提供资金来支持《平价医疗法案》多样性教育研究和课程的规定[104]。在英国,教育机构有法定责任确保他们遵守《2010 年平等法》[105]。然而,重点可以放在平等而不是多样性上[13]。

为了向多元化教育和相关工作提供更有支持性的环境,美国社区预防服务工作组呼吁制定计划来招聘和留住能够反映社区文化多样性的员工,还需要提

知识点 35.9 聚焦：卫生保健方面的国家文化和语言适当服务（CLAS）标准[17]

美国卫生与公众服务部发布的国家 CLAS 标准"旨在通过为卫生和卫生保健组织制定蓝图来促进卫生公平、提高质量并帮助消除卫生保健差距"：

主要标准

1. 提供有效、公平、可理解和相互尊重的优质照护和服务，响应不同的文化健康信仰和实践、首选语言、健康素养和其他沟通需求。

治理、领导和劳动力

2. 推进和维持组织治理和领导，通过政策、实践和分配的资源促进 CLAS 和健康公平。

3. 招募、促进与支持文化和语言多样化的治理、领导和劳动力，以响应服务区的人口。

4. 在持续的基础上，就文化和语言上适当的政策与实践对治理、领导力和劳动力进行教育与培训。

交流和语言协助

5. 为英语能力有限和／或有其他交流需求的个人免费提供语言协助，以促进及时获得所有医疗保健和服务。

6. 以口头和书面形式，以他们喜欢的语言清楚地告知所有个人语言援助服务的可用性。

7. 确保提供语言帮助人员的能力，认识到应避免使用未经培训的人员或未成年人作为翻译人员。

8. 以服务区居民常用的语言提供易于理解的印刷材料、多媒体材料与标牌。

参与、持续改进和问责制

9. 建立在文化和语言上适当的目标、政策和管理问责制，并将它们融入组织的整个规划和运营中。

10. 对组织的 CLAS 相关活动进行持续评估，并将 CLAS 相关措施整合到测量和持续质量改进活动中。

11. 收集和维护准确可靠的人口数据，以监测和评估 CLAS 对健康公平和结果的影响，并为服务提供信息。

12. 对社区卫生资产和需求进行定期评价，并使用评价结果来规划和实施服务，以适应服务区人口的文化和语言多样性。

13. 与社区合作设计、实施和评估政策、实践和服务，以确保文化和语言的适当性。

14. 创建在文化和语言上适合识别、预防和解决冲突或投诉的冲突和申诉解决流程。

15. 向所有利益相关者、第三方成员和公众传达组织在实施和维持 CLAS 方面的进展。

供口译或双语服务，使用适合语言和文化的健康教育材料，以及特定文化的医疗保健环境（例如，不同语言的标牌、靠近社区需求的位置）[63]。个人和医疗保健组织确定了 15 个具体的行动步骤，以解决治理、领导力和劳动力，沟通和语言协助，以及和参与、持续改进、问责制等相关的问题[17]。在卫生和医疗保健方面，这些修订后的国家文化和语言适当服务（CLAS）标准（知识点 35.9）现在承认健康素养在提供 CLAS 中的重要性[17]。健康素养低，或缺乏获取、处理和理解作出明智健康决定所需的健康信息的技能[106]与较差的健康结果和增加的成本有关[107]。称职的医疗卫生人员不仅必须尊重消费者和病人的文化和信仰，还必须尊重他们理解健康信息并将其应用于日常生活的能力（健康素养）。因此需要多层次的医疗卫生保健干预。

小结

在本章中，我们定义了文化和多样性，并比较了旨在以连贯和相关的方式提供多元化教育的教育模式。我们讨论了教授多样性以如何让医疗卫生人员提供更好的照护，以及管理他们与同伴、同事和病人的互动很重要，但也要求机构自己模拟他们对学习者的期望。我们发现高质量的研究仍较为缺乏，这意味着该领域的研究需要更多机构参与和国际合作。当教育工作者读完本章时，可能想挑战自己，并询问其自身观点如何影响他们帮助或促进所在机构的课程开发和实施，以及他们可能会作出哪些改变。

参考文献

1 Pew Charitable Trust (2016). Three Demographic Trends Changing Our World: Rise of migration, the middle class, and African faith trigger global shifts (19 July 2016). http://www.pewtrusts.org/en/research-and-analysis/analysis/2016/07/19/3-demographic-trends-changing-our-world

2 Toohey, S. (1999). *Designing Courses for Higher Education*, 44–49. Buckingham: The Society for Research into Higher Education and Open University Press.

3 Dogra, N., Reitmanova, S., and Carter-Pokras, O. (2010). Teaching cultural diversity: current status in U.K., U.S., and Canadian medical schools. *Journal of General Internal Medicine* 25 (Suppl): 164–168.

4 Hudelson, P., Dogra, N., Hendricks, V.P., et al. (2016). The challenges of integrating cultural competence into undergraduate medical curricula across Europe: experience from the C2ME, 'Culturally competent in medical education' project, MedEdPublish. http://www.mededpublish.org/manuscripts/365

5 Association of American Medical Colleges (1999). Report III Contemporary Issues. In: *Medicine, Communication in Medicine: Spirituality, cultural issues and end of life care.* Medical School Objectives Project, Association of American Medical Colleges. https://members.aamc.org/eweb/upload/Contemporary%20Issues%20In%20Med%20Commun%20in%20Medicine%20Report%20III%20.pdf

6 Dogra, N. (2004). The learning and teaching of cultural diversity in undergraduate medical education in the UK. PhD thesis. University of Leicester.

7 Global Diversity Practice (2017). www.globaldiversitypractice.co.uk/what-is-diversity-inclusion (accessed 14 October 2017).

8 University of Oregon (1999). http://gladstone.uoregon.edu/~asuomca/diversityinit/definition.html (accessed 14 April 2017).

9 Betancourt, J.R., Green, A.R., Carillo, E.J., and Ananeh-Firempong, A. (2003). Defining cultural competence: a practical framework for addressing racial/ethnic disparities in health and health care. *Public Health Reports* 118 (4): 293–302.

10 Seeleman, C., Suurmond, J., and Stronks (2009). Cultural competence: a conceptual framework for teaching and learning. *Medical Education* 43 (3): 229–237.

11 Metzl, J.M. and Hansen, H. (2014). Structural competency: theorizing a new medical engagement with stigma and inequality. *Social Science and Medicine* 103: 126–133.

12 Dogra, N. (2003). Cultural competence or cultural sensibility? A comparison of two ideal type models to teach cultural diversity to medical students. *International Journal of Medicine* 5: 223–231.

13 Dogra, N., Bhatti, F., Ertubey, C. et al. (2016). Teaching diversity to medical undergraduates: curriculum development, delivery and assessment. AMEE GUIDE no. 103. *Medical Teacher* 38 (4): 323–337.

14 Tajfel, H. and Turner, J.C. (1979). An integrative theory of intergroup conflict. In: *The Social Psychology of Intergroup Relations*, vol. 33 (ed. W. Austin and S. Worchel), 47. Monterey: Brooks/Cole.

15 Knipper, M., Seeleman, I., and Essink, M. (2010). How should ethnic diversity be represented in medical curricula? A plea for systematic training in cultural competence. *Tijdschrift voor Medisch Onderwijs* 29: 54–60.

16 Napier, A.D., Ancarno, C., Butler, B. et al. (2014). Culture and health. *Lancet* 384: 1607–1639.

17 Office of Minority Health. Think Cultural Health. U.S. Department of Health and Human Services. https://www.thinkculturalhealth.hhs.gov/clas/clas-tracking-map (accessed 20 October 2017).

18 Salas-Lopez, D., Holmes, L.J., Mouzon, D.M., and Soto-Greene, M. (2007). Cultural competency in New Jersey: evolution from planning to law. *Journal of Health Care for the Poor and Underserved* 18 (1): 35–43.

19 Smedley, B.D., Stith, A.Y., and Nelson, A.R. (2003). *Unequal Treatment: Confronting Racial and Ethnic Disparities in Health Care (Committee on Understanding and Eliminating Racial and Ethnic Disparities in Health Care, Board on Health Sciences Policy).* Washington DC: Institute of Medicine—National Academy Press.

20 Hesselink, G., Flink, M., Olsson, M. et al. (2012). Are patients discharged with care? A qualitative study of perceptions and experiences of patients, family members and care providers. *BMJ Quality and Safety* 21 (Suppl 1): i39–i49.

21 McKenzie, F., Joel, K., Williams, C., and Pritchard-Jones, K. (2014). Learning what high quality compassionate care means for cancer patients and translating that into practice. *Patient Experience Journal* 1: 2. http://pxjournal.org/journal/vol1/iss2/18.

22 Beach, M.C., Price, E.G., Gary, T.L. et al. (2005). Cultural competence: a systematic review of health care provider educational interventions. *Medical Care* 43 (4): 356–373.

23 Lie, D.A., Lee-Rey, E., Gomez, A. et al. (2011). Does cultural competency training of health professionals improve patient outcomes? A systematic review and proposed algorithm for future research. *Journal of General Internal Medicine* 26: 317–325.

24 Beal, A. (2004). Policies to reduce racial and ethnic disparities in child health and health care. *Health Affairs* 23: 171–179.

25 Lindgren, S. and Karle, H. (2011). Social Accountability of Medical Education: Aspects on Global Accreditation, pp. 667–672. http://www.tandfonline.com/doi/abs/10.3109/0142159X.2011.590246 (accessed 16 April 2017).

26 Powell-Sears, S.K. (2012). Improving cultural competence education: the utility of an intersectional framework. *Medical Education* 46 (6): 545–551.

27 Ewen, S., Barrett, J., and Howell-Meurs, S. (2016). Disparity and health professional education: a new approach. *Medical Science Educator* 26 (2): 247.

28 Berlin, E.A. and Fowkes, W.C. Jr. (1983). A teaching framework for cross-cultural health care: application in family practice. *Western Journal of Medicine* 139 (6): 934–938.

29 Leininger, M. (1991). *Culture Care, Diversity and Universality: A Theory of Nursing.* New York: National League for Nursing Press.

30 Kleinman, A. and Benson, P. (2006). Anthropology in the clinic: the problem of cultural competency and how to fix it. *PLoS Medicine* 3 (10): 1673–1676.

31 Duffy, M.E. (2001). A critique of cultural education in nursing. *Journal of Advanced Nursing* 36 (4): 487–495.

32 Sue, D. (1997). Multicultural training. *International Journal of Cultural Relations* 21: 175–193.

33 Dogra, N. and Karnik, N. (2003). First-year medical students' attitudes toward diversity and its teaching: an investigation at one US medical school. *Academic Medicine* 78 (11): 1–10.

34 Karnik, N. and Dogra, N. (2010). The cultural sensibility model for children and adolescents: a process oriented approach. *Child and Adolescent Psychiatric Clinics of North America* 19 (4): 719–738.

35 Betancourt, J. (2006). Cross-cultural medical education: conceptual approaches and frameworks for evaluation. *Academic Medicine* 78: 560–569.

36 Cross, T., Bazron, B., Dennis, K.W., and Isaacs, M.R. (1989). Towards a Culturally Competent System of Care. Georgetown University Child Development Center. p. 3. https://nccc-portal.techlab.works/uploads/publication/file/22/Towards_a_Culturally_Competent_System_of_Care.pdf (accessed 20 October 2017).

37 Kim, Y.Y. (1992). Intercultural communication competence: a systems-theoretic view. In: *Promoting Cultural Diversity: Strategies for Health Care Professionals* (ed. K.H. Kavanagh and P.H. Kennedy), 371. Newbury Park: Sage.

38 Polaschek, N.R. (1998). Cultural safety: a new concept in nursing people of different ethnicities. *Journal of Advanced Nursing* 27: 452–457.

39 Carberry, C. (1998). Contesting competency: cultural safety in advanced nursing practice. *Journal of the Royal College of Nursing, Australia* 5 (4): 9–13.

40 Richardson, S. and Williams, T. (2007). Why is cultural safety essential in health care. *Medicine and Law* 26: 699–707.

41 Majumdar, B., Browne, G., Roberts, J., and Carpio, B. (2004). Effects of cultural sensitivity training on health care provider attitudes and patient outcomes. *Journal of Nursing Scholarship* 36 (2): 161–166.

42 Majumdar, B. (1999). Cultural sensitivity training among foreign medical graduates. *Medical Education* 33: 177–184.

43 Lum, C.K. and Korenman, S.G. (1994). Cultural sensitivity training in US medical schools. *Academic Medicine* 69 (3): 239–241.

44 Tervalon, M. and Murray-Garcia, J. (1998). Cultural humility versus cultural competence: a critical distinction in defining physician-training outcomes in multicultural education. *Journal of Health Care for the Poor and Underserved* 9 (2): 117–125.

45 Hansen, H. and Metzl, J.M. (2017). New medicine for the U.S. health care system: training physicians for structural interventions. *Academic Medicine* 92 (3): 279–281.

46 Halman, M., Baker, L., and Ng, S. (2017). Using critical consciousness to inform health professions education: a literature review. *Perspectives on Medical Education* 6 (1): 12–20.

47 Thompson, D. ed. (1995). *The Concise Oxford Dictionary of Current English.* Oxford: Clarendon Press.

48 Dao, D.K., Goss, A.L., Hoekzema, A.S. et al. (2017). Integrating the-

ory, content, and method to foster critical consciousness in medical students: a comprehensive model for cultural competence training. *Academic Medicine* 92 (3): 335–344.

49 Jenks, A.C. (2011). From "lists of traits" to "open-mindedness": emerging issues in cultural competence education. *Culture, Medicine and Psychiatry* 35: 209–235.

50 Loudon, R. and Greenfield, S. (1998). Undergraduate medical education must include improving health of minority ethnic communities. *British Medical Journal* 317: 1660.

51 Godkin, M. and Weinreb, L. (2001). A pathway on serving multicultural and underserved populations. *Academic Medicine* 76: 513–514.

52 Culhane-Pera, K.A., Reif, C., Egli, E. et al. (1997). A curriculum for multicultural education in family medicine. *Family Medicine* 29: 719–723.

53 Gudykunst, W.B. (1992). Being perceived as a competent communicator. In: *Promoting Cultural Diversity: Strategies for Health Care Professionals* (ed. K.H. Kavanagh and P.H. Kennedy), 388. Newbury Park: Sage.

54 Logan, S. and Spencer, N. (2000). Inequality and children's health. *Child: Care, Health and Development* 26 (1): 1–3.

55 Kirmayer, L. (2012). Rethinking cultural competence. *Transcultural Psychiatry* 49 (2): 149–164.

56 Deloney, L.A., Graham, C.J., and Erwin, D.O. (2000). Presenting cultural diversity and spirituality to first-year medical students. *Academic Medicine* 75: 513–514.

57 American Medical Association (1999). Enhancing the 'Cultural Competence' of Physicians. Council on Medical Education Report 5-A-98. In: *Cultural Competence Compendium*. American Medical Association.

58 Dogra, N. and Wass, V. (2006). Can we assess students' awareness of 'cultural diversity'? A qualitative study of stakeholders' views. *Medical Education* 40: 682–690.

59 Wertsch, J.V. (1991). *Voices of the Mind: A Sociocultural Approach to Mediated Action*. Cambridge, MA: Harvard University Press.

60 Kumaş-Tan, Z., Beagan, B., Loppie, C. et al. (2008). Measures of cultural competence: examining hidden assumptions. *Academic Medicine* 82: 548–557.

61 Gozu, A., Beach, M.C., Price, E.G. et al. (2007). Self-administered instruments to measure cultural competence of health professionals: a systematic review. *Teaching and Learning in Medicine* 19 (2): 180–190.

62 Curcio, A., Ward, T., and Dogra, N. (2012). Educating culturally sensible lawyers: a study of student attitudes about the role culture plays in the lawyering process. *University of Western Sydney Law Review* 16: 98–126.

63 Anderson, L.M., Scrimshaw, S.C., Fullilove, M.T. et al. (2003). Culturally competent healthcare systems: a systematic review. *American Journal of Preventative Medicine* 24 (3S): 68–79.

64 Bhui, K., Warfa, N., Edonya, P. et al. (2007). Cultural competence in mental health care: a review of model evaluations. *BMC Health Services Research* 7: 15.

65 Forsyth, C.J., Irving, M.J., Tennant, M. et al. (2017). Teaching cultural competence in dental education: a systematic review and exploration of implications for indigenous populations in Australia. *Journal of Dental Education* 81 (8): 956–968.

66 Gallagher, R.W. and Polanin, J.R. (2015). A meta-analysis of educational interventions designed to enhance cultural competence in professional nurses and nursing students. *Nurse Education Today* 35: 333–340.

67 Govere, L. and Govere, E.M. (2016). How effective is cultural competence training of healthcare providers on improving patient satisfaction of minority groups? A systematic review of literature. *Worldviews on Evidence-Based Nursing* 13 (6): 402–410.

68 Horvat, L., Horey, D., Romios, P., and Kis-Rigo, J. (2014). Cultural competence education for health professionals. *Cochrane Database of Systematic Reviews* 5 (Art. No.: CD009405). doi: 10.1002/14651858. CD009405.pub2.

69 Jernigan, V.B.B., Hearod, J.B., Tran, K. et al. (2016). An examination of cultural competence training in US medical education guided by the Tool for Assessing Cultural Competence Training. *Journal of Health Disparities Research and Practice* 9 (3): 150–167.

70 Maina, I.W., Belton, T.D., Ginzberg, S. et al. (2018). A decade of studying implicit racial/ethnic bias in healthcare providers using the implicit association test. *Social Science and Medicine* 199: 219–229.

71 Renzaho, A.M.N., Romios, P., Crock, C., and Sonderlund, A.L. (2013). The effectiveness of cultural competence programs in ethnic minority patient-centered health care – a systematic review of the literature. *International Journal for Quality in Health Care* 25 (3): 261–269.

72 Zestcott, C.A., Blair, I.V., and Stone, J. (2016). Examining the presence, consequences, and reduction of implicit bias in health care: a narrative review. *Group Processes & Intergroup Relations* 19 (4): 528–542.

73 Price, E.G., Beach, M.C., Gary, T.L. et al. (2005). A systematic review of the methodological rigor of studies evaluating cultural competence training of health professionals. *Academic Medicine* 80 (6): 578–586.

74 Campinha-Bacote, J. (2007). Inventory for Assessing the Process of Cultural Competence Among Healthcare Professionals – Revised (IAPCC-R). http://transculturalcare.net/iapcc-r (accessed 27 June 2018).

75 Brathwaite, A.C. and Majumdar, B. (2006). Evaluation of a cultural competence educational programme. *Journal of Advanced Nursing* 53: 470–479.

76 Ferguson, J., Keller, D., Haley, H., and Quirk, M. (2003). Developing culturally competent community faculty: a model program. *Academic Medicine* 78 (12): 1221–1228.

77 Bernal, H. and Froman, R. (1987). The confidence of community health nurses caring for ethnically diverse populations. *Journal of Nursing Scholarship* 19: 201–203.

78 van Ryn, M., Hardeman, R., Phelan, S.M. et al. (2015). Medical school experiences associated with change in implicit racial bias among 3457 students: a medical student CHANGES study report. *Journal of General Internal Medicine* 30: 1748–1756.

79 Castillo, L.G., Reyes, C.J., Brossart, D.F. et al. (2007). The influence of multicultural training on perceived multicultural counseling competencies and implicit racial prejudice. *Journal of Multicultural Counseling and Development* 35 (4): 243–254.

80 Thom, D.H., Tirado, M.D., Woon, T.L., and McBride, M.R. (2006). Development and evaluation of a cultural competency training curriculum. *BMC Medical Education* 6 (1): 6–38.

81 Association of American Medical Colleges (2006). Tool for Assessing Cultural Competence Training (TACCT) Resource Guide. Association of American Medical Colleges.

82 Neff, J., Knight, K.R., Satterwhite, S. et al. (2017). Teaching structure: a qualitative evaluation of a structural competency training for resident physicians. *Journal of General Internal Medicine* 32 (4): 430–433.

83 Nazar, M., Kendall, K., Day, L., and Nazar, H. (2015). Decolonising medical curricula through diversity education: lessons from students. *Medical Teacher* 37 (4): 385–393.

84 Dogra, N. and Vostanis, P. (2007). Providing clinical services for a diverse population: views on training of child and adolescent mental health practitioners. *Journal of Interprofessional Care* 21 (6): 645–655.

85 Lave, J. and Wenger, E. (1991). *Situated Learning: Legitimate Peripheral Participation*. Cambridge, UK: Cambridge University Press.

86 King, E.B., Dawson, J.F., Kravitz, D.A., and Gulick, L.M.V. (2012). A multilevel study of the relationships between diversity training, ethnic discrimination and satisfaction in organizations. *Journal of Organizational Behavior* 33 (1): 5–20.

87 Lie, D., Carter-Pokras, O., Braun, B., and Coleman, C. (2012). What do health literacy and cultural competence have in common? Calling for a Collaborative Health Professional Pedagogy. *Journal of Health Communication: International Perspectives.* 17: 13–22.

88 Fortier, J.P. and Bishop, D. (2003). Setting the agenda for research on cultural competence in health care: final report (ed. C. Brach). Rockville, MD: U.S. Department of Health and Human Services Office of Minority Health and Agency for Healthcare Research and Quality.

89 Beagan, B.L. (2003). Teaching social and cultural awareness to medical students: it's all very nice to talk about it in theory but ultimately

it makes no difference. *Academic Medicine* 78: 605–614.

90 Hafferty, F.W. and Franks, R. (1994). The hidden curriculum, ethics teaching, and the structure of medical education. *Academic Medicine* 69: 861–871.

91 Smith, D.G. (2012). Building institutional capacity for diversity and inclusion in academic medicine. *Academic Medicine* 87: 1511–1515.

92 Carter-Pokras, O., Bereknyei, S., Lie, D. et al. (2010). Surmounting the unique challenges in health disparities education: a multi-institution qualitative study. *Journal of General Internal Medicine* 25 (Suppl 2): S108–S114.

93 Lie, D.A., Boker, J., Crandall, S. et al. (2008). Revising the Tool for Assessing Cultural Competence Training (TACCT) for curriculum evaluation: findings derived from seven US schools and expert consensus. *Medical Education Online* 1 (13): 1–11.

94 Wilkinson, T.J. (2016). Stereotypes and the hidden curriculum of students. *Medical Education* 50 (8): 802–804. doi: 10.1111/medu.13008.

95 Meiboom, A., Diedrich, C., De Vries, H., Hertogh, C. and Scheele, F. (2015). The hidden curriculum of the medical care for elderly patients in medical education: a qualitative study. *Gerontology & Geriatrics Education* 36 (1): 30–44.

96 Phillips, S.P. and Clarke, M. (2012). More than an education: the hidden curriculum, professional attitudes and career choice. *Medical Education* 46: 887–893.

97 Birden, H., Glass, N., Wilson, I. et al. (2013). Teaching professionalism in medical education: a Best Evidence Medical Education (BEME) systematic review. BEME Guide no. 25. *Medical Teacher* 35 (7): e1252–e1266.

98 Aronson, L. (2011). Twelve tips for teaching reflection at all levels of medical education. *Medical Teacher* 33: 200–205.

99 Hickson, G., Pichert, J.W., Webb, L.E. and Gabbe S.G. (2007). A complementary approach to promoting professionalism: identifying, measuring, and addressing unprofessional behaviors. *Academic Medicine* 82 (11): 140–148.

100 Tariq, S.G., Thrush, C.R., Gathright, M. et al. (2016). Crystal clear or tin ear: how do medical students interpret derogatory comments about patients and other professionals? *Medical Education Online* 13: doi: 10.3402/meo.v21.31221.

101 Acosta, D. and Ackerman-Barger, K. (2017). Breaking the silence: time to talk about race and racism. *Academic Medicine* 92 (3): 285–288.

102 Sorensen, J., Norredam, M., Dogra, N. et al. (2017). Enhancing cultural competence in medical education. *International Journal of Medical Education* 8: 28–30.

103 Liaison Committee on Medical Education (2017). Functions and Structure of a Medical School: Standards for Accreditation of Medical Education Programs Leading to the M.D. degree. http://lcme.org/publications (accessed 30 October 2017).

104 Andrulis, D.P., Siddiqui, N.J., and Cooper, M.R. (2013). The Affordable Care Act and Racial and Ethnic Health Equity Series. Data, Research and Quality: Implementation Progress At-A-Glance. Texas Health Institute.

105 Equality Act (2010) Chapter 15. London: The Stationery Office.

106 Institute of Medicine (2004). *Health Literacy: A Prescription to End Confusion*. Washington DC: National Academy of Sciences.

107 Berkman, N.D., Sheridan, S.L., Donahue, K.E., et al. (2011). Health Literacy Interventions and Outcomes: An Updated Systematic Review. Evidence Report/Technology Assessment No. 199. (Prepared by RTI International—University of North Carolina Evidence-based Practice Center under Contract No. 290–2007-10056-I.) AHRQ Publication No. 11-E006. Rockville, MD. Agency for Healthcare Research and Quality. March 2011. http://www.ahrq.gov/clinic/tp/lituptp.htm.

拓展阅读

Acosta, D. and Ackerman-Barger, K. (2017). Breaking the silence: time to talk about race and racism. *Academic Medicine* 92 (3): 285–288.

Dogra, N., Bhatti, F., Ertubey, C., et al. (2015). Teaching Diversity to Medical Undergraduates: Curriculum Development, Delivery and Assessment. AMEE guide No. 103.

Kirkcaldy, B. (2013). *Chimes of Time: Wounded Health Professionals. Essays on Recovery*. Leiden: Sidestone Press.

Lie, D., Carter-Pokras, O., Braun, B., and Coleman, C. (2012). What do health literacy and cultural competence have in common? Calling for a Collaborative Health Professional Pedagogy. *Journal of Health Communication: International Perspectives* 17 (Sup 3): 13–22.

McCann, M., Carter-Pokras, O., and Braun, B. (2013). Cultural Competency and Health Literacy Primer: A Guide for Teaching Health Professionals and Students. Maryland Department of Health and Mental Hygiene's Office of Minority Health and Health Disparities, University of Maryland School of Public Health, and Herschel S. Horowitz Center for Health Literacy.

（翻译：臧悦；审校：吴红斌）

36 发展医学教育者：一段旅程，永无止境

Yvonne Steinert
Centre for Medical Education, Faculty of Medicine, McGill University, Montreal, Quebec, Canada

 本章要点

- "医学教育者"一词描述了许多角色，包括教师和评价者、课程规划者和评估者、教育领导者和管理者、研究人员和学者。
- 培养医学教育者有很多方法，"常规的"教师发展活动只是实现这一目标的途径之一。其他方法包括："在工作中学习"、导师制和角色示范、教育者共同体归属、组织支持与发展。
- 教师发展活动的内容应不限于提高教学效果，还应包括领导力、学术能力提升、组织变革与发展。
- 教师发展活动应以医学教育者的核心能力知识为指导。
- 应在学生和住院医师职业生涯早期即引入教师发展活动。
- 医学教育是一项社会事业，社区及社区实践的理念对医学教育者的发展至关重要。

引言

"医生"（doceo）一词的拉丁词源翻译为"我教"，但大多数医生，尽管在他们教什么方面是专家，在如何教方面却很少或没有受过培训[1]。医生往往很少为"医学教育者"中的各种角色做准备。正如 Jason 和 Westberg 所说："作为一名教师，有一个特殊的任务就是教学；所有其他任务都可以在其他环境中执行。矛盾的是，教师这一核心职责通常是他们最欠缺准备的[2]。"

过去我们会认为当过多年学生的聪明人就已经学会了——甚至可以自动学会——成为一名成功的教师，很少或完全没有为教师发展提供支持[3]。现在情况已不再如此，在不同背景和环境下设计和实施教师发展项目，受到越来越多的重视[4-7]。此外，近年来一些监管机构和国际机构开始关注对教师和教学质量的认证[8-10]，他们强调教师发展在教育者认证中的重要性[11]。例如，在英国，教师的角色在一段时间内被认为是所有医生的核心职业活动，一个不能靠运气、天赋或兴趣的职业活动[12]。

本章的目的是关注医学教育者的发展。为了达到这一目标，我们将尝试定义什么是医学教育者，描述其所需的核心能力，并研究发展医学教育者的不同方法。由于教师发展是实现这一目标最常见的方法之一，本章的大部分内容将调查现有常见的教师发展项目。然而，我们也将讨论基于工作的学习、社区实践、导师制和角色示范以及组织支持和发展的作用和重要性。

什么是医学教育者？

医学教育文献中倾向于将"教师"和"医学教育者"互换使用，没有明确的定义。为进一步明确本章内涵，我们对 McGill 大学的 12 名医学教育者进行了一系列半结构化的访谈，明确他们对医学教育者的定义和概念[13]。对这些定义都进行了一系列概念化，下面将着重介绍其中一些概念。

- 医学教育者指能对教育经验进行批判性反思，并试图对已有实践进行创新和改进。
- 医学教育者拥有热情，而不只是兴趣，这是一种希望能给学习者带来最好的事物，或找到能带来最好事物的方法的激情，以帮助培养将与其一起工作的最好的医生。
- 医学教育者是在教学活动中能运用教育理论和原理的人，包括教学、学术、课程设计和评估，以及对各教育阶段的相关研究。

在这些定义中,最为强调的是反思、激情、创新和在连续的任务和活动中开展教育实践。

在本章中,"医学教育者"这一概念涵盖了广泛的角色,包括教学与评价、课程设计和评估、教育领导和创新,以及研究和学术。此外,无论是在临床还是在课堂环境中,医学教育者都指那些积极反思其自身行为的人,他们利用经验和已有证据来开展教育实践,以加强未来医疗卫生专业人员的教学与学习。正如某人所说,(我们)不断地问自己,我们怎样才能做得更好,"我们怎样才能让(我们的学生)成为最好的人""如果我的课程有效,我还能做得更好吗?如果它不起作用,为什么会不起作用?我能如何改进它?"[13]。

什么是教师发展?

教职工发展,或通常被称为教师发展,已成为医学教育日益重要的组成部分。教师发展活动旨在提高各阶段教育(即本科、研究生和继续教育)中的教学效率,并在一些情境下向医疗卫生专业人员提供各类项目[14]。在本章中,教师发展指的是医疗卫生专业人员作为教师、教育者、领导者、管理人员以及研究人员和学者在独立和群体环境中,为提高知识、技能和行为所开展的活动[7]。此外,"教职工"或"教师"一词指的是在各级医疗卫生领域中参与学习者教学和教育的所有个体[7];它并不意味着特定的雇佣或合同关系。重要的是,教师发展的目标是传授教师与他们的机构和教师角色相关的技能,无论是现在还是未来,保持他们的活力[14]。

教师发展可以为医学教育者提供有关教学和学习、课程设计与服务、学习者评价和课程评估、领导和管理,以及研究和学术方面的知识和技能。它还可以加强或改变教育和学术活动的态度或信念,为常见和具有直观基础的表现提供一个概念性的框架,并引导临床医生和基础科学家成长为一群对医学教育感兴趣和有助于学生、病人和同行教与学的医学教育者。

教师发展也可以作为促进组织变革的有用工具[15,16]。也就是说,教师发展可以帮助建立共识,产生支持和热情,并实施变革倡议;它还可以通过改变正式的、非正式的和隐性的课程[17,18]以及通过提高组织能力[19]来帮助改变机构内的文化。正如 Swanwick[20]所言,教师发展应该是:"一个机构范围内的追求,旨在使教师的教育活动专业化,加强教育基础设施,并建立面向未来的教育能力……"

在很多方面,教师发展在个人和组织层面都扮演着重要的角色[21]。此外,虽然教师发展活动主要集中在教学和机构层面的效果上,但也十分需要这些活动来处理医学教育者的其他角色,包括课程设计者、教育领导者和管理者以及学者的角色。

如何制定教师发展课程?

有趣的是,大多数教师发展项目都是独立于教师和教育工作者的课程而制定的。相反,它们往往是基于感知或自我识别的需求。然而,正如 Purcell 和 Lloyd-Jones 所观察到的:"学院为医学教师制订了大量的教师培训项目。但是什么是好的医学教学呢?除非我们知道它是什么,否则我们该如何去发展它呢[12]?"

近年来,一些研究者提出了综合和巩固学术或教学能力的框架[3,22-24],在许多方面,在设计和教师发展项目服务时考虑这些框架是值得的。例如,英国医学教育者学会[25]为医学教育者制定了专业标准,该标准分为医学教育者的核心价值观和五个领域,概述了"医学教育者在认知、技能和行为方面所需的具体胜任力"。建议的核心价值观包括:职业操守、教育学术、机会平等和多样性、尊重公众、尊重病人、尊重学习者和尊重同事。重要的是,这些核心价值观支撑着医学教育者的专业实践与发展,并为以下五方面的教育实践领域奠定了基础:

- 学习活动的设计与规划。
- 教学和支持学习者。
- 对学习者进行评价和反馈。
- 教育研究和循证实践。
- 教育管理和领导力。

这其中的每个领域都描述了一套在各参与和专业发展阶段医学教育者被期望达到的标准,这些标准可以作为自我评价和项目发展的有用工具。

在另一个背景下,Srinivasan 等人[24]描述了"教学是一种能力",并详细介绍了医学教育者的六种能力:

- 医学(或内容)知识。
- 以学习者为中心。
- 人际关系和沟通能力。
- 专业性和角色示范。
- 以实践为基础的反思和改进。
- 以系统为基础的学习。

这些能力反映了住院医师(或初级医师)在培训中的期望,同样可以用于确定旨在提高教学效果的教师发展课程。

还有一些其他研究者比较了学生和教师对有效临床教学的观点。例如,Buchel 和 Edwards[26]要求住院医师和教师对有效教师的特征进行评价。住院医师和教师都认为临床能力是一个有效临床教师最重要的属性之一。他们还一致认为,更好的教育者是那些对自己的教育责任展现出热情的人。与此同时,住院医师认为,作为一名优秀的教育工作者,尊重他们作为临床医师的自主性和独立性是很重要的,而教师们却认为,这是一名有效教师最不重要的特征之一。此外,教师们认为做一个值得效仿的榜样是很有必要的,这是之前的研究者们强调的一个因素[27]。然而,住院医师并不认为这是一个重要的特征,把它排在了最后一位。显然,住院医师和教师的观点并不总是一致的,尽管"基于证据的"态度和行为应该指导教师发展项目的发展。

还应该指出的是,关于教育领导者和学者的作用的文章少得多,这些角色通常被归为"医学教育者"一词。在一项有趣的研究中,Bordage 等人[28]对院长和副院长进行调研,确定"负有重大教育和领导责任的项目主任"所需的教育和领导技能。研究结果表明,有九个重要的关键技能领域:口头沟通、人际交往能力、临床能力、教育目标定义、教育设计、问题解决和决策制定、团队建设、书面沟通、预算和财务管理。

Spencer 和 Jordan[29]还强调了教育改革需要领导力,我们需要让我们的同事有能力去实施变革。显然,医学教育者的发展应该关注领导能力,以及那些能在广义上能促进学术的人。

Boyer[30]确定了以下四类学术:

- 发现
- 整合
- 应用
- 教学

他初步认为,教学的学术可以包括新知识的发现(即研究),现有知识的整合或将现有知识应用到新的领域,以及教学[31]。学术还为评价不同角色和教师对医学院使命的贡献提供了一个共同的基础,也可采取多种形式来进行。

在传统意义上,发现的学术一直是研究的同义词。在医学教育中,可能包括原创研究(如构建专门的知识)或形成新的理论(如医生在实践中的学习)。同行评议的拨款和出版物也可以是发现的学术产物。

整合的学术被定义为跨学科的联系,以一种具有启发性的方式阐明数据。医学教育的例子包括系统综述或整合其他领域的概念,如将人类学、社会学或教育学整合到医学中。

在自己的知识领域里,应用的学术被比作"服务",是将理论应用于实践。一个常见的例子是利用研究证据来开发一种新的课程或基于现有证据[32]的评价方法。在医学教育中,例如设计创新的教学材料或开展一个研修项目或教师发展项目,都是整合和应用的学术。

教学的学术包括有效地交流个人知识、技能和价值的能力。此外,当教学被公开,可以被同行评议和评判,并可以被其他学者复制和应用时,教学就成为学术了[33]。

促进学术,并帮助教育工作者与同事公同促进学术活动,是医学教育者发展的重要因素,但这一方面经常被忽视。

正如以上讨论表明,为医学教育者建设发展性课程是值得关注的。同时,更好地理解教师的生活经验也值得关注。在一项有趣的研究中,Higgs 和 McAllister[34]研究了"作为临床教育者的经验",结果发现其经验包括六种互动和动态维度:

- 自我意识(或自我认同)。
- 与他人的关系。
- 作为临床教育者的感受。
- 行动的动力或有目标的行动。
- 寻求动态的自我一致性。
- 成长和变化的经历。

基于这项研究,以及我们在 McGill 大学的经验,我们有必要更仔细地审视作为一名教育者的"生活经验",并将这种经验作为培训的框架。一位同事说:"我作为医学教育者工作的骄傲来自观察学生眼中的光,并能知道为什么光灭了……"[13],"当我看到年轻的同事们工作在病人医疗方面展示出卓越,并走得更远时……我知道我对他们产生了影响"[13]。教师对教学意义的理解[35],以及教师在奉献和成就中的自我认知,对促进教师发展项目的设计与服务具有重要作用。

总之,医学教师和教育工作者需要为复杂的[36]和要求很高的角色做好准备,这些角色包括教学和评价、领导和管理,以及广义上的学术。

如何培养医学教育者?

"正式"的方法

最常见的教师发展形式包括工作坊、短期课程和研讨会、研修项目和其他纵向项目[39,40]。其他形式还包括学位课程、同行指导、集体反馈和在线学习。下面是对其中一些形式的简要描述,如图 36.1 所示。

工作坊、研讨会和短期课程

工作坊因其固有的灵活性和促进主动学习而广受欢迎。教师尤其重视这种形式下的多种教学方法,包括互动讲座、小组讨论和练习、角色扮演和模拟,以及体验式学习[39]。工作坊通常用于促进技能习得(如讲课或小组教学技能)[42,43],为新课程做准备(如基于问题的学习)[44,45],或帮助教师适应新的教学环境(如在流动环境中教学)[46,47]。关于领导风格和技能的工作坊[48]和/或课程设计和创新的工作坊[49]可以帮助教育工作者为他们的领导角色做好准备,而关于研究方法的短期课程[50]和出版写作[51]可以帮助临床医生和基础科学家为他们的学术工作做好准备。

目前,大多数教师发展项目的重点是改进教学。也就是,它们旨在提高教师在课堂和临床教学中的表现,解决教与学的概念问题,促某些教学技能的习得(如同伴学习、形成式教学),关注学习者评价,并反思教学设计和课程发展[39,40]。一些课程也针对特定的核心能力(如沟通技能的教学与评价、职业精神)以及信息技术在教学中的应用。对医疗卫生专业人员的个人发展、教育领导力和学术以及组织发展和变革

的关注较少。虽然个人层面的教学效果是至关重要的,但使用更全面的方法是必要的。显然,我们需要培养能够领导教育项目、担任教学导师、设计和实施创新教育项目的人才。正如 Cusimano 和 David[52]指出,现在十分需要更多的医疗卫生专业人员接受教学方法的培训,这样医学教育才能继续承担推进变革的使命。综上所述,教师发展在促进教学作为一种学术活动,并创造一种鼓励教育领导、创新和卓越的教育文化方面,扮演着重要的角色。

研修项目和其他纵向项目

不同周期、形式和重心的研修项目在很多学科中都有使用[53-56]。近年来,整合式纵向项目常取代了研修项目或学术休假。在这些项目中,教师需要在 1~2 年的时间里花费 10%~20% 的时间,使医疗卫生专业人员能够维持其主要的临床、研究和行政工作同时,促进自己的专业发展。项目通常由多种方法组成,包括大学课程、阅读研讨、独立研究项目和参与教师发展活动。整合式纵向项目,如教学学者项目[57-60],由于教师可以在提高其教育知识和技能的同时继续实践和教学,具有特别的吸引力。这些项目还可以发展学员教育领导力和医学教育学术性的活动[61]。

总而言之,尽管研修项目和其他纵向项目在结构、持续时间和内容上有所不同,但它们都能提升学

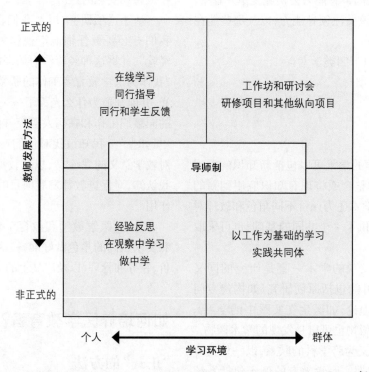

图 36.1　教师发展的方法。这张图最初是为"成为一个更好的老师:从直觉到意图"一章准备的[41]。(来源:经美国医师学会许可转载 ©2010。)

员在教学、课程设计、评价以及教育领导力方面的专业性和卓越性。他们中的许多人还会在学术和职业发展方面提供帮助[62,63]，并帮助创建一个教师和教育工作者的共同体。此外，他们鼓励传播新的知识和理念，以进一步推进医学教育发展。

学位项目

证书或学位项目在当下越来越受欢迎。在某种程度上，这是由于一些学者提出的"职业化"医学教育概念[11,12]。一些学者和组织认为，有必要对医学教育者进行认证，从而确保全球标准；一些其他人则不同意这一观点，并担心会剥夺教育工作者对教学的热情和忠诚（知识点 36.1）。

医学教育的高级学位主要提供深入的教育理论和实践知识，可以为教学研究和学术提供基础。Cohen 等人[64]报道了荷兰[1]、加拿大[3]、澳大利亚[3]、美国[6]和英国[8]的 21 种不同的医学教育硕士学位项目。最近，一篇文献对医学教育硕士学位进行了综述，作者是 Tekian 和 Harris[65]，他们强调医学教育硕士学位项目的激增现象。作者描述了 71 个项目的共性（如目标、内容、教育要求）及差异（如结构、组织），并认为有必要建立基于共同标准和方法的认证程序，以评估这些项目。此外，他们还建议，有必要解决高级学位课程的地域分布不均的问题。Pugsley 等人[66]也评价了医学教育硕士项目内容和质量的多样性，并呼吁加强标准和质量保障。然而，尽管存在这些担忧，英国大多数大学现在都要求工作人员持有大学教学和学习的证书，许多医学院与国民健康服务（NHS）信托机构合作，提供高级教育培训的机会[67]。学位项目对那些对教育领导、管理或研究感兴趣的人特别有帮助。

同行指导

同行指导作为教师发展的一种方法，在教学文献中经常被提及。同行指导的关键要素包括确定个人学习目标（例如提高特定的教学技能）、认真观察同事的教学，并提供反馈、分析和支持[68]。此外，同行指导是一种高度个性化的、以学习者为中心的方法，需要安全的环境、相互信任、共同协作和反思[69]。这种未被充分利用的方法，有时被称为合作教学或同行观察，具有特别的吸引力，因为它发生在教师自己的实践环境中，能够实现个性化学习，并促进合作[70]。它还允许医疗卫生专业人员在一起教学时相互了解，这样可以自然地促进医学教育者的发展。

知识点 36.1　聚焦：医学教育的专业化

荷兰的教师发展术语之一是"Docentprofessionalisering"，大致可以翻译为教学的"专业化"。这是特别有趣的，因为我们在许多场所见证了医学教育的专业化。例如，英国的《迪尔报告》（*Dearing Report*）提出了一些关于高等教育师资的建议，包括以下与此相关的建议：

我们建议，如果高等教育机构没有教师培训项目，应立即为其教职工开设教师发展项目或寻求获得这些项目的机会，并建议所有高等教育机构寻求高等教育学习与教学协会[37]对此类项目的国家认证。

英国医学总会的《良好医疗实践》（*Good Medical Practice*）指出：

医生和学生的教学、培训、评估和评价对现在和将来的病人医疗很重要。你应该愿意为这些活动作出贡献……如果你参与了教学，你必须培养一个教师的技能、态度和实践胜任力[8]。

最近，英国医学总会在英国医学教育者学会[25]的基础上，通过了一项认证和支持培训师的国家项目，为医学教育者制定了一系列标准，分为五个领域。

在国际舞台上，世界医学教育联合会阐明了一项教师活动和发展政策，其中指出：

医学院必须制定和执行教师活动和发展政策：使教学、研究和服务职能之间的能力达到平衡；确保优秀学术活动的表彰，强调了教学、研究和服务水平；确保在教学和学习中使用了临床服务功能和研究；确保每个教师对整个课程有足够的认识；包括教师培训、发展、支持和评估。

与此类似，国际医学院协会指出，"必须为提高教师在教育和研究方面的技能和领导能力提供专业发展机会"[9]。更具体地说，它们的基本标准规定："医学院必须有相关人力政策，以处理教学、研究和服务职能的能力平衡，并确保对优秀学术活动的认可，适当地强调研究成果和教学资格。"

尽管对教学认证和教学标准的强调在加拿大和美国还没有得到同等的重视，但显然有一种趋势是加强问责制和教学认证，这是医学教育工作者的作用之一[38]。此外，正如 Eitel 等人[11]指出，教师发展是医学教育工作者专业化获得认可的先决条件之一。

学习者反馈

来自学习者的反馈和评估在教育连续体各阶段中都可以成为教师发展的有益催化剂[71,72]。可惜老师经常被学生的评论和观察吓一跳，而这种自我提高

的机会很容易就会错过。然而,对学生或住院医师的评价进行有价值的调查可以提供有用的信息,特别是当教师提出以下问题时:

- 在不同的评估中是否有一种模式?
- 我做得好的方面是什么?
- 我还可以做些什么不同的吗?
- 我该如何利用这个机会来进行自我提升?

"非正式"的方法

虽然教师发展项目是培养医学教育者的一种普遍方法,但也应考虑一些替代办法。知识点 36.2 描述了 McGill 大学的医学教育者是如何开始成为医学教育者的"旅程"的。对很多人来说,这始于他们的"工作职责",然后慢慢演变成一条职业道路。下面这部分描述了其中四条重要的路径。

知识点 36.2　实用建议:成为一个医学教育者

McGill 大学医学教育中心的教师们确定了以下"成为一名医学教育者"的方法[13]。

- **通过天然的责任意识**

  医学教育的好处之一是你经常可以获得行政职位,如拥有一个实验室。我做了很长时间的本科项目主任……它给了我一个实验室来尝试各种创新并评价他们。

- **参与教师发展和其他培训机会**

  参加教师发展研讨会让我认识了一群教育工作者,让我"上瘾"了……从那以后我就没有停止过学习。

- **通过攻读高级学位**

  我的高级学位让我可以带着教育眼镜看东西。这也给了我一个机会让自己融入一个有着相似兴趣和需求的群体中。

- **通过兴趣**

  我有兴趣也有欲望。我一直想成为一名教师,而且我很擅长教学,我跟随自己的热情。

- **通过归属于一个(专家)共同体**

  对我来说,最有价值的部分是定期与一群志同道合的、在医学教育上追求卓越与学术的人会面,我已经沉浸在这种文化中了。

- **通过接受指导和角色示范**

  这些事情我一个人时做不到的……

- **通过从事医学教育**

  我在实践中学习,并明确或含蓄地使用多年来我所学到的知识来指导我的教学。

以工作为基础的学习

以工作为基础的学习,通常定义为为工作学习、在工作中学习和从工作中学习[20],这是医学教育者发展的基础,"在工作中学习"通常是进入教学和教育的第一步。实际上,每天的工作场所——即教育工作者进行临床、研究和教学活动,并与教师、同事和学生互动的地方——是学习最经常发生的地方。因此,帮助医学教育者将他们的日常经验视为"学习经验",并鼓励他们与同事和学生一起反思在临床或课堂环境中的学习是很有意义的[73]。把教职工的发展带到工作场所也是有益的。

有趣的是,教师发展活动传统上是在教育工作者的工作场所以外进行的,要求参与者们将他们"学到的课程"带回到他们自己的环境。也许是时候扭转这一情况并考虑如何增强工作环境中的学习[74]。通过共同工作和参与更大的共同体,临床医生和基础科学家可以建立新的知识和理解,并想办法解决教学和学习中遇到的问题。

实践共同体

与"在工作中学习"密切相关的是情境学习和实践共同体的概念[75]。基于其自身情况,医学教育者评价了医学教育者共同体的角色和价值,是为了加强教学、各教育阶段学生的学习和医学教育研究而聚在一起,这是其自身发展的关键因素。正如一位同事说道:"对于我来说,能暂时离开临床,沉浸在一个群体中是有益的……我可以有规律地参与,并被要求参与讨论和尝试新的想法[13]。"

Barab 等人[76]将实践共同体定义为"由互相分享和共享基于共同实践和事业的信仰、价值观、历史和经验知识基础的个人组成的持久的、持续的社会网络"。显然,正式的教师发展项目可以在发展实践共同体方面发挥关键作用。与此同时,归属这样一个共同体也可以在医学教育者的发展中发挥关键作用。

Lave 和 Wenger[75]认为,实践共同体的成功取决于以下五个因素:

- 共同体共同目标的确立和分享。
- 为实现该目标,相关知识的生成和运用。
- 共同体成员之间关系的自然性和重要性。
- 共同体之间和共同体之外成员间的关系。
- 共同体的工作与活动价值间的关系。

在他后期的著作中,Wenger[77]还补充了这样一个概念,即实现共同体的共同目标需要共享一系列共同的资源,包括语言、故事和实践(知识点 36.3)。

知识点 36.3　培养实践共同体

Wenger 等人[90]描述了培养实践共同体的七个原则，这些原则与医学教育者的发展直接相关。包括：

为发展而设计　共同体的建设应该建立在已有的个人网络之上，并允许自然的成长和发展。设计元素应该是共同体自然发展的催化剂。

在局内人和局外人之间展开对话　好的共同体设计需要局内人的视角，引导人们去发现共同体的本质；然而，通常也需要外部视角来帮助成员看到未开发的可能性。

邀请不同层次的参与　人们因为各类原因而参与共同体（例如，因社区提供的价值，因私下关系，为了促进技能提升）。我们期待并鼓励不同层次的参与（例如核心参与者、主动参与者和外围参与者）。成功的共同体通常会为那些边缘参与者"构建长椅"。

开设公共和私人共同体空间　大多数共同体都有公共活动，成员们聚在一起交流思想、解决问题或探索新理念。然而，共同体不仅仅是他们的"活动日历"。共同体的核心是一对一的非正式网络。所有共同体都需要公共和私人互动。

专注于价值　共同体之所以繁荣，是因为其向组织、向共同体成员所在的团队以及共同体成员本身传递了价值观，价值观的清晰阐述有助于共同体的发展和成长。

熟悉感与兴趣性相结合　成功的共同体会提供"家乡似的熟悉与舒适"，但也会提供足够的兴趣和多样性，让新的想法和新人不断进入共同体。

创造共同体的节奏　一个共同体有多种节奏（如熟悉和激动人心时的切分音、私人互动的频率、人们从边缘到积极参与的潮起潮落、社区整体发展的节奏）。共同体的节奏是代表它正活跃的最有力的标志。

在许多方面，医学教育中心和/或部门，以及更新的学院形式[78-81]，可以为实践共同体的发展提供环境。他们还可以帮助培养和支持新的和有经验的教师和教育工作者。这些中心和学院在文献中曾述及，且数量在不断增加，它们还可以发展和支持医学教育作为一门学科[38]。拥有共同的目标、开放的沟通、对话的机会、指导和机构支持是其成功的关键。

导师制

导师制是促进医学教师发展学术化、社会化与成熟化的一种常见方式[69,82,83]。然而，尽管几个正式的导师制项目曾被介绍过[84,85]，但在教师发展方面，尤其是在学术和职业发展方面，这一方法仍未得到充分利用。Daloz[86]描述了一种导师制模型，平衡了三类关键因素：支持、挑战和个人未来职业愿景。这种模式在教师发展方面也可以作为一个有用的框架。鉴于导师引导对于职业社会化、有意义的学术活动的发展、职业满意度及密切合作关系的发展十分重要[85]，我们必须努力促进和认同导师制成为培养医学教育者的一种方式。

角色示范

角色示范在所有医学教育者的角色发展中是有重要意义的，尽管其通常不被认可。在我们的研究中，教育工作者们谈到了导师的价值和角色示范的重要性："医学教育会涉及风险。没有导师和榜样的支持，很难有勇气完成这一切[13]。"

向榜样学习通常是通过观察和反思来进行的，是有意识和无意识活动的混合形式[87]。虽然我们都知道对某些行为的有意识观察，但理解这种无意识的力量对角色示范的效度至关重要。我们还应该记住，榜样不同于导师[88]。角色榜样往往会在具体事例中激发教学——尽管他们常在做别的事情；随着时间的推移，导师与同事之间就形成了明确的关系[89]。

组织支持与发展

一项关于教师对教师发展需求的调查[91]强调，将教师发展视为"发展、定位和/或支持"的必要性。有趣的是，大多数项目都集中在"发展"部分，关于教师培训和/或支持方面的要少得多。

对医学教育者的支持可以采取不同的形式，包括管理和组织支持、提供资源、对卓越教学的认可，以及在职称晋升和评聘时对教学学术的考虑。例如，在医学教育的各个领域都有支持系统和材料[92]，从针对培训医生需求的教材[93]到灵活开放的学习材料和资源。机构支持也包括：

- 制定支持和奖励卓越教学的制度政策[11]。
- 重新检查学术晋升和增加教育项目学分的标准[94]。
- 增加培训和指导项目。
- 加强对教师和初级教师的培训资源。

本章中，对"新"教师的入职培训项目的需求描述如下："你必须知道如何在这个体系中开始你的工作，且要抱有一定期望，如果有人不向你指出来，就很难弄清楚……"[95]。作为教师发展的工作者和医学教育者，我们往往倾向于关注教师个人，而忽视了组织支持和发展的重要性[15,16]。

学生和住院医师担任教师

虽然本章的主要重点是讨论作为医学教育者的教师的发展问题，但许多学者表示，教师发展应该从进入医学院就开始[96]。正如我们常见的，医学生在各种环境中授课，并定期参与同伴辅导学习[97]。住院医师在其他住院医师和学生的教学中也发挥着至关重要的作用[98]，事实上，据估计住院医师将花多达 25% 的时间用于教学活动，包括对医学生和更多初级住院医师的管理、指导与评价[99]。与此同时，住院医师认为教学是他们的重要职责[100]，并十分珍惜他们作为教学角色的学习经历[101]。

在调查本科医学生的角色时，Dandavino 等人[96]概述了一些医学生应该学习教学的原因。医学生将成为未来的住院医师和教师，其中许多人将承担重要的教学角色。此外，教学是医患关系的一个重要组成部分，可以推测，教师培训将帮助医学生成为更有效的交流者。还值得希望的是，医学生在教学和学习知识获得增长的过程中，也将成为更好的学习者。研究表明，学生对自己在教育中的角色充满了热情[102]，对学习教学十分感兴趣[103]，并通常被认为是有效的教师[104]。对住院医师也有类似的观察。例如，有研究表明住院医师培训对医学生教育有显著性贡献[98,105]，医学生认为他们在培训中发挥着关键作用[106,107]，尤其是住院医师更接近学生的经验，可以从他们自己的教学和学习实践中得到借鉴。也有人质疑教学能力提升是否能提高住院医师的临床能力[108,109]，但这个问题值得进一步研究。

一些文献介绍了促进学生和住院医师成为教师的一些项目[110-114]。包括为学生举办的短期讲习班和研讨会。例如，Bardach 等人[115]描述了为毕业年级学生举办了四场时长 1 小时的"如何教学"的课程，而 Nestel 和 Kidd[116]对一场旨在为学生成为同伴导师而准备的工作坊进行了评估。在这些例子中，学生认为正式教学培训应该成为他们经验中必需的一部分；他们还认为，他们可以使用自己在已有教育背景下所学到的知识。一些学校还开设了"学生作为教师"的课程[111]，而其他学校则描述了医学教育中的选修活动，通常只有少数学生参与[117]。选修课程的持续时间从一至四周不等，大多数学生认为选修课程传授了十分宝贵的知识和技能。然而有趣的是，似乎很少有医学院以系统的（或常规的）方式将教学技能纳入本科课

程[102]。同时，许多机构为学生和住院医师提供为同伴和类似同伴在辅导活动中担任教师的机会。例如，学生可以在学生组织的课程中担任导师[118,119]或在某些课程中担任助教[120]。正如 Peluso 和 Hafler[102]所说的，同伴和类似同伴辅导机会具有很大价值，可以提供学生设计教学课程、组织辅导项目或零散的对年轻同事开展教学的机会。然而，它们受到"已有课程，且在时间、内容和形式方面很难控制"的限制[102]。

一些"住院医师作为教师"的项目也曾被介绍。这些活动形式与为学生和教师设计的活动一样，包括工作坊、研讨会和教学休假[98]。人们还关注到整合式课程对于提高教学技能[121]，以及在准备成为医学教育者过程中，总住院医师这一角色的作用[122]。住院医师对大多数现有项目的评价都是积极的，在教学的知识和态度方面发生了明显的变化[98]。此外，住院医师十分重视活动的体验性、对其作为教师的反馈和支持，以及"在工作中"发生的学习。

展望未来，针对学生和住院医师的教师发展项目应被视为核心课程的重要组成部分，内容可包括有关成人学习原理，以及可在病例展示、正式讲座和非正式团队讨论中广泛使用的教学技巧[96]，还应对其进行严格和系统的评价。此外，我们应当记住，作为未来的教育者，医学生和住院医师可以从他们的生活经历中获得宝贵的经验，包括参与同伴学习、课程设计、相关委员会工作和正在进行的教育研究活动[102]。早期和有意识的接触教学可以帮助学生和住院医师更好地理解医生作为教师的角色，甚至可能鼓励他们将医学教育者作为职业目标。

尽管大多相关文献关注的是作为教师的学生和住院医师，但一些作者也强调了需要让学习者为领导和管理角色做好准备[123,124]。正如 Ackerly 等人所说："积极培养未来的领导者是有必要的"[125]。虽然这些项目的具体重点并没有专门针对医学教育者的领导力，但其学习模式与教师的学习模式相似，强调体验式学习的价值、导师的作用和纵向项目的好处。此外，还建立了特殊的渠道[126,127]和联合 MD-MBA 项目[128,129]，以在早期阶段促进学生领导力的发展，另一方面，鼓励以技能为基础的方法，使学员接触到医生领导者的不同职业轨道[126]。需要注意到，领导力（或管理）在不同的教育框架中都是一项核心胜任力[130,131]，因此，这一领域的培训与课程期望和医疗卫生需求十分吻合。学习者作为研究者和学者的角色也是如此。培养学生和住院医师作为研究人员的重要性也在文献中有所强调，尽管将研究技能整合到成为未来医学

教育者的角色中很有限。我们找到一些有价值的例子，包括内科住院医师的研究轮换[132]、住院医师期间的学术项目[133]、本科生参与学术伦理委员会[134]和医学教育的学生选修课[113,117]。就像教师的情况一样，这一领域的教师发展必须指出医学教育者所扮演的多重角色。

项目有效性

关于教师发展活动影响的研究表明，总体上对项目的满意程度很高，参与者会向同事推荐这些活动。教师还表达了其教学态度产生的积极变化，以及对教育原理知识和具体教学行为方面的自我变化[39,40]。其他好处还包括提高了个人兴趣和热情，增强自信心，增强对单位的归属感，以及增强教育领导力和创新能力。在本研究中，参与教师发展活动的人员评价了与志同道合的同事们见面的价值，并感受到了对教学的全新使命和热情。正如一位参与者反映道："我离开时精神焕发，准备再去教一千名学生[57]！"其他人指出了对他们行为建立概念框架的价值，并讲述道："我得到了新的教学工具。他们不只用文字表述，而且还在我面前使用，我是演示的重要参与者[57]。"

2006年，作为医学教育最佳证据（BEME）的合作项目（知识点36.4）的一部分，一个国际医学教育者小组系统地综述了教师发展方面的文献，以确定教师发展举措对医学教育教学效果的影响[39]。这一系统综述于2016年更新[40]，结果表明，大多数干预实践措施针对临床医生，包括工作坊、短期课程、系列研讨会、纵向项目和"其他"干预措施，如同行指导、集体反馈、在线课程和现场参访。这些文献建议，我们需要将重点扩大到个人教学效果之外，开发不限时长的项目，促进工作场所学习，促进共同体发展，并确保教师发展的组织支持。

与此同时，尽管有许多关于教师发展项目的介绍，但缺乏研究证明大多数教师发展活动的有效性[5,39,40]。相对而言，很少有项目进行了全面评估，确定该项目对教师产生了什么影响，而且往往缺乏支持这些举措有效性的数据。在这一领域进行的研究中，大多数依赖于参与者的满意度评价；一些人评价了其对认知学习或表现的影响，还有一些人研究了这些干预措施的长期影响。然而，继续往前推进，进行更多的质性和混合方法的研究，测量行为和组织变化，评估其实践转化情况，并在更大的组织背景下探索教师发展的作用是十分重要的。显然，需要更严谨的研究设计，以

知识点36.4 寻找证据：系统综述的结果

BEME曾对那些有助于提高医学教育教学效果的教师发展举措进行了综述[39,40]，主要有以下发现：

- **对教师发展项目的高满意度**

参加者对教师发展项目总体上满意程度较高。此外，他们始终认为这些项目是可接受的、有用的，且与他们的目标有关。他们也很珍惜其使用的方法，特别是那些注重实践和技能的方法。

- **对教学和教师发展态度的改变**

参与者反映，由于参与这些活动，他们对教师发展和教学的态度发生了积极的变化。他们表示对自我优势和局限性的认识加深了，对教与学的积极性和热情有所提高，对职业发展的好处有了明显的认识。

- **知识和技能的获得**

参与者表示，他们对教育原理和策略的了解增长很多，并在具体的教学策略和技能上提升较大（如教学设计、有效反馈等）。在正式使用的知识测试中，也发现了成绩的显著增长。

- **行为的改变**

很多研究都表达了教师自我在教学行为中感受到的改变。虽然学生的评价有时并不总是能反映参与者的这一感受，但教师在教学表现上的变化也可被观测到。可见的变化超越了课堂教学或临床情境，还包括：设计和开展新的教育项目，获得新的教育职责或领导岗位，提高学术产出和生产力，以及职业发展。

- **组织实践和学生学习的变化**

尽管我们不经常调查教师发展对组织实践和学生学习的变化，但确实发生了很多变化，包括更多的教育参与和大学网络的建立，尤其在纵向项目中。

捕捉教师发展干预的复杂性。报告还提出了一些能涵盖不同的数据来源的基于行为表现的新的评价方法，对不同教师发展策略及其变革的持久性的过程性研究也很有价值。

教师发展的理论指导框架

MacDougall和Drummond[135]观察到，目前还没有明确的理论框架来描述医学教师和教育工作者是如何发展的。事实上，尽管"知道怎么做"教育及其实践性不断被强调，但在教师发展相关文献中理论仍明显缺乏。与医学教育本身一样，许多教育理论似乎可以直接应用于教师的发展和医学教育者的发展。许多理论观点在本书其他章节有详细介绍，特别是在第

2 章；其中有三个理论框架与教师发展特别相关：情境学习[136]，Knowles 的成人学习原则[137]，以及 Kolb 和 Fry 的经验学习周期[138]。

情境学习

情境学习是基于这样一种观念，即知识是情境性的，并受到其应用的活动、情境和文化的根本影响[136]。这种将知识置于真实环境中的观点，对于我们理解教师发展以及教师教学活动的设计和实施具有重要意义。情境学习理论将能促进新行为习得所需的认知基础和体验式学习结合在一起。也就是说，它通过将学习嵌入真实的活动中，弥合了"知道什么是"教学和"知道如何做"教学之间的差距。它还有助于将抽象的、理论性的知识转化为可用的、有用的知识[139]。情境学习的支持者认为，在学科的显性课堂教学和在真实环境中学习知识的活动之间应该保持平衡，这两者都是教师发展的基本原则。

情境学习的一些核心组成部分包括认知学徒制[140]、合作性学习[136]、反思[141-144]、刻意练习和技能学习陈述[145]，在第 2 章和第 12 章有更详细的介绍。这些因素都能在教师发展项目中发挥重要作用。

与情境学习概念密切相关的是"合法性的边缘参与"的概念[75]。这种社会实践将"做中学"（也称为"体验式学习"）与"学徒制"结合在一起，形成一个单一的理论视角，是一个新手成为专家的过程。也就是说，从情境学习的角度来看，学习者通过逐渐参与其所在的共同体来构建新的知识和理解。在许多方面，教师也会经历这种过程。参与共同体活动的一个核心因素是有机会观察和参与到问题的形成过程中，并了解知识是如何构建的。Wenger[77]认为，共同体内的社会参与是非正式学习的关键。它嵌入进工作场所的实践和关系中，并创造了更多身份和意义。此外，它也弥补甚至可以替代许多正式学习的机制。非正式学习通常不被认为是组织内部的学习；相反，它通常被认为是"工作的一部分"。然而，在工作中学习是医学教育者发展的一个关键组成部分，有必要使这种学习尽可能显性化，让它能成为教师发展的一个重要组成部分而受到更多重视。

成人学习原则

虽然有些人认为成人学习不是一种理论[146]，而仅仅是对成人学习者的描述，但另一些人认为 Knowles 的成人学习原则，也被称为成人教育学（andragogy）[137]，形成了一个重要的理论建构[147]。在

这种情况下，成人教育学设计了一个能为规划教师发展项目提供有用指导的框架。它的主要原则包括观察成年人开展学习的多元动机以及对学习目标和教学方法的期待，许多成年人的学习属于"再学习"而不是全新的学习，大多数成年人更喜欢通过经验来学习。显然，将这些原则纳入教育项目的设计将有助于提升其接纳性、相关性和参与性。对这些原则的理解也会影响项目的节奏、意义和动机。

体验式学习

Kolb 和 Fry[138]对学习圈理论（learning cycle）进行了描述，强调了经验在学习过程中的作用。更具体地说，其描述了经验如何转化为概念，而概念如何反过来指导新的实践选择[148]。在这个模型中，应该考虑在所有教学活动的设计中，学习被视为由四个学习阶段构成，学习者需要先体验各种情境（在教室和在临床），观察和反思他们所学到的东西（通常是在大型讨论中），形成自己的理论和对世界的理解，并实践新的方法以实现真的学习[138]。重要的是，对体验式学习圈的关注可促进教与学，并保障各类学习方式在教师发展项目中能得到关注与尝试。

教师发展项目的设计

由于正式的教师发展项目是培养医学教育者最常见的方式之一，本节将重点介绍一些之前提及过、对教师发展人员有助益的一般准则[14]。

了解组织文化

教师发展项目是在特定的机构或组织内开展的，因此有必要了解该机构的文化，并回应其需求。教师发展项目也应利用机构的优势，并与领导层合作以确保成功。在许多方面，可以利用文化背景来促进或加强教师发展工作。例如，一些作者建议，"在教育或课程改革时期，教师发展可能更具有重要性"[149]。评价对教师发展活动的机构支持以确保资源支持和有效空间也很重要。显然，教师发展无法在真空中发生[14]。

确定合适的目标和优先级

同设计任何项目一样，必须仔细确定目标和优先次序。我们想要达到的目标是什么？为什么这么做很重要？确定项目目标也十分重要，它将影响我们的目标受众、项目选择、整体内容和方法。确定优先级

并不容易，且常常需要与核心利益相关者进行磋商。然而，平衡个人和组织的需求一直是很重要的。

进行需求评估以确保相关规划

如上所述，教师发展项目应以个人和机构的需要为基础。学生需求、病人需求和社会需求也可以帮助指导相关活动[14]。评估需求对于完善目标、确定内容、确定首选学习形式和确保其重要性是必要的。这也是一种促进早期"报名"的方式。常用的方法包括：

- 书面问卷或调查。
- 与关键信息提供者（如参与者、学生、教育领导者）进行访谈或焦点小组讨论。
- 观察"行动中"的教师。
- 文献回顾。
- 现有项目和资源的背景扫描[150,151]。

只要有可能，我们应尝试多途径获取信息，并区分"需要"和"想要"。显然，教师个体所感知的需求可能不同于学生或同行所表达的需求。需求评价还可以帮助进一步将远景目标转化为具体目的，这是项目规划和评价成果的基础。

开发不同的项目，以满足多元化需求

在前面的部分中已经描述了各种教师发展形式。显然，我们必须设计能适应不同的目标和目的、内容领域及个人和组织需求的项目。例如，如果我们的目标是提高教职工的演讲技能，可以选择开设一项为期半天的交互式教学的工作坊。另一方面，如果我们希望在同行中促进教育领导力和学术活动，可以优先选择教学学者项目或教育研修项目的方法[14]。在这种情况下，铭记教师发展可以包括开发、介绍、激励和支持，并开设不同项目以适应不同需求，是十分有帮助的。

将成人学习原理与教学设计相结合

正如此前提到的，成年人带着不同的动机和对教学方法与目标的期待来参与学习。将这些原理纳入教师发展项目的设计中显然是必要的，因为医生具有较强的自我主导能力，并拥有大量经验，这些经验可作为学习的基础[14]。

还应当遵循教学设计的原则。例如，制定明确的学习目标和目的是十分重要的，确定核心内容领域，设计适当的教学和学习策略，并设计适当的学生和课程评估方法。将理论与实践相结合，并确保学习与工作场所和所属职业相关联也十分重要。学习应该是

互动的、参与式的、基于经验的，以应用参与者的先前学习经验和经历作为起点。所有利益相关者参与项目的详细计划和组织，创造一个积极的学习环境都是十分重要的。然而，虽然理论应指导实践，但教师发展举措必须切合实际（见知识点 36.5）。

知识点 36.5 寻找证据：教师发展的主要特征

BEME 对旨在提高医学教育教学效果的教师发展举措的文献综述中[39,40]发现，以下"核心特征"有助于教师发展活动的有效性。

- **循证指导的教育设计**

  指包含一个理论或概念框架来指导课程设计，遵循教学设计和成人学习原理来促进技能发展，以及使用多种教学方法来适应不同的学习风格并达到预期的结果。

- **相关内容**

  项目内容与参与者的教育和临床责任的相关性（和适用性）是激励教师参与教师发展的关键。

- **体验式学习**

  包括应用所学知识、技能的实践和接受对行为表现的反馈。

- **反馈和反思的机会**

  （来自同伴和同事的）反馈在促进变革方面具有重要作用，同时也是反馈教育实践、理念和价值的机会。

- **教育项目**

  这一特点在不限时长的课程中最常见，它允许学员专注于对他们重要的问题，并将他们学到的知识应用到工作中。

- **有意义的共同体建构**

  包括提供一个安全和支持性的学习环境，明确鼓励合作和网络，无论是在教师发展活动期间还是之后，都促进有效的同伴和同事关系。

- **纵向项目设计**

  纵向项目往往与其他设计特征相关联，如实践和应用的机会、反馈和反思、建立关系和网络，旨在促进持续性的变化。

- **机构支持**

  项目设计与服务的人力资源、项目和参与者的经费支持对于项目的成功至关重要。

使用多种多样的教育方法

根据成人学习原理，教师发展项目应该尝试使用多种能促进体验式学习、反思、反馈和即时应用的教育方法。常见的学习方法包括互动型教学、案例展

示、小组讨论和个人实践、角色扮演和模拟、录像回顾和现场演示。带着反馈开展实践也是关键，因为这正是反思个人价值观和态度的机会。计算机辅助教学、辩论和回应小组、读书俱乐部和自我主导阅读是可考虑的其他方法。如同之前的例子，一个关于互动型教学的工作坊可能包括互动型大型演说、小组讨论和练习，以及实践和反馈的机会。一个研修项目可能包括小组研讨会、独立项目设计和结构化阅读。无论采用何种方法，都应尊重参与者的需求和学习偏好，且方法应与目标相匹配。医疗卫生专业人员在"做"中学的效果最好，在任何情况下都应该促进体验式学习[14]。

有效促进报名和推广

参与教师发展项目或活动的决定并不像乍看上去那么简单，它包括个人对该项目的直接反应，发展或提升特定技能的动机，在该时间段内有空闲，以及能克服心理障碍承认其培训需求[149]。作为教师发展人员，面临着学员不愿意参与的挑战，可使这种抗拒变成学习一种资源，将我们的"产品"进行推广。在本章中，我们已经看到了有针对性的邮件、专业化设计的宣传材料并对产品进行"品牌化"以引发兴趣这些举措的价值。继续教育学分，以及免费和灵活的项目设计，也可以帮助提高积极性和出勤率。"报名"（buy-in）代表了个人和系统层面对项目的重要性、广泛性支持及时间资源投入达成共识，这必须在所有项目举措中加以考虑[152]。

努力克服常见的挑战

教师发展人员面临的共同挑战包括：
- 缺乏机构支持和项目设计（所需的）资源。
- 目标冲突，个人和机构优先事项的平衡。
- 需求评估。
- 激励教师参与。
- 吸引教师"报名"。
- 促进能反映教师发展的重要性与更新教学和学习热情的"文化变革"。

教师发展人员不可避免地要通过各种手段来克服这些问题，包括创造性的程序设计、熟练的推广和高质量的活动服务。能满足明确需求的灵活的日程安排和协作式的设计，也有助于确保系统层面的成功。

教师发展者的筹备

发展人员的招聘和准备工作很少被提及。然而，认真招聘、有效培训、创造性合作以及在先前经验的

基础上发展是很重要的[152]。医学教育者能以多种方式参与进来：作为合作促进者、项目规划者或顾问。在本文中，我们尝试让新教师参与到每个教师发展活动中，并组织一个预备会议（或"预演"）来了解内容和流程，征求反馈意见，并提升"主人翁意识"。我们还以"复盘"的形式总结每个活动，讨论已学的课程并为未来做规划。无论何时，教师发展人员都应该是受到同行尊敬的人，并应在促成团队方面具有一定的教育专业知识和经验。有人说，"教学就是再学一次"，这个原则显然可成为教师发展人员的主要激励因素之一。

评估和展示有效性

对教师发展项目和活动的评估是显然有必要。事实上，我们必须记住，对教师发展的评估不仅仅是一项学术活动，我们的研究结果需要作用于项目的设计、服务和推广中。此前也说过，教师发展必须努力促进教育作为一种学术活动；我们必须在我们的行动中也树立这一示范榜样。

在评估教师发展项目或活动的准备过程中，应该考虑评估的目标（如项目规划与决策、政策形成和学术调查），可用的数据源（如参与者、同行、学生或住院医师），常见的评估方法（如问卷调查、焦点小组、客观测试、观察），可用于支持评估的资源（如机构支持、研究资助），以及项目评估模型（如目标实现、决策促进）。柯克帕特里克及其关于评估的层级模型[153]也有助于对结果的评价进行概念化和框架化。它们包括：
- 反应——参与者对学习体验的看法。
- 学习——参与者的态度、知识或技能的改变。
- 行为——参与者的行为改变。
- 结果——给组织系统、病人或学习者带来的变化。

一项实际可行的评估应当至少包括对实用性和相关性、内容、教学和学习方法，以及进行变革的意图方面的评估。此外，由于评估是项目规划的一个组成部分，因此在任何项目开始时都应对其加以概念化。它还应包括使用各种方法和数据来源对学习和行为变化进行质性和定量评估。关于评估方法的更多信息，请参阅本书第30章。

小结

随着对高等教育问责制要求的增加，将会有更多压力去改变医学教育专业行为[11]。此外，随着医学教育对全球标准的愈加重视[10,154]，对医学教育者专业

发展的需求也将增加。正如 Glicken 和 Merenstein[18]恰如其分地指出，教师经常带着"用智慧和经验决定了学生需要知道的"来到医学教学中，尽管他们还未接受过相关工作的培训。显然，我们有责任开展这种培训，无论是用正式或非正式的方法。

我们还需记住，医学教育是一项社会努力。McGill 大学的教师们已经确定了成为一名医学教育者所需的核心属性（包括反思、激情、热情和自豪）和技能（如保持多角度视野、情境式学习、与他人合作以及看到"大局"的能力）[13]。他们还强调了学者共同体在培养医学教育者方面的益处（见知识点 36.2）。在许多方面，这些建议可以作为发展医学教育者的路线图，因为我们每个人都在这一发现之旅中找到了快乐和满足。正如两位同事所描述的："对我来说，医学教育者是那些将他们的部分职业、时间和兴趣投入到医学教学和教育中的人。头衔并不重要，更多的是投入的努力和大量时间，得到的产出决定了我们成为医学教育者的层级[13]。""一旦你加入了那些无形的东西——激情和承诺、奉献和创造力，你就成为了一名医学教育者……[13]"

致谢

在此感谢 Peter McLeod 博士、Linda Snell 博士和 Peter Cantillon 博士，感谢他们对本章早些时候的版本的评价。我也要感谢我在医学教育中心和 McGill 大学医学院的同事，感谢他们对我们的教师发展项目和活动的持续参与、见解和反馈。没有这个"实践共同体"，我自己对这个复杂过程的理解是不可能实现的。本章中使用的一些材料已在作者之前于《医学教师必读》[14]和《医学专业教学》[155]上发表的文章中使用，并在此经许可转载。

参考文献

1 Miller, G. (1980). *Educating Medical Teachers*. Cambridge, MA: Harvard University Press.
2 Jason, H. and Westberg, J. (1982). *Teachers and Teaching in US Medical Schools*. New York: Appleton-Century-Crofts.
3 Harris, D., Krause, K., Parish, D., and Smith, M. (2007). Academic competencies for medical faculty. *Family Medicine* 39: 343–350.
4 Clark, J.M., Houston, T.K., Kolodner, K. et al. (2004). Teaching the teachers: national survey of faculty development in departments of medicine of US teaching hospitals. *Journal of General Internal Medicine* 19: 205–214.
5 Skeff, K.M., Stratos, G.A., and Mount, J.F.S. (2007). Faculty development in medicine: a field in evolution. *Teaching and Teacher Education* 23: 280–285.
6 McLean, M., Cilliers, F. and Van Wyk, J.M. (2008). Faculty development: yesterday, today and tomorrow. *Medical Teacher* 30: 555–84.
7 Steinert, Y. ed. (2014). *Faculty Development in the Health Professions: A Focus on Research and Practice*. Dordrecht: Springer.
8 General Medical Council (2012). Good Medical Practice. http://www.gmc-uk.org/education/10264.asp (accessed 20 March 2017).
9 International Association of Medical Colleges (2012). Composite Standards. http://www.iaomc.org/cs.htm (accessed 20 March 2017).
10 World Federation for Medical Education (2007). *Global Standards Programme*. www.wfme.org (accessed 20 March 2017).
11 Eitel, F., Kanz, K.G., and Tesche, A. (2000). Training and certification of teachers and trainers: the professionalization of medical education. *Medical Teacher* 22: 517–526.
12 Purcell, N. and Lloyd-Jones, G. (2003). Standards for medical educators. *Medical Education* 37: 149–154.
13 Steinert, Y. (2008). From teacher to medical educator: the spectrum of medical education. Unpublished report, Centre for Medical Education, Montreal.
14 Steinert, Y. (2009). Staff development. In: *A Practical Guide for Medical Teachers* (ed. J. Dent and R. Harden), 369–376. Edinburgh: Elsevier Churchill Livingstone.
15 Steinert, Y., Cruess, R.L., Cruess, S.R. et al. (2007). Faculty development as an instrument of change: a case study on teaching professionalism. *Academic Medicine* 82: 1057–1064.
16 Jolly, B. (2014). Faculty development for organizational change. In: *Faculty Development in the Health Professions: A Focus on Research and Practice* (ed. Y. Steinert), 119–137. Dordrecht: Springer.
17 Hafferty, F.W. (1998). Beyond curriculum reform: confronting medicine's hidden curriculum. *Academic Medicine* 73: 403–407.
18 Glicken, A.D. and Merenstein, G.B. (2007). Addressing the hidden curriculum: understanding educator professionalism. *Medical Teacher* 29: 54–57.
19 Bligh, J. (2005). Faculty development. *Medical Education* 39: 120–121.
20 Swanwick, T. (2008). See one, do one, then what? Faculty development in postgraduate medical education. *Postgraduate Medical Journal* 84: 339–343.
21 Wilkerson, L. and Irby, D.M. (1998). Strategies for improving teaching practices: a comprehensive approach to faculty development. *Academic Medicine* 73: 387–396.
22 Milner, R.J., Gusic, M.E., and Thorndyke, L.E. (2011). Perspective: toward a competency framework for faculty. *Academic Medicine* 86: 1204–1210.
23 Molenaar, W.M., Zanting, A., van Beukelen, P. et al. (2009). A framework for teaching competencies across the medical education continuum. *Medical Teacher* 31: 390–396.
24 Srinivasan, M., Li, S.T., Meyers, F.J. et al. (2011). "Teaching as a competency": competencies for medical educators. *Academic Medicine* 86: 1211–1220.
25 Academy of Medical Educators (2012) Professional standards. http://www.medicaleducators.org (accessed 22 June 2018).
26 Buchel, T.L. and Edwards, F.D. (2005). Characteristics of effective clinical teachers. *Family Medicine* 37: 30–35.
27 Wright, S.M. and Carrese, J.A. (2002). Excellence in role modeling: insight and perspectives from the pros. *Canadian Medical Association Journal* 167: 638–643.
28 Bordage, G., Foley, R., and Goldyn, S. (2000). Skills and attributes of directors of educational programmes. *Medical Education* 34: 206–210.
29 Spencer, J. and Jordan, R. (2001). Educational outcomes and leadership to meet the needs of modern health care. *Quality in Health Care* 10: ii38–ii45.
30 Boyer, E. (1990). *Scholarship Reconsidered: Priorities of the Professoriate*. Princeton, NJ: Princeton University Press.
31 Simpson, D.E. and Fincher, R.M. (1999). Making a case for the teaching scholar. *Academic Medicine* 74: 1296–1299.
32 Steinert, Y. and Snell, L. (2011). Educational innovation and scholarship: from curriculum design to implementation. In: *Educational Design: A CanMEDS Guide for the Health Professions* (ed. J. Sherbino and J.R. Frank). Ottawa: Royal College of Physicians and Surgeons

of Canada.

33 Glassick, C.E. (2000). Boyer's expanded definitions of scholarship, the standards for assessing scholarship and the elusiveness of the scholarship of teaching. *Academic Medicine* 75: 877–880.

34 Higgs, J. and McAllister, L. (2007). Educating clinical educators: using a model of the experience of being a clinical educator. *Medical Teacher* 29: e51–e57.

35 Steinert, Y. and Macdonald, M.E. (2015). Why physicians teach: giving back by paying it forward. *Medical Education* 49: 773–782.

36 Fraser, S.W. and Greenhalgh, T. (2001). Coping with complexity: educating for capability. *British Medical Journal* 323: 799–803.

37 Dearing, R. (1997). *Higher Education in the Learning Society: report of the National Committee of Inquiry into Higher Education.* London: HMSO.

38 Walsh, K. (2007). Professionalism in medical education: could an academy play a role? *Medical Teacher* 29: 425–426.

39 Steinert, Y., Mann, K., Centeno, A. et al. (2006). A systematic review of faculty development initiatives designed to improve teaching effectiveness in medical education: BEME guide no. 8. *Medical Teacher* 28: 497–526.

40 Steinert, Y., Mann, K., Anderson, B. et al. (2016). A systematic review of faculty development initiatives designed to enhance teaching effectiveness: a 10-year update: BEME guide no. 40. *Medical Teacher* 38: 769–786.

41 Steinert, Y. (2010). Becoming a better teacher: from intuition to intent. In: *Theory and Practice of Teaching Medicine* (ed. J. Ende), 73–93. Philadelphia: American College of Physicians.

42 Nasmith, L. and Steinert, Y. (2001). The evaluation of a workshop to promote interactive lecturing. *Teaching and Learning in Medicine* 13: 43–48.

43 Nasmith, L., Steinert, Y., Saroyan, A. et al. (1997). Assessing the impact of a faculty development workshop: a methodological study. *Teaching and Learning in Medicine* 9: 209–214.

44 Nayer, M. (1995). Faculty development for problem-based learning programs. *Teaching and Learning in Medicine* 7: 138–148.

45 Olmesdahl, P.J. and Manning, D.M. (1999). Impact of training on PBL facilitators. *Medical Education* 33: 753–755.

46 Quirk, M.E., DeWitt, T., Lasser, D. et al. (1998). Evaluation of primary care futures: a faculty development program for community health center preceptors. *Academic Medicine* 73: 705–707.

47 Wilkerson, L. and Sarkin, R.T. (1998). Arrows in the quiver: evaluation of a workshop on ambulatory teaching. *Academic Medicine* 73: s67–s69.

48 Steinert, Y., Nasmith, L., and Daigle, N. (2003). Executive skills for medical faculty: a workshop description and evaluation. *Medical Teacher* 25: 666–668.

49 Steinert, Y., Cruess, S., Cruess, R., and Snell, L. (2005). Faculty development for teaching and evaluating professionalism: from programme design to curriculum change. *Medical Education* 39: 127–136.

50 Baldwin, C.D., Goldblum, R.M., Rassin, D.K., and Levine, H.G. (1994). Facilitating faculty development and research through critical review of grant proposals and articles. *Academic Medicine* 69: 62–64.

51 Steinert, Y., McLeod, P.J., Liben, S., and Snell, L. (2008). Writing for publication in medical education: the benefits of a faculty development workshop and peer writing group. *Medical Teacher* 30: e280–e285.

52 Cusimano, M.D. and David, M.A. (1998). A compendium of higher education opportunities in health professions education. *Academic Medicine* 73: 1255–1259.

53 Gruppen, L.D., Simpson, D., Searle, N.S. et al. (2006). Educational fellowship programs: common themes and overarching issues. *Academic Medicine* 81: 990–994.

54 Gruppen, L.D. (2014). Intensive longitudinal faculty development programs. In: *Faculty Development in the Health Professions: A Focus on Research and Practice* (ed. Y. Steinert), 197–216. Dordrecht: Springer.

55 Frohna, A.Z., Hamstra, S.J., Mullan, P.B., and Gruppen, L. (2006). Teaching medical education principles and methods to faculty using an active learning approach: the University of Michigan Medical Education Scholars Program. *Academic Medicine* 81: 975–978.

56 Burdick, W., Amaral, E., Campos, H., and Norcini, J. (2011). A model for linkage between health professions education and health: FAIMER international faculty development initiatives. *Medical Teacher* 33: 632–637.

57 Steinert, Y., Nasmith, L., McLeod, P.J., and Conochie, L. (2003). A teaching scholars program to develop leaders in medical education. *Academic Medicine* 78: 142–149.

58 Steinert, Y. and McLeod, P.J. (2006). From novice to informed educator: the teaching scholars program for educators in the health sciences. *Academic Medicine* 81: 969–974.

59 Rosenbaum, M.E., Lenoch, S., and Ferguson, K.J. (2005). Outcomes of a teaching scholars program to promote leadership in faculty development. *Teaching and Learning in Medicine* 17: 247–252.

60 Muller, J.H. and Irby, D.M. (2006). Developing educational leaders: the teaching scholars program at the University of California, San Francisco, School of Medicine. *Academic Medicine* 81: 959–964.

61 Steinert, Y., Naismith, L., and Mann, K. (2012). Faculty development initiatives designed to promote leadership in medical education. A BEME systematic review: BEME guide no. 19. *Medical Teacher* 34: 483–503.

62 Wilkerson, L., Uijtdehaage, S., and Relan, A. (2006). Increasing the pool of educational leaders for UCLA. *Academic Medicine* 81: 954–958.

63 Hatem, C.J., Lown, B.A., and Newman, L.R. (2006). The academic health centre coming of age: helping faculty become better teachers and agents of educational change. *Academic Medicine* 81: 941–944.

64 Cohen, R., Murnaghan, L., Collins, J., and Pratt, D. (2005). An update on master's degrees in medical education. *Medical Teacher* 27: 686–692.

65 Tekian, A. and Harris, I. (2012). Preparing health professions education leaders worldwide: a description of masters-level programs. *Medical Teacher* 34: 52–58.

66 Pugsley, L., Brigley, S., Allery, L., and Macdonald, J. (2008). Counting quality because quality counts: differing standards in master's in medical education programmes. *Medical Teacher* 30: 80–85.

67 Hesketh, E.A., Bagnall, G., Buckley, E.G. et al. (2001). A framework for developing excellence as a clinical educator. *Medical Education* 35: 555–564.

68 Flynn, S.P., Bedinghaus, J., Snyder, C., and Hekelman, F. (1994). Peer coaching in clinical teaching: a case report. *Family Medicine* 26: 569–570.

69 Boillat, M. and Elizov, M. (2014). Peer coaching and mentorship. In: *Faculty Development in the Health Professions: A Focus on Research and Practice* (ed. Y. Steinert), 159–179. Dordrecht: Springer.

70 Orlander, J.D., Gupta, M., Fincke, B.G. et al. (2000). Co-teaching: a faculty development strategy. *Medical Education* 34: 257–265.

71 Archer, J., Swanwick, T., Smith, D. et al. (2013). Developing a multi-source feedback tool for postgraduate medical educational supervisors. *Medical Teacher* 35: 145–154.

72 Bukhari, A., Mahboob, U., Atiq, S., and Ahmed, J. (2016). Significance of students' feedback on improving the teaching practices of the faculty. *Khyber Medical University Journal* 8: 142–146.

73 Steinert, Y. (2014). Learning from experience: from workplace learning to communities of practice. In: *Faculty Development in the Health Professions: A Focus on Research and Practice* (ed. Y. Steinert), 141–158. Dordrecht: Springer.

74 Boud, D. and Middleton, H. (2003). Learning from others at work: communities of practice and informal learning. *Journal of Workplace Learning* 15: 194–202.

75 Lave, J. and Wenger, E. (1991). *Situated Learning: Legitimate Peripheral Participation.* New York: Cambridge University Press.

76 Barab, S.A., Barnett, M., and Squire, K. (2002). Developing an empirical account of a community of practice: characterizing the essential tensions. *The Journal of the Learning Sciences* 11: 489–542.

77 Wenger, E. (1998). *Communities of Practice: Learning, Meaning and Identity.* New York: Cambridge University Press.

78 Cooke, M., Irby, D.M., and Debas, H.T. (2003). The UCSF academy of medical educators. *Academic Medicine* 78: 666–672.

79 Irby, D.M., Cooke, M., Lowenstein, D., and Richards, B. (2004). The academy movement: a structural approach to reinvigorating the educational mission. *Academic Medicine* 79: 729–736.

80 Bligh, J. and Brice, J. (2007). The Academy of Medical Educators: a professional home for medical educators in the UK. *Medical Education* 41: 625–627.

81 Searle, N.S., Thompson, B.M., Friedland, J.A. et al. (2010). The prevalence and practice of academies of medical educators: a survey of US medical schools. *Academic Medicine* 85: 48–56.

82 Bligh, J. (1999). Mentoring: an invisible support network. *Medical Education* 33: 2–3.

83 Bland, C., Schmitz, C., Stritter, F. et al. (1990). *Successful Faculty in Academic Medicine: Essential Skills and How to Acquire Them*. New York: Springer.

84 Morzinski, J., Diehr, S., Bower, D.J., and Simpson, D.E. (1996). A descriptive, cross-sectional study of formal mentoring for faculty. *Family Medicine* 28: 434–438.

85 Pololi, L.H., Knight, S.M., Dennis, K., and Frankel, R.M. (2002). Helping medical school faculty realize their dreams: an innovative, collaborative mentoring program. *Academic Medicine* 77: 377–384.

86 Daloz, L. (1986). *Effective Teaching and Mentoring*. San Francisco: Jossey-Bass.

87 Cruess, S.R., Cruess, R.L., and Steinert, Y. (2008). Role modelling: making the most of a powerful teaching strategy. *British Medical Journal* 336: 718–721.

88 Ricer, R.E. (1998). Defining preceptor, mentor, and role model. *Family Medicine* 30: 328.

89 Paice, E., Heard, S., and Moss, F. (2002). How important are role models in making good doctors? *British Medical Journal* 325: 707–710.

90 Wenger, E., McDermott, R., and Snyder, W. (2002). *Cultivating Communities of Practice*. Boston: Harvard Business School Press.

91 Steinert, Y. and Walsh, A. (2006). *A Faculty Development Program for Teachers of International Medical Graduates*. Ottawa: Association of Faculties of Medicine of Canada.

92 Grant, J. (1998). Offering training and support to trainers. In: *Delivering the New Doctor* (ed. E. Paice). Edinburgh: Association for the Study of Medical Education.

93 Jolly, B. and Grant, J. (1997). *The Good Assessment Guide: A Practical Guide to Assessment and Appraisal for Higher Specialist Training*. London: Joint Centre for Education in Medicine.

94 Azer, S.A. (2005). The qualities of a good teacher: how can they be acquired and sustained? *Journal of the Royal Society of Medicine* 98: 67–69.

95 Steinert, Y., McLeod, P., Boillat, M. et al. (2008). Faculty development: a field of dreams? *Medical Education* 43: 42–49.

96 Dandavino, M., Snell, L., and Wiseman, J. (2007). Why medical students should learn how to teach. *Medical Teacher* 29: 558–565.

97 Topping, K.J. (1996). The effectiveness of peer tutoring in further and higher education: a typology and review of the literature. *Higher Education* 32: 321–345.

98 Hill, A.G., Yu, T.C., Barrow, M., and Hattie, J. (2009). A systematic review of resident-as-teacher programmes. *Medical Education* 43: 1129–1140.

99 Seely, A.J.E. (1999). The teaching contributions of residents. *Canadian Medical Association Journal* 161: 1239–1241.

100 Busari, J.O., Prince, K.J., Scherpbier, A.J., van der Vleuten, C.P. and Essed, G.G. (2002). How residents perceive their teaching role in the clinical setting: a qualitative study. *Medical Teacher* 24: 57–61.

101 Thomas, P.S., Harris, P., Rendina, N., and Keogh, G. (2002). Residents as teachers: outcomes of a brief training programme. *Education for Health* 15: 71–78.

102 Peluso, M.J. and Hafler, J.P. (2011). Medical students as medical educators: opportunities for skill development in the absence of formal training programs. *The Yale Journal of Biology and Medicine* 84: 203–209.

103 Bing-You, R.G. and Sproul, M.S. (1992). Medical students' perceptions of themselves and residents as teachers. *Medical Teacher* 14: 133–138.

104 Haist, S.A., Wilson, J.F., Brigham, N.L. et al. (1998). Comparing fourth-year medical students with faculty in the teaching of physical examination skills to first-year students. *Academic Medicine* 73: 198–200.

105 Edwards, J.C., Friedland, J.A., and Bing-You, R. (2002). *Residents' Teaching Skills*. New York: Springer.

106 Sternszus, R., Cruess, S.R., Cruess, R.L. et al. (2012). Residents as role models: impact on undergraduate trainees. *Academic Medicine* 87: 1282–1287.

107 Walton, J.M. and Patel, H. (2008). Residents as teachers in Canadian paediatric training programs: a survey of program director and resident perspectives. *Paediatrics and Child Health* 13: 675–679.

108 Busari, J.O. and Scherpbier, A.J. (2004). Why residents should teach: a literature review. *Journal of Postgraduate Medicine* 50: 205–210.

109 Seely, A.J., Pelletier, M.P., Snell, L.S., and Trudel, J.L. (1999). Do surgical residents rated as better teachers perform better on in-training examinations? *American Journal of Surgery* 177: 33–37.

110 Busari, J.O., Scherpbier, A.J., van der Vleuten, C.P., and Essed, G.G. (2006). A two-day teacher-training programme for medical residents: investigating the impact on teaching ability. *Advances in Health Sciences Education: Theory and Practice* 11: 133–144.

111 Pasquinelli, L.M. and Greenberg, L.W. (2008). A review of medical school programs that train medical students as teachers (MEDSATS). *Teaching and Learning in Medicine* 20: 73–81.

112 Pasquale, S.J. and Pugnaire, M.P. (2002). Preparing medical students to teach. *Academic Medicine* 77: 1175–1176.

113 Soriano, R.P., Blatt, B., Coplit, L. et al. (2010). Teaching medical students how to teach: a national survey of students-as-teachers programs in U.S. medical schools. *Academic Medicine* 85: 1725–1731.

114 Wamsley, M.A., Julian, K.A., and Wipf, J.E. (2004). A literature review of 'resident-as-teacher' curricula: do teaching courses make a difference? *Journal of General Internal Medicine* 19: 574–581.

115 Bardach, N.S., Vedanthan, R., and Haber, R.J. (2003). 'Teaching to teach': enhancing fourth year medical students' teaching skills. *Medical Education* 37: 1031–1032.

116 Nestel, D. and Kidd, J. (2002). Evaluating a teaching skills workshop for medical students. *Medical Education* 36: 1094–1095.

117 Craig, J.L. and Page, G. (1987). Teaching in medicine: an elective course for third-year students. *Medical Education* 21: 386–390.

118 Schaffer, J.L., Wile, M.Z., and Griggs, R.C. (1990). Students teaching students: a medical school peer tutorial programme. *Medical Education* 24: 336–343.

119 Walker-Bartnick, L.A., Berger, J.H., and Kappelman, M.M. (1984). A model for peer tutoring in the medical school setting. *Journal of Medical Education* 59: 309–315.

120 Evans, D.J. and Cuffe, T. (2009). Near-peer teaching in anatomy: an approach for deeper learning. *Anatomical Sciences Education* 2: 227–233.

121 Morrison, E.H., Rucker, L., Boker, J.R. et al. (2004). The effect of a 13-hour curriculum to improve residents' teaching skills: a randomized trial. *Annals of Internal Medicine* 141: 257–263.

122 Moser, E.M., Kothari, N., and Stagnaro-Green, A. (2008). Chief residents as educators: an effective method of resident development. *Teaching and Learning in Medicine* 20: 323–328.

123 Berkenbosch, L., Bax, M., Scherpbier, A. et al. (2013). How Dutch medical specialists perceive the competencies and training needs of medical residents in healthcare management. *Medical Teacher* 35: e1090–e1102.

124 Blumenthal, D.M., Bernard, K., Bohnen, J., and Bohmer, R. (2012). Addressing the leadership gap in medicine: residents' need for systematic leadership development training. *Academic Medicine* 87: 513–522.

125 Ackerly, D.C., Sangvai, D.G., Udayakumar, K. et al. (2011). Training the next generation of physician-executives: an innovative residency pathway in management and leadership. *Academic Medicine* 86: 575–579.

126 Kuo, A.K., Thyne, S.M., Chen, H.C. et al. (2010). An innovative residency program designed to develop leaders to improve the health

of children. *Academic Medicine* 85: 1603–1608.

127 Paller, M.S., Becker, T., Cantor, B., and Freeman, S.L. (2000). Introducing residents to a career in management: the Physician Management Pathway. *Academic Medicine* 75: 761–764.

128 Larson, D.B., Chandler, M., and Forman, H.P. (2003). MD/MBA programs in the United States: evidence of a change in health care leadership. *Academic Medicine* 78: 335–341.

129 Sherrill, W.W. (2000). Dual-degree MD-MBA students: a look at the future of medical leadership. *Academic Medicine* 75: S37–S39.

130 Accreditation Council for Graduate Medical Education (2012). Competency Evaluation System. http://www.acgme.org/acgmeweb (accessed 20 March 2017).

131 Frank, J.R., Snell, L., and Sherbino, J. (2015). CanMEDS 2015 physician competency framework. http://www.royalcollege. ca/rcsite/canmeds/canmeds-framework-e (accessed 20 March 2017).

132 Kanna, B., Deng, C., Erickson, S.N. et al. (2006). The research rotation: competency-based structured and novel approach to research training of internal medicine residents. *BMC Medical Education* 6: 52.

133 Rivera, J.A., Levine, R.B., and Wright, S.M. (2005). Completing a scholarly project during residency training: perspectives of residents who have been successful. *Journal of General Internal Medicine* 20: 366–369.

134 Walton, N.A., Karabanow, A.G., and Saleh, J. (2008). Students as members of university-based Academic Research Ethics Boards: a natural evolution. *Journal of Academic Ethics* 6: 117–127.

135 MacDougall, J. and Drummond, M.J. (2005). The development of medical teachers: an enquiry into the learning histories of 10 experienced medical teachers. *Medical Education* 39: 1213–1220.

136 Brown, J.S., Collins, A., and Duguid, P. (1989). Situated cognition and the culture of learning. *Educational Researcher* 18: 32–42.

137 Knowles, M.S. (1984). *Andragogy in Action*. San Francisco: Jossey-Bass.

138 Kolb, D. and Fry, R. (1975). Towards an applied theory of experiential learning. In: *Theories of Group Processes* (ed. C. Cooper). London: Wiley.

139 Cruess, R.L. and Cruess, S.R. (2006). Teaching professionalism: general principles. *Medical Teacher* 28: 205–208.

140 Mann, K. (2006). Learning and teaching in professional character development. In: *Lost Virtue: Professional Character Development in Medical Education* (ed. N. Kenney). New York: Elsevier.

141 Schön, D. (1983). *The Reflective Practitioner: How Professionals Think in Action*. New York: Basic Books.

142 Hewson, M.G. (1991). Reflection in clinical teaching: an analysis of reflection-on-action and its implications for staffing residents. *Medical Teacher* 13: 227–231.

143 Lachman, N. and Pawlina, W. (2006). Integrating professionalism in early medical education: the theory and application of reflective practice in the anatomy curriculum. *Clinical Anatomy* 19: 456–460.

144 Robertson, K. (2005). Reflection in professional practice and education. *Australian Family Physician* 34: 781–783.

145 McLellan, H. (1996). *Situated Learning Perspectives*. Englewood Cliffs, NJ: Educational Technology Publications.

146 Norman, G.R. (1999). The adult learner: a mythical species. *Academic Medicine* 74: 886–889.

147 Merriam, S.B. (1996). Updating our knowledge of adult learning. *Journal of Continuing Education in the Health Professions* 16: 136–143.

148 Boud, D., Keogh, R., and Walker, D. (1985). *Reflection: Turning Experience into Learning*. London: Kogan Page.

149 Rubeck, R.F. and Witzke, D.B. (1998). Faculty development: a field of dreams. *Academic Medicine* 73: S32–S37.

150 Grant, J. (2002). Learning needs assessment: assessing the need. *British Medical Journal* 324: 156–159.

151 Lockyer, J. (1998). Needs assessment: lessons learned. *Journal of Continuing Education in the Health Professions* 18: 190–192.

152 Steinert, Y. (2005). Staff development for clinical teachers. *The Clinical Teacher* 2: 104–110.

153 Kirkpatrick, D.L. and Kirkpatrick, J.D. (2006). *Evaluating Training Programs: The Four Levels*. San Francisco: Berrett-Koehler Publishers.

154 Karle, H. (2007). European specifications for global standards in medical education. *Medical Education* 41: 924–925.

155 Steinert, Y. (2009). Educational theory and strategies for teaching and learning professionalism. In: *Teaching Medical Professionalism* (ed. R. Cruess, S. Cruess and Y. Steinert), 31–52. New York: Cambridge University Press.

拓展阅读

Steinert, Y. ed. (2014). *Faculty Development in the Health Professions: A Focus on Research and Practice*. Dordrecht: Springer.

www.merlot.org The MERLOT system provides access to curated online learning and support materials and content creation tools, led by an international community of educators, learners and researchers.

www.mededportal.org MedEd PORTAL is a peer-reviewed, open-access journal, that promotes educational scholarship and the dissemination of teaching and assessment resources in the health professions.

（翻译：毕天爽；审校：刘珵）

37 医学教育领导力与管理

Judy McKimm¹ and Tim Swanwick²,³
¹College of Medicine, Swansea University Medical School, Swansea, UK
²Health Education England, London, UK
³NHS Leadership Academy, Leeds, UK

 本章要点

- 领导力是一种社会建构,反映了当前时代的关注点。
- 领导力与管理密不可分,二者对组织的成功都至关重要。
- 领导力是关于变革与运动的,管理是关于秩序与一致性的。
- 对追随力的考虑对于理解领导力实践来说是必要的。

- 健康领域的教育领导力主要在跨界的复杂环境中运行。
- 高效领导力需要很深的情境感知能力和纵观全景的能力。
- 领导力既关乎生存,也关乎行动;领导者需要"付诸行动"。

引言

医疗和其他卫生健康专业的教育领导者肩负"双重负担"。他们必须在快速变革的全球环境中管理和领导大学与其他教育机构的教育工作,同时还需采用自己的财务和服务驱动流程与相关医疗卫生服务合作方保持密切合作。医疗卫生领域的复杂性和快速变革,使得对有效领导者和领导力培养的需求从未得到如此重视。然而,在这个持续重视目标达成和预算平衡的行业,其培训和发展却始终未得到优先重视。

在国家层面上,医学教育由政府的核心卫生和教育政策推动,这些政策为教育领导者们奠定了环境基础。这些政策包括激励政策,例如"扩大准入"和高等教育扩张,以及大力推动公共问责制等。对于基于自主决策和达成共识的大学参与模式践行管理与领导的高校领导者来说,公共问责制存在诸多问题。

Bush[1]指出,对于教育领导者来说,把"教育"作为关注的中心是至关重要的。这在医疗卫生领域是难以实现的,因为在教育目标、职业培训需求(承担培养具有胜任力的、可靠的未来医务人员的目标)和为病人及公众提供高质量服务的需求之间存在着一些内在张力。为不同阶段和不同部分的医学教育提供的资助往往不一致,主要源于不同国家的卫生和教育结构。资助一般来源于不同部门:公共部门(如政府部门)、私营和志愿部门、慈善机构、捐赠基金和非政府组织等。

在许多国家,医疗卫生服务领导能力发展与服务再造、改进和实施有许多内在关联。例如,英国国民健康服务(NHS)的领导力紧紧定位于服务改善。NHS 领导力学院列出了关于领导力发展的基础理论,认为领导力技能是可以习得的,将领导力与管理能力相结合,在组织的各个层级都定位领导力,旨在创建一种以支持员工、将追随者转变为领导者并共享愿景的发展和创造的赋权文化[2](见图 37.1)。

在高等教育阶段,会在执业注册前对未来的医疗和医疗卫生人员进行教育和培训;而公共部门的服务改善则没有对此的优先权,政策议程也有所不同。大多数高等教育策略的重点是提供高质量的学生体验,保障平等的机会和结果,促进研究成果产出,并确保毕业生能够就业或进一步深造。在绩效评价指标体系中,运用各种指标来认可和奖励实现了这些目标的大学和学院。卫生服务与教育政策、价值体系、系统和实践之间的差异,加剧了当今公共部门组织在领导变革中的内在矛盾。

另一个医学教育者所面临的挑战是跨专业边界的领导力教育。医学教育领域的领导者们必须意识到当前培养合格医疗卫生从业人员的多方利益者的

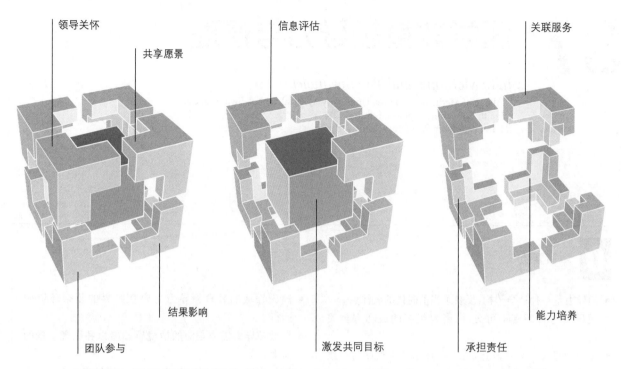

图 37.1 医疗卫生领导力模型。来源：医疗卫生领导力模型引自©NHS 领导力学院，2013[2]。

需求和要求，并灵活应对各项工作。与具有不同价值观和教育体系的学者、临床医生、医疗卫生管理者和专业人士合作，意味着领导者需要迅速在不同的利益相关者中建立自己的信誉，能使用和发展熟练的交际能力，并展示有效的管理能力。

领导能力的培训和发展往往不是一帆风顺的，对初级员工来说更不容易。一般情况下，高等教育往往侧重于培养部门主管和高级管理者们的管理能力，而非实施有规划的、覆盖全系统的一系列计划和各层级领导力的培养。不断变化的综合能力和专业角色要求、经费和委托计划的变化，以及突发的组织变革如合并、合作和伙伴关系，这些都意味着未来的医学教育领导者比以往任何时候都需要更广泛的领导和管理技能。

领导力与管理

领导力有多种定义。领导力理论不仅着眼于个体，还应着眼于领导者与追随者之间的关系以及他们所处的环境或情况。近年来，许多理论家意识到区分管理与领导力的重要性。尽管这两个概念有众多重叠交叉，区分这两个概念仍有利于我们探索什么是领导力，以及对教育工作者的观点与期望。

Bennis 和 Nanus 指出，"管理者是正确地做事的人，而领导者则是做正确事情的人"[3]。管理者通常被表述为在组织中履行职能，通常拥有特定的正式头衔或能履行特定的角色。管理涉及计划、组织、协调、指挥或控制员工的活动[4]。相比之下，领导者的目标是影响和引导他人追求特定的目标或未来愿景，并激励他们追随的欲望。Yukl 认为，"领导力是影响他人理解并认同需要做的以及如何有效地去做的过程，也是促进个体和集体努力实现共同目标的过程"[5]。

Kotter[6]对比了领导力和管理，认为领导力为未来设定了发展方向和愿景，即产生变革和行动，而管理更注重组织中的计划、秩序和一致性，而不是产生变革的过程。Covey 等人对此提出了略微不同的观点，认为管理者在既有的"范式"中工作、解决问题并对人员进行管理，而领导者会创造新范式、挑战系统、寻求新机遇与领导人们[7]。

Northouse[8]简要总结了近年来相关学者定义的领导力和管理之间的区别（见知识点 37.1）。然而，当代领导力理论，例如 Blagg 和 Young[9]、Yukl[5]和 Storey[10]表明，现实中通常是一个人同时具备管理与领导力两种能力，且组织中效能最高的人往往可以充分领悟并熟练运用管理以及领导力理解和技能。此外，在大学中，高校管理者通常会与学者区分开来，这反映了高等教育体系的发展方式。这种情况下，尽管个体很好地履行了管理和领导职能，"领导者"和"管理者"这两个词语也并未被广泛使用。事实上，因为教育机构逐渐意识到在竞争日益激烈的全球市场中高效运作的必要性，常常使学者和管理者看似相互对立的障碍和结构正在瓦解。教育领导者不能再完全依赖职权,而必须寻求发展一种"从群众中来,到群众中去"的能力,且能在日益庞大复杂的体系中有效发挥影响。

知识点 37.1　管理与领导力对比(改编自 Northouse[8])

管理	领导力
秩序与一致性的产生方式	**变革与行动的产生方式**
• 计划与预算	• 设立方向
• 解决问题	• 确定问题
• 组织与人员配置	• 建立责任
• 控制与监测	• 激励与维持

追随力

正如我们所讨论的,教育领导力是在动态、快速变化的复杂环境中运作的。最近关于关系型领导力和适应性型领导力的相关研究和思考强调了从领导者中心理论向相互关联、关注追随力与承认系统思维和网络的转变。正如 UhlBien 等指出,"如果我们不了解追随力,对领导力的理解则是不完整的"[11]。传统的领导者中心思维倾向于将领导者的活动直接与团队或组织的成果联系起来,而不是将其视为领导者与追随者或团队成员之间动态过程的结果。从领导者中心的观点来看,追随者(如管理者)通常被描述为从属或次等地位,很少有人相信追随行为在促进和形成领导力方面的重要性。追随力理论通过描述追随者对领导者的影响,以及追随者对领导者和领导风格的影响而发生的"共同创造"过程,增强了我们对领导力的理解[11]。不同于"不领导"或"现在不领导",追随是一个活跃的过程,并随着领导力实践而变化,从代表参与和积极影响的"明星追随者"到阻碍团队进程和挑战领导权威的追随者[12]。因此,追随者可以对团队的方向和领导的效率产生一个非常积极或消极的影响。因此,作为和成长为"领导者"和"追随者"是一个动态的过程,所有追随者都在领导,所有领导者都在追随,具体取决于背景环境。

领导力简史

接下来的两部分将讨论领导力模型和理论,梳理其发展脉络,并阐明其在增强对领导者行为的理解及领导力内涵方面所做的贡献。重要的是要记住,领导力是一种社会结构;因此,领导力理论与模型的发展往往与时代相对应,反映了普遍的公众"情绪"和(主要北美的)企业的关注点。领导力理论和模型可大致分为以下三个相互重叠的类别,如下所示:

- 关注领导者的个人品质或其个人人格。
- 理解领导者与他人的互动。
- 试图解释领导力行为与环境或系统间的关联[13]。

20 世纪上半叶,领导力理论围绕个人品质开展,这一时期倾向于认为领导者所具备的能力是与生俱来的,而不是后天培养的。这使得"伟人"或"英雄"领导者在任何情况下都将成为领导者的想法变成了当时的一种普遍认知。"伟人"理论强调智力、精力和控制力等特征,但主要的几篇文献综述在确定和区分领导者与非领导者的个性特征上未能达成一致。有趣的是,近年来随着 Goleman 的情商理论[14]和人格对领导行为影响相关研究[15]的发展,特质理论又卷土重来。"你是谁"无疑会影响"你如何领导",但这种关系绝不是简单的关系(知识点 37.2)。

知识点 37.2　聚焦:个人品质(改编自 McKimm 等[32])

相关文献确定了领导力所需的个人品质,例如正直、谦逊、魅力和沟通能力。与成功的领导力相关的大多数品质可以概括为以下三点:韧性、情商和毅力。

- **韧性**是从不同逆境或挑战中"反弹"的能力[33]。
- **情商**(EI)包括自我意识、同理心、社交技能、自我激励和自我调节的结合[34]。
- **毅力**是韧性、激情、勤奋、毅力、决心和方向的结合[35]。

要成为"坚韧不拔"的领导者,必须对自己做的事情有浓厚的兴趣,抓住机会实践技能并保持自律,培养对工作的信念和目标(这是重点),并且对成为一名具有领导力的领导者抱有希望和信心。

除了这些个人品质外,领导者还需要具备可靠性这一特质,这可以通过以下方式培养:

- 在广泛的社会文化、政治和经济背景下理解行业(例如,医疗或健康专业教育)。这不仅将有助于紧跟教育趋势和政策,还有助于识别和抓住机会。
- 教育领导者们需要对教育系统有充分的了解,包括结构、资金和项目,并具备一定教育理论知识。
- 成为特定领域、项目或方案的专家。尤其是当在组织中的职位和职业等级相对较低、权力和影响力相对不高时,这样做特别有助于权威的建立。
- 了解自身的长处和短处,有助于通过弥补不足来建立有效的团队,并规划领导力发展。

从 20 世纪 50 年代起,研究的关注点从领导者个人品质转移到描述领导者的风格和行为是如何对群体产生影响的。例如,Blake 和 Mouton[16]指出"以任务为中心"和"以人为中心"的领导者之间的差异,并主张对任务和人这两者的高度关注都是必要的。而 Tannenbaum 和 Schmidt 等[17]总结了一系列的领导风格,这些领导风格因以领导者授予下属的权利大小的差异(从"强权"到"放权")而不同。

虽然上述模型引入了领导力的概念,但未能阐明哪些行为在何种情况下最有效。Fiedler[18]、Hersey 和 Blanchard[19]等则通过描述"权变理论"解决了这一问题。他们在《一分钟经理人》系列丛书中对情境型领导力的阐明获得了广泛的认可。Hersey 和 Blanchard 认为,领导者需要根据下属的工作能力和状态来调整他们的领导风格。领导风格可分成指挥、引导、支持和授权四种类型。Adair 在他的"三环"框架模型中[20]中也采用了情境式的领导方法,建议领导者根据实际情况灵活调整对任务、个体和团队的关注度。

20 世纪 80 年代,当时的领导力理论未能就如何应对持续变化的环境提供有力的理论指导。学者们表明,迄今为止所研究的都是有效管理模型或交易型领导,虽然有助于领导者在稳定时期制定计划、保持秩序和进行组织管理,但却未能阐明在重大变革时期如何发挥领导力。在这种背景下,一种新的领导范式——变革型领导力[21]出现了:通过宣扬与转变其他人的意愿,向共同的愿景目标而努力的领导力。

到了 20 世纪 80 年代和 90 年代,社会影响的变革性概念和领导力特质理论的融合催生了魅力型领导力的出现,这一领导力用以解决组织问题。支配型人格的有效领导者对自己充满自信并具备清晰表达目标的能力。他们以身作则,并对追随者抱有很高的期望。然而,很快有学者发现这种组织中的"英雄"也有不利于健康与可持续发展的消极一面,并开始出现一种思维转变,强调重视深思熟虑、兼具包容性、以人为本和以价值观为导向的领导者,推崇追随者和关系式领导的概念[22,23],并带来了参与式领导[24]、分布式领导[25]、集体领导[26]和协作式领导[27]等前沿理论。最近的领导力理念强调,领导者需要意识到并能够应对他们工作体系和组织的复杂性[28,29]。因此,适应型领导力或生态型领导力应运而生[30]。

然而,Bryman[31]和 Storey[10]等学者指出,这些阶段仅标志着关注重点的变化,而不是对领导力模型的更替。目前仍然很难确定一个完美的领导力模型。

教育管理与领导力

与一般领导力理论相反,关注教育领导力与管理的学者和研究者们倾向于在各种范式[36]、观点[37]、模型[1]或隐喻[38]中寻找与教育领导相关的现象。这些概念的应用方式类似,这里并不注重区分这些概念含义的不同,将会对其进行互换使用。

国家教育政策强调教育领导力与管理的核心地位。政府、咨询机构、学院和教育部门都在源源不断地对学校、学院和大学的领导者提供领导力建议,但 Bush 指出,"这些建议中的大多数都是非理论性的,在某种意义上,可以说它们并没有明确的价值观或理念来做支撑"[39]。虽然领导力和管理是实践活动,但通过提出新的行事方式和框架,或通过对事件、内外联系和环境的探究,可以实现理论指导实践。实用主义的决策通常看起来是常识,但"常识"是基于假设、局限性、对组织的观点和特定的参考框架的。"面向实践的理论"[40]鼓励我们从不同的角度看待组织和关系,帮助我们解释和理解其复杂性和模糊性,并作出中肯且明智的管理和领导决策。

大多关于教育管理与领导力的理论与研究都与学校和学院的背景有关,很少将其置于医学教育背景下。然而,更广泛的研究有助于我们了解医学教育过程中的组织机构及其关系。

在 Leithwood[42]等的研究基础上,Bush 和 Glover[41]对管理模型进行分类,详见知识点 37.3。如上所述,有效的领导力、管理和追随力是密不可分的。在本节的余下部分,我们将探讨与知识点 37.3 所列出的六种管理范式相关的领导力和组织理论。在此过程中,我们还将探讨每种模型对医学教育领导力和管理的适用性。

知识点 37.3 管理模型的分类(改编自 Bush 和 Glover[41])

- 规范化管理
- 学院式管理
- 政治型管理
- 主观型管理
- 模糊型管理
- 文化型管理

规范化管理

规范化管理模型将教育组织视为等级化和有边界的、具有官方结构的政治系统，通常可用组织结构图表示他们之间的关系，并赋予其合法权威特征。管理决策被视为客观、理性与目标导向的。领导者有高于下属的地位权力，但对内部和外部机构或委员会（例如参议院、理事会或董事会）负责。

结构或系统社会学理论，特别是政治概念为这些管理模式提供了理论支撑。Weber[43]把政治组织描述为为实现既定目标而存在的组织，通过专业化、分工、协调和控制来完成工作。这一发现与当代教育组织相吻合。

在管理型的领导力中，领导者负责：
- 设定目标并确保组织目标的实现。
- 保持教育结构的完整性，并使用权力和权威为组织谋取利益。
- 根据组织与外部环境的关系来"界定"系统。

在上述（以领导者为中心的）模型中，领导者通常被认为拥有组织的大部分权力，并被期望根据自己的知识和专长作出决策。实际上，大多数组织更倾向于将权力和权威授予高级管理团队，而非个体领导者，以此确保层级结构保持不变，维护正式的系统、结构和程序。这些"阿波罗式"[44]结构可以为"英雄"领导者提供平台；事实上，在教育领域，这类领导者的需求量非常大。例如，大学通常会投入大量的时间、精力和资源来寻找最好的新校长。Storey 指出，在管理组织中"对领导力的需求通常可通过一位著名领导者的'声誉资本'来解决……这是非常有趣和具有启发性的，因为突出了相关利益方观点的重要性"[10]。

现实中，现代教育机构复杂而"凌乱"；专业人员希望参与协商与决策；由于目标是长期的，难以进行具体阐述与衡量；个人不一定需要按规定的方式行事。在医疗和职业健康教育中，因为许多人在某一领域拥有权威和权力，会在其他领域出现冲突。例如，在学术环境中，临床顾问可能几乎没有组织权力或权威。除此之外，加上不同专业在权威、责任、地位和奖励上固有的权力差异，导致学校、学院或其他大学部门并不存在医疗卫生教育组织中所出现的额外紧张局势。

因此，虽然人们认识到官僚制对教育管理是一个适用的组织模型[45]，但仍存在一些固有弱点——组织倾向于维护自身的结构和流程（规则、法规和程序），而忘记了其最初的教育目的或将其降级为从属地位[46]。

另一个常见的批判是官僚机构正在去专业化，剥夺从业者的自主权[47]。如果领导者过多地关注系统及其基础流程，而忘记关注团队和个人之间的平衡，就会有过度管理、缺乏创造力和应变能力的风险。

Minztberg[48]将组织分为五种结构，并确定了一个简单的组织分类法，具体如下：
- 机械式政治组织
- 专业组织
- 创业型组织
- 灵活型组织
- 事业部组织

可以将机械式政治组织视为一个工厂或生产线，在管理层的指示下生产标准化的产品。在企业初创过程中，业主经理作出战略决策，并亲自参与组织的日常事务。在结构元素组合、分离和重新组合以解决复杂的问题过程中，灵活型组织是一种模棱两可的有机结构。医学教育往往由专业的政治机构构成，这对管理和领导力有着深远的影响。

Mintzberg 建议，在专业组织中，在支持性技术结构和员工的协助下，一个小的战略顶点可以通过一个小的中间线管理一个庞大的专业运营核心。为了协调其工作，专业的政治机构依赖于培训和技能培训标准化，尽管专业操作人员有相当大的控制权，但执行的标准通常是由其他同类专业组织自治协会事先制定好的。专业人士倾向于抵制技能的合理化，因为向机械式政治机构发展的结构破坏了专业自主权。专业组织中的组织化战略由其成员推进的多个项目或方案的积累效应所代表。由于这些特点，专业组织往往相当不灵活，常常生产标准不变的产品，无法随机应变。对变革的反应较缓慢——这与改革背道而驰——通常会抵制"自上而下"的改革。

在学院式管理模式运作的专业组织中，即便组织结构图可能有所不同，领导者、管理者与同事"坐在一起"，而不是从"上方"[49]进行管理。学院式管理采用一套共同的价值观、专业权威并通过讨论在决策上达成共识。学院式管理在主流教育领域中已被证明可以提高决策质量，增强实施效果，成为教师们理想的管理类型[50]。

然而，在公共部门学院式管理与盛行的政治文化是冲突的，政府要求增加产出和加强公共问责制的压力加剧了这种冲突。

学院式管理

学院式管理模型具有规范性，以组织成员信念共享、价值观和规范为基础,其决策是民主的。然而,这种信念往往虚幻不现实,领导者需要确保协商和参与决策的真实性。领导者需要寻找并明确定义不同专业背景的个人和团体所共有的信念和价值观。学院式决策建立在专家权威之上。

学院式模型非常适合小型专业组织。像大学一样较大的单位也保留了许多学院式管理元素,拥有大量的委员会结构来推动代表权和参与权实施,在这种“自下而上”的管理方式中,学术自治和自由得到了重视。然而,学术人员与非学术人员以及他们所享有的参与决策权利之间一直处于分权与分离状态。最近,大学开始朝着“自上而下”的管理模式发展,部分是为了应对全球市场中日益激烈的竞争。这种模式转变还使得“符合”教育组织内的所有学科和专业群体的组织目标达成一致。在此背景下,Hargreaves 研究发现在公共部门普遍存在一种现象,即“人为合作”[50],达成一种不受控制的协作。

学院式管理模型让我们想到了变革型、参与型与关系型领导模型,这些模型都基于领导者作为“同侪之首”的概念[51],利用影响、谈判、倾听、促进和建立共识的技巧,而不是扮演指挥和控制英雄领导者的角色。这些领导者意识到决策过程的复杂性和互动性,能够识别和利用被领导者的专业特长,并对领导者与员工之间的“治理与期望的非正式专业准则”表现出高度敏感性[52]。

20 世纪 80 年代出现了一些现今被人们称为“新范式”领导力模型[31]的理论。相较于管控流程的方式,新范式模型的领导者重点对价值观进行管理。这些领导者通过阐明清晰的愿景及其支持的价值观来定义组织,从权威关系(有时称为交易型领导力,可能涉及也可能不涉及某种形式的推动或胁迫)角度重新诠释领导力,通过激励追随者或将他们带向美好未来愿景来影响追随者。这类领导者可以“转化”追随者,因此这种新的领导形式被称为变革型领导力[53]。

Bass 和 Avolio 将变革型领导力的特点总结为以下四方面(“4I”)[21]:

- 理想化影响
- 鼓舞性激励
- 个性化关怀
- 智力性激发

变革型领导力及其近亲,即人际型和关系型领导力,植根于社会建构的哲学信念之中。Grint 指出,在“构成型方法”中领导者不仅使得追随者形成对环境的解释,还使其认为这种解释是正确的[54]。这也是变革型领导力的槽点之一,因为领导者试图操纵价值观来达成自己的目的。Maccoby[55]等强调,这种魅力型领导力也有其不好的一面,即自恋型领导者可以挑战变革、破坏现状,但也可以傲慢和浮夸,在风险中生长,寻求权力、荣耀和仰慕。20 年前的一波企业丑闻显示了自恋型领导者的危险。在本章中,我们将了解价值观引导和服务型领导力概念如何弥补变革型方式可能出现的一些负面影响。

Fullan[56]提出了另一种后魅力型领导模型,该模型基于嵌入式学习、领导权力下放以及基于对抗、错误和实验的学习,在合作型文化中进行公开实践。

分布式领导力或“多层级领导力”目前在教育和卫生保健领域受到相当大的关注[57],但也面临重大挑战[58,59]。分布式领导主要基于以下观点:

- 对领导团队的信任:团队比个体更有效。
- 随着组织的管理与领导变得愈加复杂,各个层面都需要领导力,“协调一致”[29]是每个人的责任。
- 形成人才库,未来可能会从中诞生领导者。

与之相关的是协作型领导力,其借鉴了上述领导模式的诸多方法,关注于与合作伙伴共同致力于服务用户的利益。同时,协作型领导力也需要特定的品质和行为。协作型领导力分担负担,同时也共享权力和资源。这就要求“……协作型领导者需成熟稳重,有足够强大的自我意识,不害怕失去掌控”[60]。最重要的是,协作型领导者必须懂得倾听,且让人知道自己善于倾听。van Zwanenberg 指出,“处于领导地位的人不愿意积极主动地倾听、提问和反思,当他们不断谈论伙伴关系时,将被视为伪君子……”[61]。

上述模型重视人力资本和组织的可持续发展,领导者和管理者对此心知肚明。高效的组织会将员工的行动目标与其自身需求相结合,既能达到激励员工的效果,又能规避风险。强大的组织是拥有弹性的,(通过参与活动的人员)可以灵活应对内外环境的变化。角色/人的匹配性不够会产生很大的影响,Argyris[62]发现,随着时间的推移,挫败感的加剧,会导致旷工、心理退缩、限制产出、怠工、破坏行为等负面行为的产生,并会形成权力团体,进而打破这种平衡。另一种策略是组织自我提升,形成更好的工作体制,使整个过程持久化。

通过对大量关于组织中人性化的相关文献进行总结,能够成功引导组织赋予员工权力并投资员工(知识点 37.4)。

知识点 37.4　领导员工

赋予员工权力	投资员工
• 重新定义工作	• 雇佣合适的人
• 提供自主权	• 给予足够奖励
• 鼓励参与	• 内部激励
• 充实工作内容	• 培训和教育
• 强调团队合作	• 分享财富
• 保障向上影响力	

政治型管理

教育组织中权力主要来自以下三个渠道：

- 政治程序(董事会、委员会、管理层级)。
- 共同掌权(根据专家知识达成共识)。
- 微观政治[63](谈判、讨价还价、冲突、计谋)。

许多理论学家对组织中潜在的权力来源进行了分析[63,64]。例如，Hoyle[40]将其分成了以下四种类型：

- **结构型**——权力是公司的财产。
- **个体型**——魅力和"权威的光环"。
- **专业型**——包括获取信息和专业知识。
- **机遇型**——通过担任关键管理角色而获得权力。

政治究其本质就是对这些资源的运用，即通过权力的运用和让步、与相关人员及其理念的日常交流等方式发挥作用。有时，基层职务拥有着相当大的权力，例如医院洗衣工或配电盘操作员。权威[65]是一个相关概念，与知识点 37.5 中的权力不同。Baldridge 关于美国大学的研究[51]强调了利益集团和压力集团在影响决策和推动变革方面的作用。其政策形成模型是迭代和动态的：正式和非正式集团对稀缺资源的争夺导致他们相互竞争和争夺控制权，权力逐渐归于主导联盟。个人和职业兴趣融入竞争中，前者与地位、工作条件和奖励有关，后者与特定的工作方式、课程模式、教学和学习方法或学生分组有关。

Hoyle 研究了教育领导者如何采用政治策略来实现他们的目标[40]。这些包括划分和统治、拉拢、置换、控制信息和控制会议，其中最后一个策略是通过操纵议程、抹去建议、游说团体成员、调用外部机构或美化会议记录等策略来实现的。

权力的行使也是交易型领导力的一个主要关注点，该领导模型主要基于以下四个假设：

- 人们受到奖惩的激励。
- 在明确的指挥机制下社会系统得以良好的运行。

知识点 37.5　聚焦：权力和权威

权力和权威之间关系复杂。完全有可能只拥有其中之一。权力，如前所述，是对稀缺资源的控制和操纵——无论是物质的、经济的、基于知识的，还是与个人素质有关的[3]。权威与权利、感知权利与行使权力有关。

根据经济学家和社会学家 Max Weber[67]的说法，所有领导者都被一种优越的神话所包围，这种神话源自三种形式的合法权威：魅力型、传统型和理性 - 合法统治型。

魅力型统治源于领导者的个人品质，比如一些政治领袖。

传统型统治与长期以来建立的价值观和社会关系相关。英国王室拥有权威，不一定是因为魅力，而是因为精英社会允许他们继承沿袭而来的社会地位。

理性或合法型统治是最先进的，代表了政治机构授予权威的功能。当权者下达命令(并期望被服从)，他们的职位赋予下达命令的权利。然而，这取决于当时的环境，只有当命令符合所处形势时才遵守命令。部门或学校的负责人拥有理性的法律权威，也可能有魅力……

教育机构的权力可能与权威密切相关，例如院长、校长或执行委员会作出的预算决定。然而，组织中的权力往往是通过"影响"和微观政治行使的，没有权威可言。

- 权力居于直线管理中。
- 下属听从管理者的命令行事。

交易型领导者开始看起来非常像管理者，Kotter[66]强调了这一相似性，他认为变革型领导是关于战略和人的，而交易型领导则是围绕系统和资源的。不过，Kotter 也认为一个有效的组织应该是"两手抓"的，这两种领导范式都需要掌握。

领导力与管理不同，但并非人们普遍认为的原因。领导力并不神秘，与具有魅力或其他特质无关。这并非是少数选择的范畴。领导力也不一定比管理或替代管理更好；相反，领导力和管理是两个独特且互补的活动。要在日益复杂和多变的商业环境中取得成功，两者都是必不可少的[8]。

主观型管理

Bush[1]将主观型管理模型描述为"假设组织是人的创造物"。参与者以不同的方式进行解释，这些个人的看法来自他们的背景和价值观。在这种社会建构的观点中,组织的结构、人员和活动对每个成员都有不同的意义,且只存在于这些成员的经验中。相比于组织,学者对个人的重视程度因人而异。有些人认为个人视角和组织集体之间的张力是一个"鸿沟",而另一些人则认为它更像是一种辩证法,不断变化的个人和集体意义之间相互依存。

后现代领导力是一个相对未被定义的概念,与主观模型的相似之处在于,都认为不同行动者能为组织或环境带来多重意义和现实。"必须深入'基层'了解情况,尤其要注意情况的多样性"[68];这强调了当代社会的流动性和"混乱"性,其中权力是通过所有成员共同制定的(同上),从而进行授权。领导者需要依靠他们的技能——让多重利益相关者以不同表达方式来解释意义。英雄梦想家不适合后现代世界,领导者需要倾听并关注拥有其自身世界观的个体。

模糊型管理

模糊型管理模型强调组织变革、不确定性和不可预测性。组织目标、系统和流程不明确且未被充分理解,且由于成员的加入和退出,参与决策的过程是不稳定的。这种组织具有碎片化和"松散耦合"[69]的特点,特别是在教育组织中,其成员具有高度的自主权和自由裁量权。最著名的模型是 Cohen 和 March[70]通过对学院和大学的研究提出的"垃圾桶"模型,认为决策是一种流动的过程的结果,在这过程中,问题、解决方案、参与者和选择机会都对结果或决定产生影响。

Gilbert[71]将情境领导或权变领导定义为"一种基于常识性观点的方法,即在大多数情况下,领导者的态度和看法、承担的任务、团队的优势和劣势,以及领导者和团队运作的环境之间会存在交互影响"。权变领导力模型认为领导者必须根据特定情况调整其立场和风格,而不是将一种领导方法视为"正确"的方法。例如,Peck 等[72]强调,"变革型(领导力)因具备可稳定转型变革的特征,可能更适合(组织)转型过程的早期阶段"。并不是说一个人比另一个人优越或劣等,而是有效的领导者似乎能够利用多种领导风格,并因环境变化而选择更适合的领导风格。

那些风格是什么? Hay-McBer 的一项研究确定了组织氛围或工作氛围的六个驱动因素[14](知识点37.6)。有效的领导者可根据情况灵活地使用风格,有研究发现,权威型领导力对企业绩效能产生最积极的影响。

在复杂的医学教育和卫生保健体系中,高效领导者以慎重的方式应对不同情况,选择适合的领导风格。这一点对那些从一个领导角色(如在临床实践中)进入另一个角色(如学术界)的人尤其重要,正如Gilbert[71]所强调的:"在一个环境中的成功并不一定会转化成另一个环境的成功。"能运用不同的领导风格并非和改变一个人的个性一样。追随者非常重视领导者的真实性和一致性,这些行为会产生信任,这是高效团队的关键要素。

文化型管理

文化型管理模型在主流教育中有非常大的影响力,强调非规范模式的影响力及其中心价值观、信仰和意识形态的重要性。个体被视为是将自己的想法和价值观带入到与他人关系中的行动者。反过来,这会影响组织制定规范和准则的方式——"我们在这里做事情的方式"[73]——需通过象征、仪式及规范来加强。象征是价值建构的核心,在医学教育和卫生保健中往往将其作为本科(预注册)社会化过程的一部分并贯穿整个职业生涯。领导者不能低估理解语言、行为、视觉或身体符号含义的重要性,尤其是那些想要

知识点 37.6　有效的领导力:领导风格(改编自 Goleman[14])

	强制型	权威型	亲和型	民主型	稳速型	指导型
领导做法	要求立即遵守	动员大家朝着愿景前进	创造和谐并建立联系	通过参与达成共识	为绩效设定高标准	为未来培养人才
产生效果的时机	危机时	需要明确的方向时	在巨大压力的环境下需要治愈裂痕并提供激励	需要从有价值员工身上获得想法时	从积极进取的团队中快速获得结果	帮助员工提高绩效
对氛围的总体影响	−	++	+	+	−	+

跨专业或跨组织工作的领导者。

　　强大的组织文化能够使人们从组织的宗旨中获得自我认同感和理想目标,并能在环境动荡的逆境中增强对组织的信心。组织文化受到很多因素的影响。许多医学专业组织采用的学术服饰(礼服、职杖、勋章、徽章等)就是表达组织或组织品牌文化的最佳例子。文化的小改变能带来大差异,领导者有责任关注细节和大局。通常,对表现不佳的组织的解决方案不是进行大规模的重组活动,而是改变组织文化。Edgar Schein[74]的理论(图 37.2)对组织文化的不同层次进行了说明。

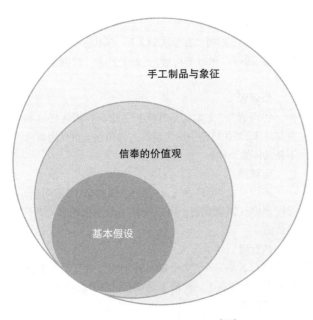

图 37.2 组织文化的层次[74]

　　领导者还需要了解不断变化的人口特征以及扩大参与对组织和专业文化的影响。那些关乎性别、种族、民族和阶级的问题可能会促进文化规范和价值观的重新构建。当曾占主导地位的意识形态和立场受到挑战与审查时,领导者不得不应对这些新情况。

　　以道德和价值观引导为主要方法,承认文化的转变且能够随机应变的领导者,将比那些主要采用交易方式的领导者更有效。这种以人为本、以价值观或道德驱动的领导者需要确保他们的核心价值观与教育组织保持一致,否则参与者会产生不适或不协调感。在经济困难和竞争对峙的时期,尤其是在我们不完全了解自己的情况下,保持诚信和坚持自己的道德立场有时会非常困难。这种自我认知在 Daniel Goleman 关于情商的著作中占有重要地位。Goleman[34]认为,要想成功地与他人打交道,重要的是具备有效的自我意识、能够控制和管理自我情绪,并深入了解你的目标、

反应和行为模式。

　　个人价值观和对他人的关心也是 Greenleaf 的服务型领导力[75]的核心,Collins 称之为“对专业的坚持往往与自我谦逊是并行的”[76]。服务型领导力与其他形式的领导力之间的区别在于,服务型领导力“首先是服务他人……始于一个人的原始意愿是想要提供服务,然后这种有意识的选择会让人渴望去领导这一切”[75]。这种强调为更高目标服务的理念使 Greenleaf 的领导力方法在非营利部门广受欢迎,这种“管理”的中心概念与发展可持续组织的动力相契合,通过在整个组织中传播领导力,来嵌入继任计划。私营和公共部门组织逐渐认识到多元化劳动力的重要性。采用包容型领导力方法具有良好的商业意义,有助于产生追随者所需的新观点和归属感[77]。这些领导力方法的核心是强烈的社会责任感、系统的视角以及在与他人互动、招聘和奖励他人时对无意识的偏见的感知。例如,Linkage 包容型领导力模型[78]确定了包容型领导者关注的三个关键领域:

- 自我引领——通过坦诚的对话以及个人的脆弱性和开放的学习态度来最大限度地减少无意识的偏见。
- 关系引领——通过建立网络与他人建立关系,促进适应他人的领导风格并促进他人的发展、能力和信心。
- 文化引领——建立一个安全、尊重和信任的文化和工作环境,让人们做真实的自己。

　　以价值观为导向的且与医学教育息息相关的是教学型领导力,Bush 将其描述为“重视领导方向而非领导过程……十分强调教育目的,并需要把教学和学习作为教育机构的首要目的”[1]。在专业教育中开始重新关注教学和学习,支持教师的专业发展,例如,建立像英国医学教育者学会类型的机构[79],并任命医疗机构和大学的高级管理人员负责“教与学”或教育。

领导团队

　　最近,对领导力的研究重点已从整个组织转移到与分布式领导力上,“追随者”主要在各小组和团队中工作[57,80]。长期以来,团队建设一直是组织和专业发展活动的一部分。Manz 和 Sims 建议,基于团队的组织需要一种新的管理风格——超级领导力——即将控制中心从领导者转移到团队的一种管理[81]。

　　教师在管理学生和学员时一直使用团队领导和

团队建设的概念,多数教师培训项目包括小组教学,教师作为促进者在完成任务的过程中帮助小组实现目标。在教育领导力方面,有抱负的或现有的领导者可以利用他们的教育专业知识,并在其团队中灵活使用这些技能。

英国政府绩效与创新部门(Government's Performance and Innovation Unit)的研究[82]表明,团队的文化氛围在其绩效中的占比可多达30%,团队领导者在创造合适的文化氛围方面发挥着主要作用。一个团队的文化氛围很难分解成不同的组成部分,但可包括相关要素,如个人自主程度、足够的奖励和认可以及角色和界限的明确性等。在 West 和 Lyubovnikova[83]所说的"伪团队"中,发现了相反的情况,这些团队缺乏反思性与共同目标,不能很好地做到相互依赖。一个有效的领导者需要了解团队的性质、团队运作良好的必要条件,并能够在成员需求、任务和团队流程之间取得平衡[20]。团队领导者需要具备能促进团队合作的能力,Kozlowski 等[84]研究得出其相关行为,具体包括:

- 开发团队成员之间的知识共享
- 作为导师
- 指导他人
- 促进小组进程
- 提供信息
- 监测绩效
- 促进开放式交流
- 提供目标
- 有效地分配资源

其他技能包括领导参与式会议的能力、倾听技能、处理冲突的能力、以群体为中心的决策技能、团队建设技能以及指导和发展技能。

Tuckman[85]指出,团队是不断发展的动态单位,这种发展涉及许多可识别的阶段。团队所处的阶段——组建期、激荡期、规范期、执行期或解散期——与其输出的质量和数量直接相关。团队领导者需要知道他们的团队处于哪个阶段,并帮助团队渡过各种变革。

一个团队要发挥其潜力,很重要的一点是其成员的运营角色应尽可能与其个人工作和社交风格相匹配。成员在团队中以不同的方式运作,但可以使用一系列工具进行识别,并可以相应地分配角色,以确保团队发挥其全部潜力。Belbin[86]将团队中的个人行为分为九种不同的"角色"——可以观察到个人与同事的关系以及对团队作出贡献的倾向(知识点37.7)。这样的团队角色是有倾向性的,不是固定的模式,大多数团队成员至少会有一个次要倾向。并非每个团队都可以使用所有角色,但 Belbin 在研究中发现,这样做的团队往往表现更佳。从这个角度来看,没有哪个团队角色比另一个更重要,每个角色的潜在弱点都应该被接纳。成功的团队因多元化而茁壮成长,允许成员发挥自己的优势。领导者的任务是扬长避短,了解团队中个体的需求与能力,充分利用其所产生的本能动机。

知识点 37.7　Belbin 团队角色[86]

智多星

智多星是一个"有想法的人"。有思想、有创意、才华横溢、激进。相对于沟通,更善于思考。对细节不感兴趣。

协调者

协调者是"主席",是好队长。让所有团队成员都参与进来,并在讨论中扮演调解人的角色。负责协调而不是具体做工作。

审议员

审议员是"批评家"。仔细评估每件事,考虑周全。态度严肃且谨慎理智。可以被认为是消极的和/或不热情的。

执行者

执行者是一个"实干家",将想法付诸行动并能坚持下去的可靠员工。可能不是很有想象力或灵活性。

完成者

完成者是坚持不懈的,注重细节的。有过分焦虑倾向。

外交家

外交家是"网络达人",是组织的大使和侦探,善于结交朋友并挖掘信息和资源。在项目完成之前,如果没有他人的持续激励,他们的热情可能会很快消退。

鞭策者

鞭策者是组织的"司机"。他们推动想法并保持项目进展,享受行动的突破与驱动。在面临失望和挫折时,他们倾向于显示强烈的情绪反应,这样做可能会让其他人感到不安。

凝聚者

凝聚者是团队中的"和平使者"。擅长人际交往,凝聚团队并帮助保持团队有效推进工作,是每个人的朋友。但在面临危机时,他们往往优柔寡断。

专业师

专业师是"专家",为团队提供技术或其他专业知识。他们输入的内容通常仅限于他们自己的专业知识。

引领变革

变革与领导力一样是一个难以定义的概念,关于变革和变革管理的文献有很多[87-89]。作为一种工作定义,变革可以被认为是个人或系统从一种状态到另一种状态的转变,一个可能由内部因素或外部力量或两者共同引发的过程。了解变革的本质和变革管理对于任何教育领导者来说都是必不可少的,尤其是那些在卫生部门工作的人。每一次引领变革的努力背后都有一套隐含的或明确的关于如何实现变革的假设或理论。在考虑医学教育的最新发展时,我们希望强调近年来发生的变革和变革管理在概念上的转变。

Mintzberg[90]总结了这种思维转变,认为变革可以被认为是一个预先计划好的和可预测的事件,或者是一个开放的、持续的和不可预测的过程,旨在调整和重新调整以响应不断变化的环境。早期对变革的研究,如Lewin[91]侧重于定义流程的阶段,这些阶段在进入下一个阶段之前会进行流程管理。Lewin的模型解释了解冻现状、过渡阶段,然后转向新的情况并重新冻结。这种方法将适用于新课程的开发和实施。Bullock和Batten[92]也定义了探索-计划-行动-整合的四阶段模型。在这两种模型以及许多其他模型中,隐含着现有状态和新状态的恒质性的假设,如果有适当的技能和资源,能够以可控的方式实现向新状态的转移。然而,更多的变革模型强调问题识别、解决方案生成、解决方案选择、实施和评估等问题解决方法[93,94],再次强调在变革过程中的理性、线性进展。

最近,人们普遍接受了一种观点,即理性的变革方法也是有限度的,而且变化才是常态。

House[37]概述了教育变革的三部曲:技术、文化和政治。这不仅为分析变革事件提供了一个有用的模型,而且承认了除创新之外的事物的重要性,特别是创新如何被解释并融入特定社会结构(文化视角)的,以及权力、权威和相互竞争的利益是如何相互对抗(政治观点)的。这并不是说技术理性的变革方法是错误的,但正如我们所讨论的,拥有多个视角或框架[95]来考虑问题可以有效利用更丰富的管理策略。

第二个新兴主题是接受变革将持续存在。此外,正如Fullan指出,"希望变革的速度放缓是徒劳的"[96]。教育和卫生服务领域的变革和改革已成为一种生活方式。近年来,随着欧美国家的一些政客们试图在快速转动的政治周期中留下自己的印记,看似无关且往往相互冲突的政策越来越快地降临到医学和教育领域。然而,这并不是一个新现象,Baker在毕业后医学教育改革后得出的结论是,"为(教育者)计划的变革不是对综合战略的累积发展。相反,它是'一道坎接着一道坎'"[97]。

引领系统(变革)

对变革和"万物加速"[98]的各种观点随后成为我们社会时代的公认特征,这类时期被称为后现代[99]、晚期资本主义[100]和信息社会[101]。这些关键特征自然而然地引起了社会科学家对复杂系统的兴趣。事实上,Hargreaves等[102]在House的原始类型学中增加了第四个"后现代"视角,承认复杂性——以及晚期资本主义另外两个特征元素,即消费主义和多样性——是21世纪教育变革的一个关键特征。变革管理的新范式正在以混沌和复杂性理论的语言为基础发展起来,并深入洞察关于涌现、创新、学习和适应的本质[103]。

如果可能的话,人类系统倾向于避免混乱的发生。然而,内部稳定、平衡的组织常常会出现较大的混乱,这致使其产生行为模式刻板与应变能力差(等问题)。然而,环境非常混乱且其中的元素相互关联使得这一状态也无法持续太久,往往会在保持完整性的冲动(自创生)和探索适应变革环境的冲动这种双重拉力之间来回摇摆。

在社会系统中,静态往往发生在观点和确定性都高度一致的地方。当既没有共识也没有确定性时,混乱就会随之而来。在这两个极端之间存在一个可变的一致性和可变的确定性区域,这是一个一切皆有可能的复杂区域,即"沼泽低地"[104],其中存在真正值得解决的重要问题。

企业[105]、学校[50]和医疗保健组织[106,107]都被视为"复杂的适应性系统",其中"秩序并未完全预先确定和固定,但宇宙(无论如何定义)是创造性的、涌现的(通过迭代、学习和递归)、进化和变化的、变革和动荡的"[87]。尽管存在这种持续的不平衡,复杂的适应系统仍努力在混乱中创造秩序,不断重组以响应不断变化的环境。复杂的自适应系统显示出"永远的新颖性"[108]和解决问题的倾向。那么复杂性对于教育领导力意味着什么?

从广义上讲,现有文献确定了一系列从阐述性到操纵性的、领导者与复杂系统互动的可能方式[107]

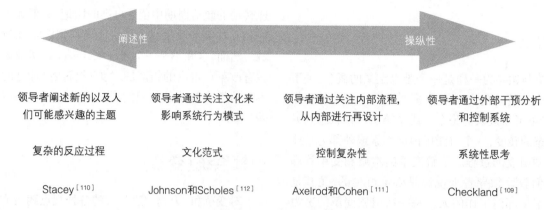

图 37.3　复杂系统中的领导

（图 37.3）。其中末尾的互动论主义者是 20 世纪 80 年代的系统思想家，他们将自己置于系统之外，建议通过理智和深思熟虑的干预来影响系统[109]。更虚无主义的是类似 Stacey[110] 等学者，将领导者角色视为描述新的主题并就可能将发生的事情提出初步建议的角色。Axelrod 和 Cohen[111] 建议要想产生影响，可采取一些中间立场，应注重内部过程，特别是那些促进变异、鼓励系统互动和促进选择压力的过程。除此之外，Johnson 和 Scholes[112] 还主张集中精力发展一种文化，在这种文化中更有可能发生正确的事情。

在整个范围内，信息是相同的，本质上是一种非指令性的变革管理方法，正如 Mintzberg 及其同事所建议的，"管理变革的最佳方法是允许其发生由外部推动的变革而不是内部自发的变革"[113]。Pascale 等[114] 同样主张扰乱系统并退后观察结果。Fullan[29] 也认为"从来没有核对清单——他们总是很复杂"。

Fraser 和 Greenhalgh[115] 总结了一些适用于教育和培训的复杂性概念，如下所示：

- 系统及其外部环境都不是，也永远不会是恒定的。
- 系统内的个体是独立且富有创造力的决策者。
- 不确定性和悖论是系统内固有的。
- 无法解决的问题仍然可以"向前推进"。
- 有效的解决方案可以从最小的规格中产生。
- 小变革能产生大影响。
- 行为表现出不同的模式（可称为"吸引子"）。
- 利用吸引子模式时，变革更容易被接受。

Fraser、Greenhalgh 和 Fullan 都承认教育变革的复杂性，教育系统的自组织可以在最少的指导下发生。二者都承认系统内吸引子或特征的重要性，为这种自组织设定了方向。价值观、原则、目标、理论和领导力都可以作为吸引子，将想法、信息、人员和能量聚集在一起，产生新的模式。

设置方向

正如我们此前所指出的，与管理相反，领导力的一个关键特征是通过阐明愿景和制定战略来设定方向。

然而，战略是一个具有多重含义的词语，Mintzberg 等对其进行了简要概括[113]，具体为：

- **一个计划**——从当前状态到未来状态的指南。
- **一种模式**——一致性的行为模式。
- **一个位置**——特定产品在市场中的位置。
- **一个视角**——一种沟通的方式。
- **一种策略**——一种旨在智胜竞争对手的策略。

在战略规划过程中可以采用这些结构中的一个、一些或全部。

战略规划有许多功能，设定方向、集中精力、定义组织并提供方法和行为的一致性。然而，其也有不利的一面，因为一个编写精美且酝酿已久的战略计划，可能会鼓励"集体思维"，使组织的领导层对新机会视而不见。一致性也不总是可取的，因为它可能会忽略组织内丰富的多样性。因此，战略计划需要足够灵活，来应对环境的变化或计划周期中出现的新想法和做事方式。

战略规划的经典模型追溯了从愿景（常被称为"目的"或"使命"）、目的、目标和行动计划，到监控安排的过程（图 37.4）。这条途径以组织所表达的和（人们希望的）组织价值观为基础。

为了取得成功，战略规划需要考虑所有利益相关者的意见。对医学院校的部门来说，可能包括大学、学生、教师和导师、医院、当地毕业后组织、其他医学院校、病人团体、专业团体和监管机构。与人同行是关键，在此过程中过早确定战略方向是危险的。用

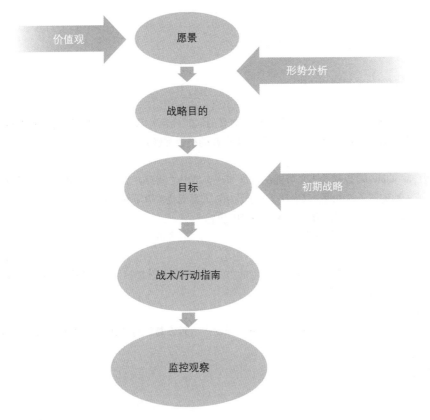

图 37.4 战略规划

Claxton 的话来说，"缓慢的认知"是关键："一个人需要能够通过自己的全身吸收复杂领域的经验——比如人际关系——并提取其中潜在的、微妙的、偶然的模式。要做到这一点，人们需要能够在不理解的情况下耐心地处理各种情况；抵制诱惑；避免处理经验教给我们的东西[116]。

　　因此，战略规划的核心应该是一个反复的评估分析过程，对组织的运营环境进行评估和重新评估，征求利益相关者的意见，了解趋势并培养对发挥作用的塑造力量的认识。通过这个过程，领导者置身于其组织之外，思考未来的关键性不确定因素，进而"抓住未来"[2]。可以使用多种方法来收集信息制定战略规划，其中一些方法在知识点 37.8 中进行了说明。知识点 37.9 列出了当前健康专业教育的催化剂。

　　组织目标在阐明愿景、通过迭代过程就许多战略目标或广泛的意图声明达成一致后，就可以被定义。有效的目标应该是遵循 SMART 原则的：具体（specific）、可衡量（measurable）、可实现（achievable）、现实的（realistic）、有时间限制（time bounded）。使用项目管理技术[117]制定战术和行动计划以满足既定目标，制定计划以进行监控和评估。在整个迭代过程中，领导者需要确保所有级别的战略计划都与组织商定的

价值观一致。如果没有强大的价值观支撑，战略计划将变得毫无意义，也将缺乏承诺。为了使组织价值观持久有意义，应该定期进行审查和重新表述。

引领改进

　　Donald Berwick 是当代伟大的医疗卫生改进思想家之一，确立了"改进的中心法则"[120]，即每个系统都经过完美设计以实现其成果。由此，他认为真正的改进只能来自变革系统，而不是系统内部的变化。有效的改革领导者，不是劝告或哄骗人们在系统内更努力地工作，而是挑战系统本身并提供一个更好的替代方案。

　　一个实现变革的简单模型——变革和改革不一定是同一件事——需要提出三个基本问题[121]：

- 要达到什么目标？
- 如何知道变革是否会带来改进？
- 可以做出哪些认为能带来改进的变革？

　　针对这些问题有几个领导力元素可以给出答案。明确要实现的目标是领导者的绝对义务，设定组织或课程的目标和使命并清楚地进行传达。目标越明确，实现的机会就越大。

知识点 37.8　实用建议：制定战略规划

许多工具可以协助制定战略规划的过程。

SWOT 分析

SWOT 使组织能够识别其特定能力，并在考虑其价值观的同时确保外部环境与内部情况之间保持良好的一致性。助记符号代表着组织内部的优势和劣势，以及外部环境中存在的机会和威胁。

差距分析

进行差距分析（gap analysis）以描绘未来可能的需求与现有情况之间存在的差距。差距分析格外强调意外遗漏、故意消除或尚未开发或采购的服务／功能。其底层方法很简单，主要围绕着以下两个简单的问题：

- 我们现在在哪里，即如果我们不做任何改变，我们会在哪里？
- 我们想在哪里，即环境对我们有什么要求？

PESTLE 分析

PESTLE 分析提供了一种识别组织未来可能面临的方法，并有助于通过扫描外部环境来拓宽未来战略。PESTLE 的主题有：政治、经济、社会、技术、法律和环境。

Porter 五力分析模型

Porter 五力分析模型由哈佛商学院的 Michael Porter 开发[118]，旨在帮助分析组织的环境和行业以及各种产品或服务的吸引力。这五种力量是：

- 新进入者的风险。
- 替代产品的威胁。
- 购买者的议价能力。
- 供应商的议价能力。
- 同行竞争者的竞争程度。

通过选择适当的战略，组织可以通过改变这些力量的影响以使其利益最大化，例如，比起与竞争对手竞争，通过合作开发产品（如新项目）更有利。

利益相关者分析

利益相关者分析提供了一种工具来探索其他人的观点可能如何影响你的战略实施。所有可能对你的计划感兴趣的个人或团体都被列出并定义为"反对""中立"或"支持"。为了使计划获得成功，你需要让个人或团体走多远？将一些利益相关者转变成中立可能就足够了，但获得其他利益相关者的积极支持至关重要。计划应当如何以不同的方式呈现，以满足各群体的需求（在此从政治角度考虑），或者你可能必须作出哪些改变才能使其可被接受／可取？

情境规划

传统的预测方法通常无法预测重大变化，尤其是在环境动荡且不可预测的情况下。情境规划使我们能够为相关组织设计许多可能的未来。可以制定一种战略，使组织能够最好地在这些可能的情境中生存。情境规划最好由一个包括组织所有部分和外部代表的小组来执行，因为其想法是考虑尽可能多的不同观点来设计情境。

第二个问题涉及测量结果，不是作为一种惩罚或奖励的方式（例如星级评分和排名表），而是作为一种学习手段。如果我们引入新的评估系统，怎么知道是否有效？如何知道基于问题的学习（PBL）课程是否能培养出更好的医生？

此外，在充满独立自主的专业人士的教育领域，第三个关键领导任务是提供鼓励创新和实验的环境。涉及组织中每个人的持续小改进能扩展想法和解决方案的"基因库"。"连贯性"[96]的"永无止境的命题"将成为每个人的责任。

善于变革的组织通过个人和职业发展赋予其成员权力与能力建设。一个响应变革的组织会消除责备，鼓励创新，并建立一个持续改进的开放环境。在学校，促进教师专业发展是帮助教师应对和推动变革的核心[122]。发展教育专业知识和掌握能力有助于新兴领导者建立信誉。此外，Lomax[123]认为，鼓励所有员工在工作中采取学术和建设性的批判性方法是必要的。通过这种方式，可以建立一个专业学习共同体。

在营造持续学习和改革的氛围方面，实际上是可以建立一个学习型组织。学习型组织关注各个层次的学习，并高度重视个人和组织的发展。因此，能够更快地适应变革[124]。

知识点 37.9　健康专业教育的催化剂[119]

- 扩大准入和包容性
- 基于价值观的选择
- 扩大学生人数
- 国际化
- 项目的灵活性
- 技术支持的学习
- 提高教育质量的信度
- 病人安全与质量改进
- 为转型服务准备的人力规划与教育
- 临床角色的重新定义
- 临床教育的专业化
- 全球劳动力挑战
- 财政限制

正如所描述的那样，改进逐渐成为一个发展性问题，也成为引领组织文化正确的关键要素。如果出现问题怎么办？正如上一节所讨论的，通过物质和积极的反馈来奖励人们是很重要的激励手段。然而，另一方面，领导者在业绩下滑时不干预或表扬贡献不突出的，或对有突出贡献的不予以积极评价，就会失去追随者的尊重。如果没有明确规范的追随者责任标准，表扬和奖励将毫无价值。

医学教育领导者面临的挑战

在医学和教育领域的领导者，尤其高层级的领导者，可能会遇到在其他教育学科或环境中工作的人没有遇到过的问题和挑战。发展跨专业教育、专业学科和组织边界等，都需要领导者理解并愿意在不同的组织结构、系统、资助机制、文化、规范和价值观中开展工作，其中临床和学术"分科"通常是很难跨越一个领域。

McKimm[125]对少数英国的医疗和医学教育领导者进行了采访，并得出了受访者都关注的一系列问题和挑战。Lieff 和 Albert[126]在他们对加拿大医学教育领导者的研究中也注意到了类似的问题。

个人问题

- 保持生活与工作平衡不容易，特别是有家庭负担的人。
- 临床和学术生活中的高级管理实践文化对有家庭负担的人的职业发展产生影响。

- 一些女性注意到"玻璃天花板"的存在以及职业中断的影响。
- 接受过临床医生培训的领导者必须就如何管理临床和学术生涯，以及何时／是否离开临床实践作出决定。
- 离开临床实践与保持领导力的信度息息相关。
- 具有非传统职业背景有抱负的领导者认为，在考虑高级管理职位时他们往往会被忽视，尤其在医学院中这种情况更明显。

组织与文化问题

- 领导力存在许多组织障碍；领导者需要了解自己组织的文化和其人类学特征才能取得成功。
- 一些领导者认为他们的专业、学科或临床专业被他人以刻板印象或"不太严肃"的方式看待，这阻碍了职业发展。
- 某些专业的临床医生可能比其他专业的临床医生更能应对临床和学术生活的双重需求。

平衡竞争关系

- 一些关键性问题往往是在快速变革和复杂的医疗卫生系统中发现确定的。
- 高等教育（需要承担较强责任）和医疗服务（属于快速变化的）的双重需求给医学教育领导者带来了压力。这种情况是其他高等教育部门所没有的。
- 高等教育和卫生保健组织的管理风格、文化、价值观和需求之间的张力——这个"拥挤的舞台"有多个业务主管。

更广泛的事务

- 医学教育领导者需要意识到他们在改变和改善医疗卫生系统的影响力。
- 高级医学教育领导者需要一个论坛平台来讨论高层的教育变革。
- 领导者需要了解更广泛的教育和医疗卫生事务，促进推动例如跨专业学习和协作，促进教育管理和领导力的多样性和创新性发展。

研究中领导者提出的相关问题与挑战强调，医疗与医学教育领域的多数领导者在某个时间点必须为其领导方向作出决定，尤其在高等教育、临床环境、本科教育或研究生教育中。在医学教育的不同层次和不同背景下，存在着诸多领导机会。抓住现有机会并将其与自己的经验和能力相匹配是领导力的一部分，在职业生涯中通常会多次遇到这种情况。

知识点 37.10　实用建议：设计领导力发展计划

领导力发展的目标是"提高组织及其内部人员的能力，以更好地实现其目标"[129]。领导者所需的知识、技能和行为是可以学习的，这一假设是其发展的基础。常用的干预措施包括课程、研讨会和工作坊、行动学习、多元反馈、辅导和指导、模拟、心理测量工具、网络学习和结构化的基于工作体验学习。不过，选择哪个项目不是最重要的，如何对其进行项目化组合才是最重要的。Swanwick 和 McKimm[13] 提供了一系列有效的领导力发展项目的设计原则，包括实用性、以工作为导向、支持个人发展、理论与实践相联系以及建立网络。从广义上讲，其目标是创建一个植根于现实世界经验的发展方案，支持以学习者为中心的个人学习和转型之旅。Petrie[130]强调，实现这一目标所需的两种类型过程：横向发展——技能、知识和新观点的获取；纵向发展——学习者对世界的意义认知越来越复杂。他建议通过三组相互关联的活动来实现垂直发展："热身体验"（让人们走出舒适区）、"碰撞观点"（让个人接触不同的观点和意见）和"提升意义"（腾出时间进行反思和重新构建）。最有效的领导力发展项目植根于组织学习文化中，与重视个人并认可其行为与潜力的人力资源实践相关联。

领导力发展

Storey 指出："公共部门常常……以特别高调显眼的方式处理领导力发展议程[10]。"对领导力的观点也在变化，从特质和风格、通过任务与人的对比、变革性和其他"新范式"，转变到探索 McDermott[127] 的"内部领导力"（强调反思、情感、价值观和经验开放性），从"专家"那里学习领导力的传统方法已经让位于体验式和以学生为中心的方法。学习能力现在是关键的战略资源，领导力是"学习型组织"发展的核心[128]。

除了大学和医疗卫生部门提供的管理和领导力课程外，不同的专业团体采取了不同的领导力发展方式，并为医学教育者提供了一系列领导力发展计划。其中很多都强调了跨专业背景下领导力发展的价值（向其他专业人士学习并与其一起学习），但多数是关注临床领导力或高等教育中的战略管理和领导力的发展。很少有以学科为基础或专门旨在跨越医疗卫生／高等教育鸿沟的项目。

当前或有志成为教育领导者的人，可以通过参与一系列项目来提升其可持续性专业发展。其中最有效的方法是将战略管理与组织学和领导力的理论相结合，并结合针对领导者正在或将要工作的环境来进行实践。许多项目通过设计工具和练习来加深自我意识和反思，并用行动学习团队、辅导或指导的形式鼓励和支持个体发展。然而，有效的项目也需要考虑其纵向性，并紧紧围绕个体及其工作的组织[13]。为此，管理和领导力的发展必须融入每个教育组织的文化中去（知识点 37.10）。

小结

领导力是较难定义的概念之一。本章概述与回顾了过去 50 年来领导力理论发展的历程，阐明了一些具有影响力的概念，指出了这些概念将如何适用于现在和未来的医学教育领导者。本文无法做到公正地评判所有领导力（或者管理、追随者）相关的观点，也未能探讨各类组织的领导者所面临的性别或种族等紧迫问题。

希望这一篇关于领导力的简要指南能够对未来医学教育领导者所需具备的特质有所启发：（未来需要）什么类型的领导者？这些领导者可能需要具备哪些特征、技能和品质？

如果我们要培养能在所有领域提供高质量服务的医务人员，不仅仅是在优质护理方面，医学教育也需要各级教育领导者能够进行高效管理和领导，并且，即使在资源匮乏和士气低落的情况下，也可以跨界有效地进行协作，确保提供公平和可持续的服务。

参考文献

1　Bush, T. (2003). *Theories of Educational Management and Leadership*. London: Sage.

2　NHS Leadership Academy (2013). Healthcare Leadership Model. http://www.leadershipacademy.nhs.uk/resources/healthcare-leadership-model (accessed 15 March 2017).

3　Bennis, W. and Nanus, N. (1985). *Leaders: The Strategies for Taking Charge*. New York: Harper & Row.

4　Fayol, H. (1949). *General and Industrial Management*. London: Pitman Publishing.

5　Yukl, G. (2002). *Leadership in Organisations*, 5e. Upper Saddle River, NJ: Prentice Hall.

6　Kotter, J.P. (1990). What leaders really do. *Harvard Business Review* 68 (3): 103–111.

7 Covey, S., Merrill, A.R., and Merrill, R.R. (1994). *First Things First*. New York: Simon & Schuster.

8 Northouse, P. (2012). *Leadership: Theory and Practice*, 6e. London: Sage.

9 Blagg, D. and Young, S. (2001). What makes a good leader? Harvard Business School Bulletin http://www.alumni.hbs.edu/bulletin/2001/february/leader.html (accessed 9 June 2013).

10 Storey, J. ed. (2004). *Leadership in Organisations: Current Issues and Key Trends*. London: Routledge.

11 Uhl-Bien, M., Riggio, R.E., Lowe, K.B., and Carsten, M.K. (2014). Followership theory: a review and research agenda. *The Leadership Quarterly* 25: 83–104.

12 Kelley, R.E. (2008). Rethinking followership. In: *The Art of Followership: How Great Followers Create Great Leaders and Organizations* (ed. R.E. Riggio, I. Chaleff and J. Lipman-Blumen). San Francisco: Jossey-Bass.

13 Swanwick, T. and McKimm, J. (2013). Faculty development for leadership and management. In: *Faculty Development in the Health Professions* (ed. Y. Steinert). New York: Springer Publications.

14 Goleman, D. (2000). Leadership that gets results. *Harvard Business Review* 78 (2): 78–90.

15 Judge, T.A., Bono, J.E., Ilies, R., and Gerhardt, M.W. (2002). Personality and leadership: a qualitative and quantitative review. *Journal of Applied Psychology* 87 (4): 765–780.

16 Blake, R. and Mouton, J. (1964). *The Managerial Grid*. Houston, TX: Gulf.

17 Tannenbaum, R. and Schmidt, W. (1958). How to choose a leadership pattern: should a leader be democratic or autocratic or something in between? *Harvard Business Review* 36: 95–101.

18 Fiedler, F. (1964). A contingency model of leadership effectiveness. In: *Advances in Experimental Social Psychology* (ed. L. Berkowitz), 149–190. New York: Academic Press.

19 Hersey, P. and Blanchard, K. (1988). *Management of Organizational Behaviour*. Englewood Cliffs, NJ: Prentice Hall.

20 Adair, J. (1973). *Action-Centred Leadership*. New York: McGraw-Hill.

21 Bass, B. and Avolio, B. (1994). *Improving Organizational Effectiveness through Transformational Leadership*. Thousand Oaks, CA: Sage.

22 Kellerman, B. (2007). What every leader needs to know about followers. *Harvard Business Review* 85 (12): 84–91.

23 Vanderslice, V. (1988). Separating leadership from leaders: an assessment of the effect of leader and follower roles. *Human Relations* 41: 677–696.

24 Alimo-Metcalfe, B. and Alban-Metcalfe, J. (2006). More (good) leaders for the public sector. *International Journal of Public Sector Management* 19 (4): 73–95.

25 Bolden, R. (2010). Leadership, management and organisational development. In: *Gower Handbook of Leadership and Management Development*, 5e (ed. R. Thorpe, J. Gold and A. Mumford), 117–132. Farnham: Gower.

26 McKimm, J. (2017). Collaborative leadership and partnership working. In: *ABC of Clinical Leadership*, 2e (ed. T. Swanwick and J. McKimm). Oxford: Wiley-Blackwell.

27 King's Fund and Center for Creative Leadership (2014). Developing collective leadership for health care. London: King's Fund. www.kingsfund.org.uk/publications/developing-collective-leadership-health-care (accessed 16 March 2017).

28 Mennin, S. (2010). Self-organisation, integration and curriculum in the complex world of medical education. *Medical Education* 44: 20–30.

29 Fullan, M. (2001). *Leading in a Culture of Change*. San Francisco, CA: Jossey-Bass.

30 Western, S. (2011). An overview of leadership discourses. In: *Educational Leadership: Context, Strategy and Collaboration* (ed. M. Preedy, N. Bennett and C. Wise). Milton Keynes: The Open University.

31 Bryman, A. (1996). Leadership in organisations. In: *Handbook of Organisational Studies* (ed. S.R. Clegg, C. Harvey and W.R. Nord), 276–292. London: Sage.

32 McKimm, J., Forrest, K., and Thistlethwaite, J. ed. (2017). Educational leadership. In: *Medical Education at a Glance*. Chichester: Wiley Blackwell.

33 Souba, W.W. (2016). Resilience – back to the future. *JAMA Surgery* 10: 896–897.

34 Goleman, D. (1996). *Emotional Intelligence*. London: Bloomsbury.

35 Duckworth, A. (2016). *Grit: The Power of Passion and Perseverance*. New York: Scribner.

36 Boyd, W. (1992). The power of paradigms: reconceptualising educational policy and management. *Educational Administration Quarterly* 28 (4): 504–528.

37 House, E. (1981). Three perspectives on innovation: technological, political and cultural. In: *Improving Schools: Using What We Know* (ed. R. Lehming and M. Kane), 42–114. Beverley Hills, CA: Sage.

38 Morgan, G. (1998). *Images of Organization: The Executive Edition*. San Francisco, CA/Thousand Oaks, CA: Berrett-Kochler Publications/Sage.

39 Bush, T. (1999). Crisis or crossroads? The discipline of educational management in the late 1990s. *Educational Management and Administration* 27 (3): 239–252.

40 Hoyle, E. (1986). *The Politics of School Management*. London: Hodder & Stoughton.

41 Bush, T. and Glover, D. (2002). *School Leadership: Concepts and Evidence*. Nottingham: National College for School Leadership.

42 Leithwood, K., Jantzi, D., and Steinbach, R. (1999). *Changing Leadership for Changing Times*. Buckingham: Open University Press.

43 Weber, M. (1947). *The Theory of Social and Economic Organization*. New York: Free Press.

44 Handy, C. (1995). *Gods of Management: The Changing Work of Organizations*. New York: Doubleday.

45 Lungu, G. (1985). In defense of bureaucratic organization in education. *Educational Management and Administration* 13: 172–178.

46 Osborne, A. (1990). The nature of educational management. In: *Education Management for the 1990s* (ed. J. West-Burnham), 9–10. Harlow: Longman.

47 Bush, T. (1995). *Theories of Educational Management*, 2e. London: Paul Chapman.

48 Mintzberg, H. (1992). *Structure in Fives: Designing Effective Organisations*. Harlow: Prentice Hall.

49 Bush, T. (2002). Educational management: theory and practice. In: *The Principles and Practice of Education Management* (ed. T. Bush and L. Bell), 15–31. London: Paul Chapman.

50 Hargreaves, A. (1994). *Changing Teachers, Changing Times: Teachers' Work and Culture in a Postmodern Age*. London: Cassell.

51 Baldridge, J.V., Curtis, D.V., Ecker, G., and Riley, G.L. (1978). *Policy Making and Effective Leadership*. San Francisco, CA: Jossey-Bass.

52 Coulson, A. (1986). *The Managerial Work of Headteachers*. Sheffeld: Sheffield City Polytechnic.

53 Alimo-Metcalfe, B. (1998). *Effective Leadership*. London: Local Government Management Board.

54 Grint, K. (1995). *Management: A Sociological Introduction*. Oxford: Polity Press.

55 Maccoby, M. (2000). Narcissistic leaders: the incredible pros, the inevitable cons. *Harvard Business Review* 78 (1): 69–77.

56 Fullan, M. (2001). *The New Meaning of Educational Change*, 3e. London: Routledge Falmer.

57 Bennett, N., Wise, C., Woods, P.A., and Harvey, J.A. (2003). Distributed leadership: a review of literature. *National College for School Leadership* Spring: 1–57. http://oro.open.ac.uk/8534/1/bennett-distributed-leadership-full.pdf (accessed 26 June 2018).

58 Gronn, P. (2008). The future of distributed leadership. *Journal of Educational Administration* 46 (2): 141–158.

59 Bolden, R., Petrov, G., and Gosling, J. (2009). Distributed leadership in higher education: rhetoric and reality. *Educational Management Administration and Leadership* 37: 2.

60 Turning Point Leadership Development National Excellence Collaborative (2002). Academics and Practitioners on Collaborative Leadership. http://www.turningpointprogram.org/Pages/pdfs/lead_dev/LDC_panels_lowres.pdf (accessed 9 June 2013).

61 Van Zwanenberg, Z. (2003). *Modern Leadership for Modern Services*. Scottish Leadership Foundation, Alloa.

62 Argyris, C. (1964). *Integrating the Individual and the Organization*. New York: Wiley.

63 Ball, S. (1987). *The Micropolitics of the School: Towards a Theory of School Organisation*. London: Methuen.

64 Hales, C. (1997). Power, authority and influence. In: *Organizational Effectiveness and Improvement in Education* (ed. A. Harris, M. Preedy and N. Bennett), 22–30. Buckingham: Open University Press.

65 Handy, C. (1993). *Understanding Organisations*, 4e. London: Penguin Books.

66 Kotter, J. (1996). *Leading Change*. Boston: Harvard Business School Press.

67 Weber, M. (1998). The types of legitimate domination. In: *Economy and Society* (ed. G. Roth and C. Wittich), 215–254. Berkeley, CA: University of California Press.

68 Keough, T. and Tobin, B. (2001). Postmodern leadership and the policy lexicon: from theory, proxy to practice. Paper presented at the Pan-Canadian Education Research Agenda Symposium, Quebec.

69 Weick, K. (1976). Educational organizations as loosely coupled systems. *Administrative Science Quarterly* 21 (1): 1–19.

70 Cohen, M.D. and March, J.G. (1976). *Leadership and Ambiguity: The American College President*. Boston: Harvard Business School Press.

71 Gilbert, P. (2005). *Leadership: Being Effective and Remaining Human*. Lyme Regis: Russell House Publishing.

72 Peck, E., Dickinson, H., and Smith, J. (2006). Transforming or transacting? The role of leaders in organisational transition. *British Journal of Leadership in Public Services* 2 (3): 4–14.

73 Deal, T.E. (1985). The symbolism of effective schools. *Elementary School Journal* 85 (5): 601–620.

74 Schein, E.H. (1985). *Organizational Culture and Leadership*. San Francisco: Jossey-Bass Publishers.

75 Greenleaf, R.K. (1977). *Servant Leadership: A Journey into the Nature of Legitimate Power and Greatness*. Mahwah, NJ: Paulist Press.

76 Collins, J. (2001). *Good to Great*. London: Random House.

77 Hollander, E.P., Park, B.B., and Elman, B. (2008). Inclusive Leadership and Leader-Follower Relations: Concepts, Research, and Applications. The Member Connector, International Leadership Association.

78 Morrow, C. (2014). The Linkage Inclusive Leadership Model. http://www.diversityjournal.com/13313-moving-dial-measuring-inclusive-leadership (accessed 7 February 2017).

79 Bligh, J. and Brice, J. (2007). The academy of medical educators: a professional home for medical educators in the UK. *Medical Education* 41 (7): 625.

80 Alimo-Metcalfe, B. and Alban-Metcalfe, J. (2004). Leadership in public sector organisations. In: *Leadership in Organisations: Current Issues and Key Trends* (ed. J. Storey), 173–202. London: Routledge.

81 Manz, C.C. and Sims, H.P. (1991). Super-leadership: beyond the myth of heroic leadership. *Organisational Dynamics* 19: 18–35.

82 Performance and Innovation Unit (2000). Strengthening Leadership in the Public Sector. http://www.cabinet-office.gov.uk/innovation (accessed 11 September 2006).

83 West, M.A. and Lyubovnikova (2013). Illusions of team working in healthcare. *Journal of Health Organization and Management* 27 (1): 134–142.

84 Kozlowski, S.W.J., Gully, S.M., Salas, E., and Cannon-Bowers, J.A. (1995). Team leadership and development: theory, principles, and guidelines for training leaders and teams. Third Symposium on Work Teams. Dallas, TX: University of North Texas.

85 Tuckman, B. (1965). Developmental sequence in small groups. *Psychological Bulletin* 63: 384–389.

86 Belbin, R.M. (1991). *Management Teams: Why They Succeed or Fail*. London: Heinemann.

87 Morrison, K. (1998). *Management Theories for Educational Change*. London: Paul Chapman.

88 Handy, C. (1989). *The Age of Unreason*. London: Business Books.

89 Iles, V. and Sutherland, K. (2001). *Organisational Change: A Review for Healthcare Managers, Researchers and Professionals*. London: National Coordinating Centre for NHS Service Delivery and Organisation.

90 Mintzberg, H. (1987). Crafting strategy. *Harvard Business Review* 65 (4): 66–75.

91 Lewin, K. (1958). Group decisions and social change. In: *Readings in Social Psychology* (ed. G. Swanson, T. Newcomb and L. Hartley), 459–473. New York: Rinehart & Winston.

92 Bullock, R. and Batten, D. (1985). It's just a phase we're going through: a review and synthesis of OD phase analysis. *Group & Organization Studies* 10: 383–412.

93 Buchanan, D. and Boddy, D. (1992). *The Expertise of the Change Agent*. Harlow: Prentice Hall.

94 Bolman, L.G. and Deal, T.E. (2013). *Reframing Organisations*, 5e. San Francisco: Jossey-Bass.

95 Bank, J. (1992). *The Essence of Total Quality Management*. Harlow: Prentice Hall.

96 Fullan, M. (2003). *Change Forces with a Vengeance*. London: Routledge Falmer.

97 Baker, P., Curtis, D., and Beneson, W. (1991). Structures and processes of planned change. *The School Community Journal* Fall/Winter (1): 11–19.

98 Gleick, J. (1999). *Faster: The Acceleration of Just about Everything*. New York: Pantheon.

99 Harvey, D. (1989). *The Condition of Postmodernity*. Cambridge, MA: Polity Press.

100 Jameson, F. (1991). *Postmodernism, or, the Cultural Logic of Late Capitalism*. London: Verso.

101 Castells, M. (1996). *The Rise of the Network Society*. Oxford: Blackwell.

102 Hargreaves, A., Earl, L., and Schmidt, M. (2002). Perspectives on alternative assessment reform. *American Educational Research Journal* 39 (1): 69–95.

103 Battram, A. (1998). *Navigating Complexity*. London: The Industrial Society.

104 Schön, D. (1983). *The Reflective Practitioner: How Professionals Think in Action*. New York: Basic Books.

105 Lewin, R. and Regine, B. (2000). *The Soul at Work*. New York: Simon & Schuster.

106 Plesk, P. and Greenhalgh, T. (2001). The challenge of complexity in health care. *British Medical Journal* 323: 625–628.

107 Kernick, D. (2002). Complexity and healthcare organisation. In: *Complexity and Healthcare: An Introduction* (ed. K. Sweeney and F. Griffiths), 93–121. Oxford: Radcliffe.

108 Waldrop, M. (1992). *Complexity: The Emerging Science at the Edge of Order and Chaos*. Harmondsworth: Penguin.

109 Checkland, P. (1981). *Systems Thinking, Systems Practice*. Oxford: Wiley.

110 Stacey, R. (2001). *Complex Responsive Processes in Organisations*. London: Routledge.

111 Axelrod, R. and Cohen, M.D. (2000). *Harnessing Complexity*. New York: Basic Books.

112 Johnson, G. and Scholes, K. (1997). *Exploring Corporate Strategy*. Harlow: Prentice-Hall.

113 Mintzberg, H., Ahlstrand, B., and Lampel, J. (1998). *Strategy Safari: A Guided Tour through the Wilds of Strategic Management*. New York: Free Press.

114 Pascale, R., Milleman, M., and Gioja, L. (2000). *Surfing the Edge of Chaos*. New York: Crown Business Publishing.

115 Fraser, S. and Greenhalgh, T. (2001). Coping with complexity: educating for capability. *British Medical Journal* 323: 799–803.

116 Claxton, G. (1997). *Hare Brained and Tortoise Mind*. London: Fourth Estate.

117 Nokes, S., Greenwood, A., and Goodman, M. (2003). *The Definitive Guide to Project Management: The Fast Track to Getting the Job Done on Time and on Budget (Financial Times Series)*. Edinburgh: Pearson Education.

118 Porter, M.E. (1980). *Competitive Strategy: Techniques for Analyzing Industries and Competitors*, 1e. New York: The Free Press.

119 McKimm, J. and Swanwick, T. (2017). Educational leadership. In: *ABC of Clinical Leadership*, 2e. Oxford: Wiley-Blackwell.

120 Berwick, D. (1996). A primer on the improvement of systems. *British Medical Journal* 312: 619–622.

121 Langley, G.J., Nolan, K.M., and Nolan, T.W. (1992). *The Foundation of Improvement*. Silver Spring, MD: API Publishing.

122 Moyles, J., Suchuitsky, W., and Chapman, L. (1998). *Teaching Fledglings to Fly: Report on Mentoring in Primary Schools*. London: Association of Teachers and Lecturers.

123 Lomax, P. (1990). *Managing Staff Development in Schools: An Action*

Research Approach, BERA Dialogues 3. Clevedon: Multilingual Matters.

124 Senge, P. (1990). *The Fifth Discipline: The Art and Practice of the Learning Organization*. New York: Doubleday.

125 McKimm, J. (2004). *Case Studies in Leadership in Medical and Health Care Education: special report 5*. Newcastle upon Tyne: Higher Education Academy Subject Centre for Medicine, Dentistry and Veterinary Medicine.

126 Lieff, S. and Albert, M. (2010). The mindsets of medical education leaders; how do they conceive of their work? *Academic Medicine* 85 (1): 57–62.

127 McDermott, G.R. (1994). Partnering with god: ignatian spirituality and leadership in groups. In: *Spirituality at Work: Discovering the Spirituality in Leadership* (ed. J.A. Conger), 132–161. San Francisco, CA: Jossey-Bass.

128 Drath, W.H. and Palus, C.J. (1994). *Making Common Sense: Leadership as Meaning Making in a Community of Practice*. Greensboro, NC: Center for Creative Leadership.

129 Bolden, R. (2005). What is Leadership Development? Purpose and practice. Leadership South West Research Report 2. http://business-school.exeter.ac.uk/documents/discussion_papers/cls/LSWreport2.pdf (accessed 24 December 2015).

130 Petrie, N. (2014). *Future Trends in Leadership Development*. Centre for Creative Leadership http://insights.ccl.org/articles/white-papers/future-trends-in-leadership-development-2 (accessed 2 April 2016).

拓展阅读

Fullan, M. (2005). *Leadership and Sustainability: Systems Thinkers in Action*. Thousand Oaks, CA: Corwin Press (Sage).

Heifetz, R.A., Grashow, A., and Linsky, M. (2009). *The Practice of Adaptive Leadership: Tools and Tactics for Changing your Organisation and the World*. Harvard Business Press.

Hoyle, E. and Wallace, M. (2005). *Educational Leadership: Ambiguity, Professionals and Managerialism*. London: Sage.

Kegan, R. and Lahey, L.L. (2016). *An Everyone Culture: Becoming a Deliberately Developmental Organisation*. Boston, MA: Harvard Business School Press.

Kydd, L., Anderson, A., and Newton, W. ed. (2003). *Leading People and Teams in Education*. London: Sage.

Northouse, P. (2012). *Leadership: Theory and Practice*, 6e. London: Sage.

Preedy, M., Bennet, N., and Wise, C. (2012). *Educational Leadership: Context, Strategy and Collaboration*. Milton Keynes: Sage Publications/Open University.

Storey, J. ed. (2016). *Leadership in Organisations: Current Issues and Key Trends*, 3e. London: Routledge.

（翻译：侯晓丽；审校：刘理）

英中文名词对照表

A

Academy of Medical Educators (AoME)	医学教育者学会
Accreditation Council for Graduate Medical Education (ACGME)	毕业后医学教育认证委员会, 美国
action research	行动研究
activity theory	活动理论
ADDIE model	ADDIE 模型
American Board of Medical Specialties	美国医学专业委员会
analysis of variance (ANOVA)	方差分析
andragogy	成人教育学
assimilation	同化
Association for the Study of Medical Education (ASME)	医学教育研究协会, 英国
Association of American Medical Colleges (AAMC)	美国医学院协会
audience response systems (ARS)	听众响应系统
Australian Medical Student Association (AMSA)	澳大利亚医学生联合会

B

Balint groups	巴林特小组
bedside teaching	床边教学
behavioural school	行为学派
behaviourism	行为主义
benchmarking	基准测试
best evidence medical education (BEME)	最佳循证医学教育
big five personality traits	"大五"人格特征
BioMedical Admissions Test	生物医学入学考试
Bologna process	博洛尼亚进程
buzz groups	蜂鸣式小组

C

case study	案例研究
case-based learning	基于案例的学习
case-control study	病例对照研究
chart-stimulated recall (CSR)	病例引导回顾
CIPP (context, input, process, products) model	CIPP 评估模型
classical test theory (CTT)	经典测试理论
clinical reasoning	临床推理
CLIPs model	CLIPs 模型
cognitive constructivism	认知建构主义
cognitive school	认知学派
cognitivism	认知主义
cohort studies	队列研究

collaborative learning　合作学习

Committee on Accreditation of Canadian Medical Schools（CACMS）　加拿大医学院校认证委员会

communities of practice（CoP）　实践共同体

community-based education　基于社区的教育

competency-based medical education　胜任力导向医学教育

complexity theory　复杂性理论

computer-adaptive testing（CAT）　计算机自适应测评

computer-based simulations（CBS）　基于计算机的模拟

confirmatory factor analysis　验证性因子分析

consequential validity　结果效度

construct validity　结构效度

constructivism　建构主义

content validity　内容效度

continuing medical education（CME）　继续医学教育

continuing professional development　继续职业发展

contrasting groups method　对比组法

control group　对照组

cost-effectiveness　成本效益

criterion validity　效标效度

critical reviews　批判性综述

critical theory　批判理论

cultural historical activity theory（CHAT）　文化历史活动理论

curriculum design　课程设计

curriculum models　课程模型

cut-score　分数线 / 合格分 / 及格线

D

debriefing　复盘

deliberate practice　刻意练习

digital professionalism　数字化职业素养

direct observation of procedural skill（DOPS）　操作技能直接观察法

discourse analysis　话语分析

Dundee Ready Educational Environment Measure（DREEM）　Dundee 合格教育环境评估量表

E

e-portfolios　电子档案袋

Educational Commission for Foreign Medical Graduates（ECFMG），USA　外国医学毕业生教育委员会,美国

entrustable professional activities（EPAs）　置信职业行为

epistemology　认识论

ethics　伦理学

ethnography　人种志

experiential learning　体验式学习

extended matching question（EMQ）　扩展匹配问题

F

faculty development　教师发展

FAIMER Institute　国际医学教育研究和促进基金会,美国

flipped classroom　翻转课堂

long-term memory 长期记忆

M

Maastricht Clinical Teaching Questionnaire（MCTQ）	马斯特里赫特临床教学问卷
machine learning	机器学习
manikin-based simulators	基于人体模型的模拟
mastery learning	掌握学习
Medical College Admission Test（MCAT）	医学院入学考试
Medical Council of Canada（MCC）	加拿大医学委员会
medical humanities	医学人文
Medical Instructional Quality in ambulatory care（MedIQ）	门诊医疗中的医学教学质量
Medical Specialty Preference Inventory（MSPI）	医学专业偏好评估表
Mental Health First Aid（MHFA）Australia	澳大利亚心理健康急救
meta-analysis	meta 分析
methodologies	方法论
milestones	里程碑
mindfulness	正念
mini-clinical evaluation exercise（mini-CEX）	小型临床评估练习
mini-Peer Assessment Tool（mini-PAT）	小型同伴评估工具
mixed research methods	混合研究方法
multiple regression	多元回归
multiple-choice questions（MCQ）	多项选择题
multiprofessional education（MPE）	多专业教育
multisource（360°）feedback	多源（360°）反馈
Myers-Briggs Type Indicator（MBTI）	迈尔斯 - 布里格斯人格类型指标

N

narrative inquiry	叙事探究
narrative reviews	叙述性综述
National Center for Interprofessional Practice and Education，USA	国家跨专业实践与教育中心，美国
National Interprofessional Competency Framework	国家跨专业能力框架，加拿大
natural language processing（NLP）techniques	自然语言处理技术
non-parametric tests	非参数检验

O

Objective Structured Clinical Examinations（OSCEs）	客观结构化临床考试
Objective Structured Long Case Examination Record（OSLER）	客观结构化长案例考试记录
ontology	本体论
open-ended questions	开放式问题
oral examinations	口试
Ottawa Clinic Assessment Tool（OCAT）	渥太华临床评估工具

P

parametric tests	参数检验
participatory action research	参与式行动研究
Pasteurs quadrant	巴斯德象限
patient safety	患者安全
pattern recognition	模式识别

peer coaching	同伴辅导
Personal Qualities Assessment（PQA）	个人素质评价
phenomenology	现象学
physician professional development	医师职业发展
PICO（population，intervention，comparison or context，outcome）mnemonic	PICO（总体，干预，比较或背景，结果）助记符
plan-do-study-act（PDSA）cycle	计划 - 执行 - 学习 - 行动周期
portfolios	档案袋
positivism	实证主义
post-positivism	后实证主义
post-test only study design	仅后测研究设计
predictive validity	预测效度
pre-test-post-test study design	前测后测研究设计
proactive interference	前摄干扰
problem-based learning（PBL）	基于问题的学习
procedural knowledge	程序性知识
procedural memory	程序记忆
professional identity	职业认同
professionalism	职业素养

Q

quasi-experimental study designs	准实验研究设计
quasi-randomization	半随机性

R

randomised controlled trial（RCT）	随机对照试验
Rasch modelling	Rash 模型
realist reviews	现实主义综述
real-time simulations	实时模拟
reflective portfolios	反思性档案袋
reflective practice	反思性实践
reliability	信度
research paradigms	研究范式
research subjects	研究对象
retroactive interference	倒摄干扰
review studies	综述研究
role modelling	榜样示范

S

sample size	样本量
sampling	抽样
sampling error	抽样误差
Satisfaction Scales	满意度量表
scaffolding	脚手架
scenario-based simulations	基于情境的模拟
Sci59 Specialty Choice Inventory	Sci59 专业选择评估表
scoping reviews	范围综述
selection centres（SCs）	选拔中心
self-directed learning（SDL）	自主学习

self-efficacy	自我效能感
self-reflective capability	自我反思能力
self-regulatory capability	自我调节能力
semantic memory	语义记忆
sensory memory	感觉记忆
servant leadership	服务型领导力
shared decision-making	共同决策
short-answer question（SAQ）	简答题
simulated participants	模拟参与者
simulated patients	模拟病人
simulation-based instructional design	基于模拟的教学设计
simulation-based learning（SBL）	基于模拟的学习
single best answer questions	单项选择题
situated cognition	情境认知
situated learning	情境学习
situational judgement tests（SJTs）	情境判断测试
situational leadership	情境型领导力
skills-based simulations	基于技能的模拟
snowballing	滚雪球
social cognitive career theory（SCCT）	社会认知职业理论
social cognitive theory	社会认知理论
social constructivism	社会建构主义
social identity theory	社会认同理论
socio-cultural school	社会文化学派
socio-cultural theories	社会文化理论
socio-material theories	社会物质理论
standardised patients	标准化病人
structural equation models	结构方程模型
structured interviews	结构化访谈
Student Evaluation of Educational Quality Questionnaire（SEEQ）	学生教育质量评估问卷
student-centred	以学生为中心
summative assessment	终结性评价
SWOT analysis	SWOT 分析
systematic reviews	系统性综述

T

tacit knowledge	默会知识
teaching ward round	教学查房
team-based learning	基于团队的学习
technology-enhanced learning（TEL）	技术强化学习
test-centred methods	以测试为中心的方法
thematic analysis	主题分析
think-pair-share	思考配对分享
transformative learning	转化式学习
triangulation	三角验证

U

UK Clinical Aptitude Test（UKCAT）	英国临床能力倾向测试

umbrella reviews	伞状综述
United States Medical Licensing Examination（USMLE）	美国执业医师资格考试
unstructured interviews	非结构化访谈

V

validity	效度
Vancouver Statement	温哥华声明
virtual communities of practice	虚拟实践社区
virtual learning environments（VLEs）	虚拟学习环境
virtual patients	虚拟病人

W

work-based learning	基于工作场所的学习
working memory	工作记忆
workplace-based assessment	基于工作场所的评价
World Federation for Medical Education（WFME）	世界医学教育联合会
World Health Organization（WHO）	世界卫生组织
written assessment	笔试

Z

zone of proximal development（ZPD）	最近发展区